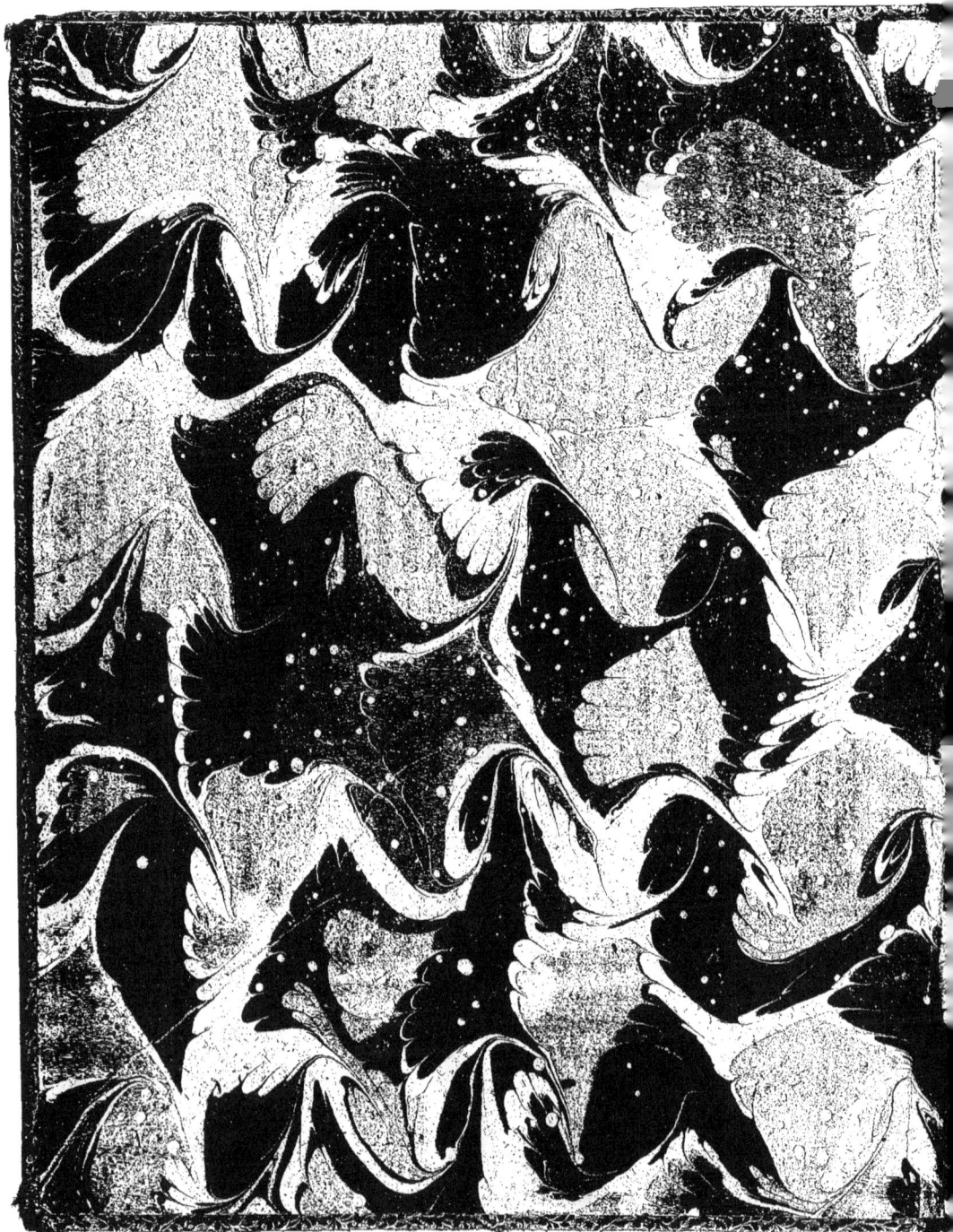

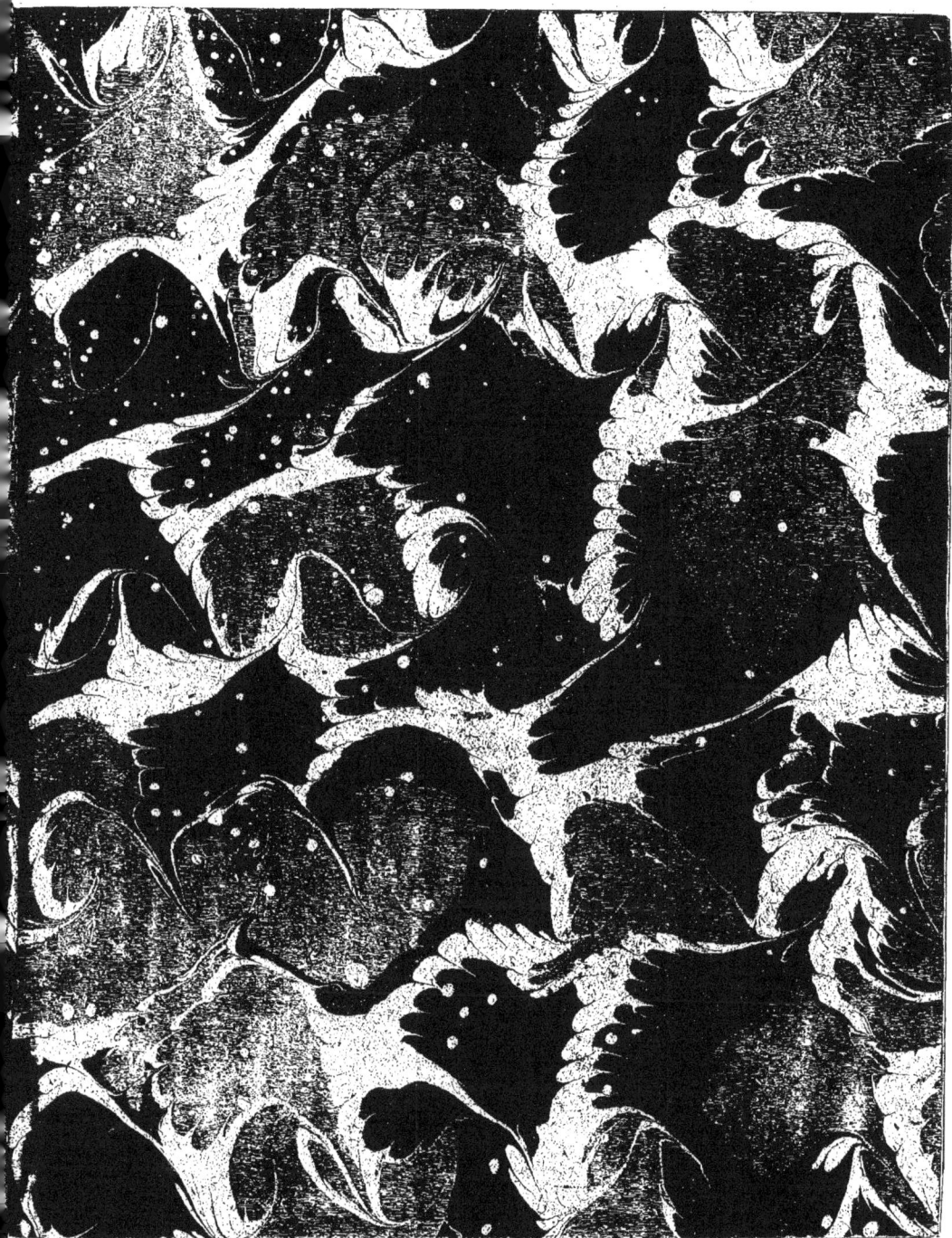

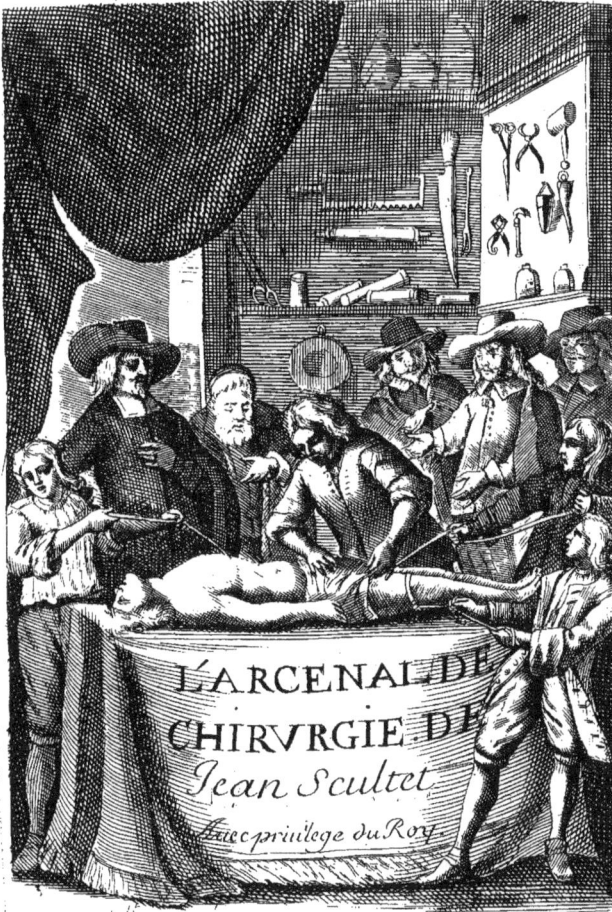

L'ARCENAL
DE
CHIRURGIE,
DE
JEAN SCULTET,

MEDECIN ET CHIRURGIEN
DE LA RÉPUBLIQUE D'ULMES.

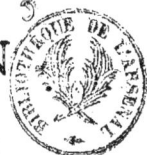

Nouvellement traduit en François par un célebre Medecin.

Augmenté de plufieurs Réflexions fur la Théorie , & de quantité de Remedes convenables à chaque Maladie ; avec un Traité des Accouchemens , naturels & contre nature : La Defcription de deux Monftres humains , & une Differtation fur un autre Monftre , né à Lyon le 28. de Septembre 1702.

Enrichi de 50. Figures en taille-douce , où font reprefentez tous les Inftrumens de Chirurgie anciens & modernes ; avec la maniere de faire les Operations.

A LION,

Chez LEONARD DE LA ROCHE, Libraire,
Ruë Merciere , à l'Occafion.

M. D. CCXII.
AVEC PRIVILEGE DU ROY.

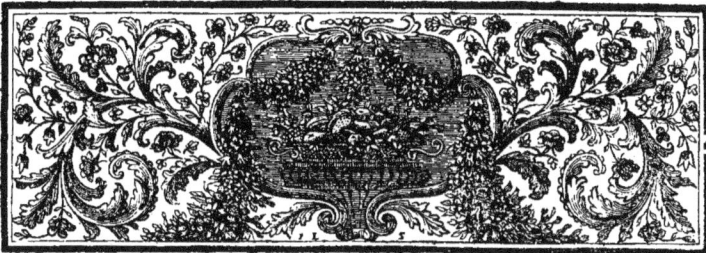

A MESSIEURS,

MESSIEURS LES DOYEN,

DOCTEURS ET PROFESSEURS
en Medecine, Agrégez au Collége de Lion;

ET A MESSIEURS LES MAISTRES
Chirurgiens Jurez de la même Ville.

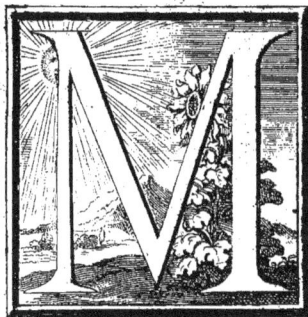

*M*ESSIEURS,

Le Livre que j'ai l'honneur de Vous
presenter, est si estimé depuis long-tems,

ã iij

& les exemplaires en font devenus fi rares, qu'en le faifant réimprimer, j'ai crû faire au Public un prefent auffi agréable que neceffaire. C'eft l'Ouvrage d'un Homme célebre, qui a fçû joindre au noble exercice de la Medecine, une heureufe pratique des operations de la Chirurgie; & qui, aprés avoir employé à la confervation de fes Citoyens une vie longue & laborieufe, a voulu fe rendre utile au Public, encore aprés fa mort, en tranfmettant à la Pofterité le fruit de fon travail & de fon experience. Cet Ouvrage a été traduit en plufieurs Langues, & a été reçû favorablement dans toute l'Europe : Mais j'efpere que cette nouvelle Traduction, qui a été faite par un habile Medecin, * fera

---

* Il a auffi traduit en François les Oeuvres d'Etmuller, le Traité du bon choix des Medicamens, le Tréfor de Medecine de T. Burnet, l'Anatomie de Blancard, les Obfervations de Chirurgie de Dernus, la Pratique de Medecine de Mayerne, l'Hiftoire anatomique de Graaf, &c.

rechercher ce Livre, encore avec plus d'empreſſement. Il ne manquoit plus à la perfection & au bonheur de l'Ouvrage, que de paroiſtre ſous les auſpices d'un Collége qui eſt illuſtre, non ſeulement par ſon ancienneté, mais encore par les noms de pluſieurs ſavans Medecins qui y ont eſté agregez. Vous faites revivre parmi Nous, la Science, la Probité, le Des-intereſſement de vos Predeceſſeurs. Nous retrouvons en Vous, MESSIEURS, ces mêmes vertus, dont Vous donnez des preuves éclatantes, ſoit dans le peinible & glorieux exercice de Vôtre Profeſſion, ſoit auſſi dans les Leçons publiques que Vous faites ſouvent ſur l'Anatomie, la Chirurgie, & la Pharmacie. C'eſt là que commencent à ſe former l'Eſprit & la Main de ces habiles Chirurgiens, auprés de qui nos Citoiens, & les Etrangers mêmes, trouvent dans leurs indispositions, des secours si prompts & si assurez. Ne puis-je point me flater de contribuer aussi en quelque manicre au même dessein, par la nouvelle Edition que je donne des Oeuvres du célebre SCULTET ? Elle me procurera du moins un honneur bien sensible, puisqu'elle me fournit l'occasion de Vous témoigner le respect sincere & profond avec lequel je suis,

MESSIEURS,

Vôtre tres-humble, & tres-obéïssant Serviteur,
DE LA ROCHE.

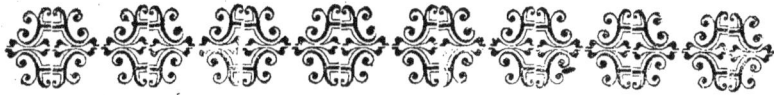

TABLE
DES CHAPITRES
CONTENUS
EN L'ARCENAL
DE CHIRURGIE.

ẽ

TABLE

DES CHAPITRES.

Methode generale de traiter les dislocations.

ē ij

TABLE

DES CHAPITRES.

ẽ iij

TABLE

DES CHAPITRES.

TABLE DES CHAPITRES.

EXPLICATION

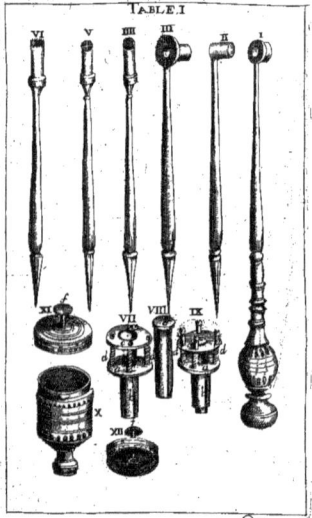

TABLE I

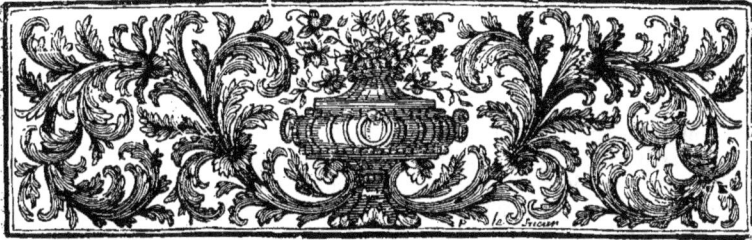

EXPLICATION
DE LA
PREMIERE TABLE
DE L'ARCENAL
DE
CHIRURGIE.

Où font reprefentés les canules & les ferremens folides, qui fervent
à apliquer les cauteres actuels en diverfes parties du corps.

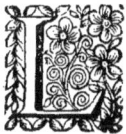

LA Figure I. eft une canule de fer avec fon manche, pour défendre les parties voifines de l'endroit où l'on aplique le cautere actuel contre l'ardeur du fer rougi au feu que l'on met dans la canule.

La Fig. II. eft un inftrument de fer folide & poli, auquel on met un manche femblable à celui de la canule. Pour s'en fervir, on marque avec de l'encre le lieu qu'on veut cauterifer, puis y pofant la canue avec la main gauche on y fourre le fer bien chaud qu'on tient de la droite. Cet inftrument a été inventé avec fa canule par Jerôme Aquapendente, pour cauterifer le Bregma ou la fontanelle de la tête, les bras & les jambes.

La Fig. III. eft une autre canule de fer un peu plus profonde que la premiere, qui fert à recevoir l'inftrument fuivant.

A

La Fig. IV. eſt un inſtrument de fer creux & tranchant par ſes bords, que l'on introduit tout chaud dans la canule ci-deſſus, pour cauteriſer non-ſeulement en brûlant, mais encore en coupant par le taillant de l'inſtrument l'endroit de la tête, où la future ſagitale rencontre la coronale. Lors qu'on a atteint l'os, il faut un peu tourner & virer l'inſtrument, afin d'imprimer quelque veſtige au crane. Pluſieurs deſaprouvent l'uſage de cet inſtrument, à cauſe de la douleur qu'il fait, & de l'inflammation qu'il peut cauſer au pericrane, & enſuite à la dure-mere par les ſutures. C'eſt pourquoi ils preferent l'inſtrument de la Fig. II. mais je ne ſuis pas de leur avis, attendu que le ſolide peut produire plûtôt les accidens en queſtion, ne pouvant pas operer ſi promptement que le tranchant & le creux, à cauſe de l'épaiſſeur du cuir de la tête : Or ces ſortes d'operations doivent ſe faire trés-promptement.

Les Figures V. & VI. repreſentent des ferremens qui ont outre la cavité & le tranchant des precedentes ; Le premier a ; une croix au milieu de ſa cavité ; & le ſecond ſon tranchant dentelé en forme de ſcie, comme la couronne d'un trepan ; mais comme celui-là ne peut pas être tourné à cauſe de ſa croix, & que celui-ci ne peut pas couper aſſez promptement ny nettement à cauſe de ſes dens, ils ſont tous deux rejettés par Aquapendente, & par les Chirurgiens modernes.

Les Figures VII. VIII. IX. X. XI. XII. jointes enſemble compoſent un inſtrument en forme d'étuy pour apliquer 'les cauteres actuels aux parties hors de la tête ; il a été inventé par Jule Caſſerius Chirurgien de Plaiſance, pour épargner aux hommes timides, aux femmes & aux enfans, la chaleur, la douleur, & la veüe du feu en cachant le cautere actuel, & faiſant ſi promptement eſcarre avec le bord de ſon étuy, & par ſa peſanteur, que ſon operation ſe fait en un clin d'œil ; ce qui fait qu'on ne reſſent aucune douleur, non pas même l'ardeur du feu, ajoutez qu'il ne faut pas aprehender que les parties voiſines ſoient offenſées.

La Fig. VII. eſt une lame de fer canulée, circulaire & immobile *a b*, laquelle & la platine de deſſus, qui eſt auſſi de fer, de même figure, troüée en ſon milieu, & mobile en bas, ſont attachées par quatre petites colomnes entortillées d'un fil de cuivre, *d.* pour recevoir le cilindre *e.* de cuivre ardent de la *Fig. VIII.* ainſi que la *Fig. IX.* repreſente, pour le tout être logé & caché. Dans la *Fig. X.* qui eſt un étuy de bois, que l'on recouvre de ſon couvercle *X I.* au milieu duquel paſſe le piſton XII. qui a une tête à chaque extrémité, *f.* marqué en la *Fig. XII.* pour abaiſſer le cilindre.

Lorſque la maſſe du ſang peche en quantité, on a coûtume de la diminuer par les ſaignées & les purgations, ſi l'effervescence ou orgaſme requiert qu'on le faſſe promptement ; ſinon on a recours à la diete, qui conſiſte dans le jeûne, le travail & les exercices capables de procurer la ſueur & une plus grande tranſpiration, ou bien aux veſicatoires & aux cauteres qui diminuent peu à peu la maſſe du ſang, & la purgent par des ulceres artificiels, ſous la forme de pûs, plus ou moins loüable & de ſanie : Il eſt vray que dans les corps ſains, auſſi-bien que dans les malades, ces ulceres jettent en même-tems l'aliment prochain de la partie ulcerée, ſçavoir le ſang qui y eſt apporté pour ſa noürriture, & qui s'eſt changé en pûs ou en quelque autre humeur ſanieuſe ; mais il ne faut pas pour cela en rejetter l'uſage, puiſqu'avec ce ſang alimenteux, qui ne peut ſortir qu'en tres-petite quantité, il

s'évacuë differens fels, quantité d'humeurs purulentes, fanieufes, vitiées, cacochy-
mes, excrementeufes, & fpecialement les ferofités falées confonduës dans la
maffe du fang, ce qui eft d'un grand fecours dans les maladies chroniques, & dans
toutes celles qui font caufées par un amas de ferofités ou par les differens vices de
la lymphe.

La Nature eft la premiere inventrice des cauteres, car elle produit trés-fouvent
des ulceres fpontanées, comme des égouts naturels, qui tant qu'ils coulent,
font que les fujets qui les ont fe portent bien, & dés qu'ils ceffent de couler,
ces mêmes fujets fe trouvent en un danger éminent de mourir. Nous en avons
des exemples précis dans *le Journal des Sçavans d'Allemagne, année 2. obferv.257.
pag. 383.* où l'on voit qu'un ulcere furvenu à la poitrine, & un autre à l'abdomen,
redonnerent la fanté à un Afthmatique, & que celui de la poitrine ayant été
gueri, l'Afthme revint avec de tres-cruels fymptomes & fentimens de fuffocation. Scultet dans cet Arcenal de Chirurgie *obfervation 55.* fait mention d'une
femme, qui fut guerie d'un cancer à la mammelle, par le moïen de deux cauteres apliqués à la cuiffe, & qui revint quand elle les eut laiffé fermer. Deforte
que les ayant fait r'ouvrir, & extirper la mammelle, elle fe porta toûjours bien
depuis. Le même, *obfervation 57.* dit qu'un Afthmatique ayant laiffé fermer un
cautere, il lui furvint un ulcere à la poitrine : Etmuller affure qu'un Libraire de
fa connoiffance, homme d'une forte conftitution, pour avoir fait deffecher & confolider certains petits ulceres fordides, qu'il avoit autour des malleoles, tomba
dans une phtifie, dont il mourut peu de tems aprés, & il eftime que fi on lui
eût fait des cauteres aux jambes, ou qu'on n'eût pas gueri les ulceres qu'il avoit,
il ne feroit pas fi-tôt mort. Il eft donc de la prudence d'un Medecin d'imiter la
nature en ces fortes de cas. On découvre par ces exemples, la raifon pourquoy
ceux ou celles, qui ont des playes confiderables, ceffent d'avoir alors le flux he-
morrhoïdal ou menftruel accoûtumé, qui eft, que le fang fort par la playe, comme
par un cautere, en forme de pûs ou de fanie.

Vanhelmont ennemi juré des cauteres en rejette abfolument l'ufage, difant
qu'on y peut supléer par les jeûnes & les exercices, mais il ne confidere pas que
les cauteres produifent deux fortes d'éfets, les uns de foy & par effence, les autres par accident. Les premiers confiftent dans une diminution fucceffive, mais
petite de l'aliment de la partie, & par confequent de la maffe du fang, & à cet
égard les cauteres ne conviennent qu'à la plethore, qui peut être diminuée par
d'autres moyens, fçavoir par la faignée, qui redonne plus promptement au fang
fa circulation. Mais quant aux effets *par accident*, les cauteres conviennent fans
contredit à plufieurs affections, particulierement à celles qui naiffent des humeurs
excrementeufes reftées dans la maffe du fang par les vices de la fermentation ou
de la feconde digeftion, ou bien dans les parties par les défauts de la troifiéme
digeftion ou de la nutrition. Le corps humain eft fujet à quantité de maladies,
qu'on ne peut parfaitement guerir, parce qu'il eft impoffible d'en ôter les caufes,
qui font entretenuës par la nature du fujet. Par exemple, par la vieilleffe, par la
ceffation du flux menftruel & autres femblables, dont la caufe efficiente dépend
du vice de la fanguification & de la tiffure du fang, ou de celui de la nutrition,
ce qui produit toûjours quelques matieres excrementeufes. Et comme on ne peut

pas dans ces rencontres ôter la caufe efficiente de la maladie , on doit travailler à vuider la matiere qu'elle produit , & à moderer les fymptomes plus ou moins preſſans qui s'en enfuivent (puifqu'il eſt impoſſible de les extirper entierement) par le moyen des cauteres qui évacuent fucceſſivement les fucs nuifibles avec une partie du fuc nourricier. Et d'autant que les premiers ſont profcrits par la nature de l'œconomie vitale ; il s'enfuit , qu'il ſort par les cauteres plus de méchans fucs que de bons : Voici des exemples qui éclairciront la chofe. Supofons une femme qui n'ait point ſes Regles , & qu'on ne puiſſe abſolument point les lui redonner, & un homme qui ait le fcorbut ſi inveteré qu'il n'en puiſſe être gueri. Il leur ſurvient à l'un & à l'autre une ophtalmie que l'on guerit , & qui revient trois ou quatre fois l'année. Il y a ici deux vuës à prendre ; ſçavoir, à corriger l'intemperie , ou la mauvaife tiſſure du fang , & l'atonie ou affoibliſſement de l'œil , dont les inflammations réiterées ont relaché les fibres , & dilaté les pores ; deforte qu'à l'occafion de cette intemperie du fang l'inflammation recommence facilement. Ce qu'il y à faire dans cette rencontre , c'eſt de prevenir l'ophtalmie & l'aveuglement éminent , par l'application d'un cauſtique au bras du côté malade ou à la nuque , pour tirer peu à peu de la maſſe du fang les humeurs excrementeufes mêlées avec le fuc nourricier qui étoient retenuës dans l'œil à caufe de fon atonie.

A l'égard du vice de la nutrition des parties , ou de la troifiéme digeſtion : Voici un exemple qui marque le tems d'apliquer le cauſtique. Un homme a fouffert un ſi grand froid à la jambe qu'il s'y eſt fait un ulcere , on le confolide à la verité, mais comme l'efprit implanté de la partie a été confiderablement vitié , elle en eſt affoiblie & il y vient tantôt un œdeme , tantôt un ulcere qu'on ne ſçauroit guerir, à caufe de l'inegalité des forces de cette partie par raport aux autres. Il faut donc y faire un cautere , afin que les excremens qui s'y amaſſent par le vice de la troifiéme digeſtion , & qui caufent ces maux , ſortent fucceſſivement avec une partie du bon fuc , & ne donnent plus d'occafion à la recidive ; c'eſt de cette maniere qu'on pallie & modere les maladies qu'on ne peut guerir radicalement. Au reſte , l'évacuation n'eſt pas la feule fin des cauteres , ils ſervent auſſi à faire derivation , comme il paroit par les exemples raportés.

Les vuës de faire diverfion ou derivation indiquent les endroits où il faut apliquer les cauteres , en obfervant toûjours la rectitude des vaiſſeaux de la partie malade avec l'endroit du cautere. Le lieu le plus ordinaire eſt la nuque , entre la ſeconde & la troifiéme vertebre du col dans les grandes maladies des yeux qui reſtent après la petite verole , comme quand ils ſont pleins de cire , ou rouges, ou troubles , qu'il y a des tayes ou cataractes , ou que l'aveuglement eſt à craindre. Riviere cent. 4. obfervat. 110. & Bartholin Hiſtor. Anatom. cent. 4. recommandent les cauteres faits à l'oreille avec la racine de Thimelea , dans les maux des yeux , l'Apoplexie & le vertige , avantcoureurs de la derniere. Les cauteres conviennent encore aux maux de tête eſſentiels , grands & incurables , aux Catarrhes & à l'Epilepfie. Dans celle des enfans , les Anciens apliquoient le cautere actuel à la rencontre de la future coronale & de la fagitale , & cet ufage eſt aprouvé par quelques Modernes , mais comme le perioſte eſt joint trés-étroitement aux meninges par le moyen des futures , à moins de beaucoup de dexterité il peut en arriver de grands accidens. L'endroit des cauteres au bras, eſt entre le muſcle biceps & le deltoide deſſus l'humerus, qui ſe connoit au doigt, en faiſant remuer ſouvent le bras vers la poitrine. Ils ſe font pour l'inflammation des yeux, pour les maux d'oreilles, pour le tintement & la ſurdité, maladies trés-opiniâtres. L'endroit des cauteres à la cuiſſe eſt au deſſus des genoux en dedans & en dehors & au jarret. Ils ſe font dans l'interſtice des muſcles en évitant les tendons, pour la Sciatique, la Podagre, les douleurs de cuiſſe, la retention du flux menſtruel & des hemorrhoïdes à la jambe. Ils ſe font au deſſous de la ponevroſe du genou, & au deſſus du gras à l'endroit de la jarretiere en dedans ou en dehors, preſque pour les mêmes maladies que ceux de la cuiſſe.

Les cauteres ſe font pour un tems ou pour toûjours. Ceux qu'on fait aux gens un peu avancés en âge doivent durer toûjours, mais ceux que l'on fait aux jeunes avant l'âge de puberté, pour l'Epilepſie ou quelqu'autre mal, ſe peuvent fermer aprés la puberté, parceque l'alteration qui arrive alors au ſang a coûtume de corriger les premiers levains.

Les inſtrumens dont on ſe ſert pour ouvrir les cauteres ſont, le fer & le feu. La maniere la plus commode eſt de lever la peau avec trois doigts, & d'y faire avec la pointe de la lancette ou du ſcalpel, une inciſion cruciale de la grandeur requiſe pour y mettre un pois, laquelle venant à ſupuration forme le cautere. Le feu eſt actuel ou potentiel ; le premier conſiſte en certains ferremens rougis au feu, qui ſe voyent dans la premiere Table de ce Livre, dans *la onziéme Table figure 4. & la vingtiéme Table*, où il y en a de differentes façons pour toutes les parties du corps avec la maniere de s'en ſervir, tant pour ouvrir les cauteres, que pour arrêter les hemorrhagies enſuite des operations. Ces ferremens ſont, ce qu'on apelle proprement, cauteres actuels.

Le feu ou cautere potentiel conſiſte en certaines matieres corroſives ou ſels acides ou alcalis fixes ; ceux-ci qui ſe tirent des cendres du hêtre & autres ſemblables ſur la lexive, ne ſont plus gueres en uſage, parce qu'en ſe fondant ils n'operent pas toûjours à l'endroit où l'on deſire, & changent facilement de place, ajoûtez qu'ils agiſſent en putrefiant.

Les acides ſont preferés, tant à cauſe qu'ils ne rongent pas ſi violemment, ne cauſant que de la rougeur à la partie ſans mortification, que parce qu'on en eſt plus maître, & qu'on les fait operer où l'on veut.

Les meilleurs & les plus uſités ſont, les Criſtaux de lune, la Pierre infernale, le beurre d'Antimoine, l'eſprit de Nitre, ou l'Eau-forte avec l'Opium.

Voici la maniere d'apliquer le cautere potentiel ; le lieu étant choiſi & marqué, il faut mettre le malade en une ſituation convenable, & ſayant raſé le poil, s'il y en a, on aplique une emplâtre de la grandeur d'une piece de trente ſols, plus ou moins troüée en ſon milieu, ſur la partie qu'on veut cauteriſer ; & dans le trou de l'emplâtre, qui répond juſtement au lieu qu'on a choiſi, on place un cautere potentiel de la groſſeur requiſe, pour faire une grande ou petite ouverture, telle qu'on la ſouhaitera, & par-deſſus on met une petite compreſſe un peu plus grande que le cautere, qu'on tient ſujette par une ſeconde emplâtre plus grande & plus large que la premiere, puis on aplique encore par deſſus cette ſeconde emplâtre une autre compreſſe & un bandage convenable à la partie.

A iij

EXPLICATION DE LA I. TABLE

Le cautere ayant fait son opération, selon qu'il sera plus ou moins prompt à operer, & le cuir plus ou moins tendre, on l'ôtera; & pour faire plus promptement tomber l'escarre, on la scarifiera en croix; Quelques-uns passent un fil au milieu pour la soulever, & la cernent tout autour. L'escarre tombée, on met dans l'ulcere un gros pois, ou une petite boule de cire blanche, dans laquelle on ajoûte un peu de verd de gris, ou bien une autre boule faite de racine de flambe, d'ellebore, de rubarbe, d'agaric, de gentiane, une baye de lierre, ou une petite orange. D'autres en font d'or & d'argent creuses, par ce moyen on entretient le cautere ouvert, jusqu'à ce que le mal auquel on prétend remedier soit gueri en le pansant tous les jours.

Les cauteres actuels sont beaucoup plus seurs, plus prompts & plus sains que les potentiels, parce qu'ils ne brûlent que ce qu'ils touchent, sans offenser les parties voisines; ils empêchent la putrefaction, ils consomment & domptent les venins & les qualités malignes, séchent l'humidité superfluë, & corrigent l'intemperie froide & humide.

Au contraire l'action des cauteres potentiels est variable, tardive, pesante & dangereuse; car ils ne brûlent pas simplement l'endroit où ils sont apliqués, mais étant échaufés par la chaleur naturelle, ils impriment leur qualité maligne aux parties voisines, & quelquefois aux parties nobles, d'où naissent de grands & de fâcheux accidens. Neanmoins aujourd'hui par la negligence & la timidité des Chirurgiens, ou bien par la delicatesse des malades, ils sont plus usités que les actuels, dont l'usage est presque aboli, excepté aux maladies & corruption des os, aux grandes hemorrhagies, & aux extirpations des membres, où il y a de si gros vaisseaux qu'on ne peut arrêter le sang qu'avec le feu, ou bien quand la cangréne a déja monté au dessus de l'endroit où l'on fait l'amputation; car on est obligé pour empêcher son progrés d'y apliquer le feu.

La matiere des cauteres actuels est presque infinie, y en ayant autant de sortes qu'il y a de choses qui se peuvent échaufer, allumer & embraser. Les Anciens les faisoient ordinairement de metaux, comme d'or, d'argent, de fer, & de cuivre, ceux-ci ne brûlent pas si vivement que ceux de fer, parce que le cuivre est un metal moins solide & moins serré. Ils cauterisoient aussi avec des fuseaux de buis trempé en l'huile bouillante, ou avec des champignons secs & allumez. Guy de Chauliac cauterise les cors des pieds avec du souffre fondu.

Les cauteres actuels qui sont faits de metaux, sont de differentes figures pour être proportionnés à la maladie & à la partie qu'il faut cauteriser; desorte que les uns sont à olives, à figure de dattes, de lentilles & de couteau; les autres en pointes, en croissant, en cercle, en platines, & en boutons. Tantôt on les aplique seuls, tantôt au travers d'une canüle percée par le bout ou fenestrée, comme le *Staphilecauston*, pour cauteriser la leutte, & celui qui est destiné pour l'œgilops.

Ils different encore par le degré de chaleur & de penetration; car quelquefois il suffit de cauteriser la peau, comme Hipocrate ordonne en la luxation de l'épaule; d'autrefois, on cauterise la chair, comme en la Sciatique: Quelquefois il faut aller jusqu'à l'os & le toucher vivement, comme aux cauteres actuels, qui s'apliquent sur le sommet de la tête; d'autrefois, il faut penetrer jusques dans la capacité de la poitrine , quand il y a de la matiere contenuë , comme dans l'empyeme. Outre les ufages ci-deffus marqués , ils font utiles aux ulceres cor-rofifs & ambulans , aux maladies des parties interieures , comme aux Tabides & aux Rateleux , aux morfures des chiens enragez & des bêtes venimeufes , aux Charbons , aux Bubons peftilentiels & veneriens , pour confumer & émouffer la virulence & la malignité de l'humeur , & l'attirer à la furface. Ils font utiles en-core aux apoftemes critiques , froids & pituiteux , où la fupuration eft lente & tardive , d'autant qu'ils aident par leur chaleur à cuire l'humeur lente & froide. Ils profitent à la carie des os , en corrigeant & tariffant le virus acide , qui en caufe la pourriture , & facilitent la feparation de ce qui eft corrompu. Les Au-teurs en ont fouvent apliqué au fommet de la tête , où la future fagittale fe vient joindre à la coronale pour la Migraine , l'Epilepfie & autres maux de tête, pour donner iffuë par cette ouverture aux humeurs groffieres & aux vapeurs re-tenuës. Pour trouver cet endroit jufte , il faut que le malade mette l'extrêmité de l'une de fes mains qui joint le poignet fur la racine du nez entre les deux yeux , puis l'étendre en ligne droite vers le fommet de la tête , & l'endroit où le doigt du milieu aboutira , fera fans doute le lieu où les futures s'affemblent. Il faut que le cautere penetre & coupe la furface de l'os , afin qu'étant brûlé, il s'écaille & laiffe , & entretienne par ce moyen plus long-tems la playe ouverte.

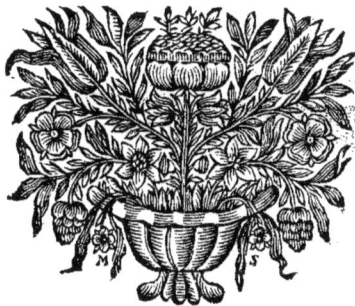

TABLE II.

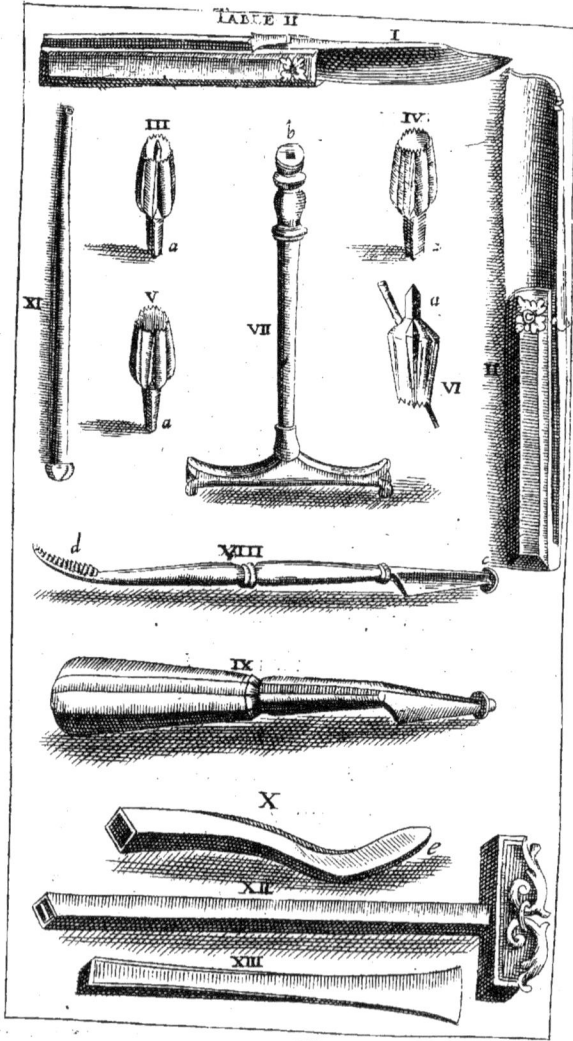

TABLE II.

Le Scalpel ou Spata de Celse , le rafoir , le trepan de Fabrice , l'inftru-
ment Lenticulaire & Elevatoire , la lame d'argent , le depreffoir,
le maillet de plomb & le cifeau.

L A Figure I. eſt l'inſtrument apellé Μαχαιρις , par Hipocrate , *Spata* par Celſe
& par Paul , & vulgairement Scalpel. Il tranche des deux côtez , il doit être
un peu large & ſe terminer en pointe. On s'en ſert pour dilater les playes de la
tête , en croix ou en triangle , ouvrir la trache-artere dans l'eſquinancie , pour éviter
la ſuffocation , & pour faire la paracentheſe à la poitrine dans l'empyeme.

La Fig. I I. repreſente un Scalpel droit ou biſtouri qui ne tranche que d'un
côté , & qui a un dos de l'autre comme le raſoir. Il ſert à faire des inciſions à
la tête , qui doivent aller juſqu'au crane , & aux nodus veroliques ſur le tibia
ou ailleurs , & aux occaſions où le Scalpel a deux tranchans pourroit offenſer,
comme quand il s'agit de couper en morceaux le fœtus mort dans la matrice , ou
de retrancher les caroncules de la Vulve.

La Fig. I I I. eſt la couronne mâle du trepan de Fabrice fait d'un bon acier,
de figure ronde , creuſe en dedans , ayant quatre aîles ou côtes dentelées comme une ſcie en ſon bord avec une pointe ou pyramide en ſon milieu , qui de-
borde un peu pour aſſeoir le trepan & le tenir ferme quand on fait les premiers
tours au commencement de l'operation.

Les Fig. I V. & V. ſont des couronnes femelles , qui ne different des prece-den-
tes , que parcequ'elles n'ont point de pointe , c'eſt pour cette raiſon qu'on les appelle femelles. On ſe ſert de ces couronnes après que le trepan mâle a fait dans
le crane une impreſſion ſuffiſante pour les retenir. Maintenant le trepan mâle,
ne conſiſte qu'en la pyramide , à laquelle quand il a fait ſon trou , on applique la
couronne , dont il eſt bon d'en avoir pluſieurs pour les changer quand elles ſont
échauffées pour avoir trop tourné , afin de ne pas trop prolonger l'operation en
s'amuſant à nettoyer & à rafraichir ſouvent la même.

La Fig. V I. eſt une couronne femelle percée pour paſſer un poinçon , pour
faire ſortir la ſcieure & la piece du crane qui reſtent dedans après l'operation ;
la couronne mâle n'a pas beſoin d'un pareil trou , parcequ'elle ne tourne pas aſſez
de tems pour ſe remplir de ſcieure.

La Fig. V I I. eſt l'autre partie du trepan apellé le manche qui a un trou *b*,
pour recevoir la tête *a*. des couronnes , afin qu'on les puiſſe changer & tirer
quand on voudra. Comme ce manche n'operoit pas aſſez promptement ; les Modernes y ont mis un arbre ſemblable à celui du villebrequin,& qui ſe tourne de même
& plus également.

La Fig. V I I I. eſt un inſtrument , dont l'extrémité *c* , eſt un ciſeau apellé lenticulaire , à cauſe de la lentille qui le termine , ſon extrémité *d* , eſt un elevatoire fort mince , pour être introduit à la fin de l'operation , entre le crane

B

& l'os coupé pour l'ébranler de toutes parts & le détacher. Il peut encore fervir à relever les petites enfonçures du crane, mais fa force ne confifte qu'en la main du Chirurgien. Le cifeau fert à emporter les âpretés des bords du crane qui reftent aprés l'operation, & qui blefferoient les meninges, qui viennent heurter contre par leur pulfation continuelle; la lentille de fa pointe empêche que ces-mêmes meninges n'en foient offenfées, ou piquées, ce qui leur cauferoit de la douleur & de l'inflammation.

La Fig. IX. eft le même cifeau lenticulaire fans élevatoire.

La Fig. X. eft une maniere de lame de fer ou d'argent forte & un peu re-courbée & bien polie, dont on fe fert aux grandes enfonçures du crane, & aux fractures, où il eft neceffaire de faire trois ou quatre trepans, & d'emporter les entre-deux des trous feparés avec la petite fcie, pour retirer fans danger l'efquille qui bleffe les membranes du cerveau en les comprimant ou en les piquant; car on introduit pour lors doucement la lame entre la dure-mere & le crane; en-forte que fa face exterieure *e*, foit du côté du cerveau. Par ce moyen on empê-che que le tranchant des tenailles & les dens des petites fcies, dont les figures fe voyent dans les Tables IV. & VI. ci-aprés, ne bleffent les meninges; c'eft pourquoy cette lame eft apellée par Celfe garand ou garde du cerveau, & par les Grecs *meningophylax*.

La Fig. XI. marque l'inftrument apellé depreffoir, qui abaiffant un peu la dure-mere, étant introduit entre-elle & le crane, fait fortir la matiere ramaffée entre elle, & la feconde table, par le trou que le trepan a fait.

La Fig. XII. reprefente un maillet de plomb, dont les Anciens fe fervoient, pour épargner le bruit aux oreilles & éviter la commotion du cerveau; quand il falloit feparer quelques fragmens d'os avec les cifeaux, dont on voit diverfes figures dans Ambroife Paré *liv. 9. chap. 5.* Les Modernes employent plus commo-dement en ces occafions, les tenailles & les fcies décrites ci-aprés.

La Fig. XIII. eft un cifeau avec lequel & le maillet de plomb, les Anciens enlevoient les éminences pointuës des os du crane, mais on fait aujourd'hui plus heureufement cette operation, avec les fcies & les tenailles que vous verrés *Fig. IV. VI. XII. & XXI.*

Comme les operations des playes de la tête du trepan, de l'extraction du fœtus ou enfant mort, & de l'ouverture de la trache-artere qui fe font avec les inftrumens reprefentés en cette Table & dans les fuivantes feront décrites ci-aprés fort au long, nous ne parlerons ici que des retranchemens des excroiffances qui fe font à l'entrée de la vulve.

La premier eft l'excifion des nymphes trop allongées. Pour pratiquer cette operation, on prend & ferre les nymphes un peu fort avec des pincettes pour les tirer & les priver de fentiment, puis on coupe le fuperflu avec le rafoir de *la Fig. ij.* ou avec des cifeaux; prenant garde de ne pas couper trop profondé-ment crainte d'une trop grande hemorrhagie, ou d'entamer l'uretere; ce qui cauferoit une ftrangurie & un écoulement d'uriné goute à goute.

La deuxiéme operation eft celle du *cercofis*, excroiffance de chair, ainfi nommée, parce qu'étant produite fur le bord exterieur de la vulve, elle le bouche & le remplit, & quelquefois tombe & pend en dehors comme une quëüe de renard; car, *cercos* en Grec fignifie une queüe. L'operation s'y fait comme aux nymphes, en coupant ou liant ce qui eft de fuperflu, & en aportant les mêmes précautions.

La troifiéme, eft celle de l'hymen, & de l'aglutination des levres, l'hymen eft une petite peau qui fe trouve au dedans & à l'entrée du vagina, laquelle empê-che l'évacuation du fang menftruel & l'aproche des hommes, rendant par confe-quent les femmes fteriles. L'operation qui y eft requife confifte en une fimple in-cifion de cette membrane, dans laquelle on introduit enfuite un peffaire de peur qu'elle ne fe reüniffe.

L'aglutination des levres peut venir de naiffance ou par accident, comme par quelques ulceres negligées, &c. L'operation fe fait ayant mis la femme en une fituation convenable : fi l'aglutination n'eft pas entiere, en introduifant une fonde creufe, on acheve de couper deffus avec le fyringotome reprefenté *Tab. xv. fig. ij. & iij.* Si l'aglutination eft entiere, il faut ouvrir un des bouts pour faire place à la fonde, on met enfuite des emplâtres defficatifs entre les levres crainte qu'el-les ne fe reprennent.

Les abcés qui fe forment au col de la matrice étant prêts à percer, il faut mettre la malade en la même fituation que pour tailler de la pierre, qui eft re-prefentée en fon lieu, puis ayant dilaté le col avec le fpeculum matricis de la *Tab. xviij. fig. iij. & iv.* ouvrir l'abcés avec le biftouri : & par des injections ou poudres foufflées avec une canule deffecher l'ulcere.

Les tubercules charneux qui font fans douleur & fe rencontrent dans le ca-nal, lorfqu'ils empêchent le coit fe peuvent extirper ou arracher comme le po-lype avec la tenaille de la *Table ix. fig. i. & ij.* puis après l'operation les ay ant un peu laiffé faigner, on y jette des poudres aftringentes, ou bien on y fait des injections avec l'eau ftiptique, ainfi qu'aux autres operations ci-deffus.

TABLE III.

Elle reprefente la tariere triforme, le triploïde pour effacer les piqueures du crane, & élevatoire de Ambroife Paré pour relever les enfonçures.

LA Figure I. eft la tariere triforme, fçavoir un inftrument tout de fer qui con-tient trois branches ou trois tarieres differentes *a. b. c.* qui fervent aux pi-queures du crane qui ne penetrent pas les deux tables, pour effacer les veftiges imprimés à la premiere. La partie *a,* de ce ferrement fait en maniere de tire-fond, peut fupléer au trepan perforatif, dont on perce la premiere table avant d'y apliquer la tariere de l'inftrument triploide.

La Fig. II. eft un elevatoire affez fort pour relever les plus grandes enfonçures du crane, & qui agit avec beaucoup plus de force que celui de la table prece-dente *fig. viij.* parce qu'il emprunte fa force, non feulement de la main du Chirur-gien, mais encore de la tête du malade.

La Fig. III. reprefente l'inftrument, nommé triploide, à caufe de fa triple bafe, il eft tout de fer & compofé de plufieurs parties, fçavoir de fa bafe, *d. e. f.* de

l'elevatoire

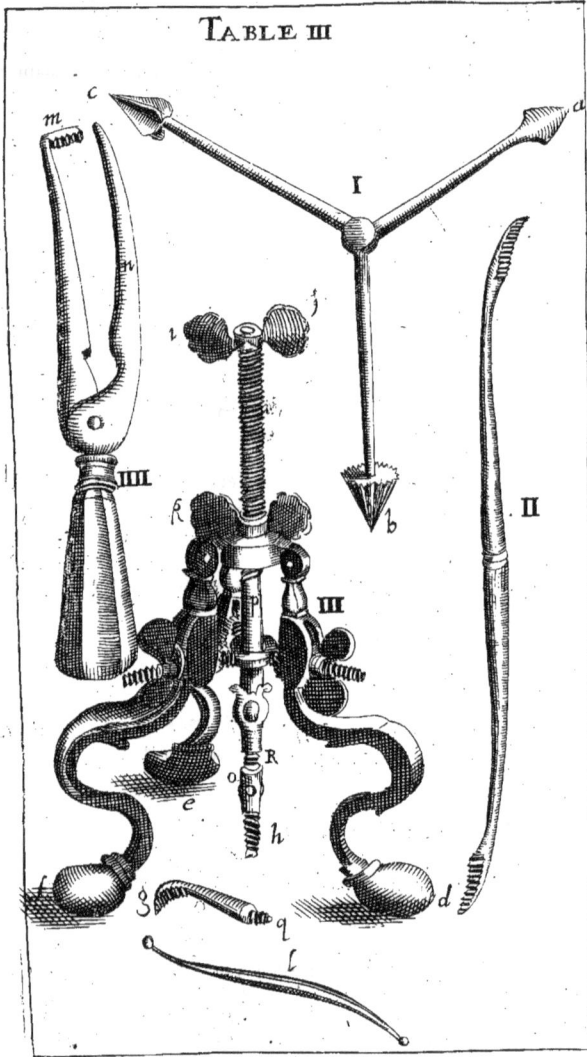

TABLE III

l'elevatoire *g.* de la tariere *h.* de deux viroles, *i. k.* de la colomne *p.* & de la cheville *l.* La colomne *p.* est tournée en vis en sa partie superieure, pour recevoir les viroles, dont la superieure *i.* se meut vers le bas pour trouer le crane enfoncé, & l'inferieure se meut vers le haut pour le relever. La colomne a un trou en forme d'ecroüe dans son extrémité inferieure, pour recevoir la queüe *r*, tournée en vis de la tariere *h*, où celle de l'elevatoire *g.* marquée *q.* la même tariere a un trou marqué *o.* au dessous de la queüe *r.* pour recevoir la cheville *l.* par le moyen de laquelle la tariere fichée dans le crane est retirée facilement, & l'enfonçure du crane est relevée, pour grande qu'elle soit, ce que les autres elevatoires ne pourroient pas faire pour n'être pas assez forts. S'il y a assez d'espace de fait, ou qu'on en puisse faire en dilatant la fracture, on met l'elevatoire *g.* du triploide dessous l'enfonçure, puis en élevant perpendiculairement l'elevatoire on releve le crane. Lorsqu'il n'y a point de fente ny de lieu pour placer l'elevatoire, on a recours à la pointe de la tariere du triploide *h.* que l'on enfonce jusqu'au diploë en tournant doucement la virole superieure de la colomne, puis on tourne ensuite la virole inferieure, pour relever perpendiculairement la tariere avec le crane qui y tient.

La Fig. I V. represente l'elevatoire d'Ambroise Paré, qui sert à relever les grandes enfonçures du crane, à l'imitation des tonneliers, qui retirent de dedans en dehors avec un pareil instrument, les doüelles des tonneaux. L'extrémité crochuë *m.* se place sous l'os enfoncé, & l'autre bras *n.* de l'elevatoire qui est droit s'apuye sur l'os sain, desorte qu'à mesure que le manche de cet instrument est abaissé par la main du Chirurgien, ce qui est enfoncé se releve. Fabrice de Hilden enseigne diverses manieres de relever les enfonçures du crane, tant des adultes *Liv.9. ch. 5.* que des enfans, avec les instrumens particuliers faits à cette fin, que l'on peut voir dans ce sçavant Auteur.

L'enfonçure du crane est l'impression du coup & de la force de l'instrument, qui en frapant le crane pousse en dedans la partie frapée, de même qu'il arrive à la vaisselle d'étain qui obeit aux coups des corps durs en rentrant en dedans. Ces enfonçures arrivent rarement aux gens avancés en âge, sans fente & sans contusion, parce qu'ils ont le crane dur, sec & frêle; mais elles se trouvent ordinairement sans l'une & l'autre, aux jeunes sur tout aux enfans pour les raisons contraires. Nous en parlerons plus au long sur les playes de la tête.

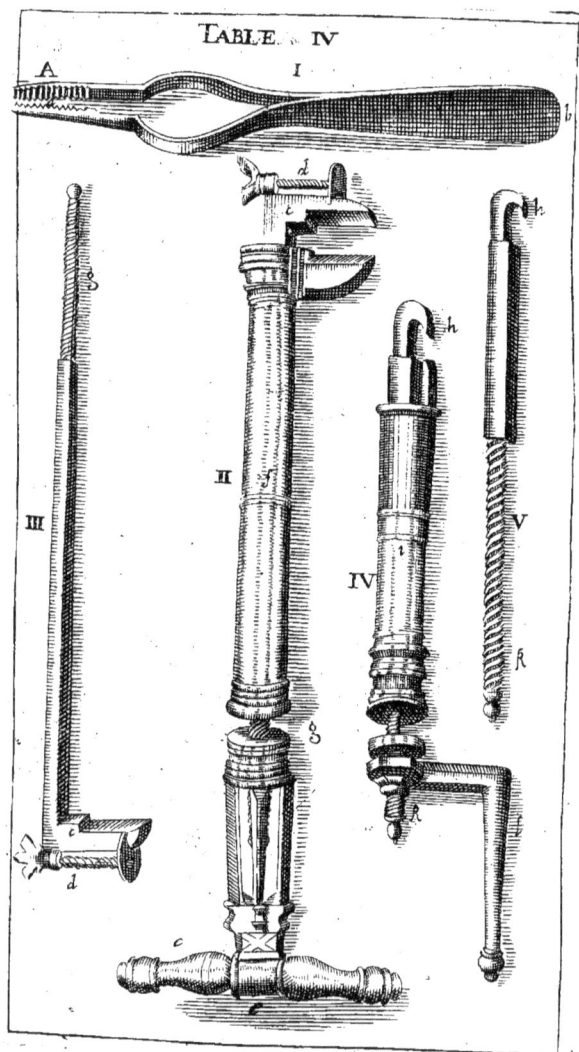

TABLE IV

TABLE IV.

Elle repréfente la pincette ou tenaille, avec le bec de perroquet ou de vautour, pour couper & emporter les éminences des os qui preffent ou qui piquent les meninges.

LA Figure I. repréfente l'inftrument que Paul Æginette apelle *Acantavolon* & Celfe pincette. Il eft propre à diverfes operations ; car fa partie A. qui a deux branches dentelées en dedans fert à retirer les efquilles des os détachées ou qui branlent, les fers des fléches, les bales, les tentes, les méches, les poils & generalement tout ce qui fe peut rencontrer dans les playes, d'étrange ou de nuifible. Elle peut encore fervir à arracher les poils des paupieres qui incommodent les yeux, les poils des fourcils, lorfqu'ils font trop épais, & ceux des autres endroits. En rendant cette même partie du ferrement plus longue, on pourra s'en fervir à retirer les petits os & les autres corps étrangers arrêtés un peu avant dans la bouche. La partie *b.* du même inftrument plate, large & arrondie en fon extrémité, fervira fi l'on veut à étendre les cerats ou onguens en place de fpatule, on en peut auffi feparer le pericrane d'avec le crane pour faire place au trepan, mais il vaut beaucoup mieux fe fervir des ongles en cette rencontre que d'aucun autre inftrument, il faut pour cet effet les avoir un peu longues.

La Fig. II. repréfente la tenaille tranchante avec le bec de perroquet *c.* qui a en fa partie fuperieure la vis *d.* qui eft ombellée pour empêcher que la dure-mere ne foit offenfée par le bec de l'inftrument quand on s'en fert aux fractures du crane, d'autant que cet arrêt fait qu'il ne peut être trop enfoncé. C'eft pourquoy quelques-uns apellent cet inftrument *Abaptifte.* Le manche *e.* reçoit l'extrémité du col du bec faite en vis qui fort de la canule *f*, qui a un autre bec, de forte qu'en tournant le manche avec la main on aproche ou éloigne ces deux becs l'un de l'autre comme l'on veut.

La Fig. III. repréfente le bec du perroquet hors de fa canule pour faire paroître fa vis *g.*

La Fig. IV. eft la tenaille de vautour, compofée du bec de vautour *h.* & de la canule *i.* la vis *r.* du bec fe tourne avec la clef *l.* en forme de manivelle.

La Fig. V. repréfente le bec de vautour *h.* hors de fa canule *i.* Ces deux tenailles, comme celles des tables ci-aprés *xij. fig. 2. & 3. xxi. fig. 1.* fervent à retrancher & emporter les fragmens de l'os du crane, dans les playes de tête, partie en coupant, partie en brifant & rompant, elles font toutes de differentes grandeurs & figures pour s'accommoder aux differences des os qu'il faut feparer.

TABLE V.

TABLE V

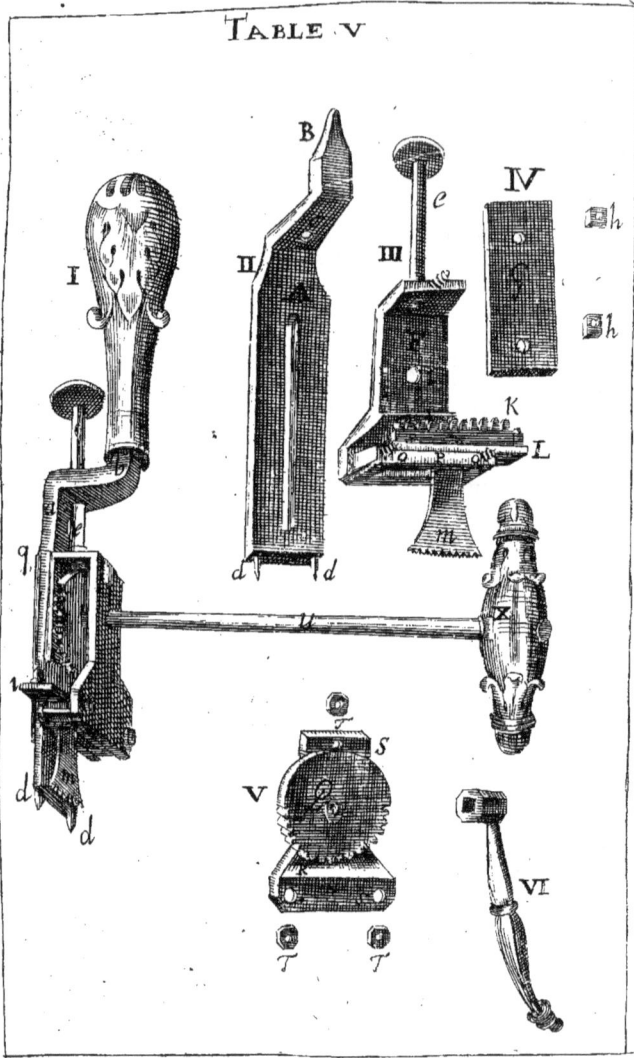

TABLE V.

Elle repreſente une petite ſcie tournante.

LA Figure I. repreſente la petite ſcie tournante montée de toutes ſes pieces, dont les principales ſont deux tambours dentelés. On s'en ſert pour ſcier l'entre-deux de deux ou de pluſieurs trous faits par le trepan, car quand la fente du crane eſt trop étroite pour recevoir les elevatoires ci-deſſus, comme il arrive dans les fractures de ceux des adultes qui ſe rejoignent preſque toûjours, il eſt ſouvent neceſſaire de faire deux ou trois trous avec le trepan, dont on coupe enſuite ſeulement les entre-deux avec cette ſcie, aprés quoy on loge facilement l'élevatoire pour relever la partie du crane enfoncée, & les inſtrumens pour retirer les fragmens qui bleſſent les meninges.

Les parties de cette ſcie aſſemblées, ſont marquées par les mêmes letres que les parties ſeparées.

La Fig. I I. eſt une lame de fer *a.* entaillée dans ſon milieu ſelon ſa longueur, qui ſe recourbe vers le haut pour former ſon manche *b.* elle a un trou *c.* dans ſa courbure, & en bas deux pointes *d. d.* par le moyen deſquelles, elle eſt fermement apuyée ſur le crane découvert.

La Fig. I I I. eſt une cheville à tête *e.* qui paſſe dans le trou *c.* de la fig. II. & s'introduit dans le deſſus de la caiſſe *f.* jointe à l'entailleure *a,* de la *fig. II.* par le moyen d'une petite lame de cuivre *fig. IV.* & de deux vis qui ſont au dos de la caiſſe, & répondent exactement aux trous de la petite lame; ces deux vis ſont retenuës par autant d'écroües *h. h.* afin que le Chirurgien puiſſe avec la cheville tirer la caiſſe en haut & en bas dans le tems qu'il opere. L'aiſſieu *n.* eſt conduit par le trou *i.* au centre de la petite roüe *q.* au deſſous de laquelle, eſt la petite lame *k.* dentelée en ſa partie ſuperieure, pour recevoir les dens de la partie inferieure de la petite roüe. Elle eſt égale des deux côtés, afin que la petite ſcie *m.* puiſſe aller & tourner à droit & à gauche, dans les fentes de la caiſſe de la fig. V. par le moyen de la petite roüe & de ſon manche. Ce qui fait que la petite ſcie *m.* tourne également des deux côtés, c'eſt la lame *p.* cave dans ſon milieu; & ayant deux vis *o. o.*

La Fig. I V. eſt la lame de cuivre *g.* ayant deux trous & deux petits écroües *h. h.*

La Fig. V. eſt la roüe à demi dentelée *g.* miſe dans l'autre moitié de la caiſſe *r.* avec trois trous *ſ. ſ. ſ.* dans leſquelles elle reçoit les trois vis *o. o. o.* de la *fig. III.* qui ſont aſſujetties par autant d'écroues. *T T T.*

La Fig. V I. eſt la clef qui ſert à monter & demonter l'inſtrument. La lettre *ᴎ* marque *l'aiſſieu* & *x.* ſon manche.

TABLE VI

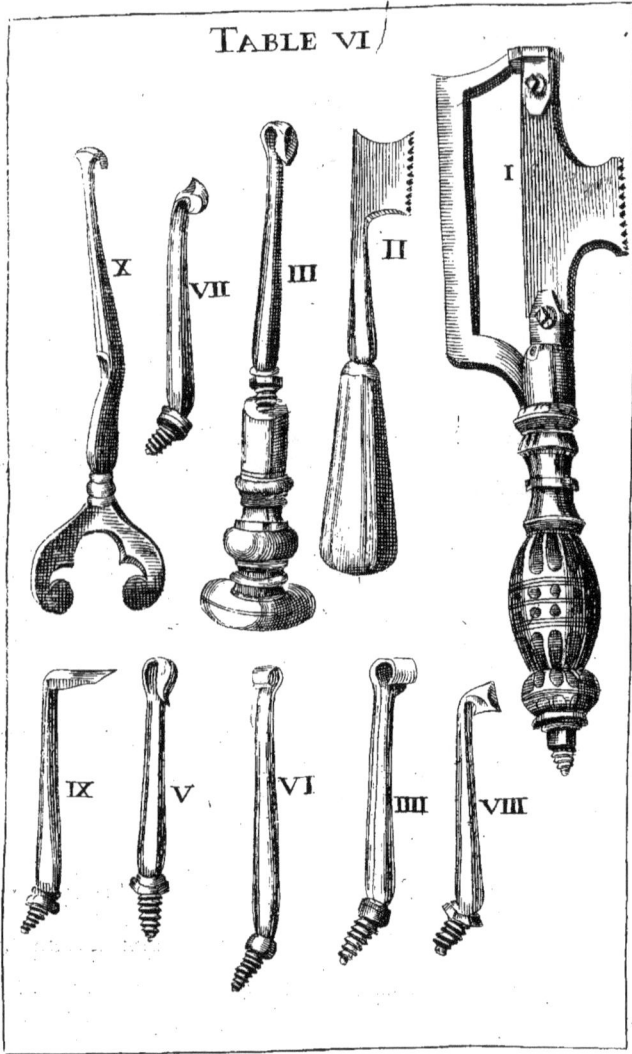

TABLE VI.

Elle repreſente des ſcies droites, & des rugines de pluſieurs ſortes, pour ruginer le crane, alteré, carié ou fendu, & les autres os.

LEs Figures I. & II. ſont de petites ſcies droites, dont on ſcie l'entre-deux des trous, faits par le trepan au crane. On efface les fentes capillaires qui ne penetrent point, & dont on racle tout ce qui paroit noir & raboteux ou carié au crane.

Les Fig. III. IV. V. VI. VII. VIII. IX. & X. repreſentent diverſes ſortes de rugines, qui ſont des inſtrumens, dont les Chirurgiens ſe ſervent, tant pour aplanir un os qui eſt raboteux & vermoulu ou noir, que pour le racler quand il y a fracture, pour découvrir juſqu'où la fente penetre. Galien fait mention de trois ſortes de rugines, il apelle la premiere *cyctiſcon*, qui eſt cave & tranchante, & repreſentée cy devant en la *Table II. fig. III. IV. V. & VI.* Il apelle la ſeconde *phacoton*, à cauſe d'une lentille qu'elle a à ſon extrémité, elle eſt repreſentée en la même *Table fig. VIII. & IX.* La troiſiéme que Galien apelle *xyſtera*, & le vulgaire raſpatoire, eſt celle dont on ſe ſert ordinairement pour decouvrir & ruginer ou racler les fentes capillaires du crane, afin d'en connoître la profondeur & la penetration; la diverſité des rugines n'eſt pas inutile, car il doit y en avoir de pluſieurs ſortes ſuivant les differences des fentes; c'eſt pourquoy les unes ſont caves & en demi-lune, comme les figures *III. IV. V. VI. & VII.* Les autres toutes égales, comme les figures *IX. & X.* Le Chirurgien doit en avoir pluſieurs de chaque ſorte, de grandes & de petites, pour être plus prêt à operer dans les occaſions qui pour l'ordinaire ſont preſſantes. Quand un os eſt conſiderable, comme le femur, le tibia, & le cubitus, eſt carié vers les extrémités, il faut par exemple pour en ôter & racler la carie des rugines plus grandes & plus fortes, qu'aux os plus petits & plus minces. Toutes les rugines neanmoins doivent être fortes, & faites d'un tres-bon acier; car d'autant que le tranchant de la rugine coupe bien, moins l'operation dure & moins le patient ſouffre. C'eſt pour la même raiſon, qu'il vaut mieux que chaque rugine ait ſon manche en particulier, de bois ou d'yvoire, que de n'en avoir qu'un ſeul pour toutes les rugines, qui ait un ecroüe commun à toutes les quciies des rugines formées en vis, pour les ôter & remettre ſucceſſivement, comme il eſt repreſenté en la figure III. & les autres.

Quand un os eſt carié, s'il eſt poſſible de le ruginer, il ne faut point s'attacher à en procurer l'exfoliation, par les poudres catagmatiques, ny par le cautere actuel, parcequ'il y va trop de tems, la partie cariée ne pouvant pas ſe ſeparer de la vive, que ſucceſſivement & tres-lentement, car voici comme cette ſeparation ſe fait. La partie cariée ayant ſouffert un grand changement dans la configuration de ſes pores qui ne répondent plus à ceux de la partie vive, le ſuc nourricier de l'os ne peut plus entrer de ceux-ci dans ceux-là; deſorte que quand il y eſt arrivé il interrompt neceſſairement ſon cours, parcequ'il ne peut paſſer outre, & comme il eſt pouſſé par

C ij

le fuc fuivant & ne peut reculer, il pouffe autant la partie cariée qui lui refifte, qu'il eft lui-même pouffé ; ce qui doit durer jufqu'à ce qu'à force d'être repouffée, la partie cariée fe detache entierement de la faine, & c'eft ce detachement qu'on apelle exfoliation. Mais comme cet ouvrage de la nature demande un long-temps, & que tôt ou tard la partie cariée doit s'enlever, c'eft plûtôt fait de ruginer l'os carié jufqu'au vif, ce que l'on connoît quand il paroît rouge, & qu'on en voit fuinter une maniere de fang ; par cette pratique on guerit promptement les fiftules & les vieux ulceres qui feroient fans cela incurables ou d'une curation tres-longue & ennuieufe.

La carie n'eft rien autre chofe que la mortification ou cangrene des os, caufée par des humeurs acres, acides & corrofives qui en ont dechiré les fibres tendineufes. Dans les tumeurs par exemple qui ne fe font jamais que par l'obftruction des petits canaux, il arrive que les fucs arrêtés deviennent avec le tems affez acides & acres pour ronger le periofte avec des douleurs infuportables, & même les fibres tendineufes des os, penetrant quelquefois jufqu'à la moëlle ; comme il arrive ordinairement dans les maladies veneriennes, ceux qui les ont n'étant fujets à tant de caries que parce qu'ils font remplis de fucs corrofifs. Quand les playes reftent long-tems expofées à l'air, les os fe carient facilement, parceque les pointes acides de l'air dechirent & derangent les fibres tendineufes des os, ainfi que fait le pûs des ulceres profonds par fon acide acre & corrofif. Pour bien entendre ceci, il faut fçavoir que les os font compofés de fels, d'efprits, d'huiles volatiles & de fels fixes, & que ces parties volatiles rempliffent non feulement les canaux, mais encore la fubftance même des os, puifque plus les os font durs plus ils donnent de fel volatile ; de forte que dés que quelque acide étranger vient à s'y méler il change & détruit neceffairement plus ou moins les fucs, & ceux-ci étant corrompus, corrompent bien-tôt les parties folides qui les contiennent.

La carie des os fe trouve rarement, fans quelque ulcere fordide, ou quelque fiftule, & le pûs qui en fort, eft huileux, graiffeux & puant, jaune, ou verdaftre, pour l'ordinaire fluide & tenu. En un mot les ulceres avec carie, rendent beaucoup plus de matiere & de plus puante que les autres, ils noirciffent les emplâtres qu'on a mis deffus, & quand on croit qu'ils font gueris, ils fe r'ouvrent & recommencent. Il eft facile de connoître fi un os eft carié lors qu'il eft découvert, mais s'il ne l'eft pas on confiderera les fignes fuivants ; 1°. Si la matiere qui en fort eft liquide, huileufe, jaune & fort puante. 2°. Si l'ulcere eft fort vieux. 3°. S'il eft dificile à fermer, ou s'il fe r'ouvre de foi-même. 4°. Si la chair d'alentour, eft fpongieufe, flafque, pâle & livide. 5°. S'il paroît des taches noires aux plumiceaux & aux emplâtres qu'on en retire. 6°. Si en y mettant la fonde on fent l'os inégal ou raboteux, & fi la fonde entre dans l'os même, il ne s'enfuit pourtant pas que fi la fonde ne penetre pas dans l'os il ne foit point carié ; car Paré affure *liv.* 18. *ch.* 26. qu'il a vû des os cariés fi durs que la fonde ny le trepan n'y pouvoient pas entrer.

Quand on a reconnu qu'il y a carie, il faut avant toutes chofes faire une incifion à la partie malade & découvrir l'os carié, parce qu'il eft impoffible d'y remedier autrement, prenant garde d'offenfer les gros vaiffeaux & les tendons, que s'il y a ulcere, on l'ouvrira & coupera fes bords s'ils fe trouvent endurcis, l'os carié étant découvert le meilleur remede est de le racler (avec la rugine comme il a déja été dit , ou de le brûler avec le cautere actuel , mais si le malade ne veut point absolument soufrir le feu ny le fer , on parsemera l'ulcere & ses bords spongieux avec la poudre corrosive de Barbette.

> ℞. *Mumie , sarcocolle , de chacun demi dragme ,*
> *Euphorbe , une dragme ,* mêlez le tout pour faire une poudre.

Les remedes qui conviennent en ce cas, sont les racines d'aristoloche ronde, de coleuvrée , d'iris de Florence , de dracontium & de peucedanum , en françois , *queüe de Pourceau.* Le bois de guaiac, l'écorce & la pomme de pin, l'aloë, l'euphorbe , la myrrhe , l'alun, le calchantum, la chaux vive, la chrysocole, la pierre ponce brûlée, l'eau forte, l'esprit de souphre, de vitriol, de sel , de tartre, l'huile de vitriol, de souphre & d'antimoine , dont on charge & on imbibe des plumaceaux trempés dans l'eau de plantain. On fait des poudres, des onguens en y ajoûtant du miel, ou des injections, en y ajoûtant l'esprit de vin, si on le trouve à propos, avec quelques-unes de ces drogues , qui feront une escarre que l'on enlevera pour découvrir l'os, sur lequel on mettra le baume divin , ou l'elixir de vie tout chaud par trois ou quatre fois, mettant pardessus des plumaceaux trempés du même elixir ; si la carie se trouve aux os du palais on y remediera avec la mixtion suivante :

> ℞. *Elixir de vie , une once & demie ,*
> *Extrait d'absinthe, deux dragmes & demie ,*
> *Camphre, deux dragmes ,*
> *Suc de limons , deux onces ,* mêlez le tout pour imbiber une petite
> éponge qui y sera apliquée.

L'huile de guaiac seule ou avec un peu d'esprit de sel armoniac preserve de la carie & la guerit , ainsi que la teinture d'euphorbe avec quelques grains de mercure sublimé , on y trempe des linges , & on les renouvelle deux ou trois fois le jour. Voici une mixtion, dont le celebre Monsieur Muraut a gueri plusieurs caries ,

> ℞. *Huile de myrrhe & girofles, une once de chacune ,*
> *Huile de guaiac, demie once ,* mêlez le tout & y trempés des plumaceaux
> pour mettre sur la partie, l'os s'exfolie au bout de quelques semaines.

Il faut ajoûter à ces remedes externes , l'usage des internes , pour corriger l'acide acre & corrosif ; car ordinairement dans les ulceres les os ne sont gueres cariés, que la masse du sang ne soit infectée de quelque qualité ou sel scorbutique, ou chargée d'un acide visqueux, à quoy conviennent la squine & les autres bois en decoctions , les sels volatiles huileux , avec celui de cochlearia , l'antimoine diaphoretique , l'antihecticum de Potier , le sel volatile de viperes , de corne de cerf, de suie , de succin , d'yvoire & autres semblables ; tous ces remedes operent par leurs sels volatiles & leurs particules aromatiques huileuses & resineuses qui mortifient l'acide corrosif, attenuent la matiere visqueuse de la masse du sang & levent par ce moyen les obstructions. Ils fortifient en même-tems, volatilisent, reparent & défendent les autres sucs ; de sorte que par ce renfort ils deviennent plus capables de chasser & jetter dehors l'os corrompu & cadavereux. Tous les remedes externes tendent à la même fin , mais si ces remedes se trouvent inuti-les , il faudra revenir au cautere actuel ou plutôt à la rugine , & même au trepan perforatif , dont on fera plusieurs trous dans l'os carié , si la carie est profonde, sans cela point de guerison.

A l'égard des playes où les os sont découverts , c'est une regle presque gene-rale , & qui se pratique presque par tout , que d'abord on les dilate avec tentes & dilatans pour attendre l'exfoliation , cela s'observe si religieusement , même dans les Hôpitaux , qu'on croiroit commettre un meurtre d'en user autrement , tant on a peur de s'éloigner du chemin battu par les Anciens.

L'experience neanmoins faisant voir que quand un os est découvert il ne reçoit de l'alteration que des attaques de l'air , la raison nous devroit faire comprendre qu'il ne s'agit dans ces sortes de cas , que de le défendre contre son ennemi , & que pour cet effet il faut procurer la reünion de la playe le plus promptement qu'il sera possible , par le moyen des bandages propres & des remedes balsamiques, sans la dilater avec des tentes & bourdonnets ; car par ce moyen l'os se recouvre promptement , & on évite l'exfoliation qui devient absolument necessaire , quand on a donné le tems à l'air de lui imprimer ses qualités.

La suture en semblable cas est ordonnée par plusieurs Auteurs , mais Hipocrate la défend , & beaucoup d'autres après lui aux playes de la tête , parce qu'elles ne sont pas dificiles à reünir sans le secours des sutures , si ce n'est dans les grandes playes transverses des parties inferieures de la tête , où l'on ne peut éviter les sutu-res , à cause de la figure du crane.

Quand l'os est découvert dans une étenduë considerable avec deperdition de substance , la playe ne pouvant se reünir qu'à la longue à cause de sa grandeur. On ne sçauroit empêcher quelque précaution qu'on prenne , que l'os ne soufre trop d'air par la quantité des pansemens , & qu'il ne s'altere encore & ne se carie par l'écoulement & le séjour des matieres. Pour éviter cet accident , il faut le plus promptement qu'il sera possible & dés les premiers appareils , percer l'os en plusieurs endroits avec la pyramide ou le perforatif du trepan , par ce moyen on donne passage à un suc moëlleux , qui en se figeant le recouvre en peu de tems, sans qu'il se perde aucune partie de sa substance.

Pour peu qu'on ait pratiqué la Chirurgie , on sçait que dans les playes de tête où l'os est considerablement découvert il est impossible que les chairs se puissent rengendrer sans le secours de l'art , à cause de la surface de cet os qui est trop lisse & trop polie ; c'est pourquoy on est obligé de le ruginer , tant pour le ren-dre raboteux & inégal , que pour donner issuë aux orifices des petits vaisseaux, dont la substance interne du crane est remplie , & par ce moyen fournir le sang qui est necessaire pour produire une nouvelle chair qui le recouvre , mais l'ope-ration qui vient d'être proposée & qui a été faite en plusieurs occasions avec suc-cés par Monsieur *Bellaste* Chirurgien Major des Hôpitaux des Armées du Roy en Italie , paroît plus prompte , plus seure & plus utile que la rugine , qui en passant & repassant plusieurs fois sur toute la surface de l'os découvert l'échaufe , l'ébran-le & altere beaucoup plus que le perforatif qui ne le touche que de distance en distance & beaucoup plus legerement , & qui penetre assez pour aprocher du di-ploë , duquel on doit tirer le secours dont on a besoin. De plus la rugine diminuë beaucoup de l'épaisseur de l'os, ce qui rend sujets aux douleurs de tête, ceux qui ont passé par cette operation, & laisse outre cela une cicatrice diforme.

Cette même operation peut être mise encore en usage dans les fractures de la premiere Table & même de tout l'os, pourvu qu'il ne reste aucune inégalité à la partie interne du crane, capable de produire des accidens, ce qui se connoîtra en peu de tems, mais si on tarde de redonner à l'os la matiere dequoy le recouvrir, la plus subtile portion pourra s'insinuer dans la fracture & causer quelque alteration, & même l'inflammation à l'os, dont il est susceptible selon Galien, Celse & les plus sains Auteurs. Pour autoriser cette pratique ;

Il faut sçavoir que l'os du crane tire sa nourriture de trois endroits differens suivant la plus commune opinion, 1°. De sa partie interne voisine du cerveau par le moyen des vaisseaux de la dute-mere. 2°. De sa partie moyenne, sçavoir de l'entre-deux de ses tables, par le moyen d'un suc moëlleux qui sort du diploé & fournit à l'une & à l'autre leur aliment necessaire. 3°. De sa partie externe, sçavoir le pericrane qui le nourrit & le défend en le revêtant dans toute son étenduë.

Delà vient que quand par quelque accident du dehors cet os est dépoüillé de cette membrane & qu'il reste découvert, l'air s'attache à sa surface externe, avec ses pointes acides & nitreuses, qui l'alterent & le carient en peu de tems ; de-sorte qu'il faut qu'il s'exfolie, parcequ'il est en même-tems privé de sa nourriture, & de sa défense contre les attaques de l'air.

Il faut donc trouver les moyens de lui redonner l'une & l'autre, sçavoir la nourriture & le vêtement, qui ne se peuvent trouver, que dans les sources qui ont été marquées, dont la seule qui les lui puisse fournir est le diploé ; pour l'avoir il faut lui donner passage de la maniere qui a été dite pour remplir en même-tems l'intention de la nature & celle du Chirurgien ; car en troüant l'os en plusieurs endroits, le diploé pousse par ces petits passages, la plus subtile partie de son suc moëlleux, qui se conglutine sur l'os en trois, ou quatre ou cinq jours, quelquefois plutôt ou plus tard, & le recouvre entierement.

Les autres os qui ont de la moëlle sont nourris en dedans, par les vaisseaux de la membrane qui envelope la moëlle, & le perioste, les défend & nourrit par leurs parties externes : C'est pourquoy cette operation peut être mise en pratique à l'humerus, au femur, & au tibia, & ceux qui en douteroient peuvent en faire l'experience sur la parole de Monsieur Belloste.

On n'aura pas de peine à preferer cette pratique aux autres, si on considere qu'elle évite quarante jours ou environ qui se passent en attendant l'exfoliation, & le tems qui est encore necessaire pour incarner & cicatriser l'ulcere, ce qui traîne un pauvre blessé presque soixante jours, au lieu de douze ou quinze au plus suivant cette methode. Mais pour faire rendre les plus opiniâtres : Voici une observation du même Monsieur Belloste qui prouve la bonté de cette methode.

Un nommé, *Chateau-Montagne* soldat du Regiment de Villars de la Compagnie d'Aligny, fut amené pendant la Campagne de l'année 1694. en l'Hôpital de l'Armée du Roy établi à Briançon. Il avoit reçu un coup d'instrument tranchant sur la partie moyenne du parietal gauche qui lui découvroit l'os de la grandeur d'un écu blanc. Je lui fis, dit-il, au second appareil, huit ou dix petits trous sur l'os découvert avec le perforatif, fans avoir penetré jufqu'au diploé, pour éprouver fi fans perforer la premiere table que je pourrois fatisfaire à mon intention. J'apliquay de la charpie trempée dans l'efprit de vin fur toute l'étenduë de l'os découvert, & je penfay le refte de la playe avec le fimple digeftif, l'emplâtre de betonica, & le couvre-chef,

Il fut deux jours fans être panfé, après lequel tems je m'aperçus que mon operation ne feroit pas inutile : l'os commençant à prendre une couleur vermeille, & les trous du perforatif qui avoient procuré cet effet commençoient à germer, ce qui me fit juger que le refte de l'ouvrage devoit s'achever naturellement dans les huit premiers jours, il ne fut panfé que quatre fois ; au bout defquels l'os fe trouva entierement recouvert, huit ou dix autres jours remplirent la playe & formérent une bonne & forte cicatrice, on ne le panfoit que de trois en trois jours. Il arriva dans cet Hôpital le 25. May, & le onze Juin il en fortit gueri.

Une cure de cette forte faite publiquement dans un Hôpital ouvert à tout le monde, fuffit pour ôter tous les doutes qu'on pourroit avoir & pour donner credit à cette methode ; c'eft pourquoy il feroit inutile d'en raporter un plus grand nombre de la même nature qui ont été traittées dans le même Hôpital de la même maniere.

S'il fe trouve comme il arrive fouvent, que les teguments communs & le pericrane foient tellement contus, & qu'on reconnoiffe qu'il faille indubitablement qu'ils fupurent, fi on leur donne le tems, comme en fupurant, l'os feroit alteré & l'exfoliation inévitable, il faudroit enlever toute la contufion, & déchirer avec les ongles le pericrane dans toute l'étenduë d'icelle, & fur le champ faire quelques trous avec la pyramide du trepan fur l'os découvert, & recouvrir toute l'étenduë de la découverte avec de la charpie trempée dans l'efprit de vin avec le même appareil & traitement ci-deffus.

TABLE VII.

Elle reprefente les inftrumens dont on fe fert pour apliquer le feton & ceux dont on cauterife l'occiput.

LA Figure I. eft une tenaille dont les branches aplaties à leur extrêmité & percées chacune d'un trou *a. a.* qui n'eft ny trop grand ny trop large, forment au deffous de la pince un vuide en forme de cercle *b.* Il y a un anneau coulant de fer au manche, marqué *c.* qui fert à tenir la tenaille ferrée, & eft neceffaire, lorfque le Chirurgien n'a point de ferviteur pour lui prefenter le poinçon bien ardent pour percer la marque avant d'y paffer le feton.

La Figure II. eft une tenaille prefque femblable à la premiere, elle a les mêmes trous *d.* & le vuide *e.* mais point d'anneau de fer ; deforte qu'elle ne refte pas ferrée de foy-même fans la main du Chirurgien, qui a par confequent befoin d'un ferviteur qui prefente le poinçon. Ces deux tenailles fervent quand la nuque eft

fort

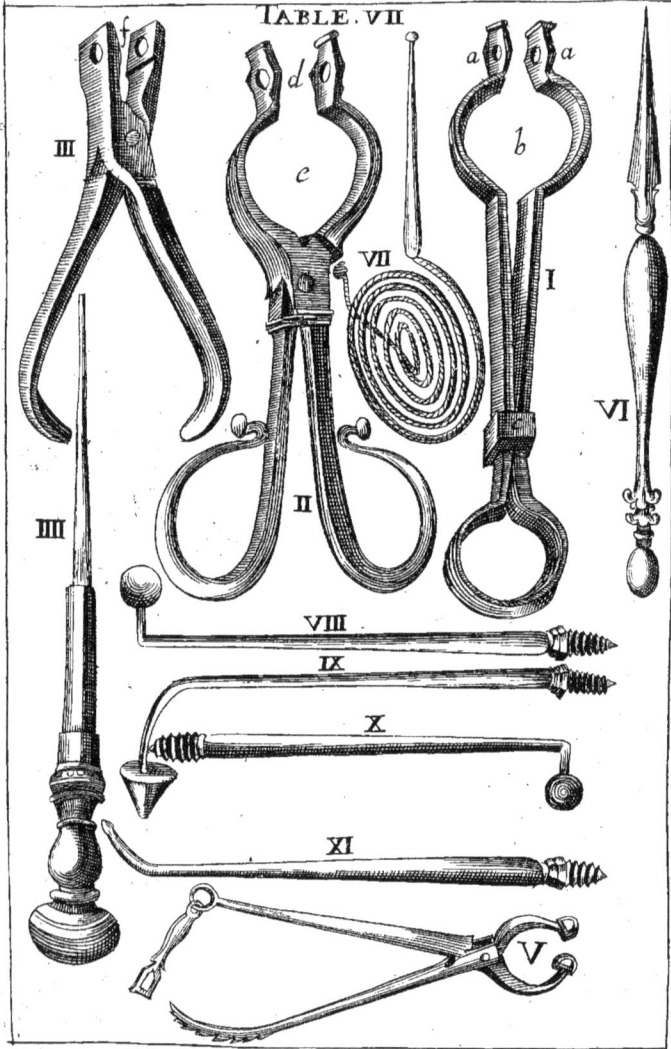

TABLE. VII

fort charnuë, pour que la peau fort épaiſſe ſe place dans le vuide & que la partie pincée n'échape pas.

La Fig. III. eſt une tenaille en forme de gaufrier, elle n'a ny vuide ny anneau comme les premiers, parce qu'on s'en ſert aux perſonnes maigres. Le Chirurgien la tient ſerrée avec la main, juſqu'à ce qu'il ait percé le cuir avec le poinçon ardent qui lui eſt preſenté par le ſerviteur.

La Fig. IV. eſt le poinçon d'acier, qui ne doit être ny trop long, pour ne pas manquer le premier trou, ny trop court, de peur qu'il n'aille pas au de-là du ſecond, il ne doit pas non plus être trop delié ny trop gros, mais un peu plus menu que les trous; deſorte qu'il entre facilement dans les trous de la tenaille étant bien rouge & bien ardent, afin de paſſer en un moment ſans faire preſque reſſentir de douleur, & parfaire le ſeton.

La Fig. V. eſt une tenaille qui ſerre de ſoy-même, & de laquelle on ſe ſert pour ſaiſir le cuir de la nuque, quand on veut faire le ſeton avec un inſtrument tranchant ſuivant la methode de Hilden, elle doit être pour le moins une fois plus grande qu'elle n'eſt ici depeinte.

La Fig. VI. eſt un ſcalpel aigu & à double tranchant de la figure d'une feüille de myrte qui répond exactement aux trous de la pince de la tenaille precedente avec lequel on perce le trou du ſeton à la nuque à froid, mais le poinçon rougi & ardent eſt preferable, parce qu'il ne fait point de ſang & produit une eſcarre, qui procure enſuite une meilleure ſupuration, & plus ſalutaire pour les raiſons que nous allons dire.

La Fig. VII. eſt une groſſe aiguille qui conduit un ſeton ou cordon de ſoye rouge paſſé dans un trou qu'elle a à ſon extrêmité & qui penetre juſqu'à ſon milieu. Elle a à ſa pointe un petit bouton de cire, afin qu'elle paſſe ſans s'arrêter & ſans piquer, par les trous faits par le ſcalpel, ou par le poinçon qui eſt un cautere actuel.

Les Fig. VIII. IX. X. & XI. repreſentent des cauteres actuels, ou divers ferremens ſans manche qui ſervent étant bien ardens à cauteriſer l'occiput des enfans & des vieillards mêmes auſſi-bien que des adultes pour les preſerver & guerir de l'epilepſie, de l'apoplexie & du vertige.

Ce remede qui eſt fort uſité en Italie a pour l'ordinaire un aſſez bon ſuccés; car comme ces maladies ſont cauſées par un acide qui infecte la maſſe du ſang ou qui reſide dans les parties ſolides, & incommode particulierement le ſyſteme nerveux. Il n'eſt point de remede qui puiſſe l'en tirer ſi preciſément que la ſupuration procurée par les cauteres qui donnent une telle diſpoſition aux fontanelles qu'ils font, que les parties acides des humeurs y paſſent plûtôt que les autres à cauſe de leur figure qui a plus de proportion avec les pores purulens des fontanelles. Voici une experience qui demontre que cette proportion ſuffit pour l'effet que nous prétendons. Si vous garniſſez deux entonnoirs, l'un d'un papier trempé d'eau, & l'autre d'un papier trempé d'huile, & que vous y verſiez de l'eau & de l'huile, l'eau paſſera bien par le premier, non pas par le dernier, l'huile au contraire paſſera par le dernier & non pas par le premier. Ajoûtez que le fer eſt un puiſſant alcali qui plus il eſt exalté par le feu, plus il doit détruire les acides.

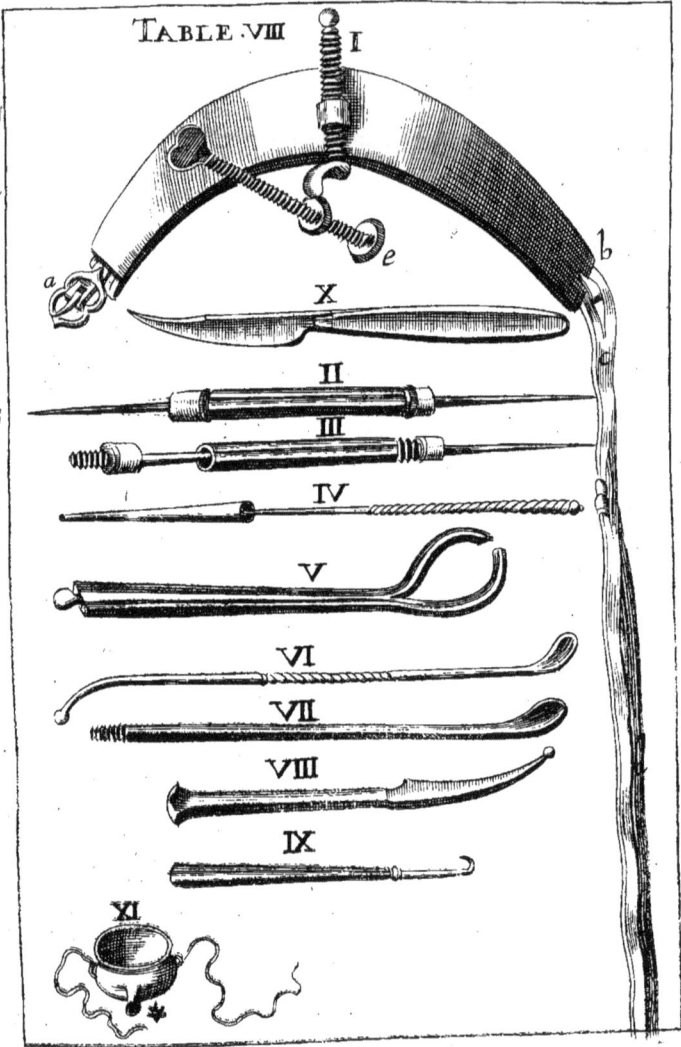

TABLE VIII

TABLE VIII.

Des inftramens ophtalmiques, qui font, l'inftrument de crin, les aiguil-
les pour la cataracte, le petit anneau pour affermir l'œil, les fondes,
les fcalpels, le petit crochet aigu, & le petit vaiffeau de verre, qui
répond exactement à l'orbite de l'œil.

LA Figure I. reprefente l'inftrument apellé crinal à caufe qu'il eft fait de
crin. Il eft de figure demi-ronde garni par-dedans de coton & couvert d'un
ruban. Il s'aplique commodément au front par le moyen de deux boucles & de
deux attaches *a. b. c* : & en fon milieu une clef à vis qui paffe dans une autre
vis, & à fon extrêmité une tête platte *e.* qui fert en tournant la clef à comprimer
le finus du grand angle de l'œil ou du petit, Fabrice de Aquapendente fait mention
de cet inftrument dans la cure de l'égilops.

La Fig. II. reprefente un inftrument qui confifte en un manche d'argent de figure octogone, qui fert d'étuy à deux aiguilles d'argent, attachées chacune à une de
fes extrêmités par le moyen d'une vis.

La Fig. III. reprefente ce manche ou étuy ouvert pour faire voir les vis.

La Fig. IV. eft une autre aiguille d'argent qui fert comme les autres à abattre
la cataracte. Elle a auffi un étuy d'argent qui lui fert de manche.

La Fig. V. eft un petit anneau de cuivre ou de plomb avec un manche pour tenir l'œil ouvert quand on retranche le pterygion ou que l'on fait d'autres operations
à l'œil.

La Fig. VI. eft une fonde d'argent longue & ronde laquelle fe courbe pour le
befoin, l'un de fes bouts eft large, non-feulement pour feparer la coherence des paupieres, mais encore pour apliquer les poudres & les plumaceaux couverts d'on-
guents, fur les ulceres de ces parties. Elle a un bouton rond & poli à l'autre bout,
dont on fe fert pour fonder l'état des playes, des ulceres & des fiftules.

La Fig. VII. eft une autre fonde plus groffe auffi d'argent, plate par un bout
comme l'autre pour les mêmes ufages, mais au lieu d'un bouton elle a à fon autre
bout une maniere de vis que l'on entoure de coton pour netoyer le pus & l'ordure
des playes, ulceres & fiftules.

La Fig. VIII. eft un fcalpel courbe, tranchant d'un feul côté, ayant en fa
pointe un petit bouton ; On s'en fert pour feparer les paupieres qui fonr coherentes
avec la tunique cornée, ou l'une à l'autre, maladie que l'on nomme *ancyloblepharon.*

La Fig. IX. eft un petit crochet tres-propre, tant pour relever la paupiere que
pour acrocher le pterygion ou l'ongle de l'œil.

La Fig. X. eft un fcalpel aigu & à double tranchant, pour retrancher l'égilops,
fon manche d'os & plat eft commode pour feparer pareillement l'ongle de l'œil
& les tumeurs encyftées des parties avec lefquelles elles font coherentes, la tunique
de ces tumeurs fe reconnoît à fa blancheur & à fa diftenfion quand on a fait
l'incifion du cuir.

La Fig. XI. eft un petit vafe de verre qui répond exactement à l'orbite de
l'œil & fert pour retenir les medicamens qu'on y introduit par le petit entonnoir *. Il eft d'Aquapendente.

D ij   TABLE IX.

TABLE. VIIII

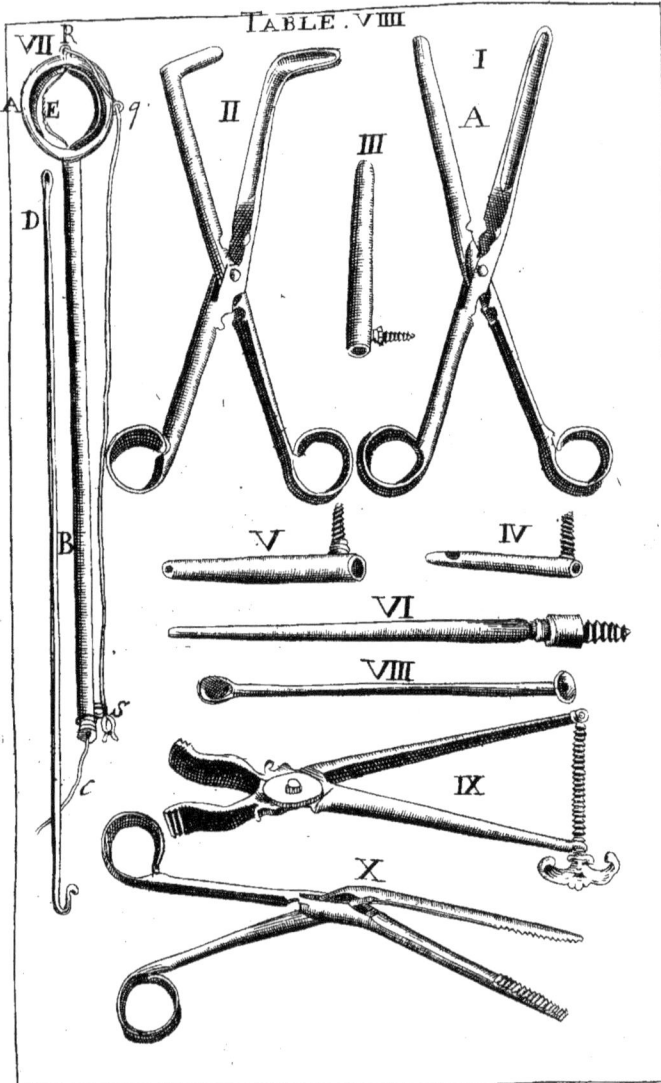

TABLE IX.

De la tenaille pour le polype, des canules & de leur ftyle pour les na-
rines, l'inftrument pour retrancher l'uvule, ou la luette pour la rele-
ver quand elle eft relaxée, du dilatatoire de la bouche & du bec de
grüe obtus.

LA Figure I. eft une maniere de cifeaux faits de bon acier, dont les branches font droites, convexes en dehors & caves en dedans & tranchantes. De forte qu'on ne peut couper autre chofe que le polype quand on l'a faifi & qu'on les a introduits dans les narines. On s'en fert encore pour retrancher le clytoris aux femmes, cet inftrument eft d'Aquapendente.

La Fig. II. eft le même inftrument que le premier, mais recourbé en fon extrêmité pour extraire & couper le polype, lorfqu'au lieu de décendre dans les narines il tombe par les trous internes du nez percés dans le palais, jufqu'au détroit de la gorge ; deforte que le malade eft menacé de fuffocation.

La Fig. III. eft une canule de fer qui s'introduit affez avant dans les narines pour égaler la longueur de l'ulcere qu'on apele *ozene*, puis on introduit enfuite dans la même canule, un ftyle de fer bien rouge & ardent qui défeche l'ulcere en échaufant la canule.

La Fig. IV. eft une autre canule troüée à côté pour confommer le cal endurci de l'ulcere fcitué au côté des narines, & défecher l'os corrompu par le moyen du cautere actuel qu'on y introduit.

La Fig. V. eft une canule troüée par le bout. On la met dans les narines, lors qu'après avoir extirpé le polype il faut arrêter l'hemorragie par l'aplication du cautere actuel. L'on s'en fert encore quand on a befoin du cautere actuel pour la feparation de la carie à l'extrémité fuperieure des narines, ces canules ont chacune leur vis pour y apliquer un manche.

La Fig. VI. reprefente le ftile de fer qui s'introduit tout rouge & ardent dans les canules, & fe retire auffi-tôt, obfervant de l'introduire & de le retirer autant de fois qu'il fera neceffaire, il eft bon pour cela d'avoir deux ftiles pour les introduire alternativement.

La Fig. VII. eft l'inftrument de cuivre avec lequel on retranche l'uvule, ou la luette. La partie fuperieure eft un cercle *A :* creufé en dedans, & la partie inferieure eft une canule *B :* par laquelle paffe le fil *C :* qui fait un demi-neud ouvert *E :* & fe place dans la cavité ou rainure de l'anneau pour le tenir en état, & fon bout enfilé dans le trou du ftile *O :* eft conduit par le trou *R :* hors du cercle, d'où il paffe dans les deux petits anneaux *R q.* attachés au cercle, dont il décend pour s'attacher au petit anneau inferieur *S :* qui eft au bas de la canule ; deforte qu'en tirant le fil qui fort de la canule par en bas le neud, fe ferre & retranche la luette. Hilden eft l'inventeur de cet inftrument qui m'a reüffi à Ulmes pour retrancher l'uvule d'un foldat, qui étoit corrompuë par la verole.

D iij   La

TABLE. X

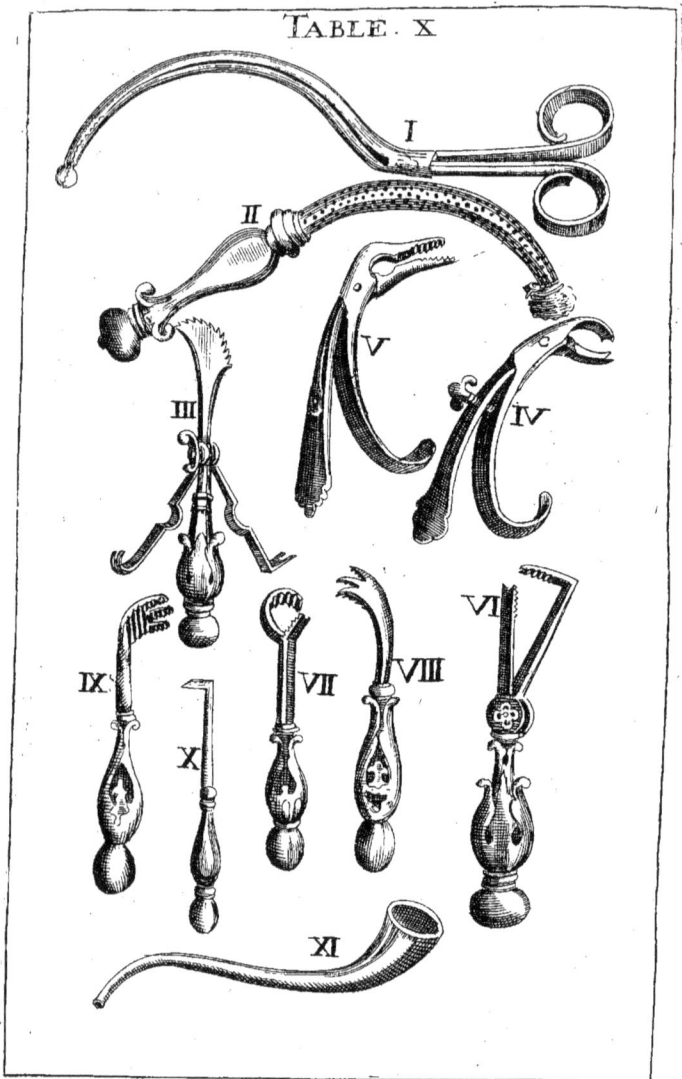

La Fig. VIII. eſt une petite cuillier auſſi de cuivre pour relever la luette relaxée, ſon manche eſt creux en forme de canule & long environ de neuf pouces. Cette cuillier remplie de poudres aſtringentes & deſſicatives étant miſe ſous la luette, le Chirurgien ſoufle par le bout du manche & couvre en ſouflant la luette & tout le palais des poudres de la cuillier.

La Fig. IX. eſt l'inſtrument apellé le dilatatoire de la bouche, raporté par Paré, avec lequel, par le moyen d'une vis on ouvre les dens ſerrées du malade pour lui faire prendre de l'aliment.

La Fig. X. eſt le bec de gruë dentelé & propre pour extraire les bales & les autres corps étranges des playes.

TABLE X.

De la pincette & de la canule pour introduire dans la gorge, des tenailles pour arracher les dents, des repouſſoirs, dechauſſoirs & de l'entonnoir.

LA Figure I. eſt l'inſtrument que les Grecs apellent *Acanthavolon* ; ſçavoir une tenaille ou pincette recourbée en demi-cercle & dentelée à ſon extrêmité où il y a un bouton, elle ſert à tirer les arêtes de poiſſon, les petits os & les autres corps étranges qui s'arrêtent bien avant dans la gorge. D'aquapendente faiſant mention de cet inſtrument en met de deux ſortes, l'un droit comme le bec de gruë de la Table precedente *fig. X.* l'autre recourbé comme celui-ci.

La Fig. II. eſt une canule d'argent courbée qui s'introduit bien avant dans l'éſophage, car elle eſt de la longueur d'un pied & demi ou environ, de la groſſeur d'une plume de cigne & troüée de tous côtés. Elle a à ſon extrêmité une éponge neuve da le groſſeur d'une noiſette. Hilden s'en ſervoit heureuſement pour tirer les arêtes & d'autres corps ſemblables arrêtés au détroit de la gorge ou dans l'éſophage même bien avant.

La Fig. III. eſt une tenaille apellée pelican à cauſe de ſa reſſemblance avec le bec de l'oyſeau de ce nom, qui ſert comme les autres inſtrumens ſuivans, excepté le dernier, à arracher les dents & à y faire les operations neceſſaires.

La Fig. IV. eſt une tenaille dentelée, apellée vulgairement *Davier* & des Italiens *Cagnolo*, parce qu'elle mord comme la gueule d'un chien.

La Fig. V. eſt une autre tenaille de la figure d'un bec de corbeau, qui ſert à arracher les racines des dents. Celſe la nomme pour cette raiſon *Rizagran*, qui veut dire, *arrache-racine*, & conſeille de s'en ſervir quand après avoir arraché la dent il y reſte quelque racine.

Les Fig. VI. & VII. repreſentent des tenailles dentelées, dont on ſe ſert pour tirer les dents que le pelican ny les autres tenailles n'ont pû arracher.

Les Fig. VIII. & IX. ſont des repouſſoirs à trois pointes pour arracher les dens inciſives & les canines qui n'ont qu'une ſeule racine.

La Figure X. eſt un dechauſſoir qui ſert à ſeparer la gencive d'avec la dent, qui ſe tire après avec moins de douleur & de danger. Il y a beaucoup de
circonſtances

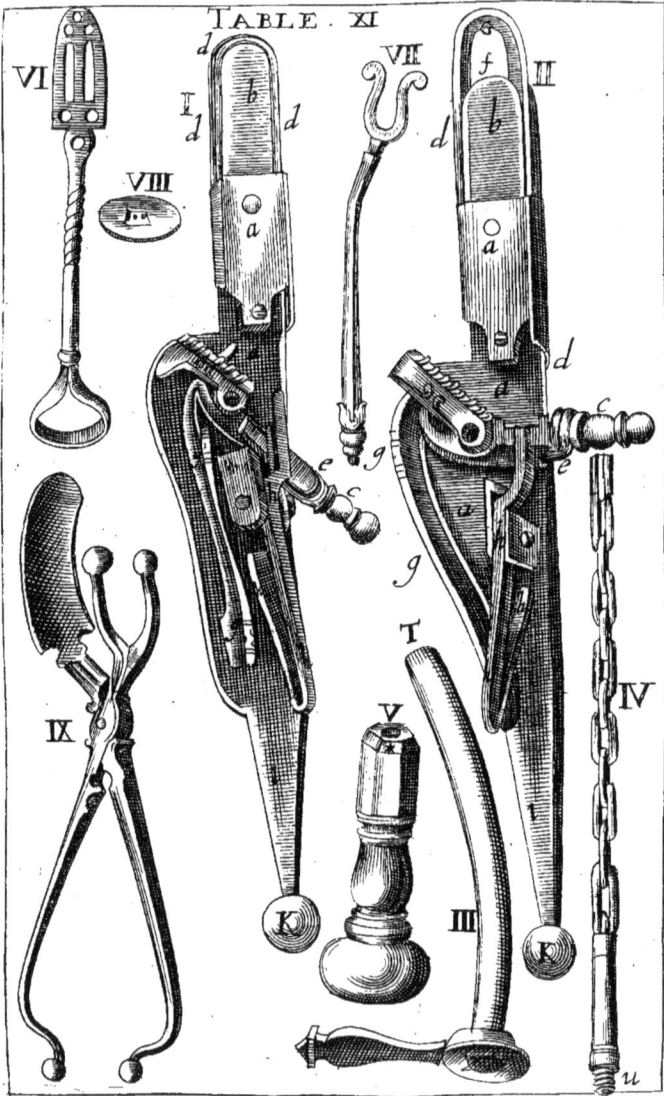

TABLE. XI

circonftances à obferver, & de grandes précautions à prendre pour bien arracher, les dents. Pour l'ordinaire le patient étant affis bien bas & ayant le dos tourné vers l'Operateur, met la tête entre les cuiffes de celui-ci, qui fepare d'abord avec le dechauffoir auffi profondement qu'il peut, la gencive d'avec la dent qu'il prétend arracher; aprés quoy il faifit avec fon élevatoire la dent dechauffée qu'il ébranle & met d'abord dehors, s'il fçait fon métier & donner le tour; que fi la dent dechauffée d'avec la gencive fe trouve tellement attachée à la machoire ou à fon alveôle qu'elle ne s'ébranle point par le repouffoir, il faut avoir recours au pelican; mais Ambroife Paré veut que celui qui s'en fert foit habile & exercé dans le maniment de cet inftrument, fans quoy il aura de la peine à s'empêcher d'en abattre jufqu'à trois tout d'un coup fans être feur d'arracher celle qui fait la douleur.

La Fig. XI. eft un cornet ou entonnoir dont le petit bout, fe met & fe fourre par le coin de la bouche derriere les dens du malade lorfqu'il les a ferrées, & par ce moyen on lui fait recevoir du boüillon & d'autres liqueurs. Les Anciens dans ces fortes d'occafions de convulfions rompoient les dens de devant, mais cette operation étoit trop cruelle.

TABLE XI.

De divers inftrumens neceffaires pour les maladies de la luette, de la langue & des dent.

LEs Figures I. & II. repréfentent un inftrument pour retrancher la luette, qui fut inventé au raport de Bartholin de la maniere qui fuit. Les Habitans de Norvege, dit cet Auteur, font fujets à un catharre, qui dans la faifon de l'hiver diftillant dans le gofier & fur la luette, gonfle celle-ci de telle forte que la fuffocation feroit à craindre fi on n'y aportoit un prompt fecours. Comme il n'eft point de remede plus feur ny plus prompt que l'operation de la main, ils prenoient d'abord des cifeaux dont ils retranchoient la luette fans aucun dommage de la vie ny de la voix, puis ils arrêtoient l'hemorragie avec de la boulie faite de farine & d'eau. Mais depuis un païfan du même païs d'un âge fort avancé & d'un efprit hors du commun, a inventé à *Thorber* Diocefe de Bergues cet inftrument qui retranche en un clin d'œil la luette relachée.

Cet inftrument reffemble à une platine de fufil, excepté qu'il eft plus long & moins large, car il a onze pouces ou environ de longueur, & fa plus grande largeur n'eft que de deux pouces, la partie qui lui fert de manche eft la plus étroite, & fe termine par une petite boule qui empêche que la main ne gliffe en le tenant. La plus large eft au-deffus du manche, parcequ'il faut de l'efpace pour placer les refforts, aprés quoy la platine fe retrecit & fait deux rebords entre lefquels fe trouve un efpace quarré d'un pouce & demi qui reçoit une plaque de bois unie & façonnée de l'épaiffeur requife pour abaiffer la langue. Cette plaque a environ trois pouces de longueur, & fon extrêmité fuperieure eft arrondie & creufée dans fon contour par une maniere de canelure faite pour recevoir un fil

E *de*

de fer courbé qui s'accommode & se cache dans cette canelure. Ce fer est tranchant par la partie interieure & cave de sa courbure, qui répond à la partie superieure convexe & arrondie de la plaque de bois, & sort de sa canelure laissant
entre elle & lui un espace assez grand, & y revient tres-promptement par le
moyen de deux ressorts dont le premier le fait aller & l'autre revenir, y ayant
une maniere de noix comme aux platines des fusils, & un chien ou cheville à
quoy l'extrêmité du fil de fer tranchant est attachée.

On bande cet instrument en levant la cheville ou le chien qui fait en même-
tems sortir le fil de fer tranchant assez loin pour laisser un jour ou espace sufisant
pour loger la luette. L'instrument ainsi bandé est introduit dans la bouche du malade, la partie polie en dessus afin qu'il ne voye point les ressorts, & on le pousse
en avant jusqu'à ce que la luette soit dans l'espace vuide, F alors on touche avec
le doigt le second ressort qui fait retourner la cheville & retirer le fil de fer
tranchant dans sa canelure si promptement que la luette qui se trouve entre les deux
est rétranchée en un clin d'œil.

Le même instrument sert à retrancher d'autres tumeurs & les verruës : Voici
l'explication de ses parties.

La Fig. I. represente l'instrument debandé, & comme le fil de fer est caché dans
la canelure.

La Fig. II. represente le même instrument bandé, la cheville levée & le fil de
fer tranchant hors de la canelure avec l'espace F pour recevoir la luette.

a. a. a. a. La platine.

b. b. La plaque de bois arrondie.

c. c. La cheville ou le chien de la machine.

d. d. d. d. Le fil de fer rampant autour de la plaque de bois & de la platine.

e. e. Le fil de fer attaché à la cheville.

G. La partie courbée du fil de fer tranchant en dedans.

f. L'espace entre le fil & le bois.

g. g. g. g. Le premier ressort qui encoche la cheville.

h. h. h. h. Le second ressort qui la decoche.

I. I. Le manche de fer de l'instrument.

K K. La boule mise au bout du manche.

La Fig. III. est un canal de fer oblique & ouvert à son extrémité T. qui
penetre jusqu'au détroit de la gorge, par lequel on introduit le cautere actuel pour
étancher le sang après le retranchement de la luette, sans crainte d'offenser les parties voisines.

La Fig. IV. est le cautere actuel fait en forme de chaisne, pour être introduit
dans le canal precedent, afin que le Chirurgien le puisse courber & tourner comme
il voudra pour toucher la luette corrompuë ou étancher le sang de la luette extirpée.

La Fig. V. est un manche d'os ayant un écroüe pour recevoir la queüe en vis
du cautere en chaisne.

La Fig. VI. est le *speculum oris* commun, dont on abaisse la langue, pour
examiner les vices de la bouche, il y a au bout du manche un anneau fait en
taillant qui sert à netoyer le limon & les ordures qui se ramassent sur la langue
dans les fiévres ardentes.

La

La Fig. VII. eſt un inſtrument d'argent en forme de fourchette, dont on releve la langue des petits enfans, pour leur couper facilement le filet avec des ciſeaux.

La Fig. VIII. eſt l'inſtrument d'or de Hilden, qui eſt une plaque d'or ſur quoy on met une éponge pour boucher le trou qui ſe fait au Palais par la corroſion de ſes os, & qui penetrant dans la cavité du nez empêche d'articuler les paroles.

La Fig. IX. repreſente un *ſpeculum oris* aſſez fort non ſeulement pour tenir la langue abaiſſée, mais même la machoire inferieure, pendant quoy on peut voir toute la bouche juſqu'au détroit de la gorge & apliquer les inſtrumens & medicamens neceſſaires. Il ſert à ouvrir les dens aux furieux & autres pour leur faire avaler des alimens & des remedes.

TABLE XII.

Du ciſeau pour les cartilages, du bec de perroquet & de corbeau, de l'inſtrument pour retrancher les tumeurs ou carnoſités de la bouche, du bec de gruë droit, &c.

LA Figure I. repreſente un ciſeau tres-commode pour couper les cartilages.

La Fig. II. eſt une tenaille apellée bec de corbeau à cauſe de ſa reſſemblance qui ſert aux fractures du crane pour emporter les fragmens d'os ou les eſquilles qui piquent ou preſſent les meninges du cerveau. On s'en peut auſſi ſervir pour couper les dens qui ſont hors de leur rang.

La Fig. III. eſt une autre tenaille qui reſſemble au bec du perroquet, elle ſert comme la precedente.

La Fig. IV. eſt un cornet qu'on aplique en maniere de ventouſe, mais ſans feu ſur un membre amaigri à l'endroit des gros vaiſſeaux, puis on ſucce avec la bouche par le petit trou d'enhaut, & on attire par ce moyen de l'aliment au membre maigre qui reprend bientôt ſon embonpoint : Voici ce qu'en dit Tulpius *liv.* 3. *obſerv.* 49.

Les Anciens avoient au raport d'Oribaſe trois ſortes de ventouſes, de verre, de cuivre, & de corne ; les premieres agiſſent par le moyen du feu, & les deux autres par la ſuction. Celles de corne ſont fort uſitées aux Indes ſous la Zone torride, où un jeune homme de ma connoiſſance étant tombé malade d'une colique, on commença par lui donner un clyſtere, aprés quoy on lui apliqua de ces cornets ſur le ventre ſucçant par le petit trou à diverſes fois, & le bouchant à chaque fois avec le doigt, afin de le mieux attacher à la peau ; deſorte qu'il fut gueri heureuſement & aporta un de ces cornets dont il m'a fait preſent. J'en fis peu de tems aprés l'experience ſur un jeune matelot qui avoit un bras d'une atrophie ou maigreur extraordinaire enſuite d'un abcés qui avoit ſupuré exceſſivement & deſſeché entierement la partie. Aprés y avoir apliqué trois ou quatre fois le cornet je fus ſurpris de voir que le ſang & la chaleur y revenoient ; deſorte

E ij qu'en

TABLE · XII

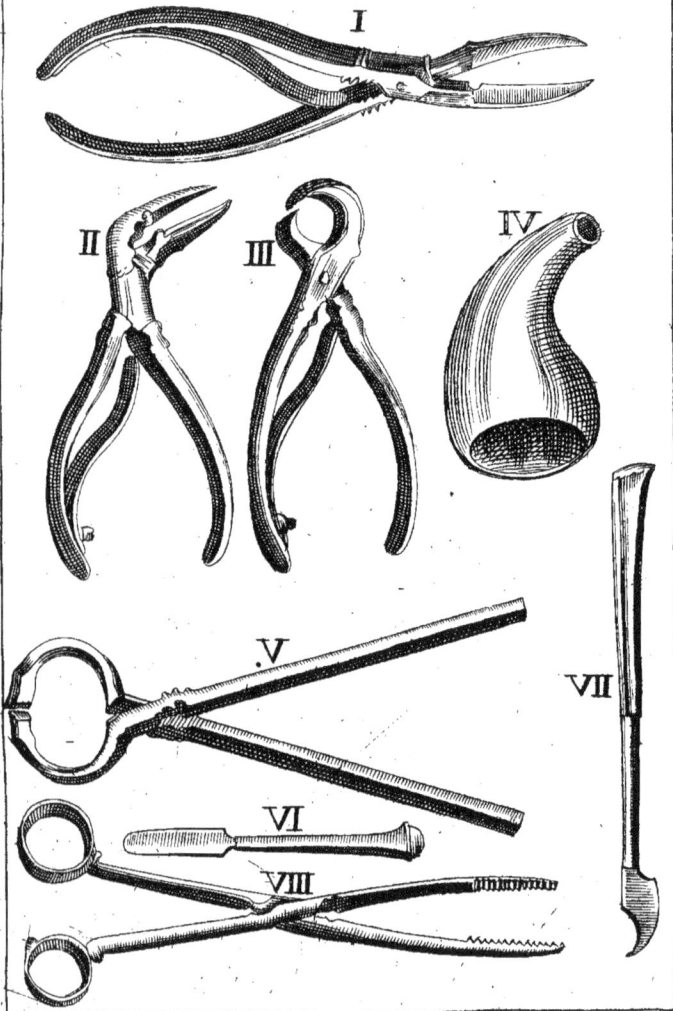

qu'en peu de jours ce bras reprit fa force avec fon embonpoint & le matelot s'en retourna fervir fur mer. Ces fortes de cornets font en ufage à Bourbon.

La Fig. V. eft une tenaille dont la pince eft tranchante & d'un bon taillant pour emporter les tumeurs & les caruncules de la bouche & des autres parties.

La Fig. V I. eft un Scalpel dont la lame eft tres-mince, égale & tranchante des deux côtés, on s'en fert pour feparer les doigts des mains & des pieds conjoints & pris enfemble naturellement ou enfuite de quelque playe ou ulcere mal panfés.

La Fig. V I I. eft un Scalpel feparatoire avec lequel on retranche jufques à leur racine les tumeurs enchyftées de la bouche.

La Fig. V I I I. eft une tenaille en bec de grue droite & dentelée qui peut fupléer au défaut des pincettes.

TABLE XIII.

Des Scalpels courbes ou bec de becaffe, &c.

LA Figure I. eft le fcalpel que les Grecs nomment *Scolopomachairion*, c'eft-à-dire, bec de becaffe, à caufe de la figure. Il fert à dilater les playes trop étroites de la poitrine, & à ouvrir les grands abcès. Aquapendente le recommande pour l'ouverture du ventre des hydropiques au deffous du nombril pour en épuifer les eaux. Ce Scalpel doit avoir un petit boûton de fer à fa pointe pour la dilatation de la playe de la poitrine crainte de bleffer le poûmon.

Les Fig. I I. & I I I. font des fcalpels recourbés à leur pointe comme le bec de becaffe avec lefquels on fait l'incifion des fiftules mediocres dans l'habitude du corps, c'eft pourquoy on les nomme *fyringotome*, c'eft-à-dire *coupe-fiftules*.

La Fig. I V. reprefente le fcalpel ou couteau courbe, que les Italiens nomment Gammaut, il coupe par fa partie cave feulement. Il eft bon pour ouvrir toutes fortes d'apoftemes.

La Fig. V. eft le bec de becaffe fans manche.

Les Fig. V I. & V I I. font des fcalpels tranchants des deux côtés dont l'extrémité reprefente une feuille de myrte. On s'en fert pour retrancher les mammelles des femmes faifies d'un cancer : Voyez tabl. 38. fig. 3.

La Fig. V I I I. eft une aiguille longue & tranchante des deux côtés dont on traverfe les mammelles à leur bafe avant de les retrancher. Voyez tab. 38. fig. 2.

La Fig. I X. eft une canule d'or de Hongrie, percée de plufieurs trous à fon extrêmité.

La Fig. X. eft le ftyle du même metal qui fe met dans la canule precedente, & ne fait avec elle qu'un inftrument, dont on fe fert aux playes de la poitrine au lieu de feringues, pour attirer le fang qui n'eft point grumelé, & le pus qui n'eft point trop épais. Cet inftrument fe courbe & flechit comme on veut pour s'accommoder à la fituation de la playe. Quand il atteint jufqu'au fang ou à la fanie, on retire le ftyle & la matiere le fuit & fort par la canule. On a recours à cette methode quand on ne peut faire l'ouverture du thorax, à caufe de la foibleffe du malade ou pour quelque autre caufe.

E iij

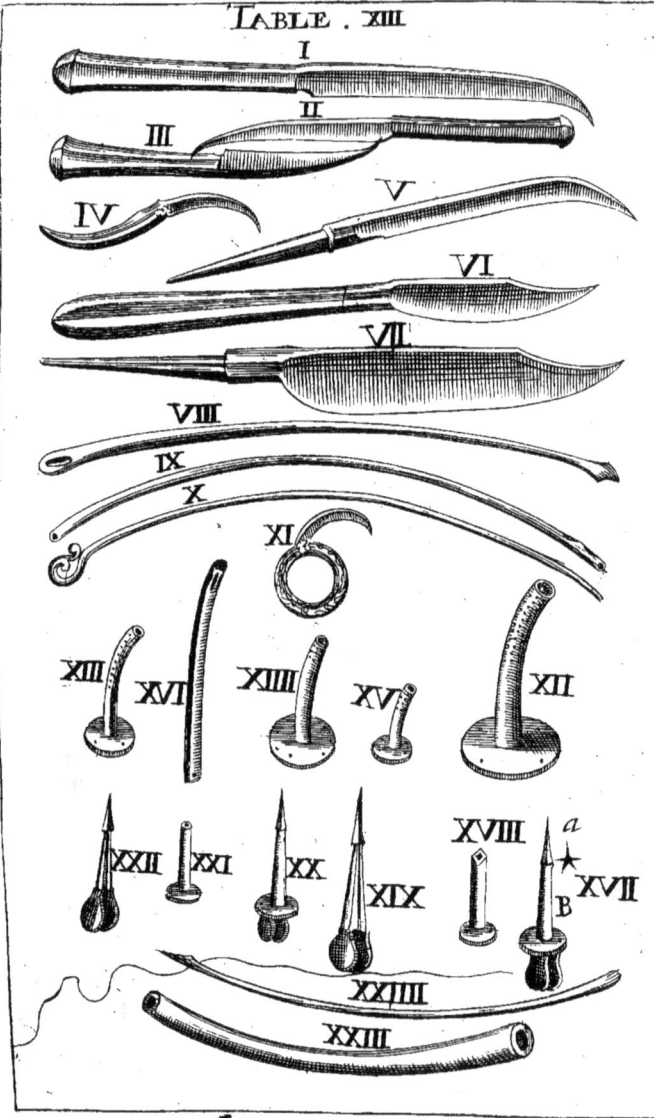

TABLE . XIII

La Fig. XI. eft un petit fcalpel courbe qui fe cache dans un anneau d'or ou d'argent, dont on ouvre les apoftemes à la face des enfans ou aux mammelles des femmes timides, qui ne foufriroient pas l'operation en voyant le ferrement.

Les Fig. XII. XIII. XIV. XV. font des canules de diverfes grandeurs percées de plufieurs trous, dont on fe fert pour tenir les playes de la poitrine ouvertes; elles ont une platine, ou un rebord en forme d'écuffon de peur qu'étant dans la playe elles ne fe jettent dans la poitrine dans le tems de l'expiration. Les trous font faits pour donner paffage à la matiere.

La Fig. XVI. eft une canule d'or ou d'argent pour introduire dans l'uretre avant de piffer quand on y a des ulceres provenans d'une gonorrhée ou autrement pour éviter la douleur que ces malades fouffrent quand ils piffent fans canule.

La Fig. XVII. eft un inftrument apellé *Trocart*, compofé d'une aiguille triangulaire *a*. & d'une canule a platine *B*. avec laquelle on perce le ventre des hydropiques à deux doigts, à côté du nombril pour éviter la ligne blanche. On en perce auffi le fcrotum dans l'hernie aqueufe, il faut pouffer l'inftrument jufqu'à la petite étoile, puis retirer l'aiguille & pouffer enfuite la canule jufqu'à fon aîle ou rebord, puis on la laiffe dans l'abdomen fans aucun danger; mais il faut la boucher avec un peu de charpie pour ne laiffer fortir l'eau que quand on voudra.

La Fig. XVIII. eft la canule feule fans fon aiguille.

La Fig. XIX. eft l'aiguille feule fans la canule.

La Fig. XX. eft une aiguille ronde avec fa canule dont on fe fert comme de la premiere pour percer le ventre ou le fcrotum des hydropiques.

La Fig. XXI. eft la canule feule fans l'aiguille ronde.

La Fig. XXII. eft l'aiguille ronde fans canule.

La Fig. XXIII. eft une canule courbe d'argent.

La Fig. XXIV. eft une aiguille courbe de fer plus longue que la canule, & enfilée d'un fil vers fon extrémité qui eft tranchante. Ces deux figures compofent l'inftrument, dont Aquapendente fe fervoit pour percer les fiftules de deffous les côtes dans leur fond. *Voyez tab.* 39. *fig.* 8. Pour l'operation de la ponction avec le trocart, le malade étant affis, un ferviteur placé derriere apuié fur les côtés du ventre pendant que le Chirurgien tire un peu la peau en haut ou en bas à l'endroit qu'il a deffein de percer, qui doit être fuivant les Anciens, à quatre doigts a côté & au deffous du nombril, mais fi on ne laiffoit que cet intervalle lorfque le ventre eft gonfle & plein d'eau la ponction fe trouveroit dans les expanfions tendineufes; c'eft pourquoy il faut la faire à fept ou huit doigts du nombril & au deffous, & quand le ventre fera revenu à fon état elle fe trouvera juftement à quatre doigts. L'endroit étant choifi on enfonce tout d'un coup le trocart dans le ventre en preffant fur fa tête avec le pouce, on laiffe couler l'eau à difcretion. Et quand on juge qu'on en a affés tiré on retire le trocart & l'eau ceffe de fortir dans le moment, fans qu'il en fuinte une goute parce que la peau, les mufcles & le peritoine fe reüniffant bouchent les ouvertures les uns des autres. Il fufit de mettre fur la ponction un emplâtre de maftic de la grandeur d'une piece de quinze fols. On fait de nouvelles ponctions des deux côtés alternativement autant de fois que l'on le juge neceffaire laiffant entre les ponctions environ deux doigts de diftance.

TABLE XIV.

TABLE. XIV

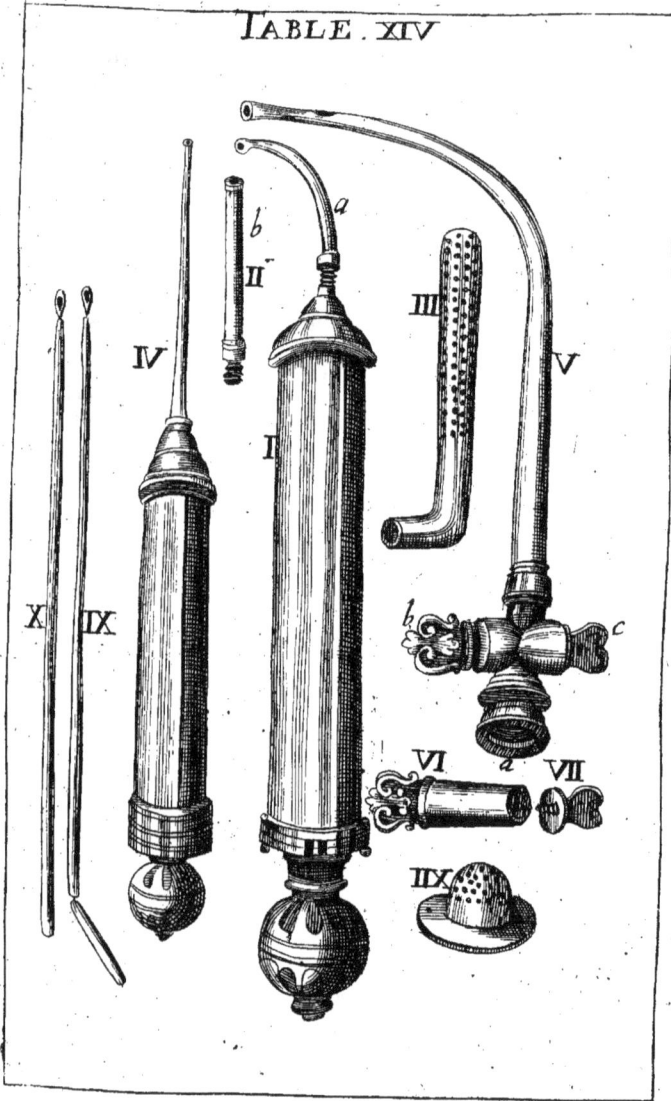

TABLE XIV.

De la syringue avec ses canules droites & courbées, pour la matrice,
l'oreille &c. De la syringue à clystere, du petit chapeau & des bougies.

LA Figure I. est une syringue commune qui sert à tirer ou à injecter quelque
liqueur dans les playes du thorax de l'abdomen & des autres lieux. Elle a une
canule courbe *a :* mais on peut l'ôter pour y mettre la droite *b : Fig. II.* ou celle
de la *fig. III.* qui est percée de plusieurs trous, & apellée par Galien *metren-*
chyta avec quoy les femmes qui ont de la pudeur se peuvent faire elles-mêmes
des injections necessaires dans le conduit de la pudeur & la matrice, suivant la
diversité des maladies.

La Fig. IV. est une syringue plus petite apellée *otenchyta*, c'est-à-dire, auriculaire. On s'en sert pour faire des injections dans l'oreille, pour deterger & consolider les ulceres des conduits de l'oüie, mais comme elles humectent le tympan
elles ne se font gueres sans danger de surdité.

La Fig. V. represente une canule de cuivre courbée, par le moyen de laquelle
& d'une vessie de porc ou de beuf. On peut se donner soy-même des clysteres
quand on craint de les recevoir des autres, & quand à raison des affections des intestins & principalement du rectum, on est obligé de les reiterer souvent. Cette
canule est nommée *enterenchyta*, c'est-à-dire, intestinale.

La Fig. VI. represente la clef ou le robinet de cette canule, elle sert à retenir la liqueur du clystere dans la vessie autant qu'il plaît au malade. Elle est
marquée *b :* dans la fig. precedente. La vessie doit être attachée à l'endroit marqué *a :* de la canule.

La Fig. VII. est une petite vis à tête, marquée *c. fig. V.* qui s'accommode à la
clef ou robinet *b :* de la même *fig.* pour empêcher qu'en tournant le robinet il
n'échape quelque chose du clystere qui tâche les linges.

La Fig. VIII. est un petit chapeau d'argent troüé de tous côtés qu'on aplique
aux bouts ulcerés des mammelles des nourrices, afin que les enfans puissent les tetter
sans leur faire de mal. On s'en sert aussi aux playes du thorax ; car après avoir mis
une des susdites canules dans la poitrine, & une petite éponge dans l'orifice de la
canule, on met par dessus le petit chapeau afin que la matiere transude successivement & insensiblement par ses trous, sans aucune perte des forces.

Les Fig. IX. & X. sont des bougies faites d'un fil tres-fort & de cire blanche à
laquelle on a ajoûté un peu de terebentine, de peur qu'elles ne se rompent. On s'en
sert pour la supression d'urine causée par une carnosité dans l'uretre, on doit la
rompre vers l'extrêmité oposée à la mêche comme vous voyez en *la fig. X.* de peur
qu'en tirant la bougie, le bout qui pourroit n'avoir point de filet ne demeurât
dans le canal & n'augmentât l'ischurie. Le Chirurgien ou le malade coupera la
portion rompuë, puis oindra la bougie d'huile d'amandes douces pour l'introduire
aussi avant qu'il sera necessaire.

F **TABLE XV**

TABLE. XV

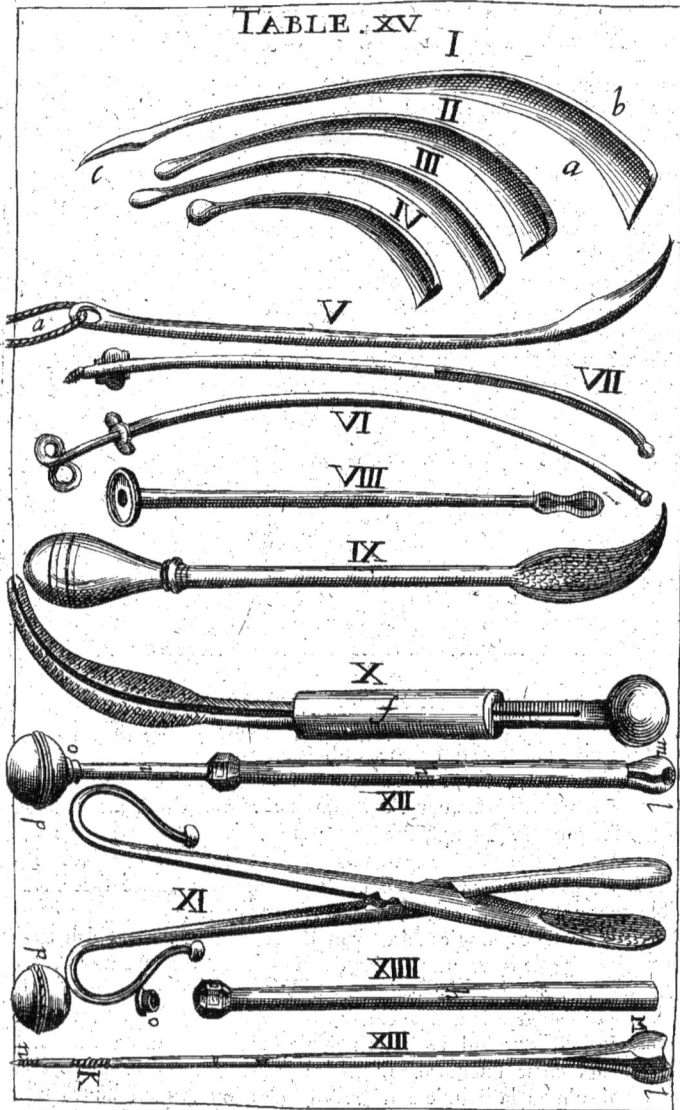

TABLE XV.

Des syringotomes, de l'aiguille pour percer le fond d'une fistule & le scrotum aprés la section de l'hernie, du catheter, du conducteur, & de deux crochets avec lesquels on tire le calcul, des tenettes &c.

LA Figure I. est un scalpel recourbé tranchant par sa partie cave *a* : & mousse par sa partie convexe *b*. sa pointe *c* : perce & coupe. On s'en sert dans les fistules cutanées qui n'ont qu'un trou, pour en ouvrir le fond & couper ensuite l'entre-deux d'un trou à l'autre. Il faut mettre une petite bale de cire à sa pointe & dilater la fistule avec une éponge torse avant d'introduire le scalpel, afin qu'il puisse atteindre le fond sans obstacle, douleur & danger.

Les Fig. II. & III. sont d'autres scalpels syringotomes obtus en l'une de leurs extrémités y ayant un bouton de fer poly. On s'en sert pour couper tous les sinus des fistules penetrantes.

La Fig. IV. est le scalpel syringotome avec lequel on dilate les playes penetrantes de l'abdomen, pour remettre commodément les intestins sortis & remplis de vent. Il a un bouton à son extrémité plus gros que les precedens; de crainte qu'il ne blesse l'intestin en entrant dans la playe.

La Fig. V. est une aiguille grosse, longue, courbe & tranchante en sa pointe des deux côtés, dont se servoient les Nursins Chirurgiens d'Italie tres-habiles dans l'operation qui se fait à l'enterocele ou à l'hernie intestinale par le retranchement du testicule, & par consequent chatreurs tres-celebres. Ils poussoient cette aiguille par la playe de l'aine jusqu'au fond du scrotum qu'ils perçoient avec sa pointe y ayant mis un petit bouton de cire, afin que la matiere qui y descend de la playe de l'aine en pût sortir. Mais comme cette operation donnoit de l'horreur à tout le monde & même à ceux qui la faisoient, qui regardoient les patiens comme morts, on l'a abolie, & cette aiguille est employée à un usage plus utile, sçavoir à inciser le fond des sinus, dont la profondeur & la situation fait que les fistules ne se purgent point à moins que le malade ne soit situé la tête en bas & les pieds en haut, cette seule situation pouvant donner issuë à la matiere purulente qui s'écoule alors par son propre mouvement ; nous supposons que les sinus n'ont point encore contracté de callosité & qu'ils se peuvent guerir par les seuls aglutinatifs & le bandage convenable, pourveu que la matiere puisse se vuider tous les jours librement. Et d'autant que cette situation d'avoir toûjours les pieds en haut & la tête en bas est trop incommode, on ouvre promptement & seurement le fonds des sinus avec cette aiguille garnie d'un bouton de cire à sa pointe, pour donner sortie par l'ouverture d'en-bas à la matiere purulente & lieu aux parois des sinus de s'aglutiner. La cordelette *a* : enfilée dans l'aiguille dans l'operation des Nursins n'étoit pas d'un simple fil, mais faite de vingt fils simples & enduite legerement de cire, pour lier étroitement la production percée du peritoine avant de la couper.

La Fig. VI. represente le catheter, ou l'algalie, qui est une canule qui sert à fonder

fonder la veſſie, on l'introduit par le canal de l'urine dans la veſſie & en la tournant elle cherche la pierre dans les plus ſecretes anfractuoſités, où elle a coûtume de ſe cacher & cauſer des tourmens inſuportables. On s'en ſert auſſi pour vuider l'urine ſuprimée. Cette canule eſt d'argent & ſe peut courber, elle eſt fort polie afin qu'en paſſant elle ne bleſſe point la partie qui eſt d'un ſentiment tres-exquis, & qu'elle entre dans la veſſie ſans cauſer de douleur; elle a pluſieurs trous à ſon extrémité, afin qu'ayant retiré le ſtylet l'urine contenuë dans la veſſie puiſſe entrer dedans & ſortir ſans difficulté. Il faut remarquer que le ſtylet n'eſt pas mis dans cette ſonde afin ſeulement que l'urine ſuprimée ſoit attirée avec lui par la force du vuide; mais de crainte que l'urine ne s'écoule pendant que le lithotomiſte cherche ſoigneuſement la pierre. La figure du cathéter, eſt deux fois plus grande qu'elle n'eſt ici depeinte; il en faut de diverſes grandeurs ſuivant les ſujets. Voyez tabl. 42. fig. 11.

La Fig. VII. eſt le ſtilet d'argent qui entre dans le cathéter, il doit être courbé enſorte que la canelure qu'il a depuis ſon milieu juſqu'à ſon extrêmité ſe rencontre en ſon dos ou en ſa partie convexe. Les Latins l'apellent *itinerarium*, parce qu'étant introduit ſeul dans la verge, il montre fidellement le col de la veſſie, & c'eſt ſur ſa canelure qu'il faut faire l'inciſion pour l'extraction de la pierre ou du calcul de la veſſie.

La Fig. VIII. eſt un inſtrument de cuivre ou ſonde pour tirer le calcul arrêté au canal de l'urine, on la pouſſe dans la verge par le bout creuſé comme un cure-oreille, juſqu'à ce qu'elle paſſe au de-là du calcul & le reçoive dans ſon bord & ſa cavité en y metant de l'huile d'amandes douces avec le ſtylet qui entre dans ſa cavité, dont l'orifice & le calibre ſont aſſez grands. On retire enſuite la ſonde, en preſſant avec le doigt le canal, au de-là de la pierre juſqu'à ce qu'elle ſoit dehors.

Les Fig. IX. & X. ſont des crochets avec quoy on tire le calcul au petit apareil, après qu'on l'a pouſſé avec les doigts hors du col de la veſſie, & découvert par le ſcalpel; ils ſont tous deux polis par leur ſurface externe qui touche les chairs, & raboteux par leur face interne pour mieux ſaiſir le calcul. Le dernier qui a deux branches, peut être reſſerré ou dilaté, en avançant ou reculant la canule *f*: ſuivant la groſſeur du calcul.

La Fig. XI. eſt une tenette polie en dehors & inégale ou raboteuſe en dedans, pour les raiſons qu'on vient de dire. On s'en ſert, lorſque les crochets ci-deſſus ne ſufiſent pas pour extraire le calcul.

La Fig. XII. eſt un inſtrument, dont on ſe ſert pour tirer les bales, il eſt compoſé de deux parties; ſçavoir de la canule *h*. & du ſtilet ſolide *i*. qui ſe termine par l'un de ſes bouts en deux cuillers *l*; *m*: dont les bords ſont tranchans, pour mieux recevoir la bale. L'autre bout a un nœud *o*: & un manche *p*: ce tire-bale fait le même éfet que celui d'Alphonſe.

La Fig. XIII. eſt le ſtilet du même inſtrument il eſt ſolide juſques vers ſon milieu, l'on voit à l'une de ſes extrémités les deux cuillers dentelées *l*: *m*: & en l'autre deux vis *k*: *n*: deſtinées pour recevoir le manche & le petit neud.

La Fig. XIV. eſt la canule ſeparée de l'inſtrument avec ſon petit neud *o*.

TABLE XVI.

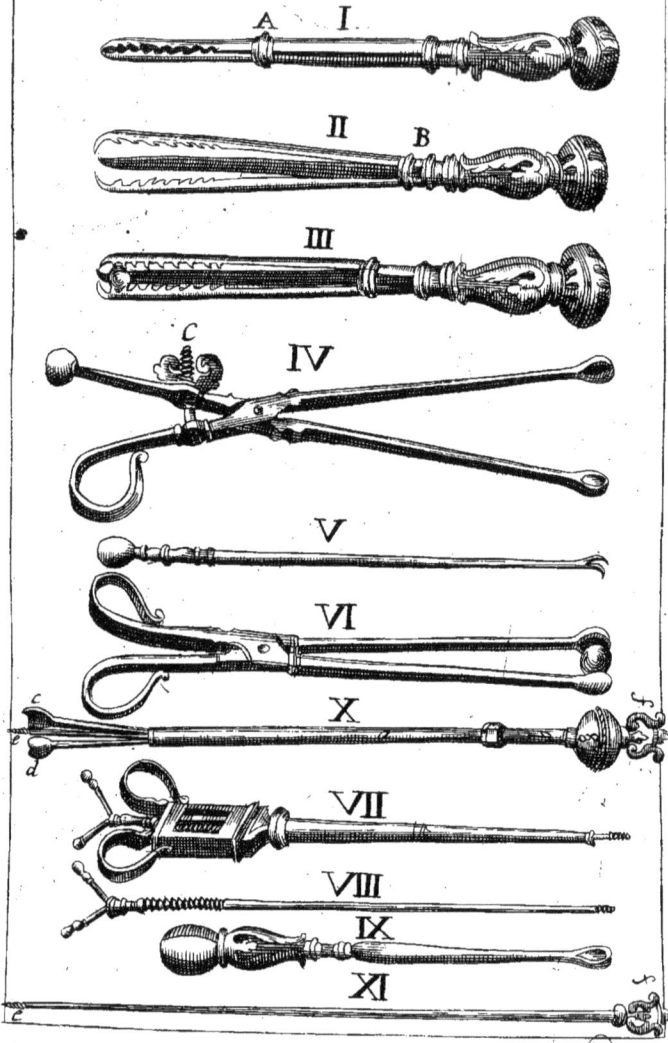

TABLE. XVI.

TABLE XVI.

De divers inftrumens propres à tirer les bales des playes d'armes à feu.

LEs Figures I. II. & III. reprefentent l'inftrument, apellé *Alphonfin*, du nom de fon Auteur Alphonfe Ferrier Medecin de Naples, qui en parle en ces termes, *liv. 2. des playes d'arquebufe, chap. 3.* Il ne faut pas paffer fous filence l'inftrument nommé bec de gruë, parce qu'il eft recommandé par tous les Anciens & les Modernes, & tres-propre pour tirer facilement les bales des lieux les plus difficiles & les morceaux d'armes & generalement les corps étranges ; nous y avons feulement ajoûté deux petits anneaux coulans pour le tenir plus ferré ou plus ouvert, & reconnoître plus feurement les corps étranges dans la playe.

L'anneau de fa premiere fig. *A.* pouffé fur le devant ferre l'inftrument, & l'anneau *B.* de la fig. 2. retiré vers le manche le tient ouvert.

La Fig. III. reprefente le même inftrument qui a faifi la bale.

La defcription ci-deffus ne regarde pas l'inftrument d'Alphonfe, mais bien le bec de gruë ; le tire-bale, apellé Alphonfin, confifte en une verge de fer longue de dix-huit pouces ou environ, qui fe partage, aprés avoir laiffé un bout de cinq ou fix pouces pour fervir de manche, en trois branches qui fe peuvent rejoindre par le moyen d'un anneau coulant, en le pouffant en avant, & qui s'ouvrent en retirant le même anneau, la partie interieure de ces branches eft cave & garnie de dent qui regardent vers la bafe pour mieux faifir les bales ; & leur face externe eft polie, pour ne point bleffer les chairs. On peut le faire plus long ou plus court fuivant la profondeur de la bale, fa groffeur eft celle d'une bale d'arquebufe.

Les figures des inftrumens fuivans font tirées de Barthelemy Maggius, en fon traité de la guerifon des playes des armes à feu.

La Fig. IV. eft la pincette en forme de bec d'oye qui a à fon manche une vis *c.* qui fert à ferrer la bale plus fermement.

La Fig. V. eft un crochet dont on tire pareillement les bales.

La Fig. VI. eft une autre pincette à bec d'oye, femblable à la premiere, excepté qu'elle n'a point de vis.

La Fig. VII. reprefente la tarriere de Barthelemy Mage, garnie d'une canule particuliere, dont il tiroit les bales des playes.

La Fig. VIII. eft la même tarriere hors de fa canule.

La Fig. IX. eft une fpatule ou plûtôt une cuiller reffemblant à un bec d'oye, propre à recevoir & tirer les bales des playes.

La Fig. X. eft un inftrument tres-propre pour le même ufage, qui eft d'un tres-bon acier & compofé de trois parties, fçavoir d'une petite tarriere & de deux canules, dont l'externe, *a*; peut fermer la canule interne, *b* : qui eft partagée en l'une de fes extrêmités en deux branches qui fe terminent en deux cuillers dentelées, *c. d.* : pour affermir la bale & pour empêcher qu'elle ne tourne avec la tarriere *e* : qui la doit percer. Cette tarriere eft tres-pointuë & un peu plus longue que les deux cuillers, & elle a du côté de fon manche rong *g* : deux aîles ou anfes larges *f.* qui fervent à la tourner.

TABLE XVII

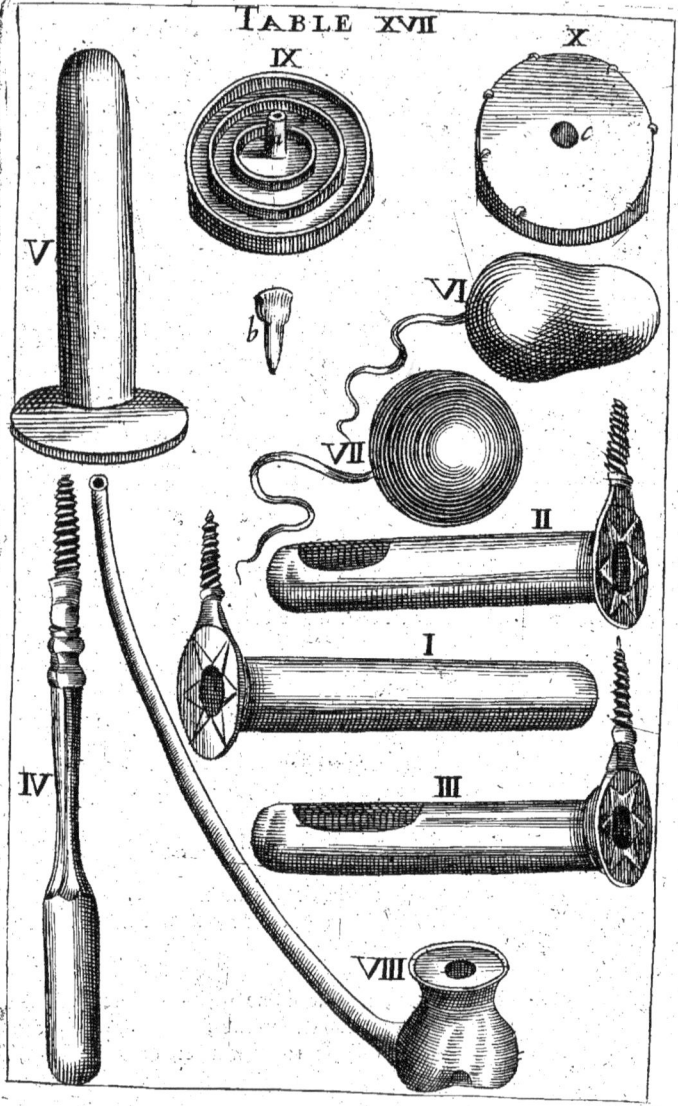

La Fig. XI. est la tarriere dépeinte hors de sa canule. Cet instrument doit être une fois plus grand qu'il n'est dépeint, & celui d'Alphonse avec les pincettes d'oye plus grands d'un tiers.

Ambroise Paré a fait portraire dans sa Chirurgie (au traité des playes d'arque-buse, & Hilden en *la cent .1. Obs.* 88. un grand nombre d'instrumens servans à l'extraction des bales, qui reviennent tous à ceux qui viennent d'être décrits ; mais que sert-il de multiplier les estres sans necessité. On doit seulement obser-ver que ces sortes d'instrumens doivent être diversifiés selon la diversité des playes & des corps étranges qui sont à tirer.

Les uns doivent être pointus pour s'inserer & se ficher dans la bale, & avoir outre cela des dens pour la retenir & la tirer dehors. Les uns sont de figure droite, les autres de figure oblique ou recourbée, pour s'accommoder au chemin que la bale s'est fait en entrant dans le corps, les uns sont larges & caves en leur extrêmité pour recevoir seulement la bale, les autres la saisissent & la reçoivent en même-tems.

Lorsqu'on a découvert la bale avec la sonde & qu'on veut la tirer avec la tenaille, il faut se donner de garde d'offenser les bords de la playe ny les parties internes sçavoir les arteres, les veines, les nerfs, ny les tendons, parce que si cela arrivoit il s'ensuivroit de grandes hemorragies, de cruelles douleurs, de terribles convulsions, & des inflammations avec peril évident de la vie. C'est pourquoy pour éviter ces symptomes on ne doit point ouvrir la tenaille que lorsqu'on a reconnu que son extrêmité a saisi la bale, car pour lors il faut l'ouvrir & on peut tirer la bale en toute seureté.

La premiere chose que le Chirurgien doit faire, c'est de sçavoir la distance qu'il y avoit entre les combattans pour juger de la profondeur de la bale. Aprés quoy il fera mettre le blessé en la même situation qu'il étoit quand il a reçu le coup, afin de pouvoir conduire la sonde par le même chemin que la bale a fait. Il portera ensuite la main à la partie oposée pour voir s'il ne sentira point la bale ; qui sou-vent aprés avoir traversé la partie s'arrête sous la peau, n'ayant pas eu la force de la percer. Si on la sent, on fera une incision dessus avec le bistouri proportionnée à la grosseur de la bale, puis on la tirera avec une petite tenette. On donne à l'en-trée de la bale deux petits coups de bistouri pour changer sa figure en longitudinale, & on panse la playe suivant l'art.

Si la bale est restée dans les chairs & qu'on la sente avec la sonde, il faut dilater la playe pour la faire revenir par le même chemin & introduire mieux l'instrument pour la tirer.

TABLE XVII.

Des canules & stilets pour traiter l'intestin rectum qui requiert le feu & D'un instrument de bois pour retenir les eaux des hydropiques dans l'ouverture de l'abdomen.

LA Figure I. est une canule de fer pour dessecher les hemorrhoides internes enflées, ou qui ulcerent le rectum dans sa surface interne ; elle a un rebord pour ne point entrer trop avant, & n'est point percée en son fond ny ailleurs
de

de peur que le cautere actuel qui eft introduit ne bleffe & ne touche immediatement la partie affectée en allant plus avant qu'il ne faut.

Les Fig. II & III. font d'autres canules feneftrées propres à introduire dans
l'anus comme la première pour guerir les ulceres calleux & profonds qui n'ont
pû être gueris par les topiques. Deforte que le cautere actuel touche immediatement les ulceres feuls qui ont befoin de reffentir deux ou trois fois le fer, &
épargne les parties faines de l'inteftin.

La Fig. IV. eft le ftilet de fer ou le cautere actuel qui eft introduit tout rouge
& ardent dans les canules ci-deffus & retiré incontinent deux ou trois fois, fuivant qu'il eft neceffaire pour les ufages raportés. Ces canules & leur cautere doivent
être plus ou moins gros & longs felon l'âge des patiens & le lieu affecté.

La Fig. V. reprefente un peffaire ou maniere de chandelle compofée de cire
jaune avec l'*affa fœtida*, il a un rebord, & fa groffeur doit répondre au col de la
matrice. Il fert à la reduire lorfqu'elle eft tombée.

Les Fig. VI. & VII. font des boules de liege tres-utiles à la chute incurable
de la matrice, elles ne demeurent pas à l'entrée de la matrice comme les cercles
de la table fuivante, mais font pouffées jufques dans fon fond. L'une eft ronde
l'autre de figure ovale, & ont chacune une attache avec quoy on les peut retirer
dans la neceffité du coit. Voyés François Rouffet, *fection 6. ch. 4. & 5. de l'opera-*
tion Cefarienne, & Hilden *cent. 4. obf. 61.*

La Fig. VIII. eft un inftrument de verre ayant à l'une de fes extrêmités un petit vaiffeau, dont l'orifice répond au mammelon, & un long canal au bout duquel
il y a un petit trou par où la nourrice attire en fuçant le bout caché de fa mammelle & donne moyen elle-même à l'enfant de la tetter.

La Fig. IX. eft un inftrument de bois tourné en trois cercles, qui fert pour
contenir les eaux des hydropiques, quand le nombril s'ouvre de lui-même, foit
par corruption ou autrement, ou quand on a fait la paracenthefe à l'abdomen. Car
il eft fouvent difficile de retenir les eaux avec des tentes & des compreffes, deforte qu'en s'écoulant trop abondamment le malade en perd ordinairement les forces & la vie; cet inftrument a un petit tuyau *a*, en fon milieu qui entre dans
le ventre.

La Fig. X. eft l'inftrument apliqué dans l'abdomen, dont la face externe eft
égale & polie; le trou *c*: de fon milieu eft celui du petit tuyau, qui fe bouche avec
le tampon de bois *b*: quand on juge à propos d'arrêter les eaux.

On doit toûjours vuider à diverfes fois & jamais trop abondamment, le pus des
gros abcés, les eaux des hydropiques & mêmes les excremens des inteftins, parceque
l'experience fait voir que les grandes évacuations caufent des défaillances aux malades & fouvent la mort; ce qui arrive de ce que l'air qui prend la place des
matieres vuidées, refroidit trop fubitement les parties internes; ou plûtôt parceque
ces mêmes matieres, quoyque morbifiques, renferment pourtant beaucoup d'efprits,
dont le corps ne peut être privé, qu'il ne perde beaucoup de forces, car il ne faut
pas croire que ces efprits foient inutiles dans ces cavités, puifque le vin & les liqueurs fpiritueufes, font revenir de la fyncope par les leurs, d'abord qu'on les a mis
dans la bouche & long-tems avant d'arriver a la maffe du fang. Ces deux raifons
peuvent être foûtenues par une troifiéme, qui confifte, en ce que quand on
vuide

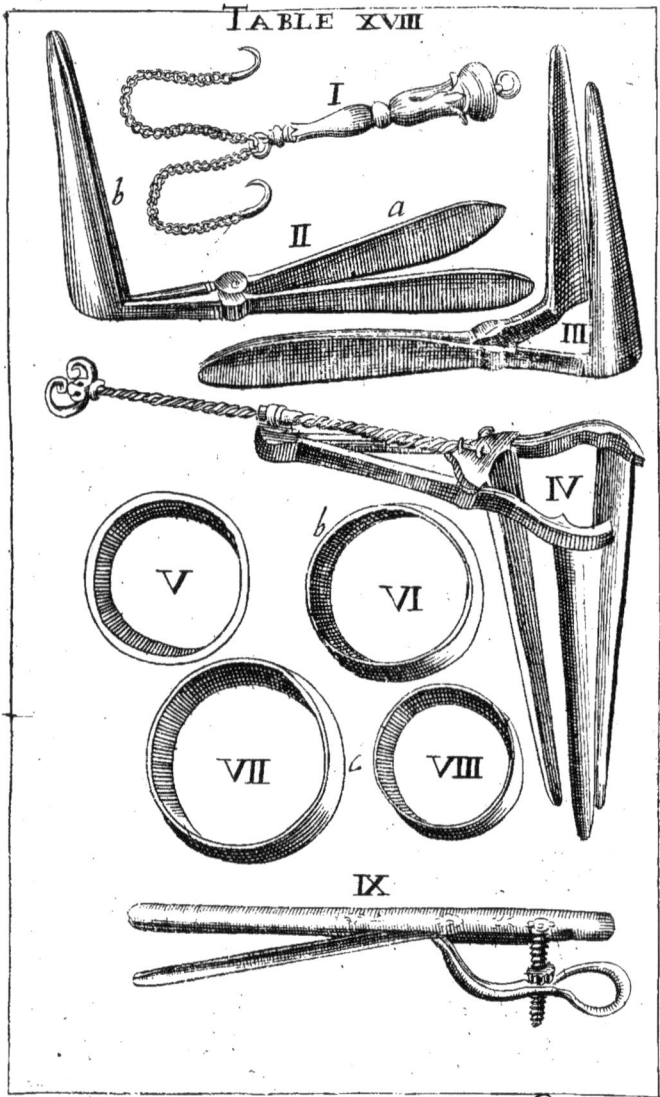

TABLE XVIII

vuide beaucoup, il se fait tout-à-coup dans l'endroit où étoient contenues les matieres un grand espace vers lequel le sang, les esprits & tous les fluides coulent abondamment, parce que c'est le propre d'un corps qui est mis en mouvement de se mouvoir vers les endroits où il trouve moins de resistance ; ce qui ne se peut faire sans que le cœur & le cerveau ne souffrent tous deux à la fois, à raison de l'interruptiou de la file & du cours des mêmes fluides, & principalement du retour du sang vers le cœur, ce qui suffit sans entrer dans un plus grand détail, pour comprendre la défaillance.

TABLE XVIII.

Du crochet pour extraire le fœtus mort, des dioptres ou dilatatoires de l'anus & de la matrice. Des cercles pour la chûte de la matrice, & du scalpel trompeur.

LA Figure I. est un instrument raporté par André de la Croix, composé de deux petites chaînes ayant chacune un crochet à son bout, on s'en sert dans les accouchemens difficiles pour tirer le fœtus mort de la matrice, entier ou par parties quand les autres remedes sont inutiles.

La Figure II. represente l'instrument apellé speculum, miroir, ou dilatatoire de l'anus, ou de la matrice, par le moyen duquel on découvre la situation, la grandeur, le nombre & la qualité des ulceres de l'intestin rectum & du col de la matrice. Cet instrument a deux parties, sçavoir le côté *a.* qui sert pour l'anus & qui est ouvert en cette figure ; & le côté *b.* qui sert pour la matrice & est fermé. On apelle aussi le premier *le speculum mâle,* & le dernier *le speculum femelle.*

La Fig. III. represente la même chose excepté que le mâle est fermé & le speculum femelle est ouvert.

La Fig. IV. est le *grand speculum* de la matrice composé de trois lames, pour éloigner les parties genitales des femmes, lorsqu'on est contraint de couper en plusieurs pieces le fœtus mort pour le tirer dehors. Ou lorsqu'il est necessaire de reconnoître les ulceres de la matrice, ces dioptres ou *speculum* doivent être trois fois plus grands qu'ils ne sont ici dépeints. Voyés la table 41. figure 7.

Les Fig. V. VI. VII. & VIII. sont des cercles de bois tournés qui servent, quand la matrice tombée a été remise, à mettre dans son col pour empêcher qu'elle ne retombe ; le cercle de la figure VI. est un peu aigu en la partie *b.* qui regarde en dedans, & le cercle de la figure VII. obtus par la partie *c.* qui regarde en dehors. Il est bon d'avoir trois ou quatre de ces cercles de diverses grandeurs toujours prêts, afin de choisir dans le besoin celui qui sera le plus commode, suivant que le col de la matrice sera plus large ou plus étroit. Voyez la fig. 5. *de la table 43.*

La Fig. IX. est un *scalpel trompeur,* parcequ'il trompe le malade en cachant son fer. Les Anciens s'en servoient pour dilater les sinus, mais comme il peut tromper aussi le Chirurgien & qu'il retarde l'operation, il vaut mieux pour voir ce qu'on fait se servir des syringotomes de la table *xv.*

G   TABLE XIX.

TABLE . XVIIII

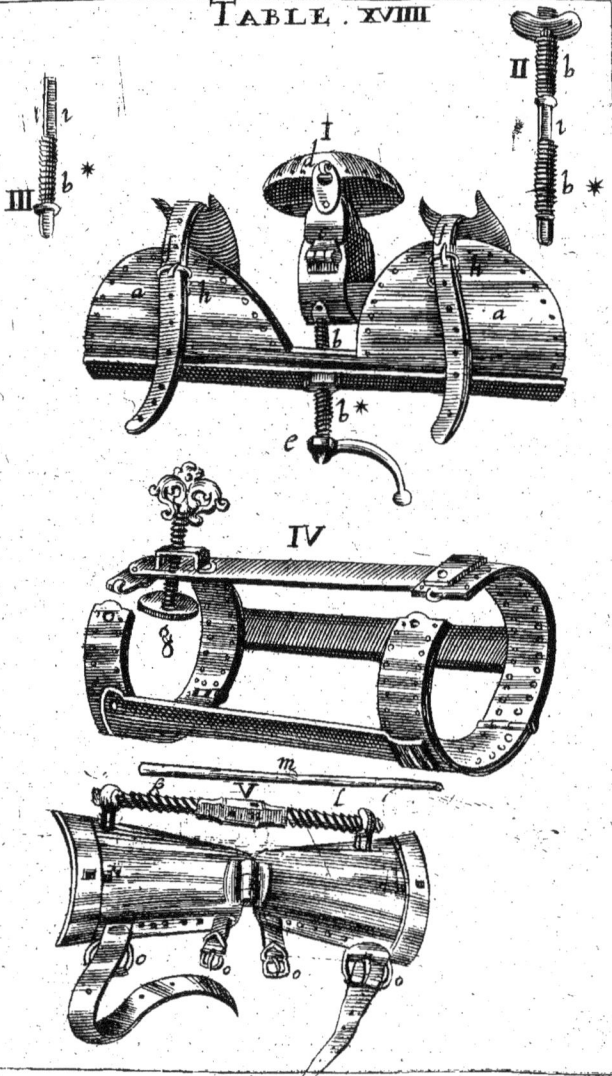

TABLE XIX.

*Des instrumens pour étendre insensiblement la jambe retirée, fléchir
peu-à-peu le coude devenu roide. Et pour comprimer avec seureté
l'artere du carpe.*

LA Figure I. est un instrument tout de fer, fait pour étendre la jambe retirée. Il
est composé de six pieces, sçavoir de deux caisses *a : a :* de la vis *b :* de l'anneau
c : d : de la clef *e :* des courroyes *h : h :* & des boucles *f : f.* La caisse a un trou en
écroüe dans son milieu, pour recevoir la vis *b :* & troüée de plusieurs trous en sa circonference, par le moyen de quoy on la garnit de coton, & on la recouvre en dedans d'un linge double faisant une maniere de matelas. La partie superieure de la
vis, *b :* tient à l'anneau, & l'inferieure, *b :* reçoit la clef *e :* le jarret entre dans l'anneau, *c :* & la partie superieure & ombellée, *d :* de l'anneau couvre la rotule. A
mesure qu'on tourne la vis avec la clef, l'anneau est resserré, & en même-tems
la jambe est obligée de s'étendre peu-à-peu.

La Fig. II. represente la vis de l'instrument separément. Elle est composée de
deux parties, *b. b.* l'une inferieure, l'autre superieure, celle-ci est creusée pour recevoir la partie quarrée de l'inferieure *i :* la superieure reste dans la caisse après avoir
tiré l'anneau, & l'inferieure sort dehors. Voyez la table 46. lettre C.

La Fig. III. represente la partie inferieure de la vis, dont la partie quarrée, *l :*
s'insere dans le trou quarré de la superieure de l'autre figure. Cet instrument qui
s'ouvre & se ferme par le moyen des courroyes des boucles, est bien different de
celui dont *Hilden*, se dit l'inventeur.

La Fig. IV. represente un instrument composé de trois lames de fer & de deux
cercles, le tout percé de plusieurs trous, afin qu'étant garni de coton mis entre
deux linges, on le puisse passer dans le coude en forme de manche. L'artere du carpe ouverte peut être facilement comprimée par la vis du même instrument garnie
d'une petite plaque ou ombelle, qui est à sa tête. Cet instrument est d'autant plus
necessaire qu'on ne peut arrêter le sang arteriel par la ligature, qui cause la mort
du patient si elle est trop lache, parce qu'elle n'arrête pas le sang qui est le tresor
de la vie, & au contraire si elle est assez serrée pour arrêter le sang, elle causera
le sphacele en comprimant trop les vaisseaux, & privant par consequent la main
du secours de l'esprit vital, or la vis ombellée de cet instrument peut arrêter le sang
arteriel sans aucune crainte du sphacele, parce qu'elle ne comprime presque que
la seule artere ouverte & si fort que l'on veut. Voyez la table 46. lettre B.

On peut arrêter le sang de l'artere sans tant de façon en mettant sur l'ouverture, un denier, ou la moitié d'une féve & par-dessus plusieurs compresses avec une
bonne ligature, par ce moyen les autres vaisseaux ne seront point comprimés ny
le sphacele à craindre. La ligature doit rester plusieurs jours après que le sang est
arrêté pour éviter l'anevrisme, on expliquera ci-après comme cette tumeur arrive
traitant de son operation.

La Fig. V. est un instrument de fer, qui sert à fléchir le coude roide, ou à l'étendre

G ij   lorsqu'il

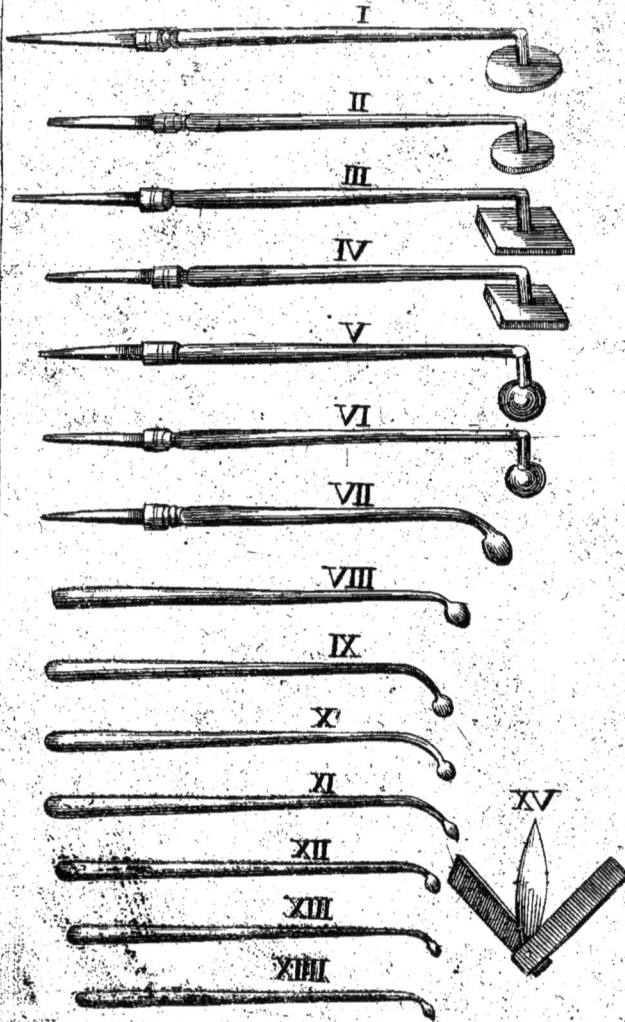

TABLE XX

I

II

III

IV

V

VI

VII

VIII

IX

X

XI

XII

XIII

XIIII

XV

lorfqu'il eft retiré. L'inftrument s'aplique droit, quand on veut fléchir le coude roide en tournant toûjours un peu la vis troüée exprés *k* ; *l* : par le moyen de la cheville de fer *m* : que l'on met dans un des trous du milieu de la vis; il faut tourner juf-qu'à ce que l'inftrument repreſente un angle droit. Voyez la tab.46. lettre **D**. Il faut au contraire apliquer l'inftrument courbé quand le coude eft retiré, fuivant la grandeur de la courbure & tourner tous les jours un peu la vis de l'autre côté par le moyen de la même cheville. Quoy que cet inftrument foit propre pour redreſſer le coude, il fert particulierement à le recourber, parce qu'il peut être redreſſé en faifant tenir dans la main du patient une pierre pefante. Cet inftrument a quatre boucles, *o* : & autant de courroyes *p* : pour le ferrer fuffifamment lorfqu'il eft paſſé dans le coude & l'humerus. Il a pareillement des trous à fes bords, afin qu'on le puiſſe garnir de coton entre-deux linges comme les autres, tous les inftrumens de cette table doivent être proportionnés à la grandeur du membre.

TABLE XX.

De pluſieurs cauteres actuels de differentes figures pour cauteriſer diverſes parties du corps. De la lancette pour la faignée, & pour ouvrir les abfcés cutanées, les conduits de l'anus clos, de la verge &c.

LEs Figures I. I I. I I I. & I V. font des ferremens recourbés en leur extrêmité, larges, longs & quairés. On les aplique tout chauds & rougis au feu, pour arrêter les hemorragies demeſurées après l'extirpation de la mammelle & des autres membres, non feulement le corps, conſerve par ce moyen fa force, mais la partie mutilée même, devient moins fuſceptible d'une nouvelle fluxion d'humeurs. On s'en fert encore pour deſſecher les hemorrhoides qui fluent trop, & pour attirer les tumeurs malignes qui ne fortent pas aſſés promptement; ou qui fe cachent aprés avoir paru. Voici une hiftoire qui prouve le bon effet du cautere actuel en cette rencontre. L'an 1635. du tems de la pefte un Gentil-homme de la Ville d'Ulmes eut un charbon peftilentiel fort grand & fort noir autour de l'anus, qui étant difparu menaçoit le malade d'une mort prochaine. J'apliquay d'abord les ferremens de la premiere & feconde figure que je faifois rougir au feu alternativement, en forte toutefois que l'anus ne fût point irrité, mais qu'il reſſentît feulement la vertu du feu autant que le patient la pouvoit fouffrir; Je continuay jufqu'à ce que le charbon revint en fon premier état, la chaleur & la dilatation des pores ayant determiné les humeurs à fe mouvoir en dehors, je cauterifay enfuite le charbon revenu avec le ferrement de la cinquiéme figure fuivante, & je me fervis du cataplâme fuivant de Semert *liv. 5. de fa Pratique, part. 2. ch. 13.* pour procurer la chûte de l'efcharre qui fe fepara en deux jours.

℞. *Sel commun, demye dragme ;*
 Poivre, une dragme ;
 Figues graſſes n°. *trois ;*
 Feüilles de rhüe vertes, une poignée ;
 Vieux levain aigre, une once ; Mélez le tout exactement dans un

TABLE XXI

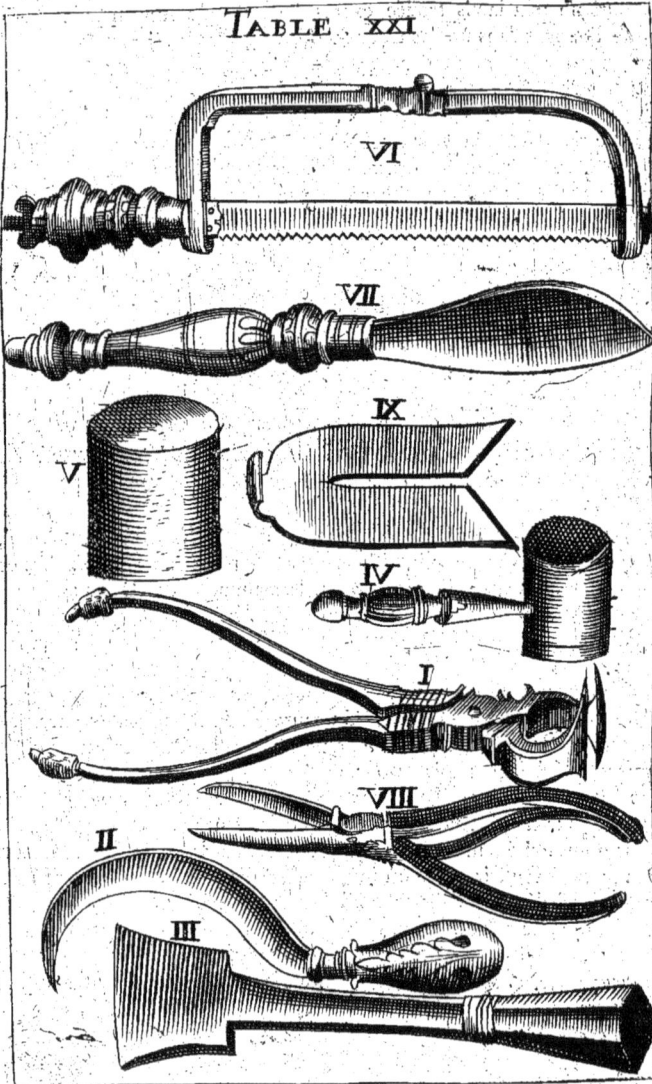

mortier de marbre en confiftence de cataplâme, je le renouvelay deux fois le jour. Spigelius regardoit ce cataplâme comme un fecret dans fa Famille, parce qu'il procure une prompte feparation de l'efcharre. Celle-ci étant tombée, je panfay l'ulcere avec des plumaceaux recouverts de l'onguent citron, qui a la vertu de digerer, d'attirer, d'incarner & de refifter au venin. Je mis par-deffus l'emplâtre nommée, *album coctum*, & quand l'ulcere fut incarné je le cicatrifay avec le cerat diapalme.

Les Fig. V. & V I. font des ferremens ronds en leur extrêmité que l'on fait rougir au feu pour en toucher plufieurs fois la partie mutilée, afin d'en arrêter l'hemorrhagie, confumer le fphacele, & redonner de la vigueur au membre. Voyés la table *xix. fig. II.* On en touche auffi les grands os des extrêmités cariés ou corrompus pour en procurer plûtôt l'exfoliation.

Les Fig. V I I. & V I I I. reprefentent des cauteres actuels de figure ovalaire, dont on cauterife les hemorrhoides, lors qu'elles fluent par excés. Voyez *table xliv. fig. II.*

Les Fig. I X. X. X I. X I I. X I I I. & X I V. font divers ferremens de differentes figures à leurs extrêmités. On les introduit tout chauds dans les cavités des dens pour en corriger la carie & s'opofer à fon progrés, on en touche auffi les gencives pour arrêter l'hemorragie qui furvient fouvent quand on arrache les dens.

La Fig. X V. reprefente la lancette dont on fe fert pour faire les faignées, pour ouvrir les abcés cutanées, l'anus, le prepuce, & la verge des enfans nouveaux nez, quand ils ne font point percés au tems de la naiffance. Quelques Chirurgiens s'en fervent auffi pour faire ou fcarifier les cauteres.

TABLE XXI.

De la grande tenaille, du couteau courbe, du cifeau, de la fcie, du rafoir, &c.

LA Figure I. reprefente une grande tenaille, dont la pince eft d'un bon acier & bien tranchante. On s'en fert pour retrancher fans le miniftere du fcalpel, les extrémités des membres, les doigts fuperflus, ou affectés du fphacele, ou du cancer. Voyés la *tabl. 28. fig. II.* & la *tabl. 29. fig. I.* On retranche avec la même tenaille les os qui fortent aux fractures compofées avec playes, lorfqu'ils ne peuvent être remis, & qui fe rencontrent aux playes de la tête & piquent les membranes du cerveau.

La Fig. I I. eft le fcalpel ou couteau courbe, avec lequel on coupoit autrefois fans fe fervir d'aucunes ligatures, dans le vif des parties charnues du membre fphacelé, & jufqu'à l'os avant d'apliquer la fcie à l'os pour retrancher entierement le membre. On faifoit rougir ce fcalpel pour s'opofer à l'hemorragie & cauterifer & couper en même-tems : Mais les modernes fe fervent du torniquet & du couteau courbe froid, fe refervant à employer enfuite le cautere actuel, s'il en eft de befoin, finon ils lient les arteres avec le valet apatin, qui eft une pince à un anneau coulant qui ferre de foy-même les extrêmitez des vaiffeaux. Voyés *tabl. 28. fig. V. lettre M.*

La Fig. III

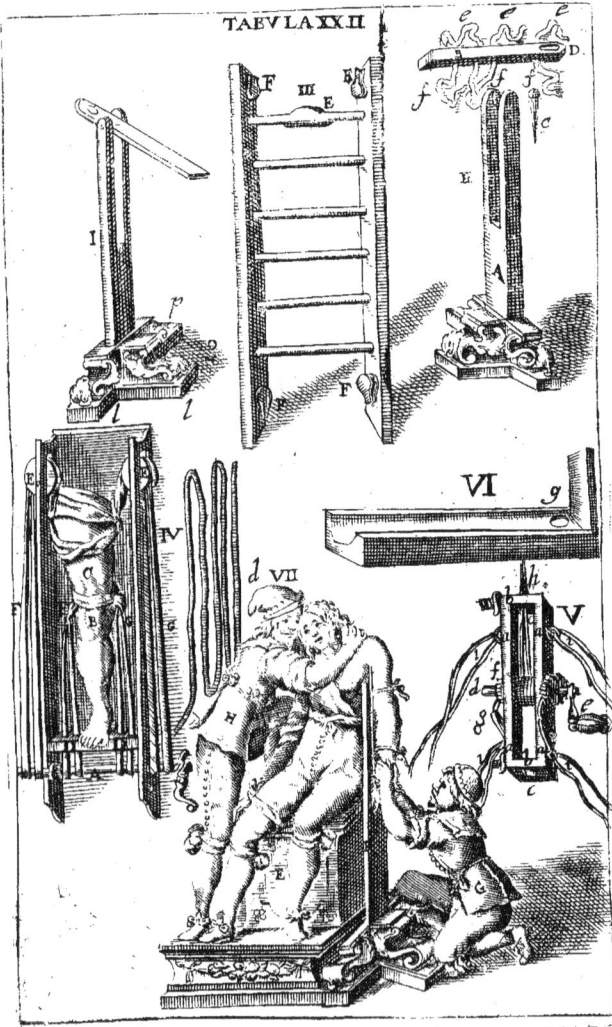

TAEVLA XXII.

La Fig. III. est un ciseau bien affilé, avec lequel & le maillet de bois on ampute sans aucun danger, à la tête du radius & du cubitus, la main posée sur un billot de bois. Voyés *la même table fig. 6.*

La Fig. IV. represente le maillet d'un bois tres-dur.

La Fig. V. est un billot de bois haut & rond sur lequel on pose les parties qu'on veut amputer avec le ciseau.

La Fig. VI. est une scie qui a les dents tres-affilées avec laquelle on scie en fort peu de tems un gros os, quand on l'a separé des parties molles & du perioste qui embarasseroient les dents de la scie. Il faut que cette scie & la tenaille soient trois fois au moins plus grandes qu'elles ne sont ici dépeintes.

La Fig. VII. est un rasoir à un dos tres-large, dont on coupe au defaut du couteau courbe, dans le vif & jusqu'à l'os au-dessous d'une ligature la partie qui doit être amputée, aprés quoy l'os est scié par le tranchant de la scie ci-dessus. Voyés *table xxviij. fig. V. VI. & XI.*

La Fig. VIII. est une maniere de ciseaux propres pour couper les cartilages.

La Fig. IX. est un instrument de cuivre, dont ceux qui châtrent se servent & qu'ils apellent *arrest*. Il empêche que les intestins ne tombent hors de l'abdomen, dans la production du peritoine, qui a été separée du scrotum; il faut percer cette production avec l'aiguille, la serrer avec le fil, & enfin la retrancher avec les ciseaux. Voyés *la table* 41. *fig.* 3. 4. *& 5.*

TABLE XXII.

De l'instrument d'Hipocrate, nommé ambi. De l'échelle, du plinthium de Nileus, du glossocome de Galien, du Canal &c.

LA Figure I. represente l'instrument entier apellé *ambi*.

La Fig. II. represente ses parties divisées; sçavoir la colomne *A*: entaillée jusqu'environ son milieu. La base, *g*: fichée dans un pied d'estal de bois, par le moyen de trois vis *l*: de peur qu'elle ne branle dans le tems de l'operation. Le spatha de bois, *B*: ou l'ambi proprement dit, & la cheville, *C*: qui retient l'ambi, & sur laquelle il tourne dans l'entaillure de la colomne. L'ambi ou le bois marqué *B* doit, selon Hipocrate, être de quatre ou cinq doigts de largeur, & de deux ou moins d'épaisseur, sur deux coudées ou un peu moins de longueur. Le bout *D*. doit être rond, fort, étroit & fort mince, ayant une éminence en maniere de sourcil ou rebord, qui outre-passe un peu sa rondeur. Cette éminence ne doit pas presser le côté, mais se placer au dessous de la tête de l'humerus, ensorte que le bout de l'ambi entre fort peu avant sous l'aisselle, & que l'instrument s'ajuste & s'accommode aux côtes. Outre cela le bois de l'ambi doit avoir trois trous *E*: *E*: *E*: par où passent les attaches *F*: *F*: *F*: qui attachent fermement le bras au canal. Galien veut qu'on colle un linge ou une bande bien douce, au bout du bois pour le rendre plus doux.

La Fig. III. est l'échelle à six échelons, dont le plus haut doit avoir une boule ronde ou un peloton de fil à son milieu *E*, qui se place sous l'aisselle entre les côtes & la tête de l'humerus, aprés quoy le Chirurgien tire en bas le bras luxé fans être attaché comme en la *fig. V I I.* pendant qu'un autre ferviteur embraffe le col du malade & la partie fuperieure de l'humerus, tirant pareillement de l'autre côté de l'échelle à l'opofite. Galien donne l'idée de cette operation *liv.* 1 5. *ch.* 26. Cette échelle doit avoir quatre poulies *F.* fçavoir une à chacune de fes ex- trêmités pour s'en fervir avec le plinthium de Nileus.

La Fig. I V. reprefente l'inftrument que Galien apelle Gloffocome, dont on fe fert pour tenir fermement la cuiffe & la jambe fracturées. Quand on veut tranfpor- ter le patient d'un lit dans un autre pour faire celui où il étoit couché ou pour le porter à la felle. Voici comme Galien le décrit. Le Gloffocome, qui eft tres- commode, lorfque la cuiffe & la jambe font reftées racourcies aprés la generation du calus, doit avoir en fa partie inferieure un aiffieu *A.* avec fes dépendances, fçavoir la roüe à plufieurs crans, l'arreft, & le manche ; & outre cela un bois traver- fant *D : D :* percé de quatre trous en fa partie fuperieure : Il y a à l'autre bout deux poulies *E : E.* & à côté un long lacq qu'il faut partager en quatre parties pour tirer diverfement. Les lacqs s'attachent aux extrêmités de l'os & font faits de deux courroyes, *B : & C :* chacun ayant quatre chefs, deux au côté droit, *F.* & deux au côté gauche, *C :* De ces chefs, ceux du lacq inferieur *B.* doivent être conduits par les trous faits dans le bois traverfier *D. D.* de la partie inferieure du Gloffocome vers l'aiffieu ; Les chefs fuperieurs font portés d'abord en haut puis paffent par des trous qui font aux côtés du Gloffocome où font les polies, par-deffus lefquelles ils font raportés de part & d'autre de la partie externe du Gloffocome *F : C :* à l'aiffieu. Les chofes étant ainfi difpofées un feul tour de l'aiffieu, étend en même-tems les deux lacqs ; fçavoir en bas celui qui eft attaché en la partie inferieure de l'os fracturé & l'autre en haut, de forte que la jambe reftant couchée, on peut augmenter ou diminuer tous les jours l'extenfion de ces lacqs, en tournant plus ou moins. L'aiffieu étend par un mouvement direct le lacq *B* qui eft à la partie inferieure, & il étend le lacq *C.* qui eft à la partie fu- perieure par un mouvement compofé ; La figure reprefente l'extenfion du femur fracturé. Quand c'eft la jambe, le lacq d'enhaut *C :* doit s'attacher au-deffous du genou, & celui d'en-bas *B.* doit être attaché au-deffus des malleoles, par ce moyen la jambe fera confervée étenduë par l'extenfion des parties opofites.

La Fig. V. eft la machine de *Nileus* apellée plintheus ou plinthium, qui con- fifte dans une maniere de quadre plus long que large ; les côtés les plus longs ayant quatre palmes de longueur & un pouce d'épaiffeur, & les plus courts ayant une palme de long fur la même épaiffeur, ceux-ci qui fervent de traverfiers *b :* ont en leur milieu le trou *c :* par où paffent les lacqs *h.* & les plus longs ont un trou rond chacun auffi en leur milieu affez ouvert pour paffer l'aiffieu *D.* dont la tête qui excede le côté gauche a un manche ou manivelle, *e :* Ils ont auffi quatre anneaux de fer, *l.* avec autant de courroyes pour attacher le plintheus à l'échelle de la *fig.* 3. L'aiffieu a à fes deux extrêmités deux roües *f.* remplies de crans, & des arrefts, *g :* pour arrêter fermement l'aiffieu, en tournant avec le manche. Si l'os du coude luxé ne peut être remis par une bande paffée fous l'aiffelle, comme en *la table* 24. *f.* 2. ny par un linge roulé en peloton en *la même table f.* 3. On attachera le plintheus à l'échelle & le coude fera étendu par les lacqs *h :* du

plintheus

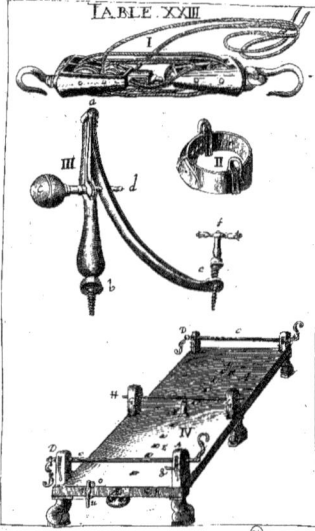

TABLE XXIII

plintheus de la maniere qui eſt repreſentée par Oribaſe dans ſon livre des machines.

La Fig. V I. eſt un long canal ou caiſſe dans quoy l'on place, la jambe ou la
cuiſſe luxée ou fracturée, qui doit être garni d'étoupes, car il faut que le c anal
renferme le membre entier. Il a un trou au fond g. pour loger le talon, & un morceau de bois debout pour apuyer la plante du pied.

La Fig. V I I. repreſente la meilleure reduction qui ſe peut faire de l'humerus
tombé ſous l'aiſſelle, ſuivant la deſcription d'Aquapendente avec la machine apellée
Ambi. On fait aſſeoir le malade ſur un petit ſiege un peu plus bas que la hauteur
de la machine, ayant les pieds liés enſemble de peur qu'il ne ſe leve dans le tems
de la reduction. Il faut lier le bras du malade tout de ſon long ſur le bois mobile,
le bout le plus court du bois étant ſur la tête de l'os du bras; ſçavoir ſous la tête
de l'humerus, ſur le coude & au carpe, on abaiſſera enſuite la piece de bois mobile en peſant deſſus par le plus long bout, l'autre bout s'élevera & repouſſera la
tête de l'os dans ſa cavité.

Les Anciens reduiſoient encore l'h umerus luxé par le ſiege theſſalique, par la
porte double, par le baton traverſant & par le pilon, qui ſe trouvent décrits par
Galien Comment. 1. d'Hipocrate des articles, texte 15. 19. 22. & 23. dont nous parlerons en la table 25. fig. I.

TABLE XXIII.

De la machine à tirer de Vitruve, de la ceinture & arrét d'Hilden.
Et du banc d'Hipocrate.

LA diſlocation qui n'eſt que le déplacement de l'os de ſon lieu ordinaire, où
il eſt etenu pour les uſages du mouvement, non ſeulement par des ligamens,
des aponevroſes, des cartilages mais encore par les tendons des muſcles, prive
la partie ou le membre des mouvemens qui lui ſont naturels; parceque quand l'os eſt
hors de ſa place, il perd ſon point d'apui, les muſcles qu'on doit regarder comme les
forces qui ſont deſtinées à ces mouvemens leurs lignes de direction, & l'équilibre qui
doit être entre ces forces mouvantes pour accomplir dans la partie des mouvemens
oppoſés & alternatifs, ne ſçauroit ſubſiſter, en ce que les muſcles vers leſquels la luxation ſe fait, ſont violamment allongés & écartés par la tête de l'os ſorti de ſa boëtte, &
que leurs antagoniſtes ne ſçauroient vaincre la reſiſtance qui ſe trouve de leur part &
de celle de l'os, quand ils ſeroient en état de pouvoir faire leur action, & qu'ils n'auroient pas été obligés de ſe relâcher & de s'alonger au même-tems que les autres pour
ceder de leur côté à la force & au mouvement violent de l'os, quand il s'eſt deplacé; Il eſt vray que les fibres notrices des premiers muſcles, quoy que forcés par la place
qu'occupe l'os font des efforts par des lignes courbes, mais ces efforts ne tendent
qu'à l'écarter d'avantage de ſa place dans laquelle Il ne ſçauroit être remis ſans un
ſecours étranger; puiſqu'il s'agit de faire revenir ſa tête, ſinon en deça du moins au
niveau des bords de la cavité de l'os où elle doit rentrer, c'eſt-à-dire, que les muſcles
ſouffrent alors une extenſion plus grande qu'à l'ordinaire, de la longueur de la tête

H ij de

de l'os à remettre, & de la profondeur de la cavité où il doit être remis, ce qui demande une force confidérable, à quoy celle des mains ne fuffit pas furtout quand les têtes font groffes & les cavités profondes ; c'eft pourquoy les Anciens ont inventé plufieurs machines pour y fupléer, telles que font l'échelle, l'ambi, le plintheus (auquel les modernes ont fubftitué les moufles) & les machines fuivantes :

La Figure I. eft la machine à tirer de Vitruve qui n'eft autre chofe que la moufle, c'eft-à-dire, un affemblage de poulies, il y en a huit ici renfermées dans deux mains, quatre dans chacune, & deux boulons qui retiennent chacun deux poulies, chaque main a fon crochet pour l'attacher, & toutes les poulies agiffent par une corde doublée, cette machine agit puiffamment & d'une force extrême, avec promptitude ou lenteur fuivant que le Chirurgien le defire, & que l'occafion le demande.

La Fig. II. reprefente la ceinture d'Hilden faite de cuir & fermant par une boucle ; elle fe met à l'égard du bras, au-deffus du coude ou du carpe, à la cuiffe au deffus du genoüil, & à la jambe au-deffus des malleoles, elle a deux crochets pour placer les lacqs, a fin de tirer la partie droit & non de travers.

La Fig. III. reprefente l'inftrument apellé *remora*, c'eft-à-dire, arreft. Inventé par Hilden, & recommandé pour les luxations de l'humerus en deffous, cet inftrument fe place fur une table, par le moyen de l'extrêmité, *b*. tournée en vis, & la vis, *f*, qui eft à l'extrêmité *e* : la partie droite depuis, *a*, jufqu'à *b* : eft de la longueur de neuf pouces, & a un trou en écrou vers fon milieu, qui répond à un autre de l'autre partie courbée de l'inftrument, *a : e*. ces trous reçoivent la cheville en vis, dont la tête eft en forme de boule, *c : d* : laquelle fe met fous l'aiffelle.

La Fig. IV. reprefente le banc d'Hipocrate, machine fameufe pour remettre les membres difloqués & rompus, *A*. C'eft une piece de bois en forme de table, longue de fix coudées & large de deux, fon épaiffeur *Æ*. eft de neuf travers de doigt ; cette piece qui conftitue le banc, a quatre morceaux debois, deux à chaque bout placés en maniere de poupées, arrondies en deffus & percées pour y paffer les aiffieux ou arbres, *c : c* : qui ont à leurs extrêmités des manivelles, *D*. pour les tourner. Il y a dans le milieu du banc d'un bout à l'autre plufieurs mortaifes *Æ*. diftantes entre elles de quatre travers de doigt, larges chacune & profondes de trois travers de doigt, qui fervent à recevoir la cheville ou priapifque *F*. mais ces mortaifes, & la cheville font inutiles quand on veut fe fervir du remora qui s'aplique fort commodement fur ce banc ; outre les quatre poupées des extrêmités, il y en a deux autres vers le milieu du banc, *G. G*. qui ont plufieurs trous plus hauts ou plus bas pour recevoir l'arbre traverfier *H*. pour reduire le femur luxé en derriere & en dehors. Ce banc a fix pieds pour être plus ftable, & on peut le porter d'un lieu à l'autre. Les arbres ont des roües crenelées, comprifes dans l'épaiffeur des poupées *B*. & des arrefts, *C*. avec lefquels on retient les arbres ; On a fiché dans l'épaiffeur de l'exrrêmité inferieure, *Æ*. deux boucles ou anneaux de fer, *H* : pour recevoir de chaque côté la cheville de fer, *I*. dont la tête eft faite en anneau & la queüe percée pour recevoir la clavette, *u* : qui rend la cheville plus ferme ; l'anneau de la tête de cette cheville fert à accrocher la machine à tirer, ou la moufle de Vitruve fig. I. On enfeignera en la table 25. & 26. la maniere de fe fervir de ce banc, qui eft particulierement propre aux extenfions.

TABLE XXIV.

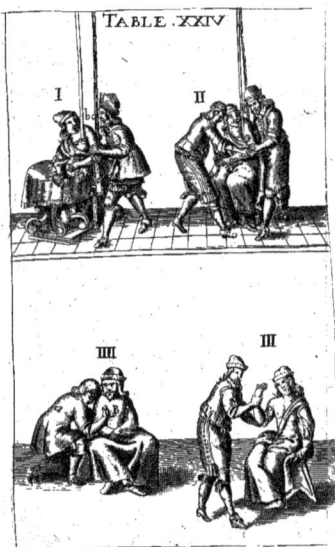

TABLE XXIV

TABLE XXIV.

De la reduction de l'humerus fracturé, & des reductions du coude
& de l'humerus luxés.

LA Figure I. enseigne la maniere de remettre l'os du bras ou l'humerus fracturé, suivant la methode d'Hipocrate *section 6. des fractures texte viij.* Il faut
avoir un bâton long d'une coudée de la grosseur du manche d'une beche ou
hoyau, qui soit suspendu par une corde, *b : c :* attachée à ses deux bouts, le
patient étant assis un peu haut devant une table & apuiant sa main dessus. Ce
baton sera placé sous l'aisselle du bras malade, & les cordes seront bandées ; desorte, que le malade soit moins assis que suspendu. Alors on lui met sous le coude
du côté fracturé un ou plusieurs coussinets *d :* à telle hauteur, que le coude represente avec le bras un angle droit, aprés quoy on passera sur le coude ou
avant-bras une bande un peu large de cuir ou de quelque autre chose, *e :*
à laquelle on attachera, quelque poids, *f :* qui tire mediocrement ; ou
bien un serviteur robuste, comme il est representé en la *fig. II.* poussera avec
force l'avant-bras au ply du coude, pendant quoy le Chirurgien ayant un pied
plus haut que l'autre pour être plus ferme égalisera avec les mains l'os fracturé,
ce qui lui sera tres-facile, dans cette sorte d'extension. Celse décrit une autre
maniere d'étendre l'humerus fracturé, mais en termes si obscurs, qu'il est inutile
de le raporter, d'autant plus que celle d'Hipocrate est à preferer, puisqu'elle est
plus facile & demande moins d'apareil. Le bandage requis après la reduction sera
décrit ci-aprés.

La Fig. II. enseigne la façon de reduire le coude luxé en dedans ou en dehors.
Le coude, comme Hipocrate l'a tres-bien remarqué, se peut luxer en quatre manieres ; sçavoir, en dedans, en dehors, & de chaque côté, ou en devant & en
derriere. Lorsque le coude est luxé en dedans l'olecrane est arrêtée dans la cavité
interne du condyle de l'humerus, le bras est plié & la main tournée en dedans ;
Si la luxation est en dehors, l'éminence est plus grande en la partie externe, qu'à
l'ordinaire, parce que l'olecrane passe au-dessus de la cavité qu'elle doit occuper
naturellement, & il y a une cavité en la partie inferieure, l'apophyse interne du
cubitus est placée dans la cavité externe du condyle de l'humerus, & le bras est
tout droit & plus court que l'autre. Lorsque le coude est luxé en devant, le
bras demeure étendu & ne peut être tant soit peu fléchi & on aperçoit une tumeur extraordinaire en la partie anterieure & une cavité en la posterieure. Si le
coude est disloqué en derriere, le bras est courbé & ne peut être étendu : Il y a
une tumeur en la partie posterieure & une cavité à l'anterieure.

Lors donc que le coude est disloqué en dedans ou en dehors, les Ancieus font
l'extension comme il est marqué en cette figure, en telle sorte que le cubitus &
l'humerus soient situés à l'angle droit, en élevant l'aisselle par le moyen de la
bande, *g :* qu'ils mettent par-dessous, puis l'attachent à quelque chose en haut,
ou en situant le coude sur quelque apuy & suspendant quelque corps pesant comme

H iij   pierre

pierre ou plomb, repréſenté dans la *f. I.* ſinon le ſerviteur pouſſe en bas avec les mains, *h : i :* & fait ce que feroient le couſſin & la bande. Car il faut que le ſerviteur tienne de ſa main gauche, *h :* le bras proche du carpe, & qu'il pouſſe en bas de ſa droite, *i :* proche le ply du coude, comme montre la figure preſente. L'article étant ainſi ſuſpendu le Chirurgien le remet facilement en preſſant fort les parties avec les mains. Cette figure angulaire convient, quand on redûit, quand on bande, & qu'on ſituë le coude.

Les Modernes font tirer l'humerus & l'avant-bras par des Serviteurs, & dans le tems des extenſions le Chirurgien fléchit l'avant-bras en faiſant aprocher la main de l'épaule. Il y a des Praticiens qui mettent un peloton dans le pli du bras, puis ils fléchiſſent tout d'un coup l'avant-bras en l'aprochant de l'épaule.

La Fig. III. enſeigne la maniere de reduire le coude diſloqué en devant, & en derriere, à la maniere d'Hipocrate. Pour reduire le coude diſloqué en-devant il faut jetter en travers du coude la bande roulée *o :* ou un linge dur plié, dans la courbure, & en même-tems fléchir le coude ſans extenſion faiſant aprocher autant qu'on pourra l'extrêmité de la main, de la tête, de l'humerus, ce qui ſuffit, que ſi le coude eſt luxé en derriere, il ne faut pas le fléchir d'abord, mais auparavant le faire étendre obliquement par des Serviteurs, puis le flechir promptement en jettant une bande roulée dans le ply du coude.

Les Modernes, quand le coude eſt luxé extérieurement, font tirer le bras par en haut & par en-bas, & pendant les extenſions, le Chirurgien repouſſe l'olecrane dans ſa cavité, on ne fait plier le bras en reduiſant cette luxation comme dans la luxation interne parce que ce mouvement eſt opoſé à la reduction.

Quelques-uns mettent le ply du coude autour de la colomne d'un lit, en attachant un lacq proche de l'apophyſe du cubitus, puis on tire ce lacq avec un levier autour de la colomne juſqu'à ce que l'os tombe en ſa place.

D'autres prennent un baton d'un pied de long & d'un pouce de diametre qu'ils envelopent d'un linge par le milieu, le Chirurgien tient bien le bâton par les bouts avec les deux mains, & pouſſe fortement avec le milieu du baton, l'éminence du cubitus daus le tems que les Serviteurs font les extenſions, cette derniere façon eſt fort bonne pour la luxation interne & l'externe.

Pour reduire le cubitus luxé par les côtés, il ſuffit que deux Serviteurs tiennent le bras étendu, l'un par l'avant-bras & l'autre par le bras, chacun tirant à ſoy, & pendant les extenſions que le Chirurgien repouſſe l'os dans ſa place.

L'article du coude ſe luxe & ſe remet avec beaucoup de difficulté, ſuivant la remarque d'Hipocrate *liv. 2. des articles*, parcequ'il n'eſt pas rond mais de figure irreguliere, que les os ſe reçoivent mutuellement l'un & l'autre par cette ſorte d'articulation qu'on apelle *gyngline* ou *charniere*, que ſes ligamens ſont fort ſerrés, & qu'il n'y a pas ſeulement deux os comme en la plûpart des articulations, mais trois ; ſçavoir, le coude, le rayon & l'humerus, attachés les uns aux autres par des ligamens membraneux. Deſorte que quoyqu'on remette d'abord le coude luxé il s'enſuit une douleur violente, qui vient de ce que ſa tête qui eſt fort grande preſſe les muſcles d'alentour & les nerfs qui vont à la main, ſes ſourcils, qui ſont élevés & pointus piquant en même-tems les parties. Ajoûtez que le radius augmente la douleur quand bien il ne ſuivroit pas à cauſe que les corps nerveux ſouffrent

des

de grandes diftenfions. Et quand il fuit il fe fait d'autres compreffions. On fent alors au toucher la feparation du radius d'avec le cubitus, & le bras ne fçauroit faire la pronation ny la fupination, fi cela eft, il fau**r** que le Chirurgien le raproche du cubitus pendant les extenfions.

Quand le radius fe luxe feul ; c'eft ordinairement en dehors, les fignes en font qu'on voit une tumeur en la partie exterieure, & que le coude & le radius font feparés l'un de l'autre en faifant l'extenfion on le pouffe aifément en dedans.

Pour l'apareil on mettra dans le pli du coude une compreffe fimple trempée dans quelque defenfif pour empêcher l'inflammation, cette compreffe doit être coupée en long pour mieux s'apliquer. Le bandage fe fait par-deffus avec une bande de deux doigts de large & de cinq aunes de long roulée par un bout commençant par faire un circulaire au bas de l'humerus puis defcendant obliquement dans le ply du coude, on fait un autre circulaire au haut de l'avant-bras, & un X dans le plis du coude on continuë à monter ou à defcendre faifant des doloires fur le coude & des X. dans le ply du bras jufqu'à ce que le coude foit tout recouvert, on monte enfuite le long du bras par des doloires, & l'on arrête la bande autour de la poitrine.

On fera mettre le bras en écharpe, prenant foin de tems en tems de faire plier un peu le bras au malade & de lui faire faire la pronation & la fupination depeur de l'anchylofe.

La Figure IV. reprefente la feconde maniere, dont Hipocrate enfeigne à reduire l'humerus luxé fous l'aiffelle qui ne laiffe pas d'avoir fon merite *fect. 6. des articles text.* 1. quoy que la façon de reduire par l'ambi de la *Fig. VII. de la xxij. table* lui paroiffe meilleure. Ceux qui fe luxent fouvent l'humerus fous l'aiffelle, peuvent, dit-il, remettre pour l'ordinaire eux-mêmes la tête de l'humerus en fa place, fi ayant mis les neuds des doigts de l'autre main fous l'aiffelle ils pouffent l'article en haut & ramenent le coude vers la poitrine. Le Chirurgien, *a.* pourra faire la même reduction, & mettant les doigts de même fous l'aiffelle du malade par le dedans de l'article luxé, s'y apuyant fortement la tête contre la partie fuperieure de l'humerus luxé *B.* il la repouffe & l'éloigne des côtés, & fi en même-tems aprochant les genoux de la flexion du coude du patient il le pouffe vers les côtés. Mais il faut pour cela avoir les mains & la tête fortes, ou qu'un ferviteur améne la partie gibbe du coude vers la poitrine & d'un autre en éloigne la tête de l'humerus.

TABLE XXV.

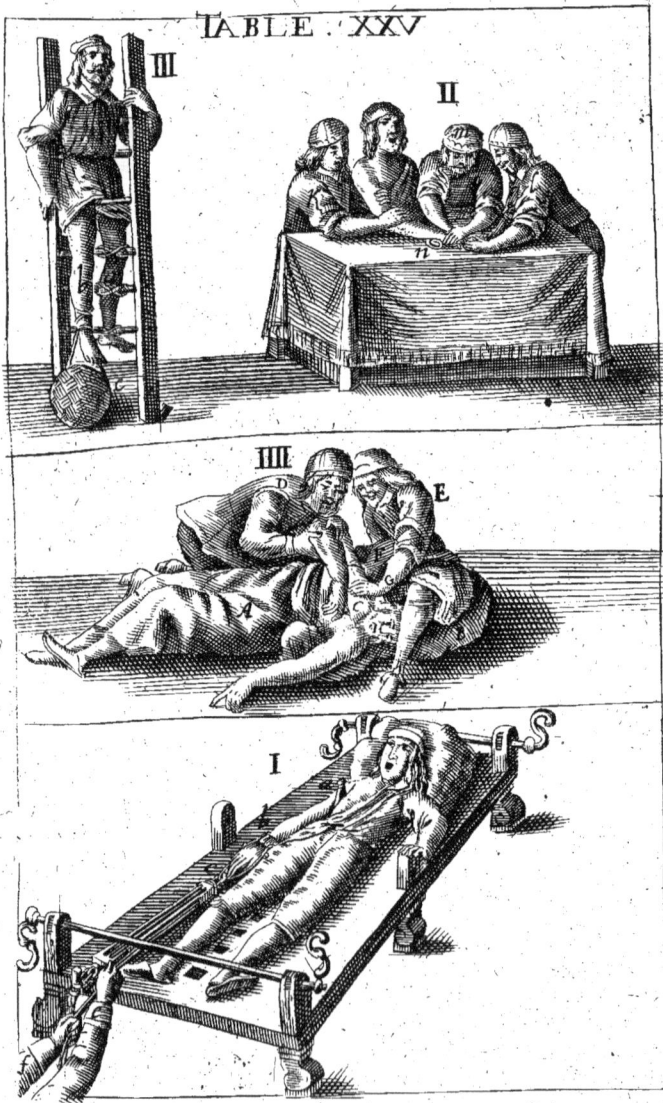

TABLE. XXV

TABLE XXV.

De la reduction de l'humerus, de la main, du femur, & de la clavicule, quand ces parties sont luxées.

LA Figure I. enseigne & represente l'usage de la machine à tirer ou moufle, de la ceinture, & du remora ou arrest pour la reduction de l'humerus, cet os est grand & a une grosse tête qui s'insere dans le sinus superficiel de l'os de l'épaule, & cette tête n'est envelopée que d'un ligament orbiculaire qui est assez lâche ; mais le sinus a quelques defenses tout à l'entour, car par en-haut il a en partie l'apophyse apellée acromion, qui prend son origine de l'épine de l'épaule, & en partie la clavicule, & en dedans il a l'apophyse coracoïde ; ces defenses font voir que l'humerus ne peut être luxé que devers l'aisselle, parce qu'il n'y a aucunes defenses comme aux autres endroits, & qu'il y descend aisément par son propre poids. Ajoûtez que cet article se luxe d'autant plus aisément qu'il est uniforme & simple & non pas double comme au coude & au genou ; Que la tête de l'humerus étant ronde & n'ayant point de cou long, s'insere dans un sinus qui n'a point de profondeur. C'est pourquoy elle se demet plus aisément que l'os de la cuisse qui a un long cou & qui entre dans une cavité profonde, & a outre cela un ligament rond, fort & robuste, qui manque à l'os du bras. Enfin la tête de l'os du bras est extrêmement polie & glissante, aussi-bien que la cavité qui la reçoit, laquelle est toute membraneuse, peu cave & arrosée d'une espece d'huile qui l'humecte incessamment.

Quand l'humerus est tombé vers l'aisselle, on y remarque ces changemens ; il paroît une cavité extraordinaire sur l'épaule, & on sent sous l'aisselle, la rondeur & la dureté de la tête de l'os. L'épaule paroît aiguë, parce que la tête de l'humerus qui faisoit sa rondeur est devalée, & que l'acromion qui est aigu avance en dehors. Le coude se jette en dehors loin des côtes, & on ne peut le raprocher du corps sans le forcer, & sans une grande douleur, on l'avance encore plus difficilement en-devant qu'en derriere. Le malade ne peut porter le bras sur l'autre épaule ny à la bouche, & il sent de la douleur quand il le manie de quelque maniere que ce soit, à cause de la compression & de la tension des muscles ; Le bras malade devient plus long que l'autre, si l'humerus est seulement descendu, mais il devient plus court si après que la tête est tombée, elle est retirée en haut par les muscles. La partie vers l'extrêmité de l'aisselle, fait des plis beaucoup plus bas en devant & en derriere au bras luxé que non pas au sain. Si l'humerus est luxé en-devant, (Galien dit qu'il l'a vû cinq fois,) on voit une éminence par devant & une cavité extraordinaire par derriere & il n'y a aucun des signes qui marquent que l'humerus est luxé du côté de l'aisselle.

Hipocrate dit, que l'os du bras & celui de la cuisse ne sçauroient souffrir d'autre luxation que la complete ; à cause de la rondeur de leurs têtes, & de la tenuité ou du peu d'épaisseur des sourcils de leurs cavités, d'où il s'ensuit que

I ces

ces têtes ne pouvant toucher qu'en un point les sourcils, sortent tout-à-fait, ou rentrent d'abord dans la cavité.

Pour revenir à la reduction, Hilden place le patient sur un chalit, mais on le place ici sur le banc d'Hipocrate, afin d'enseigner la maniere d'y apliquer le *remora table 231. fig. 3.* On ôte premierement l'aissieu du milieu & la cheville, puis ayant envelopé de linge bien doux le remora, *a.* avec sa boule, on le fiche dans le banc, puis le patient couché à la renverse sur le banc s'accommode si bien au remora que sa petite boule, *a,* remplit la cavité de l'aisselle, ensuite on aplique au carpe la ceinture *table 33. fig. 2.* ensorte qu'un des crochets regarde la partie interne du carpe & l'autre l'externe, aprés cela on passe un lacq bien fort dans les crochets de la ceinture, les bouts du lacq rassemblés & noüés environ vers la pointe du doigt du milieu de la main du patient, reçoivent le crochet d'en-haut, *c.* de la mousle ou machine à tirer de là *table 231. fig. I.* enfin le crochet d'en-bas, *d.* de la même machine à tirer, est acroché à un des clous du banc fait en forme d'anneau, *u.* Toutes ces choses étant achevées le Chirurgien tout seul tire avec ses deux mains, *e; f;* peu-à-peu à soy la corde de la machine à tirer étendant le bras fort droit jusqu'à ce que la tête de l'humerus soit remise à sa place. Il lâche alors la machine peu-à-peu & releve le malade remplissant la cavité de l'aisselle avec un peloton de linge roulé & affermit l'article avec un bandage convenable, de peur que l'os ne retombe, y ayant apliqué les defensifs & les autres remedes requis, tant pour éviter l'inflammation, que pour fortifier la partie. Il ne faut neanmoins avoir recours à ces instrumens ny à l'Ambi d'Hipocrate qui vaut encore mieux, qu'aprés qu'on n'a pû réüssir à reduire l'humerus par les mains & les methodes suivantes.

La premiere est de reduire l'épaule avec le poing fermé, il faut coucher le malade sur une table sur le côté oposé à la luxation; un serviteur lui mettra un lacq sous l'aisselle, & un autre serviteur lui mettra un autre lacq au dessus du coude. Celui qui tient le lacq sous l'aisselle le tiendra ferme & empêchera que l'omoplate ne soit entraînée, à quoy il faut toûjours prendre garde, sur tout quand la luxation de l'humerus n'est pas recente, car alors l'os se remet difficilement par cette seule raison que quand on fait l'extension de l'humerus il ne bouge point mais plûtôt l'omoplate; le Serviteur qui tient le lacq d'au-dessus du coude, tirera fortement en en-bas jusqu'à ce que la tête de l'os soit vis-à-vis de sa boëte, & pendant ce tems-là le Chirurgien y poussera la tête de l'os avec le poing ou les mains.

Si les mains & les lacqs n'étoient suffisans on se serviroit de mousles pour faire les extensions, on peut encore faire mettre le blessé sur un siege bas, & s'il est grand on le fera asseoir à terre pour avoir plus de force le faisant tenir par un serviteur qui embrassera son corps avec ses bras ou avec une serviette, pendant quoy le Chirurgien prendra avec ses deux mains la partie superieure de l'humerus, & fera passer entre ses jambes le bras luxé qui sera pris au-dessus du coude par les deux mains d'un serviteur qui sera à genoux derriere lui. Les deux serviteurs tireront fortement chacun de son côté, & dans le tems des extensions le Chirurgien tirant aussi le bras repoussera la tête de l'os dans sa cavité.

On peut aussi reduire l'épaule avec le talon, en faisant coucher le malade à

terre

terre fur une couverture ou fur un matelas. Le Chirurgien s'affied vis-à-vis de lui fur le même plan, & aprés avoir mis un peloton de fil fous l'aiffelle ou une balle, dont on joüe à la paûme. Il empoignera des deux mains le bras luxé & pofant fon talon fous l'aiffelle, fçavoir le droit, fi c'eft l'humerus droit, & le gauche fi c'eft l'humerus gauche qui foit luxé, il tirera le bras du malade & pouffera en même-tems fortement la pelote contre l'aiffelle, pendant cela il y aura un ferviteur derriere la tête du malade qui tirera avec une ferviette fine ou une bande affez large pour enveloper la pelote paffée fous la même aiffelle; tirera la tête de l'os du bras, mettant le pied fur l'épaule du malade pour la pouffer en bas, & afin que le malade ne remuë point durant l'operation il y aura un autre ferviteur de l'autre côté pour le tenir.

On reduit encore l'épaule avec celle d'un homme, qui foit fort & de plus haute taille que le malade, celui-ci mettant fon aiffelle fur le bout aigu de l'épaule de l'autre qui le tiendra fufpendu en l'air & tirera le bras luxé vers fa poitrine pour faire mouvoir l'humerus en-devant; pendant cela le Chirurgien repouffe la tête de l'humerus dans fa cavité, & un ferviteur s'attache par derriere avec les deux mains fur le col & le haut de l'humerus, tirant & preffant cette partie là de peur que l'omoplate ne fuive.

On fe peut auffi fervir d'un pilon ou d'un baton qui en ait la forme, on l'enve-lope de linge, puis on met l'un de fes bouts fous l'aiffelle & l'autre à terre, le malade étant debout fi le pilon eft long, ou affis fi le pilon eft court; aprés cela un ferviteur tire le bras en-bas, & un autre fe tenant par derriere tire ou preffe l'os de l'humerus & le cou, & un troifiéme tient bien ferme l'humerus fain, neanmoins malgré toutes ces précautions, il arrive fouvent que le corps fe tourne, c'eft pourquoy il vaut mieux fe fervir d'une échelle en attachant quelque corps rond fur le milieu de l'un de fes échelons, fur lequel on mettra l'aiffelle, les Serviteurs faifant la même manoeuvre qu'avec le pilon, pendant quoy le Chirur-gien repouffera l'os dans fa place en tirant le bras luxé, au lieu d'une échelle on peut prendre une porte, le dos d'une chaife, ou un levier pofé fur l'épaule de deux hommes, obfervant tout ce qui eft marqué pour l'échelle.

Quant à l'appareil quand l'humerus eft remis, on aplique fur la partie les re-medes propres à empêcher l'inflammation & rafermir les ligamens relachés tels que font, le bol d'Armenie, le fang de dragon, & les balauftes, le tout mis en poudre, mêlé avec le blanc d'oeuf en confiftence de miel & mis fur des étoupes, on met fous l'aiffelle une pelotte de linge roulé ou d'étoupe imbibée des mêmes remedes pour empêcher que la tête de l'os ne retombe & par-deffus tout un linge trempé dans de gros vin: Enfin on fait le bandage qu'on apelle l'épy avec une bande de cinq aunes de long & de quatre doigts de large roulée par un bout. On paffe le bout de la bande derriere le dos & fous l'aiffelle opofée, puis fur l'épaule malade la faifant revenir fous l'aiffelle, & enfuite par-deffus pour la croi-fer fur le premier tour qu'on a fait fur l'épaule. On paffe la bande fur la poi-trine enfuite fous l'aiffelle opofée à la malade, l'on tourne par derriere le dos pour aller paffer fur l'épaule malade ou on fait un petit doloire, on la paffe fous l'aiffelle & enfuite fur l'épaule, & on continuë tous ces tours de bande en faifant de petites doloires, chaque fois qu'on paffe la bande fur l'épaule malade. Ces doloires font une maniere d'épy qui a donné le nom à ce bandage. Quand on a couvert toute l'épaule, ce qui se fait en descendant toûjours la bande vers le bras, on fait deux circulaires à la partie superieure de l'humerus qui forme un triangle qu'on nomme bec de gruë. On couvre ce triangle en montant par des doloires, & on tourne ce qui reste de la bande autour de la poitrine, puis on met le bras en écharpe qui se fait avec une grande serviette pliée en biais, qu'on commence d'apliquer par le milieu sous l'aisselle, & on noüe les deux bouts sur l'épaule oposée à la malade ; on releve la serviette dans laquelle on envelope tout le bras à moitié plié, le pouce en-haut, & la main un peu plus haute que le coude. On passe les deux autres bouts de la serviette sur l'épaule malade ou on l'attache. On ne levera le premier apareil qu'au bout de quatre ou cinq jours, à moins qu'il n'arrive quelque accident.

La Figure II. montre la maniere de reduire la main disloquée, elle peut l'être au carpe ou poignet, au metacarpe & aux doigts. Le carpe se luxe en quatre manieres, en-devant, en-derriere, en-dedans, & en-dehors. On connoît que le poignet est luxé en-devant quand la main demeure renversée, & qu'on ne peut la flechir ny les doigts. Lorsque la dislocation est en-derriere la main reste courbée & ne peut être étenduë avec les doigts. Si la luxation se fait en-dedans ou en partie laterale interne la main se porte obliquement vers le pouce. Si elle se fait en-dehors, ou en la partie laterale externe la main se porte & se tourne vers le petit doigt.

Si la luxation est en-devant, on fera mettre le dos de la main sur une table, si elle est en-dehors on la fera mettre sur le plat, puis le bras sera étendu par deux Serviteurs qui tireroient l'un contre l'autre, l'un marqué, *l* : par les doigts & l'autre marqué, *k* : par le bras, & pendant l'extension, le Chirurgien, *m* : repoussera l'article luxé vers la partie oposite pour faire rentrer les os dans la cavité du rayon, ou avec les parties les plus élevées de la main ou avec le talon, en pressant un peu fort sans causer pourtant trop de douleur, ayant mis sous la partie qu'il doit presser quelque chose de dur couvert d'un linge, *n* : Si la luxation est vers les côtés, c'est-à-dire, vers le pouce ou le petit doigt, ayant fait les extensions de la maniere qui vient d'être dite, on tournera la main vers la partie oposite, puis on tirera les doigts l'un aprés l'autre, afin que les tendons reprennent leur place.

Quelquefois tous les huit os du poignet se déplacent par le dedans de la main, quelquefois par le dehors. Alors on place la partie de la main oposée à la luxation sur une table, puis on les repousse dans leurs places.

Le metacarpe est composé de quatre os. Les deux du milieu ne se peuvent disloquer des deux côtés, parce qu'ils sont apuyés par les os voisins, mais seulement en-devant & en-dehors ; les deux des côtés, sçavoir celui qui soûtient l'index & celui qui soûtient le petit doigt ne se peuvent disloquer que d'un côté, sçavoir de celui qui est oposé aux os du milieu qui les apuye. La maniere de les reduire est toute semblable à celle du carpe.

Les doigts se luxent en quatre manieres en-dedans, en-dehors & vers les côtés. De quelque maniere qu'ils soient luxés il faut les tirer, & les remettre en leur place durant l'extension.

L'apareil

L'apareil de la luxation du poignet confiste à mettre deffus une compreffe trempée dans de gros vin, puis on prend une bande de cinq à fix aûnes de long & deux doigts de large, on fera trois circulaires fur la luxation, on décendra vers la main par des doloires, on paffera dans la main puis entre le pouce & l'Index en faifant une X. fur le pouce. Aprés plufieurs tours on mettra deux petits cartons aux côtés du poignet qu'on envelopera de la même bande par des doloires. On mettra une pelotte dans la main pour tenir les doigts courbés & on la retiendra avec la bande, on fera des doloires en montant tout au haut de l'avant-bras & on arrêtera la bande au-deffus du coude fans le couvrir.

A l'égard du metacarpe ayant mis deffus une compreffe trempée dans le même defenfif. On prend une bande de cinq aûnes de long & de deux doigts de large roulée à un chef. On arrête la bande au poignet par un circulaire, puis on la décend vers la main par des doloires. On paffe obliquement fur le metacarpe entre le pouce & l'index dans la main & on vient croifer la bande fur la main. On repaffe plufieurs fois en fuivant les premiers tours & en faifant des X. & des doloires fur la main jufqu'à ce qu'elle foit toute couverte. On met fur la main une compreffe & un carton coufu deffus le tout dè la figure de la main, on en met autant dans la main, & on les arrête en faifant plufieurs tours de bandes deffus, puis on monte le long du bras par des doloires, & on arrête la bande au-deffous du coude fans le couvrir.

Quand les premieres phalanges des doigts, c'eft-à-dire, les plus proches du metacarpe font luxées on fait un épy deffus. Pour cela on prend une bande d'un pouce de large & de trois ou quatre aûnes de long plus ou moins fuivant le nombre des phalanges luxées. On arrête la bande autour du poignet par quelques circulaires on la paffe entre l'index & le pouce pour faire une X. fur la premiere jointure du pouce, on tourne encore autour du poignet pour repaffer comme la premiere fois pour faire une X. fur le pouce, on recommence une troifiéme fois, on en fait autant fur la luxation de l'index, & de tous les autres doigts s'ils font luxés & l'on finit par quelque circulaire au poignet. On apelle ce bandage le demi-gantelet.

Pour les luxations des autres phalanges, on met une petite compreffe fimple trempée dans le defenfif fur la luxation, on prend une bandelette large d'un demi-doigt roulée à un chef, on fait trois circulaires autour de la luxation, on va au bout du doigt par de petits doloires, on revient par des doloires circuler fur la luxation comme la premiere fois, puis on monte par des doloires pour arrêter la bande autour du poignet. On met enfuite trois petites compreffes auffi longues que le doigt autour d'icelui, puis on les arrête avec une autre bandelette en commençant au bout du doigt pour remonter par des circulaires le long du doigt & on arrêtera la bande autour du poignet. Il faut mettre le bras en écharpe dans toutes ces fortes de luxations & lever l'apareil le plus tard qu'on pourra.

La Figure III. reprefente la reduction du femur difloqué qui confifte à remettre fa tête dans la cavité de l'ifchion. L'os de la cuiffe ou le femur eft attaché dans une boëte profonde qui eft creufée dans l'os ifchion ou l'os de la hanche, par deux ligamens courts & tres-forts, l'un orbiculaire qui l'environne & l'autre long qui le tient attaché au fond de la boëte par l'extrêmité de fa tête, plus prés de la partie interne que des autres. Ce qui fait qu'il n'eſt ſujet par les cauſes externes qu'à la luxation parfaite, ſi ce n'eſt par quelque cauſe interne, pour les raiſons raportées ci-deſſus ſur la luxation de l'humerus, il ſe luxe en quatre manieres, en-avant, en-arriere, en-dedans & en-dehors. Ce qui n'arrive pourtant qu'avec aſſez de difficulté ; à cauſe des muſcles qui ſont extrêmement forts par leurs tendons & la grande quantité de leurs chairs, qui retiennent ſa tête dans ſa cavité ; à cauſe de la profondeur de cette cavité, & des ligamens qui ſerrent d'autant mieux qu'ils ſont courts : La luxation ſe fait plus rarement en-avant & en-arriere, parce qu'en ces endroits le ſourcil de la cavité eſt le plus haut, elle ſe fait moins rarement en-devant, parce qu'il y eſt moins haut, mais elle ſe fait ordinairement en-dedans, parce que le ſourcil y eſt le plus bas & que le ligament rond a ſa racine plus prés.

Voici les ſignes à quoy l'on reconnoît ces differences de luxations, ſi l'os femur eſt luxé en-dedans, la cuiſſe paroîtra plus longue que l'autre, à cauſe que la tête de l'os eſt deſcenduë ; le genou s'avancera en-dehors, ainſi que la jambe, le pied & le talon en-dedans ; car lorſque le bout d'un corps ſolide & long tourne d'un côté, il faut neceſſairement que l'autre bout ſe tourne du côté opoſite. Outre cela, on ne peut plier la cuiſſe vers l'aîne, parce que les muſcles flechiſſeurs étant preſſés par la tête de l'os ne ſçauroient agir ny pour lever la cuiſſe ny pour la flechir : Enfin il paroît au Perinée une tumeur, & à la partie exterieure de la cuiſſe une enfonçure.

Si la cuiſſe ſe luxe en-dehors les ſignes ſeront contraires, car la cuiſſe ſera plus courte que l'autre, d'autant que la tête du femur luxé eſt plus élevée que ſa cavité, il y aura une enfonçure notable au perinée, & la region externe vers les feſſes s'élevera en tumeur ; le genou, la jambe, le pied ſe tourneront en-dedans & le talon en-dehors, la cuiſſe pourra être levée vers les aînes, parceque les muſcles flechiſſeurs ne ſont point engagés. Le talon ne touchera pas terre, mais ſeulement la plante du pied à cauſe que la cuiſſe eſt plus courte qu'à l'ordinaire.

Si l'os ſe luxe en-devant, la cuiſſe demeurera étenduë ſans pouvoir être flechie, à cauſe que les muſcles flechiſſeurs ſont empêchés par la tête du femur ; il y aura ſupreſſion d'urine, à cauſe que la même tête preſſe les nerfs de la veſſie. Les aînes ſeront tumefiées, à cauſe que la même tête s'eſt retirée vers cette partie : les feſſes paroîtront froncées & décharnées, à cauſe que tout l'os femur avec ſes apophyſes retiré en-devant ne les releve plus.

Si l'os de la cuiſſe ſe luxe en-arriere il y aura des ſignes tout contraires, on ne pourra étendre la cuiſſe qui reſtera flechie, à cauſe que les muſcles extenſeurs qui occupent la partie poſterieure ſont preſſés, & ne peuvent être tirés vers leur origine ; Deplus la cuiſſe malade ſera plus courte que l'autre ; parce que la tête de l'os ſe trouve plus haut que ſa cavité. Le talon ne touchera pas terre, parce que la cuiſſe eſt plus courte, & les aînes paroîtront plus affaiſſées & les feſſes plus relevées, à cauſe que la tête de l'os eſt retirée en derriere.

L'os de la cuiſſe ſe remet avec difficulté, lors même que la luxation eſt recente, à cauſe de la groſſeur du nombre & de la force des muſcles qui reſiſtent à l'extenſion, mais il y a beaucoup plus de difficulté, quand la luxation eſt vieille, qu'il s'y eſt formé un calus par les humeurs qui fluent vers la tête du femur, ou que

la

la cavité de l'ischion s'est remplie. Et supofé qu'on le puiffe remettre, il fe détachera de nouveau fort aifément, à caufe que les mufcles ayant perdu leur reffort
& été affoiblis ne pourront retenir l'os pefant de la cuiffe en fa place, fur tout
n'étant point fecondés par le ligament rond qui doit être néceffairement allongé
ou rompu. Mais il arrive affez fouvent que la tête de l'os de la cuiffe reftant long-
tems au même endroit fans être reünis, les mufcles viennent à s'endurcir par la
compreffion de la tête de l'os, & s'y forme une cavité, dans laquelle l'os de la
cuiffe refte & fe meut de forte que le bleffé peut marcher fans baton, non pas fans
claudication.

Cette figure III. montre la maniere, dont Hipocrate, Galien & les Anciens enfeignent qu'il faut remettre l'os de la cuiffe, fçavoir fur une échelle. De quelque
maniere que l'os du femur foit demis ; L'échelle eft enfouye bien-avant en terre,
& le malade fe met deffus un des échelons à hauteur convenable à califourchons.
On attache la jambe faine doucement étenduë par trois endroits aux échelons de
deffous, le plus commodement qu'on peut, puis on fufpend à la jambe malade, *b :*
un corps pefant, comme le cabas ou panier, *c :* rempli de pierres ou de plomb,
ou bien un vaiffeau rempli d'eau.

Quoyque cette façon foit bonne, il eft à propos d'en ajoûter ici quelques autres,
pour avoir dequoy choifir. Paul Æginete *liv. 6. ch. 98.* dit, que la cuiffe fe peut
reduire fans extenfion, lors que la luxation eft fort recente, mediocre & le corps
jeûne comme celui d'un enfant, en pliant fubitement la cuiffe, & elle fe remet
quelquefois en effet de cette façon, mais il vaut mieux fe fervir de l'extenfion.
Si donc l'os eft luxé en-dedans, quoyqu'il femble que l'extenfion foit inutile, à
caufe que la cuiffe eft devenuë plus longue, on doit neanmoins toûjours la faire,
pour mouvoir & dégager la tête de l'os ; Il fuffira de la faire avec les mains, fi la
luxation eft nouvelle, petite & au corps d'un enfant de la maniere qui fuit. Un
ferviteur prendra le malade par-deffous les aiffelles entre fes bras pour le tenir ferme ; un autre empoignera des deux mains la cuiffe malade au-deffus du genou
pour l'étendre, & pendant l'extenfion, le Chirurgien pouffera en-dehors avec les
mains l'os qui eft luxé en-dedans, car fi-tôt que la tête fera dégagée par cette
impulfion, l'extenfion ceffant doucement, les mufcles qui tirent en-haut la remet-
tront d'eux-mêmes dans fa cavité, ou s'ils fe trouvent trop foibles, le Chirurgien
la remettra aifément. Si le fujet eft adulte, robufte & vigoureux, il faudra faire
une extenfion plus forte, & fe fervir de lacqs ou de cordes, on en paffera une dans
l'efpace qui eft entre les parties genitales & le fondement, prenant garde qu'elle
n'embaraffe la tête de l'os, on en attachera une autre au-deffus du genou, ou au-
deffus de la malleole, & ces deux cordes ou courroyes feront tirées par les deux
bouts, le malade étant fur une table, étendu fur le dos, fi la luxation eft en-dedans ; & fur le ventre, fi elle eft en-dehors : Si la luxation eft anterieure on le fera
coucher fur le côté opofé à la luxation : Enfin fi elle eft pofterieure, le bleffé fera
couché fur le ventre comme en la luxation externe, les extenfions feront plus fortes dans les autres luxations que dans l'interne ; quand la tête de l'os fera affez tirée,
il faudra que ceux qui font les extenfions lâchent un peu les lacqs pour faciliter
la reduction que le Chirurgien fait, ce qui fe doit obferver en toutes fortes de
reductions. Il eft bon qu'il y ait dans la table, dont on fe fervira, une groffe cheville
longue

TABLE. XXVI

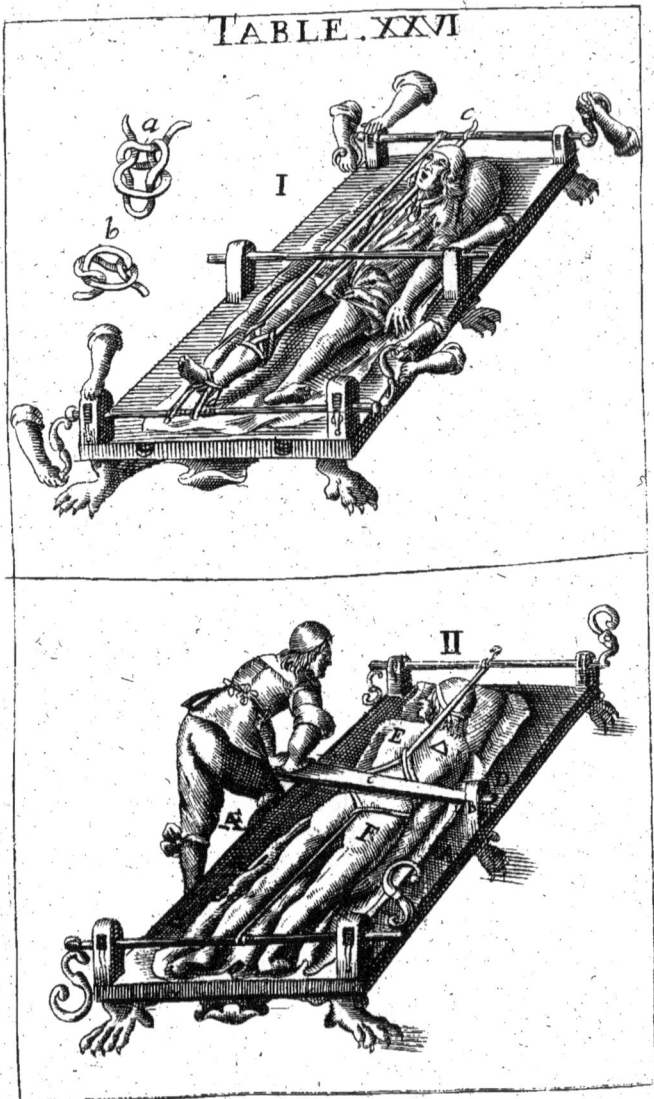

longue de deux pieds ou environ & envelopée de linge que l'on placera entre les cuisses du blessé, prés de l'aîne. Enfin on peut se servir du banc d'Hipocrate, qui a plusieurs trous en son milieu, pour recevoir la cheville, & des machines pour approcher les lacqs & faire les extensions requises.

L'apareil pour la luxation de la cuisse, consiste après les défensifs à faire sur la luxation le bandage appellé l'épy qui se fait avec une bande roulée à un chef, elle aura six aûnes de long & quatre doigts de large, on commence à appliquer le bout de la bande sur l'aîne, on la passe ensuite sous le dos, on la fait revenir pardessus le ventre, par sur l'aîne, par entre les cuisses, par sur l'aîne, par derriere le dos, par sur le ventre, par sur la cuisse, entre les cuisses, sur l'aîne, par derriere le dos : On continuë ainsi en faisant ces tours de bande, jusqu'à ce qu'elle soit finie, & on l'attache avec des épingles où elle finit. A chaque fois que la bande passe sur l'aîne il y faut faire de petits doloires qui forment un épy.

La Figure IV. enseigne la maniere de reduire la luxation de la clavicule, qui consiste à remettre la tête de la clavicule avec l'acromion, ou avec le sternum; mais la dislocation se fait pour l'ordinaire du côté de l'acromion & rarement du côté du sternum, parce que la premiere côte lui sert d'apui. Quand la clavicule a quitté l'acromion, on a peine à lever le bras, l'acromion fait une éminence & on y voit une cavité à cause que la clavicule est décenduë, pour la reduire suivant Galien, il faut faire coucher le patient, *A* : par terre à la renverse, lui mettant entre les deux épaules le coussin, *B* : ou quelque autre chose : *Les modernes y mettent le cul d'une jatte de bois renversée* ; puis le Chirurgien, *E* : presse & repousse de la main, *F* : la tête de l'humerus pendant que le serviteur, *D* : pousse en haut le bras étendu, & durant l'extension le Chirurgien racommode & égalise de l'autre main, *G* : les parties éloignées de la clavicule. Hipocrate ajoûte qu'il suffit quelquefois pour remettre la clavicule de pousser l'humerus en haut vers le côté.

Pour l'apareil ayant mis dessus la partie une compresse trempée dans de gros vin, on fait le bandage, apellé l'épy, que nous avons décrit en la luxation de l'humerus.

TABLE XXVI.

De la reduction de l'astragal ou talon luxé ; de l'extension de la jambe fracturée ; & de la maniere de redresser l'épine du dos luxée en dehors.

LA Figure I. enseigne la reduction du talon ou astragal qui se peut disloquer en-dedans, en-dehors, en-devant, en-derriere.

Lorsque la luxation est en-dedans la plante du pied se tourne en-dehors, si la luxation est en-dehors, la plante du pied se tourne en-dedans ; si la luxation s'est faite en-devant le tendon large & fort qui est au talon, & qu'on apelle le tendon d'Achille, devient extrémement dur & tendu. Le pied paroît plus petit, à cause que la jambe & l'article s'avancent & occupent une grande partie du pied, ce qui le fait paroître plus court quand la luxation se fait en-arriere,

K le

le talon eſt preſque tout caché, parceque l'article ſe jette de ce côté-là ; la plante du pied en eſt par conſequent bien plus grande & fait paroître le pied plus long. Si ces ſignes ſont manifeſtes la luxation eſt parfaite, s'ils le ſont moins elle eſt imparfaite. De quelque côté que le talon ſoit luxé, il faut coucher le patient à la renverſe ſur le banc d'Hipocrate, comme aux curations précedentes ; & les jambes étant bien étenduës, il faut embraſſer le malade immediatement au-deſſous du genou, avec le lacq carcheſien, *a* : qui étend également, & conduire ſes bouts par la partie poſterieure vers l'aiſſieu, *c* : au-deſſus de la tête du patient. On apliquera enſuite au talon le lacq ſandalien, *b* : conduiſant ſes bouts vers l'aiſſieu d'en-bas, *d* : & toutes choſes étant préparées pour l'extenſion, il faudra étendre le membre malade par les parties opoſites & le retenir quelque-tems étendu en tournant les aiſſieux de chaque côté avec leurs manivelles ; & durant l'extenſion le Chirurgien pouſſera avec les mains l'aſtragal luxé, preſſant par-derriere, lorſqu'il ſort en-dedans, ou en-dehors, ou par les côtés ſelon le genre de la luxation, l'habitude qu'il a de tirer en-dehors, fait qu'il ſe racommode aiſément. Il ne s'agit que de lier bien à propos la jambe avec les lacqs & de l'étendre ſuffiſamment en la tirant des deux côtés opoſés par le moyen des deux aiſſieux quetrois Serviteurs avec le Chirurgien doivent tourner en même-tems, quand elle ſera bien étenduë on la conſervera en cet état, arrêtant chaque roüe avec ſon arreſt, tantôt pouſſant, tantôt tirant l'aſtragal, juſqu'à ce qu'il ſoit parfaitement remis.

Quand la jambe eſt fracturée, ſoit que le tibia ou le peroné ſeul, ou que tous les deux ſoient rompus, ſi on ne peut faire l'extenſion avec les mains, il faudra pareillement coucher le malade à la renverſe ſur le même banc d'Hipocrate, & appliquer le lacq carcheſien, *a* : au deſſous du genou, & le lacq ſandalien, *b* : au-deſſus des malleoles, puis faire l'extenſion comme deſſus par le moyen des aiſſieux opoſés afin de reduire la fracture.

Avant d'avoir recours à ces ſortes d'extenſions ſur le banc d'Hipocrate, il faut eſſaier de les faire avec les mains & avec les courroyes obſervant de les faire vers les parties opoſites, les mains ſuffiſent quand la luxation eſt recente, & aux enfans en ce cas un ſerviteur empoignera des deux mains le pied du patient, & un autre la jambe au-deſſus de l'article du pied, & tireront chacun de ſon côté, & pendant l'extenſion le Chirurgien pouſſera vers l'endroit opoſite. Si les mains ne ſuffiſent pas on aura recours aux lacqs ou courroyes, qu'on apliquera au pied & à la jambe prés la malleole à l'endroit le plus mince, ſinon on aura recours au banc d'Hipocrate.

Si le peroné ou le tibia ſe ſont écartés l'un de l'autre le Chirurgien les repouſſera dans leur place naturelle le mieux qu'il pourra. On reduit ſouvent l'aſtragal avec les mains en tirant & pouſſant avec force le pied vers la partie opoſée d'où il eſt deplacé.

Les os du tarſe & du metatarſe ſont attachés ſi fermement qu'ils ne ſouffrent jamais de luxation complete. Ceux du tarſe s'élevent quelquefois ſur le pied, alors il faut que le malade mette ſon pied ſur une table ou ſur une planche & que le Chirurgien preſſe l'os juſqu'à ce qu'il rentre en ſa place. Si les éminences paroiſſent ſous les pieds, il faut les repouſſer par-deſſous, juſqu'à ce que les os ſoient en leur place, ſi elles ſont à côté on les pouſſera de même par le côté en leur place.

Les

Les os des doigts du pied se luxent rarement, d'autant qu'ils sont apuyés & soûtenus par plusieurs ligamens tres-forts & revêtus d'un grand nombre de tendons. Au reste on les remet comme ceux de la main, dont on a parlé en l'explication de la *table xxv. fig. II.* en faisant des extensions, pendant lesquelles le Chirurgien remettra l'os dans son lieu naturel. Pour faire toutes ces reductions il ne faut que des principes & un peu de bon sens.

L'apareil pour les luxations du pied consiste à mettre dessus pour défensif une compresse simple trempée dans du gros vin qui entourera tout le pied, puis on fera le bandage qu'on apelle la *sandale* ou *l'osange*. Il se fait avec une bande de deux doigts de large & de deux à trois aûnes de long roulée à deux chefs, c'està-dire, par les deux bouts, on commence par faire un circulaire au bas de la jambe & l'on croise sur le coud-pied. On passe sous le pied & l'on croise encore ; on revient sur le pied où l'on croise en continuant jusqu'au bout du pied de la même maniere ; tous ces tours de bande laissent des espaces en losange, ce qui a donné le nom à ce bandage : on revient du bout du pied vers le talon, en montant & couvrant tout le pied par de petites doloires, & on arrête la bande par des circulaires au bas de la jambe. On met le pied dans des fanons, puis on fait garder le lit aux malades beaucoup plus long-tems qu'aux autres luxations, sçavoir quarante jours, car comme l'astragal porte tout le corps, si cet article n'a pas le loisir de se rétablir, c'est-à-dire, si les ligamens relâchés & les muscles qui ont souffert distension ne recouvrent leur premiere force, les malades retombent aisément en la même luxation, ou du moins ils ont long-tems le pied foible.

La Figure II. enseigne la maniere de reduire l'épine nouvellement luxée en-dehors.

Les dislocations des vertebres sont completes ou incompletes & arrivent lorsque quelque vertebre sort d'entre les vertebres voisines du voisinage desquelles elle a glissé.

Si la dislocation des vertebres du cou est incomplete le cou demeure tors, le visage devient livide, & le malade a une difficulté de parler, de respirer & d'avaler, à cause de la compression que souffrent les nerfs, les vaisseaux sanguins, & les muscles, aussi-bien que l'oesophage & la trache artere. Mais si la dislocation est complete, le malade mourra bien-tôt si elle n'est promptement remise à cause que la compression est beaucoup plus violente sur tout à l'égard de la moëlle.

Les vertebres du dos se peuvent disloquer en quatre manieres, sçavoir enhors, en-dedans, à droit & à gauche. Quand elles sont luxées en-dedans, on voit une enfonçure à l'endroit de la vertebre luxée, si la vertebre est luxée en-dehors, il y paroît au contraire une tumeur. Si la vertebre se disloque à côté, on y voit une éminence qui n'est pas ordinaire.

Lorsque la dislocation des vertebres est interne il survient une difficulté de rendre l'urine & les autres-excremens, on ne remuë la cuisse qu'avec peine, & elle devient froide, parce que l'origine des nerfs qui se distribuent à cette partie est comprimée & empêche que les esprits n'y soient portés : il est difficile d'aporter du remede à cette sorte de dislocation, à cause qu'il est impossible de repousser le vertebre par le côté qui regarde le ventre.

Les

Les côtes des enfans qui ont l'épine du dos voûtée ne croiſſent point ou tres-peu , ſoit en long, ſoit en large & ſe jettent en devant , ce qui fait que le ſternum ſe leve en pointe , & que la poitrine ne prenant point aſſez de capacité, les poûmoins ſe trouvent trop ſerrés & les malades deviennent aſthmatiques.

Si l'épine eſt convexe dès l'enfance elle ne croîtra plus , au lieu que les bras & les jambes augmenteront beaucoup.

Quand les os du coccyx ſont diſloqués , le malade ne peut lever le talon vers la feſſe ny ployer le genou qu'avec difficulté , il ne ſe peut tenir aſſis , & ne va à la ſelle qu'avec grande peine.

Pour remettre les vertebres du cou , ſoit que la luxation ſoit complette ou in-complette , on fera aſſeoir le malade ſur une chaiſe baſſe , un Serviteur lui pe-ſera ſur les épaules , & pendant ce tems-là le Chirurgien lui prendra la tête avec les deux mains à côté des oreilles , & il la tirera en haut la tournant & remuant de côté & d'autre juſqu'à ce que la vertebre ſoit reduite , ce qu'on connoît , ſi le malade peut tourner la tête , à droit & à gauche & ſi la douleur eſt apaiſée.

Pour reduire les vertebres luxées en-dehors , on faiſoit coucher anciennement le malade ſur le ventre dans le banc d'Hipocrate. En ôtant la cheville & les deux poupées du milieu de *la fig. IV. de la table 23.* on mettoit à la place de la poupée droite dans la même mortaiſe une autre poupée marquée *B* : en cette *table fig. II.* percée pour recevoir le bois traverſier, *C* : qu'il faut affermir par une clavette ou cheville de fer, *D* : la poupée, *B* : doit être percée de trois trous quarrés ſuivant ſa longueur, afin de pouvoir recevoir, dans le plus haut trou, dans celui du milieu, ou dans le plus bas ſuivant la groſſeur de la boſſe, l'extrêmité du bois traverſier, il faut auſſi preparer deux bandes larges de ſix doigts & longues ſui-vant le corps du patient, ou des lacqs de toile neuve, lorſque on a beſoin d'une extenſion plus violente, & le tout étant preparé le patient, *A* : ſera couché ſur le ventre ſur le banc d'Hipocrate, & les chefs des lacqs, *E : F* : ſeront attachés en droite ligne chacun à leur aiſſieu le plus proche, *G : H* : dont l'un, *E* : paſſera ſous la poitrine & ſous les bras pour revenir au-deſſus de la boſſe ſur le dos, & l'autre lacq, *F* : paſſera autour du corps au-deſſus de la boſſe reve-nant ſur la region de l'os ſacrum ; enſorte que la moitié de la largeur du lacq ou de la bande ſurpaſſe en ſon tour les bords ſuperieurs de l'os de la hanche ou ilium, & que le reſte ſoit couché ſur le corps de l'os. De cette maniere les chefs des lacqs attachés aux aiſſieux, & ceux-ci étant convenablement tournés comme *la fig. I.* le repreſente étendent également l'épine & la retiennent étenduë juſqu'à ce que le Chirurgien, *K* : ait repouſſé la vertebre luxée avec le traverſier poſé ſur la boſſe en l'abaiſſant & preſſant avec les deux mains avec toute la force qu'il pourra, qui eſt beaucoup plus grande que celle du dedans de la main, & toute autre.

Les modernes remettent la même luxation en faiſant coucher le malade ſur le ventre ſur une table, on le lie avec une nape au-deſſous des aiſſelles & par une autre au-deſſus des hanches, on lui lie auſſi les cuiſſes & les jambes, & des ſer-viteurs tirent par en-haut & par en-bas, ſans pourtant faire trop de violence dans les extenſions, pendant leſquelles le Chirurgien repouſſe la vertebre dans ſon lieu naturel.

Si

Si les vertebres ne se peuvent reduire de cette maniere, on prendra deux batons de la grosseur d'un doigt chacun & de la longueur de quatre ou cinq, qu'on
envelopera de linge depeur de blesser le malade. On apliquera ces batons à chaque côté des vertebres disloquées, on pesera sur ces batons pour repousser les vertebres, disloquées, ou-bien on prendra un gros rouleau de bois, comme celui d'un
patissier on le mettra de-travers sur les batons qui sont en long, sur lesquels
on le roulera & on lui fera faire plusieurs allées & venuës en le pressant avec
force, il faut que les batons qui sont à côté des vertebres soient plus hauts que
l'apophyse épineuse des vertebres, parceque le rouleau en passant & repassant
dessus pourroit rompre cette apophyse, on connoîtra que la vertebre sera reduite,
si elle est égale à ses voisines.

Quoyque la luxation des vertebres en-dedans soit presque impossible à reduire
& ordinairement mortelle, il ne faut pas pourtant abandonner le malade. On le
fera donc coucher sur le ventre sur une table pour lui faire les extensions avec
des lacqs ou des serviettes, comme on a fait ci-dessus : Dans le tems des extensions, le Chirurgien ébranlera l'épine pour tâcher de retirer la vertebre, & s'il
ne peut pas en venir à bout, il fera une incision sur la vertebre enfoncée à
l'endroit de l'apophyse épineuse, puis il prendra cette apophyse avec des tenailles,
pour retirer la vertebre.

Si le coccyx est enfoncé en-dedans par quelque chute. On mettra le doigt index
dans l'anus, avec lequel on poussera fortement les os du coccyx en-dehors, les
repoussant en même-tems par dehors avec l'autre main pour les égaliser.

Si la luxation du coccyx est en-dehors comme il arrive dans les accouchemens,
on le repoussera doucement en-dedans avec les doigts. Ces os se raffermissent en
trois semaines.

Quant à l'apareil, il faut après la reduction des vertebres du cou, faire pancher
la tête du malade du côté oposé à la dislocation, en mettant une bande autour
du cou qu'on attachera au haut du bras.

Quand la vertebre est luxée exterieurement, il faut après l'avoir remise la maintenir dans sa place en mettant de chaque côté une petite lame de plomb, & par-
dessus une grosse compresse trempée dans de gros vin. On l'arrête en tournant
une serviete pliée en trois, autour du corps, puis on fait le bandage apellé le
scapulaire.

Quand la luxation a été interieure, il ne faut point comprimer la vertebre par
des bandages, ny mettre aucunes plaques ny attelles, depeur de faire retomber la
vertebre. Si on a fait une incision dessus & qu'il y ait hemorragie, on l'arrêtera avec
les astringens, & on pansera la playe à l'ordinaire.

Pour la luxation du coccyx soit interieure ou exterieure on y met une bonne
compresse trempée dans du gros vin chaud, puis on l'arrête avec le T. simple ou
double. On fait coucher le malade quelque-tems sur le côté.

Pour donner un traité complet des luxations, après tout ce qui vient d'être
dit, il ne reste qu'à parler de la luxation, de la machoire inferieure, des côtes, du
cartilage xyphoide & du genou, mais comme on traitera de la luxation du dernier
dans la table suivante *fig. 1.* nous allons expliquer les autres, commençant par les
côtes qui ont raport aux vertebres.

K iij   Les

Les côtes luxées s'enfoncent en-dedans, ou-bien elles s'élevent en-dehors, lorſque la côte eſt enfoncée en-dedans, on voit une cavité proche les vertebres du dos où eſt l'articulation, au lieu que ſi la côte ſort en-dehors, on voit une tumeur ſur la partie ; ces deux luxations font qu'on reſpire avec douleur & difficulté, on a de la peine à ſe plier & à ſe dreſſer, parceque la côte pique & comprime les muſcles.

Le cartilage xiphoide ſe courbe en-dedans aux ſujets tendres, comme aux femmes & aux enfans, que cette indiſpoſition fait quelquefois mourir, parceque le foye, l'orifice ſuperieur du ventricule & leurs vaiſſeaux ſe trouvant comprimés, la circulation du ſang & des eſprits eſt interrompuë, & ces parties ſe deſſechent. Il paroît alors une enfonçure en la partie inferieure de la poitrine, on reſpire difficilement & avec douleur.

Quand la luxation des côtes ſuperieures eſt externe, on fait mettre les mains du bleſſé ſur une porte pour le ſuſpendre, ce qui fait remonter les côtes en-haut & donne moyen au Chirurgien de repouſſer pendant ce tems-là la tête de la côte dans ſa place.

Si les côtes inferieures ſont luxées, on fait courber le malade & mettre ſes mains ſur ſes genoux, & cependant le Chirurgien repouſſe l'éminence de la côte dans ſon lieu naturel.

Lorſque la luxation eſt en-dedans, il faut faire une inciſion ſur la côte pour la tirer en dehors.

Quand le cartilage xiphoide eſt enfoncé, il faut pour le remettre coucher le malade ſur le dos ſur quelque choſe de convexe, puis on peſera avec les mains ſur les deux côtés de la poitrine pour faire relever le cartilage. Si cela ne ſuffit pas, on apliquera des ventouſes ſeches ſur le cartilage pour la relever. Avant de travailler à la reduction de cartilage on fera deſſus quelques fomentations, avec les huiles de caſtoreum, de therebentine, &c.

L'apareil des côtes luxées conſiſte à mettre ſur la partie une compreſſe trempée en quelque defenſif que l'on ſoûtient avec le bandage nommé *quadriga*. Pour le faire on prend une bande roulée à deux chefs ou deux bouts, de cinq aûnes de long & de quatre doigts de large ; on commence par l'apliquer ſous l'aiſſelle, & on fait une X. ſur l'épaule ; On paſſe chaque bout de la bande ſur la poitrine & ſur le dos, pour aller croiſer ſous l'aiſſelle & faire une X. ſur l'épaule, on paſſe encore les deux bouts de la bande, l'un ſur le dos & l'autre ſur la poitrine ; deſorte qu'il ſe forme une X. devant & derriere ; on fait des doloires ſur la poitrine avec les deux bouts de la bande en deſcendant juſqu'à ce qu'elle ſoit couverte, & on l'arrête par un circulaire.

A l'égard du cartilage xiphoide, on y aplique une emplâtre ſeulement pour le fortifier ; ſçavoir celui de Paré fait avec une dragme de racine de biſtorte & autant de noix de Cyprés, demie-dragme de maſtich & d'encens, une dragme & demie d'huile de noix avec ce qu'il faut de poix & de therebentine pour donner la conſiſtence d'emplâtre.

La machoire inferieure ſe luxe rarement, parce qu'elle eſt toute environnée d'os dans la cavité où elle eſt emboëttée ; qu'elle eſt retenuë par pluſieurs muſcles tresforts ; qu'elle a deux têtes qui ne ſortent pas ſi aiſément que s'il n'y en avoit qu'une ;

qu'elle

qu'elle a deux apophyfes aiguës ; qu'elle ne peut fe luxer que vers un feul côté, à fçavoir en-devant ; enfin qu'il y a fort peu de caufes de cette luxation, car la machoire ne fe luxe point que fon apophyfe aiguë ne s'échape du deffous de l'os jugal, & ne puiffe plus retourner en-haut. Ce qui ne peut arriver que par un baâillement ou une ouverture de la bouche extraordinaire.

La luxation de la machoire fe fait de deux côtés ou d'un feul, fi c'eft d'un feul côté ; le côté luxé fera plus plat & plus enfoncé que le fain auquel il paroîtra une tumeur, la bouche du malade demeurera ouverte fans qu'il la puiffe fermer ny mâcher les alimens, à caufe que les dents font plus avancées que celles de la machoire fuperieure, & ne répondent pas à leurs antagoniftes, les canines fe rencontrent fous les incifives, qui fe retirent comme le menton du côté non luxé.

Lorfque la machoire eft luxée des deux côtés, la machoire n'eft point torfe mais droite & pendante fur la poitrine, la falive coule involontairement de fa bouche, parce que les glandes parotides fe trouvent comprimées ; les mufcles temporaux paroiffent tendus & durs, la bouche demeure ouverte & on ne fçauroit remuer la langue.

La machoire difloquée des deux côtés eft plus difficile à remettre que fi elle ne l'étoit que d'un, & les accidens en font plus grands ; car fuivant Hipocrate, fi on ne remet bien-tôt cette luxation, il en arrive des fiévres continues, l'affoupiffement, l'inflammation, la douleur, la convulfion, le vomiffement, & le malade meurt en dix jours.

Pour reduire la machoire luxée des deux côtés, le malade fe couchera à terre ou s'affeoira fur un fiege bas ; fa tête étant apuyée & retenuë par un ferviteur, pendant quoy le Chirurgien mettra fes deux pouces dans la bouche du malade, les ayant auparavant enveloppés d'une bandelette pour ne fe pas bleffer contre les dents du malade, & de peur qu'ils ne gliffent en pefant fur les groffes dents ; il mettra les autres doigts fous le menton ; puis tirera la machoire en la levant.

Pour reduire la machoire inferieure luxée d'un feul côté ; le malade étant placé, comme ci-deffus & fa tête foûtenuë par un ferviteur, on mettra le pouce fur les dents molaires du côté luxé, on abaiffera la machoire en la tirant à côté, & on la pouffera en fa place. Un feul coup de poing donné fur l'autre côté remet quelquefois l'os luxé dans fa place ; mais quand cela arrive c'eft que la luxation n'eft pas complette.

Pour l'apareil, on mettra tout au long de la machoire une compreffe en plufieurs doubles, trempée dans quelque defenfif ; on fera enfuite le bandage qu'on apelle le *cheveftre*. On prend pour le faire une bande roulée par un bout, longue de trois aûnes & large de deux doigts. On commence par un circulaire qu'on fait autour du front, on paffe enfuite fous le menton & on remonte fur la joüe en paffant proche le petit angle de l'œil, on tourne obilquement derriere la tête, puis on defcend fous la joüe opofée & fous le menton, on remonte fur le premier tour de bande en faifant un doloire fur la machoire malade, on circule la bande en la paffant derriere la tefte, fur la joüe, fous le menton, on fait une doloire fur la luxation, on remonte fur la joüe derriere la tête, fur une joüe opofée fous le menton, & on fait une troifiéme doloire fur la luxation, on remonte en circulant

fur

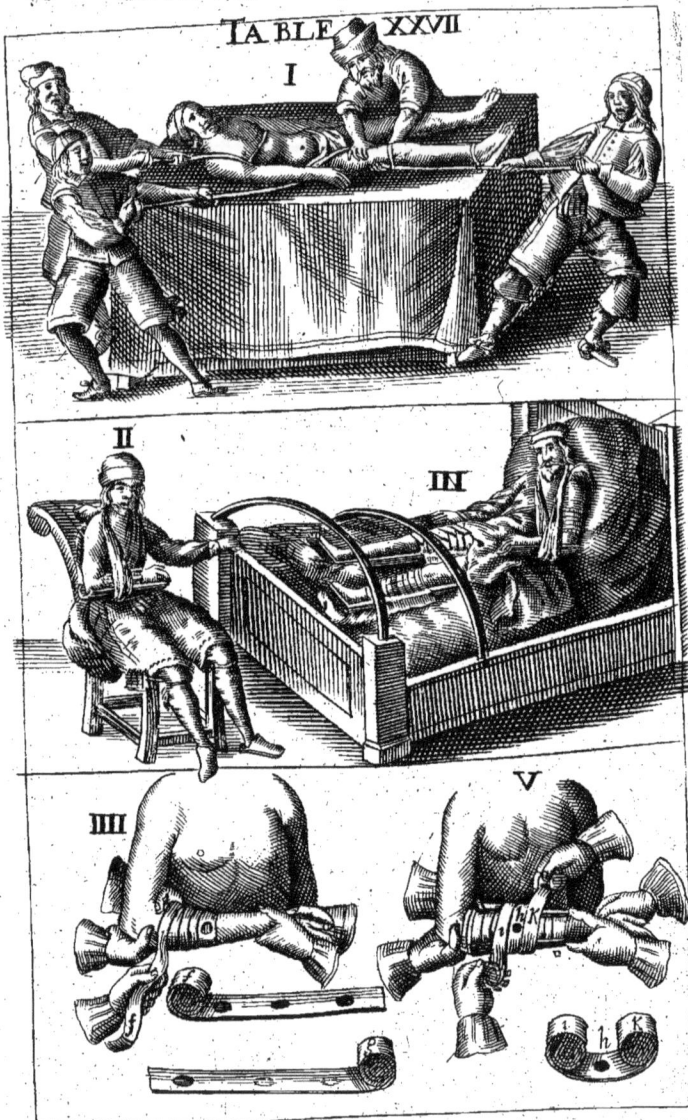

TABLE XXVII

fur les premiers tours, on passe derriere la tête, on amene la bande sur le menton pour y faire deux circulaires, & on finit en faisant deux circulaires de ce qui reste de la bande autour du front & de la tête attachant la bande où elle finit.

Le malade vivra de boüillons, car il ne peut pas user d'alimens solides, il gardera le lit & le silence.

TABLE XXVII.

De la maniere d'étendre la cuisse fracturée, & de la reduction du genou disloqué, de la situation du bras, du femur, & des os de la jambe fracturée, & de leurs bandages.

LA Figure I. enseigne la maniere de faire par les lacqs l'extension du femur fracturé de travers dans son milieu, ou environ, quand les mains ne suffisent pas & qu'on n'a point le banc d'Hipocrate, il faut pour lors que le Chirurgien se serve de lacqs & d'une table, qu'il prépare trois lacqs bien forts & qu'il ait trois Serviteurs puissans & robustes qui placeront le patient à la renverse sur une table, & lui ayant étendu les pieds, lui passeront le premier lacq sous les aisselles, le second en l'espace qui est entre l'anus & les parties genitales, & le troisiéme sur le genou & sur les malleoles. Le malade étant bien scitué & les lacqs attachés, le serviteur qui est au bout de la table aux pieds du malade tirera à soy le lacq inferieur autant qu'il pourra, & les deux Serviteurs qui sont à la tête du malade tireront pareillement à eux des deux mains autant qu'ils pourront les chefs des deux autres lacqs chacun ceux du sien. Par ce moyen de tirer vers les parties oposites le femur sera étendu en droiture & retenu fermement jusqu'à ce que le Chirurgien ait égalisé avec les mains, les bouts de l'os fracturé.

Le même apareil & la même façon de tirer sert pareillement pour la reduction du genou disloqué quand les mains ne suffisent pas pour la faire, excepté que le lacq inferieur ne s'aplique pas au-dessus du genou, mais seulement à la jambe au-dessus des malleoles.

Comme nous avons promis de parler de la maniere de remettre la luxation du genou en cette table, il faut en traiter un peu plus au long que l'Auteur.

L'operation de la luxation du genou consiste à replacer le tibia avec l'os de la cuisse. Or le tibia se luxe seulement en quatre manieres en-dessous, en-dessus ou en-devant, & des deux côtés. Il arrive pourtant rarement qu'il se luxe en-devant, à cause que les tendons des muscles de la jambe le retiennent dans une figure droite; & que la jambe ne sçauroit se flechir en-devant que les tendons ne soient extrêmement relachés ou detachés, ce qui ne peut arriver que dans une chute tres-violente qui fasse plier la jambe en-devant. Mais le tibia se luxe facilement en-dessous, & alors ses condiles se trouvent dans la cavité du jarret & la jambe est pliée.

Lorsque le tibia est luxé par les côtés, on voit une éminence du côté luxé & une cavité de l'autre, si le condile du tibia est en-dedans, la jambe tournera en-dehors, & s'il est en-dehors la jambe tournera en-dedans.

L

Le

Le tibia fe luxe facilement des trois dernieres manieres , parce que fon articulation eft peu ferrée , que l'éminence du tibia a peu de faillie , & que les cavités
qui reçoivent les condiles du femur ne font pas profondes.

Pour reduire la luxation poftericure du tibia , on fait affeoir le malade fur un petit
fiege ou fur un banc de moyenne hauteur , le dos tourné du côté du vifage du Chirurgien,qui lui mettra la jambe entre les deux fiennes & la pliera avec les deux mains
contre les feffesdu malade. Ou bien on fera coucher le malade fur le ventre & ayant
attaché une pelote au milieu d'un baton , un ferviteur le lui mettra au pli du jarret
contre le bout de l'os qui avance qu'il pouffera en-devant pendant qu'un autre
ferviteur mettra au-deffous du genou une bande large de trois doigts qu'il tirera en haut avec fes deux mains , pour faire plier tout d'un coup la jambe
contre la feffe.

Si la luxation eft en-devant , on obfervera ce qui a été dit fur l'extenfion du
femur fracturé de travers , on couchera donc le malade fur une table , on fera une
ligature au-deffus du genou , celle de deffus les aiffelles ne fervant que pour tenir
le corps plus ferme , & une autre au-deffus du pied , & pendant que les ferviteurs feront les extenfions , le Chirurgien pouffera l'os dans fa place avec les
mains ou avec un baton auquel on aura attaché une pelote. Si les mains ne font
pas affés fortes on aura recours aux moufles ou au banc d'Hipocrate. On connoît que
la jambe eft reduite quand le malade l'étend & la fléchit fans douleur.

Si le tibia eft difloqué vers les côtés : Le patient étant couché fur une table on
fera les mêmes extenfions pendant lefquelles on repouffera l'os vers le côté opofite
ou avec les mains ou avec un baton auquel on aura attaché une pelote.

Si le petit focile eft luxé en fa partie fuperieure , on le repouffera dans fa place
naturelle avec les mains.

La rotule fe difloque ordinairement par en-haut. Pour la remettre , on fait tenir
la jambe toute droite , ayant la plante du pied fur terre & on la repouffe avec les
pouces que l'on fait paffer alternativement l'un fur l'autre, un des pouces la comprimant toûjours jufqu'à ce qu'elle foit dans fon lieu naturel.

L'apareil de toutes ces diflocations fe fait avec une bande de trois aûnes de long
& de deux doigts de large roulée par les deux bouts. On aplique la bande par
fon milieu au bas de la cuiffe au deffus de la rotule où l'on fait un circulaire,
ou deux. On defcend la bande fur le jarret , on la croife , on l'amene au deffous
de la rotule où l'on fait un circulaire , on remonte la bande que l'on fait croifer
fous le genou , on la monte au deffus où l'on fait un circulaire. On continuë ces
tours de bande en montant , en defcendant , en croifant foûs le genou , en circulant
au deffus & au deffous jufqu'à ce que le genou foit tout couvert par des doloires , &
on arrête la bande au deffus ou au deffous du genou. Le malade gardera le lit
ayant la jambe étenduë & dans des fanons , & aprés quelques jours de repos , on
fera faire à la jambe quelques mouvemens de flexion & d'extenfion , de peur
que les os ne viennent à fe coler & qu'elle ne perde le mouvement.

La Fig. I I. montre la figure moyenne ou courbe en laquelle on doit mettre le
bras droit fracturé au cubitus , étendu , bandé , égalifé , placé dans une goutiere de
bois ou de gros carton , & fufpendu au cou.

La Fig. I I I. montre comme le bras gauche doit être pofé auffi en figure moyenne,

quand

quand l'humerus fracturé est étendu, égalisé, bandé avec l'apareil de la *table xxx*, placé dans une goutiere suspendu au cou.

La même figure propose en second lieu la figure moyenne ou droite du pied droit, dont le femur est fracturé dans le milieu bandé, avec le bandage croisé, placé dans une longue goutiere, dont le talon est apuyé sur un coussin, & la plante du pied soûtenuë par une semelle de carton ou de bois.

La même figure montre encore la figure du pied gauche bandé avec la bande circulaire, à cause du tibia fracturé & placé dans une goutiere qui monte presque jusqu'au milieu de la cuisse, ayant le talon pareillement apuyé sur un coussin & la plante du pied soûtenuë. Enfin on voit deux arçons placés aux pieds du lit pour empécher que la couverture ne presse & ne charge trop la partie malade.

La Fig. I V. montre comme le Chirurgien fait trois circulaires sur la fracture avec la premiere bande ou sous-bande, *f* : à laquelle il a fait trois trous pour panser plus commodément la playe tous les jours. Il conduit simplement les autres tours vers le ply du coude.

La Fig. V. montre comme le même bras est bandé par la bande à deux chefs troüée en son milieu, *h*. Aprés avoir mis les deux sous-bandes & les compresses. Son chef, *i :* est conduit au ply du coude, & le chef, *k :* jusqu'au carpe. Sur ces trois bandes sont apliquées trois ou quatre attelles qu'on lie avec des chevelieres ou rubans étroits, & le bras posé dans une goutiere est ensuite suspendu au cou, comme il est représentée dans les *figures II. & III.*

Ce bandage fenestre se fait aux fractures avec playe afin que le membre malade étant posé dans sa goutiere, la playe puisse être pansée tous les jours sans remuer le bras ny le bandage. Les remedes qu'on aplique sur la playe, se doivent recouvrir d'une compresse en quatre doubles qui sera retenuë avec une bande particuliere.

TABLE XXVIII.

De la curation de l'os cubitus carié jusqu'à la moëlle, & du bandage convenable aprés l'amputation de la main, de quelle maniere qu'elle soit faite.

LA Figure I. enseigne la maniere, dont l'Auteur a gueri l'os cubitus droit carié, comme la carie du tibia de la table suivante *figure VII.* l'un & l'autre étant recouverts d'un cartilage. Il commença par faire une incision à la partie externe du coude depuis le carpe jusqu'aux apophyses de l'humerus, & ayant mis dans la playe des plumaceaux de charpie imbus d'astringens pour la dilater, le lendemain il perça le cartilage en deux endroits avec le trepan perforatif, & l'os étant découvert il coupa avec le ciseau de la *table xij. fig. I.* l'entredeux des trous.

La Fig. II. montre l'os cubitus découvert, qui étant noir, inégal & entierement corrompu, fut tiré sans bruit & sans douleur avec les dents de la pincette.

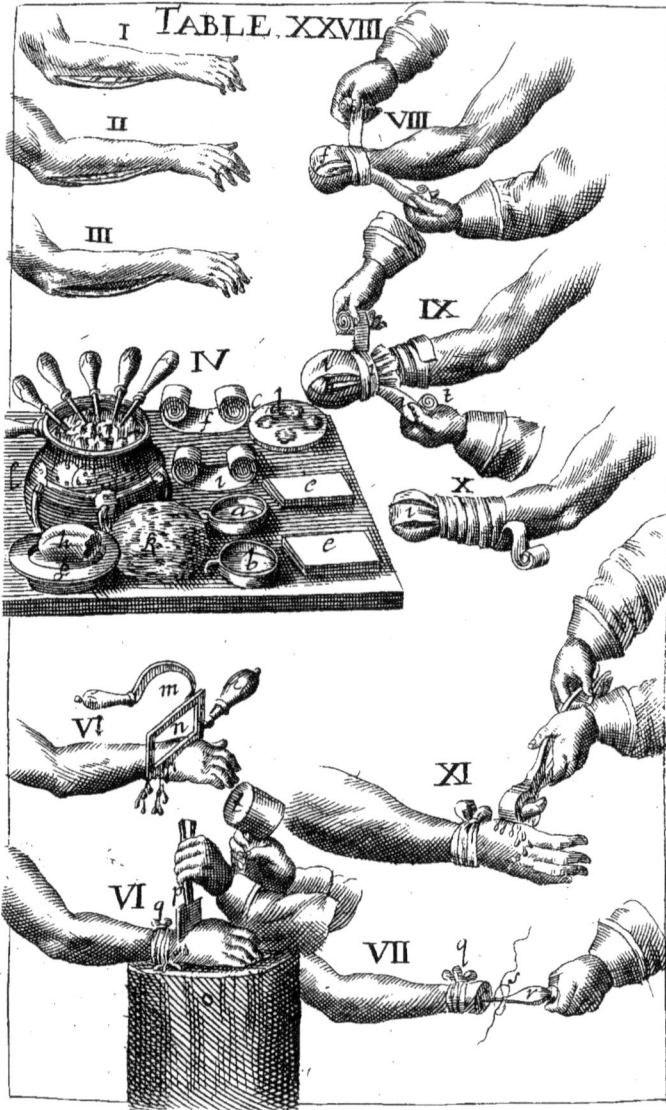

La Figure III. montre l'endroit d'où l'on a tiré l'os cubitus corrompu, qui fut rempli d'un calus si ferme que le malade se servoit de son bras dans les actions les plus laborieuses & les plus penibles. C'étoit un païsan de Pa... ...vie, auquel en 1 6 3 6. un soldat de l'Empereur avoit rompu le cubitus en quatre endroits sans playes. Toutes ces fractures furent assés bien reduites, & le malade paroissoit gueri, quand lors qu'on y pensoit le moins le coude s'enfla de nouveau avec beaucoup de douleur. Ensuite dequoy il s'y fit un petit ulcere & le corps du malade tomba dans une grande maigreur. Ce qui fit soupçonner que l'os fracturé en tant d'endroits, pouvoit être accompagné de carie, comme il parut quand on eut fait l'incision du cuir & troué le cartilage avec le trepan ; desorte qu'aprés avoir découvert l'os carié avec le ciseau, & l'avoir tiré avec la pincette, on acheva la guerison par le bandage avec deux compresses apliquées en croix, comme on voit en la table suivante *figure III.* & les remedes ordinaires.

La Fig. I V. represente l'apareil necessaire, avant, durant & aprés l'amputation de quelque membre & qu'il faut tenir prêt avant d'entreprendre cette operation, pour la faire avec diligence & sans reproche ; *a :* est un petit vaisseau rempli d'un medicament astringent, composé de blancs d'œufs battus avec la poudre astringente de Galien, dans lequel on trempe les plumaceaux lorsqu'on coupe la partie dans le sain. Que si on la coupe dans le mort ou proche, on mettra dans le même vaisseau au lieu de l'astringent, l'onguent Egyptiac pour procurer la chute de l'escharre produite par l'aplication des cauteres actuels, *b :* est un autre vaisseau, contenant un medicament repercussif avec le vin rouge, le blanc d'œuf, & l'huile rosat agités ensemble, dans quoy on trempe les bandes & les compresses pour défendre la partie de l'inflammation, soit qu'on fasse l'amputation, dans ou proche de la partie saine, *c :* est une assiette sur laquelle sont quatre plumaceaux, *d :* on en a quelquefois besoin d'un plus grand nombre, & ils doivent être d'étoupe ou de charpie & couverts d'un medicament requis. Si la partie requiert l'onguent egiptiac, à cause de l'escharre faite par les cauteres actuels, les plumaceaux seront de charpie, mais ils seront d'étoupe si la partie amputée demande des astrictifs, *e : e :* sont deux compresses en quatre doubles que l'on trempe & exprime dans l'oxicrat pour apliquer en croix sur les plumaceaux couverts ou imbus d'un astringent, *f :* est la premiere bande à deux chefs, car il en a deux, trempée & exprimée dans le remede repercussif, *g :* est le bassin rempli d'oxicrat dans lequel trempe une vessie de beuf, *h :* pour apliquer par-dessus la premiere bande, & enveloper l'extrêmité du membre aprés l'amputation, *i :* est la seconde bande roulée aussi à deux chefs, mais un peu plus longue que la premiere. On la trempe encore dans l'oxicrat & on la roule sur la vessie, *k :* est une éponge neuve imbibée d'oxicrat, pour bassiner toute la partie amputée avant d'apliquer la bande, pour empêcher l'afluence du sang & des autres humeurs, *l :* est un rechaud avec les cauteres actuels qui doivent être toûjours prêts dans les amputations, soit pour arrêter l'hemorragie, lorsque l'operation est faite dans la partie saine, & qu'elle ne peut être arrétée par les astringens ; soit pour consumer les restes de la corruption lorsque l'amputation se fait dans le mort ou dans les confins de ce qui est sain.

La Fig. V. fait voir comme la main saisie d'un cancer non ulceré, est retranchée

L iij   dans

dans le lieu fain ; fçavoir vers les têtes du cubitus & du radius proche le carpe. On commence par couper les chairs tout autour de la main avec le couteau courbé, *m :* puis on retranche d'un feul tour de fcie, *n :* tous les os, pourvû qu'elle foit bien affilée. Afin que le fang infecté des vaiffeaux voifins puiffe s'écouler. On ne doit point faire de ligature au bras au-deffus de l'incifion, ny faire rougir au feu le couteau courbe dont on fait l'incifion, d'autant qu'il ne faut pas arrêter le fang. L'amputation faite on baffine tout le bras avec une éponge neuve trempée d'oxicrat. On aplique fur la playe des plumaceaux de charpie chargés d'un aftringent mettant par-deffus en croix les compreffes imbuës d'oxicrat, que l'on affermit avec la première bande ou fous-bande imbuë de repercuffifs, & conduite en croix felon les regles, comme il eft repcefenté dans la figure huitiéme. Aprés cela on met la veffie trempée d'oxicrat par-deffus la première bande, puis on bande le bras avec la feconde bande, imbuë de la même liqueur que l'on conduit jufqu'au ply du coude, comme il eft marqué dans les *fig. IX. & X.*

La Fig. V I. reprefente comme la main fphacelée eft placée fur le tronc de bois, *c :* pour être amputée vers les têtes faines du cubitus & du radius, avec le cifeau, *p :* fur lequel on frape avec le maillet, *T:* Le bras eft ferré fort étroitement par la ligature, *q :* tant pour diminuër le fentiment de la douleur, que pour avoir moyen aprés l'amputation, de faifir les arteres avec la pincette, & de les lier avec un fil, pour empêcher la trop grande hemorragie.

La Fig. V I I. reprefente le bras mutilé de fa main pour faire voir comme l'artere eft faifie avec la pincette, *r :* & comme on la lie avec le fil, *s.*

La Fig. V I I I. reprefente la maniere de bander le bras mutilé, & comme la premiere bande, *f :* eft appliquée fur le vif. Aprés que les arteres auront été faifies avec la pincette, & liées avec le fil, ou qu'on les aura touchées avec les cauteres actuels bien ardens, qu'on aura couvert la playe de plumeceaux d'etoupe chargés d'un aftringent & apliqué par-deffus fes compreffes en croix. On bandera la partie paffant les chefs de la bande en croix deux ou trois fois en conduifant le refte circulairement jufqu'au milieu du coude.

La Fig. I X. reprefente la veffie apliquée au bras mutilé, fur les tours de la bande, *f :* de la *fig. VIII.* On aplique fur la veffie la feconde bande, *l :* en croix, comme la premiere en conduifant circulairement jufqu'au ply du coude, ce qui refte du chef, *i :* pour empêcher l'abord trop abondant du fang.

La Fig. X. fait voir le bras, dont la main a été retranchée, auquel on a apliqué le remede convenable fur des plumaceaux, les compreffes en croix & les deux bandages la veffie entre-deux. Ce bandage en croix a lieu dans toutes les amputations ; foit que l'operation fe faffe en la partie faine & vive comme en cette table ; foit au voifinage du vif comme en la fuivante, parcequ'il contient les medicamens fur la partie affectée, & qu'il arrête la fluxion des humeurs fur la partie.

La Fig. X I. enfeigne la maniere, dont le pouce de la main droite fphacelé eft retranché dans le vif avec la grande tenaille de la *table XXI. fig. I.* aprés avoir apliqué au carpe une ligature fort ferrée.

L'extirpation entiere des extrêmités, nommée *acroteriafme*, ou *acrotomie*, eft neceffaire en deux occafions ; La premiere, lorfque les parties font tellement meurtries

meurtries & les os brisés, qu'il est impossible ou du moins tres-difficile de les reduire. La seconde, quand la gangrene & le sphacele sont si grands, que tous les autres remedes ne servent de rien.

La gangrene est une disposition prochaine à la mortification des parties molles ; le sphacele en est l'entiere mortification. Le mot de *Gangrene* , signifie *rongeure* ; & c'est pour cela que Guidon la nomme *Estiomene* , quoy que ce dernier mot s'entende proprement des ulceres rongeans & des dartres corrosives.

Les causes de la gangrene sont generales ou particulieres. On comprend sous la generale toutes les causes qui empêchent les esprits ou le sang de couler aux parties : Sous la cause particuliere on comprend le grand froid, l'aplication des remedes trop rafraichissans, les brûlures, les grandes fractures, les dislocations, les contusions, les morsures des animaux venimeux, les ligatures serrées, & les grandes hemorragies qui arrivent aux playes. En un mot, ce qui fait la gangrene & la mortification d'une partie, c'est la dissipation, l'absence ou la concentration des parties spiritueuses qui la vivifient, ou bien l'interruption du cours du sang ou la coagulation. Outre toutes ces causes les Anciens en reconnoissent une qu'ils nomment occulte, à laquelle ils attribuent la gangrene qui arrive dans la peste ou le charbon, d'où s'ensuit quelquefois en vingt-quatre heures la mortification entiere d'une partie ; La gangrene qui arrive après les fiévres malignes & quelquefois après la petite verole, dépend de la même cause suivant eux, ainsi que celle qui procede des poisons, & des morsures venimeuses.

On ne peut pas nier que toutes ces choses ne causent souvent la gangrene ; mais on peut en rendre raison sans avoir recours aux qualitez occultes : Car ne peut-on pas dire, par exemple, à l'égard de la peste, que les charbons produisent souvent la mortification, parceque l'humeur qui les engendre est une espece d'eau forte qui ronge les chairs, & cauterise les vaisseaux, ce qui doit mortifier necessairement la partie. Il en est de même de la matiere des fiévres malignes & de celle de la petite verole, dans lesquelles le sang se trouve chargé de parties acres & corrosives. Car dés que cette acrimonie ne peut pas être surmontée & digerée, il se fait un dépôt de ces humeurs acres & corrosives sur quelque partie ; desorte que les chairs en sont rongées, les vaisseaux cauterisés, & les os mêmes cariés. Les poisons dont les uns sont acres & acides & les autres abondans en sels lixivieux, agissent de même par leurs acrimonies & produisent un effet semblable aux cauteres potentiels.

Les signes de la gangrene sont lors qu'après une inflammation considerable, il survient une couleur blanche, qui passe & se change souvent en couleur jaûne ou de pourpre, la douleur diminuë, il s'éleve des vessies livides pleines d'une serosité jaunâtre ou sanguinolente ; enfin le sentiment se perd, la partie devient pesante, & l'epiderme se separe de la peau. Dans le sphacele la couleur est livide, la partie froide & molle, il en exhale une odeur insuportable, & le sentiment est entierement perdu.

Il n'y a point de mal plus pressant que la gangrene ny qui ait besoin d'un plus prompt secours, car elle fait tant de chemin en peu de tems que les parties saines s'en trouvent attaquées avant qu'on ait eu le loisir de s'en apercevoir. Il faut donc empêcher le progrés d'une si fâcheuse maladie par toutes sortes de voyes.

li

Il eſt inutile de tenter la gueriſon du ſphacele, puiſqu'il n'y a point de retour de la mort à la vie, le plus court chemin eſt d'en venir à l'operation, & d'employer le feu & le fer pour empêcher que le mal ne gagne les parties ſaines. Il n'en eſt pas de même de la gangrene contre laquelle il y a pluſieurs remedes tant anciens, que modernes, qui ont ſouvent un heureux ſuccés.

Dés le commencement de la gangrene ou dés qu'une partie en eſt menacée, on doit preſcrire une diete convenable, en venir à la ſeignée & à la purgation ſi le corps eſt plethorique, puis aux remedes, dont les uns ſeront propres à détruire & émouſſer l'acide dominant, les autres à adoucir & corriger l'acrimonie des ſels lixivieux, les autres à fortifier la partie, & qui tous enſemble contribuent, à retenir les parties ſpiritueuſes du ſang qui veulent s'échaper, ou à les dégager lorſqu'elles ſont concentrées, à rendre la circulation libre dans la partie, & y ramener avec le ſang, les eſprits & la chaleur en quoy conſiſte la vie. Ces remedes ſont en grand nombre, dont les interieurs ſe reduiſent aux ſudorifiques, cardiaques, & vulneraires.

Les remedes exterieurs ſont les ſcarifications qui ſervent à débrider la partie & à la décharger de quantité de ſang & d'humeurs extravaſées qui peſoient ſur les vaiſſeaux & empêchoient la circulation, & encore à donner lieu aux medicamens topiques de mieux penetrer.

Ces topiques ſont les decoctions vulneraires faites avec les deux ariſtoloches, la pervanche, l'angelique, la verge dorée, l'abſinthe, le ſcordium, le domte-venin, la ruë, &c. dans du vin ou dans de l'eau. Les teintures d'aloës, d'oliban, de myrrhe, faites dans l'eſprit de vin; l'eau de chaux, l'eſprit de vin, l'eau phagedenique, l'eau marine ou ſalée, le vin ſalé & pluſieurs autres. En un mot la cure eſt differente ſuivant la difference des cauſes. Par exemple, dans la gangrene qui arrive aux vieillards par le défaut des eſprits & aux hydropiques, il faut uſer d'alimens nourriſſans & ſpiritueux, ſcarifier la partie & la baſſiner avec quelqu'un des remedes ci-deſſus.

Lorſque la gangrene eſt cauſée par le froid & que la partie n'eſt pas encore mortifiée, il faut aprocher un peu le malade du feu, froter & couvrir la partie de neige, ou la tenir quelque-tems dans l'eau riede, puis la froter d'huile de camomile: mais l'eſprit de nitre ou l'eau-forte, à laquelle on fait devorer une moitié de mercure crud, termine facilement ces ſortes de mortifications des pieds & des mains; on les touche de cette liqueur avec un petit linge mis dans toute l'étenduë de la gangrene. Au défaut de l'eſprit de nitre, on peut ſe ſervir des autres eſprits qui ont à-peu-prés la même qualité.

L'effet de ce remede eſt ſi doux & ſi prompt que ceux qui en ont une fois uſé, ne s'en ſervent plus d'autres, en toutes ſortes de gangrenes, il ſepare divinement le mort d'avec le vif, ſans ſcarifications ny taillades, ſi ce n'eſt quand la gangrene eſt extrèmement profonde, car alors ces operations ſont neceſſaires.

Les cordiaux & le vin doivent être toûjours employés, en cas pareil, pour fortifier & défendre la chaleur naturelle.

Quand les phlegmons qui arrivent aux playes ſont puiſſans & opiniâtres, & qu'ils n'obeïſſent point aux diverſions & aux reſolutifs, il ne faut pas tarder à ſcarifier la partie dans toute l'étenduë de la tumeur, pour donner paſſage au ſang
qui

qui est extravasé & souvent corrompu , & pour dégorger & soulager la partie qui peut être suffoquée par l'obstruction & la plenitude , la bassinant ensuite avec l'esprit de vin & le sel armoniac. Car pendant qu'on tarde à y pourvoir l'ennemi caché travaille à la sourdine ; desorte que quand les signes exterieurs de la gangrene paroissent , tout ce qui est sous les tegumens se trouve tres-souvent corrompu avec des desordres insurmontables.

L'eresipele est encore plus à craindre , parce que son effet est plus prompt & plus actif. Il faut donc être vigilant pour y pourvoir en tems & lieu , la fomentation d'esprit de vin , de l'onguent egiptiac , & de sel armoniac ont lieu ici.

Dans les inflammations , les fractures , les contusions & les anevrismes , la saignée est le plus prompt remede pour empêcher l'épanchement du sang , & les scarifications sont toûjours necessaires. Dans les fractures & les luxations il faut remettre les os en leurs places & lâcher les bandages , avant de faire les autres remedes.

L'eau de chaux & l'eau phagedenique font merveilleuses dans les ulceres & les brûlures qui se terminent en gangrene. Dans le scorbut il faut mêler des antiscorbutiques aux remedes ordinaires.

Lorsque la gangrene est causée par quelque malignité , il faut ajoûter aux remedes externes ou topiques la theriaque & le diascordium , & joindre les remedes internes aux topiques , comme les bons cordiaux , la theriaque , la confection d'hyacinthe d'Alkermes , & les alexipharmarques , y joignant toûjours un peu de camphre. Le vin est du nombre des cordiaux. Le scordium fait merveille pris interieurement ou apliqué sur la gangrene.

Enfin si tous les remedes & les soins qu'on a aportés ne servent de rien , & que cependant la gangrene gagne à vuë d'œil ; ou quand les gros vaisseaux sont entierement coupés dans un membre qui se peut amputer , sans attendre que le sphacele soit survenu , il ne faut pas differer l'operation. Ce remede est à la verité cruel & dangereux , mais c'est le dernier & l'unique que la necessité authorise & rend en quelque façon suportable , puisqu'il vaut mieux ne perdre qu'un membre que le corps entier.

Avant de se mettre en état d'operer le Chirurgien doit sçavoir qu'on ne doit jamais couper dans l'article sans necessité , comme à l'égard de quelques doigts de la main ou du pied , car quoyque l'amputation fût plus facile , à cause qu'on n'auroit pas besoin de se servir de la scie ; la curation en seroit bien plus difficile, à cause du manquement des chairs & des tegumens pour recouvrir le moignon. Si l'amputation se doit faire à la jambe , il faut couper le plus prés du genou, quand il n'y auroit que le pied de mortifié , afin d'avoir plus de commodité de porter une jambe de bois , ainsi on ne s'amuse plus à couper simplement le pied, parceque la jambe nuiroit plus qu'elle ne serviroit. Il faut pourtant en coupant la jambe , s'éloigner de l'aponevrose des muscles qui s'attachent à une éminence vers la partie superieure du tibia , & couper un peu plus bas sçavoir quatre doigts au-dessous du genou. Autrement , il en arriveroit de fâcheux accidens , comme les convulsions , les inflammations , & les longues supurations.

Si c'est la cuisse que l'on coupe , il faut s'aprocher du genou , pour la facilité d'une jambe de bois , si c'est le bras on en coupera le moins qu'on pourra, parceque le refte du bras fert d'ornement & plus il eft long, plus il peut être utile. Aprés avoir choifi le lieu propre, voici comme quoy l'amputation fe doit faire. Par exemple, fi c'eft la jambe, on fait affeoir le malade fur le bord d'un lit un peu renverfé ou dans une chaife, le faifant foûtenir par derriere, puis un ferviteur tient le membre au-deffus du genou & tire la peau en-haut. On met fous le jarret une compreffe affés épaiffe & par-deffus une ligature qu'on ferre avec un tourniquet, mettant deffous un petit carton fous la ligature à l'endroit du tourniquet pour empêcher que la peau ne fe pliffe & ne faffe de la douleur. Cette maniere de ligature eft la plus commode, parce qu'on ferre autant qu'on veut fans que le malade fente beaucoup de douleur ny que la peau fe ride. On fait une feconde ligature au-deffous du genou qui ne fert que pour affermir les chairs.

Le Chirurgien fe place entre les jambes du malade, fait une incifion avec un couteau courbe autour du membre jufqu'aux os. Puis du dos du couteau, il ratiffe le periofte & coupe la chair qui fe rencontre entre les deux os : aprés quoy il apuie fa fcie fur les deux os en même-tems pour les couper enfemble, ce qu'il ne pourroit pas faire commodément dans une autre fituation, il commence pourtant à fcier le peroné & finit par le tibia.

La jambe étant coupée, on défait la ligature qui tenoit les chairs fujettes au-deffous du genou & la peau retirée vers le haut. Puis on lâche le tourniquet pour laiffer couler un peu de fang, & reconnoître les arteres dont on pince les plus confiderables avec un inftrument apellé Valet-à-Patin du nom de fon inventeur : Ces pinces font fort commodes pour faifir les bouts des vaiffeaux, car les ayant une fois pincées, elles ne les quittent point à caufe d'un petit anneau qui fe gliffe au bas de leurs branches. Le bec de corbin garni d'un anneau femblable fait le même office, on met fur l'un ou fur l'autre de ces inftrumens un petit lacq coulant pour lier les vaiffeaux, mais comme ce lacq peut gliffer ou couper les vaiffeaux, la ligature la plus fure, eft de paffer une aiguille enfilée d'un fil ciré dans les chairs au-deffous du vaiffeau & de la repaffer de même, pour venir lier le fil fur le vaiffeau. Quand les vaiffeaux feront liés, on defera le tourniquet, on pliera le moignon, puis on abaiffera la peau pour le recouvrir.

Pour arrêter le fang, les uns fe fervent du cautere actuel, les autres d'un bouton de vitriol brifé que l'on met dans du coton, les autres fe contentent de lier l'artere, fans paffer le fil dans les chairs; mais la méthode la plus feure & la meilleure eft de paffer la ligature dans les chairs. Si c'eft à la cuiffe ou au bras qu'on a fait l'amputation, il ne fuffit pas de recouvrir le moignon de la peau, il faut encore l'affujettir par quatre points d'aiguille, ce qui n'eft pas neceffaire à la jambe ny à l'avant-bras, à caufe du genou & du coude qui empêchent la peau de remonter. Quant à l'apareil, il confifte à apliquer de petites compreffes fur les vaiffeaux à l'endroit des ligatures, un plumaceau fur l'os, fec ou trempé dans l'efprit de vin pour corriger fon alteration ; enfin plufieurs autres plumaceaux chargés de poudres aftringentes, une petite étoupade garnie des mêmes poudres, un defenfif fait d'un œuf entier, d'huile rofat & d'un peu de bon vinaigre mêlés enfemble, une compreffe taillée en croix de Malthe, deux compreffes longitudinales & une circulaire, le tout foûtenu par le bandage circulaire & la capeline ; le circulaire fe fait avec une bande large

de

de trois doigts & longue de deux ou trois aunes felon le fujet, roulée à un chef.
On commence à faire deux circulaires avec la bande fur le bout du moignon, on
monte enfuite par des doloires jufqu'au genou, qu'il ne faut point enveloper, on
attache la bande où elle finit, foit au-deffus, foit au-deffous du genou. Il n'importe.

L'on prend enfuite pour faire la capeline une bande large de trois doigts & longue de quatre aunes, roulée à deux chefs. On aplique la bande par fon milieu, fur
le milieu de la partie coupée, on monte les deux chefs fur le genou, où l'on fait un
circulaire avec un des deux chefs, pour affermir l'autre chef qu'on fait defcendre
tout au long du moignon & paffer fur la playe, on remonte ce chef au-deffus du
genou, & quand il eft monté, on l'arrête avec un circulaire que l'on fait avec l'autre
chef. Car il y a un des chefs qui refte toûjours au-deffus du genou pour faire des
circulaires afin d'affermir le chef qui defcend fur la playe & remonte fur le genou, en continuant jufqu'à ce que le moignon foit tout recouvert, aprés cela on
fait des circulaires autour du moignon avec les bouts des bandes qui reftent, pour
affermir les bandes qui font montées & defcenduës, puis on les arrête au-deffus
du genou.

Quoy qu'on arrête le fang en liant les arteres plûtôt qu'avec des boutons de vitriol concafsés, il ne faut pas laiffer d'employer quelque peu des derniers, parce
qu'il y a toûjours quelques petites arteres qui donnent du fang. Il ne faut point charger la partie de trop de compreffes, ny apliquer aucune veffie de porc, ny trop ferrer
les bandages; car outre que toutes ces chofes ne fervent qu'à exciter des obftructions
& des inflammations, fi par malheur les ligatures venoient à manquer, le malade
periroit infailliblement fans qu'on s'en aperçût, vû que les veffies retiendroient &
cacheroient tout le fang qui s'écouleroit.

A l'égard de la cure, quand l'operation eft faite, on fait coucher le malade, en faifant tenir la partie mutilée un peu haute fur un oreiller; fi l'on s'eft fervi de boutons
de vitriol & qu'on n'ait point fait la ligature des vaiffeaux, à caufe des mouvemens convulfifs qui arrivent fouvent à la partie immediatement après l'amputation,
pendant quoy le Chirurgien ne doit pas s'amufer à chercher l'artere dans les
chairs, & donner occafion au mal de s'augmenter, on tiendra le moignon un peu
élevé & la main par-deffus l'efpace de trois ou quatre heures, ou jufqu'à ce que le
vitriol ait commencé à produire fon effet.

Il y en a qui fe fervent de cautere actuel pour arrêter le fang, mais lorfque
l'efcarre vient à tomber, les arteres s'ouvrent quelquefois & donnent du fang,
ce qui eft fort dangereux, & il faut recommencer comme fi on n'avoit rien fait.

Quand on s'eft fervi de boutons de vitriol, il faut leur donner le tems de
fermer les vaiffeaux, & ne lever l'apareil que deux jours après l'amputation,
mais fi on les a liés on pourra le lever le lendemain, parcequ'il n'y aura point
d'hemorragie à craindre. Le fecond apareil fera fait comme le premier, à la re-
ferve de la veffie de porc & des boutons de vitriol qui ne font plus neceffaires;
on fe contentera des poudres aftringentes feules. Il faut lever les premiers apareils
doucement de peur d'exciter l'hemorragie, & quand on fera bien affuré du fang,
on procurera une bonne fupuration à la partie avec des digeftifs faits avec la
terebentine & les jaunes d'œufs, ces digeftifs feront continués jufqu'à ce qu'on

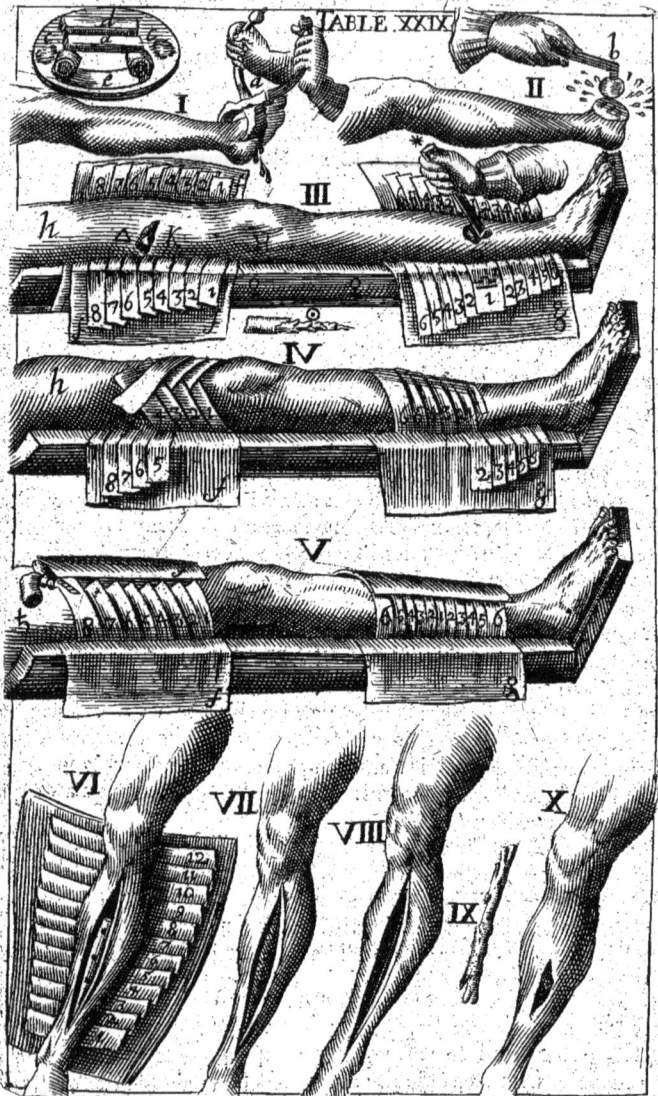

TABLE XXIX.

voye une belle fupuration, alors on la mondifiera avec le mondificatif vert ou *de apio* ; puis on la cicatrifera

On aura foin pendant toute la cure de tenir un plumaceau fec fur l'os juf-qu'à l'entiere guerifon. Quand la fupuration eft finie, on comprime un peu le moignon avec des compreffes pour empêcher la generation des chairs fongueufes & fuperfluës qui viennent ordinairement aprés les longues fupurations ; que fi ce moyen ne fuffit pas pour les arrêter, on les confumera avec la poudre d'alun brûlé.

TABLE XXIX.

De l'amputation du pied fphacelé, fuivant la façon d'Aquapendente : De diverfes manieres de bander les membres fracturês, avec playe : De l'ufage de la goutiere, & de la curation du tibia corrompu jufqu'à la moëlle.

LA Figure I. montre le pied fphacelé, qui doit être amputé, fuivant le fen-timent d'Aquapendente ; en la partie morte proche la vive, avec la tenaille, *a :* de la *table xxj. fig. I.* Mais cette pratique n'eft pas feure ; car outre que la jambe devient inutile, à moins qu'il ne refte affez du pied pour foûtenir la jambe, fi le fphacele vient de caufe interne, il montera toûjours & il faudra couper la jambe, il vaut donc mieux la couper d'abord. Cette operation peut pourrant avoir lieu dans la fracture du metatarfe avec tant de fracas qu'on ne puiffe la guerir au-trement.

La Fig. II. enfeigne comme quoy aprés l'extirpation du pied fphacelé, on con-fume le refte de la pourriture par l'aplication du cautere actuel, *b :* que l'on rei-tere jufqu'à ce que le malade fente l'ardeur du feu ; on aplique alors fur l'efcarre trois ou quatre plumaceaux de charpie, *c :* felon l'étenduë de la partie, garnis de l'onguent egiptiac compofé, on aplique par-deffus deux compreffes en croix, *d :* en quatre doubles & exprimées dans l'oxicrat, comme en la table preecedente à l'égard de la main : On bande enfuite fuivant l'art, la jambe mutilée avec la ban-de, *e :* qui doit être affés longue, roulée à deux chefs, & imbuë du mélange repercuffif. Elle ira jufqu'au genou où elle finira, ainfi qu'au bras de la table pre-cedente *figure VIII.* qui eft bandé jufqu'au ply du coude. La veffie de beuf ou de cochon eft inutile ici, parceque l'efcarre que le cautere actuel a fait, ôte la crainte d'une trop grande hemorragie.

Guillaume Fabrice de Hilden tâche de prouver dans le traité qu'il a fait tou-chant la cure de la gangrene & du fphacele, par plufieurs raifons & authorités qu'il n'eft pas feur, comme nous avons remarqué ci-deffus, de laiffer, en ampu-tant une partie morte, quelque chofe de corrompu, pour l'abforber enfuite par le cautere actuel : Mais s'enfuit-il que l'amputation d'un membre, faite fuivant la methode d'Aquapendente, ne reuffiffe jamais bien, & qu'il faille la faire necef-fairement dans la partie faine, fuivant la methode des Anciens ? Voilà les deux

M iij   coryphées.

coryphées de la Chirurgie aux mains fur la fameufe queftion touchant l'endroit, où l'amputation d'un membre fphacelé qu'il s'agit d'extirper fe doit faire ; fçavoir fi c'eft dans la partie faine ou dans la morte ?

Pour fçavoir laquelle des deux doit avoir la préférence , il faut examiner laquelle des deux aproche le plus du *tutò* , *citò* , *& jucundè* , que le grand Hipocrate demande, car celle-là eft fans doute à preferer qui s'éloigne le moins de ces trois conditions. A l'égard du *jucundè* , qui bannit la douleur, on ne doit pas le chercher dans l'amputation qui fe fait dans la pattie vive , puifqu'on ne peut concevoir, quand même on donneroit des narcotiques qui font ici tres-dangereux , qu'on puiffe couper tant de chairs vives , & de parties plus molles que les os avec le couteau courbe , ny racler le periofte , ny enfin faire une ligature tres-ferrée dans les parties vives d'au-deffus , fans caufer beaucoup de douleur , & quelque précaution même que l'on prenne en coupant dans le vif , il peut arriver que la corruption ait fait plus de chemin dans le fond que vers la furface qui paroît à la vuë , & alors il faut reiterer l'operation & la faire plus haut , fi on s'attache à ce principe , & recouper dans le vif , dont la penfée feule donne de l'horreur , ou bien il faudra recourir à la methode d'Aquapendente & confumer par les cauteres actuels , les reftes de la pourriture.

Pour ce qui eft du *citò* , qui eft la feconde condition , quel tems ne faut-il pas mettre , je ne dis pas à couper les chairs , racler le periofte & fcier les os , mais à chercher, à pincer & à lier les arteres , & à recommencer la même manœuvre. Si par malheur , comme il arrive fouvent , en levant la ligature faite au-deffus de l'amputation , le fang qui vient avec d'autant plus d'impetuofité , qu'il a été long-tems retenu , fait fauter les ligatures des arteres , & s'épanche tant par celles-là que par d'autres qui ne paroiffoient point avant que la ligature fût ôtée. Voilà bien du tems perdu , fans celui qu'on employe à recommencer à remettre la ligature qu'on a ôtée , & à relier les mêmes vaiffeaux , ou du moins à apliquer les boutons de vitriol , ou les cauteres actuels pour arrêter une telle hemorragie.

Quant au *tutè* , la douleur qui accompagne cette operation ne peut attirer que de tres-dangereux fymptomes , comme l'inflammation & les convulfions , & parce qu'il fe perd cependant une grande quantité de fang , les défaillances & les fyncopes font fort à craindre.

L'amputation dans la partie morte eft fans contredit peu ou point douloureufe , puifqu'on la fait dans une partie fans fentiment , qu'il n'eft pas befoin de faire de ligature au-deffus , ny ficher une aiguille plufieurs fois dans les chairs pour lier les arteres , puifqu'il n'y a point de fang à étancher ; & comme voilà bien du tems épargné ; l'operation en feroit par confequent moins longue, s'il ne falloit pas reiterer une infinité de fois l'application du cautere actuel qui fe doit faire jufqu'à ce que toute la corruption foit confumée & que le malade fente le feu. Jugez quelle longueur, & quel rifque le malade court pendant tout ce tems-là. Mais quant au *tutò* qui peut répondre que le fphacele ne gagnera pas les parties voifines , & quelle aprehenfion ne doit pas avoir tant le Medecin que le Chirurgien , s'ils connoiffent & confiderent la nature des levains qui agiffent moins par leur quantité , que par leur qualité ; deforte que pour peu qu'il en refte , il eft capable de corrompre toute la maffe du fang , qui s'en impreigne en circulant , & infecte enfuite tout le corps.

Ainfi

Ainfi quoyque nôtre Auteur, Salmuth, & plufieurs Sçavans entrent dans le fentiment d'Aquapendente, & que l'axiome d'Hipocrate femble faire pour eux. Il ne faut pas donner à tête baiffée dans leur avis : Voici le parti qui eft à prendre. Si le fphacele vient de caufe interne, de malignité, de poifon ou de quelque morfure venimeufe, il faut neceffairement couper bien-avant dans le vif & donner des remedes internes capables de refifter au mauvais levain, tel qu'on a cidevant prefcrit : afin de fortifier & corriger la maffe du fang, & preferver les autres parties. Mais fi le fphacele procede fimplement d'une caufe externe, il faudra couper dans le mort & le plus prés du vif qu'on pourra. Voilà le moyen de concilier ces grands hommes & de faire fa profeffion avec honneur & confcience.

Si les forces du malade font fi diminuées par les caufes précedentes, que l'on foit comme certain, qu'il manquera de cœur & perira dans l'operation, il faudra s'en abftenir, parce qu'il eft plus excufable d'abandonner par prudence le malade que de le tuer à fon efcient. Mais s'il ne refte au malade aucune efperance de falut, que par le retranchement de la partie morte que doit faire un bon Chirurgien ? Il touchera tous les jours foir & matin la partie morte avec des ferremens rougis au feu pour abforber & confumer les humeurs putrides & empêcher le fphacele d'aller plus loin ; ou bien il prendra du beurre d'antimoine avec lequel il tirera un cerne là où la mortification fe termine, car ce cerne tiré fepare promptement la partie faine de la malade ; deforte que celle-ci fe détache quand le fphacele n'eft pas incurable, il eft facile enfuite d'arracher ce qui eft mort & de traiter la partie comme un ulcere. Il pourra encore prendre de l'efprit de nitre ou de l'ean forte, à laquelle il fera devorer une moitié de mercure crud & touchera de cette liqueur avec un petit linge toute l'étenduë du fphacele, y faifant quelques fcarifications ou tailladés s'il eft profond pour faire penetrer le remede qui fepare divinement le mort d'avec le vif. On donnera cependant par la bouche des Alexipharmaques, qui refifteront aux vapeurs ennemies, repareront les efprits & rétabliront les forces, il en apliquera auffi en forme d'epitheme fur la region du cœur. Si les forces fe rétabliffent un peu, car on ne doit pas attendre qu'elles reviennent abfolument, il faut fi le malade ne peut éviter autrement la mort, entreprendre hardiment l'operation, aprés avoir pronoftiqué aux affiftans le danger où eft le malade, car il vaut bien mieux tenter cette forte de fecours, quoyque douteux & tres-deplorable, fur un malade qui a mediocrement de force, que de l'abandonner entierement à une mort certaine. Voici un exemple que nôtre Auteur raporte fur ce fujet.

Lorfqu'il étudioit en medecine à Padoüe, le Comte de Vincence, fe rompit les deux os de la jambe droite dans leur milieu, avec playe & effufion de fang jufqu'à fyncope, aprés quoy le fphacele furvint au pied & à la jambe. Le fameux Pierre de Marquetis qui traitoit ce Seigneur ne voulut point amputer le pied fphacelé, à caufe de la foibleffe des forces du malade enfuite de l'hemorragie ; mais par l'aplication reiterée des cauteres actuels bien ardens, il empêcha que la pourriture ne gagnât les parties voifines, fortifiant cependant le cœur par l'adminiftration des medicamens internes & externes, & reparant les efprits autant qu'il lui fut poffible. Enfin il retrancha la partie morte avec le rafoir aux confins de la partie vive à l'infçu du patient, puis il abforba le refte de la pourriture avec les cauteres actuels,

n'apliquant

n'apliquant pour procurer la chute de l'escarre, rien autre chose que l'onguent Egiptiac. Trois jours aprés l'amputation le malade se plaignant d'une grande douleur au gros orteil de ce côté. Le Chirurgien lui dit en riant qu'il s'en étonnoit, puisque cet orteil étoit enterré depuis trois jours. Ce qui éfraya tellement le patient qu'il en tomba dans une grande syncope.

Après la chûte de l'escarre, les muscles s'étant retirés en haut, comme il arrive ordinairement, les os rompus sortoient découverts de quatre travers de doigt, mais étant pansés tous les jours exactement avec la charpie seche & les poudres catagmatiques ils se separerent des parties saines en l'espace de deux mois.

La Fig. III. nous propose six choses à considerer :

La premiere, est la fracture, Δ : du femur avec playe en la partie externe raportée dans l'observation *quatre-vingt cinq*. La seconde, est l'appareil du cordage doloire pour le femur fracturé avec playe, qui consiste en huit ou neuf compresses ou bandes de linge en double de differentes longueurs, à cause que la partie grêle & inferieure du femur les demande plus courtes, & la partie d'au-dessus qui est plus grosse les veut plus longues ; mais elles sont toutes de la même largeur, sçavoir de trois travers de doigt. Elles sont rangées par ordre sur le linge *f*, ensorte que la moitié de chaque compresse de dessous couvre presque la moitié de celle de dessus, ce qui se nomme doloire, le linge est plus grand, & plus large que les compresses rangées ensemble. La troisiéme, est une fracture du tibia avec playe, Π : & une si grande denudation de l'os qu'une de ses extrêmités sort hors de la peau. En ce cas si l'os qui sort est long, il ne peut ny ne doit être remis par la seule extension, à cause de la douleur, de la convulsion & de l'inflammation qui seroient à craindre, mais il faut pour le repousser, introduire pendant que la jambe est étenduë, sans violence un ciseau entre les deux extrêmités, & s'il y a quelque pointe trop grande pour être remise par ce moyen, ou parce qu'elle déchireroit les parties voisines & causeroit une cruelle douleur, il faut la retrancher avec la tenaille de la *table xxj. fig. I*. & repousser ensuite les os fracturés en leur place. Quoy que ce retranchement racourcisse l'os la jambe n'en deviendra pas pour cela plus courte, ny le malade boiteux, parceque l'os voisin qui reste sain conserve le membre étendu & la nature repare le défaut de la portion retranchée par un calus, il en est de même du cubitus, mais non pas du femur & de l'humerus fracturés avec deperdition d'une portion de l'os, car comme ils sont uniques, ils ne peuvent être racourcis que le membre ne reste plus court.

La quatriéme chose qui est à remarquer, est l'appareil du bandage doloire qui s'aplique circulairement, celui-ci consiste en onze bandelettes, mais on y en met quelquefois plus, & quelquefois moins suivant le membre. Ces bandelettes ou compresses sont de linge en double, larges de trois travers de doigt ou environ, & longues autant qu'il faut pour entourer une fois le membre. On remplit d'étoupes molles & bien peignées. La goutiere ou caisse ♀ : sur laquelle on étend le linge, *g* : sur lequel on range les compresses de maniere que celle du milieu, ♏ ; couvre la moitié de celles qui l'avoisinent, & celles-ci la moitié de celles qui les suivent. On accommode ensuite la caisse au tibia pour lequel ce bandage est destiné. La compresse du milieu ♏ de ce doloire vient couvrir la playe & la fracture Π. La cinquiéme chose, est la situation de tout le grand pied dans le canal ou goutiere dont la longueur s'étend

s'étend depuis la partie superieure du femur, *h.* jusqu'à l'extrêmité du pied, *i* :
Si la goutiere étoit plus courte & qu'elle ne passât pas le jarret, elle causeroit plûtôt
tôt de l'incommodité que du secours, parce qu'elle n'empêcheroit pas le corps
& la jambe de se remuer sans la cuisse, ny de flechir le genou, ce qui cause tant de
desordre, que si on flechit le genou ayant le femur ou la jambe bandée aprés une
fracture, le bandage se dérange, les muscles changent de situation & les os ra-
prochés & égalisés s'éloignent. Rien n'est plus propre à tenir le genou étendu
qu'un canal qui contienne uniformément le membre depuis le haut de la cuisse
jusqu'à l'extrêmité du pied, sur tout si l'on aplique une bande au jarret placé dans
le canal, de même que l'on a accoûtumé de retenir les enfans avec une bande dans le
berceau. Par ce moyen le femur ne se remuera, ny en haut, ny à côté, pendant le
sommeil, qu'il va au siege & qu'on lui fait son lit. Il faut donc se servir dans les
fractures du femur d'une goutiere qui occupe depuis le haut de la cuisse jusqu'à
l'extrêmité du pied, comme en la *fig. III. IV. & V.* ou n'en apliquer point du tout.
Quant aux fractures de la jambe la goutiere doit comprendre depuis l'extrêmité du
pied jusques au-dessus du jarret & aboutir presque jusqu'au milieu de la cuisse, comme il se voit au pied gauche de la *fig. III.* de la *table xxvij.* On doit sur tout prendre
garde dans les fractures & les autres affections du femur & du tibia, qui ont
besoin de ces goutieres, de situer le talon commodément & à l'aise ; car si le pied
demeure libre & pendant, tandis que le reste est affermi, il arrivera necessairement
que les os du tibia prendront une figure gibbe ou convexe en leur face anterieure
sur tout si le malade a le talon naturellement long. Il faudra donc mettre un coussinet dans le canal pour relever le pied & empêcher qu'il ne pende & un bourlet
sous le talon.

La sixiême & derniere chose qui est à considerer, est le grand os, ☉ : tiré de la
playe du femur fracturé, Δ : que l'on a dépeint pour mieux voir sa carie.

La Figure IV. enseigne la maniere diverse de conduire les précedens doloires,
dont on dira les raisons ci-aprés en traitant de la curation des fractures avec playe,
sçavoir en croix au femur, & circulairement à la jambe. On commence le bandage
en croix du femur par la premiere bandelette qui est la plus basse, & l'on finit
par la huitiéme qui est la plus haute. Le serviteur tient un bout de la bandelette
& le Chirurgien l'autre, qui étant assemblés en haut doivent former une croix,
les extrêmités de la deuxiéme bandelette sont conduites & assemblées en croix de
même que celles de la premiere, & on continue ainsi en montant jusqu'à ce qu'on
soit arrivé à la plus haute qui est la derniere, dont les chefs doivent être arrêtés
par un double neud : Les extrêmités des quatre bandes superieures pendent ici hors
de la caisse, exprés pour faire voir l'ordre qu'on a gardé dans les quatre inferieures.

Le bandage circulaire du tibia se conduit de la maniere qui suit. Aprés avoir
apliqué l'emplâtre, *l* : sur la playe, le serviteur prend un chef de la bande ou compresse du milieu & le Chirurgien l'autre qu'ils mènent ensorte qu'ils font un
cercle. La bande du milieu ayant été menée en rond, on conduit de même la plus
prochaine ou la seconde des superieures, puis la troisiéme, la quatriéme, la cinquiéme & la sixiéme, & ainsi en continuant s'il y en a davantage, en montant
jusqu'à ce qu'on soit arrivé à la partie saine qui est ici le genou. Les bandes
superieures étant apliquées, on conduit la seconde des inferieures, qui pendent

N

ici hors de la goutiere, afin que l'aplication des superieures soit mieux conçuë : On méne ensuite la troisiéme, puis la quatriéme, cinquiéme & sixiéme, jusqu'à ce qu'on soit descendu aux malleoles.

La Fig. V. montre le bandage en croix du fémur, & le bandage circulaire de la jambe achevés ; & recouverts de la moitié du linge, *f*; *g* : le reste devant pareillement les recouvrir pour les conserver.

La Fig. VI. montre la curation du tibia droit, dont il est traité dans *l'observation* 87. Le tibia étoit carié jusqu'à la moëlle, le cuir restant sain & entier. On fit le premier jour l'incision des tegumens trois travers de doigt au dessous de la rotule à l'insertion du muscle droit extenseur de la jambe, avec le scalpel droit de la *table II. fig. II.* gardant la rectitude, & conduisant jusqu'à la tête inferieure du tibia.

L'os étoit couvert d'une substance cartilagineuse & mobile. La playe fut pansée avec les medicamens propres à arrêter le sang, à apaiser la douleur, & à resister à l'inflammation, on fit le bandage à douze bandes apliquées en croix, & la jambe fut mise dans une goutiere commode, comme en la *fig. III. IV. & V.* de cette table. Le lendemain le sang étant entierement arrêté, on apliqua sur la substance cartilagineuse mobile qui étoit crue sur le tibia, trois fois le trepan de la *table II. fig. 3. 4. 5.* : quoyque les couronnes en fussent trop grandes d'un tiers. On coupa avec le ciseau destiné pour couper les cartilages de la *table XII. fig. I.* Les entredeux des trois trous faits par le trepan, aprés quoy on toucha l'os carié avec les doigts, qui se trouvant separé depuis le genou jusqu'à la tête inferieure fut arraché avec les pincettes. Enfin on banda la jambe tout de nouveau avec la doloire en croix.

La Fig. VII. montre l'os tibia entierement carié & pourri tel qu'il parut aprés avoir levé le cartilage qui le couvroit.

La Fig. VIII. montre la place de l'os arraché avec la pincette, & la tête du peroné encore plus corrompu que le tibia, on le coupa avec le trepan.

La Fig. IX. represente la partie de l'os corrompu que le patient parfaitement gueri voulut garder par curiosité.

La Fig. X. montre la fracture du tibia presque guerie.

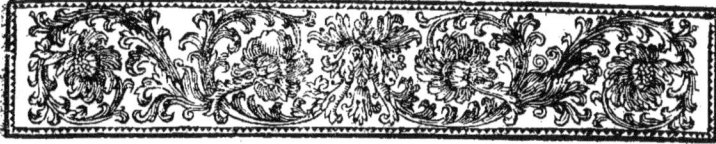

LA
METHODE GENERALE
DE TRAITER
LES DISLOCATIONS.

On va décrire la cure generale des fractures & des dislocations, suivant Aquapendente & Fallope son Maître, pour faire mieux comprendre les tables précedentes & la suivante. Commençant par

La Curation de la dislocation simple.

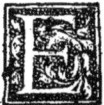

ELLE s'obtient par cinq moyens, qui sont l'extension, la reduction, le bandage, la situation de la partie luxée, & la maniere de lever l'apareil.

L'extension se fait facilement si on observe quatre choses. Qui sont le tems, les instrumens propres, la maniere, & la quantité de l'extension.

Le tems est marqué par Hipocrate, qui veut que l'extension se fasse d'abord aprés que la luxation est arrivée pendant que la partie est encore chaude. Que si elle ne peut être faite si-tôt, à cause de l'absence du Chirurgien on la fera le lendemain, ou même le troisiéme jour, à moins que l'inflammation ne soit arrivée qui en empêche. Il ne faut rien tenter le quatriéme jour ny les suivans jusqu'au septiéme, parce que ces jours-là, la douleur, l'inflammation, la tumeur & les autres accidens qui menacent les luxations sont les plus pressantes. Tous les meilleurs Praticiens ont observé, que si on hazarde l'extension ces jours-là, on ne reüssit point dans la reduction, & qu'on attire plusieurs fâcheux symptomes. Je vous avertis, dit Fallope, de ne pas laisser passer le troisiéme jour ou d'attendre que l'inflammation cesse & qu'il n'y ait plus rien à craindre comme dit Celse. C'est-à-dire, au septiéme jour suivant Hipocrate, & jusques-là le malade doit garder un regime de vivre peu nourrissant. Le tems auquel on peut faire la reduction est le premier, le second & le troisiéme jour ; ou bien le septiéme, le huitiéme & le

neuviéme

neuviéme , mais il n'y a rien d'affuré , le dix , l'onze & les jours fuivans , à caufe que la nature travaille à la generation du calus. Au lieu d'entreprendre alors l'exten-fion il faut s'apliquer à difpofer l'article à reffentir moins de douleur , échaufer, ramollir & relâcher les parties voifines , principalement celles qui conftituent l'arti-cle ; fçavoir , les mufcles , les tendons & les ligamens , car ces parties étant ra-mollies & relachées , l'extenfion en deviendra beaucoup plus facile & moins dou-loureufe. On en viendra à bout par les frictions , par les fomentations ou embro-cations d'eau chaude feule ou mêlée avec de l'huile , par les decoctions de mauves, de guimauves & des autres herbes amollientes. Lorfque les fomentations ne fe peuvent pas faire on a recours aux frictions qui fe font avec la main enduite d'huile , de fein doux , ou de quelque autre matiere graffe : Spilegius recommande en cette occafion de baigner la partie luxée dans l'eau douce chaude.

Les inftrumens de l'extenfion , font les mains , les courroyes , les lacqs , les liens & les machines.

Les mains fuffifent quand la luxation eft petite ou le corps tendre & jeune. On employe les courroyes & les lacqs , quand elle eft mediocre & les inftru-mens quand elle eft grande & difficile. Le Chirurgien fe contente quelquefois de fes mains , quelquefois il demande encore celles d'un ou de plufieurs Serviteurs , fuivant qu'il eft neceffaire de plus ou moins étendre , & que l'extenfion eft aifée ou difficile. *Les courroyes & les lacqs* font mis en ufage , quand les mufcles font beaucoup re-tirés & que l'extenfion doit être plus forte. A l'égard de ces lacqs , & courroyes , il faut confiderer leur figure , & de quelle maniere ils doivent être noüés , ce qu'il eft difficile d'exprimer , mais comme on en a dit ci-devant quelque chofe , & que la pratique & le bon fens l'enfeignent , nous n'en parlerons pas davantage. On doit encore obferver la matiere dont ils doivent être faits , qui doit être forte , & en même-tems douce & maniable. Les Anciens les faifoient de peau de cerf ou de bufle bien paffée & les engraiffoient de pommade pour les rendre plus fouples. Les modernes les font de linges un peu ufés : Enfin il faut choifir le lieu où ils doivent être apliqués , qui doit être éloigné de l'article luxé , de peur de contraindre & de trop ferrer les mufcles , ou de les dechirer & rompre par la violence de l'ex-tenfion. Lorfqu'il y a encore deux articles au-deffous de celui qui eft luxé , Hipo-crate veut qu'on aplique un lacq fur chacun. Voyez la *table xxvij. fig. I.*

Les machines qui font principalement neceffaires aux luxations inveterées , qui n'ont pas été reduites aux premiers jours , font l'échelle de la *table xxij. fig. IIA* & de la *table xxv.* auffi *fig. III.*

Le Gloffocome ou Ambi d'Hipocrate *table xxij. fig. IV.* & le banc d'Hipocrate *table xxiij. fig. IV.*

La maniere de faire l'extenfion , eft enfeignée par Hipocrate qui dit en parlant des fractures qu'elle fe doit faire en tirant par les parties opofites droites. C'eft-à-dire , qu'il faut garder la rectitude des fibres , à l'égard des os , des ligamens & des mufcles , parce que fi on la garde bien , l'extenfion reüffit avec moins de peine , de difficulté & de douleur. Car outre que les parties obeïffent mieux , il fe fait un moindre dérangement & les humeurs coulent & circulent d'autant mieux que leur chemin fe trouve moins interrompu.

La quantité de l'extenfion fe connoît en obfervant bien la diftance qu'il y a entre

entre la tête de l'os & le lieu d'où il eſt ſorti & tombé, par où elle eſt ſortie, & le lieu où elle ſe trouve. La ſyncope du malade, ny les cris des aſſiſtans qui arrivent durant l'extenſion ne doivent pas empêcher de la continuer, car tout ceſſera dés que l'os ſera remis.

Quand on ſe ſert des mains pour faire l'extenſion, il faut les enduire d'huile roſat ou de quelque cerat emollient. Pendant l'extenſion le Chirurgien remet l'os en ſa place en le tournant ou en le pouſſant ſimplement dans ſa place par le même chemin par où il en eſt ſorti. Souvent même ces mouvemens ne ſont pas neceſſaires, car pour l'ordinaire quand les muſcles retirez ſont ſuffiſamment étendus, il ſuffit de les relâcher doucement & à propos pour que la tête de l'os retourne de ſoy-même en ſon lieu naturel. Il en eſt de même à l'égard des lacqs & des machines.

Les ſignes auſquels on connoît que le membre eſt bien reduit, ſont 1°. La figure naturelle du membre, c'eſt-à-dire, lorſqu'il ne paroît aucune cavité ny aucune tumeur en aucun endroit de l'article, & qu'il eſt entierement ſemblable à l'autre qui eſt ſain, ou à-peu-prés, à cauſe des humeurs qui y ſont ſurvenuës ou arrêtées. 2°. La ceſſation de la douleur, qui marque infailliblement que l'os eſt bien remis. Ce ſigne n'eſt pourtant pas univoque; car quoyque la douleur ne ſoit pas apaiſée, il ne s'enſuit pas que l'os ne ſoit point remis, puiſque la douleur peut reſter, parceque les muſcles ont beaucoup ſouffert. 3°. Le craquement que le malade & les aſſiſtans entendent quand l'os ſe remet dans ſa cavité, mais ce ſigne n'eſt pas à ſouhaiter, parce qu'il eſt trompeur, & qu'il n'arrive que quand l'extenſion eſt trop forte, & que l'article a été trop tiré, ou lorſque le frayement de l'os rompt les ſourcils de la cavité, d'où il s'enſuit une difficulté de mouvement.

Quant au bandage, il faut obſerver deux choſes, dans la premiere aplication & dans les autres; ſçavoir la figure de la partie & la forme du bandage qui contribuent à conſerver l'os dans ſa cavité & à défendre l'article de l'inflammation dont il eſt menacé.

J'ay dit la figure de la partie, parce qu'il faut avoir non ſeulement égard à la configuration de l'article reduit, mais encore à celle de tout le membre. Comme la configuration naturelle eſt ſans douleur, la non-naturelle eſt toûjours accompagnée de douleur.

La figure du bras eſt ſans douleur lorſqu'il eſt flechi, & celle du pied lorſqu'il eſt étendu. Ainſi qu'il eſt marqué dans la *table xxvij. fig. II. & III.* Mais on doit mettre l'article & tout le membre dans cette figure en cette ſituation avant d'y mettre le bandage pour empêcher que les bandes ne ſe lâchent ou ne ſe reſſerrent.

Les bandes doivent être de linge un peu uſé, parcequ'elles ſerrent mieux que celles qui ſont faites de laine, douces, égales & nettes, afin qu'elles ne faſſent point de mal, qu'elles ſerrent également par tout, & que l'on puiſſe reconnoître l'humeur qui exude de l'article. La largeur des bandes varie ſuivant les parties; les plus groſſes demandent des bandes plus larges & les petites de plus étroites. Les premieres, comme le femur & le genou, demandent des bandes larges de quatre travers de doigt. Au tibia, à l'humerus, au coude, & à la main, elles ſeront larges de trois travers de doigt. Aux doigts elles n'auront que deux travers de doigt proportionnant toûjours la largeur aux parties du malade.

Les

Les bandes font divisées felon Galien en internes qui bandent l'article fous les compreffes, & font apellées fous-bandes, & en externes qui font apliquées fur les compreffes. Hipocrate veut qu'on en mette deux internes & autant d'externes ; quoyque fouvent une feule bande fuffife, fçavoir quand l'article n'eft pas fujet à retomber. La longueur des bandes varie, comme la largeur felon la diverfité des parties qui doivent être bandées. Au coude la longueur doit être de trois coudées, entendant par coudée l'efpace qui eft depuis l'extrêmité du doigt du milieu, juf-qu'à l'article du coude du malade. A la jambe elle aura quatre coudées, à l'hu-merus neuf, au femur douze, aux doigts la longueur aux moins de deux doigts. Les bandes doivent non feulement ferrer, mais encore empêcher l'inflammation, c'eft pourquoy il faut les imbiber d'un mélange de vinaigre & d'huile rofat, parce qu'é-tant féches elles ne demeurent guéres long-tems attachées, ny adherentes enfemble. Quelques-uns les enduifent fort à-propos avec un peu du cerat humide d'Hipo-crate raporté par Galien *au liv. 6. de la compofition des medicamens felon les genres ch. 4.* On prend pour la faire une partie de cire & deux d'huile. Quelques-uns condamnent les medicamens faits de poudres aftringeantes & de blanc d'œufs, à caufe qu'ils refroidiffent & deffechent l'article ; deforte que la flexion en eft em-pêchée, & qu'ils arrêtent la tranfpiration des humeurs qui font furvenuës. La façon de bander les articulations difloquées a été ci-devant décrite, & nous en parlerons encore dans la cure de la fracture fimple & en la *table xxx.*

La fituation du membre malade fe fait en trois manieres, car tantôt on l'attache auprès d'une autre partie, tantôt il y eft fufpendu, tantôt il eft pofé deffus, par exemple, dans la luxation & la fracture du cubitus & de l'humerus, on attach e le bras à la poitrine, ou bien on le fufpend au cou avec une écharpe, & quel-quefois on le pofe fimplement fur la poitrine, ou fur un couffinet dans une caiffe, comme les parties inferieures, car celles-ci doivent être placées & les fuperieures fufpenduës pour l'ordinaire. La fituation doit être dans la figure moyenne de la partie, & elle doit être douce ; c'eft pourquoy on remplit les caiffes d'étoupe, afin que le malade n'en foit point incommodé ; elle doit être égale, car la moin-dre inégalité peut caufer de grandes incommodités ; enfin un peu élevée, pour empêcher que les humeurs ne tombent fur la partie & n'y produifent l'inflam-mation. Voyez la *table xxvij. fig. II. & III.* Le membre bandé & fcitué demande le repos. C'eft pourquoy les Anciens avoient de coûtume de percer le lit, dans la diflocation & la fracture du femur & du tibia, afin que les malades puffent lâcher le ventre par le trou, fans être obligés de fe mouvoir.

La levée du bandage dépend des indications fuivantes. La premiere, quand le membre n'a pas été bien bandé, foit que le bandage foit trop ferré, ce qui fe connoit par une tumeur dure qui s'éleve à l'extrêmité inferieure du membre luxé, foit qu'il foit trop lâche, ce qui fe connoit lorfqu'il ne paroît aucune tumeur ny bonne ny mauvaife, car il doit y en paroître une mediocre non pas une grande ny dure. La feconde, s'il y a démangeaifon ou douleur. Quand le bandage aura été levé pour les raifons qui viennent d'être dites, on baffinera le membre avec l'eau tiede feule, pour apaifer la demangeaifon & diffiper certaine humeur fereufe qui refte de l'impreffion du bandage, & encore pour fortifier les ligamens, d'autant que l'eau emporte les humidités ramaffées. Quand le bandage eft bien fait & que

la

là démangeaison n'est point insupportable, il ne faut point toucher au bandage jusqu'au neuviéme jour, mais s'il étoit trop serré, il faudroit le debander le second jour. Quand le septiéme jour est passé l'inflammation n'est plus à craindre, on doit lever le bandage, & aprés avoir bassiné la partie avec de l'eau tiede en faire un nouveau, sans mouiller les bandes ny les enduire comme la premiere fois, parce qu'on a pourvû à l'inflammation, on s'aplique seulement à fortifier & à consolider l'article par des medicamens astrictifs & dessicatifs. Mais s'il reste quelque apparence ou crainte d'inflammation aprés le septiéme jour on differera jusqu'à l'onziéme l'usage des corroboratifs, tels sont le remede catagmatique de *Moschio*, décrit par Galien au liv. 31 des medicamens *selon les genres*. Le diapalme, pour l'été] & le cerat barbarum pour l'hiver, tel est encore l'emplâtre de du Renoud. Avant d'apliquer ces medicamens, on les ramollit, avec une partie de cerat rosat humide, ou avec celui de myrtiles, puis on en frote legerement la partie ; Aprés cette friction legere on fait mouvoir doucement le membre de côté & d'autre pour chasser & dissiper sans douleur l'humeur retenuë dans l'article. On aplique ensuite les medicamens en question, étendus sur du linge sans les dissoudre ny ramollir, puis on fait le même bandage qu'au commencement excepté qu'on serre un peu plus les bandes. On ne leve plus le bandage aprés cette seconde fois jusqu'à la fin de la cure.

Pour connoître combien il faut de tems [pour guerir les dislocations, on doit considerer trois sortes d'articles. Les petits qui se reduisent facilement, les mediocres dont la reduction donne un peu de peine, & les grands dont la reduction est tres-difficile. Les premiers, sont les articles des doigts dont la guerison se termine au quatorziéme jour. Les secondes, sont les articles des os du pied & de la main dont le terme est le vingtiéme. Les troisiémes, sont tous les autres dont le terme est le quarantieme jour.

Dans les dislocations qui doivent être affermies en quatorze jours, il ne faut point lever le bandage de dessus depuis le sept ou neuf jusqu'au quatorze, & dans les autres attendre le terme de la guerison, à moins que la démangeaison importune, quelques petits ulceres ou les humeurs remassées entre la tête & le sinus de l'article, n'obligent de lever le bandage de trois en trois jours. Voilà comme on doit proceder jusqu'à ce que le membre paroisse assez fort pour ôter le bandage, quand il sera levé on fomentera la partie de quelque decoction qui la fortifie, par exemple :

Prenez
{
Fleurs de camomille, roses rouges, de romarin & de lavande,
Feüilles de sauge, de betoine, saule, germandré,
Ivene, petite centaurée, absinthe, une poignée de chacune,
Vin rouge, six livres,
Lexive douce des barbiers, trois livres.
}

Faites boüillir le tout jusqu'à la consomption du quart. Aprés la fomentation on apliquera le cerat sur la partie, & on la conservera en la figure moyenne sans bandage, comme en la *table xxvij. fig. II. & III.* Enfin le malade se remettra doucement à son exercice accoûtumé.

La Cure de la luxation avec inflammation arrivée avant ou aprés la reduction.

Si l'inflammation arrive avant la reduction, il y aura deux indications, l'une qui regarde la luxation, & l'autre l'inflammation, & comme celle-ci presse le plus, il faut commencer par y remedier, non pas par reduire la luxation; car si on le faisoit, il s'en suivroit de terribles accidens, comme les convulsions, la gangrene de la partie & ensuite le sphacele. On abandonnera donc la reduction de l'article pour un autre tems, & on se contentera de mettre la partie dans une situation moyenne & sans douleur, comme en la *table xxvij. fig. II. & III.* Puis ayant fait preceder les remedes generaux sur tout la saignée, & ordonné le regime de vivre; & les clysteres pour entretenir le ventre libre, on couvrira la partie de laine grasse & on la bassinera souvent avec une mixtion d'une quantité suffisante d'eau chaude & d'huile rosat, car l'eau chaude dissipera les humeurs, & en relâchant les parties elle apaisera la douleur; l'huile rosat apaisera pareillement la douleur, & empêchera l'inflammation de s'augmenter; la laine grasse produira les mêmes efets. Mais parce qu'à mesure que l'inflammation s'en va, les humeurs s'épaississent, il est bon sur la fin de l'inflammation, de faire des frictions à la partie avec les mains enduites d'huile d'amandes douces, ou d'huile commune, & de mettre par-dessus le cerat ou malagme de Nilus, décrit par Galien *au livre 8. des medicamens suivant les lieux ch. 5.* il est fait de cire, d'ammoniac, de saphran, d'huile & de vinaigre, & par consequent propre pour ramollir & resoudre; Au défaut de ce malagme, on apliquera l'emplâtre oxycroceum qui a la même vertu. Quand il n'y aura plus d'inflammation, on fera seulement l'extension, la reduction, le bandage & la situation du membre en la maniere qui a été dite, en la curation de la luxation simple.

Que si l'inflammation vient aprés la reduction, comme il arrive souvent, à cause de la violence des extensions & de la douleur, on donnera peu de nourriture au malade, on lui ouvrira la veine & on le purgera, levant incessamment le bandage, quand même ce seroit le premier ou le deuxième jour, on bassine ensuite la partie avec la mixtion d'huile rosat & d'eau fort tiede tant que le malade en reçoive quelque soulagement, on fait le bandage plus lâche & avec moins de bandes imbuës de la même mixtion, & on continuë l'embrocation tous les jours jusqu'au declin de l'inflammation qui arrive pour l'ordinaire le cinquiéme jour. On ne manquera pas d'apliquer en même-tems, le malagme ou l'oxycroceum ci-dessus pour resoudre les restes de l'inflammation faisant le bandage encore plus lâche. Enfin quand l'inflammation sera passée, on procedera comme en la luxation simple.

De la curation de la luxation avec playe, où l'os est seulement découvert ou sortant dehors.

La luxation est mortelle quand elle est accompagnée de playe, ensorte que l'os est découvert, & même jetté un peu dehors; car il y a beaucoup de danger de ne pas faire la reduction, & encore plus de la faire; si on ne la fait pas, outre l'inflammation, l'inflammation, & la convulsion qui sont suivies de la gangrene & de la mort, il reste une deformité au membre, & un ulcere incurable qui ne se cicatrise jamais, ou qui se r'ouvre facilement quand il se cicatrise. Si on fait la reduction, le peril sera bien plus grand du côté de l'inflammation, de la convulsion & de la gangrene, sur tout à l'égard des grands articles, tels que sont, le carpe, le coude, l'humerus, le talon, le genou, & le femur, dont la reduction est défenduë quand ils sont luxés avec playe, à cause de la force des tendons & de la grandeur, tant des ligamens que des vaisseaux. Il ne la faut donc jamais entreprendre, que les malades & les assistans ne le demandent instamment après qu'on les aura avertis du danger. En ce cas on l'entreprendra seulement aux jours marqués ci-dessus, sçavoir le premier, le second, huitiéme & neuviéme jour.

Les plus petits articles, comme ceux des doigts de la main & du pied luxés avec playes, se peuvent reduire suivant Celse ; mais après avoir fait le même pronostic, & ayant égard à l'inflammation & à la convulsion, & ensuite à la playe, & enfin à la luxation. Que faire donc lorsque la luxation avec playe d'un grand article ne peut être reduite ? Il faut administrer les remedes generaux, ordonner un bon regime de vivre, & scituer le membre sans aucune extension & sans aucun bandage, dans une figure moyenne, suspendu au cou, si c'est le bras, ou placé doucement dans une goutiere, afin que demeurant immobile il ne ressente aucune douleur. On tâchera autant qu'on pourra, de prevenir l'inflammation & la convulsion éminente & prochaine, par un medicament qui soit en même-tems anodin, digestif, rafraichissant & repercussif, tel qu'est au sentiment d'Hipocrate le cerat où entre la poix, apellé par Galien *Ceratum picatum*, on l'étend sur une compresse trempée dans du gros vin noir & on aplique le tout tiede sur l'article.

Monsieur Muys n'est point du sentiment de nôtre Auteur, & il ne prétend pas qu'on doive regarder ces sortes de luxations avec playe, comme absolument mortelles & incurables : Voici comme il s'en explique dans sa pratique *médico-chirurgicale, decad. v. observ. vj.* Un homme, dit-il, âgé de quarante ans étant tombé de fort haut, se disloqua en dedans, le talon, de la jambe gauche avec une playe si terrible que le tibia sortoit par la playe de la longueur de trois travers de doigt,& le malade souffroit des douleurs insuportables. Ce cas me parut d'autant plus dangereux, que j'avois vû depuis peu une dislocation accompagné de playe au doigt index, où malgré toutes les précautions imaginables, la gangrene se mit, & peu s'en fallut que le malade n'en mourût. Car que ne doit-on pas craindre, disois-je en moy-même dans la dislocation d'un si grand article qu'est celui du talon, jointe à une playe énorme.

Ce mal à la verité est tres-dangereux, mais il est si rare, que Paré, Pigré, Aquapendente ; Barbette & plusieurs autres Auteurs de ce genre n'en font point de mention, mais comme *Scultet* en parle dans son arcenal de Chirurgie, voyons si on doit s'en tenir à ce qu'il en dit, & s'il a raison. Mon intention n'est pas de faire un grand raisonnement pour lui répondre. Il suffit de raporter avec exactitude & fidellement la maniere dont j'ay traité la dislocation presente pour faire juger si cet Auteur a raison ou non.

Je commençay la cure par bassiner avec de l'esprit de vin tiede le bout du tibia qui étoit sorti, pour nettoyer le sang caillé & les ordures qui y étoient attachées.

O   Aprés

Aprés cela, je fis faire l'extension & repoussèr l'os dans son lieu naturel, puis mettant sur la playe un bon digestif & une emplâtre convenable trempée dans une decoction propre à temperer l'acide, je fis le bandage ordinaire, je plaçay le pied sur un coussinet, & fis porter en cet état le malade dans son lit où il y avoit une corde attachée au ciel, dont le malade se servoit pour soulever son corps, & un arçon aux pieds pour soûtenir le drap & la couverture, & empêcher qu'ils ne blessassent la jambe en pesant dessus.

La supuration étoit si grande que je fus obligé de lever le bandage tous les jours deux fois, mais ce qui étoit de plus horrible, c'étoit une douleur criante qui tourmentoit cruellement le malade, accompagnée d'une grosse fièvre, d'un grand delire, & d'une insomnie si longue qu'il ne dormoit presque point, ou s'il dormoit, il se réveilloit d'abord par une terreur surprenante qui l'agitoit ; desorte que le talon s'en disloquoit dérechef.

Pour remedier à tous ces symptomes à la fois, le malade prenoit par intervalles de la mixtion suivante,

Prenez
{
Eau de betoine, quatre onces,
De melisse, une once,
Sirop de chardon benit, trois dragmes,
Antimoine diaphoretique, une dragme,
Sel de prunelle antimomé, demie dragme,
Corail blanc,
Yeux d'écrevices, de chacun un scrupule,
Laudanum, quatre grains ; mêlez le tout pour faire une mixtion.
}

Toutes les fois que le malade se réveilloit en sursaut, & que le talon se démettoit, il falloit le remettre, & ce manége dura l'espace de trois semaines que la fièvre & le delire commencerent à cesser, la terreur cessa un peu aprés, & ensuite la douleur & l'insomnie.

J'oubliois de dire qu'il survint deux abcés à la jambe malade, un autour de la playe, & l'autre en la partie externe de la cuisse, on les ouvrit & ils se guerirent dans la suite du tems. Il se separa plusieurs esquilles du tibia, qu'on tiroit à mesure avec le plus de douceur qu'on pouvoit. On jettoit tous les jours de la poudre d'alun brûlé sur les chairs fongueuses qui paroissoient dans la playe ; la cicatrice commença à se former & à s'augmenter de jour à autre, de maniere qu'au bout de six mois la playe se trouva toute recouverte, mais le malade ayant voulu marcher avec des bequilles, la playe se r'ouvrit & redevint aussi grande & même plus que s'il n'y eût point eu de cicatrice, cela ne doit pas surprendre ; car j'ay vû deux autres dislocations du talon avec playe, où il restoit un ulcere plusieurs années aprés.

La convulsion ne survint point à la reduction de l'article, mais quand elle seroit survenuë, je n'aurois pas suivi le conseil de Scultet ny disloqué dérechef l'article, ne voyant aucune raison qui puisse obligèr de le faire.

La curation de la convulsion survenuë aprés la reduction de l'article.

Si la convulsion survient aprés qu'on a reduit l'os, il faut le disloquer aussi-tôt
de

de nouveau, & baffiner long-tems la partie avec quantité d'eau ou d'huile tiede. Il faut pareillement échauffer tout le corps, jufqu'à le faire fuër, & que tous les articles s'en reffentent, & enduire les principes des nerfs, qui font la nuque, l'épine du dos, les aines & les aiffelles avec les huiles & les linimens nervins qui refiftent aux convulfions.

Les Medecins confondent tous les jours la convulfion avec le mouvement convulfif, quoyque la convulfion differe autant du mouvement convulfif, que le repos differe du mouvement. Car dans la convulfion, les parties n'ont aucune liberté de mouvement fans être pour cela paralytiques, au lieu que dans le mouvement convulfif elles font continuellement agitées.

Les Anciens ont mis la convulfion & le mouvement convulfif au nombre des mouvemens involontaires & des maladies des nerfs, pour avoir crû que les nerfs étoient l'organe immediat du mouvement volontaire, & pour n'avoir pas eu une idée affés claire & affés diftincte du mouvement & du repos. Dans cette vûë ils ont défini la convulfion, une contraction continuelle & involontaire des nerfs & des mufcles vers leurs principes, & le mouvement convulfif, une contraction alternative & involontaire des mufcles & des nerfs.

Mais les modernes qui font entrés plus avant dans la connoiffance de nôtre machine & de fes mouvemens, regardent la convulfion comme l'éfet de la prefence, du féjour & du mouvement continuel des efprits dans les fibres motrices des mufcles d'une partie, qu'ils tiennent dans une contraction forcée & en quelque maniere invincible. La partie confiderée dans cet état eft comme fi elle étoit dans un repos parfait; au lieu que dans le mouvement convulfif elle eft dans une agitation continuelle, & que les forces opofées ou les mufcles antagoniftes deftinés pour fes divers mouvemens agiffent alternativement, quoyque d'une maniere auffi forcée & involontaire, ce qui fait comprendre que l'une & l'autre, font des maladies communes feulement aux mufcles qui font en nous les mouvemens.

Il s'enfuit que la convulfion eft une contraction vicieufe & permanente des fibres qui fervent à nos mouvemens, & que le mouvement convulfif eft une contraction vicieufe & alternative des fibres motrices, qui caufe une agitation contre nature dans toute la machine ou dans quelques-unes de fes parties.

La convulfion eft vraye ou fauffe, dans la vraye les parties qui font en convulfion demeurent roides & immobiles, & dans la fauffe au contraire lâches & mobiles. Les parties font roides & immobiles dans la vraye convulfion, parceque la matiere qui la caufe remplit fi fort les fibres motrices qu'elles ne peuvent point fe relâcher que la matiere dont elles font pleines ne fe diffipe entierement ou en partie. Elles font lâches & mobiles dans la fauffe convulfion, parce que leurs mufcles font dans une contraction naturelle, quoyqu'ils paroiffent en convulfion, à caufe de la paralyfie parfaite, ou imparfaite de quelques mufcles antagoniftes.

Si on confidere que quelques goutes d'eau qu'on jette fur des cordes les enflent & les rendent capables par ce renflement de lever des fardeaux d'une pefanteur incroyable, comme l'experience nous l'aprend, on ne s'étonnera pas que les efprits & le fang qui enflent les fibres motrices, les rendent par-là capables de tous les grands éforts, qu'on remarque dans les convulfions & les grands mouvemens convulfifs.

O ij   Puifque

Puisque le fang & les esprits font les principales causes du mouvement volontaire & regulier lors qu'ils font distribués avec ordre & mesure dans les fibres motrices, & qu'ils y fermentent regulierement ; Il faut que le même fang & les mêmes esprits foient aussi les principales causes du mouvement involontaire & forcé quand ils font distribués irregulierement dans les mêmes fibres ou qu'ils y fermentent irregulierement.

Le repos des parties ou la cessation de leur mouvement n'arrive pas seulement par le défaut de l'influence du fang & des esprits, comme dans la paralysie, mais encore de ce qu'ils y accourent en trop grande quantité comme dans la convulsion, ensorte que tous les muscles, tant les flechisseurs que les extenseurs en font également remplis & se resistent avec force égale les uns aux autres. C'est pourquoy il y a cette difference entre la convulsion & la paralysie, que les parties paralytiques demeurent pliantes & flexibles, & que les parties qui font en convulsion font au contraire roides & inflexibles tant que dure la convulsion.

Il faut donc demeurer d'accord que la convulsion blesse toûjours les fibres motrices, mais non pas les nerfs, qui ne font pas l'instrument immediat des mouvemens qui se font en nous, ny par consequent le sujet de la convulsion, ny du mouvement convulsif, puisqu'ils ne contribuent au mouvement qu'en portant les esprits dans toutes les parties qui en font capables.

Quoyque l'irritation des nerfs qui cause des convulsions foit une maladie de nerfs, le mouvement deréglé que les esprits reçoivent à l'occasion de quelque matiere étrangere qui se mêle avec eux & qui les fait fermenter, autrement qu'ils ne doivent, ne doit pas être regardée comme une maladie des nerfs ; de même que la fiévre qui est une fermentation violente du fang n'est point une maladie des veines ny des arteres, en un mot les maladies des vaisseaux font differentes des vices des fluides qu'ils contiennent.

La cause prochaine & immediate des convulsions & des mouvemens convulsifs se trouve aussi dans le fang. Car puisque tous les mouvemens naturels dépendent immediatement du fang & des esprits, on ne peut pas disconvenir que le fang & les esprits avec des dispositions contraires, ne foient la cause prochaine des convulsions & des mouvemens convulsifs.

De ce que la convulsion & le mouvement convulsif ne peuvent point se faire que les fibres motrices ne se racourcissent, on conclud ordinairement qu'il faut que la repletion ou l'inanition en foient la cause ; puisqu'on ne conçoit que ces deux moyens qui les puissent racourcir. Mais on conviendra facilement que la repletion en est seule la cause si on fait reflexion, sur la mécanique des fibres qui s'allongent à proportion que les liqueurs qu'elles contiennent diminuent. Car tout le monde sçait que les vaisseaux souples & mous se racourcissent à mesure qu'ils se remplissent de quelque liqueur ; principalement si elle fermente, & qu'ils s'allongent au contraire à mesure qu'ils se desemplissent, desorte que la secheresse quelque grande qu'elle foit ne les racourcit jamais autant que la dissipation des liqueurs leur permet de s'allonger.

La distribution irreguliere des esprits qui cause la convulsion dans le sentiment commun dépend de l'irritation des nerfs & des parties nerveuses, dont la cause peut être interne ou externe, mais toute forte d'irritation ne cause pas la convulsion

ny les mouvemens convulfifs. Car l'irritation fait fouvent de la douleur fans convulfion & fans mouvemens convulfifs, tantôt des convulfions ou des mouvemens
convulfifs fans douleur, & tantôt l'un & l'autre. L'irritation eft fuivie feulement
de la douleur lorfque la caufe qui irrite fait feulement divulfion ou divifion dans les
parties fenfibles. Elle eft fuivie de convulfions ou de mouvemens convulfifs fans douleur, lorfque cette caufe donne occafion à la matiere fubtile ou à quelqu'autre de
fecoüer & d'ébranler les nerfs, fans faire en eux aucune divulfion ou divifion violente, & quand cette caufe fait l'un & l'autre l'irritation eft fuivie de convulfions
ou de mouvemens convulfifs avec douleur.

La piqueure de quelque tendon ou de quelque nerf n'excite pas des convulfions
ou des mouvemens convulfifs par la feule divifion que le corps piquant fait dans
le tendon ou dans le nerf, car on pique & on coût même quelquefois des tendons
& on pique fouvent des nerfs fans aucune convulfion ny mouvement convulfif,
l'un & l'autre n'arrive, que quand la piqueure donne entrée à quelque matiere
qui les caufe. Il faut bien que cela foit puifque la convulfion dure tant qu'on tient
l'épingle, par exemple, fichée dans le tendon & qu'elle cefse fi-tôt qu'on la retire.
Cette matiere qui entre dans la piqueure, eft quelque matiere aërienne qui fe mêle
& fermente avec les efprits, ou la matiere fubtile qui agit fur les nerfs & fur les
fibres nerveufes, ou quelque matiere acre que les piqueures des bêtes venimeufes y
répandent qui fermente avec les efprits.

En un mot l'irritation n'excite les mouvemens convulfifs & les convulfions que
par l'ébanlement & la fecoufse des nerfs & des fibres nerveufes, par lefquelles
les efprits font déterminés à y couler en plus grande quantité après l'irritation qu'il
n'y en couloit auparavant; parce que les nerfs étant agités, les fibres nerveufes
qui les compofent fe compriment les unes les autres.

Enfin la convulfion eft un tres-méchant fymptome & pour l'ordinaire mortel,
à caufe du defordre qu'elle caufe dans l'œconomie animale en bleffant les principes de la vie. Les remedes qu'on y aporte font externes ou internes; les externes,
font l'huile de lis, l'huile coftin, de renard, de vers de terre, de caftoreum,
l'huile benie de Vigo, le liniment du même Auteur, l'onguent aregon, l'onguent
martiatum de Myrepfus, l'onguent de Guy de Chauliac, l'huile diftilée de lavande,
le baûme du Perou. Les remedes internes font, tous les fpecifiques cephaliques,
le fuccin, les fels volatiles des animaux, le cinnabre, la poudre du marquis,
par exemple::

Prenez { Poudre du maquis, demie-once,
{ Cinnabre naturel, fix grains;
        mêlez le tout pour une dofe.

L'eau de cerifes noires eft ici merveilleufe, la dofe eft de deux onces, qu'il faut
réiterer fouvent.

*Voici une obfervation de Monfieur Muys qui donnera jour à ce qui a été dit
& fervira de modéle dans fa pratique.*

Un enfant, dit-il, fe mit tout d'un coup à crier fans aucun fujet, fi ce n'eft qu'il
avoit la main retirée, mais les domeftiques croyant que cette pofture de fa main
venoit

O iij

venoit de malice n'en faifoient aucun cas & tâchoient d'apaifer cet enfant par toutes les manieres dont on a coûtume de les apaifer en s'éforçant de lui redreffer la main, mais plus ils s'éforçoient plus l'enfant crioit ; deforte qu'ils eurent recours à moy. J'examinay toutes chofes & je reconnus que c'étoit une veritable con-vulfion, qui venoit d'un acide qui picotoit tellement les fibres des mufcles de la main que les efprits étoient déterminés à y accourir en abondance, d'y refter & de les gonfler, enforte qu'ils y retenoient le fang & racourciffoient la partie ; enfin que cette grande diftenfion étoit la caufe de la douleur qui faifoit crier l'enfant, pour y remedier je fis apliquer fur la partie le liniment fuivant pour calmer la don-leur & ramollir les fibres, afin que les particules acres qui les picotoient & les re-treciffoient par leur picotement étant émouffées & ne le picotant plus euffent la liberté de circuler.

> ℞.   *Huile de vers de terre, deux onces,*
> *Huile de renard, une dragme & demie,*
> *Huile de lis, deux dragmes & demie,*
> *Huile de lavande diftilée, quinze goutes* ; Mêlez le tout pour

faire un liniment. Le liniment fait, je mis par-deffus l'emplâtre de mucilage & le malade fut gueri en deux jours.

La Cure de la luxation avec le calus qui empêche la reduction de l'article & le mouvement.

Le calus fe forme facilement dans les luxations maltraitées avant ou aprés la re-duction, principalement aux articles qui ne font pas revétus de beaucoup de chair, comme au coude, au genou, & au pied. Les autres articles n'y font pas fi fujets, à caufe qu'étant plus charnus, ils confument & refolvent par leur chaleur l'hu-meur ou la fynonie qui fert à nourrir l'article & à faciliter fon mouvement. Quelquefois ce calus devient fi dur qu'il acquiert la dureté des pierres, quelque-fois il eft moins dur. Les fignes que le calus eft dur comme pierre, font quand l'article eft devenu fort grafle & fort fec. Quand le malade ne fçauroit flechir ou étendre l'article, ny le Chirurgien même quelque violence qu'il faffe ; quand l'atrophie ou l'amaigriffement du membre furvient & dure long-tems ; enfin quand on a apliqué des medicamens trop froids, aftringens & defficatifs qui ont congelé & endurci la fynonie. Les fignes que le calus eft moins dur font, lorfque la luxation eft recente, car il devient dur à mefure que la luxation devient vieille, lorfque le Chirurgien peut flechir & étendre l'article. Lorfque lès remedes qu'on a apliqué n'ont point été tels que deffus mais de la qualité requife ; enfin quand il y a une tumeur à la partie, dure à la verité, mais qui n'aproche pas de la dureté de l'os. Le calus petrifié ne reçoit point la curation, dit Celfe, fans danger, c'eft pourquoy il n'y faut point toucher. Voici comme on doit proceder à la cure du calus moins dur.

On commencera par vuider le corps par la faignée & la purgation, puis on ordonnera un regime convenable au patient qui ne foit point trop nourriffant; enfin on ramollira la partie avec des huiles ou le remede fuivant,

Prenez

Prenez
{
Racines de guimauve, trois onces,
De concombre sauvage, deux onces,
Feüilles de mauves & de guimauves, deux poignées de chacune,
Semence de lin & de fenugrec,
Figues graffes, trois onces de chacune,
Une tête de mouton.
}

Faites cuire le tout dans une quantité suffisante d'eau jusqu'à ce que la chair de la tête de mouton se separe des os. On fera recevoir la vapeur de cette decoction à tout l'article durant plusieurs jours, frotant chaque fois durant un bon quart-d'heure, la partie malade avec les mains enduites d'huile d'amandes douces, mêlée avec partie égale de graisse fraîche d'oye. La friction faite, on apliquera sur l'article, le malagme de Nileus ci-dessus décrit ou l'emplâtre oxycroceum malaxé avec la graisse d'oye. Trois ou quatre jours aprés on se servira de la vapeur du vinaigre que Galien recommande pour ramollir & resoudre le calus. On fait rougir un gros caillou, ou une pierre de la nature des meules de moulin, on verse dessus de bon vinaigre dans quoy on a maceré un peu de gomme Ammoniac, & l'article en recevant la vapeur pendant quelques jours durant la troisiéme partie d'une heure, le calus s'atenuë & se ramolit puissamment, & il se resoudra aisément; ensuite, en y apliquant un cataplâme composé de son d'orge & d'oxymel simple, ou un plus fort. Si le calus est venu aprés la reduction de l'article, le malade aura soin de le remuër pendant l'usage de ces remedes, car le mouvement contribuë beaucoup à la resolution du calus. S'il est arrivé avant la reduction on guerira premierement le calus, puis on reduira l'article comme en la luxation simple.

Il est à observer ici, que bien des gens ne sçauroient souffrir les emplâtres ny les graisses, parceque toutes ces choses excepté la graisse humaine bouchent les pores du cuir & les petits vaisseaux, d'où s'ensuivent les inflammations & diverses pustules. On doit donc au défaut de la graisse humaine, employer l'eau de la Reine de Hongrie, l'esprit matrical, ou les parfums, de mastic, de succin, d'encens, & des autres gommes resolutives.

Les remedes externes seront secondés par les internes qui leur aideront à atte-nuer & resoudre cette matiere endurcie. Ils doivent pour cela avoir la vertu de mortifier l'acide auteur ordinaire de la coagulation, tels sont les volatiles acres, qui non seulement les préviennent, mais les dissipent & resoudent quand elles sont faites. Les volatiles tirés du tartre font parfaitement l'un & l'autre, & sont excellens dans toutes les maladies des articles qui viennent d'un acide vitié, que les hu-meurs contractent quand elles sont privées de l'influence des esprits animaux, comme le vin s'aigrit, quand il perd les siens; desorte que pour en ôter l'acide, il faut les leur redonner. C'est ce que feront, l'esprit volatile de tartre preparé avec la lie de vin, l'esprit volatile du même tartre poussé par le nitre dans une retorte à long cou, où l'esprit de tartre preparé par la fermentation avec quelque alca-li. Ces esprits font tres-penetrans sur tout le dernier, & si on en continuë l'usage on sera content.

Aprés l'esprit de tartre on loüe, l'esprit & le sel volatile des os humains, qui sont tres-salutaires, mais avant d'administrer les volatiles, on doit faire preceder les remedes laxatifs & absorbans.

Les externes les plus propres pour diffoudre le coagulum en détruifant l'acide font le petroleum & le baume du Perou, diffous dans l'efprit de vin ou avec un jaune d'œuf & l'efprit de genévre ; l'efprit de vers de terre préparé par la fermentation est-tres-bon, feul ou avec l'efprit de fel armoniac. On fait des frictions aux parties avant d'apliquer ces efprits pour les mieux faire pénetrer. L'huile fetide de tartre eft tres-efficace & tres-propre pour refoudre la matiere coagulée fi on en frote feulement les parties, mais on ne s'en fert gueres, à caufe de fa puanteur. Enfin l'huile diftilée fuivante emporte le prix pourvûque les malades en puiffent fuporter l'odeur.

Prenez { *Huile diftilée d'os humains, une pârtie,*
{ *Huile de tartre fetide, deux parties.*

Mélés le tout & y mettés infufer de la chaux vive & diftilés le tout dans une retorte ; vous aurés une huile tres-penetrante, dont vous enduirés l'article. La chaux abforbe l'acide des huiles, & leur communique fon fel volatile qui augmente leur préparation.

Tous les remedes ci-deffus ont lieu quand la matiere coagulée furvient à la luxation, & quand elle la caufe, en jettant la tête de l'os hors de fa place.

La cure de la luxation de l'article qui retombe de foy-même aprés avoir été reduit.

Il y a trois caufes qui font retomber l'article. La premiere, lorfque la luxation a été tres-violente ; deforte que les ligamens ont été forcés, & l'article mal-remis. La feconde quand quelque tumeur arrivée autour de l'article par une inflammation qui a été mal guerie empêche l'os de demeurer dans fa cavité. La troifiéme quand il fe jette des humeurs ou plûtôt quand elles féjournent en l'article & en relâchent les ligamens. Le premier cas demande des defficatifs puiffans. Le fecond des émolliens, & des refolutifs. Le troifiéme, qui eft le pire de tous demande la cauterifation actuelle qui ne fe doit faire qu'aprés la faignée & la purgation. Outre que le feu confume les humidités, l'efcarre fait un petit ulcere cave qui venant à fe cicatrifer, refferre la partie relachée, car l'aplication du cautere actuel échauffe, defleche & digere les humeurs. Il faut l'apliquer à l'endroit où l'os tombe. Par exemple, fi l'humerus tombe fous l'aiffelle, la cauterifation fe doit faire fous l'aiffelle ; fi la tête du femur fe luxe en devant, la cauterifation fe fera en plufieurs lieux fur le devant. Il faut prendre garde que le cautere actuel ne touche les nerfs, les ligamens, les veines, les arteres & les glandes, d'autant que le feu eft ennemi de toutes ces parties, & qu'il s'enfuivroit des convulfions ou contractions incurables. Comme l'efcarre ne doit pas être trop grande, on choifira de petits ferremens olivaires & pointus & on les appliquera fort rouges & fort chauds. Enfin aprés la cauterifation l'article demeurera en repos durant plufieurs jours, parce que s'il fe luxoit de nouveau aprés la cauterifation, il n'y auroit plus de remede.

En l'élongation de l'article, il faut reftreindre & refferrer les ligamens relachés, non pas avec des medicamens froids, qui rendroient l'article roide & immobile, mais avec des remedes chauds ; & comme il n'y a point de fimples qui ayent

tout

tout enfemble la vertu d'échauffer & de refferrer, il faut avoir recours aux compofés tels qu'eft l'emplâtre de peau de belier. Que fi les medicamens font inutiles, le dernier recours eft de cauterifer la peau tout autour de l'article avec de petits
ferremens bien rouges & bien chauds prenant garde de ne pas bleffer les parties ci-
deffus, aprés quoy on bandera la partie avec un bandage.

Si on ne remedie pas de bonne-heure au relachement des ligamens des articles,
il eft à craindre que le malade devienne incurable, parceque les humeurs qui
imbibent les ligamens, donnent par leur féjour une figure extraordinaire à leurs
pores qui les difpofe à recevoir les humeurs vitiées plûtôt que les loüables,
& naturelles, ce qui non feulement augmente le premier relâchement, mais le
communique encore aux tendons. Comme ce mal procede du trop de ferofités
extravafées, il faut avant toutes chofes les vuider par des purgatifs animés par le
tartre, tels que font la poudre laxative, les tablettes de diacarthame, de citron,
& les pilules où l'aloës entre. Si les purgatifs ne fuffifent pas on aura recours aux
diaphoretiques & aux fudorifiques internes joints aux remedes nervins & doüés
d'un fel volatile huileux, tels font le faffafras, le guayac, la fquine, le genevrier
& la falfepareille pour diminuer les ferofités : Enfin, on s'attachera à raffermir
les ligamens relachés par de puiffans defficatifs externes mêlés avec des remedes
fpiritueux, afin de redonner en même-tems de la vigueur aux efprits qu'on rend leurs
chemins plus libres ; par exemple,

   ℹ. *Efprit matrical , quatre onces ,*
    Sel armoniac fucciné , demie-once ,
    Chaux vive , deux dragmes ,
    Elixir de vie , une once.

Mêlés le tout pour apliquer chaudement. Barbette recommande dans le relâchement des ligamens & des tendons fuivi de la luxation de l'article, le liniment
d'huile de terre qui raffermit puiffamment ces parties, en diffolvant la lymphe
coagulée, la caufe materielle du mal. En un mot avant d'apliquer le cautere actuel
qui fait trop de peur aux malades, & eft en éfet tres-rude, il faut employer d'abord
tout ce qui échauffe, incife, abforbe, & fortifie. L'huile de lavande, la graiffe
de marmotte, & l'efprit de vin, ou l'eau de la Reine de Hongrie, en forme de
liniment & apliqués fort chauds font d'un puiffant fecours en pareil cas, on y peut
joindre un peu d'huile de terebenthine qui incife & ouvre les paffages, & donne
lieu aux remedes de refoudre & d'abforber.

Mais lorfque ces remedes font fans effet, on peut fe fervir tres-utilement
d'irritans, de veficatoires, & d'herbes cauftiques, comme les thytimales, la
chelidoine, les renoncules & autres pareilles pour attirer par l'irritation de la
douleur, une fluxion aux parties affligées, afin de digerer & faire meurir enfuite ces matieres pour la fermentation qui fe termine quelquefois par un abfcés
falutaire.

Il ne faut pas tarder à reduire enfuite les os dans leurs cavités, & de fortifier les articles par de bons vins aromatiques, animés avec l'efprit de vin ou
avec la graiffe humaine & un peu d'eau de la Reine de Hongrie, mêlés & apliqués chauds & generalement parlant par tout ce qui peut fortifier les membres

                      P   &

& confumer les humidités. La partie doit toûjours être foûtenuë par de bons bandages environnés de compreffes, couffins ou pelotes pour tenir l'os en fujettion & pour l'affermir dans fa cavité, faifant obferver au malade un grand repos & un regîme deffechant & attenuant.

Aprés avoir traité de la methode de guerir toutes les fortes de diflocations ou luxations qui peuvent arriver aux articulations du corps humain, l'ordre demande que l'on parle de celle de guerir les fractures & de commencer par la curation de la fracture fimple.

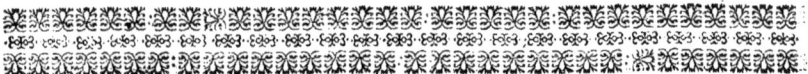

LA FRACTURE SIMPLE.

LA fracture qui eft une folution de continuité arrivée à l'os par quelque chofe, de meurtriffant, froiffant ou rompant, fe reduit à cinq efpeces.

La premiere efpece fe fait en travers, & fi la fracture refte unie, nette & polie, comme quand on rompt un réfort par le travers, on l'apelle *Raphanidon*, ou en réfort; s'il y refte quelques efquilles pointuës, comme à la tige d'un chou rompu, qui laiffe de petits filamens, on la nomme *Cauledon*, en chou. Et quand il y a quelques inégalités à l'endroit de la fracture en forme de boffes & de foffes, comme il arrive quand on rompt un concombre en deux, on la nomme *Sciciedon*, en concombre.

La feconde efpece de fracture, qui fe fait en long, de la même maniere que l'on fendroit un ais, l'os ne reftant pas feparé mais fimplement fendu, eft apellée *Skidakidon*, c'eft-à-dire, fracture en ais.

La troifiéme qui arrive lorfque l'os s'éclate en droite ligne fuivant quelqu'une de fes parties, laquelle fur la fin, fe termine en forme de croiffant, ou d'angle, eft apellée *Lunaria*, *calamedon*, ou *Ifonica*, c'eft-à-dire, en lune, en canne, ou en ongle.

La quatriéme qui fe fait, quand l'os fe brife & rompt en plufieurs petites pieces, comme les noix que l'on caffe ou le froment moulu groffierement, eft apellée *Caridon & Alphitidon*, c'eft-à-dire, en noix, & en farine.

La cinquiéme & derniere efpece de fracture, qui arrive lors qu'une partie de l'os rompu eft entierement détachée & emportée; deforte qu'elle manque, eft nommée *Cata-apoftraufin*, c'eft-à-dire, abruption.

Comme les os font les fujets des fractures, pour bien comprendre celles-ci & leurs Cures, il eft neceffaire de connoître la nature des os, & quelle eft leur conftitution ou ftructure. Quand on regarde les os avec un bon microfcope, ils ne paroiffent pas comme des corps fimplement maffifs & folides, mais on y remarque une infinité de petits canaux & de conduits arrangés d'une maniere & d'un ordre merveilleux, femblables à ceux des arbres & des autres plantes, qui fervent à charier leur fuc nourricier; cela eft fi veritable que pour en être

convaincu,

convaincu, il ne faut que faire scier un morceau d'yvoire, & le regarder, comme il a été dit avec un microscope.

Toutes les parties du corps d'un animal, sans en excepter les os, consistent au commencement en autant de fibres creuses ou petits canaux attachés & ramassés, qui à mesure qu'ils se dévelopent par le moyen des particules qui s'y insinuent, prennent la forme qui leur est necessaire pour les usages à quoy ils sont destinés ; desorte que les petits canaux destinés pour devenir os, commencent par prendre la consistance de membrane, puis celle de tendon, ensuite celle de cartilage, & enfin celle d'os. On entend ici par les mots de petits canaux les productions mêmes des arteres & des nerfs, sur quoy il faut bien remarquer que les arteres s'alongent plus que les veines & se rétrecissent en s'alongeant successivement pour former les fibres des muscles, lesquelles s'allongent encore & se reunissent pour former les tendons, ceux-ci faisant de même pour former les cartilages & les os, comme il arrive aux écrevices, dont les tendons aquerrent à leurs extrémités une dureté de pierre.

De même donc que les tendons se changent en cartilages par la suite du tems, les cartilages se changent aussi en os, & puisqu'il est certain que les cartilages ne sont rien autre chose que des tissus de fibres tendineuses, d'autant que les tendons se changent souvent en cartilages, il s'ensuit necessairement de ce que les cartilages se changent en os, ceux-ci sont de veritables tissus de fibres tendineuses, qui aprés avoir pris la consistance de cartilage, ont pris ensuite la dureté osseuse.

Les os du fœtus rendent cette verité claire comme le jour. Car on y remarque un grand nombre de fibres tendineuses nommément dans le crane, qui ressemble au commencement à une membrane tissuë de fibres tendineuses, puis à un cartilage, & enfin à un os. Tout cela bien consideré on ne peut pas douter que les os ne soient des faisceaux de fibres tendineuses tellement unies & placées les unes contre les autres qu'elles ont acquis la dureté d'os. Ces fibres acquierent cette dureté quand elles se trouvent suffisamment remplies d'alcalis volatiles, & d'esprits animaux qui sont fournis par les fibres nerveuses. Les particules les plus subtiles, s'envolent par les pores & les plus grossieres demeurent ; desorte qu'elles se remplissent en peu de tems d'alcalis volatiles & de souphres volatiles, & pendant que les souphres y restent, elles ont la forme de cartilage ; mais dés que les souphres ont été consommés, soit en nourrissant les fibres, soit en s'envolant par les pores, soit en s'attenuant, elles prennent la forme d'os. C'est par cette raison qu'il n'y a aucune partie dans les corps des animaux dont on puisse tirer tant de sel volatile, que des os.

Les os sont recouverts d'une membrane, qu'on apelle vulgairement le perioste. Elle est si étroitement attachée aux os qu'en certains endroits, on ne la sçauroit arracher sans la couper ou la déchirer. Le perioste est composé de trois sortes de parties ; sçavoir de plusieurs fibres tendineuses, de beaucoup de rameaux de nerfs, & de quelques petites veines & arteres, c'est-à-dire, que c'est un tissu, des fibres tendineuses de l'os, de nerfs, d'arteres & de veines.

Pour revenir aux fractures, il ne suffit pas que le Medecin ou le Chirurgien connoissent la nature de l'os, il doit connoitre aussi la nature de la fracture qu'il a à traiter, aux signes suivans.

Les fignes des fractures des os font communs & propres. Les communs font, les caufes qui ont précedé ou donné occafion à la fracture, fi le malade ou les affiftans ont entendu quelque craquement. S'il a d'abord fenti quelque grande douleur, fi l'inflammation furvient, fi on trouve avec la fonde la furface de l'os inégale, fi les extrémités avancent, fi le membre fracturé n'eft plus pareil à l'autre : Enfin fi fa fonction en eft empêchée. Quant aux fignes particuliers.

La fracture en travers fe connoît fpecialement, lorfqu'en remuant & maniant le membre il fait du bruit, ou qu'il fe courbe en fe foulevant avec la main, lorfque les extrémités de l'os font feparées, on les remarque facilement, ou du moins une inégalité confiderable dans le membre, qui fait une boffe d'un côté & une foffe de l'autre, il a perdu entierement le mouvement quand les deux extrémités font éloignées, & il en a tres-peu quand elles reftent contiguës. Enfin le membre eft devenu plus court, à caufe que les mufcles retirent, vers le haut, la partie inferieure de l'os fracturé.

La fracture en aïs qui n'eft qu'une fènte le long de l'os eft la plus difficile à connoître fur tout fi elle eft petite, il faut toucher la partie avec la main & tâcher d'apercevoir s'il y a quelque inégalité comme dans un baton fendu, on demandera au malade fi en fe bleffant il n'a point oüi craquer l'os, s'il a fenti defcendre doucement quelque matiere, fi la tumeur eft furvenuë peu aprés.

Les fractures des os caffés en morceaux ou en éclats étant ordinairement accompagnées de playes aparentes ou occultes font faciles à connoître par la douleur, la tumeur & l'inégalité double, & par les doigts de la main qui font mouvoir les morceaux détachés.

Les fractures ne font pas jugées mortelles par elles-mêmes, mais par accidents, car elles le deviennent, à caufe des grandes contufions, des inflammations, de la gangrene & du fphacele, &c. Paffons à la cure des fractures.

La fracture fimple en travers ou oblique, s'accomplit par quatre moyens qui font, la reduction, la confervation de l'os reduit, la generation du calus, & la correction des accidens qui furviennent à la fracture.

La *reduction* fe fait par le moyen de l'extenfion & de la conformation, en pouffant & égalifant l'os feparé & dérangé. On doit confiderer dans l'*extenfion*, 1°. le lieu, 2°. le temps, 3°. le moyen, 4°. les inftrumens, 5°. la qualité, 6°. la quantité. L'extenfion a lieu, quand les parties de l'os rompu ne font point vis-à-vis l'une de l'autre & de niveau, mais l'une fur l'autre. Le temps le plus avantageux pour faire l'extenfion eft d'y travailler auffi-tôt que la fracture eft connuë & arrivée, car fi on y manque, il arrivera une grande fluxion d'humeurs que la violence de la douleur a coûtume de caufer, ce qui fait retirer les mufcles vers leurs principes & rend l'extenfion beaucoup plus difficile ; deforte que fi on la faifoit alors, les os rompus piqueroient les parties voifines & cauferoient des convulfions, l'inflammation & d'autres fymptomes dangereux. On peut neanmoins entreprendre & hazarder l'extenfion avant l'inflammation ; fçavoir le fecond & le troifiéme jour. Hipocrate la défend, le quatriéme & les jours fuivans, jufqu'à ce que la crainte de l'inflammation foit paffée, mais les modernes pour ne pas tant attendre baffinent d'eau chaude la partie fracturée, pour diminuër l'inflammation, apaifer la douleur & ramollir les mufcles retirés vers leurs principes ; quelques-uns fe

fervent d'eau & d'huile , mêlées enfemble ou d'une décoction de mauves , de guimauve & autres herbes émollientes , faifant recevoir la vapeur de cette décoction
au membre fracturé durant une heure. La partie affligée s'enfle beaucoup au commencement des fomentations , mais il ne faut pas les laiffer pour cela , car fi
on les continuë , la tumeur & l'enflure excitées par les fomentations fe diffipe-
ront bien-tôt avec la premiere qui empêchoit de faire l'extenfion. Il eft pareillement bon de couvrir le membre fracturé , d'une peau de mouton , de veau ou
de quelque autre animal nouvellement écorché & toute chaude , qui y reftera durant quelques heures , pour digerer , ramollir & apaifer la douleur. *Le moyen de
l'extenfion* eft accompli en embraffant le membre fracturé , en figure moyenne
avec les inftrumens neceffaires & convenables , avec lefquels on le tire fort droit
vers les parties opofites , c'eft-à-dire , vers le haut & le bas. Les inftrumens confiftent quelquefois , aux mains feules de deux Serviteurs , quand il faut tirer doucement , comme en la *table xxv. fig. II.* quelquefois en des lacqs de linge ou de
cuir , quand il faut tirer un peu plus fort , comme en la *table xxvij. fig. I.*

La qualité de l'extenfion varie felon la diverfe grandeur du membre , des os
& des mufcles. Par exemple le radius n'a befoin que d'une petite & legere extenfion ; Les os de l'extrémité de la main & du pied en ont befoin d'une plus
grande , le cubitus d'une encore plus grande , le peroné une plus forte , & l'humerus encore plus forte , le tibia de même ; enfin le femur en demande une tres-
forte. Outre cela l'extenfion varie encore à l'égard de fa quantité par raport aux
fujets & à d'autres circonftances ; car un corps tendre fouffre une extenfion plus
forte , qu'un corps dur & robufte , le premier jour que les fuivans que l'inflammation dure , & une fracture vieille qu'une nouvelle.

La quantité de l'extenfion confifte à étendre directement le membre , jufqu'à
ce que les os foient mis vis-à-vis l'un de l'autre & de niveau fans qu'ils s'entre-
touchent.

La conformation confifte à lâcher peu-à-peu les inftrumens dont on s'eft fervi ,
à conferver le membre dans fa figure moyenne , à remettre les parties de l'os
rompu dans le niveau qu'elles ont perdu , & les éminences dans leurs propres
cavités , ce qui fe doit faire avec la main du Chirurgien , fans aucune violence.
Voyez *table xxvj. fig. I.* Cette operation a bien reüffi , quand le membre raccom-
modé eft femblable en figure au fain , qu'on n'y fent aucune inégalité & que la
violence de la douleur diminuë ou fe calme entierement.

La confervation de la fracture remife , s'obtient par les bandages & les topiques
propres à empêcher l'inflammation. Les bandages , confiftent en bandes , compreffes
& attelles.

Les bandes fe font avec de vieux linges affez ufez pour être doux & maniables ,
mais affez forts , pour qu'ils ne fe déchirent en les étendant , les bandes n'auront
ny bords ou ourlets , ny coutures , pour ferrer également & fans douleur. Leur
largeur fera reglée à la grandeur de la partie ; les plus groffes parties en demandent de plus larges , & les plus petites de plus étroites. La longueur doit être telle
que la bande renferme une bonne partie de la partie faine , tant au deffus qu'au-
deffous de la fracture , par autant de tours qu'il en faut pour tenir la fracture ferme.
Voyez la *table xxix. E. E. G.*

Les

Les compresses *table xxix. lettre i.* se font avec des linges pliés en plusieurs doubles. Les Latins les nomment *splenia*, à cause qu'elles ressemblent en quelque façon aux rates des animaux, on les apelleroit mieux quarreaux. Les Anciens les composoient d'étoupe cardée, ou de plumes cousuës entre deux linges, & les apelloient coussinets ou plumaceaux. Les compresses doivent être aussi longues que le bandage pour répondre & soûtenir toutes les circonvolutions. Leur largeur sera de trois ou quatre doigts de la grosseur de ceux du malade ; leur épaisseur doit être de trois ou quatre doubles, suivant qu'il faut tenir l'apareil ferme. A l'égard du nombre, on en mettra autant qu'il en faut pour entourer toute la partie. Hipocrate & Galien veulent toutes les conditions ci-dessus dans les compresses, presqu'en mêmes termes.

Les attelles K. K. sont de petits ais legers qui s'apliquent sur les fractures quand le tems de l'inflammation est passé, pour les tenir plus fermes. Hipocrate & les Anciens faisoient ces attelles avec l'écorce ou le bois d'une plante umbellifere, nommée en latin *ferula*, dont elles ont retenu le nom. Ce bois étant propre à cet usage par sa force & sa legereté, comme à faire des batons, qui étoient anciennement fort à la mode. En place de la ferule on se sert du sureau ou de couvercles de boëtes de sapin, dont les Confituriers se servent pour mettre leurs marchandises, les vieux fourreaux d'épée sont bons pour le même usage, étants formés de bois recouvert de cuir, & par consequent fermes & unis. Hipocrate parlant des conditions des bonnes attelles, dans son traité *du devoir du Medecin*, dit, qu'elles doivent être unies, égales, mousses à leurs extrémités, plus courtes par les deux bouts que le bandage, & plus épaisses par l'endroit qu'elles portent sur la fracture qu'ailleurs. Il les veut unies, & non raboteuses, pour pouvoir les pousser & retirer, reculer & aprocher plus commodement ; il les demande souples, non pas roides, de peur qu'elles ne contraignent le bandage & le membre, mais l'embrassent également. Mousses à leur extrémité & legerement rapées, afin de serrer davantage sur la fracture que sur la partie saine qui souffre de la pression & s'enflamme ; plus courtes par les deux bouts que le bandage, depeur qu'elles ne blessent les parties saines & ne les enflamment par la même raison.

Galien dit la même chose *en son Commentaire troisiéme sur l'office du Chirurgien texte* 11. car il veut que les attelles ne soient raboteuses ny torses, parceque toutes les deux compriment trop, ajoûtez que les torses ou contournées forcent le bandage & par consequent la fracture. Il conseille aussi de les rendre mousses à leurs extrémités & plus minces, parce qu'ayant par tout la même épaisseur, elles pressent également tout le bandage, ce qui ne doit pas être, car il desire que les attelles compriment mieux au milieu que vers les extrémités d'où il veut qu'elles aillent en diminuant toûjours leur compression ; ensorte qu'elles ne pressent point du tout vers la fin. Il recommande encore de les rendre plus courtes que le bandage, parce que touchant la peau d'au-delà, elles la blesseroient d'autant qu'elle s'enfle ordinairement, à cause que les humeurs y sont retenuës par le bandage. Enfin il demande que les attelles soient plus épaisses par l'endroit qu'elles apuyent sur la fracture qu'ailleurs, parce qu'il est plus expedient que cet endroit soit comprimé qu'un autre.

L'inflammation éminente qui menace la partie est prevenuë & arrêtée par les

remedes

remedes anodins & repercuffifs apliqués en dehors. Je me fuis toûjours fervi fort heureufement, de gros vin, d'huile rofat mêlez en jufte proportion & battus avec le blanc d'œuf. Si la douleur preffoit, je n'y mettois point de blanc d'œuf, me contentant d'y mettre plus d'huile que de vin. Je trempois dans ce medicament les fous-bandes, *e. f.* de la *table xxix.* les exprimant avant de les apliquer, comme il eft marqué en la même table *H.* fuivant l'avis d'Avicenne, qui défend de les apliquer chaudes ny féches, parce que les chaudes attirent les humeurs & échaufent la partie & les féches ne fe joignent pas affez.

L'extenfion faite & la fracture égalifée, & toutes les chofes neceffaires pour le bandage étant préparées. Le membre étendu comme il eft par les parties opofites fera immediatement envelopé de bandes conduites en haut & en bas, commençant par faire les trois premiers tours de la premiere bande fur la fracture, comprimant autant qu'il eft neceffaire pour affermir l'os, de-là on conduira la bande vers la partie faine fuperieure en comprimant un peu moins, *table xxix. fig. 1. lettre E.* Quand on aura pris fuffifamment de la partie faine on y arrêtera la bande, on prendra enfuite une autre bande plus longue que la premiere, dont on fera un ou deux tours fur la fracture à contre-fens de la premiere, c'eft-à-dire, que fi elle a été conduite à gauche, celle-ci fera conduite à droit, defcendant vers la partie faine inferieure en ne comprimant pas tout-à-fait fi fort, & ne faifant pas les circonvolutions fi frequentes, parce qu'on n'aprehende pas tant des parties inferieures, ou pour mieux dire, pour ne pas arrêter la circulation. Quand on aura compris affez de la partie faine il faut finir les circonvolutions vers la partie inferieure. Voyez la même *table fig. II.* Pour revenir en faifant des tours beaucoup plus éloignés l'un de l'autre avec le refte de la bande vers la fracture, jufqu'à ce qu'on foit parvenu, où la premiere bande a fini. Ces deux premieres bandes n'étant pas affez fortes pour contenir & affermir la fracture. On doit enfuite apliquer les compreffes autour de la fracture & de tout le membre felon fa longueur fans les mettre les unes fur les autres, mais éloignées chacune d'un doïgt de la groffeur de ceux du malade. Ces compreffes feront affermies par une troifiéme bande à deux chefs ; enforte que la premiere circonvolution foit faite fur la fracture d'où on conduira un des chefs par plufieurs tours vers les parties fuperieures ; & l'autre chef vers les inferieures par des tours plus éloignés l'un de l'autre, pour de là revenir en haut jufqu'au lieu où le premier chef de cette bande a fini. Il faut faire autant de tours avec chacun de ces deux chefs qu'il en faut, pour que les bouts des compreffes ne paroiffent que tres-peu au de-là du bandage de chaque côté. *La même table fig. III.* Le figne que le bandage eft bien fait, eft lorfque le malade affure que la fracture eft bien affermie, que la compreffion n'eft point trop forte, mais plus fur la partie malade que fur les faines, & moins fur les extrémités.

Le bandage étant bien-fait, on aura foin de la fituation du membre, qui fera mis en figure moyenne doucement, également, & un peu relevé, dans une caiffe ou canal de bois, garnie de linge & d'étoupe peignée, le laiffant jufqu'au troifiéme jour. Si le malade fe fent comprimé le premier jour & la premiere nuit de l'apareil, & encore moins le fecond jour, il n'y aura qu'une petite tumeur molle ou bour-foufflement à l'extrémité de la partie, mais s'il y a une enflure confiderable ou dure, c'eſt une marque que le bandage eſt mal-fait & trop ſerré: Et comme il y a danger éminent d'inflammation & de gangrene, il faut ſans tarder, défaire le bandage & le refaire avec plus de moderation.

Si les bandes ſe trouvent relâchées le troiſiéme jour aprés l'apareil, il faut les lever & prendre garde toutes les fois qu'on ſera obligé de les lever avant que les os ſoient un peu affermis de ne pas défaire ſucceſſivement les revolutions & de lever la partie, mais il faut la laiſſer couchée & en repos, ſe contentant de couper les linges & les bandes par-deſſus, afin qu'on puiſſe les retirer ſans remuér la partie, qu'on ne ſera point obligé de manier ny de ſuſpendre, que pour y rapliquer les remedes & le bandage, aprés l'avoir arroſée pluſieurs fois d'eau tiede, pour faire évaporer & tranſpirer les ſuliginoſités retenuës qui cauſent des démangeaiſons. Le membre ſera bandé plus fort que la premiere fois, & enſuite remis dans la caiſſe juſqu'au ſeptiéme jour qu'on levera encore le bandage, obſervant de baſſiner toûjours le membre d'eau tiede, & de faire les circonvolutions plus ſerrées; enſorte neanmoins qu'elles n'empêchent pas la circulation des humeurs des extrémités qui y portent la vie & la nourriture. On apliquera ſur la partie fracturée le cerat de diapalme ou l'emplâtre catagmatique de du Renoud qu'on aura étendu ſur un linge large ou pluſieurs étroits, & par-deſſus des bandes à un chef imbus & exprimées dans du gros vin; & ſur les bandes on mettra des compreſſes imbuës, premierement dans du gros vin, & enſuite dans le blanc d'œuf battu; & en dernier lieu la bande à deux chefs trempée dans le même vin.

Environ en ce tems-là, l'inflammation n'étant plus à craindre, il faut apliquer les attelles pour mieux affermir la fracture, & conſerver le bandage, mais il n'eſt pas ſeur de les apliquer auparavant, à cauſe que l'inflammation eſt toûjours, juſqu'à ce jour-là, fort à craindre. On les met ſur les compreſſes qui doivent outre-paſſer chaque extrémité du bandage, tout autour du membre, & on les arrête avec des liens marqués *L. L. L.* un peu lâches, commençant par la partie ſuperieure, enſuite en l'inferieure, & enfin ſur la fracture de crainte de trop ſerrer en cet endroit & de cauſer de la douleur. Voyez *table xxix.*

Les attelles ne doivent pas porter ſur les éminences des os qui ſont recouvertes de peu de chair, car elles y cauſeroient de la douleur & des écorchures; il faut donc les placer à côté, ou les racourcir.

Le membre ainſi bandé ſera tenu dans la caiſſe juſqu'au vingtiéme jour, à moins que la trop grande démangeaiſon, l'excoriation, la douleur ou quelques autres accidens, n'obligent de lever le bandage plûtôt pour y aporter remede. Il eſt pourtant bon que le Chirurgien viſite le malade de tems à autres, au moins tous les trois jours, pour reſſerrer legerement les attelles s'il en eſt beſoin. Ayant toûjours en vuë, que les attelles ne ſont pas apliquées ſur le membre fracturé pour le comprimer, mais pour affermir ſeulement & conſerver le bandage qui eſt deſſous.

Le vingtiéme jour expiré, on defera & levera les attelles & les bandes, puis on fomentera la partie avec de l'eau chaude, ceſſant de fomenter quand elle s'enflera, pour faciliter la generation & la formation du calus, aprés quoy on apliquera l'emplâtre catagmatique ou *pro fracturis*, ferrant bien moins les bandes & les attelles qu'auparavant, pour donner moyen à la matiere qui doit engendrer le calus

de

de s'épaissir & de se coaguler. La partie reposera ensuite dans sa caisse durant deux jours, au bout desquels on la débandera pour juger de la quantité & de qualité du calus. Dans la suite on defera le bandage tous les cinq jours, bassinant le membre d'eau chaude, le couvrant d'un cerat, de bandes & d'attelles, les relâchant de plus en plus, jusqu'à ce que la fracture soit rafermie par un calus mediocre, ce qui arrive pour l'ordinaire en trente jours aux os du coude, en quarante à l'humerus & au tibia, & en cinquante jours au femur. Ce tems varie neanmoins quelquefois, suivant la diversité de l'âge & du temperament.

Le calus est engendré du sang, c'est-à-dire, *du suc nourricier de l'os*, qui ne doit point être procuré avant le septiéme jour. L'emplâtre oxycroceum est dangereux les jours d'auparavant, à cause de l'inflammation presente ou à venir. Quelques-uns pour faciliter la generation du calus, font prendre au malade des boüillons où l'on a mis cuire les feüilles d'aigremoine & la racine de grande consoude, d'autres donnent des alimens visqueux & gluans; & on a trouvé depuis environ un siecle dans le Palatinat une pierre fort recommandée par ceux du païs pour la generation du calus, ce qui lui a fait donner le nom d'*Osteocolla*; des mots Grecs *osteon*, os, & *colla*, colle. *Voyez Fabrice de Hilden cent. 1. observ. 90. 91. 92. & Sennert liv. 1. des institutions part. 2. sect. 2. ch. 1.* qui explique tres-nettement ce qui concerne la reünion des os. La fracture, dit-il, est la seconde espece de solution de continuité; dont la cure a beaucoup de choses communes avec celle de la playe & quelque chose de particulier; car quoyque la reünion des os rompus soit aussi-bien l'ouvrage seul de la nature que la reünion des autres parties, neanmoins les secours que le Medecin donne à la nature dans la reünion des os sont differens de ceux qu'il lui rend dans la reünion des autres parties. Il se doit proposer deux veües dans la cure des fractures, dont la premiere consiste à remettre les os rompus bout à bout & de niveau, leur redonnant leur situation & leur figure naturelle, la seconde vuë est de les y conserver jusqu'à ce qu'ils se reprennent & se collent ensemble par le moyen du calus, que la nature seule est capable d'engendrer. Le Medecin neanmoins peut aider la nature en empêchant que l'inflammation ne survienne ou quelque accident semblable capable de corrompre la substance du membre & sa temperature, & en disposant l'aliment par des remedes dessicatifs à se convertir plus promptement en calus, tels que sont, l'emplâtre de diapalme, le barbarum, l'oxycroceum, le nigrum & autres semblables, s'apliquant en même-tems à fournir la matiere propre à former le calus. Il accordera pour cet éfet à son malade plus de nourriture & de meilleur suc qui tire un peu sur le gluant, comme le ris & le pain de froment, ce qu'il ne doit pourtant pas faire avant le douziéme jour, parce que le calus ne commence guéres à se former avant ce tems-là, & qu'il y a plusieurs accidens à aprehender. Les premiers jours il faut nourrir peu le malade, & même le saigner & le purger, & ne lui accorder une nourriture plus forte que vers le douziéme jour que la generation du calus a coûtume de commencer, comme nous venons de dire. On ajoûte ordinairement alors à la nourriture, des remedes qui contribuënt à la formation du calus, sçavoir la poudre & le suc des racines d'aigremoine, quelques-uns recommandent extraordinairement la pierre nommée *osteocolle*, qu'ils font prendre par plusieurs fois en poudre au poids d'une dragme avec l'eau de grande consoude, mais elle augmente trop le

calus

calus aux jeunes gens & à ceux qui font replets, ainfi il faut la donner avec précaution, & feulement aux vieillards & aux gens maigres.

Les remedes les plus ufités exterieurement pour engendrer le calus font, le cerat barbarum, le diapalme de Galien, l'oxycroceum de Nicolas, & le catagmatique de du Renoud, on les employe feurement ; fçavoir le barbarum & l'oxycroceum, L'hyver; le diapalme, l'Efté ; & l'emplâtre de du Renoud, le Printemps & l'Automne, faifons plus temperées.

Les fractures font quelquefois fuivies de divers accidens ou fymptomes, dont les plus ordinaires font, la demangeaifon, l'excoriation, le calus trop épais, la douleur, l'amaigriffement du membre & la diftorfion, qui demandent tous le fecours du Medecin.

La demangeaifon ceffera en fomentant la partie d'eau tiede, jufqu'à ce qu'elle en devienne rouge, & même plus que rouge, pour digerer la matiere attirée par la fomentation. Si la partie n'eft pas en état de fouffrir la fomentation, on fe contentera de lui en faire recevoir la vapeur. On doit défendre aux malades de fe grater, parce qu'en fe gratant, ils attirent les humeurs à la partie fuivie de grandes douleurs, & fouvent ils s'écorchent.

L'excoriation qui arrive fouvent, ou de ce que les malades fe font trop gratés, ou de ce qu'on a laiffé trop long-tems le bandage fans le lever, fe guerit comme la demangeaifon par la fomentation d'eau tiede, & par l'aplication de l'onguent de cerufe qui rafraichit & deffeche en même-tems.

La douleur s'apaife par la fomentation d'eau & d'huile tiedes ou d'une décoction de tête de mouton, faite avec les fleurs de camomile.

Le calus devient plus gros qu'il ne faut, quand le malade prend trop de nourriture, ou par la negligence du Chirurgien qui n'examine pas avec la main l'état du calus & ne ferre pas affés les bandes. Pour y remedier, on retranchera les alimens au malade, on examinera de tems en tems l'état du calus, & on ferrera plus fort les bandes. Pour empêcher le calus de s'augmenter ; & pour le diminuer, on aura recours premierement aux émolliens feuls, puis aux émolliens & refolutifs enfemble ; raportés ci-deffus dans la cure de la luxation avec le calus, qu'on employera jufqu'à ce qu'il foit reduit à la mediocrité. Le calus trop petit venant de caufes contraires, demande un traitement tout opofé, & s'augmente par une façon de vivre plus pleine & plus groffiere. On attire l'aliment à la partie en la fomentant avec de l'eau chaude tant que le bourfouflement caufé par la fomentation commence à diminuer ; & en relâchant le bandage.

L'amaigriffement de la partie vient, ou de ce que le bandage eft trop ferré, ou du défaut de l'aliment vifqueux, fi le bandage eft trop ferré, on le defferra, & fi l'aliment n'eft point aporté à la partie, on l'y attirera par la fomentation d'eau chaude, jufqu'à ce que la partie devienne rouge, & on y apliquera enfuite une emplâtre de poix étenduë fur un linge large & fort, pour la lever & remettre par plufieurs fois avec promptitude & violence ; & en y remettant le bandage on aura foin de ne guéres le ferrer de peur de repouffer l'aliment attiré.

La diftorfion du membre ou la mauvaife conformation de l'os peut arriver de la negligence ou malhabileté du Chirurgien qui ne fait pas l'extenfion & l'égalifation ou le bandage comme il faut, ou par la faute du malade qui remue le

membre

membre fracturé , avant que le calus soit ferme , ou qui s'apuye deffus. Elle peut encore venir de la nature de la fracture, principalement de celle du femur. Car Hipocrate parlant des fractures dit, que *les os du femur étant rompus , ne fe peuvent retenir par aucun bandage, aprés même qu'on les a remis par une extenfion violente , parce qu'auffi-tôt qu'on ceffe d'étendre ils s'en retournent , d'autant que la groffeur & la force des mufcles furpaffe celle du bandage qui devroit furpaffer la leur.* Celfe confirme la même chofe, lorfqu'il traite de la curation du femur, il fait fçavoir, dit-il , *que le femur devient plus court quand il a été fracturé , parce qu'il eft impoffible de le remettre dans fon premier état :* Avicenne affure auffi que le femur fracturé reçoit rarement une parfaite guerifon. Ce qui avertit les meilleurs Chirurgiens, de ne promettre jamais la guerifon entiere de cet os , & de prognoftiquer toûjours la claudication quelque diligence qu'ils puiffent aporter , afin qu'on ne leur attribuë pas une faute qui ne vient pas d'eux, mais de la nature de la fracture. La mauvaife conformation arrive encore par la faute de la fracture , lorfqu'il fe trouve quelque fragment d'os retenu entre les deux os rompus qui les empêche de s'entretoucher immediatement. Soit que les os ayent reçu une mauvaife conformation, par la faute du Chirurgien ou du malade, & qu'il y ait lefion confiderable dans les fonctions du membre, il ne faut pas les rompre derechef, quoyqu'on ne puiffe rétablir les fonctions autrement, fi le malade eft vieux & foible, fi le calus eft inveteré & endurci, & l'os grand, comme le femur & l'humerus. Mais fi la lefion eft grande, le fujet eft jeune & robufte & le calus n'excede pas fix mois. Il faudra le ramollir pendant quinze jours , par les fomentations , les bains & les emplâtres, & faire enfuite l'extenfion & la contre-extenfion du membre, avec les mains, les lacqs, ou les machines fuivant le befoin, jufqu'à ce que le calus foit rompu & que les parties de l'os fracturé puiffent être égalifées avec la main.

Aprés quoy on traitera la fracture, comme il a été dit ci-deffus. Si quelque fragment ou efquille de l'os caufe la mauvaife conformation du membre, on fera une incifion avec le fcalpel de la *table II. fig. II.* jufqu'à l'os, & on tirera avec des pincettes cette portion d'os qui empêche l'aglutination, & il faudra enfuite égalifer la fracture par l'extenfion , la bander & la fituer comme la fracture recente.

Au refte il ne faut point, comme il a deja été dit, rompre l'os du femur pour fa mauvaife conformation, étant plus avantageux de vivre boiteux que de s'expofer à une operation dangereufe accompagnée de grands tourmens & fujette à la recidive, il faut dés le commencement tâcher de la prévenir, en confervant le membre étendu devant, pendant & aprés le bandage, jufqu'à ce que la fracture foit parfaitement affermie, & ce par le moyen de l'inftrument nommé *Gloffocome* de la *table xxij. fig. IV.* deftiné à cet ufage.

Q

LA CURE DE LA FRACTURE EN AIS.

La fracture en ais où l'os est fendu selon sa longueur demande un bandage beaucoup plus serré que les autres ; car il ne s'agit ici que de raprocher les os separés par leur largeur , leur donner un attouchement naturel & immediat ; ensorte qu'ils ne puissent plus s'écarter , le reste de la cure se fait comme il a été expliqué dans la fracture oblique & transverse simple.

La cure de la fracture simple a quatre intentions ; sçavoir , la reduction de l'os en son état naturel , l'apareil pour l'y conserver , la conservation des parties voisines , & la bonne situation des parties blessées.

L'extension est presque toûjours necessaire , car il est rare que les os ne soient point dérangés & demeurent en leur niveau , seul cas où elle est inutile , mais il y a dans l'extension du plus ou du moins , selon la qualité de la fracture , la nature de la partie fracturée , l'âge & le sexe , & le tems à prendre qui est quand l'inflammation & les autres symptomes ne sont pas encore arrivés ou qu'ils sont passés. Il faut observer en faisant l'extension , de tenir la partie dans une situation droite , les mains qui la tiennent n'étant pas fort éloignées de la fracture , car il ne faut pas tirer une partie qui soit distinguée de l'autre par une articulation. Si par exemple , la jambe est rompuë dans son milieu , on ne tirera pas la jambe par le pied ny au-dessus du genou , mais au-dessus du pied & au dessous du genou. Si les os sont encore bout à bout quoyque cassés , il ne faudra faire qu'une extension fort petite , qui ne sert qu'afin que les bouts des os ne frotent pas l'un contre l'autre quand le Chirurgien les reduit , parce que le frotement trop violent pourroit briser les petites inégalités qui s'y trouvent.

Pendant que les Serviteurs font l'extension de l'os , le Chirurgien les égalise & les met de niveau avec les paumes de ses deux mains , avec lesquelles il presse tout autour de l'os fracturé , puis il passe le pouce tout le long de l'os sur la fracture pour reconnoître s'il est égal par tout. S'il aperçoit quelque pointe d'os qui perce la peau , il fera une incision pour remettre l'esquille en sa place qui se reünira avec l'os ou tombera dans la supuration.

Les mains suffisent pour faire la plus grande partie des extensions , pourvû que les Serviteurs soient un peu instruits , à moins que les fractures ne soient aux grands os , que les bouts ne passent l'un sur l'autre , & qu'ils n'ayent pas été reduits dés le commencement , car pour lors il faut avoir recours aux lacqs & aux machines , sur tout s'il y a beaucoup de muscles dont il faut vaincre la resistance , il est pourtant fort dangereux de faire des extensions trop fortes , qui peuvent rompre les vaisseaux & détacher les tendons d'avec les os ; c'est par cette raison que les machines des Anciens sont presque abolies.

Quant à la seconde intention qui consiste en l'apareil necessaire , le precepte d'Hipocrate est le meilleur & on le doit suivre dans l'aplication des trois bandes, dont il veut qu'on se serve aux fractures simples. Celse en aplique six , mais c'est trop charger des parties afligées.

Chaque Praticien employe differemment les topiques sur les fractures , mais

Monsieur

Monfieur Bellofte a trouvé que le blanc & le jaune d'œuf battus enfemble, fatisfont à toutes les intentions ; car il eft aftringent, anodin, & refolutif. Il employe le refte de l'apareil fans le moüiller, à moins que l'inflammation ou quelqu'autre fymptome n'oblige à faire le contraire, parce que fa methode étant de ne toucher aux fractures que le plus tard qu'il peut, il fe fert de bandes féches qui en font plus fermes & fe relâchent moins.

Il évite tant qu'il peut les emplâtres & emplaftiques, d'autant qu'apliqués fur les fractures, ils bouchent les pores du cuir, retiennent les vapeurs qui donnent occafion aux demangeaifons, & contraignent de lever l'apareil plûtôt qu'on n'auroit pas fait ; ainfi fans s'arrêter à la methode d'Hipocrate, qui eft de lever l'apareil trois jours aprés fon aplication, ny de ceux qui le levent le feptiéme jour, il attend le plus qu'il lui eft poffible. L'experience lui ayant fait connoître par un grand nombre de fractures fimples de toutes efpeces, qu'il eft plus avantageux au bleffé de n'y point toucher que le calus ne foit entierement formé, à moins que les bandes ne foient relâchées ; ou qu'il n'arrive quelque accident imprevû, comme prurit, douleur, ou agitation de la partie. Il raporte la cure qui fuit pour preuve de la bonté de fa methode.

Un foldat du Regiment de Condé, nommé *la Tulipe*, fut conduit à l'Hôpital de l'Armée, avec une fracture accompagnée de fracas au femur droit, à peu-prés en fa partie moyenne. Cet accident lui arriva au Mont-Genevre, comme il dormoit fous un arbre, qu'on vint à couper & qui lui tomba fur la cuiffe. Auffi-tôt qu'il eut été mis entre mes mains, je fis une extenfion vigoureufe, je reduifis la fracture & j'apliquay deffus un linge trempé dans l'œuf entier battu avec un peu d'huile rofat & une petite quantité de bon vinaigre. Je mis par-deffus quelques compreffes, trois ou quatre bandes affez longues, quelques attelles de carton, le tout pofé dans une goutiere pareillement de carton, & par-deffus tout cela les fanons avec ce qui les accompagne. Les diverfions & le regime moderé furent mis en ufage, & il refta l'efpace de vingt jours entiers fans qu'on touchât à l'apareil, au bout duquel tems je le levay & trouvay la partie fort droite & dans fa difpofition naturelle. Je me fervis pour le fecond apareil du *pro fluvis*, & je remis les bandes comme auparavant, avec des attelles de bois & le refte. vingt jours aprés le bandage fut levé pour la feconde fois, je trouvay les chofes dans un état dont j'avois tout fujet d'être content, ce qui fit que je le laiffay paffer vingt autres jours fans y toucher ; deforte qu'en foixante jours il ne fut panfé que trois fois fans conter le premier apareil. Il commença à fe lever & à marcher avec des croffes, on laiffa toûjours fur fa cuiffe un apareil fans fanons, & ayant refté encore quelque-tems à l'Hôpital pour fe fortifier il s'en retourna à fon Regiment. Il eft bon d'a-pliquer aux fractures fimples des cuiffes, une attelle large d'environ deux ou trois travers de doigts à la partie pofterieure pour foûtenir le femur, qui fans cette prévoyance eft en danger de ployer, particulierement chés les pauvres qui couchent fur la paille, qui eft fujette à s'échaper & laiffer des creux ou foffes capables de faire changer de fituation aux parties fracturées fi elles ne font foûtenuës par quel-que chofe de folide, au défaut du gloffocome & des boëtes.

Cette hiftoire fait bien voir le peu de foy qu'on doit ajoûter aux remedes inter-nes, que l'on recommande pour procurer la generation du calus, & que la nature

en eſt la ſeule & principale ouvriere, pourvû qn'on lui accorde le repos qui lui
eſt neceſſaire pour agir.

Quant au troiſiéme point qui conſiſte à pourvoir aux parties voiſines, lorſque
la douleur & le fracas ſont grands, les defenſifs poſés ſur les parties ſuperieures
& ſur les émonctoires ſont tres-utiles. Le petit liniment de l'œuf entier battu avec
l'huile roſat, & quelquefois avec quelque peu d'huile de terebenthine & de vinaigre ſatisfait à cette intention avec les embrocations des huiles reſolutives, lorſque
la contuſion eſt grande. Les diverſions ſçavoir les ſaignées, ſont ſur tout d'un
grand éfet pour prévenir & corriger les accidens.

Pour remplir la quatriéme & derniere intention, il eſt important de donner
une bonne ſituation aux parties fracturées, c'eſt de-là d'où dépend le bon ou le
mauvais ſuccés des cures, quand on n'a pas toutes les commodités neceſſaires,
comme dans les Hôpitaux d'Armée & ailleurs, où les bleſſés ſont mal-couchés
& même ſur la paille; la prudence du Chirurgien doit ſupléer à ce qui manque,
comme d'apliquer des attelles ſur les trois bandes dés le premier apareil, à moins
que la douleur ne l'empêche, & d'affermir enſuite tout l'apareil avec une quatriéme bande, on ajoûtera encore les fanons & la ſemelle, avec ce qui les accompagne ſi c'eſt à la cuiſſe ou à la jambe. Si la fracture eſt au bras on ſe ſervira
de l'écharpe, & ſi c'eſt à l'avant-bras de la goutiere, tout cela bien apliqué met
la partie hors d'inſulte. C'eſt la methode de Monſieur Belloſte dans les fractures
ſimples qui conſiſte particulierement à ne point troubler la nature, qui produit
des éfets ſurprenans lorſqu'on la laiſſe agir en liberté. Par exemple les fractures des os dont il s'agit, lorſqu'ils ont été remis bout à bout & de niveau, &
les parties qui les environnent ont repris leur ſituation naturelle, y a-t-il autre
choſe à faire qu'à les y maintenir? Et n'eſt-ce pas à la nature à faire le reſte?
Dés-que la circulation du ſang & des humeurs eſt rétablie dans l'os fracturé & dans
les parties voiſines. Les particules qui ſortent des pores des arteres pour entrer dans
les petits canaux de l'os rompu y coulent juſqu'à ce qu'étant parvenuës vers la fracture, & ne pouvant continuer leur chemin en ligne droite, à cauſe de l'interruption
arrivée dans ces canaux, ſe détournent vers les côtés, & s'attachant à la ſubſtance
de l'os & s'acrochant les uns avec les autres forment un calus, qui ſert à réjoindre
& retenir les deux bouts enſemble; que ſi le calus eſt long-tems à ſe former dans
les perſonnes âgées & foibles, c'eſt que leur ſang eſt trop gluant & trop groſſier
pour couler dans des canaux auſſi étroits que ceux des os; c'eſt pourquoy il eſt bon
d'attenuër les particules trop groſſieres d'un ſang ſemblable par le moyen de la
pierre oſteocolle, dont on fait prendre une dragme tous les jours au malade en
poudre, qui ne feroit point de mal ſi on la mêloit encore avec l'emplâtre qui ſe
met ſur la fracture. Si au contraire les particules d'un ſang plus ſubtil, penetrent
tellement ces mêmes pores qu'elles fourniſſent aſſés de matiere pour former un
calus d'une groſſeur difforme, deſorte qu'on ſoit obligé d'y remedier; on ſe ſervira fort utilement en pareil cas, de l'emplâtre de grenoüilles avec le mercure
apliqué ſur la partie avec un bandage fort ſerré, afin qu'une partie des particules
du calus ayant été attenuées par l'emplâtre puiſſent s'en détacher & s'envoler,
& que le calus comprimé & reſſerré par le bandage n'en puiſſe recevoir de
nouvelles.

Aprés

Aprés avoir parlé suffifamment des fractures fimples il faut enfeigner la methode de guerir les fractures compliquées ou avec playe, dont il y a diverfes
efpeces, car l'os fracturé eft découvert de fon periofte & de fa chair, ou bien il en
eft encore recouvert, & dans ces deux fortes de playes il y a quelque portion de l'os
petite ou grande qui s'en doit feparer, ou bien il n'y en a point.

LA FRACTURE AVEC PLAYE SIMPLE.

La fracture avec playe fimple en laquelle l'os n'eft point découvert, & où il
n'y a aucune portion d'os qui s'en doive feparer, doit être traitée comme la fracture
fans playe, 1°. par l'extenfion convenable, 2°. par l'égalifation requife & neceffaire, accompagnée de l'aproche mutuel des bords de la playe, & de leur confervation en cet état par le moyen des linges ou drapeaux emplaftiques, apliqués en
forme de bandes ou de croix, 3°. par le bandage, 4°. par la fituation.

A l'égard de l'extenfion, on doit apeller d'abord le Chirurgien pour la faire,
le premier jour & tout au plus tard le fecond, avant que l'inflammation de la partie
foit arrivée, car fi on attend à faire venir le Chirurgien, au troifiéme, quatriéme,
ou cinquiéme jour, que l'inflammation menacera ou fera commencée, il ne fera
pas tems de la faire & on fera obligé d'atendre jufqu'au fept ou huit & peut-être
davantage. Tout ce qu'on doit faire en attendant c'eft de tâcher d'apaifer l'inflammation, foit en ôtant la caufe antecedente, par la diete, la chirurgie, & la pharmacie, c'eft-à-dire, par l'abftinence, la faignée, & les lavemens, foit en foulageant
la partie affligée par les anodins, & les repercuffifs, par le repos du membre & en
couvrant la playe de fupuratifs. Quand l'inflammation fera paffée, on reduira l'os
fracturé par la feule extenfion, puis on le bandera avec trois bandes, & un nombre fuffifant de compreffes pour le pofer mollement & fans lui caufer de douleur
en un lieu du repos.

2°. L'extenfion doit être moins forte qu'en la fracture fimple, parce que la
fubftance charnuë, mufculeufe & nerveufe étant déja déchirée, contufe & meurtrie,
il s'en enfuivroit des douleurs criantes & mêmes des convulfions avec danger
de la vie.

3°. La premiere bande fera un peu plus large que la playe, fur tout en fon
commencement qui doit faire le premier circuit, afin de couvrir de tous côtés
les bords de la playe, parce que fi la bande étoit trop étroite, & moins large
que la playe, elle appuyeroit trop deffus & y cauferoit de trop grandes
douleurs.

4°. Il ne faut pas que les bandes foient, pour la même raifon & crainte de
l'inflammation auffi ferrées qu'en la fracture fimple, c'eft pourquoy on en prendra de plus douces, & on les levera trois jours après le premier apareil, pour
les ferrer un peu plus en les remettant, pour empêcher le membre de s'enfler
tandis qu'on craint l'inflammation, à moins que la douleur ne s'y opofe au troifiéme
apareil, il vaut mieux que le bandage foit plus lâche que ferré, pour donner paffage
au fang qui doit faire la matiere du calus.

5°. S'il eft befoin d'attelles il ne faut pas les mettre fur la playe avant qu'elle
foit

foit guerie, mais aux côtés & à la partie opofite. Pour l'ordinaire les playes fim-ples de ces fortes de fractures, font cicatrifées ou pour le moins remplies de chair, au fecond ou au troifiéme apareil. Quand la playe eft guerie, on fe comporte de la même maniere qu'en la fracture fimple pour affermir l'os.

On ne peut pas prévoir dés le commencement de la fracture, s'il y aura fepa-ration d'os, à moins qu'il n'y ait manque de conformation, ou que l'os foit refté long-tems découvert, mais feulement vers le dix-huit, dix-neuf & vingtiéme jour ou environ, que la playe fe renouvelle ; car s'il y a quelque feparation d'os à faire, on le connoîtra par l'abondance de la fanie qui furpaffera beaucoup la grandeur de la playe, par le renverfement des bords, & par les chairs infenfibles qui s'y engendrent. On jugera encore de la groffeur de ce morceau d'os ou de fa petiteffe par les mêmes fignes felon le plus ou le moins. S'il eft déja feparé d'avec l'os, on le connoîtra, fi lorfque le malade y donne fon attention, il fent quelque maniere de remuëment, & une douleur ou fentiment de piqueure quand il n'y fait pas d'atention. Le défaut de l'un & de l'autre marque que le morceau n'eft pas encore feparé.

La fracture avec playe où l'os n'eft pas découvert, mais on attend la feparation de quelque petite efquille.

La methode de guerir la fracture fimple a encore lieu ici & doit être obfervée, & fuivie en tout, excepté les attelles qui doivent être omifes & le bandage tenu plus lâche & levé plus fouvent ; fçavoir de trois en trois jours, pour aider la na-ture par l'aplication des medicamens à feparer plus promptement l'efquille. Et lorf-qu'elle fera tout-à-fait feparée, on la tirera avec la pincette fans faire aucune vio-lence : L'efquille fortie on apliquera les attelles aux parties laterales de la playe, jufqu'à ce qu'elle foit entierement confolidée, fi la fracture n'eft pas encore affer-mie quand la playe fera cicatrifée on apliquera les attelles de tous côtés & tout à l'entour du membre comme en la fracture fimple.

La fracture avec playe où l'os n'eft point découvert, & neanmoins on connoît, qu'il s'en doit feparer une groffe efquille ou plufieurs dés le commencement ou dans la fuite, comme il arrive aux playes d'ar-quebufes.

Si la feparation fe doit faire d'abord, il faut pour la faciliter, fe fervir d'un autre bandage que le précedent qui foit fait de telle forte, qu'on puiffe le dé-faire & refaire tous les jours, fans remuër en aucune maniere la fracture. La façon la plus commode de bander, eft en cette rencontre celle d'Hipocrate, parce que ce bandage n'empêche point la fortie du pus, qu'il affermit la fracture, défend de l'in-flammation, n'excite aucune douleur & procure une prompte feparation de l'os. Pour le faire, il faut preparer plufieurs compreffes de linge en double, chacune affez large pour couvrir les bords de la playe & affez longue pour entourer le
membre

membre un peu plus d'une fois & en affés grand nombre pour faire le bandage doloire de la *table xxix. fig. III. IV. V. & VI.* Ces compreffes doivent pour les apliquer être imbibées d'*œnelæum*, c'eft-à-dire, d'une mixtion compofée de vin gros & d'huile rofat, pour calmer la douleur & empêcher l'inflammation. On les range fur un linge affés large pour les contenir toutes ; enforte que la compreffe du milieu couvre les deux qui font à fes côtés, & celles-ci la moitié de celles qui les fuivent immediatement, cet ordre fe garde fucceffivement jufqu'aux dernieres. Ces compreffes ainfi difpofées & la fracture égalifée, on doit apliquer quelque fupuratif fur la playe, tel que le terrapharmacum de Galien, ainfi nommé des quatre ingrediens dont il eft compofé, qui font, la cire, la poix, la refine & la graiffe, au lieu d'huile, mêlées en portions égales ; cela fait, on paffe fous la partie le linge large couvert de compreffes mifes en ordre, puis on bande la partie ; de forte que la compreffe du milieu paffe fur la fracture *table xxix. fig. III.* Le ferviteur tenant un des chefs de cette compreffe du milieu & le Chirurgien l'autre, chacun tire & amène le fien ; enforte qu'ils s'entrecoupent en maniere de cercle loin de leurs extrémités, & ferrent la partie bleffée autant qu'il eft permis, pour ne pas dire neceffaire en ces fortes de fractures avec playes & d'où une efquille fe doit feparer. La compreffe du milieu ayant été conduite circulairement, on conduira de même la premiere & la plus voifine des compreffes fuperieures, puis la feconde & enfuite la troifiéme, & on continuera ainfi jufqu'à ce qu'on foit parvenu à l'endroit de la partie faine où la bande de la fracture fimple doit monter, quand il n'y a point de playe. Les fuperieures étant apliquées, il faut conduire de la même maniere les inferieures commençant par la premiere ou la plus proche de celle du milieu, puis on vient à la feconde, troifiéme, quatriéme &c. continuant ainfi jufqu'à la partie faine inferieure. On aplique les medicamens au tems du bandage, & on arrofe tous les jours les bandes d'*œnelæum*, jufqu'à ce que le tems de l'inflammation foit paffé. On tâchera par toutes fortes de moyens de procurer la feparation de l'os qui doit fortir, pour cet éfet on aidera la nature par l'injection de la decoction divine décrite à la fin de nos obfervations, & par l'aplication du cerat facré de Galien, qui ne s'étendra que fur la playe & fur fes bords precifément, & pour la circonference de la playe, on fe contentera d'y apliquer le *dia halcitheos. Nota.* Au lieu d'apliquer les compreffes en double, il fuffit de couvrir fept compreffes plus ou moins de cerat, de diapalme & mener leurs chefs en rond, en commençant par celle du milieu, montant & décendant comme il a été dit à l'égard des compreffes doubles, aprés avoir été trempées au moins de gros vin, afin qu'elles fe joignent mieux enfemble.

Quand l'os qui doit fortir fe fait voir, on le tirera avec la pincette, s'il peut venir fans violence, puis on confolidera la playe avec l'emplâtre divin. Et la playe étant cicatrifée, on confervera le membre en repos, jufqu'à ce que la fracture foit affermie, mettant des attelles tout à l'entour. Lorfqu'il eft neceffaire de changer les bandes, à caufe de leur dureté & de leur faleté, le membre doit être foulevé à la verité, mais incontinent être remis, fur un nouveau linge large, couvert de nouvelles compreffes doubles *table xxix. fig. III.* S'il n'y a aparence que l'os ne fe doive pas fi-tôt feparer, il faudra changer le bandage compofé de trois bandes & de trois compreffes, pour prendre le doloire ci-deffus décrit, jufqu'à ce que l'os foit feparé.

R Si

Si l'os feparé eft grand, comme ceux qui font marqués *table xxix. fig. III.* ⊙,
& *fig. IX.* On changera l'apareil circulaire: *fig. III.* en celui qui eft fait en croix
fig. VI. de la même table. Obfervant de commencer le bandage par le plus bas chef
& de finir par le plus haut, afin de faire fortir de la playe, les matieres ramaffées
en la place de l'os feparé, qui étant pouffées en bas fi on conduifoit les compreffes,
en defcendant feroient un fac ou finus confiderable. Lorfque la playe fera cicatrifée
on pourra mettre les attelles pour mieux affermir la fracture.

La fracture avec playe, où l'os eft découvert de fon periofte fans fortir hors de la playe.

Pour la traiter on commence par une extenfion moderée, puis on égalife la
fracture autant qu'il convient, en troifiéme lieu on raproche les bords de la playe
l'une de l'autre, aprés cela on aplique le bandage, & l'on met enfin le membre en
la fituation requife. Il faut examiner pour faire le bandage propre, s'il y a aparence
ou non de quelque efquille qui doive fe feparer; il n'y en aura point, fi l'os
découvert, a été d'abord recouvert de fa peau; mais il y en aura s'il eft refté long-
tems expofé à l'air. S'il n'y a point d'efquille à feparer ou s'il n'y en a qu'une
petite, on fe contentera du bandage à trois bandes & à trois compreffes, comme
en la fracture avec une fimple playe; fi l'efquille eft grande on fe fervira du bandage
doloire ci-deffus recommandé en la fracture d'où doit fortir un grand os.

La fracture avec playe où l'os fort en dehors.

Il faut examiner fi l'os forti hors de la playe peut être remis dans fa place,
par le moyen d'une extenfion fuffifante, fans trop de violence & fans danger de
convulfion, & en ce cas il faut le remettre. Sinon, on n'entreprendra point la reduction. Il eft dangereux de le remettre, quand le bout de l'os forti eft long, quand
il y a inflammation, & que la partie de la fracture eft dure, à caufe de la contraction des mufcles. Il peut être remis fans danger, lorfque le bout forti de l'os
eft court, qu'il n'y a point d'inflammation ou de tumeur phlegmoneufe, & que
la partie eft molle. Que s'il ne peut pas être reduit, de deux maux on choifira le
moindre, qui eft de couper le bout découvert de l'os avec la tenaille de la *table xxj. fig. I.* Aprés avoir prognoftiqué au malade le racourciffement du membre
qui doit s'en enfuivre, la fracture fera enfuite facilement égalifée par une extenfion mediocre. Ce parti de rendre le membre plus court que fon femblable eft
meilleur ou moins préjudiciable, que de laiffer la fracture fans l'égalifer, ou
de tenter une extenfion violente, qui cauferoit l'un & l'autre des convulfions,
& la mort du bleffé. Que fi l'os racourci ne peut pas encore être remis par une
extenfion mediocre, on la facilitera fuivant le précepte d'Hipocrate en introduifant
un cifeau entre les deux bouts de l'os rompu, comme en la *table xxix. fig. III.*
Le bandage fe fait fur la fracture égalifée de la même maniere qu'en la fracture
avec playe fimple, excepté que le bandage doit être feneftré, c'eft-à-dire, qu'il

faut

faut que les emplâtres & les bandes soient troüées sur la playe, afin d'y apliquer tous les jours des medicamens sans lever le bandage.

La raison qui oblige de troüer les bandes, est que d'un côté la playe étant grande & ne pouvant être guerie que par la seconde intention, engendre quantité de pus & de sanie, & demande qu'on la panse souvent, & d'un autre côté l'os racourci défend de remuër le membre, & de lever si souvent le bandage par la crainte de causer une nouvelle contraction aux muscles. C'est pourquoy il faut tenir un milieu pour satisfaire en même-tems à la playe & à la fracture.

J'ay gueri plusieurs fractures de cette sorte avec ce bandage, & entr'autres celle d'un jeune homme de vingt ans, qui en tombant la nuit de bien haut se rompit les deux os de la jambe gauche vers leur milieu avec la sortie d'un grand bout du peroné qu'il m'eût été impossible de remettre si je ne l'eusse coupé avec la te-naille de la *table xxj. fig. I.* Ce blessé commença à marcher avec un baton au bout du quatriéme mois, & dans la suite du tems sans baton, & aussi-bien que s'il n'eût jamais eu la jambe rompuë ni perdu aucune portion d'os. Ce qui est fort re-marquable, attendu qu'il arrive tres-rarement que le malade ne reste boiteux ensuite d'une double fracture avec playe & deperdition de la longueur de l'os. *C'est que le tibia de ce jeune homme étoit resté en son entier & conservoit la longueur naturelle de la jambe, ainsi la surprise cesse*; mais voici une histoire assés surprenante, raportée par Monsieur Muys & tirée du Journal de *Leipsik au mois de Novembre* 1 6 8 6. Il y a quelques années, dit-il, qu'un homme se rompit en tombant le bras gauche à quatre travers de doigt du coude, si violemment que l'ulna & le radius étoient fracturés tous deux en travers & entierement desunis. On manda d'abord des Chi-rurgiens pour remettre le bras, mais le blessé craignant qu'ils ne lui fissent trop de douleur ne voulut jamais qu'ils le touchassent, pas mêmes qu'ils lui missent aucunes bandes pour retenir la partie en état.

Il se mit même à remuër le bras au lieu de le tenir en repos, ce qu'il fit toûjours, & s'accoutuma tellement à le remuer que le bras dans la suite du tems se fléchis-soit à l'endroit de la fracture. Il vécut long-tems en cet état, de remuër la main & de fléchir l'os du coude en deux endroits differens, sçavoir en celui du coude & en celui de la fracture sans douleur & sans aucune incommodité. Il mourut d'une autre maladie, & quand il fut mort, un des Chirurgiens qui l'avoient vû, demanda ce bras aux parens du deffunt pour l'examiner. Qui ayant levé les muscles y trouva une nouvelle articulation qui s'y étoit formée, dont voici la dispo-sition.

Il trouva du côté de la fléchissure du coude une maniere de tête ronde à l'extré-mité de chaque os, qui representoit ce qu'on apelle *apophyse*. Et du côté du carpe deux cavités, aux deux extrémités oposées assés grandes pour recevoir les deux têtes des deux autres os. Le perioste qui fut rompu au tems de la fracture avoit pris plus d'épaisseur dans tout son contour, desorte qu'il faisoit l'office de ligament pour affermir l'articulation. Enfin les bords des cavités, étoient beaucoup moins élevées en devant qu'en derriere, d'où s'ensuivoient deux differens éfets, car l'abaisse-ment de devant, facilitoit le mouvement de flexion & le rehaussement de derriere empêchoit la trop grande extension du bras, c'étoit la même mechanique que celle de la fléchissure du coude ou à peu prés.

R ij

Il y a deux chofes ici dignes de confideration & qui meritent qu'on en recherche la caufe. La premiere eft la maniere dont cette nouvelle articulation a été formée ; & la feconde, comment cet homme pouvoit fléchir le coude en cet endroit-là, puifqu'il eft certain qu'il ne s'étoit pas fait de nouveaux mufcles, pour executer ce nouveau mouvement. Sans ôter aux fçavans la liberté de mieux expliquer ce phenomene & en voici une explication affés plaufible & vray-femblable.

Pour concevoir la maniere, dont cette articulation s'eft formée, il faut convenir qu'aprés que les deux os du bras furent fracturés en travers & entierement feparés, leurs extrémités opofées demeurerent l'une fur l'autre, enforte que la matiere du calus fortant de chaque extrémité les auroit recollés enfemble, fans l'agitation continuelle que le bras a foufferte. Car c'eft fans doute cette agitation qui a été caufe que la matiere du calus ne s'eft pas répanduë infenfiblement à côté de la fracture, mais encore qu'à raifon de fa vifcofité elle s'eft arrêtée à la marge des os fracturés, ou par la fuite du tems elle a acquis la figure d'une maniere de fourcil, tel que celui qui fe trouve à l'extrémité des os autour de leurs cavités. Et ce fourcil qui s'eft formé plutôt du côté du carpe que de celui du coude à caufe de la declivité de la fituation, a dû former une cavité, laquelle étant faite, ç'a été une neceffité aux extrémités des os du côté du coude de prendre la figure de tête ou d'apophyfe, d'autant que la matiere du calus qui en exudoit étant molle & li-quide, étant portée par l'agitation du bras vers les extrémités des autres os, a dû s'y accommoder, & comme elles étoient concaves, il a fallu qu'elle fe foit fait convexe. Pour expliquer les mouvemens que cette nouvelle articulation faifoit fans le fecours d'aucuns nouveaux mufcles, il faut confiderer deux chofes. La premiere eft, que la plûpart des mufcles qui recouvrent le cubitus & le radius, font inferés & attachés à ces deux os prefqu'en toutes leurs parties. La feconde que le carpe étant une partie mobile par le raport au coude, doit fe flechir vers le coude fui-vant les regles du mouvement des mufcles, qui font que la partie ftable attire la partie mobile ; cela fupofé, s'il fe forme quelque nouvelle partie mobile, ou ce qui eft la même chofe, fi les deux os mentionnés viennent à fe rompre entierement & que les mufcles agiffent, ils flechiront neceffairement le cubitus, en maniere d'articulation, d'autant que les extrémités de ces os du côté du carpe deviennent mobiles par raport au coude comme fi c'étoit de nouveaux os, & doivent être fléchis par les mufcles qui y ont leur infertion, lefquels au tems de la contraction, amenent & attirent neceffairement les parties fracturées & feparées auxquelles ils fe trouvent attachés.

Voilà une raifon purement mechanique du mouvement du bras en queftion, fondée fur la connexion des mufcles avec les os, mais quand cette connexion ne feroit pas, le même mouvement pourroit encore fe faire, puifque les extrémités de l'ulna & du radius qui s'articulent avec le carpe n'étant plus ftables, doivent fui-vre le mouvement du carpe. Car les mufcles qui font agir le carpe, doivent tirer vers le coude toutes les parties qui apuient le carpe comme mobiles.

On peut tirer diverfes confequences de cette obfervation touchant la pratique & la theorie. Les Praticiens doivent aprendre de là, la neceffité qu'il y a de reünir es os fracturés, de les bander & de les laiffer en repos ; quant aux Phyficiens, ils prendront que la matiere va toûjours fon même chemin, même en produifant

des

des éfets extraordinaires, & qu'on ne doit pas croire que tout ce qui nous paroît monstrueux soit un éfet du hazard ou une faute de la nature, mais que tout ce qui se fait dans le monde arrive par les regles du mouvement que Dieu a établies touchant la generation & la conservation des corps, & qui ne sont point sujettes au changement. Cette observation nous donne outre cela une idée du mouvement du suc nourricier des os & de la maniere dont leurs articulations se forment.

Fabrice de Hilden *cent.1. observ.91.* raporte une histoire presque semblable, mais beaucoup moins singuliere d'un homme qui eut pareillement le bras gauche rompu entre le coude & le carpe, les deux os desunis entierement avec une grande contusion dans les chairs, à quoy il survint une grande supuration durant laquelle il sortit plusieurs esquilles. Ces accidens cesserent & la playe fut consolidée, mais les os ne se reünirent point, & au lieu de la reünion il y eut une maniere de nouvelle articulation, desorte que le blessé faisoit avec sa main droite, aller son bras gauche en devant & en arriere comme il vouloit. Il y a veritablement quelque raport de cette histoire avec l'autre, ce n'est pourtant pas la même chose. Il est constant, dans l'histoire de Hilden que les os ne furent point reünis, puisqu'il fléchissoit toûjours le bras à l'endroit de la fracture, mais il ne s'ensuit pas qu'il s'y fût formé une nouvelle articulation, d'autant que le blessé ne pouvoit pas comme l'autre remuër & flechir le bras gauche sans le secours de la main droite. Il est donc plutôt à presumer, que la grande supuration qui arriva & la grande quantité d'esquilles qui en sortirent empecherent qu'il ne s'engendrât du calus necessaire pour reünir les os & qu'ils demeurerent desunis que de croire qu'il se soit formé une nouvelle articulation; d'autant plus que l'Auteur de cette histoire n'a pas examiné le bras aprés la mort du blessé pour nous en assurer.

Pour revenir à la methode de traiter la fracture avec playe quand l'os sort en dehors, il faut le couper lorsque le bout qui sort est long, pour les raisons qui ont été dites, mais s'il est petit, on peut souvent le remettre sans trop de violence & sans danger de convulsion, en faisant une extension moderée, & égalisant doucement la fracture. Mais il ne faut point tenter d'extension plus violente si la moderée ne suffit pas, de crainte de causer trop de douleur & la convulsion: mais introduire la plus large extremité d'un élevatoire entre celles de l'os rompu, la posant sur la plus basse extremité de l'os & l'apuyant contre la plus haute, pour s'en servir comme de levier & faciliter l'extension, jusqu'à ce que les os soient revenus bout à bout & de niveau, alors on lâche peu-à-peu l'extension en retirant le levier. Que si l'os sur lequel on doit apuyer le levier se trouve rompu en plusieurs esquilles en sa partie superieure, ou qu'il y eût quelque pointe qui empechât d'apliquer commodément le levier, il faudroit la retrancher avec le ciseau tranchant de la *table H. fig. XIII.* ou la couper avec la tenaille de la *table XXI. fig. I.* pour placer ensuite plus seurement le levier.

Aprés que l'os aura été remis, il faudra examiner si quelque portion d'os se doit separer ou non; il n'y aura point de soupçon d'aucune separation, si la reduction s'est faite promptement, sans peine & sans violence; mais si on a été long-tems à la faire, il en pourra arriver quelqu'une. Si on connoît qu'il n'y a point de separation d'os à craindre, on pansera la playe avec le supuratif, puis on apliquera le bandage, comme en la fracture avec playe simple. Si l'on attend quelque supuration

d'os,

d'os, on fera le bandage décrit en la fracture avec playe & feparation d'un grand os.

Les fractures compliquées ou avec playe font tres-difficiles à guerir, & quoy qu'on en conduife un bon nombre à une parfaite guerifon, on ne doit pas fe flater d'avoir toûjours le même bonheur, fur tout lorfqu'il y a deperdition de la fubftance de l'os. La bonne conftitution du fujet & la jeuneffe, font favorables en cette occafion, & la meilleure methode eft de panfer les bleffés doucement, promptement & le moins fouvent qu'on peut, parce qu'on abrege bien du tems, qu'on évite bien des accidens, & qu'en laiffant à la nature, la liberté d'agir, elle produit elle feule des éfets furprenans qu'on n'auroit ofé efperer.

L'experience nous aprend & il certain que la generation du calus eft plus prompte dans les fractures fimples que dans les compliquées, à caufe que la chaleur naturelle, qui eft unie & concentrée dans les premieres, agit avec plus de force & de promptitude, les tegumens mettant l'os à couvert & à l'abry des injures de l'air externe, qui felon *Fabr. d'Aquapendente, part. 1. liv. 4. ch. 9.* altere les os & corrompt leur temperament naturel. Ajoûtez qu'il ne fe fait dans les fractures fimples, ny diffipations ny fupurations, qui détournent la nature de fon action, & qu'ainfi toute la cure confifte à la reduction des fractures & au bandage convenable, comme il a été ci-devant enfeigné.

Quant aux fractures compliquées, la meilleure methode de les panfer, étant de troubler le moins qu'on pourra la nature. La premiere vûë doit être d'interdire l'accés à l'air dans ces fortes de playes, & par confequent de bannir les frequens panfemens pour éviter les accidens qu'il peut caufer, comme les grandes fupurations, les alterations, la carie, les fluxions, les douleurs, & generalement tout ce qui allonge les cures & tres-fouvent rend les playes incurables.

On ne fçauroit nier que dans les fupurations abondantes des fractures compliquées, le pus ne fe confonde avec le fuc nourricier des os, qui découle des extrémités de l'os fracturé pour former le calus ; Que les tentes, & les dilatans, dont on remplit ordinairement les playes ne s'opofent, non feulement à leur reünion, mais troublent encore l'ouvrage de la nature, qui ne veut point être interrompuë dans fes actions ; Que les longs & frequens panfemens ne donnent le tems à l'air, de penetrer les playes, ce qui fait que l'aliment des os perdant ce qu'il a de fpiritueux fe coagule par l'acide de l'air, & forme des obftructions ou fe convertit en pus, enfin que cette methode ne caufe des douleurs & des irritations, & ôte aux malades le repos qui leur eft tres-neceffaire.

F. *Aquapendente*, au livre déja cité *ch.* 8. ordonne la reünion des fractures compliquées, & veut qu'on ne les panfe que de trois en trois jours, & au *ch.* 10. du même livre, il ordonne quand l'os n'eft point découvert, qu'on joigne d'abord les bords de la playe par futures & agraffes, & qu'on la traite enfuite comme une playe fimple. Rhafis & Serapion font du même fentiment dans la cure des playes de tête avec fracture du crane, puifqu'ils difent qu'il faut coudre les playes de la tête, où il y a fracture d'os jufqu'à la pie-mere. Ces Auteurs n'avoient pas d'autre raifon d'employer les futures aux fractures du crane, que pour empêcher le paffage de l'air, qui auroit pû offenfer le cerveau, les meninges & le crane, mais fi cela peut être pratiqué aux fractures du crane, il fe doit faire, à plus forte raifon aux fractures compliquées des autres parties du corps.

Galien

Galien & Avicenne conseillent aussi les sutures en pareil cas, mais comme Hippocrate les défend dans son livre des playes de la tête, on ne s'en doit servir que tres-rarement, à toutes les parties du corps, quoy qu'on ne doive pas en desaprouver absolument l'usage, si ce n'est aux playes des armes à feu, où elles ne peuvent être faites pour les raisons qui ne sont ignorées de personnes.

Les fractures compliquées sont toutes fâcheuses, mais celles qui sont faites par des armes à feu le sont encore plus que les autres, elles sont pareillement plus ou moins difficiles à guerir suivant les parties où elles arrivent ; car on remarque que les fractures compliquées de la cuisse ne guerissent pas si promptement que celles des jambes, ny celles-ci que celles du bras, quoy qu'on suive la même methode, & que la nature agisse toûjours avec la même attention & la même sagesse sur toutes les parties. Pour confirmer la bonté de cette nouvelle pratique de Monsieur Bellofte, il est bon de raporter un Exemple tiré de cet Auteur qui doit tenir lieu de plusieurs.

Un nommé la violette soldat du Regiment de Nivernois de la Compagnie de Bonal, fut aporté à l'Hôpital du Roy établi à l'Abaye d'Oulx le premier May 1699, ayant deux playes sur le parietal droit avec l'os découvert, le visage tout contus, trois costes vrayes, enfoncées du même côté, plusieurs contusions par le corps, le bras droit disloqué, la main du même bras toute dechirée, les deux jambes fracturées avec fracas, la droite sans playe & la gauche compliquée ; toutes ces blessures furent causées par une chûte d'un rocher prodigieusement haut, proche la barriere du fort d'Exille, il fut pansé de toutes ces playes, excepté de celles de la tête, qui ne furent découvertes que le lendemain. Le bras fut reduit ; la jambe droite fracturée à trois doigts du tarse fut pansée avec les circulaires, la gauche avec le bandage à dix-huit chefs. Le tibia de celle-ci, étoit fracassé à sa partie moyenne, plusieurs esquilles étoient écartées & détachées par un des extrémites du corps de l'os, lesquelles extrémités ne purent être raprochées & entierement reduites à leur place, dans les premiers appareils. L'ouverture de la playe n'étoit pas grande, elle ne fût point dilatée. Elle fournit une mediocre hemorragie, les trois à quatre premiers jours ; qu'il laissa terminer sans le secours des astringens. Il fut saigné plusieurs fois, non seulement à cause des contusions & fractures, mais aussi pour l'enfoncement des costes, qui lui causoit une grande difficulté de respirer. Je fis, dit-il, percer les draps & la paillasse, que je fis coudre pour former un bourlet afin qu'il pût aller du ventre, étant impossible de le toucher, sans lui causer de cruelles douleurs ; les playes de la tête furent promptement reünies sans exfoliation aparente ; les contusions du visage se dissiperent, les costes furent relevées par le secours des emplâtres agglutinantes, & la difficulté de respirer ne dura que six à sept jours ; La dislocation du bras & les playes de la main ne donnérent aucune peine, la fracture simple quoyqu'accompagnée de fracas, ne fut suivie d'aucun accident. La fracture compliquée fut entierement guerie en huit ou neuf jours. On se servit pour lors de bandes circulaires avec de petits coussinets, sur l'éminence des esquilles qui eurent un si bon succés, que l'appareil suivant il ne parut aucune inégalité ; le quarantiéme jour de ses blessures ou environ, il fut en état de se lever & de marcher avec des crosses, & ce qui surprit bien des gens, la jambe gauche où

étoit

étoit la fracture compliquée, étoit beaucoup plus libre & plus forte que la droit qui n'avoit eu qu'une simple fracture.

Cette cure, poursuit le même Auteur, servira merveilleusement pour autoriser les autres, si elles en ont besoin, ce qui rend celle-ci considerable, n'est autre chose que les deux fractures differentes, par la complication d'une dans un même sujet ; cependant la fracture compliquée a été guerie la premiere, & le blessé s'en est servi avant l'autre. Messieurs Davejan & Michellet Medecins du Roy & de cet Hôpital, connus pour sçavans & irreprochables, ont été témoins de ce cas, & sçavent qu'on n'y a rien ajoûté.

Je crois bien que la bonté d'un sujet a beaucoup contribué à une guerison si prompte & si heureuse, mais on peut dire aussi, que les diversions n'ayant pas été differées, l'on a détourné tout ce qui auroit pu produire les accidens à craindre. Ajoûtez à cela, que l'on n'a pas causé dans les pansemens aucune irritation, que le blessé n'a ressenti les premiers jours qu'une tres-legere douleur, qu'il a joüi du repos & qu'il a toûjours pris les alimens propres, avec beaucoup de facilité.

Il est tres-difficile de voir un blessé dans un état plus déplorable que celui-ci, toutes les parties de son corps étoient couvertes de playes ou de contusions ; & le moindre accident qui fût survenu rendoit sa mort certaine, & nos soins inutiles, & si les dissolvans & les diaphoretiques n'eussent dégagé les parties en facilitant la circulation du sang & le cours des liquides par l'insensible transpiration, je doute que le succés eût été si prompt & si heureux.

Chacun sçait que dans la pratique, on fait une notable difference entre les fractures simples & les compliquées. Il y a mêmes des lieux où les dernieres passent pour tres-difficiles & souvent pour incurables, particulierement celles des extrémités inferieures, où les blessés sont absolument obligés de garder le lit.

Bien des gens sur tout les Partisans de l'antiquité ne manqueront pas de blâmer cette methode, mais qu'ils donnent charitablement au public, des voyes plus courtes & plus seures, autorisées par des experiences. On promet à cette condition de se ranger de leur parti.

Quoy qu'on ait plus que suffisamment parlé jusqu'ici touchant la maniere de traiter les fractures simples & compliquées. On ne peut s'empêcher d'y ajoûter encore une observation de Monsieur Muys, parce qu'elle explique méchaniquement plusieurs de leurs phenomenes.

Une jeune fille de vingt ans, dit cet Auteur, reçut par malheur, de fort prés, un coup de fusil chargé de menu plomb, à la partie interne de la jambe un peu au dessous du genou qui lui fit une playe de la grandeur de la main, & lui cassa le tibia, avec un fracas de petites esquilles aussi grand que toute la playe dans toute l'épaisseur de l'os. La blessée ressentoit une douleur terrible qui l'empêcha de dormir pendant plusieurs nuits, & si elle sommeilloit tant soit peu, elle se reveilloit aussi-tôt en sursaut avec une grande terreur, & une maniere de convulsion à la jambe fracturée qui contournoit souvent les os rompus & les separoit.

La fracture fut remise assés facilement sans beaucoup d'extension, & les esquilles qui se trouverent entierement détachées furent tirées hors de la playe, sans peine & presque sans douleur, & on laissa celles qui tenoient encore ; & qui dans

la

la fuite du tems fe feparerent avec la même facilité. On mit fur la playe un digeftif compofé de jaunes d'œufs, & de poudre, de racines d'iris & d'ariftoloche
avec la myrrhe, & une emplâtre propre à temperer l'acide; on fit le bandage
commun. La jambe bleffée fut placée dans une caiffe & la malade au lit, ayant attaché une corde au ciel du lit, dont la malade fe fervoit pour fe foulever dans le befoin, y ayant un archet au deffus de la jambe pour empêcher que le drap & la couverture ne pefaffent deffus.

La faignée fut omife, parce qu'on n'en eut pas befoin, auffi bien que de la purgation, & que les malades ont plus befoin de repos que de toute autre chofe, le
mouvement leur étant tres-contraire. Quand la malade vouloit fe falir, on lui mettoit deffous un drap plié en quatre doubles.

On ne lui donnoit que des boüillons, & des alimens faciles à digerer avec de la
tifane, mais elle prenoit tous les foirs un anodin pour calmer fa douleur, & lui
ôter la peur dont nous avons parlé. Et le matin on remettoit les os que cette terreur
nocturne avoit dérangés.

On panfe la playe deux fois le jour à caufe de l'abondance du pus, avec lequel il
fortoit beaucoup d'efquilles durant quelque tems, au bout duquel on vit tous les
jours former & croître le calus, qui s'engendroit à vuë d'œil non pas de la moëlle,
mais des petits canaux de l'os par où le fuc nourricier s'écouloit.

Cette playe toute dangereufe qu'elle étoit fut confolidée au bout du fixiéme
mois, & la malade marcha dans la fuite auffi bien que fi elle n'eût point eu de
jambe rompuë. J'ay vû guerir à mon pere une autre femme d'une fracture femblable
avec un pareil fuccés, par la même methode, mais ces deux cures ne doivent pas
faire regarder les fractures avec playe comme des playes fans danger, d'autant qu'elles
font la plufpart mortelles ou incurables, à moins qu'on n'en vienne à l'amputation.
J'ay traité plufieurs bleffés dans l'Hôpital de Roterdam qu'on y avoit aportés du
Siege de Grave, où j'ay remarqué que tous ceux qui avoient la jambe fracturée
avec playe, moururent. Il vint dans la playe d'un de ces fortes de bleffés quantité
de gros vers larges, de couleur blancheâtre, qui ne pouvoient, à ce qui me femble,
s'y être engendrés que par les œufs de ces infectes que l'air y avoit laiffé tomber,& qui
s'y étoient éclos par la chaleur de la fermentation des humeurs de la playe. Ces fortes
d'œufs qui tombent pareillement de l'air, dans le lait dont on fait le fromage, ne
s'y éclofent point tant qu'il eft frais, mais feulement quand il fe pourrit, la pourriture du fromage étant une fuite de la fermentation.

On a coûtume d'apliquer aux fractures de jambe avec playe le bandage à dix-huit
chefs, mais je me contentay en celle-ci du bandage commun, que je changeay
deux fois par jour, à caufe de l'abondance du pus.

On aplique ordinairement des attelles de carton aux fractures des jambes, mais
on ne s'en fervit point ici, parce qu'elles ne convenoient point à la grandeur de cette
playe à laquelle elles auroient cauſé quelque douleur, on n'ajoûta aucune graiffe ny
huile au digeftif, car l'experience nous aprend qu'elles font contraires aux playes,
tant par l'acide qu'elles renferment, que parce qu'elles bouchent les pores.

Paré Chirurgien tres-expert, avoit coûtume de mettre des aftringens fur les fractures avec playe, mais cette methode eft pernicieufe & d'autant plus condamnable,
qu'elle eft fuivie de plufieurs de perfonnes, à caufe de fa grande reputation.

S.

On

On remarque que le calus s'engendre difficilement aux fractures des femmes enceintes & des nourrices, d'autant que le fœtus ou le nourriçon dérobent au calus la matiere dont il se forme. Et Fabrice de Hilden, *cent. v. observ.* 87. dit qu'il en a vû une où les os n'étoient pas encore remis au bout de vingt-trois semaines.

On remarque encore, tant à l'égard des fractures simples que des compliquées, que quoyque les os ayent été bien reünis par le calus, les blessés sentent pour l'ordinaire quelque difficulté & douleur à remuër la partie, ce qui vient de ce que le calus ôte quelque place aux muscles qui servent aux mouvemens de la partie.

Quelquefois aussi d'un amas & de quelque engagement fait ensuite dans l'article aussi-bien que de l'engourdissement des muscles par le défaut d'usage & la cessation de mouvement.

C'est ici le lieu d'expliquer deux problemes assés difficiles ; le premier, pourquoy les os se cassent plus aisément & plus promptement en hyver quand le tems est serain & froid, qu'en aucun autre tems.

L'autre, d'où vient la terreur qui saisit les blessés, tant dans la fracture simple, que dans la compliquée, lors qu'ils s'éveillent aprés un leger sommeil.

Pour rendre raison du premier probleme, on dira peut-être, que la glace qui est glissante, fait que plus de gens se laissent tomber, mais ce n'est pas répondre à la question, ny lever la difficulté, puisque nous voyons que tous les corps durs, qui ne tombent point, comme le fer & le bois, se cassent plus facilement ainsi que les os en hyver, qu'en toute autre saison. Il faut donc chercher une autre cause de ce phenomene.

Il est certain que plus les corps durs ont leurs parties serrées & fortement attachées ensemble, plus ils sont difficiles à rompre : Voyons donc ce qui cause le resserrement des parties des corps durs d'où depend leur force & leur resistance. Ce n'est pas le repos comme quelques-uns croyent, qui n'est rien de positif, mais une simple privation du mouvement, incapable de produire un éfet semblable, c'est donc quelqu'autre chose ; sçavoir, la pression de l'air, comme il paroit par cette experience-ci : Prenez deux demi boules d'airain, que vous placerés l'une contre l'autre, comme pour en faire une boule entiere, puis pompés-en l'air d'entre-deux, & vous verrés qu'un poids de mille livres sera incapable de les separer. Cette experience suffit pour demontrer la puissance de la pression de l'air, qui doit être en esté beaucoup plus grande qu'au cœur de l'hiver, parce qu'en esté, non seulement l'air a plus de mouvement qui lui est communiqué par la chaleur du soleil, mais encore parce qu'il est devenu plus pesant par le mélange des vapeurs que le soleil y a poussées par son ardeur, cela suposé, la raison pourquoy les os & les autres corps durs sont plus cassans au cœur de l'hiver qu'en esté, est évidente, aussi-bien que la raison pourquoy le bois brûle mieux quand il fait bien froid que quand il fait bien chaud. Qui est que l'air en hiver, pressant plus foiblement les particules du bois, ne les joint pas ensemble assés, pourqu'elles ne puissent pas être facilement separées, lorsqu'elles sont forcées, par les particules terrestres qui nagent dans la matiere subtile & suivent son mouvement qui est tres-rapide. Ajoûtés que l'air en hiver pressant moins ces corps durs, pour avoir moins de mouvement & moins de vapeurs, laisse agir la flamme avec plus de liberté, & lui fait plus de place.

Peut-être aussi sans rechercher les causes de si loin & sans penetrer si avant dans
les

les misteres de la Phisique qu'on pourroit resoudre ce probléme, en disant que les os sont enduits d'une humeur grasse & onctueuse qui les arrose, les rend souples & en quelque maniere leurs fibres flexibles, & que quand cette liqueur huileuse leur vient à manquer, comme il arrive ordinairement aux vieillards, aux personnes maigres & à ceux qui sont d'un temperament sec & melancolique, ou que le peu de cette liqueur, dont la surface des os est arrosée vient à se figer par le froid rigoureux de l'hiver qui les penetre, quand ils ne sont pas bien recouverts de muscles & de tegumens gros & charnus, qui en défendent l'issuë, ils deviennent secs & cassants.

Quant au second probleme; sçavoir, pourquoy la terreur saisit durant le sommeil, plutôt que pendant la veille ceux qui ont des fractures; & pourquoy cette même terreur, défait ordinairement la reduction des os remis. Paré qui a eu lui-même le peroné & le tibia fracturés avec playe, & qui a ressenti en son propre corps la terreur en question, comme il le dit, tâche de rendre raison de ce phenomene, dans son livre des fractures ch. 16. mais son raisonnement fait pitié, n'étant fondé que sur des chimeres & des niaiseries, desorte qu'on peut dire de lui, qu'il étoit aussi mauvais Philosophe que bon Chirurgien. C'est pourquoy nous allons essaïer d'en apporter une plus vrai-semblable.

Lorsque les blessés ne dorment point, ils voient, ils entendent, ils mangent, ils boivent, ils parlent, remuënt les bras, &c. Et ils consomment en toutes ces fonctions beaucoup de suc nerveux ou d'esprits, qui coulent par consequent en moindre quantité, du cerveau vers les parties affligées; mais il n'en est pas de même quand ils dorment, car comme alors, les yeux sont fermés, les oreilles sans ouïr, le nez sans sentir, la langue sans parler & les bras sans se mouvoir. Pendant que les humeurs ramassées autour de la fracture du tibia distendent par leur quantité les fibres de cette partie, & les picotent par leur acrimonie; le suc nerveux qui n'est plus employé aux fonctions qui s'exerçoient durant le jour, coule en plus grande abondance aux muscles qui l'y déterminent par leur irritation, lesquels venant à se gonfler, agitent violemment la jambe, & jettent l'extrémité de l'os d'un côté & l'autre de l'autre, dont s'ensuit une douleur assés grande pour éveiller le malade en sursaut avec un sentiment de terreur comme s'il recevoit un coup imprevû. Il en est à peu-prés comme d'une source, qui a bien plus de force quand elle coule dans un seul lit, que quand elle se partage en plusieurs ruisseaux, c'est par une semblable mechanique, qu'en consequence des impressions qui se font dans le cerveau pendant le sommeil & dans les songes, les images qui s'y tracent & s'y forment sont bien plus vives, & que la representation des objets qui les occasionnent, excitent, quoi qu'absens, des passions & des mouvemens qu'on ne voit point arriver pour l'ordinaire durant la veille, par la presence réelle de ces mêmes objets. C'est une maxime certaine que moins un tout est partagé & ses forces divisées, plus les éfets sont grands & sensibles. Les aveugles, par exemple, sont bien plus attentifs & ont le sens du toucher plus exquis, non seulement, parcequ'ils ne sont point dissipés par la multitude des objets que les yeux representent à l'imagination; mais encore par le renfort des esprits visuels qui sont détournez & vont aux nerfs des oreilles & des autres parties; un bras devient plus vigoureux, & se renforce par le secours des esprits destinés pour l'autre bras perclus ou emputé.

S ij

S'il

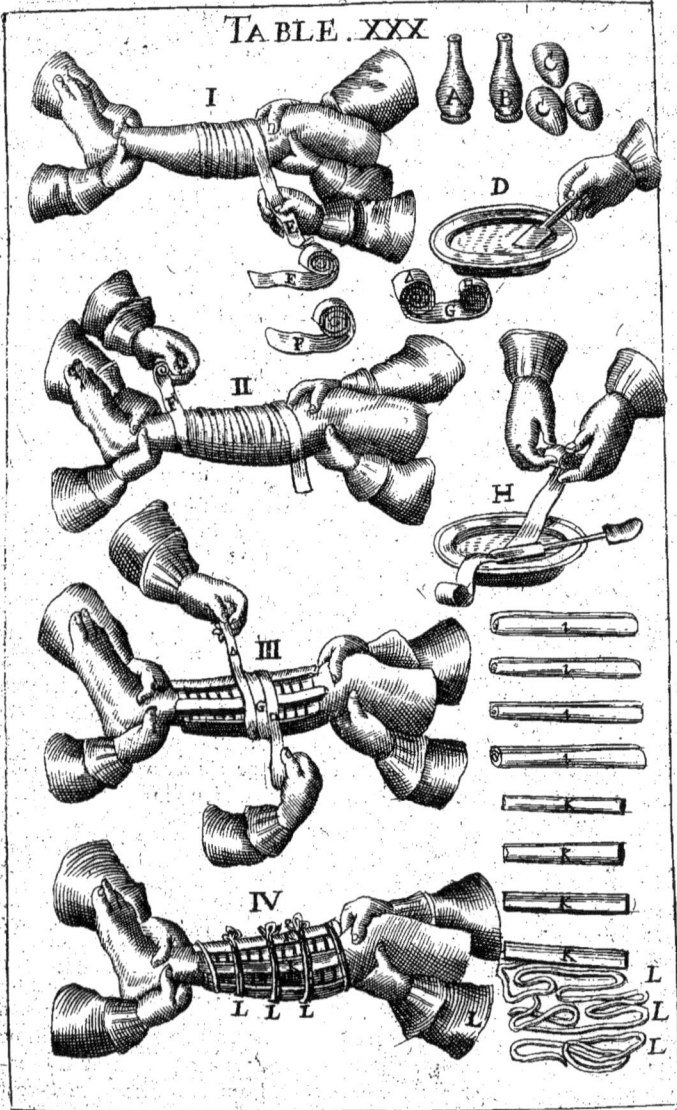

TABLE. XXX

S'il eſt vray qu'une ſi legere portion d'eſprits ſoit capable de fortifier l'action & l'uſage des organes & de multiplier la force & le mouvement des parties, eſt-il ſurprenant qu'une abondante proviſion formée & retenue dans le cerveau pendant le ſommeil produiſe les accidens qui ſont en queſtion, quand elle eſt miſe en mouvement tout-à-coup & qu'elle prend la determination de ſon cours ſur une partie malade à l'occaſion de quelque picotement qui s'y paſſe ſur les filets des nerfs. C'eſt par cette raiſon, à mon avis, que deux epileptiques, que j'ay connus, ne tomboient jamais dans les aſſauts & les paroxiſmes convulſifs quand ils ne dormoient point ; mais toûjours durant le ſommeil.

Pour revenir à nôtre ſujet, il ne nous reſte rien à dire, touchant les fractures, que quand il arrive qu'il y a diſlocation à l'un des articles du membre fracturé, il faut la remettre avant d'en venir à la reduction de la fracture.

TABLE XXX.

De l'apareil pour bander la jambe avec fracture ſimple, & de la maniere de bander qu'Hipocrate obſervoit en la curation des fractures & des diſlocations.

Les caracteres ſeparés marquent l'apareil qu'il eſt neceſſaire de preparer avant de faire l'operation, afin que rien ne manque quand il faudra apliquer le bandage, ce qui retarderoit l'operation, qui doit être faite en moins de tems qu'il eſt poſſible. Les caracteres poſés ſur les figures marquent les pieces de l'apareil en particulier & la maniere de les apliquer.

A. B. ſont deux vaiſſeaux de verre, dans leſquels il y a du vin rouge & dans l'autre de l'huile roſat.

C. C. C. ſont des œufs, dont on prend le blanc pour battre avec le gros vin & l'huile roſat pour en compoſer un mélange repercuſſif & anodin ; *Il vaut mieux y ajoûter les jaunes qui rendront le remede digeſtif & plus anodin,*& par conſequent meilleur.

D. marque comme il faut battre les blancs d'œufs avec une ſpatule juſqu'à ce qu'ils ſoient reduits en écume, & alors y ajoûter le vin & l'huile.

E. F. ſont les bandes du ſoufbandage, roulées, ſuivant le precepte d'Hipocrate, *liv. de l'office du Medecin text.* 30 la premiere de ces deux bandes s'aplique ſur la bleſſure d'où l'on conduit les circuits vers la partie ſaine, ſuperieure juſqu'à ſa fin. La ſeconde eſt conduite par de ſemblables circuits depuis la playe vers la partie inferieure, d'où ayant embraſſé ce qu'il faut de la partie ſaine on la remonte par des circuits, opoſés aux premiers, juſqu'à la fin de la partie ſuperieure où elle ſe doit terminer avec la premiere. On doit plus ſerrer les premiers circuits de ces deux bandes, ſur la partie affectée, que ſur les deux extrémités, & entre les extrémités & la partie affectée, ſerrer mediocrement. C'eſt-à-dire, qu'ayant ſerré la bande raiſonnablement, on doit aller en ſerrant toûjours de moins en moins vers les deux extrémités. La quantité des parties ſaines ſuperieures & inferieures que le bandage doit couvrir eſt marquée dans les figures. Ces premieres bandes ſont apellées par Hipocrate *hypodeſmides*, c'eſt-à-dire, ſou-bandes.

S. iij. G. eſt

G. est la bande à deux chefs, apellée par le même *epidesmide*, c'est-à-dire, susbande.

H. marque comme les sousbandes sont imbibées & exprimées dans le mélange de blanc d'œufs, de gros vin, & d'huile rosat.

La susbande ne s'imbibe & ne s'exprime que dans le gros vin. Hipocrate, au même livre cité, dit, *que les linges ne doivent* pas être apliqués secs, mais imbibés chacun dans la liqueur qui lui convient *text.* 16.

I. I. I. sont des compresses en quatre doubles imbibées & exprimées dans le même mélange.

K. K. K. sont les attelles mousses par leurs deux bouts qui doivent être en pareil nombre que les compresses.

L. L. L. sont trois petits rubans ou cordons, dont on lie & affermit les attelles, qui se mettent sur les compresses.

La Fig. I. marque la maniere dont Hipocrate, veut que l'on fasse sur la fracture trois circuits avec la premiere sou-bande avant que de la conduire en haut & à droit, & la quantité de la partie saine superieure du membre qu'il faut couvrir, par quatre, cinq, six circuits, ou davantage.

La Fig. II. montre comme Hipocrate desire qu'on aplique la deuxiéme sou-bande qui doit être deux fois plus longue que la premiere en la conduisant d'un sens oposé, c'est-à-dire, que la premiere *E.* doit être conduite vers le haut à droit, & celle-ci *F.* vers le bas & à gauche. Commençant par faire un circuit seulement sur la fracture, puis trois ou quatre ou davantage s'il est besoin en descendant, jusqu'à l'endroit de la partie saine inferieure qu'il faut couvrir, pour de-là remonter en circulant avec le reste de la bande que le Chirurgien tient en sa main gauche jusqu'à ce qu'on soit arrivé à la fin de la premiere sousbande.

La Fig. III. représente comme selon Hipocrate après avoir fait le sou-bandage, on affermit les compresses *I. I. I. I.* mises par-dessus, imbibées dans la liqueur convenable, & de la longueur de la jambe, laissant entre chacune l'espace d'un travers de doigt; avec la bande à deux chefs *G.* roulant le premier ▢. en montant jusqu'au genou; & l'autre ▲. en descendant vers le pied, & de là en remontant, jusqu'à l'endroit où le chef ▢. s'est terminé.

La Fig. IV fait voir comme Hipocrate après le septiéme jour, auquel la crainte de l'inflammation est pour l'ordinaire passée, fait apliquer les attelles sur les compresses arrêtées par le susbandage, & lie les attelles avec trois rubans *L. L. L. liv. des fractures*, *texte* 23.

Voici les termes d'Hipocrate. Quand on a preparé toutes les choses necessaires pour faire le bandage, que la fracture est égalisée & le membre étendu en figure moyenne, il faut faire le bandage avec du linge apliquant le commencement de la premiere bande sur la fracture pour l'affermir seulement non pas pour la comprimer, en y faisant deux ou trois tours, puis la conduisant en haut afin d'empêcher l'affluence du sang, on l'y arrêtera, pour cet éfet, il n'est pas necessaire qu'elle soit aussi longue que la seconde bande, le commencement de laquelle *texte* 27. doit être aussi posé sur la fracture en y faisant un seul circuit, ensuite dequoy elle sera menée en bas, sans comprendre trop de la partie saine, ny aprocher trop les circuits l'un de l'autre, afin qu'elle puisse remonter où la premiere a fini, *texte* 32. Après cela on posera par-dessus ces deux bandes, des compresses garnies legerement de cerat ou

quelque

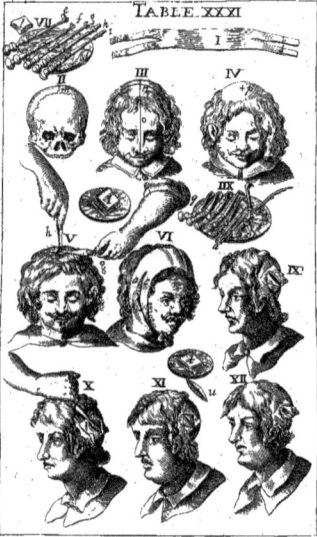

TABLE XXXI

quelque autre medicament convenable, qui les rendra plus douces, & fera qu'elles s'attacheront mieux. On ne laissera pas de les attacher encore avec des bandes, ou par nôtre bande à deux chefs qui remplit l'office de plusieurs, en les roulant en divers sens, tantôt à droit, tantôt à gauche, plus souvent en montant qu'en descendant, *texte* 41. Après que la crainte de l'inflammation sera passé, & qu'on aura levé le premier apareil on ajoûtera au second, les attelles, qu'on arrêtera avec des liens fort lâches, ensorte qu'elles ne fassent qu'affermir le membre sans le comprimer.

TABLE XXXI.

Elle represente l'apareil & la maniere d'apliquer le cautere actuel, sur la rencontre de la future coronale & de la sagitale : De dilater en croix les playes de la tête, de ruginer les fentes douteuses du crane, & de bander la tête après la cauterisation du bregma.

QUoyque des Auteurs tres-graves rendent suspect l'usage des cauteres sur la rencontre des sutures sagitale & coronale, que les Grecs apellent *bregma*. L'experience a fait voir tant de bons succés de ce remede, dans les maladies opiniâtres & inveterées de la tête, qu'il seroit inutile de les refuter, sur tout puisque c'est une chose déja faite, par Jules Cæsar Claudian, par Thomas Fien & Marc-Aurele Severin, que l'on peut voir & ce qui a été dit ci-devant touchant l'usage en general & en particulier des cauteres, c'est pourquoy on se contentera d'expliquer ici cette table.

La Fig. I. represente la bande à quatre chefs, *a*, *b*, *c*, *d*. & la *fig. VII.* marque l'apareil des autres choses necessaires avant, durant & après l'operation, sçavoir divers cauteres & canules, *e. f. g. h. i.* la feüille de chou *K.* engraissée de beurre frais, & la compresse *L.* en trois doubles.

La Fig. II. montre la rencontre, *m.* des sutures coronale & sagitale ou le bregma, que quelquefois les plus habiles Chirurgiens ont de la peine à trouver, tant à cause des cheveux, que de l'épaisseur de la peau, & du pericrane qui le couvrent.

Les Fig. III. & IV. enseignent la maniere de trouver le bregma, & comme après l'avoir trouvé on marque l'endroit pour y apliquer seurement le cautere actuel Hierom. Fabrice d'Aquapendente raporte diverses manieres que les Anciens Chirurgiens & les modernes ont inventé pour trouver cet endroit : mais la meilleure, est de reduire en une celle d'Avicenne Prince des Arabes, & de Celse Prince des Latins, qui est après avoir rasé les cheveux, de conduire le fil *n.* du milieu d'une oreille par-dessus la tête au milieu de l'autre oreille,& ensuite d'en conduire un autre marqué *o.* du bout du nez jusqu'au vertex, & là où les deux fils s'entrecoupent, c'est justement le bregma ou la rencontre des sutures, marqué en la *fig. IV.* par une croix avec de l'encre, & la lettre *p.*

La Fig. V. enseigne la maniere d'apliquer le cautere. Le Chirurgien tient de la main gauche la canule froide *g.* qu'il apuye fortement sur la peau marquée *p.* pour la comprimer & par ce moyen défendre du feu les parties voisines, & diminuër la douleur ; puis il enfonce de la main droite, le ferrement *h.* rougi au feu, dans

la

la canule *g.* le pouffant jufqu'au crane, où étant arrivé, il tourne l'inftrument jufqu'à ce qu'il ait fait quelque impreffion au crane, pour prévenir, & empêcher l'inflammation du pericrane qui ne manqueroit pas d'arriver fans ce tournoyement, qui fert encore pour avancer l'évacuation de la matiere par les pores de l'os.

La Fig. VI. montre la bande *l.* à quatre chefs apliquée fur la feüille de choû *K.* enduite de beurre frais, & la comprefle *L.* en trois doubles, qu'on a mife fur le bregma cauterifé, les deux chefs anterieurs *c*, *d.* font liés fous le menton, & les deux pofterieurs *a*, *b.* font feulement coufus enfemble à l'occiput, que l'on ne lie pas comme les autres, de peur que le neud n'empêche le malade de dormir fur le dos, les infomnies étant tres-nuifibles aux malades, & leur caufant fouvent l'inflammation du pericrane.

La Fig. VII. eft expliquée par la premiere, mais à quoy fert la montre de tant d'inftrumens, puifqu'il n'en faut que deux pour cette operation? c'eft pour tromper le malade, auquel on ne fait point voir le ferrement ardent, qui lui feroit peur, mais feulement ceux qui font mediocrement chauds. On fait donc aporter une chaife baffe, qui a un doffier, on la place dans une chambre proche de la cuifine ou d'une autre chambre à feu, le dos tourné du côté de la porte par où on entre en la cuifine ou à l'autre chambre, de peur que le malade ne voye aporter le fer ardent, qu'on y fera chaufer à fon infçu. Le patient étant affis, on expofe l'inftrument *E. F. I.* dans un baffin fur la table, refervant l'inftrument *G.* dans la poche. Pendant quoy le ferviteur donne fecretement l'inftrument *H.* à la fervante du logis pour le faire rougir au feu & l'aporter feulement quand on lui demandera des charbons bien allumés. Le frater rafe cependant les cheveux du malade tout autour de l'endroit où l'on doit apliquer le cautere. On prepare la bande de la *fig. I.* le linge en trois doubles *l.* & la feüille de choû *k.* On parle cependant avec le malade, qui demande fi on lui fera bien du mal, fi ce fera bien-tôt fait, s'il guerira promptement, on l'entretient de la qualité des inftrumens qui font dans le baffin & des autres chofes, qui peuvent preferver fon efprit de la crainte du feu. Quand tout eft prêt, le Chirurgien fe tient debout au dos du patient, & commande tout haut au Frater, de tenir ferme avec les deux mains par les temples la tête qu'on veut cauterifer, jufqu'à ce qu'on ait trouvé le bregma & qu'on l'ait marqué. Le bregma étant trouvé par le moyen du fil de la *fig. III. & IV.* Pendant que le Chirurgien fait fa marque d'encre, il dit tout haut à la fervante qu'elle aporte fur la table un rechaut avec quelque peu de charbons allumés, & qu'elle faffe chaufer mediocrement un des inftrumens *e. f. i.* La fervante obeiffant ponctuellement aux ordres qu'elle a reçus en fecret, remet en allant vîte vers la table avec fon rechaut, au Chirurgien l'inftrument *h.* bien rouge que le Frater lui a donné, & le Chirurgien tirant de fa poche la canule qu'il y a cachée, aplique promptement le cautere actuel fur le bregma *fig. V.* fans que le malade s'en aperçoive, car il penfe que l'inftrument neceffaire pour l'operation n'eft pas encore chaud. Cette façon de tromper peut avoir lieu dans l'aplication des mêmes cauteres aux autres parties.

La Fig. VIII. reprefente l'apareil requis pour dilater les playes de la tête, & pour ruginer les fentes du crane qui ne penetrent pas les deux tables; fçavoir fix rugines, *q.* ou cifeaux à ruginer, raportez en la fixiéme table, le fcalpel droit, *a.* de

la

la *table II. fig. II.* l'encre à écrire & le cornet. S. les bourdonnets ronds comme des bales & le cerat étendu fur un linge.

La Fig. I X. montre une playe de tête dilatée avec le fcalpel droit, *a.* par une incifion cruciale ; & le crane découvert du pericrane que l'on a été avec les ongles, où il paroit une fente affés large, mais on doute qu'elle penetre, pour s'en affurer on a coûtume de la marquer avec de l'encre à écrire.

La Fig. X. reprefente comme le Chirurgien rugine la fente du crane noircie d'encre, mais il faut que le tête que l'on rugine foit apuyée fur un couffin & les bords de la playe garnis de petits linges, ainfi qu'il fe voit en la *fig. VI.* de la table fuivante.

La Fig. X I. fait voir la fente diminuée aprés que la rugine y a paffé une fois ou deux. Mais d'autant qu'il y refte quelque veftige, il faut de nouveau la noircir d'encre & la ruginer encore, jufqu'à ce qu'il n'en refte aucun. Si mieux on n'aime laiffer agir la nature & attendre que le refte de la fente fe fepare avec l'efquille du crane *n.* comme il arrive affés fouvent.

La Fig. X I I. montre la fente entierement ruginée & l'os égal par tout, deforte qu'il n'eft plus befoin d'operation que de panfer la playe pour la cicatrifer. Voici donc la maniere dont il faut proceder aux playes de tête où l'on foupçonne la lefion du crane. On commence par faire une embrocation fur la partie, puis on rafe les cheveux prenant garde qu'il n'en entre aucun dans la playe qui empêcheroit la confolidation ny de l'huile qui eft ennemie des os, ny qu'il y refte aucun corps étrange, cela fait on dilatera la playe par une incifion cruciale fi les futures ou les mufcles ne l'empêchent point, finon on fera l'incifion d'une autre figure. Le lendemain de la dilatation de la playe, on marquera avec de l'encre la fente ou le *fiege*, c'eft-à-dire, le veftige de l'impreffion de l'inftrument qui l'a fait. Le troifiéme jour on ruginera toute la noirceur de l'encre, jufqu'à ce qu'il ne paroiffe plus qu'une tres-petite fente, & fi elle eft encore fufpecte, il faut la remarquer de nouveau avec de l'encre & la ruginer jufqu'à ce qu'elle foit entierement effacée, que fi on eft affuré que le peu de la fente qui refte ne penetre pas les deux tables, il ne fera pas neceffaire d'y remettre de l'encre ny de la ruginer davantage, mais on abandonnera l'ouvrage à la nature feule qui reparera toutes chofes.

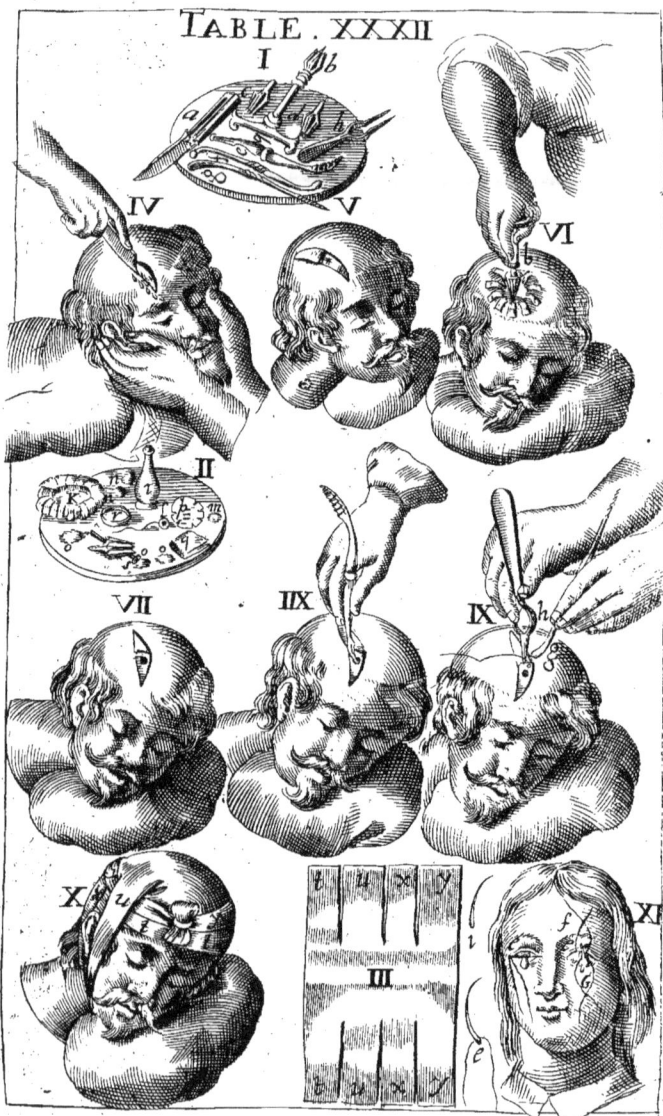

TABLE. XXXII

TABLE XXXII.

*L'apareil & maniere de dilater en triangle les playes de tête, de percer
le crane avec le trepan de Fabrice, & de bander la tête dangereusement
blessée avec la bande, nommée cancer par Galien, & l'operation du
staphylome.*

LA Figure I. est l'apareil des instrumens, dont les modernes se servent pour
dilater en triangle les playes de la tête, qui sont suspectes, pour sonder la fente
du crane, & sa depression ou enfonçure pour trepaner & relever, sçavoir l'instrument apellé *Spatha, a.* Le trepan de Fabrice *b. c. d.* l'instrument. *e.* composé du cifeau lenticulaire, & d'un élevatoire un peu fort. Deux sondes. *f. g.* & la pincette. *h.*

La Fig. II. montre le reste des choses necessaires, avant, durant & après la
perforation du crane ou l'operation du trepan. Sçavoir le vaisseau de verre *i.* rempli d'eau rose, dans laquelle Fabrice d'Aquapendente trempe l'extrémité ou les dens
du trepan, pour les refroidir quand elles sont échaufées à force de tourner. Les
linges. *k.* imbibés & exprimés dans du gros vin, dont on couvre les bords de la
playe. Le petit sindon ou taffetas rouge, de figure ronde imbu d'huile rosat, auquel est attaché un fil : & une bale ou peloton de charpie, desquels on bouche
le trou, que le trepan a fait, & qui empêchent que la matiere qui découle de la
playe, ne tombe sur les meninges. Les plumaceaux. *n.* que l'on doit apliquer secs
sur le crane découvert, parce que les parties seches sont amies des choses seches.
Trois boules ou bourdonnets ronds. *o.* oins du digestif. *r.* L'onguent ou liniment
simple étendu sur un linge. *p.* & la compresse en quatre doubles. *q.* exprimée
dans du gros vin. La portion du crane enlevée par la couronne. *s.* y restant quand
l'operation est finie, on l'en tire par le moyen d'un stilet ou poinçon de fer.

La Fig. III. est le bandage nommé cancer par Galien, peut-être à cause de
ses huit jambes ou chefs, *t. u. x. y.* il est le plus commode de tous pour contenir
l'apareil sans comprimer.

La Fig. IV. represente une playe à la partie droite du sinciput que l'on dilate
en triangle avec le scalpel, nommé spatha, parce qu'on doute que le crane soit
fendu en ses deux tables, afin d'y pouvoir apliquer le trepan en seureté s'il est
necessaire. Le Chirurgien fait son incision triangulaire, parce que la suture coronale
& le muscle temporel droit, empêchent de la faire cruciale. Il cherche le triangle
au costé droit de l'os fendu, parce qu'il n'y a point de place au gauche pour
apliquer le trepan, à cause de la proximité de la suture coronale. Il commence son
incision au front, de peur de couper transversalement les fibres du muscle temporal droit, que l'on doit éviter. Cette pratique fondée sur les raisons raportées,
montre que ceux-là pratiquent mal, qui font sans distinction leurs incisions cru-
ciales en toutes les playes de la tête.

La Fig. V. montre la playe dilatée en figure triangulaire & le crane découvert

T ij

avec

avec fente penetrante, au côté de laquelle marque par cette petite étoile *. Il faut apliquer le trepan, pour donner une suffisante issuë à la matiere, qui a decoulé sur la dure-mere, car quoyque cette fente semble assés grande en dehors, elle n'est pourtant que capillaire à la seconde table, au travers de laquelle, ce qui est decoulé sous le crane ne sçauroit remonter ny se vuider, ce qui rend l'operation du trepan necessaire.

La Fig. V I. enseigne la maniere dont il faut trepaner. Ayant preparé toutes les choses necessaires, declarées aux figures *I. II. & III.* de cette table. La tête du blessé étant apuyée sur un coussin, le Chirurgien commence par munir les bords de la playe, de petits linges, aprés quoy il aplique le trepan mâle adapté à son manche, sur l'endroit marqué par l'étoile, attendu qu'il est défendu de l'apliquer sur la fracture, il commence par le trepan mâle, pour finir ponr le trepan femelle. Porral avertit ici les jeunes Chirurgiens à l'occasion du premier aphorisme d'Hipocrate où il dit (que l'experience est dangereuse) de s'exercer souvent à manier le trepan sur des têtes de morts en y apliquant une feüille de papier à la place de la dure-mere, d'où ils aprendront à mieux trepaner les têtes des blessés.

La Fig. V I I. montre le crane trepané auprés de la fente.

La Fig. V I I I. montre comme le Chirurgien aplanit les inégalités du trou du trepan, avec le ciseau lenticulaire.

La Fig. I X. comme il aplique le sindon ou taffetas imbu d'huile rosat sur la dure-mere, avec les dens de la pincette. *b.* & par la partie large de la sonde. *g.* Il attache un fil à son sindon pour le retirer & en remettre un nouveau dans les pansemens.

La Fig. X. montre la maniere de bander la tête avec le cancer, qui est la bande, décrite en la *fig. III.*

Le milieu de la bande s'aplique sur le vertex, ensorte que deux des extrémités ou chefs, pendent sur les temples & les deux autres derriere chaque oreille. On commence par conduire les chefs *t.* du front à l'occiput, où ils doivent être cousus pour ne pas empêcher le malade de dormir dessus, ensuite les chefs. *x.* qui pendent derriere les oreilles, sont arrêtés sous le menton par le nœud ordinaire; Les chefs. *y.* sont menés de l'occiput au front, où on les attache. Enfin les chefs. *u.* qui pendent sur les temples sont liés sous le menton comme les premiers. Ces attaches ne doivent être ny trop fermes ny trop lâches, mais entre les deux; desorte qu'elles puissent contenir seurement l'apareil mis sur la playe sans trop serrer de peur d'incommoder la tête.

La Fig. X I. enseigne la maniere de guerir par la ligature du staphylome, qui est une maladie de l'œil, qui survient à sa membrane externe en forme de pepin de raisin, par la ruption ou dilatation des membranes internes.

Si le staphylome, qui est quelquefois plus large à sa base & quelquefois plus étroit que le reste de son corps, se trouve en l'œil droit, il faut que le malade se place aux pieds du Chirurgien la tête renversée & apuyée entre ses genoux. Si le staphylome est en l'œil gauche, le patient sera assis sur un siege vis-à-vis du Chirurgien. Voici comme Celse enseigne qu'il faut proceder en cette operation, qui consiste à couper le staphylome en le liant & serrant peu-à-peu par sa base. Aprés

avoir

avoir éloigné les paupieres, on paſſe tranſverſalement à la racine & au milieu du fond ou baſe du ſtaphylome, de l'angle le plus commode pour la main droite, à l'autre angle opoſé, une éguille. *f.* enfilée d'un fil double qu'elle conduit, & quand l'aiguille eſt retirée on coupe le fil double proche du cul de l'aiguille, pour faire deux filets ſimples, dont le ſuperieur ſera lié par ſes deux bouts au-deſſus du ſtaphylome, en ſerrant bien fort, les deux bouts de l'autre fil ſeront liés & ſerrés de même au-deſſous du ſtaphylome, & l'un & l'autre le retrancheront en le coupant peu-à-peu, *liv. 7. ch. du ſtaphylome.*

Paul Æginette *liv. 6. de re medic. ch. 19.* enſeigne à traiter le ſtaphylome de la maniere ſuivante, dont la baſe eſt plus large que le reſte. Paſſés, dit-il, l'aiguille. *i.* ſans fil de bas en haut, au travers du fond ou baſe du ſtaphylome; & enſuite paſſés une autre aiguille. *e.* enfilée d'un fil double, de l'angle de l'œil le plus commode pour la main droite, juſqu'a l'autre au travers du ſtaphylome, & laiſſant la premiere aiguille ſans fil, coupés le fil double proche du cul de l'autre aiguille qui le conduit. Puis vous aurés deux fils, de l'un deſquels vous lierés le ſtaphylome en ſa partie ſuperieure, & de l'autre en ſa partie inferieure. *f. g.*

Hier. Fabrice d'Aquapendente, ſe ſert pour guerir l'un & l'autre ſtaphylome, d'un fil ſimple & non retors, de ſoye rouge, parce que la ſimplicité du fil & la teinture font mieux ſerrer & couper : Voici l'apareil que cette operation demande.

Les fils ayant été bien ſerrés en l'un & l'autre ſtaphylome, on étendra ſur de la laine un blanc d'œuf battu qu'on apliquera ſur l'œil pour le défendre de l'inflammation. Le lendemain on levera cet apareil, puis on panſera l'œil avec des remedes convenables & benins, juſqu'à ce que les fils & le ſtaphylome tombent enſemble. Cette operation ne ſe pratique pas pour redonner la vûë au malade, car cela eſt impoſſible, mais ſeulement pour ôter la difformité.

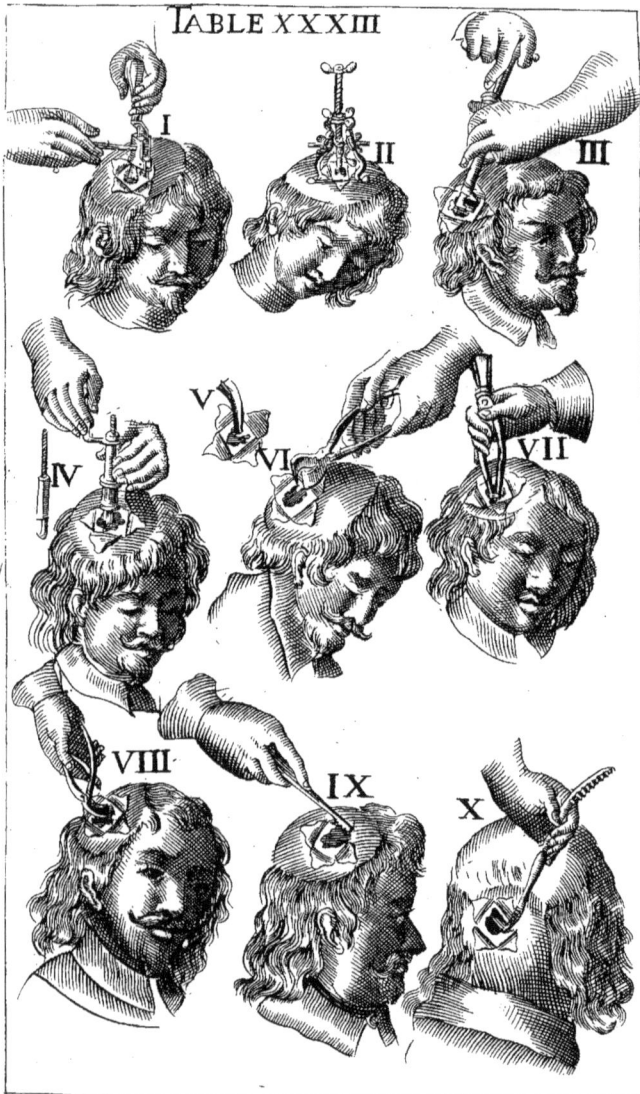

TABLE XXXIII

TABLE XXXIII.

La maniere de relever les enfonçures du crane, par divers élevatoires:
De couper les esquilles qui piquent les membranes du cerveau, avec
des tenailles particulieres : De separer avec la scie tournante, l'entre-
deux des trous faits par le trepan, & la curation en general des
playes de la tête.

LA Figure I. montre comme quoy quand la fente n'est pas assés large, pour
permettre de relever les enfonçures du crane avec les élevatoires, qui n'y
sçauroient entrer décrits en la *table II. fig. VIII. d. & en la table III. fig. II. & IV.*
Il faut apliquer deux fois le trepan ou davantage à côté de la fente, puis aprés
couper les entre-deux des trous avec la scie tournante, afin de pouvoir pousser
sous le crane quelque élevatoire commode.

La Fig. II. enseigne comme on se sert du tire-fond. *h.* de l'élevatoire à trois
pieds, *table III. fig. III.* pour relever les enfonçures du crane. Pour s'en servir il
faut considerer que les depressions du crane sont les unes sans fente, les autres
avec fente. S'il n'y a point de fente, il faudra relever l'os enfoncé avec la tariere *h.*
de l'élevatoire triploïde, & pour cet éfet, le Chirurgien preparera au milieu de
l'enfonçure avec la tariere du triforme, un trou pour placer la tariere du triploïde, laquelle étant placée il tournera doucement & avec prudence le tourniquet
ou virole superieure, immobile du côté d'en-bas, de crainte de percer les deux
tables du crane & de piquer la dure-mere. Et lors que la tariere sera fortement
attachée à la table interne, le Chirurgien élevera perpendiculairement l'os enfoncé,
en tournant la virole d'en bas *k.* qui est mobile vers le haut & vers le bas, jusqu'à ce que le crane soit rendu égal, & reduit en son niveau. L'enfonçure étant
ainsi relevée, il faudra pour retirer la tariere du triploïde qui tient fortement au
crane, ôter premierement les deux viroles *i. k.* en second lieu le tripied *d. e. f.* de
la *table III. fig. III.* en troisiéme lieu le stile *p.* ce qui étant fait, on tournera avec
le clou *l.* passé dans le trou *o.* de la tariere; la tariere de l'autre sens; c'est-à-dire, que
si elle a été la premiere fois tournée à droit, celle-ci elle sera tournée à gauche, continuant jusqu'à ce qu'elle soit dehors.

Si l'enfonçure est accompagnée de fente, celle-ci est au milieu ou à côté; large
ou étroite, si elle est large on se servira d'un élevatoire proportionné, on essayera
d'abord le second de la *table III. m.* & s'il se trouve trop foible, on prendra le quatriéme de la même table, & si celui-ci ne suffit pas encore, on aura recours à celui du triploide *g.* qui en tournant la virole inferieure releve perpendiculairement. Si la fente est étroite & qu'elle ne puisse recevoir d'élevatoire d'aucune sorte,
il faudra la dilater par le moyen du trepan & de la petite scie, ensorte que la dilatation facilite l'introduction de quelque élevatoire propre pour relever le crane
enfoncé.

Les

Les Figures III. & IV. montrent l'usage des tenailles de la *table IV.* avec lesquelles, les petits os qui pourroient piquer les membranes du cerveau sont en partie coupés & en partie rompus. *Voyés plus bas les observations de Martin Kunze, & de Michel Schneider.*

Les Fig. V. & VI. font voir comme le meningophylax de la *table II. fig. IX.* est fourré, sous l'os que l'on veut couper avec les tenailles de la *fig. VI.* de crainte qu'elles n'offensent les membranes du cerveau.

La Fig. VII. fait voir comme le crane enfoncé, se releve avec l'élevatoire de Paré, mis par-dessous.

La Fig. VIII. montre, comme au défaut des tenailles ci-dessus dépeintes, le Chirurgien peut se servir seurement de celles-ci pour saisir & couper un petit os, ayant mis au-dessous, le meningophylax ou garde-membrane, comme il a été dit en la *fig. V.*

La Fig. IX. montre comme je me servois de la petite scie, raportée *table VI. fig. 11.* pour couper l'entre-deux des deux trous du trepan & le tirer dehors, avant que j'eusse la scie tournante.

La Fig. X. montre comme ayant coupé & enlevé l'entre-deux des trous du trepan, on peut se servir de quelque élevatoire, qu'on veut pour relever le crane enfoncé ; chacun choisit celui qui lui semble le plus commode.

Les Fig. I. & II. de la table suivante serviront encore à celle-ci. Car la premiere montre l'usage d'une petite tariere, dont on se sert pour emporter & éfacer la fente du crane qui ne penetre pas, ou dont on doute de la penetration. Et la seconde desaprouve l'usage du marteau, mais afin de mieux faire comprendre les figures de ces deux tables, qui concernent les playes de tête, & l'usage qu'on en doit faire ; Voici vingt-deux Paragraphes qui expliqueront par ordre, toutes les maladies de solution de continuité qui peuvent arriver, tant au cuir de la tête, qu'au crane, aux membranes & au cerveau, & la maniere de les traiter,

§. I.

De la playe de tête tres-simple.

LA playe de tête avec la seule & simple incision du cuir, qui penetre jusqu'au pericrane, sans qu'il soit offensé, & n'est accompagnée d'aucuns accidens, doit être reünie, & conservée reünie, par la suture ou par les remedes aglutinatifs ; *ou bien* elle doit être guerie par la regeneration de la chair, si la simple réünion ne suffit pas, ce dernier moyen paroit plus asseuré que l'autre, qui est pourtant plus naturel, à cause qu'il est presque impossible, que la peau soit entierement coupée, sans que le pericrane qui lui est continu n'y soit intercessé.

§. II. *De*

§. II.

De la playe de tête avec lésion du pericrane.

LA playe de tête avec lesion de pericrane seul, ne doit pas être d'abord reünie par la première intention, car la sanie retenuë par les bords reünis de la playe peut causer de l'inflammation au pericrane, qui se communiqueroit facilement à la dure-mere, & causeroit la carie de l'os, c'est pourquoy Aquapendente défend d'y faire aucune suture ; Il faut donc guerir cette sorte de playe par la seconde intention, sçavoir par la regeneration de la chair. Ainsi, le Chirurgien qui sera apellé à l'heure-même que la playe aura été reçuë, commencera par raser les cheveux, puis il garnira la playe de plumaceaux d'étoupe imbus de blanc d'œuf battu, ce qui tiendra les bords éloignés, & arrêtera l'hemorragie, & ensuite il fera une embrocation avec les huiles rafraichissantes & astringeantes, sur les parties voisines, pour les défendre de l'inflammation ; enfin il apliquera le bandage convenable de la *table XXXII.* *fig. X.* sur le cerat & les compresses à trois doubles, tant pour retenir les medicamens apliqués, que pour défendre la playe contre les injures de l'air & du froid, qui est ennemi de toutes les playes & principalement de celles de la tête. Le lendemain le Chirurgien levera le premier apareil le plus doucement qu'il pourra, & tous les autres corps étranges, & si l'hemorragie est arrêtée, il pansera la playe avec des plumaceaux de charpie chargés de quelque digestif, mettant par-dessus le cerat de diapalme moüillé dans le liniment simple, puis la compresse en trois doubles, avec l'embrocation des huiles ci-dessus & le bandage. Il observera soigneusement cette façon de proceder, jusqu'à ce que le pûs paroisse bon & loüable, c'est-à-dire, blanc, égal, & sans puanteur. Quand le pûs aura ces qualités, il se servira du detersif, au lieu du digestif, ou bien il les mêlera l'un avec l'autre à tous les pansemens, continuant le cerat, l'embrocation, la compresse à trois doubles, & le bandage, jusqu'à ce que la playe paroisse nette. Alors il s'étudiera à procurer la generation de la chair, non pas avec l'huile rosat comme font quelques barbiers ignorans, mais avec quelque sarcotique, mettant par-dessus le simple cerat de diapalme, la compresse accoûtumée, mais exprimée dans du vin blanc ou rouge, dans quoy on aura fait boüillir quelques cephaliques mediocrement astringens, & par-dessus tout, le bandage. Cette pratique sera continuée jusqu'à la parfaite regeneration de la chair. La playe étant incarnée on n'y mettra plus que de la charpie seche ou le cerat divin pour la cicatriser. Les chefs du bandage qui passent à l'occiput ne doivent pas être noüés mais cousus ensemble, de peur qu'ils ne blessent le malade, & ne l'empêchent de dormir.

J'ay gueri fort heureusement par cette methode un nombre infini de blessés, faisant toûjours preceder les remedes generaux, & observer un bon regime de vivre.

Il y en a encore beaucoup de vivans qui en peuvent rendre témoignage. Comme Jean Pierre Vuits de Ulmes, Jean Rodolphe Straus de Kafenbourg, Maître-d'Hôtel

V.   de de Monſieur le Comte de VValenſtein, Melchior Frich, peigneur de chanvre à Ulmes. Jean Bacher laboureur d'Achſtetens, & Errhard Vilſecher de Bamberg, Maître-d'Hôtel de Monſieur l'Intendant Sals, qui avoient tous reçu des playes fort dangereuſes au pericrane depuis l'an 1643. juſqu'à 1645.

§. III.

De la plaje de tête avec ſiege ou impreſſion de l'inſtrument, & de l'alteration ſuperficielle du crane.

LA playe de tête avec le veſtige de l'inſtrument qui paroit au crane, ſera dilatée avec le ſcalpel ſi elle eſt trop étroite & le crane ruginé, pour proceder enſuite à la generation de la chair & guerir la playe par les remedes & panſemens convenables, comme ci-deſſus, & comme on le dira plus bas. Lorſque le crane a été expoſé à l'air, il s'altere en moins de deux heures, & il devient même noir s'il eſt expoſé davantage ; c'eſt pourquoy ces cas arrivans, il ne faut pas manquer de le ruginer juſqu'à ce qu'il change de couleur ou que le ſang en ſorte, ce qui ne ſe doit pourtant pas faire d'abord, mais ſeulement quand le pûs paroit loüable, & que la playe eſt mondifiée, & ſi on prend ce tems, & qu'on rugine comme il a été dit une ſeule fois ſuffira, en y apliquant ſur l'os ruginé quelques poudres cephaliques, & de la charpie ſeche pour qu'on le trouve le lendemain recouvert d'une bonne chair. Cette methode eſt meilleure que celle de Jacques Berenger, *liv. des fractures du crane ch. 41.* où il ordonne de ruginer ſuperficiellement l'os corrompu ou devenu noir, à diverſes repriſes, de jour en jour juſqu'à ce que toute la carie ſoit emportée, puiſqu'il ſuffit de le ruginer en une ſeule fois pourvû qu'on prenne bien ſon tems, avant quoy la rugine eſt inutile, & on ne peut la reïterer ſouvent ſans expoſer le patient & ſans arriver juſqu'au diploé, & même juſqu'à la ſeconde table. Les Chirurgiens qui laiſſent à la nature le ſoin de procurer l'exfoliation ne riſquent rien à la verité mais ils prolongent la cure.

§. IV.

La playe de tête avec fente capillaire du crane ſans penetration.

LE Chirurgien étant apellé pour traiter une playe de tête où l'os eſt découvert, commencera par humecter les cheveux d'alentour pour les raſer incontinent, & enſuite il tâchera de reconnoître l'état de l'os, avec l'œil ou avec la ſonde, ou avec tous les deux, & s'il trouve une fente, ou s'il s'en doute par les ſymptomes preſens ou par ceux qui ont precedé. Il dilatera auſſi-tôt la playe, contre la coûtume des Barbiers en croix, comme marque la *table XXXI. fig. VIII.* ou en triangle,

ſi les

fi les futures ou les mufcles temporaux empêchent de faire l'incifion cruciale, comme en la *table xxxij*. *fig. IV.* puis avec les ongles du pouce & du doigt index de la main droite, il feparera le pericrane d'avec l'os, pour pouvoir y apliquer, les rugines de la *table xxxj*. *fig. VIII.* ou le trepan de la *table xxxij. fig. VI.* pour faire l'operation neceffaire fans blefler les parties fenfibles, & comme on dilate feulement les playes pour ruginer ou trepaner fans offenfer les parties voifines il ne faudroit pas faire d'incifion pour les dilater, fi la playe étoit affés large pour laifler pratiquer ces operations. La dilatation de la playe, & la feparation du pericrane d'avec l'os étant faites, on recouvrira celui-ci de charpie feche, & on garnira le refte de la playe de plumaceaux ou dilatans ronds faits d'étoupe de chanvre chargé de blanc d'œuf battu, & couvert de poudre aftringente, pour arrêter l'hemorragie & tenir les bords de la playe éloignés jufqu'au lendemain. On apliquera par-deflus le liniment fimple étendu fur un petit linge qui ne couvrira que les bords de la playe, mettant par-deflus l'emplâtre d'Hipocrate avec le bandage de Galien nommé *cancer* table *xxxij. fig. X.* pour retenir les medicamens ; fans oublier l'embrocation ci-deffus fur les parties voifines pour prevenir l'inflammation. Le lendemain l'apareil fera levé, & fi l'hemorragie eft ceffée comme elle le doit être on nettoyera la playe, puis on mettra de l'encre à écrire fur la fente feulement avec une plume, ou de l'encre des Imprimeurs, que *Jules Arantius en fon commentaire d'Hipocrate fur les playes de la tête*, prefere à l'autre à caufe qu'il n'y entre point de vitriol qui eft mordicant, puis le crane fera couvert de charpie feche, la playe panfée de plumaceaux garnis de digeftif, le liniment fimple par-deffus, l'emplâtre d'Hipocrate, le bandage de Galien & l'embrocation accoûtumée fur les parties voifines.

La playe ayant été debandée au troifiéme jour ou apareil on bouchera les oreilles du malade avec de la laine ou coton, & on lui apuiera la tête fur un couffin fuivant les figures de la *table xxxij*. Le Chirurgien éfacera avec les rugines comme en la *table xxxj. fig. X.* La fente qui aura bû l'encre, paffant fur toute fa longueur, j'ay dit les rugines parcequ'il faut en avoir plufieurs, & commencer par la plus large pour enfuite en prendre une moins large changeant de rugine par degré, enforte qu'on finiffe par la plus étroite & que la fente foit entierement abolie, & que l'os paroiffe blanc & égal. Ce qui eft un figne affuré que la fente ruginé ne penetre pas. On ôtera fouvent en ruginant, la raclure de l'os qui fera attachée aux rugines, prenant garde de ne pas blefler le cuir ny le pericrane, & pour cet éfet la tête du bleffé fera tenuë ferme, & les bords de la playe feront munis de petits linges comme dans la *table xxxj. fig. X.* Quelques-uns enduifent fouvent leurs rugines d'huile pour les faire mieux glifler, mais comme l'huile émouffe leur tranchant il vaut mieux les changer. L'os fuffifamment ruginé, on ne met deffus que de la charpie feche, parce que le digeftif, l'onguent & tout ce qui eft graiffeux eft ennemi de l'os découvert. On aplique fur les bords de la playe le digeftif étendu fur des plumaceaux, & par-deffus, le liniment fimple, l'emplâtre d'Hipocrate, le bandage de Galien, & l'embrocation ordinaire. Lorfque le pûs paroit loüable on ajoûte quelque deterfif, jufqu'à ce que la playe foit mondifiée, & alors on met des poudres cephaliques fur l'os & toûjours des plumaceaux fecs par-deffus, & aux bords de la playe quelque onguent farcotique, & par-deffus le cerat de diapalme.

la compreffe en trois doubles exprimée dans du vin cephalique & le bandage
cancer, en omettant les embrocations dont on s'eft fervi jufqu'alors fur les parties
voifines. La playe étant incarnée, on emploïera les epulotiques pour la cicatrifer.
Voilà la methode dont j'ay gueri heureufement plufieurs perfonnes, entre autres,
ledit Seigneur Jean Rodolphe Straus de Kafenbourg, & Gafpard Vuich, Meûnier
de l'Hôpital d'Ulmes, qui avoient une fente non penetrante vers la future
coronale.

§. V.

La playe de tête avec une fente capillaire penetrante l'os du crane.

Lorfque le Chirurgien qui ne rugine que pour reconnoître la nature de la
fente, s'aperçoit qu'elle penetre la feconde table, qu'il n'entreprenne pas de
l'éfacer par les rugines qui ne manqueroient pas de bleffer les membranes du
cerveau, mais qu'il abandonne cette operation, pour proceder par les medicamens
defficatifs, qui fuffifent tres-fouvent pour procurer une parfaite guerifon. Car pour-
vuqu'il rugine au tems requis, il n'a pas lieu d'aprehender, que la nature ne puiffe
diffoudre le peu de matiere qui fe fera écoulée par la fente fur la dure-mere, d'autant que depuis que la rugine a paffé fur le crane, il ne tombe plus rien par la
fente qui eft reftée en la feconde table, à caufe que les excremens qui fortent de
la playe s'arrêtent dans la charpie feche, & que l'os ruginé que l'on panfe avec
les defficatifs s'exfolie quelquefois, deforte que la voye devenant plus ouverte,
donne lieu à la matiere même renfermée fous le crane de s'évacuer avec facilité.
Comme j'ay vû arriver à un nommé George Stuïzel l'an 1639. qui avoit à la partie
fincipitale droite une fente qui avoit penetré les deux tables, laquelle ayant été
ruginée jufqu'à la feconde, l'os s'exfolia enfuite de foy-même & le malade fut
tres-heureufement gueri.

Si la fente de la feconde table eft accompagnée de quelques fymptomes fâcheux,
qui donnent à connoitre qu'il y a un amas de matiere entre le crane & la dure-
mere, qu'on laiffe là les rugines, & que fans hefiter on prenne le trepan de la
table xxxij. fig. VI. fuivant Hipocrate *texte 22.* touchant les playes de tête. Quand
vous aurés, dit-il, ruginé l'os, fi vous jugés que le trepan foit neceffaire, vous devés
trepaner avant que le troifiéme jour s'écoule fans attendre davantage.

§. V I.

La playe de tête avec fente étroite du crane penetrante.

QUand le Chirurgien reconnoît par la grandeur du coup, par la qualité de
l'inftrument & par les fymptomes, que la fente penetre les deux tables, il doit
examiner

examiner foigneufement fi elle eft affés large pour l'évacuation de la matiere qui
a coulé fur la dure-mere, ou non. Si la fente eft affés ouverte pour laiffer fortir la
matiere contenuë entre le crane & la dure-mere, il n'eft pas befoin d'y travailler,
mais fi elle fe trouve trop étroite, il faut y apliquer le trepan aũ plutôt. C'eft pourquoy ayant averti les affiftans du danger où eft le bleffé, on fera une incifion cruciale ou triangulaire fuivant que l'endroit le permettra pour dilater la playe & y
apliquer le trepan, feparant avec les ongles le pericrane d'avec l'os, mettant de la
charpie feche fur l'os découvert, & des plumeaux couverts de quelque aftringent
fur les bords de la playe, & procedant dans le refte de l'apareil, comme on a enfeigné au fecond §. où il eft traité de la playe avec lefion du pericrane.

L'aplication du trepan fe doit faire le fecond jour, ou pour le plûtard le troifiéme, aprés le coup reçu, particulierement quand la dure-mere eft piquée par quelque pointe d'efquille, d'autant'que les forces du malade fubfiftent alors, fans quoy
l'operation fera dangereufe, & que l'inflammation, pendant laquelle on ne doit
pas trepaner, eft à craindre aprés le troifiéme jour. Il ne faut donc pas imiter ceux
qui s'arrêtant au fentiment de Paul, attendent le feptiéme jour en efté & en hiver
le quatorze, car les forces ont été infailliblement affoiblies durant cet efpace de
tems, & les membranes du cerveau ont pû fe corrompre par la metiere qui a
croupi tout ce tems-là fous le crane, & par confequent il feroit inutile de trepaner fi tard. En un mot cette operation ne fe doit jamais differer, même à caufe de
la pleine lune, tems auquel on dit que le cerveau fe gonfle & preffe le crane plus
que de coûtume, de maniere qu'il eft difficile en trepanant de ne pas bleffer les
meninges & le cerveau ; on doit encore moins remettre l'operation, lorfque la
dure-mere eft comprimée ou piquée, à caufe des apoftemes & des autres accidens
fàcheux qui fuivent de prés, felon la remarque de Guy de Chauliac. Pour trepaner, il faut lever l'apareil du jour precedent, apuïer la tête du bleffé fur un
oreiller, où un ferviteur la tiendra ferme avec fes deux mains, puis garnir les bords
de la playe avec de petits linges, comme marque la *table xxxij. fig. VI.* de peur
qu'on ne les offenfe en les touchant avec les inftrumens. Enfin on apliquera le
trepan à la partie declive qui joint la fente, afin que la matiere qui flote fur la
dure-mere ait une fortie plus facile par le panchant où fera le trou du trepan par
où elle doit fortir, à moins que la future qu'il faut toûjours éviter n'empêche de
faire le trou en cet endroit.

On commencera par apliquer le trepan mâle, le tournant fermement & également, jufqu'à ce qu'il ait imprimé fur l'os un veftige affés profond pour donner entrée au trepan femelle & le retenir, en forte qu'on le puiffe tourner fans vaciller.

Le Chirurgien retirera donc pour lors le trepan mâle de l'arbre du trapan pour
y remettre le trepan femelle qu'il tournera du même fens que le mâle jufqu'à ce
qu'il foit arrivé à la feconde table du crane que quelques-uns apellent vitrée à
caufe qu'elle eft fort caffante & bien plus ferrée que la premiere. Il changera cependant de couronnes de tems à autres de peur qu'elles ne s'échauffent, c'eft pourquoy il vaut mieux en avoir plufieurs de la même grandeur pour changer, que
de tremper fouvent la même dans l'huile fuivant l'ancienne coûtume, puifque
toutes les chofes onctueufes font ennemies des os, & émouffent le tranchant des
inftrumens. Quand le Chirurgien fera arrivé à la feconde table, il tournera plus

V iij

douce

doucement & apuïera moins, levant souvent le trepan ; pour examiner avec la sonde combien il lui reste d'os à percer, ne faisant pas comme Gandorpe, qui ne cesse point de trepaner, jusqu'à ce que la portion sciée de l'os reste attachée à la couronne, mais quand l'os sera presque coupé, il examinera en retirant souvent le trepan, s'il commence à branler, & alors il l'ébranlera adroitement de tous côtés, avec le plus foible des élevatoires de la *table II. fig. VIII.* qu'il introduira entre le côté de l'os branlant & du ferme, pour ensuite le tirer avec la pincette de la *table IV. fig. I.*

Il ne faut pas cesser de trepaner à cause qu'il sort quelquefois de la substance du diploé qui est fort poreuse & remplie de petits vaisseaux, mais au contraire il faut se hâter avec prudence pour achever plutôt l'operation. Car après la perforation, quand on aura retiré la portion sciée du crane il sera facile de nettoier le sang tombé sur les membranes du cerveau, avec du coton qu'on entourera autour de la vis, qui est au bout de la sonde, & d'arrêter l'hemorragie du diploé avec une petite pelote de charpie seche, dont on bouchera le trou du trepan. L'operation finie & l'hemorrhagie arrêtée on aplanira & égalisera les bords du trou, s'ils se trouvent raboteux, se servant pour cet éfet de l'instrument lenticulaire, de la *table xxxii. fig. VI.* Si le premier trou fait par le trepan ne suffit pas, il en faut faire un second, & si celui-ci ne suffit pas encore, un troisiéme & davantage, comme on verra plus bas, par l'histoire d'Hapelius, d'Hebichius, & de Schneider.

Le trou ayant été aplani, il faut poser sur la dure-mere *le Sindon*, qui est un petit linge ou taffetas rouge bien fin & de figure ronde attaché à un filet & trempé dans l'huile rosat complet & chaud, comme il est representé en la *table xxxii. fig. IX.* pour convertir en pus la matiere tombée sous le crane & empêcher les membranes qui battent continuellement de se meurtrir contre l'os. Le sindon étant posé, on bouche le trou du trepan avec une petite pelote de charpie seche qui sert à empêcher que le pus qui s'engendre dans la playe ne découle sur les membranes du cerveau. On met des plumaceaux secs sur l'os découvert, & d'autres garnis de quelque digestif, sur les bords de la playe, le liniment simple par-dessus, étendu sur un linge troüé pour ne pas renfermer le pus, puis l'emplâtre d'Hipocrate, & le cancer ou bandage de Galien, sans oublier l'embrocation avec les huiles astringentes, sur les parties voisines pour empêcher l'inflammation.

Cette maniere de panser sera observée exactement jusqu'à ce que le danger de l'inflammation soit passé. On avertira le malade dans tous les pansemens, lorsque l'apareil sera levé de dessus la playe, de retenir son haleine en se fermant la bouche & le nez, pour procurer lui-même l'évacuation de la matiere contenuë sous le crane. Dés que le pûs paroîtra loüable, on imbibera le petit sindon dans le miel rosat coulé, au lieu de l'huile rosat avant de l'apliquer sur la dure-mere, on mettra de la charpie seche sur l'os, & de la charpie garnie de digestif & de detersif sur les bords de la playe, sans discontinuer l'usage du liniment simple de l'emplâtre d'Hipocrate, du bandage de Galien, & des embrocations des huiles astringentes. Quand la playe & les membranes du cerveau paroîtront bien nettoyées il ne faudra plus mettre de sindon ny de miel rosat sur la dure-mere, mais se contenter, de bien boucher le trou du trepan avec la charpie seche, de saupoudrer avec des poudres cephaliques, le crane alteré par l'air, soit qu'il ait été ruginé, ou laissé à

la

la conduite de la nature, le recouvrant toûjours de plumaceaux fecs. Les bords de la playe feront panfés avec onguent farcotique, mettant par-deffus, le cerat de diapalme, la compreffe en trois doubles, exprimée dans le gros vin, ou dans du vin de decoction cephalique, y faifant le bandage convenable, jufqu'à ce que l'os foit recouvert d'une chair ferme & folide & la playe incarnée. Enfin on cicatrifera l'ulcere par les epulotiques.

La bonté de cette methode eft fuffifamment confirmée par plufieurs guerifons qui s'en font enfuivies, entre autres par celle de George Seiz païfan d'Idelhufan, dont j'ay fait une obfervation particuliere que l'on peut voir parmi les autres. *Voyés auffi la xx. obfervation Chirurgique de Gregoire Horftius.*

<hr/>

§. VII.

La playe de tête, avec une fente du crane large & penetrante.

SI la fente du crane eft affés large pour laiffer fortir librement le pus, il n'y aura pas lieu de trepaner, ni par confequent de faire aucune dilatation violente, qui n'eft neceffaire que pour faire cette operation. C'eft pourquoy Chaumet a raifon de blâmer ceux qui s'empreffent de trepaner, dans la petite fente du crane qui ne penetre point, & dans la grande quoy qu'elle foit fuffifamment large & ouverte. Car cette erreur qui prolonge la cure aux dépens du malade & de la reputation du Chirurgien, ne peut venir que de l'ignorance du dernier, ou de fon avarice. On ne doit pas faire plus de grace à ceux, qui dilatent avec le fcalpel toutes fortes de playe de tête, quoyque l'incifion ne foit neceffaire, que lors qu'il y a neceffité de ruginer ou de trepaner le crane, & qu'il n'eft pas affés découvert. Puis donc que la playe de tête avec une grande fente, défend le fcalpel & le trepan, que doit faire en pareil cas un Chirurgien qui a de la prudence & de la probité ? qu'il fuive exactement, la methode qui a été propofée au paragraphe précedent après l'operation du trepan, fans y rien changer que la figure du petit findon, qui ne doit pas être rond ici mais oblong, pour répondre à la grandeur & à la longueur de la fracture, il y attachera un fil, & l'imbibera d'huile rofat, & fera tout le refte.

Cette forte de fente affés large pour donner iffuë aux matieres contenuës fous le crane, devant être confiderée & traittée de même que le trou fait par le trepan.

Jean Anvvander batelier de Kurdorfen, rend témoignage de cette verité, auquel je trouvay au mois de Janvier 1633. à la partie laterale gauche du finciput, une fente au crane fi large qu'on auroit pû y mettre le doigt *index*, & accompagnée de l'inflammation de la dure-mere, qui difparût pourtant au bout de trois jours.

§. VIII. *La*

§. VIII.

La playe de tête avec lefion de la dure-mere.

Quand la fracture du crane eft affés ouverte , il faut apliquer fur la playe de la dure-mere , un findon oblong attaché à un fil & imbu d'huile rofat , & quand le pus paroîtra loüiable , on imbibera le même findon de miel rofat , en place d'huile, pour deterger la playe de la dure-mere , & quand elle fera fuffifamment mondifiée, on tâchera de l'incarner avec l'onguent de *betonica* fondu & verfé tiede par la fente. Le refte de l'os & de la playe externe fera traité comme au §. précedent. Que fi la fente eft fi étroite que les topiques ne puiffent être apliqués fur la dure-mere vulnerée , il faut dilater la playe externe avec le fcalpel , apliquer le trepan & obferver ponctuellement toutes les chofes enfeignées au *paragraphe VI.*

§. IX.

La playe de tête avec lefion de la pie-mere, & de la fubftance du cerveau.

Il arrive rarement que la pie-mere foit bleffée, que le cerveau qui lui eft adherant, ne foit auffi bleffé dans fa fubftance ; c'eft pourquoy , il faut s'abftenir en cette occafion de tous les medicamens huileux & graiffeux,puifqu'il eft conftant qu'ils corrompent la fubftance du cerveau. Quelques-uns rejettent auffi le miel rofat , à caufe de fon acrimonie & de fa chaleur , & ils lui fubftituent le firop de rofes feches : Je me fuis neanmoins fervi une infinité de fois du firop & du miel rofat fans aucun danger. Mais je ne fçaurois m'empêcher d'élever ici par-deffus tous les autres remedes, l'onguent fuivant , que Hierôme Fabrice d'Aquapendente a décrit au livre fecond de fon Pentateuque *ch.* 20. & dont il s'eft fervi avec fuccés , auffi-bien que de l'eau de vie feule.

Prenés. *Farine de millet, demie once* ; *Huile la plus vieille qui fe pourra trouver,une once* ; *Mithridat , fix dragmes* ; *Baume du Perou , trois dragmes* ; *Eau de vie , cinq dragmes* ; *Huile de chalcanth , une dragme & demie* ; mêlés le tout pour un onguent.

J'en ay éprouvé la vertu fur Michel Schneider, dont j'en ay fait une obfervation qui fe trouvera plus bas avec les autres ; Quant au traitement du refte de la playe & de la fracture du crane on en aura foin, comme au paragraphe précedent *ou VIII.*

§. X. *La*

§. X.

La playe superficielle du muscle crotaphite ou temporal.

IL faut arrêter premierement le sang par l'apareil composé d'étoupes garnies de blanc d'œuf battu avec la poudre astringente de Galien ; Le lendemain ou au bout de vingt-quatre heures on levera cet apareil, puis on raprochera avec les mains les bords de la playe, apliquant dessus en croix de petits linges couverts de diapalme, pour les retenir reünis, les parties voisines de la playe seront bassinées avec l'huile rosat pour les preserver de l'inflammation, & de peur que les petits linges emplastiques ne tombent & ne quittent, on mettra par-dessus, ou le liniment simple, ou le blanc cuit, avec le bandage convenable ; il vaut mieux traiter les playes superficielles des temples par cette premiere intention, quoy qu'on les guerisse souvent fort heureusement par la seconde en digerant la playe, mondifiant, incarnant & cicatrisant.

§. X I.

La playe du muscle temporal avec lesion des vaisseaux & du pericrane.

LEs playes qui arrivent aux muscles des temples, sont les plus dangereuses de toutes les playes de tête, à cause que le pericrane couvre la face externe de ces muscles, qui sont par leur partie ou face interne, couchés immediatement & à nud sur l'os, ce qui fait que les muscles temporaux ne sçauroient être blessés que le pericrane ne le soit le premier ; & comme il est une production de la dure-mere, il ne sçauroit être surpris de la moindre inflammation qu'il ne la communique aussi-tôt à la dure-mere par les sutures du crane, & celle-ci à la pie-mere & au cerveau à raison de la proximité. Les playes de ces muscles sont encore dangereuses, à cause de la grande hemorragie qui suit l'ouverture de leurs arteres, & que les astringens les plus forts ont beaucoup de peine à arrêter. Il n'en est point de plus efficace en cette conjoncture fâcheuse, que l'emplâtre de Galien composé d'aloës, d'encens, de poils de liévre bien pulverisés, & mêlés ensemble avec le blanc d'œuf, dont on remplit la playe pour boucher les arteres. Que si le sang étoit trop en furie, ensuite de la crapule ou par quelque autre cause pour pouvoir être arrêté par ce secours, on pourroit donner heureusement, quatre grains du *sperniole* composé de Crollius, & apliquer autour du col du blessé l'emplâtre de Jonston, composé de l'argile du four & de bon vinaigre rosat mêlés ensemble, & étendus sur une bande large de quatre travers de doigt, dont on envelope le col, en renouvelant l'emplâtre toutes les fois qu'il sera sec, jusqu'à ce que le sang soit arrêté, ce qui arrive souvent en demie-heure & même plutôt, au grand étonnement des assistans.

X On

On a raporté ici ces trois excellens remedes , non seulement parcequ'ils ont une vertu merveilleuse pour arrêter le sang des playes des muscles temporaux , mais encore l'hemorragie opiniâtre du nez & des gencives qui s'ensuit quelquefois de l'extraction violente des dents , Jean-Jacques *Maner* tisserand d'Ulmes , François *Breitinger* laboureur & cabaretier d'Ornastetin, & Monsieur Martin *Nob* bateur d'or à Ulmes ont été entre autres gueris par ces remedes chacun d'une hemorragie desesperée. La poudre de sperniola de Crollius prise par la bouche avec quelque eau convenable, reprime la ferveur du sang. L'emplâtre de Galien , resserre & colle les vaisseaux ouverts & le remede de Jonston apliqué autour du col, fait interception du sang , on en augmentera considerablement la vertu en y ajoûtant le blanc d'œuf.

La playe des temples sans lesion du crane doit quand le sang est arrêté , se guerir, non pas par la premiere intention comme Vesale prétend ; mais par la seconde, par la regeneration de la chair & d'une bonne cicatrice , ayant principalement en vuë d'empêcher l'inflammation , à quoy l'emplâtre d'Hipocrate est tres-propre.

§. X I I.

La playe du muscle temporal avec fente du crane assés ouverte.

Lorsqu'il y a une fente au crane sous le muscle temporal il ne faut pas incarner la playe qu'on n'ait auparavant consideré la grandeur de la fente. Si elle est assés ouverte pour donner issuë à la matiere épanchée sur la dure-mere , il n'est point pour lors necessaire de dilater la playe avec le scalpel , ni de ruginer la fente , ny de trepaner le crane à côté de la fente ; d'autant que toutes ces operations font superfluës aux grandes fractures du crane pour les raisons raportées au §. *VII.* où l'on trouvera tout ce qui est à faire dans le cas proposé en celui-ci.

§. X I I I.

La playe profonde du muscle temporal avec fente étroite au crane.

Quand il arrive qu'il se rencontre une fente sous la playe du muscle temporal, on ne doit rien faire qu'on n'eût reconnu la grandeur de la fente & sans avoir consideré la grandeur de la playe , si celle-ci est assés grande , on aura soin de la conserver ouverte avec la charpie seule , mais si la playe se trouve étroite, on tâchera s'il est possible de la dilater avec des morceaux d'éponge preparée , & si ce moyen ne suffit pas on y fera une incision avec le scalpel jusqu'à l'os du crane , prenant garde de ne pas couper les vaisseaux ni les fibres du muscle en travers , mais il est de la prudence du Chirurgien de prédire aux assistans , avant de commencer l'incision , que l'inflammation & la convulsion du muscle oposé ne

man queroit

manqueront pas d'arriver, aprés quoy il fera l'incifion fuivant la rectitude des fibres, afin que lorfque les accidens qu'il a prédit arriveront, on ne les attribuë pas à l'operation. Lorfque la playe aura été ainfi fuffifamment dilatée, & la chair mufculeufe feparée d'avec l'os du crane, il ruginera la fente autant qu'il fera neceffaire & procedera dans tout le refte de la cure, comme il a été enfeigné aux paragraphes ci-deffus de la fente capillaire. *IV. V. & VI.*

Que fi la fente de l'os temporal eft affés large pour laiffer fortir la matiere qui fera tombée fur la dure-mere, il ne faudra, ni ruginer, ni trepaner, ni par confequent feparer les mufcles, parce que ces operations font inutiles & fuperfluës, pour les raifons qui ont été dites dans la cure de la grande fente **§. VII.**

§. XIV.

La contufion de la tête fans léfion du cuir, fans enfonçure du crane & fans foupçon d'aucune fracture.

CEtte forte de contufion fe guerit tres-heureufement en y apliquant la peau toute chaude de quelque animal nouvellement égorgé, particulierement d'un chien ou d'un rat, car ces peaux refoudront merveilleufement la tumeur fi on les aplique toutes chaudes, les laiffant deffus durant vingt-quatre heures ou environ, que fi une feule peau ne fuffit pas on en apliquera une feconde pour diffiper le refte de la tumeur, au défaut de chiens & de rats, on fe fervira des peaux d'agneau, de chat ou de quelqu'autre petit animal, qui ont la même vertu de refoudre.

Ce remede ne manque jamais & j'en ay gueri un grand nombre d'enfans & d'adultes, entr'autres la fille d'un charpentier âgée de quatre ans, qui en tombant de fort haut, fe fit une grande contufion fur le bregma qu'un Chirurgien auroit ouverte, fi je ne m'y fuffe pas trouvé. Pour l'en empêcher je lui citay le feptiéme aphorifme d'Hipocrate de la fection huit, qui porte qu'aucun mal n'a befoin de la main du Chirurgien qu'aprés qu'il n'a pû être gueri par les topiques, & comme il n'y avoit aucun fimptome preffant qui demandât l'incifion, & qu'on n'avoit point encore apliqué de topiques, il changea de deffein & mit deffus la tumeur par mon confeil, une peau d'agneau toute chaude, il fut fi furpris de fon bon éfet, fur cette fille, qu'il s'en fervit toûjours depuis fur plufieurs adultes, & me fit mille remercimens, de lui avoir enfeigné un fi bon remede. Les jeunes Chirurgiens doivent aprendre par cette hiftoire, à ne jamais ouvrir de contufions ni de tumeurs, qu'aprés les avoir trouvées rebelles aux topiques, l'eau de vie feule fuffifant trés-fouvent.

§. XV.

L'enfonçure du crane, sans léfion de la peau aux enfans.

IL arrive fouvent dans ces fortes de contufions fans léfion de la peau que le crane s'enfonce fimplement fans aucune fente, ou qu'il y ait fente fans l'enfonçure ou que toutes les deux fe trouvent enfemble, c'eft-à-dire, l'enfonçure & la fente. L'enfonçure feule fans fente n'arrive gueres qu'aux enfans, & la fente feule ou avec l'enfonçure, arrive fouvent aux adultes.

L'enfonçure fimple des enfans fans léfion du cuir, & fans fente à l'os, fe connoît à la vuë & au toucher par un petit creux, que l'on voit ou que l'on fent, fans qu'il y ait aucuns fymptomes fâcheux. Et l'os reprend facilement fa fituation naturelle en apliquant deffus une ventoufe ordinaire; c'eft la pratique de Paré *liv.9. ch.3.* & l'ingenieux Fab. Hilden *cent. 2. obf. 5.* a inventé pour le même éfet, deux fortes de remedes; fçavoir le cornet, ou la ventoufe du crane, & une emplâtre fpecifique, lorfque ces fecours font inutiles il veut qu'on faffe une incifion pour relever enfuite l'enfonçure avec la tariere du triploïde. Mais, fauf le refpect dû à un fi grand homme, ces deux operations ne font ni utiles ni neceffaires. Elles ne font point neceffaires, puifque ces fortes d'enfonçures des enfans, où le cerveau eft comprimé; deforte, que l'élaboration des efprits animaux, ni leur diftribution dans tout le refte du corps ne fe peut plus faire, font incurables; elles font encore inutiles. 1°. Parce que fuivant Hipocrate, fi les fimples playes de la tête avec fimple folution du cuir, mêmes dans les adultes, donnent beaucoup de peine au Chirurgien & de crainte au malade. Combien en doivent-elles donner davantage, quand de deffein prémedité, on ne fait pas feulement une incifion au cuir, mais qu'on dechire le pericrane, & qu'on entame l'os. 2°. Parce qu'en attachant la tariere au milieu de l'enfonçure, il eft difficile qu'on ne l'augmente. 3°. Parce qu'en pouffant la tariere jufqu'au diploé dans un crane tendre & délicat, pour peu de violence qu'on y aporte, il eft à craindre qu'on ne perce la feconde table & qu'on ne pique la dure-mere d'autant plus facilement que la tariere n'a point d'arrêt. 4°. Parce qu'un os fi tendre expofé à l'air fe noircit d'abord ce qui eft une marque de corruption qui caufera un nouvel embaras, car fi on prend le parti de laiffer faire à la nature la feparation de la partie de l'os corrompuë, la corruption pourra gagner le dedans & exigera ou la rugine ou le trepan qui ne font pas moins dangereux l'un que l'autre, car la rugine ne peut pas racler la furface de l'enfonçure cariée, fans augmenter fa grandeur, ni le trepan être apliqué plus feurement que la tariere de l'élevatoire triploide. Il eft de la prudence du Chirurgien de ne point faire une operation qui ne peut fervir de rien, & qui décrieroit la chirurgie & fes fecours.

Toutes ces raifons m'ont toûjours obligé de ne faire aucune operation aux enfonçures du crane des enfans fans fente & fans fâcheux accidens, fçachant par experience, que les inftrumens ne fervent qu'à augmenter le mal. Je me contente donc de faire rafer les cheveux autour de l'enfonçure, & de mettre deffus une peau
d'agneau

d'agneau avec le bandage cancer , faifant une bonne embrocation fur les parties
voifines & principalement fur les temples & fur le col avec des huiles aftringents
pour empêcher la fluxion des humeurs & l'inflammation. Si la premiere peau ne
fuffit pas pour diffoudre la tumeur , j'y en mets une deuxiéme que j'y laiffe un jour
naturel ; quand la tumeur eft paffée fi on connoît au toucher que le creux eft petit,
& qu'il n'y a aucuns fymptomes qui faffent juger que les parties de deffous le
crane foient offenfées. Je mets en place de la peau d'agneau , le cerat de diapalme
de Galien étendu fur un linge un peu large pour fortifier la partie affectée. Cette
methode m'a toûjours bien reüffi & je l'ay trouvé tres-feure ; je pourrois citer plufieurs témoins qui me l'ont vû pratiquer , dont les principaux font *George Niedlin,*
& Nicolas Neutre tous ceux Chirurgiens d'Ulme tres-habiles , que je nomme ici,
parce qu'étant reconnus pour gens d'honneur & d'une grande probité , leur témoignage ne peut être fufpect.

Jules Cæfar Arantius , à la fin de fon Commentaire fur le livre d'Hipocrate touchant les playes de tête , enfeigne la maniere de guerir feurement & facilement les
grandes enfonçures du crane des enfans , que l'on peut voir.

§. XVI.

La fimple enfonçure du crane fans léfion de la peau aux adultes.

CEtte forte d'enfonçure arrive rarement aux adultes , parce qu'ils ont le crane
trop dur pour pouvoir obeir fans fe fendre , mais celle avec fente leur eft fort
ordinaire ; deforte que fi aprés l'incifion des tegumens , & la feparation du pericrane d'avec l'os , il ne paroit aucune fente à la premiere table ; il ne s'enfuit pas
pour cela que le crane ne foit point offenfé , car il eft à craindre que la feconde table
n'ait reçu une fente , par où la matiere aura pû décendre fur le cerveau , mais par
où elle ne peut pas remonter. J'ay vû une fracture de ce genre l'an 1 6 3 2. à un
foldat Suedois , qui mourut d'une enfonçure au crane, deux jours aprés l'avoir reçuë
à Ulme. Surpris de cet accident & defireux d'en connoître la caufe , j'ouvris le crane
du mort , & je trouvay une fiffure à la feconde table avec une efquille qui en étoit
fortie qui piquoit les deux meninges , quoy que la table externe fût tres-faine &
entiere. C'eft donc à dire , que toutes les fois qu'il paroit une enfonçure au crane
des adultes , il eft feur qu'il y a une fente ; car , comme dit Hipocrate , fi le crane
n'étoit pas fendu comment pouvoit-il s'enfoncer , ce qu'il ne fait que parcequ'il eft
fendu , mais fupofé que le crane puiffe s'enfoncer fans fe fendre , ce qu'on ne doit
pourtant pas accorder , il ne faut pas demeurer les bras croifez & laiffer agir la nature comme fait Felix Vurtz , mais faire d'abord une incifion triangulaire ou cruciale , fuivant que la partie la demandera , puis feparer le pericrane d'avec le crane,
tenir la playe ouverte avec des bourdonnets , pour reconnoître en levant l'apareil,
quand le fang fera étanché s'il y a une fente & fi elle eft affés large pour recevoir
l'élevatoire neceffaire pour relever l'enfonçure. Si on ne trouve aucune fente , ny
par la vuë ny par le bouton de la fonde à la premiere table , & qu'il n'y ait point

X iij   d'accides d'accidens qui puiſſent faire ſoupçonner que la ſeconde table ſoit fracturée on percera doucement le crane au centre de l'enfonçure avec la partie la plus pointuë de la tariere triforme *table xxxiv. fig. I.* ſans aller plus avant que la premiere table pour mettre dans le même trou la tariere du triploïde, qui ſera tournée par le moïen de la vis d'enhaut, autant qu'il faudra pour prendre quelque peu de la ſeconde table, après quoy on élevera perpendiculairement le crane enfoncé en tournant la vis d'enbas, du même inſtrument *table xxx. fig. II.* Le crane étant relevé on retirera le triploïde de la maniere qui a été dite ci-devant, & on traitera la playe comme il a été enſeigné au *paragraphe III.* en la curation de la playe de tête avec le ſiege de l'inſtrument.

§. XVII.

L'enfonçure du crane avec fracture de la ſeconde table & avec contuſion de la peau ſans playe, & ſans que la premiere table ſoit fracturée.

SI après avoir fait l'inciſion requiſe, la premiere table paroît ſaine & entiere, mais que l'enfonçure ſoit accompagnée de ſymptomes fâcheux, il n'y a pas de doute que la ſeconde table ne ſoit offenſée. C'eſt pourquoy il ne faut pas avoir recours au triploïde pour la relever mais au trepan, avec lequel on fera d'abord un trou ou deux à côté de l'enfonçure, pour donner iſſuë à la matiere tombée par la fente de la ſeconde table ſur la dure-mere, & pour relever l'enfonçure par le moïen d'un élevatoire convenable.

Aux ſimples contuſions de tête des adultes, ſans playe & ſans enfonçure, il n'eſt pas beſoin d'inciſion, ni de trepan, ni d'élevatoire, la peau d'agneau ſeule miſe ſur la contuſion ſuffit à moins qu'il ne ſurvienne des accidens qui ayent beſoin de rugines & du trepan.

§. XVIII.

L'enfonçure du crane avec une fente large en ſon milieu.

LOrſque le crane s'enfonce il ne peut ſe fendre que dans le milieu ou à côté de l'enfonçure, & la fente ſera large ou étroite; quand donc la fente du milieu eſt large il faut neceſſairement ſe ſervir de l'élevatoire du triploïde qui ſera introduite ſous le crane enfoncé pour le relever perpendiculairement: Quelques-uns n'ont recours à l'élevatoire du triploïde que lorſque l'enfonçure eſt fort grande; & quand l'enfonçure eſt mediocre & la fente large ils relevent le crane avec l'élevatoire de la *table II. fig. VIII.* & quand l'enfonçure eſt plus mediocre, ils prennent un élevatoire plus fort marqué en la *table III. fig. II.* mais tous ces élevatoires ne ſuffiſent pas en l'enfonçure du crane preſente, parce qu'ils agiſſent

en

en leviers , dont la force confifte à être apuyés fur un point fixe qu'on ne fçauroit trouver ici puifque la fente eft au milieu de l'enfonçure où il n'y a rien de fixe mais feulement en la partie faine.

§. XIX.

L'enfonçure du crane avec fente étroite en fon milieu.

SI la fente eft trop étroite pour recevoir l'élevatoire du triploïde , on apliquera deux fois le trepan fur les bords de l'enfonçure , puis on coupera l'entre-deux des trous avec la petite fcie tournante , de la *table V.* qui ne fçauroit bleffer aucune partie. Par ce moïen on pourra mettre par-deffous le crane , l'élevatoire du triploïde ou quelqu'un des autres , puis qu'on aura un point fixe , & s'il y a quelques efquilles feparées de la feconde table qui piquent les meninges , on les tirera facilement avec les pincettes dentelées.

§. XX.

L'enfonçure du crane avec fente large ou étroite fur les bords de l'enfonçure.

SI la fente des bords de l'enfonçure eft large & l'enfonçure mediocre , il faut fe fervir du plus foible des élevatoires *table ij. fig. VIII. d.* lorfque la fente eft large & l'enfonçure grande , il faut élever le crane avec le plus mediocre des élevatoires de la *table viij. fig. VII.* Si l'enfonçure eft tres-grande & la fente large , les élevatoires precedens ne fuffifant pas on prendra l'élevatoire du triploïde de la *table xxxiij. fig. II.*

Si la fente des bords de l'enfonçure eft étroite , on trepanera une fois fur le bord fain de la fente , afin d'élever l'enfonçure avec un élevatoire convenable , & fi l'élevatoire mis dans ce premier trou ne fuffit pas pour relever l'enfonçure on trepanera une feconde fois , & on coupera l'entre-deux des trous avec la petite fcie tournante , & alors on pourra placer l'élevatoire à l'endroit que l'on voudra de la fente fuffifamment dilatée & relever le crane enfoncé.

§. XXI. *L4*

§. XXI.

La playe de tête avec dedolation du crane.

L'Entamure du crane qui fepare & emporte entierement la piece de l'os eft apellé par les Grecs *Aposkeparuifmos*, & par les Latins *Dedolatio*, quand elle accompagne une playe de tête , il n'eft pas befoin d'aucune operation manuelle , il fuffit de la laiffer remplir de chair & de la cicatrifer comme il a été dit en la cure de la playe de tête avec fente capillaire du crane non-penetrante. §. *IV.* lorfque l'os a été fraîchement ruginé , & comme en l'*obfervation xvij.* ci-aprés. Il arrive trois fortes d'entamures à l'os du crane. La premiere , fe nomme *Eccopé, incifio*, qui divife l'os fans emporter la piece. La feconde *Diacopé, excifio*, qui entame l'os ; enforte , que la piece n'eft enlevée & emportée qu'à demi. La troifiéme, fe nomme *Dedolatio*, dont nous avons parlé au commencement de ce paragraphe , elles fe traitent toutes de la même maniere , car les vuides fe rempliffent de calus où les os feparés fe reüniffent , pourvû qu'ils foient feulement attachés au pericrane.

La contre-fente , qui eft apellée, *calamité* par Hipocrate , & ordinairement, *contre-coup* , doit être traitée lorfqu'elle eft connuë , comme la fracture du crane fans playe , fçavoir par l'incifion du cuir avec le fcalpel , par la feparation du pericrane avec les ongles & par l'aplication du trepan , fi la fente eft penetrante & étroite. Voyez le §. *xvij.*

§. XXII.

La piqueure du crane qui ne penetre pas , ou qui penetre les deux tables.

LA piqueure du crane qui ne penetre pas s'éface avec des tarieres , comme il eft reprefenté en la *table xxxiv.* qui fuit , *fig. I.* Si elle penetre les deux tables , il faudra trepaner & fe fervir du trou même de la piqueure pour y apliquer la pointe du trepan mâle , jufqu'à ce qu'on ait fait un veftige fuffifant pour arrêter & loger le trepan femelle. On doit avant de commencer ces operations à l'une & à l'autre piqueure faire incifion & feparer le pericrane d'avec le crane.

Comme il eft dangereux & tres-difficile de bien reüffir dans l'operation du trepan qui eft tres-delicate fans connoître la ftructure du crane fur lequel elle fe fait , il eft neceffaire d'en faire ici la defcription.

Le crane eft compofé de huit os ingenieufement affemblés par des futures & engrainures pour former une cavité capable de renfermer le cerveau. Ces os font, le coronal , les deux parietaux , l'occipital , les deux temporaux , le cuneiforme & le cribriforme ou l'os cribleux ; ces deux derniers font communs au crane & à la machoire fuperieure.

Le

Le coronal eſt le plus grand, & compoſé de deux pieces dans les enfans & rarement dans les adultes, lorſque la future ſagitale décend juſqu'au nez. Il eſt formé, ainſi que tous les autres de deux tables ; l'une externe & l'autre interne, y ayant entre-deux une ſubſtance moëlleuſe renfermée dans quantité de petites cellules oſſeuſes, & parſemée de vaiſſeaux ſanguins, dont il ſort quelquefois beaucoup de ſang dans l'operation du trepan. L'interne qu'on apelle vulgairement la ſeconde table & *vitrée*, à cauſe qu'elle eſt mince, ſerrée, ſolide, ſans aucuns pores, manifeſte, & caſſante comme un verre, n'eſt pourtant pas également mince par tout ny par conſequent toutes ſes parties ne ſont pas également ſujettes à ſe caſſer principalement vers les tempes. Elle eſt pour l'ordinaire tres-mince vers le concours des futures coronale & ſagitale, parce que c'eſt cet endroit qui s'oſſifie le dernier, elle eſt fort polie en toute ſa ſurface, nonobſtant quantité de ſillons qui la parcourent, pour loger les vaiſſeaux qui les ont formés avant qu'elle eût acquis la dureté d'os, & avec leſquels elle a beaucoup de connexion.

La table externe qu'on nomme ordinairement la premiere table, eſt beaucoup plus dure, plus épaiſſe & poreuſe que la ſeconde, & recouverte du pericrane. L'os coronal forme deux cavités vers la racine du nez une de chaque côté ſous les ſourcils, leſquelles ſe communiquent quelquefois & n'en ſont qu'une, mais elles ſont roûjours remplies de pluſieurs petites cellules oſſeuſes, tapiſſées d'une membrane tres-mince, & de petites glandes qui ſervent à ſeparer l'humeur viſqueuſe qui décend dans le nez comme il eſt plauſible, puiſque quand ces cavités ſont caſſées & ouvertes par quelque coup ou autrement, l'air du nez y paſſe. L'épaiſſeur du coronal tient le milieu entre celle du bregma & de l'occiput, il eſt tres-mince au dedans de l'orbite, mince aux tempes, & plus épais, ſous le front qu'ailleurs, ſa figure eſt à peu-prés circulaire.

L'os coronal a deux productions l'une au grand angle de l'œil & l'autre au petit pour former la partie ſuperieure de l'orbite de l'œil & pour y attacher les muſcles des paupieres, il y a auſſi deux éminences angulaires vers les tempes une de chaque côté qu'on apelle zygomatiques, & trois trous ; un au-deſſus des cavités & qui en vient, les deux autres au front un de chaque côté pour le paſſage des nerfs guſtatoires. Enfin il eſt joint par en bas, à l'os cuneiforme, au cribleux, & aux dix os de la machoire ſuperieure, & par enhaut aux deux parietaux par la future coronale.

Le ſecond & le troiſiéme os du crane ſont les parietaux ou ſincipitaux, ainſi nommés, parcequ'ils occupent les parties laterales du cerveau, ils ſont moins ſolides que les autres, & de la figure d'un trapeze ſpherique aprochant cependant du quarré. Il y a quelques trous vers la future ſagitale pour le paſſage des vaiſſeaux, leur ſurface externe eſt fort polie, mais l'interne eſt remplie de rainures ou ſillons pour placer les veines qui rampent ſur la dure-mere. Ils ſont joints par devant à l'os coronal par la future coronale, en derriere à l'occipital, par la future lambdoide, & par les cotés, encore au coronal, à l'os petreux, & à l'occipital par une future fauſſe ou batarde. Quelquefois ils ſont ſeparés entre eux en-deſſus par la future ſagitale.

Le quatriéme eſt l'occipital, ou baſilaire, parcequ'il ſert d'apuy & de baſe au

cerveau & particulierement au cervelet. Cet os est le plus solide & le plus épais
des os du crane, si ce n'est en sa partie inferieure qui est pourtant renforcée par un
tubercule de figure oblongue. On y compte jusqu'à neuf sinus, dont les deux plus grands
servent à loger les deux productions du cervelet. Il a plusieurs trous, dont le plus
grand sert de passage à la moëlle de l'épine pour décendre dans les vertebres & aux
arteres vertebrales pour monter au cerveau ; Il y a un second & troisiéme trou qui
apartiennent à l'os temporal autant qu'à l'occipital, proche desquels se trouvent le
quatriéme & cinquiéme qui lui sont propres, chacun de figure ronde & fort petits
par où les nerfs moteurs de la langue sortent du crane. Il y en a quelquefois,
un sixiéme & un septiéme, destinés pour le passage des arteres & des sinus des
vertebres.

La surface interne de l'occipital est plus polie que l'externe & sa figure presque
pentagone. Il est separé des os du bregma par la suture.

La Lambdoide est jointe par les cotés aux os temporaux, & par le milieu à l'os
sphenoide, elle est outre cela joint à la premiere vertebre du col par une double
production, pour affermir la jointure & assurer son mouvement. L'on trouve quelquefois à l'endroit où la suture lambdoide & la sagitale se rencontrent, un
petit os de figure triangulaire, qui a tantôt deux lames, tantôt une seule, & on
en trouve souvent de pareils, mais plus petits dans les entre-deux des vrayes sutures, qui n'ont pour l'ordinaire qu'une table, Vormius en a remarqué plusieurs le
long de la suture lambdoide de diverses figures, qui paroissent plus du côté concave
du crane que du côté convexe, & servent aparemment à retenir ensemble & affermir
la seconde table des os voisins.

Le cinquiéme & le sixiéme sont les os des tempes ou les petreux, qui sont
plus petits que les autres, & n'ont pas par tout leurs deux lames distinguées. Ils
sont cependant plus durs, & à cause de cela on les apelle petreux, leur milieu est
si mince qu'on voit le jour au travers, leur figure est fort irreguliere, elle aproche
cependant de la circulaire ; le muscle crotaphyte en couvre une partie. Les os
petreux ont diverses productions exterieures, dont l'une se recourbant vers le visage, fait une petite partie de l'os jugal situé sous l'œil, qui se joint à une autre
production de la machoire superieure pour faire le zigoma & garentir le tendon
du crotaphyte qui passe par-dessous. La seconde est obtuse, courte & grosse, &
apellée *mammaire* ou *mastoide*, à cause de la figure qui ressemble au teton d'une
vache. Il y en a une troisiéme dans les adultes apellée stiloide, à cause qu'elle
ressemble à un stile ou poinçon fort aigu. Leur production interne nommée petreuse contient la cavité des oreilles internes & leurs osselets. Ils ont trois sinus,
dont l'un reçoit le meat auditif, le second, l'article de la machoire inferieure, le
troisiéme qui leur est commun avec l'occiput, fait place à la partie posterieure de la production petreuse. Ils ont cinq trous, dont le premier qui est
dans la production petreuse donne passage au nerf auditif. Le second qui
est plus grand mais inégal, scitué sous l'apendice styloide reçoit le gros rameau
de l'artere carotide, qui passe de là au cerveau par le cinquiéme trou de l'os cuneiforme ou sphenoide. Le troisiéme qui est fort grand & commun à l'occiput donne
entrée à l'artere & à la veine carotide, & la sortie au nerf de la paire vague.

Le

Le quatriéme scitué entre la production mammaire & la stiloide reçoit dans un canal oblong, le rameau dur du nerf auditif. Le cinquiéme qui manque quelquefois, est scitué derriere la production mammaire, pour donner passage à un rameau de la jugulaire externe, & entre dans le crane, il y en a un sixiéme en forme de petite fente inégale par où passe une petite artere du côté anterieur de la production petreuse, qui a encore d'autres petits trous & des osselets qui concernent l'organe de l'oüie. Enfin les os petreux sont attachés par en haut aux parietaux par des sutures nommées squammeuses & membraneuses, & par leurs autres côtés, au coronal, au cuneiforme & à l'occipital.

Le septiéme os du crane, qui est aussi commun à la machoire superieure, & le *cuneiforme* ou *sphenoide*, qui ferme la base du crane. Il est unique dans les adultes, & divisé en quatre parties dans les enfans. Il a plusieurs productions, sçavoir, deux en sa partie exterieure à côté du palais, apellées *pterigoides* ou *alaires*, à cause qu'elles ressemblent à des ailes, elles ont un sinus assés long en la partie anterieure. Il a encore quatre petites productions, deux de chaque côté; qui font comme une selle de cheval; c'est pourquoy on apelle cet endroit *selle turcique* ou *sphenoide*, dans laquelle il y a une cavité qui contient la glande pituitaire. On a crû long-tems que les humidités du cerveau couloient par les trous de cet os, dans la bouche, mais on a reconnu depuis, qu'ils ne servent que pour donner passage aux vaisseaux.

L'os sphenoide a six trous notables qui donnent passage aux nerfs optiques, aux moteurs des yeux, à ceux de la quatriéme, cinquiéme, sixiéme paire, à un rameau des carotides & aux veines jugulaires internes.

Le huitiéme & dernier os du crane, qui est aussi commun à la machoire superieure, est l'os cribleux ou ethmoide, scitué au milieu de la base du coronal ou du front à la racine du nez: Il remplit la partie de la cavité des narines; il est percé de plusieurs trous obliques, & a une production du côté qui regarde le cerveau qui s'éleve en son milieu comme la crête d'un coq, c'est pourquoy elle en porte le nom. Cette production divise l'os cribleux en deux parties, & penetre au dedans du nez pour faire la separation des deux narines.

L'os ethmoide fait aussi face du côté de l'orbite de l'œil & donne passage par ses trous à plusieurs fibres, qui des productions mammaires, viennent former des tuniques dans les cavités des narines qui servent d'organe à l'odorat. Les serosités du cerveau sont filtrées par les fibres & par les petits tuyaux de la dure-mere qui viennent des productions mammaires & passant par les trous de l'os ethmoide elles coulent dans le nez.

Les Anciens ordonnent de prendre garde à six choses dans l'operation du trepan.

1°. De ne point apliquer le trepan sur aucun fragment du crane de crainte de l'enfoncer sur la membrane.

2°. Sur les sutures, à cause des fibres & des vaisseaux de la dure-mere, qui passent au travers & causeroient des hemorragies & des convulsions si on les déchiroit.

3°. Sur les sourcils, à cause des cavités de l'os coronal ou frontal.

4°. Sur les parties inferieures du crane, de crainte que le cerveau n'empêche la sortie des matieres en bouchant l'ouverture du trepan.

Y ij

5°. Sur

5°. Sur le bregma, à caufe des futures, mais principalement aux enfans, à caufe de la molleffe de cette partie.

6°. Sur les tempes, à caufe des mufcles crotaphites.

Voici une obfervation de Monfieur Muys, qui demande place ici. *C'eft la cinquiéme de la huitiéme decade de fa pratique medico-chirurgique raifonnée.*

Un enfant de douze ans ou environ badinant autour d'un jeune poulin reçut un coup de pied un peu au-deffus de l'œil gauche dans l'os du front, qui lui fit une playe, d'où le Chirurgien tira au bout de trois jours un grand fragment d'os. La playe paroiffoit profonde, étant arrivée à l'une des cavités de l'os du front qui font fituées vers les fourcils. On remarquoit un mouvement en forme de tremblement dans les medicamens qu'on y apliquoit, comme provenant de l'agitation ou palpitation du cerveau ; quoy qu'à la verité il vint d'une autre caufe, fçavoir de l'air qui entre par les narines dans ces cavités.

Monfieur *Jean Lemming*, Chirurgien tres-habile, guerit cette playe qui fut bien cicatrifée en deux mois, en y mettant un linge imbu de miel rofat & quelques autres remedes, convenables ; Cette cure eft rare au fentiment de Paré & de plufieurs celebres Auteurs, fans qu'il refte une fiftule incurable, mais ils n'en difent pas la raifon, qui eft que l'air ce grand ennemi des playes, fur tout de celles de la tête, qui entre par les narines dans ces cavités y aporte un grand obftacle, mais il y en a encore un autre, qui eft que la peau faine voifine de la playe rentre dans la cavité fe tord & fe ride, d'où il arrive que la playe dégenere fouvent en fiftule incurable, à moins qu'on ne l'empêche, comme fit nôtre Chirurgien, en retranchant un peu des bords de la playe pour donner moyen à la chair de couvrir plus facilement l'os, & à la cicatrice de recouvrir enfuite la chair.

Cette pratique eft digne de remarque & peut avoir lieu dans les autres playes.

Ces mêmes cavités font enduites de certaine humeur vifqueufe & gluante, qui a beaucoup de raport avec la fubftance du cerveau ; ce qui peut tromper les jeunes Chirurgiens & leur faire croire que le crane eft ouvert & le cerveau bleffé, principalement quand ils voyent ce mouvement de palpitation dans les remedes qu'ils y apliquent ; cette remarque eft utile.

En voici quelques autres qui ne le font pas moins à l'égard du trepan, & affés fingulieres, tirées du même Auteur. *Decade cinquiéme, obf.* 1.

Un jeune homme âgé de feize ans tombant de cheval fe fit une grande playe à la tête en la partie fincipitale, de forte que l'os étoit entierement découvert ; le bleffé vomiffoit de tems à autres, & fe trouvoit affés mal. Je fus apellé deux heures après la chûte, & je ne remarquay ny fente, ny fracture, ny enfonçure au crane du bleffé, qui avoit déja ceffé de vomir & fe portoit affés bien, ne fe plaignant ny de trop de douleur ny d'aucune autre incommodité.

Je fis rafer les cheveux autour de la playe que je remplis de charpie feche pour deux raifons ; la premiere, pour arrêter l'hemorragie ; & la feconde, pour tenir la playe couverte, afin de mieux examiner le lendemain le crane, me contentant pour le prefent, de mettre fur la charpie feche l'emplâtre fuivant :

℞. *Emplâtre*

℞. *Emplâtre de diapalme , deux onces,*
Bol d'Armenie.
Craye commune , de chacun deux dragmes ;
Antimoine diaphoretique , une dragme ;
Huile laurin , deux dragmes ;
Huile de tartre par défaillance , demye dragme ; Mêlez le tout suivant l'art pour former une emplâtre.

Le lendemain que je levay cet apareil , je ne trouvay aucun mal au crane , & le malade n'étoit affligé d'aucun mauvais symptome , ce qui me fit juger que la seconde table , ny les meninges , ny le cerveau n'avoient rien souffert.

Je mis pour le second apareil , encore de la charpie seche sur l'os découvert, & le digestif suivant sur les bords de la playe.

℞. *Therebentine commune ;*
Miel rosat , de chacun demye once ;
Myrrhe , aloës , de chacun demye dragme ; Mêlez le tout suivant l'art. Le malade fut gueri en peu de tems par ces seuls remedes.

Je me servis de l'emplâtre ci-dessus dans l'intention de mortifier l'acide , & de dissoudre par ce moyen , tout ce que la contusion avoit coagulé : & de l'onguent digestif , pour redonner la circulation au sang & aux autres liquides , en rétablissant les canaux rompus & derangés dans la playe.

La charpie seche fut mise sur l'os découvert , tant pour empêcher que le pus tombant des bords de la playe n'endommageât l'os , que pour le défendre des attaques de l'air qui est fort ennemi des os , à cause qu'il abonde en acide , comme la coagulation du sang que l'air cause tous les jours dans les paletes , peu de tems aprés la seignée , nous le demontre.

La charpie du coton ne vaut rien aux playes , parce qu'elle les picote par des pointes aiguës , dont cette sorte de linge est garni & qui se voyent avec un microscope , ce qui cause de la douleur & de l'inflammation.

Je n'y ay rien mis de graisseux , qui auroit bouché par ses particules rameuses, les petits canaux du crane aprés quoy les humeurs se seroient arrêtées , puis aigries assés pour corrompre le sel volatile du crane , & produire la carie ; ce qui prolonge terriblement la cure , d'autant qu'il faut attendre l'exfoliation de la portion cariée de l'os.

Scultet dans son Arcenal de Chirurgie fait une embrocation d'huiles astringentes sur les parties voisines des playes de tête , pour prévenir l'inflammation à ce qu'il dit, mais il se trompe , car la circulation du sang se doit accelerer non pas arrêter dans l'inflammation où le sang & les humeurs sont coagulées & déja trop arrêtées. Il vaut donc beaucoup mieux en ce cas dissoudre les humeurs coagulées , par des emplâtres propres à temperer l'acide.

Je ne fis point faire de saignée qu'on estime fort necessaire dans les playes de tête, parce que le malade n'en eut pas besoin.

Il est inutile de distinguer les onguens en digestifs , supuratifs , mondificatifs,

sarcoti

farcotiques & epulotiques, & de donner les uns devant les autres après, puis qu'un feul fuffit pour remplir toutes les indications, qui font de corriger l'acide, & de rendre la circulation aux humeurs tout ce qui eft à obferver, c'eft lorfque la playe eft prefque remplie de bonne chair, de n'y plus mettre d'onguent, mais feulement de la charpie feche, parce que la chair croîtroit beaucoup plus qu'il ne faut.

Les Anciens fe fervoient pour bander les playes de tête, du bandage apellé *Cancer*, qui eft dépeint dans Scultet, mais les modernes ne fe fervent que d'un mouchoir commun, ou d'une ferviette pliés en biais.

Le vomiffement eft d'un mauvais augure enfuite des playes de tête, neanmoins le cas prefent, fait bien voir que ce n'eft pas un figne infaillible, de la fracture du crane, de la fiffure ou d'aucun autre fracas.

Il eft pourtant bon de fe défier toûjours des playes de tête, qui trompent même quand elles ont bonne mine, ainfi pour petites qu'elles foient il ne faut pas les negliger, tout eft à craindre, & lors qu'on ne craint rien on fe trouve furpris. Mais quoy qu'il arrive quelquefois que le malade meure long-tems après qu'il a été bleffé à la tête & quand on le croit gueri. Cela n'empêche pas qu'un bleffé qui a une playe tres-dangereufe & jugée mortelle par tous les Medecins & les Chirurgiens, n'en puiffe guerir lors qu'on n'attend que la mort. Comme j'ay vû arriver à un bleffé que mon pere traita, il y a quelques années à Arnheim, il avoit un fi furieux coup de pioche fur le finciput, qu'une grande partie du crane & du cerveau en fut emportée, cependant ce malade eft encore vivant & fe porte fort bien, excepté une hemiplegie qui lui eft reftée.

La guerifon d'une playe fi dangereufe eft furprenante, mais il eft moins furprenant que ces mêmes playes, jugées mortelles par tous les Praticiens caufent du bien aux malades bien loin de leur porter préjudice. Nous en avons pourtant plufieurs exemples bien authentiques, mais on fe contente d'en raporter deux écrits par des Auteurs irreprochables. La premiere eft tirée de Schenckius, qui dit, qu'un homme aïant reçu une playe de tête tres-dangereufe fut délivré d'une épilepfie inveterée fort opiniâtre. La feconde eft de Hildanus *cent.* 2. *obferv.* 8. où il raporte qu'un homme qui eut une grande fracture au crane à la rencontre de la future coronale & fagitale en fut gueri, à une fiftule prés, & d'une grande cephalée, dont le malade étoit cruellement tourmenté depuis plufieurs années avant fa bleffure. Ces faits font tres-rares & ne doivent pas empêcher qu'on ne fe défie toûjours des playes de têtes pour petites qu'elles foient.

Les playes de tête font beaucoup plus difficiles à guerir dans ceux qui ont la groffe verole que dans les autres fujets, & lors qu'elles arrivent à des parties qui ont été déja bleffées, parce que dans ceux qui ont la verole il y a une acide corrofif qui corrompt les humeurs & aporte un grand obftacle à la guerifon des plaies; & lorfqu'il arrive que la même partie qui a déja été bleffée, l'eft de nouveau; il eft certain que plufieurs canaux aïant été brifés & derangés par les playes precedentes s'opofent à la circulation du fang & des autres liquides de laquelle feule neanmoins dépend tout l'ouvrage de la curation, ce qui eft fi vray que les parties qui ont été bleffées, reftent plus froides qu'elles n'étoient, & font preffentir le mauvais tems.

Les playes de tête font encore plus ou moins dangereufes fuivant l'endroit de la tête où elles fe rencontrent. La plaïe de l'occiput, par exemple, eft moins dangereufe, à caufe de l'épaiffeur & de la dureté de l'occipital, qui refifte aux plus rudes coups fans fe fracturer ni fe fendre, & s'il lui arrive quelque fracture ou fente, les matieres qui fe ramaffent dans la plaïe, ne coulent plus facilement par l'ouverture fur les meninges, n'y aïant pas de fente.

La playe qui fe rencontre fur le bregma eft la plus perilleufe de toutes, à caufe que ce petit os eft voifin des futures, & tendre. Car il ne fe forme que long-tems aprés les autres, il eft encore membrane dans les enfans, & il ne devient cartilage & enfuite os, qu'à mefure qu'ils avancent en âge.

La playe des tempes n'eft pas moins à craindre en premier lieu, parce que le mufcle temporal eft recouvert du pericrane; En fecond lieu, parce qu'il y a une artere confiderable qui étant entamée fait une grande hemorragie, qui eft d'autant plus difficile à arrêter, qu'on ne lui peut pas donner le repos neceffaire pour la reünion, à caufe qu'on ne fçauroit ni parler, ni manger fans remuër les mufcles temporaux où elle eft renfermée, ce qui fait renouveller l'hemorragie aprés qu'on l'a arrêtée. Troifiémement, parce que le nerf qui fe diftribuë dans ce mufcle, étant bleffé caufe une efpece de convulfion qui empêche de manger, ce qui arrive encore quand la bleffure du mufcle temporal eft grande, d'autant que le mufcle antagonifte fe retire & caufe cette forte d'affection, qu'on apelle, *tornegueule*. En quatriéme lieu, parce que fi l'incifion artificielle eft neceffaire, il eft dangereux de la faire dans ce mufcle. Enfin, parce que la reünion des plaïes ne fe peut faire fans le repos, qui eft toûjours interrompu dans les plaïes du mufcle temporal, dans les tems qu'on mange & qu'on parle.

La fente du crane qui fe rencontre à l'endroit des futures eft pire qu'ailleurs, & tres-difficile à reconnoître, de forte, qu'*Hipocrate epidem. 5.* avoüe qu'il s'y eft une fois trompé aux dépens du bleffé.

La playe des fourcils avec l'ouverture de la cavité, de l'os frontal, fait du vent, parce que cette cavité a communication avec les narines, & cette forte de playe fe confolide rarement, témoin Celfe & tous ceux qui en ont eu à panfer.

Pour fçavoir fi dans les playes de tête le crane eft offenfé, par fente ou par fracture & découvrir l'endroit de la tête où elle eft avant d'en venir à l'incifion, on fait caffer un noyau, ou une noix au bleffé, ou bien on lui fait tenir le bout d'un fil entre les dents, & fecoüant l'autre bout, on lui demande s'il ne fent point de douleur & en quel endroit.

Quand le crane eft découvert on fe fert ordinairement de la fonde pour reconnoître s'il y a quelque fente ou non. Mais pour ne s'y pas tromper, il eft important de bien fçavoir la fituation des futures, de peur de prendre une future pour une fente, ou une fente pour une future. Pour éviter toute forte d'erreur, on ne doit pas ignorer que la future fagitale s'étend quelquefois contre l'ordinaire jufqu'à la racine du nez partageant le front en deux, & que d'autrefois elle s'étend jufqu'à l'occiput qu'elle partage de même, n'y qu'un anatomifte a vu dans un certain fujet l'os du bregma environné d'une future particuliere.

Paré, Fallope & d'autres Auteurs font mention de plufieurs bleffés à la tête,

dans

dans lesquels on a trouvé aprés leur mort en les disséquant, la premiere table qui avoit reçu le coup saine & entiere, pendant qu'il y avoit dans la seconde table, non seulement une fente, mais un grand fracas d'esquilles, dont quelques-unes avoient piqué la dure-mere, c'est ce qu'on apelle contre-coup, ou contre-fente. Pour concevoir la maniere dont cette contre-fente arrive, il faut se repre-senter que le coup porté avec violence chasse devant soy la matiere subtile, qui ayant de soy un mouvement tres-rapide l'augmente encore par celui qu'elle reçoit de l'instrument, & qu'elle passe facilement par les pores de la premiere table sans la rompre, parce qu'ils sont suffisamment larges, mais lorsqu'elle arrive à la seconde qui est suivant tous les Anatomistes plus dense que la premiere, & dont les pores sont par consequent plus étroits & plus embarrassés elle n'y sçauroit passer avec toute sa vitesse que par le nouveau chemin qu'elle s'ouvre en un instant en brisant plusieurs pores de la seconde table en quoy consiste sa fissure. Il en est de même que de la foudre qui fond une épée sans endommager le fourreau & de l'eau forte qui dissout l'argent sans la cire qui le couvre.

Le mot de contre-coup ou de contre-fente que nous venons de donner à la fissure de la seconde table du crane, lui est propre suivant Hipocrate, qui parlant de la contre-fente dit, qu'elle arrive en trois manieres ; sçavoir dans le même os, en di-vers os, & differentes tables.

Elle arrive dans le même os quand la partie superieure est frapée & que l'infe-rieure se casse.

La contre-fente arrive en divers os, lors par exemple qu'on tombe sur l'occi-pital & que le coronal se fracture ou sur le sinciput droit & que le gauche se fracture. Enfin la contre-fente arrive en differentes tables, lorsque la premiere reçoit le coup & que la seconde se casse.

Il est difficile de comprendre que la seconde espece de contre-fente arrive aux cranes ordinaires de la maniere que le dit Hipocrate : puisqu'à considerer la structure des os du crane, qui sont entierement separés les uns des autres par des sutures, il est difficile que l'effort du coup puisse continuër d'un os à l'autre, puisque leur con-tinuité est interrompuë par les sutures du crane.

Comme on ne peut pas soupçonner Hipocrate de manquer de sincerité laquelle reluit dans tous ses écrits, il faut croire que les exemples qu'il raporte de cette sorte de contre-coup sont veritables, mais qu'ils sont arrivés dans des hommes, dont le crane ne faisoit qu'un os, car on trouve plusieurs cranes humains dans lesquels il ne paroit aucune suture ; de sorte que dans ces cranes l'os étant con-tinu, il est aisé de concevoir que le parietal gauche, par exemple, ayant été frapé par quelque rude coup demeure entier & que le parietal droit se fende, parce que tout le crane ne faisant qu'une continuité la partie qui a souffert le coup peut ceder, & que le mouvement étant communiqué à l'autre, peut le filer, principa-lement si le dernier est inégal & plus foible que le premier.

A l'égard du contre-coup dans les cranes ordinaires, c'est-à-dire, dont les os sont separés par des sutures ; Voici comme il faut croire que la chose se passe.

Quand un homme a reçu un coup sur la tête, il est tout étourdi & il tombe sou-vent sur le côté oposé sans se ressouvenir de ce qui s'est passé, ny s'il est tombé

plusieurs

plufieurs fois. Il peut donc arriver dans cette occafion que le coup qu'il aura reçu
à la tête lui aura fait une grande playe aux tegumens fans lui caffer le crane, & que
la chûte qu'il aura faite dans le tems qu'il a perdu la connoiffance, n'aura pas
fait de playe fenfible aux tegumens, quoyque l'os de deffous fe foit fendu, comme
on voit tous les jours des jambes caffées par les chûtes fans qu'il paroiffe de playes
aux chairs, & comme le malade ne dit point qu'il foit tombé après avoir reçu le
coup, parcej qu'il ne s'en fouvient pas, & que d'ailleurs on ne voit point de playe
du côté où eft la fracture; il eft aifé de fe tromper dans cette conjoncture, comme
il a pû arriver à Hipocrate.

Il arrive quelquefois que la moëlle du diploë fort enfuite d'un coup violent
hors de fes cellules, & fe mêle avec le fang extravafé avec lequel elle acquiert une
acrimonie corrofive qui carie la feconde table du crane & l'humeur acre & aqueufe
qui fort de l'os carié corrompt enfuite les meninges & le cerveau même, d'où
s'enfuit la mort du bleffé plufieurs femaines, & même plufieurs mois après le coup
reçu & au tems qu'on s'y attend le moins, à caufe que le crane paroit en dehors
fain & fans aucune aparence de fracture ny de fente. Il y a plufieurs exemples de
cette forte dans les Auteurs, & ce cas arrive affés fouvent, comme on verroit fi on
ouvroit les cranes de ceux qui meurent long-tems après les bleffures de tête.

Lorfque le crane eft bleffé avec la dure-mere, il fe forme quelquefois dans
l'efpace de vingt-quatre heures, un fongus qui devient dans la fuite de la groffeur
d'un œuf de poule qui doit fa naiffance, fuivant Malpighi, aux glandes qui compofent la fubftance corticale du cerveau qui ont été bleffées, & qui fe terminent
aux racines des nerfs auxquels elles fourniffent le fuc nerveux, qu'elles filtrent &
feparent du fang qu'elles reçoivent des arteres; de forte que cette communication
étant interrompuë à l'égard des nerfs auxquels elles ne donnent plus rien, & confervée avec les arteres defquelles elles reçoivent toûjours. Elles acquierent en peu de
tems cette groffeur prodigieufe, mais voici une hiftoire qui détruit cette opinion.

Un jeune homme d'environ vingt ans, reçut un coup de fleau fur le coronal
qui le jetta d'abord à terre fans parole & fans connoiffance, au bout d'une heure
le bleffé fe mit à vomir & à crier; la connoiffance lui étant revenuë, il fe plaignoit
d'une cruelle douleur qu'il reffentoit à fa playe, on le mit au lit & on examina la
playe qui parut affés petite dans les tegumens, mais on reconnut avec la fonde
qu'il y avoit fracture & enfonçure. Le Chirurgien ne pût avoir le Medecin que
le quatriéme jour, qui fit faire auffi-tôt dilater la playe par une incifion cruciale qui fut remplie de charpie pour la tenir dilatée, & le lendemain on
vit la fracture avec une enfonçure terrible, y ayant trois fragmens triangulai-
res chacun de la largeur du pouce, dont les pointes étoient enfoncées dans le
centre de la fracture fort avant dans le cerveau, & ces trois fragmens étoient
fi étroitement joints & fi ferrés les uns contre les autres qu'il étoit impoffible
d'y introduire le moindre élevatoire pour relever l'enfonçure. Partant il fallut
avoir recours au trepan & comme dans toute l'étenduë de la premiere incifion
le crane ne fe trouva point entier, on fit une nouvelle incifion en forme de demi
cercle; d'où ayant arraché la peau avec la chair & le pericrane, on y apliqua le
trepan le fixiéme jour de la bleffure, & on introduifit par le trou du trepan un

Z   éleva

élevatoire affés fort pour relever & tirer de la playe deux des fragmens avec beau-coup de force. Le huitiéme jour, le troifiéme fragment fut pareillement tiré, mais le neuviéme jour il parut dans le trou, d'où l'on avoit tiré les trois fragmens, un fongus de la groffeur d'une avelane qui devint en peu de jours gros comme un œuf de poule, il étoit rouge & mollet, & battoit de forte que le battement pa-roiffoit à la vuë.

Ce fongus difparut & fut gueri infenfiblement fans y mettre rien d'acre ny de corrofif par la poudre fuivante qu'on y faupoudroit, tirée de Hildanus.

Prenez
{ *Racine d'Angelique & de calamus aromaticus, de chacun demy-dragme;*
D'Ariftoloche ronde, d'Iris de Florence, de bois de Guayac, de chacun deux dragmes;
Fleurs de fauge, de marjolaine, de romarin, de chacun une pincée;

Mêlez le tout pour faire une poudre tres-fine.

L'exfoliation du crane fe fit le trentiéme jour de la bleffure, & le malade fut parfaitement gueri peu de tems aprés.

Ce qui eft furprenant, c'eft que durant toute la cure le malade alloit par la maifon, mangeoit, buvoit, & faifoit toutes les autres fonctions naturelles fans avoir jamais (eu de fiévre, fa plus grande incommodité étoit de dormir avec quelque inquietude.

On dira peut-être pourquoy ne s'eft-il pas fait de fongus dans le trou du trepan auffi-bien que dans l'autre trou. C'eft que fuivant Hildanus & les autres Praticiens, le fongus ne s'engendre jamais que la dure-mere n'ait été bleffée ou rompuë & qu'elle étoit faine & entiere dans le trou du trepan non pas dans l'autre, parce qu'elle avoit été bleffée par les pointes des efquilles.

On évita l'ufage des medicamens acres, parce qu'ils font funeftes ici, fuivant Hildanus *cent. 1. obfervat. 14.* où il raporte, qu'un bleffé qui avoit un femblable fongus au cerveau, mourut pour l'avoir foupoudré d'alun & de vitriol brûlé.

Malpighi, qui croit que ces fortes de fongus naiffent de la bleffure des glandes du cerveau qui compofent la fubftance corticale, fe trompe en ce que le cerveau de nôtre bleffé étoit bien couvert de deux meninges, quoyque la dure-mere eût été bleffée par les fragmens.

Jacque Aubert au raport de Hildanus, *cent. 2. obf. 36.* veut que le fongus arrive quand la dure-mere eft rompuë, & que la pie-mere paffant au travers s'éleve avec la fubftance du cerveau qui la remplit, mais cette opinion n'a pas encore lieu ici; puifque la dure-mere n'étoit pas rompuë. Peut-être qu'Aubert a jugé que les fongus étoient remplis de la fubftance du cerveau par la pulfation qui les accompagne, & qui fe faifoit voir à l'œil dans le fongus en queftion, ne fçachant l'attribuer qu'à la palpitation du cerveau, ou parce qu'il avoit remarqué dans la pratique, que lorfqu'on y aplique ces remedes acres ou qu'on les lie pour les faire tomber, la mort s'enfuit de prés.

Si la dure-mere eût été rompuë dans le bleffé en queftion le fongus n'auroit pas fi facilement cedé au remede cité, comme Hildanus le témoigne lui-même,

fupofant

fupofant, comme il fait, que le fongus fe forme de l'excreffence de la chair & de l'efprit aërien qui éleve la chair avec les membranes.

Pour revenir à nôtre fujet entre les autres circonftances qui concernent les playes de tête ; une des principales, eft que fuivant tous les meilleurs Praticiens on n'y doit jamais faire aucune future.

Vefale en panfant les playes de tête faifoit toûjours allumer une bougie de cire & jamais une chandele, à caufe que la graiffe eft ennemie des os, c'étoit pour corriger la froidure de l'air, mais les Chirurgiens d'aujourd'hui fe fervent d'un rechaut.

Le diploë eft beaucoup plus mince dans les enfans que dans les adultes, ce qu'il eft bon de fçavoir dans la pratique, parce qu'en ruginant ou trepanant, on pourroit fe perfuader qu'on n'auroit pas atteint le diploë lorfqu'on feroit à la dure-mere.

Avant d'apliquer le trepan les uns préferent l'incifion cruciale, les autres l'incifion triangulaire, mais Monfieur Muys le pere faifoit toûjours une incifion circulaire & enlevoit & arrachoit toute la portion de la chair & du pericrane qui fe trouvoit dans ce circuit, d'avec le crane.

C'eft la coûtume en trepanant, de tremper la couronne dans l'huile pour la rafraîchir, mais cette pratique ne vaut rien, d'autant que les chofes graiffeufes font ennemies des os, comme il a été déja dit & confirmé par la delicateffe de Vefale, qui ne vouloit pas même fouffrir qu'on allumât une chandele de fuif. L'eau commune fuffit pour rafraîchir la couronne.

Les Anciens fe perfuadoient que la moélle des animaux & le cerveau croiffoient & décroiffoient comme la Lune, & défendoient par confequent de trepaner en plaine Lune, mais l'experience nous a apris, que la moélle ny le cerveau ne rempliffoient pas plus les os ny le crane des animaux au tems du croiffant de la Lune qu'en un autre ; ainfi on eft revenu de cette erreur. Les mêmes Anciens ne vouloient pas qu'on trepanât fur les futures, mais les Chirurgiens d'aujourd'hui font plus hardis & y trepanent fans crainte d'aucun danger, quelquefois la dure-mere eft attachée étroitement au crane, mais c'eft rarement & contre la coûtume.

Scultet aplique de l'huile rofat & Celfe du vinaigre fur la dure-mere découverte après le trepan, mais la pratique de Scultet ne vaut rien & celle de Celfe encore moins. Car l'huile bouchant les pores & les canaux de cette membrane ne peut qu'arrêter la circulation du fang & des humeurs, & le vinaigre produit le même éfet en les coagulant, il n'y faut donc mettre que du miel rofat ou du firop rofat feuls ou avec de l'eau de vie, le firop vaut mieux parcequ'il a moins d'acrimonie, on y trempera donc le findon qui fera attaché à un fil.

Ayant fini le trepan on ne trouve quelquefois point de mal fur la dure-mere, quoy qu'il y ait du pûs caché deffous, en ce cas il faut faire une incifion à la dure-mere pour en faire fortir le pûs, fans craindre de bleffer la pie-mere parce que le pûs d'entre-deux en empêche.

Les bleffés à la tête feront nourris de liquides, plutôt que de folides, car le mouvement de la machoire peut caufer quelque douleur & quelque fâcheux accident à la partie bleffée, particulierement fi la playe eft aux tempes, l'éternuement n'eft pas moins nuifible à la playe outre l'émotion qu'il caufe au cerveau. C'eft pourquoy on avertira le malade quand il le fentira venir, de fe grater avec les doigts au grand angle de chaque œil, ce qui l'empêchera d'éternuër. Enfin la colere

& l'exercice de Venus font tres-contraires aux playes de tête , parcequ'ils caufent l'une & l'autre de grandes émotions au cerveau & jettent les bleffés dans de grands dangers comme l'experience nous l'aprend tous les jours.

Lorfque dans les playes de tête le pericrane fe trouve tellement contus , qu'il faille indubitablement qu'il fupure fi on lui en donne le tems , comme en fupurant il ne manqueroit pas d'alterer l'os , & que l'exfoliation feroit inévitable , quoy qu'on fût certain que le crane ne fût point endommagé n'y ayant point de fignes qui perfuadaffent qu'il le fût , le coup ayant porté en gliffant ; il faut déchirer le pericrane avec les ongles dans toute l'étendue de fa contufion & fur le champ donner quelques coups de la pyramide du trepan fur l'os découvert le plus promptement qu'on pourra , & le couvrir enfuite d'un peu de charpie trempée dans l'efprit de vin , le refte de l'apareil par-deffus qui fera couvert du digeftif fimple fur lequel on pofera l'emplâtre de betonica & le couvrechef. Si on ne panfe que de deux en deux jours la playe , l'os fera recouvert de chair en huit jours , & il ne fera plus befoin que de laiffer feparer l'efcarre & la playe fera guerie parfaitement en moins de vingt jours , au lieu que par la voye de la fupuration elle dureroit plus de deux mois.

Scultet fe fert du bandage de Galien apellé cancer , mais on ne s'en fert plus dans les playes de tête , on lui a fubftitué le couvre-chef qui fe fait de la maniere fuivante.

On prend une grande ferviette , on la plie de fon long quatre doigts en deça de fon milieu pour l'apliquer fur la tête , il la faut prendre par le milieu avec les deux mains , tenant les quatre doigts de chaque main fous la ferviette & les deux pouces deffus ; on paffe la ferviette par derriere la tête du malade pour ne pas lui en fraper le vifage , pendant quoy un ferviteur tiendra l'apareil avec la main , de peur de le jetter à bas & de déranger les emplâtres & les compreffes en y apliquant la ferviette qu'on améne fur le front , de forte que le côté de la ferviette qui eft plus long de quatre doigs que l'autre tombe fur le nez. On fait tenir au malade , s'il le peut , finon à un ferviteur , les deux bouts fuperieurs de la ferviette fous le menton , & le Chirurgien prend les bouts de deffous qu'il tire droit aux deux côtés de la tête avec les deux mains , ce qui forme aux côtés des oreilles plufieurs plis , qu'on apelle la patte d'oye. On paffe les mêmes bouts de ferviette derriere la tête & on les fait croifer pour les ramener en-devant , puis on les attache avec des épingles où ils finiffent. Il ne faut pas que la ferviette faffe de plis derriere la tête ny aux côtés qui blefferoient le malade étant couché & l'empêcheroient de dormir. En tournant ainfi la ferviette il fe fait deux grands facs qui tombent aux côtés de la tête ; alors on prend d'une main les bouts de la ferviette , que le malade ou le ferviteur tenoit , & l'on paffe l'autre main ouverte dans les facs , dont on vient de parler , pour les tirer en bas en gliffant la main ouverte de ce côté-là dans les facs , afin qu'ils faffent moins de plis. On releve enfuite ces facs fur le haut de la tête en les apliquant aux côtés des petits angles des yeux & les paffant l'un fur l'autre fur la tête pour les y attacher , accommodant bien ce qui paffera derriere la tête & attachant tout avec des épingles , de maniere qu'il fe faffe moins de plis que l'on pourra. Les deux bouts ou chefs de la ferviette que l'on tenoit fous le menton y feront noüés ou attachés avec des épingles. Le bandage étant ainfi fait on couche le malade.

TABLE

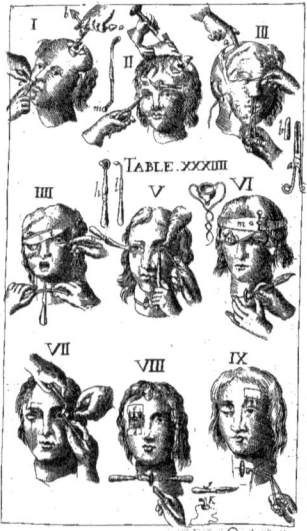

TABLE. XXXIII

TABLE XXXIV.

Le moyen d'éfacer la piqueure du crane, de feparer les os, à la maniere des Anciens, d'ouvrir les vaiffeaux des temples, &c.

L A Figure I. montre la maniere dont on fe fert de la tariere de la *table iij. fig. I.* pour éfacer la piqueure du crane qui ne penetre pas, aprés avoir fait l'incifion du cuir & féparé le pericrane d'avec l'os du crane.

La même figure enfeigne auffi la maniere d'apliquer le cautere actuel avec le ftilet ou poinçon ardent. *d.* dépeint *table ix. fig. VI.* que l'on introduit dans la ca- nule de la même *table fig. III. IV. & V.* introduite dans les narines, lorfqu'elles font ulcerées avec ou fans carie que l'on nomme vulgairement *Ozene.*

J'en ay gueri une verolique à un tailleur de Padoüe qui en avoit été traité inutilement pendant deux ans par un Chirurgien avec l'antimoine & le mercure, dont il preparoit les remedes externes, & par la decoction du bois de guayac prife interieurement. Le malade ennuyé d'une fi longue cure, eut recours à Mr. Adrian Spigellius qui fe trouvant indifpofé & ne pouvant aller chez le malade m'y en- voya pour travailler avec le Chirurgien ordinaire. Il me dit de preparer une tente de linge bien blanc, de l'introduire dans la narine malade & de l'y laiffer pendant vingt-quatre heures puis de la lui aporter, pour reconnoître, la fituation, la gran- deur, & la qualité de l'ozene. Je retiray la tente, fuivant l'ordre de Mr. Spigellius & la lui montray. Elle étoit tachée prefque tout autour vers la pointe & au côté droit, noire & puante. Monfieur Spigellius dit, en voyant la tente, que l'ul- cere étoit prefqu'au haut de la narine fur la partie cartilagineufe, au côté droit petite à la verité, mais accompagnée de corruption & carie de l'os, qui reque- roit le cautere actuel. Je le priay de me dire la raifon qu'il avoit de parler de la forte. Je reconnois, répondit-il, que l'ulcere eft fcitué en la fommité de la narine, à caufe que la tache eft vers la pointe de la tente. Que l'ulcere n'occupe que le côté droit, parce que la tente n'eft tachée qu'exterieurement du même côté, qu'il n'eft pas bien grand, parce que la tache eft petite, qu'il eft accompagné de carie, parce que la tache eft noire & tres-puante; La cauterifation eft neceffaire, parce que fi l'os n'eût pas été carié, l'ulcere fimple auroit été il y a long-tems cicatrifé, parce qu'on y avoit fait les remedes convenables, qui avoient pourtant été inutiles. Il voulut que je fiffe l'operation, quoy que je n'en euffe en- core fait aucune; parce qu'elle eft affés facile. Monfieur Spigellius ayant plufieurs canules, je choifis celle qui eft troüée à côté *table ix. fig. IV.* je l'envelopay d'un linge exprimé dans du gros vin, pour défendre les parties faines. Et je l'introduifis dans la narine malade, en forte que le trou répondoit exactement à l'ulcere. Je pris le ftilet ou poinçon de la *table ix. fig. VI.* bien ardent que je pouffay jufqu'au fond de la canule & l'en retiray auffi-tôt, reïterant quatre ou cinq fois tres- promptement la même chofe.

C'eft le moins qu'on puiffe faire, c'eft pourquoy il eft bon d'avoir au moins deux ftilets chauds, comme j'ay dit en la *table citée*, afin d'en changer & de rendre l'ope- ration plus prompte. La douleur ayant été apaifée l'efcarre tomba dans la fuite,

Z iij &

& par le moyen des deſſicatifs, la portion de l'os cariée ſe ſepara en quinze jours & l'ulcere ſe cicatriſa avec les epulotiques. J'ay du depuis fait pluſieurs fois la même operation toûjours fort heureuſement à Ulmes. Mais comme tous les Allemans ont beaucoup d'averſion pour les cauteriſations, je leur bandois les yeux pour leur dérober la vûë de l'inſtrument ardent.

Quand l'ozene des narines eſt ſans carie & qu'elle reſiſte neanmoins aux remedes, ſoit qu'il y ait ſoupçon de verole ou non, il faut y apliquer la canule ſolide ſans trous de la *table ix. fig. III.* Je ne m'en ſuis jamais ſervi à la verité, mais j'ay connu un Milanois, à qui elle avoit été apliquée pour une ſemblable ozene fort heureuſement par Hierôme Fabrice de la maniere qu'il enſeigne lui-même. Il faut, dit-il, introduire la canule de fer ſolide, c'eſt-à-dire, qui n'ait point de trou à ſon côté, ſans l'envelopper d'aucun linge, mais enduite d'un blanc d'œuf battu, deſorte qu'elle réponde à la cavité des narines, & à la longueur de l'ulcere, dans laquelle on pouſſe, comme il a été dit, le ſtylet ardent qui ne touche par ce moyen que la canule, à laquelle il communique ſa chaleur, que la canule échauffée communique aux narines & à l'ozene. Il ne faut pourtant pas que les narines en ſouffrent, mais ſeulement échauffer l'endroit ulceré autant que le patient le pourra ſouffrir ſans trop de douleur, retirant pour cet éfet promptement la canule, & l'y remettant derechef par autant de repriſes que le Chirurgien jugera neceſſaire, pour déſecher la partie. Ces aplications reiterées de la canule & du ſtylet ardent, échauffent ſans douleur & accompliſſent l'éfet de la cauteriſation, qui eſt de déſecher la partie, de la fortifier, & de digerer les humeurs. Par ce moyen l'ulcere ſe guerira indubitablement.

La Fig. II. montre comme les Anciens emportoient les os du crane avec le ciſeau & le maillet de plomb, que les modernes deſaprouvent, à cauſe qu'ils ébranloient trop le cerveau.

La même figure enſeigne encore la maniere d'arracher les poils des paupieres qui bleſſent les yeux, ſuivant la maniere de Paul. On renverſe la paupiere avec les doigts, on ſaiſit les poils avec les dents de la pincette puis on les arrache; après quoy on aplique le bouton ardent de la ſonde marqué. *m.* afin de condenſer la peau & d'empêcher les poils de renaître.

La même figure fait voir encore l'operation au front d'un atherome enchyſté. On fait une inciſion tranſverſale au front ſur le cuir qui couvre le chyſte avec le ſcalpel courbe, mais il y a deux choſes à remarquer touchant cette inciſion. La premiere eſt, que le Chirurgien ſoit verſé dans les diſſections anatomiques, & ne double pas la peau, ny ne la coupe pas avec le ſcalpel courbe, mais avec quelqu'autre qu'il conduira fort doucement ayant étendu la peau avec les doigts de l'autre main, ſans offenſer le chyſte. La ſeconde, que l'inciſion tranſverſale du front eſt ſuivie d'accidens conſidérables, car les fibres des muſcles du front étant coupées tranſverſalement, cauſent la chûte des ſourcils & empêchent que les paupieres ne puiſſent ſe relever; ajoûtez que les nerfs que l'inciſion a intereſſés, produiſent la paralyſie des mêmes paupieres, comme Spigellius, Plempius, & Bolſincius ont experimenté, en des playes tres-legeres du front. Mais comme le chyſte en queſtion s'étoit formé au milieu de l'interſtice des muſcles du front, & que l'inciſion tranſverſale, n'avoit offenſé que tres-peu des fibres du muſcle droit, il ne s'enſuivit aucun

des

des accidens ci-deſſus qui empêchent les paupieres de faire leurs mouvemens. Pour mieux comprendre cette operation, il faut donner ici une deſcription ſuccinte des

Tumeurs enchyſtées.

Les tumeurs enchyſtées, comme le meliceris, l'atherome, & le ſteatome, different par leurs baſes ; car les unes ont leur baſe étroite, à quoy elles ſont attachées comme les figues & les fruits ſemblables ſont attachés à leurs queües *table xxxiv. fig. VIII.* les autres ſont attachées aux parties par une baſe large, comme celle de la *figure II.* de la même table, les autres enfin ont une baſe mediocre comme en la *table xxxv. fig. III.* ces baſes differentes demandent diverſes curations.

Celles dont la baſe eſt étroite & grêle en forme de pedoncule ne ſe doivent jamais ouvrir, il ſuffit de les retrancher avec le ſcalpel, ou ſi les ſujets ſont timides de les lier bien ſerré à leur baſe avec un fil de ſoye qui y demeure juſqu'à ce qu'elles tombent d'elles-mêmes. Lorſqu'après l'amputation de la tumeur le ſang coule en trop grande abondance, ou qu'après la chute du fil il reſte quelque portion de la racine, on touche legerement l'ulcere avec le cautere actuel, tant pour arrêter l'hemorrhagie que pour empêcher la regeneration de la tumeur, & quand l'eſcarre eſt tombée, on cicatriſe l'ulcere. Cette operation eſt tres-prompte, & parce que l'ulcere eſt frais, petit & uni la cure eſt bien-tôt faite & à bon marché. On procede de la même maniere dans la cure des verrüés veroliques ſur le gland de la verge & ſur le prepuce *table xl. fig. IV.*

Les tumeurs enchyſtées qui ſont attachées & adherentes aux parties par une baſe large, ſont ou petites ou mediocres, ou grandes, ou tres-grandes. Les petites ſont de la groſſeur d'une noiſette, les mediocres de la groſſeur d'une noix, les grandes de la groſſeur d'un œuf, & les tres-grandes de la groſſeur d'un melon. Les tres-grandes qui ne peuvent pas être ouvertes, à cauſe de l'implication des veines & des arteres, doivent être retranchées, ſuivant Hierôme Fabrice de la maniere qui ſuit. On ſaiſit la tumeur vers ſa baſe avec la tenaille, décrite par Guillaume Fabrice de Hilden *cent. 1. obſ. 2.* qui embraſſe & ſerre fort étroitement toute la baſe que l'on ampute enſuite au-deſſus de la tenaille, avec un ſcalpel rougi au feu pour éviter l'hemorrhagie, ſans ſeparer la peau d'avec le chyſte, & après la chute de l'eſcarre, on traite l'ulcere avec les digeſtifs, deterſifs, ſarcotiques & epulotiques. Les autres tumeurs enchyſtées, ſçavoir les petites, les mediocres & les larges, ne ſe doivent pas retrancher, mais ouvrir de la maniere ſuivante.

Le malade ſera placé en un lieu fort clair ſur un ſiege ou ſur un lit, & le Chirurgien commodément, & ſi le malade eſt impatient ou timide, comme ſont les enfans & les femmes, Marc-Aurelle Severin conſeille de lui lier les mains derriere le dos, de peur qu'en remuant ou en ſe défendant il n'empêche le Chirurgien de bien faire l'operation. Le malade étant placé, on commencera par raſer les cheveux ſi la tumeur eſt à la tête, puis on marquera avec de l'encre la longueur, dont on doit faire l'inciſion qui doit être égale à la rondeur de la tumeur. L'inciſion doit être, ou ſimple, ou cruciale : Dans la cruciale, la premiere inciſion doit être plus longue que

que la seconde. La simple incision a lieu, sur les petites tumeurs enchystées & sur les mediocres, sur tout si elles sont adherentes aux muscles du front & des temples, prenant garde de ne pas couper les fibres ou les vaisseaux de travers. L'incision cruciale a lieu dans les grandes & dans celles qui sont couvertes de] cheveux. Il faut dans toutes ces incisions éviter soigneusement d'ouvrir le follicule ou chyste, sur tout à l'égard du meliceris, à cause que la matiere qui est fluide s'écouleroit, & la tumeur s'affaisseroit, de sorte qu'il seroit ensuite difficile de separer entierement le chyste, qui renfermoit la matiere semblable à du miel ou de la boulie. Car pour peu qu'il restât du chyste, la tumeur reviendroit. A l'égard du steatome, dont la matiere est graisseuse, & aussi ferme que du suif, comme elle ne s'écoule pas si facilement quand bien le chyste seroit offensé, la tumeur ne s'affaisseroit pas & le chyste pourroit être facilement separé. Quand on a fait incision, ou simple, comme en la *table xxxiv. fig. II.* au front, ou cruciale, il faut mettre la partie la plus large de la sonde de la *table viij. fig. VI. ou VII.* entre la peau & le chyste, pour les separer successivement. Ce qui n'est pas difficile, à cause que le chyste n'est pas fortement attaché à 'la peau. Que si le chyste se trouvoit trop adherent, on le separeroit avec la pointe du scalpel de la *table ij. fig. I.* ou avec le manche d'os du scalpel apellé gammaut ou avec quelqu'autre semblable de la *table xiij. fig. IV.* Pour éviter le chyste & faisant l'incision, on se servira d'un scalpel, dont le tranchant soit renversé à la pointe. Il faut en faisant la separation du chyste d'avec le cuir essüier souvent le sang avec une éponge, de peur qu'il ne trouble l'operation.]Aïant atteint le fond du chyste, on coupera transversalement avec le scalpel, la veine qui aportoit la nourriture à la tumeur sans laisser la moindre portion du follicule qui rengendreroit une nouvelle tumeur infailliblement. Lorsque le chyste est emporté jusqu'à la racine, si les bords de la playe ont trop de peau, on retranchera le superflu pour les réjoindre avec des linges chargés de quelque emplâtre apliqués en croix, plutôt que par des sutures, parce que les malades sont las d'avoir tant souffert & meritent qu'on les épargne. J'ay gueri par ce moïen deux atheromes de la grosseur d'un œuf d'oye aux genoux d'un Religieux.

Lorsque le chyste s'est rompu de soi-même ou par la faute du Chirurgien, s'il demeure en cet état, la tumeur reviendra ou bien il degenerera en un ulcere sordide & incurable qu'on ne pourra guerir qu'en le consumant avec des remedes septiques, si les patiens sont timides, ou avec le cautere actuel, s'ils ne le sont pas. Aprés quoy on guerira l'ulcere avec les digestifs, les detersifs, les incarnatifs, & les epulotiques. *Voyez Ætius tetrab.* 4. *serm.* 3. *ch.* 7. & 8. & *Celse liv.* 7. *ch.* 6.

Touchant la cure manuelle, du meliceris, du steatome, & de l'atherome, dont voici les termes. Aprés avoir rasé les cheveux, s'il y en a, il faut ouvrir la tumeur par le milieu en long ou en forme de croix, si c'est un steatome, on coupera aussi sa tunique, pour en faire sortir ce qui y est contenu. Attendu que cette tunique se separe sans trop de peine d'avec la peau & de la membrane des muscles d'au-dessous. Mais dans le meliceris & l'atherome la tunique sera conservée en son entier, elle se fait remarquer par sa blancheur & par sa tension ; de sorte qu'il est aisé de la distinguer de la peau d'avec laquelle il faut la separer avec la queüe du manche du scalpel, & l'emporter saine & entiere avec la matiere qui y est renfermée.

S'il

S'il fe rencontre un mufcle étroitement attaché à la partie inferieure de la tunique, on fe contentera pour ne pas offenfer le mufcle, de couper avec des cifeaux la partie fuperieure de la même tunique, laiffant le refte. Lorfque toute la tunique eft dehors, il faut réjoindre les bords de la playe, avec des agrafes ou la future, fi le malade la peut fuporter, & mettre par-deffus un remede aglutinatif. Quand il en refte quelque portion attachée aux mufcles de deffous ou autrement, on y aplique les corrofifs ou le cautere actuel legerement, aprés quoy on emploiera les fupuratifs.

La Figure III. enfeigne la maniere de faire quatre fortes d'operations. La premiere, comment il faut chercher le lieu où fe doit faire la faignée des vaiffeaux des temples qui eft entre le vertex, le mufcle temporal & le front, quand on y eft obligé par des neceffités urgentes.

Pour bien trouver cet endroit, aprés avoir rafé les cheveux on ordonne au malade de rider le front, & de remuër la machoire inferieure, pendant quoy le Chirurgien tâte avec le doigt. a. où finit avec le mouvement du mufcle, car c'eft en cet endroit & immediatement au-deffus où font infailliblement fcitués la veine ou l'artere qu'il faut ouvrir. On diftingue l'une d'avec l'autre par le battement, car l'artere bat & la veine ne bat point. Il faut couper l'une & l'autre en travers, tant pour en avoir du fang que pour le pouvoir arrêter plus commodement.

La même figure enfeigne encore la maniere de guerir l'ancyloblepharon, maladie en laquelle les paupieres font adherentes enfemble, ou avec la conjonctive, ou avec la cornée, ou avec toutes les deux. Cette diverfité de coherence demande diverfes cures, car la coherence des paupieres entre elles fe guerit avec le fcalpel courbe de la *table viij. fig. VIII.* qui a un bouton d'argent à fa pointe que l'on introduit par le grand canthus de l'œil, parceque la coherence ne s'étend jamais jufqu'à cet endroit, pour le conduire jufqu'au petit canthus ou angle externe. Le dos du fcalpel tourné du côté du globe de l'œil, & le tranchant vers la coherence des paupieres, apuyant le doigt deffus pour la couper. L'operation faite, on met entre-deux un linge fin, fec & bien net, de peur qu'elles ne fe réjoignent comme auparavant.

Mais quand les paupieres font adherentes aux tuniques externes de l'œil, Heraclide Tarentin veut qu'on les fepare avec le même fcalpel courbe, & Celfe avec le dos du fcalpel, qui, comme il l'entend, eft la même chofe que la plus large partie de la fonde de la *table viij. fig. VI.* On l'introduit avec beaucoup de circonfpection, entre la paupiere & la tunique pour les feparer s'il fe peut fans rien offenfer, & s'il eft impoffible de les feparer fans en déchirer quelque chofe, il vaut mieux que ce foit à la paupiere qu'à la tunique de l'œil. Aprés avoir fait la feparation, il faut pareillement mettre entre-deux un petit linge, fin, fec & net, pour empêcher les parties de fe reprendre de nouveau.

La même figure reprefente la maniere de faifir, retrancher & tirer le polype des narines avec l'inftrument. a. de la *table ix. fig. I.* de Hiérôme Fabrice d'Aquapendente, le polype tiré par l'inftrument. a. eft reprefenté à côté. b.

Mathieu Glandorpe a fait un traité fort achevé du polype & de fa curation que l'on peut voir.

La même figure montre enfin la maniere dont fe fait l'extirpation d'une tumeur enchyftée

A a

enchystée à la base étroite survenuë derriere le lobe de l'oreille, en la ferrant par fa racine avec un fil de foye rouge & fine, qui la fit tomber en deux jours.

La Fig. IV. reprefente l'operation de la cataracte en bouchant l'œil fain avec du coton & la bande T. avant d'apliquer l'aiguille. *u.* de la *table viij. fig. IV.* comme Albucafis ordonne. Pofez, dit-il, *liv. 2. ch. 32.* la pointe de l'aiguille dans l'épaif-feur du blanc de l'œil, du côté du petit canthus ou de l'angle externe proche de la cornée.

L'OPERATION DE LA CATARACTE.

LA cataracte étant meure, ou ayant acquis, comme on dit ordinairement, la confiftence de membrane, ne connoît point d'autre remede que l'aiguille que l'on introduit par la cornée proche de la conjointe, pour feparer la cataracte des bords de la prunelle où elle s'eft formée. Si l'Operateur reüffit dans cette operation, le malade recouvrira la vuë d'abord qu'elle aura été faite. Mais comme cette ope-ration eft douteufe, on doit confiderer avant de l'entreprendre, fi la cataracte n'oc-cupe qu'un œil, ou tous les deux. Si tous les deux font occupés, le malade étant déja aveugle & ne pouvant lui arriver pis, on fera plus hardi à entreprendre l'ope-ration, quoy qu'on doute du fuccés. Mais fi elle n'eft que fur un œil & que l'autre foit fain, comme un fuffit pour bien voir, on ne doit pas hazarder temerairement cette operation, fur tout fi la cataracte n'a pas acquis la confiftence requife, ce qu'elle ne fait qu'en trois, quatre, cinq ans ou davantage : Il ne faut pas pourtant donner en aucune façon des incraffans pour épaiffir la matiere de cette pellicule, fuivant qu'il a été decidé par Sylvaticus *controverfe 56.* Et quoyque la plufpart des Auteurs ne demandent qu'une confiftence mediocre dans l'humeur de la cataracte. L'experience nous aprend, que lorfque la cataracte eft d'une confiftence parfaite, elle s'abat bien plus facilement. Car celle qui n'eft pas meure & molle ou encore mucilagineufe, ne donne pas prife à l'aiguille, ne fe peut pas abattre entierement, mais par morceaux qui fe réjoignent dans la fuite ou bien ils nagent dans l'humeur aqueufe, & empêchent non feulement les malades de voir, mais ils leur ôtent encore l'efperance de guerir, puifqu'il eft tout-à-fait inutile de faire deux fois la même operation. Toute efperance de guerir eft pareillement perduë, lorfque la pointe de l'aiguille a offenfé, l'humeur criftaline ou la vitrée, ou leurs tuniques, ou feulement déchiré l'uvée dans le circuit de la prunelle. Cela fait voir combien ce remede eft hazardeux & difficile, & qu'on ne doit pas promettre aux malades de les guerir immanquablement, comme font les Charlatans qui ne rougiffent pas pour mentir, pourvû qu'ils gagnent de l'argent ; mais qu'on aportera toute la di-ligence poffible, pour bien faire l'operation.

Pour moy, je ne me fuis jamais effayé de la faire, quoy que j'euffe les inftrumens neceffaires, mais je l'ay vû faire par deux fois à un Oculifte Italien fort heureufe-ment, une fois à un Gentilhomme de Padoüe, & l'autre à un Religieux de Verone. Voici comme proceda l'oculifte, qui étoit de Padoüe ; ayant preparé le corps du malade & imploré le fecours de Dieu, il choifit une chambre mediocrement éclairée

&

& un jour ferain & tranquille & environ trois heures avant midi. Le malade étant encore à jeun fut placé fur le bout d'un banc proche du lit, le vifage tourné vers le jour, & le dos apuyé fur le couffin. L'oculifte fe plaça à l'opofite fur fon fiege, pour embraffer avec fes jambes le banc & le malade qui tenoit fes mains apuyées fur les cuiffes de l'Operateur, un ferviteur qui étoit derriere le malade pour lui tenir la tête droite & ferme avec les deux mains, banda l'œil droit qui étoit fain, avec le coton & la bande de la *figure IV.* de cette table, & mit des couffins entre le malade & l'oculifte pour apuïer fon bras, & être plus ferme en operant. Il y a dans Guillaume de Hilden *cent. 4. obf.* 16. une forme de bafe ou de colomne, fur laquelle l'oculifte repofe fon coude. Les chofes ainfi difpofées, l'Operateur frota quelque-tems avec fon pouce droit, l'œil malade, en ouvrant & fermant fouvrent les paupieres, puis foufla dedans après avoir maché du fenoüil; il prit enfuiteune aiguille d'or, parce que la cataraĉte étoit blanche, il en auroit fallu une d'argent fi la cataraĉte eût été noire ou d'une autre couleur, laquelle aiguille avoit le manche tors & cannelé pour donner meilleure prife, & la lame longue qui alloit en diminuant infenfiblement par une pointe tres-fine. Voye *la table viij. fig. III. & IV.* & la figure 4. de celle-ci. Il pouffa avec la main gauche cette aiguille, l'apuïant fur le côté externe de l'œil, dans le blanc, affés prés de l'iris & un peu plus haut que le milieu, fans violence & en tournant doucement pour percer la fclerotique, ce qu'il fit fans caufer beaucoup de douleur au malade. Quand l'aiguille fut dans l'œil, il la conduifit vers le trou de la prunelle, où la cataraĉte s'étoit formée, pouffant peu-à-peu fa pointe, jufqu'à la face interne de la cataraĉte, ce qui n'étoit pas difficile à faire, à caufe que la couleur d'or de l'aiguille paroiffoit au travers de la cornée. L'aiguille étant là, l'Operateur la mene tantôt en haut, tantôt en bas pour détacher la cataraĉte d'alentour du trou, & comme on ne la détache pas toûjours du premier coup, il faut fe donner patience. Enfin il la détacha, & après l'avoir détachée, il l'enfonça dans le lieu le plus bas de l'œil qui n'eft point éclairé. Quand la cataraĉte fut defcenduë au-deffous de la prunelle, l'Oculifte ferma l'œil malade, y laiffant l'aiguille durant un quart-d'heure pour faire demeurer la cataraĉte, au lieu où on l'avoit reduite, une marque qu'elle y eft bien arrétée, c'eft qu'en remuant l'œil, elle ne remonte point. Il faut bien prendre garde en l'abatant, de ne le pas partager en divers morceaux; car quand ils feroient tous bien abatus, ils remonteroient toûjours vers le trou de la prunelle, & empêcheroient de voir en flotant dans l'humeur aqueufe. Le détachement & l'abaiffement de la cataraĉte reüffirent fi bien, que la prunelle parût noire & le malade vit d'abord. L'oculifte rabaiffa auffi-tôt la paupiere de l'œil malade pour le fermer & retira fon aiguille peu-à-peu, de peur que la matiere qui avoit formé la cataraĉte, ne revint à fa premiere place, & que l'humeur vitrée ou la criftaline ne fût offenfée, car à l'égard de l'aqueufe on ne doit pas aprehender qu'elle s'épanche, d'autant que le trou que l'aiguille a fait dans fon épaiffeur, fe reprend dés que l'aiguille eft fortie.

L'operation finie, l'œil gueri & le fain demeurerent fix jours fermées, & on y mettoit trois ou quatre fois par jour, du coton trempé d'un côté dans l'eau rofe & de fenoüil. Et faupoudré d'un peu de fafran & de fenoüil pour fortifier la partie; & pour éviter l'inflammation, on apliqua fur le front, un linge chargé de blanc d'œuf battu avec les poudres aftringentes de Galien; & par-deffus le coton, & ce

A a ij   défenfif,

défensif, une compresse & le bandage convenable. On ne laissa pas la liberté au malade de manger beaucoup, on lui prescrivit au contraire une diette fort exacte, & de demeurer dans une chambre, dont les volets des fenêtres seroient fermés, pour ne pas éblouir l'œil desacoûtumé à la lumiere, & l'y accoûtumer peu à peu. Et de crainte que les esprits ne se portassent avec trop de violence aux yeux, on défendit au malade toute sorte de mouvement violent comme de tousser, crier, d'éternuer & de faire quelque éfort pour aller au siege; il mangeoit & beuvoit dans le lit étant couché sur le dos, on lui mettoit un bassin dessous, pour ne se pas lever pour y aller. Par ce moyen il recouvra parfaitement la vûe & vécut long tems aprés, portant toûjours par précaution un cautere au bras. J'ay vû encore abattre deux autres cataractes fort heureusement à Ulmes, au mois de Decembre 1637. par le fameux oculiste N. Mariani Romain de Nation.

L'une à Monsieur Tobie Neubronner, l'autre à Madame Kazembaxin, suivant la methode de Celse.

Au surplus rien ne peut faire connoître davantage les risques que l'on court dans cette operation que l'incertitude où l'on est de la place qu'occupe la cataracte, & quand on sera persuadé contre un sentiment commun qu'elle ne se forme pas devant la prunelle du côté de sa cornée, mais par derriere & qu'elle est immediatement par devant le cristallin, comme il est aisé de s'en convaincre, puisqu'on ne découvre de l'aiguille portée dans l'œil, qu'autant que le trou de la prunelle en laisse voir. On sert sans doute surpris de la hardiesse de ceux qui se mêlent d'abattre la cataracte sans connoître assés précisement l'endroit où ils doivent piquer l'œil pour le porter juste au delà de la prunelle entre cette ouverture & le cristallin: Si l'on pique trop prés de la cornée, l'aiguille se trouvant en deçà de la prunelle, on ne sçauroit reüssir dans cette operation; parce que quand on pousseroit l'aiguille de devant en arriere par le trou de la prunelle, on pourroit bien rompre la pellicule qui forme le passage aux rayons visuels, mais on ne sçauroit la détacher entierement & l'assujettir au fond sans faire violence sur les bords de la tunique uvée, qui est d'un tissu delicat & tres-facile à se déchirer; si l'on porte l'aiguille trop en arriere, on court risque de rencontrer & d'offenser le cristallin. Il est bien certain aussi qu'outre la sclerotide l'on perce encore la tunique uvée & que pour peu qu'en élevant ou abaissant l'aiguille pour détacher la cataracte on violente cette tunique, on ne manque pas de la déchirer. Peut-on aprés cela s'étonner qu'il y ait si peu d'Oculistes qui soient capables de bien faire cette operation & si on en voit si peu qui reüssissent.

Ce qui vient d'être dit touchant l'operation de la cataracte, suffit pour apprendre à redresser les coureurs, s'ils manquent en faisant cette operation, qui est une des plus delicates de la Chirurgie, ceux qui voudront en sçavoir davantage pourront lire Celse *liv.7. de la nature de l'œil*, ou *Platerus*, ou *George Bartisch oculiste de Dresde*.

On trouve dans les Auteurs, plusieurs descriptions de collyres, pour dissiper les cataractes dans leur commencement, ausquels on attribuë des éfets merveilleux; mais pour moy je n'en ay jamais éprouvé de meilleur que le fiel de brochet mêlé avec un peu de sucre pour distiller dans l'œil. J'en ai gueri une qui commençoit à l'œil de mon neveu par ce remede en moins de huit jours, ayant fait preceder la purgation de tout le corps, apliquer un vesicatoire derriere l'oreille gauche; Spigellius qui s'est servi souvent du même fiel tres-heureusement en pareil cas, recommande encore l'huile du foye d'une belette, dont parle Forestus *liv.2. observation* 35. L'eau ophtalmique de Ruland est des plus estimées ici avec l'eau de la Communauté, tres-usitée à Naples. Jean l'Anglois nous en donne la description dans sa pratique intitulée *Rosa Anglica*, que voici.

℞. *Fenoüil, rhuë, euphraise, vervaine, tormentille, betoine, roses, endive sauvage, lentille d'eau, mouron, pimpinelle, chelidoine, papyrus, pivoine, feüilles de vigne, api, agrimoine, chevre-feüilles, parties égales de chacune; pilés le tout & le laissés infuser durant quatre jours: le premier jour dans du vin blanc; le second jour, dans l'urine d'un jeune garçon virge; le troisiéme jour, dans le lait de femme; & le quatriéme jour dans du miel.* Aprés quoy vous distilerés le tout, & gardéres l'eau distilée pour l'usage ci-dessus. Je ne me suis jamais servi de ces deux eaux qui sont recommandées que j'ay crû les devoir placer ici pour l'utilité du public, & afin que chacun les puisse employer dans l'occasion.

La même *figure IV.* represente l'operation qui se fait pour reünir la playe de la machoire superieure, avec des petits linges couverts d'emplâtres ou de cole.

La même *figure IV.* represente avec les suivantes l'operation de la Laringotomie, premierement comme quoy on renverse en derriere la tête du patient, pour mieux distinguer la tracheartere en la rendant plus longue & faire mieux paroître

paroître les interstices membraneux des cartilages annulaires. Secondement, comme il faut conduire avec de l'encre une ligne par le milieu de la partie anterieure du col, depuis la tête de la trache artere que l'on cherche avec les doigts, jusqu'à la cavité des clavicules. Troisiémement, la ligne étant marquée, il faut chercher l'extrémité inferieure du larinx, & l'ayant trouvée, décendre jusqu'au quatriéme ou cinquiéme anneau pour faire l'incision entre le troisiéme anneau, & le quatriéme à ceux qui ont le col court, & entre le quatriéme & le cinquiéme en ceux qui ont le col long. On s'éloigne par ce moyen du larinx, de peur que l'inflammation survenant à l'endroit de l'incision ne se communique au larinx qui n'est déja que trop affligé, & qu'on a dessein de soulager par cette operation.

Cet endroit se trouve facilement au tact, en un col maigre où il n'y a pas à craindre de se tromper, mais il est difficile en un col gras & charnu de mesurer avec les doigts la largeur ou la grandeur des anneaux & de leurs interstices, & on ne peut user que de conjectures. C'est pourquoy il est bon, non seulement d'avoir vû plusieurs fois la trache artere dans des cadavres, mais encore de l'avoir touchée & maniée en des hommes maigres vivans, dans lesquels on doit l'examiner avant l'operation. Quatriémement, il faut conduire avec de l'encre une ligne en travers entre les deux anneaux cartilagineux, pour marquer l'endroit où l'incision se doit faire, sçavoir au point d'interfection des deux lignes. Le serviteur prendra de chaque main avec le pouce & le doigt index en travers, suivant la ligne transversale la peau & la membrane charnuë d'au-dessous qu'il élevera; de sorte que la ligne transversale paroisse entre ses doigts, au milieu de la duplicature de la peau. Enfin le Chirurgien fera son incision avec le scalpel courbe sous la croix marquée par les deux lignes en long, parce que de cette maniere il n'y a point de danger d'offenser les vaisseaux ny les tendons des muscles, & de sorte que la ligne transversale traversé par le milieu l'incision qui doit laisser une playe de la largeur du pouce, qui puisse recevoir le scalpel tranchant des deux côtés.

L'incision de la peau & de la membrane charnuë étant faite, on éloignera les bords de la playe avec les doigts, puis on absorbera le sang avec une éponge: Aprés quoy on distinguera les muscles sternohyoidiens. Ainsi que la *figure VI.* represente, & on les separera avec le manche du scalpel à deux tranchans, en long suivant certaine ligne blanche qui les divise; afin de découvrir la trache artere, sur laquelle ils sont immediatement couchés.

La trache artere étant découverte, on tiendra la playe ouverte, en éloignant les bords de chaque côté avec une craigne mousse, ainsi que la *figure VIII.* represente, jusqu'à qu'on ait coupé transversalement, avec la pointe du demi spata. *g.* la membrane d'entre les deux anneaux de la trache artere, répondant à la marque transversale de l'encre. On pousse le scalpel jusqu'à la cavité de la trache artere, & que le souffle sorte avec bruit de la playe qui est le signe que l'operation est achevée.

Cette operation se fait dans les maladies du larinx où il y a danger du suffocation, & se nomme *Laringotomie*, laquelle étant achevée, on met dans l'ouverture de la trache artere une canule d'argent courbe & troüée marquée. *k.* pour donner au malade le moyen de respirer, dont il est privé par la maladie du larinx, cette canule doit répondre à la grandeur de la trache artere, & être plus courte que longue pour ne pas blesser ses parois internes, elle doit avoir des arrests de

A a iij

peur qu'elle ne foit attirée en dedans par l'infpiration. Voyés la *figure IX.* d cette table.

Ayant introduit la canule dans la trache artere, on l'attache au col avec deux filets, comme il eft reprefenté en la *figure V.* pour empêcher qu'elle ne tombe, & pour la retirer quand le danger fera paffé, car il faut la laiffer jufqu'à ce tems-là. Quand on retirera la canule, on fcarifiera la peau & la membrane charmuë fi la playe a befoin d'être renouvellée & rafraichie, puis on réjoindra les bords par une future, mettant deffus des linges emplaftiques & le bandage requis.

L'operation de l'œgilops, ou fiftule lacrimale.

La Figure **V.** reprefente l'operation de l'œgilops, c'eft un abfcés, qui fe forme entre le nez & le grand coin de l'œil, qui fignifie œil de chevre, parceque les chevres y font fort fujettes. L'œgilops n'eft au commencement qu'une petite tumeur avec ou fans inflammation fcituée entre le grand canthus & l'os du nez. Si on la neglige, elle fe creve & degenere en une fiftule qui penetre jufqu'à l'os ; de forte que cette tumeur ne peut plus être guerie que par l'operation. Pour la faire on faifit l'œgilops avec les dents de la pincette, & on le retranche dans fa bafe avec le fcalpel de la *table viij. fig. X.* prenant bien garde de ne pas retrancher en même-tems, certaine caroncule fpongieufe, que quelques-uns apellent affés à-propos *le frein* des larmes, parce qu'étant coupée s'enfuivroit un écoulement continuel & incurable de larmes, maladie que les Grecs nomment *Rhyas.*

La tumeur étant retranchée, on introduit la canule. *h.* dans le petit trou de l'œgilops, ou fiftule lacrymale, pour ôter à l'œil & à la peau voifine, le fentiment du feu lorfqu'on y introduira l'inftrument ou ferrement ovalaire. *l.* fort ardent, jufqu'à trois ou quatre fois pour cauterifer l'os d'au-deffous, qui eft carié ou découvert de fon periofte. Quand l'os eft fuffifamment cauterifé, on met deffus de la charpie feche jufqu'à ce qu'il s'exfolie, & quand il eft exfolié par la force de la nature, le refte du finus s'aglutine aifément par l'aplication d'une petite éponge exprimée dans du vin où on a fait boüillir de l'alun, que l'on comprime fortement par le moyen du clou ombellé de l'inftrument de crin. *m.* de la *table viij. fig. I.* afin de pouvoir enfuite traiter le petit ulcere, feurement par les farcotiques & epulotiques, l'œil gauche de la *fig. V.* reprefente la cauterifation, & l'œil droit reprefente l'aplication d'une maniere d'anneau marqué. *o.* qui fert à affermir l'œil, à le tenir immobile, & ouvert, tant que dure les operations qui s'y doivent faire, aufquelles cet anneau eft neceffaire, particulierement celle qui fe pratique pour feparer le pterygion de la *fig. VII.*

La Fig. **VI.** fait voir comme le petit vaiffeau ou entonnoir de verre. *n.* de la *table viij. fig. XI.* eft attaché fur l'œil droit pour y conduire doucement & goute à goute les collyres liquides dont on a befoin.

La même figure reprefente l'inftrument de crin de la *table VIII. fig. I.* apliqué à l'œil gauche pour tenir & comprimer l'éponge mife fur l'œgilops après qu'on l'a retranché, comme il a été dit en la figure précedente,

La Fig. **VII.** enfeigne la maniere de faire l'operation du pterygion, cette maladie eft un petit aileron en forme de petite membrane nerveufe & dure qui s'étend

souvent

souvent depuis le grand coin de l'œil jusques sur la prunelle , elle est ordinairement blanche , & quelquefois rouge , citrine ou noirâtre , son principe est dans le grand angle proche du nez & tres-rarement dans l'une des paupieres , lorsque cette maladie n'obeit point aux autres remedes , comme elle empêche l'œil de voir elle requiert l'operation qui se fera tres-heureusement en procedant de la maniere qui suit. Le malade sera donc commodement placé , comme pour l'operation du staphylome , aprés quoi le Chirurgien apliquera sur chaque paupiere un linge glutinatif ou chargé de cole , chaque linge aïant un cordon assés long qui seront tenus par deux serviteurs qui tireront chacun le sien , à l'oposite l'un de l'autre pour tenir les deux paupieres ouvertes pendant toute l'operation , afin que le Chirurgien la fasse à son aise. Un autre serviteur tiendra fermement l'anneau de la *table viij. fig. V.* apliqué à l'œil. Alors le Chirurgien mettra avec circonspection sous le pterygion l'eraigne de la *table viij. fig. IX.* environ vers le milieu de la prunelle , la pointe de l'eraigne étant un peu recourbée pour ne pas offenser la prunelle , il soulevera avec la main gauche le pterigion par le moien de l'eraigne pour introduire par-dessous une aiguille courbe enfilée d'un fil simple de soye rouge ; puis prenant les deux bouts du fil de la même main , dont il tenoit l'eraigne , il soulevera le pterygion pour le détacher & separer peu-à-peu jusques à la fin de la prunelle avec le manche du scalpel de la *table XII. fig. IV.* qu'il tiendra de la main droite , cela fait , il retirera le fil , & prendra avec l'eraigne , la partie du pterigion separée , la tirant doucement , pour continuer de le separer avec le manche du même scalpel jusqu'à ce qu'il soit arrivé au grand angle de l'œil , où il coupera le pterygion avec le scalpel de la *table XII. fig. II.* si prés & si exactement qu'il n'en reste rien , parce qu'étant ulceré , il seroit incurable. L'operation ainsi faite , on apliquera les dessicatifs , décrits par Sennert , Aquapendente & Celse.

Sennert emploie le collyre fait avec parties égales de lait de femme & de miel , à quoi on ajoûte un peu de safran , Celse y met des plumaceaux chargés de miel. Paul y aplique un peu de sel mis en poudre tres-fine & par-dessus de la laine imbibée dans le blanc & jaune d'œuf battus ensemble , Aquapendente y met de la tuthie mise en poudre tres-subtile , & par-dessus de la laine trempée dans l'œuf entier , pour adoucir & empêcher l'inflammation ; en general il faut que les remedes soient dessicatifs & detersifs ; de sorte pourtant qu'ils ne piquent & n'irritent point la partie , & qu'ils empêchent sur tout l'inflammation. On aura soin durant quelques jours consecutifs de faire ouvrir l'œil aprés l'operation , de peur que les paupieres ne se colent ensemble vers le grand angle par la cicatrice.

L'operation de l'œil de liévre ou Lagophtalmie.

La Figure VIII. montre une maniere douce , seure & heureuse de guerir la maladie apellée lagophtalmos , qui est une maladie des paupieres , qui est quand la paupiere superieure est retirée , tellement que l'œil ne peut être fermé entierement & demeure ouvert en dormant comme aux liévres , d'où la maladie a pris son nom. Ce mal peut arriver de la premiere conformation ou par quelque accident , comme par la cicatrice d'une playe , ulcere ou brûlure , ou par quelque chair superfluë qui

empêche

empêche la paupiere de s'abaiſſer, ou pour en avoir trop coupé lorſqu'elle étoit trop relâchée, ou pour l'avoir cauteriſée indiſcretement.

Pour la cure : Si la paupiere eſt beaucoup trop courte naturellement, il eſt impoſſible de la guerir ; ſi au contraire il s'en faut peu il ſera aiſé d'y remedier. Le malade étant mis en une ſituation convenable, il faut faire une inciſion à la peau au-deſſous du ſourcil en la cavité de la paupiere en forme de croiſſant les pointes tournées en-bas, & que l'inciſion penetre juſqu'au cartilage ſans toutefois le toucher ; puis écarter & ſeparer les bords de l'inciſion avec de la charpie ou une petite platine de plomb, qui ſera logée entre les deux bords de la playe, afin qu'il ſe rengendre de la chair au milieu. Par ce moien la paupiere s'abaiſſera & reprendra ſa figure naturelle. Les remedes ropiques ne doivent pas être deſſicatifs, ils doivent au contraire relâcher & humecter.

Si la maladie eſt cauſée par quelque chair ſuperfluë, il la faut lier avec un fil ciré pour la faire tomber, ſinon la conſumer par des catheretiques.

Cette operation eſt dangereuſe, parce que ce n'eſt pas une petite playe, de couper d'un coin de l'œil juſqu'à l'autre, & toute playe qui eſt grande eſt dangereuſe ſuivant Celſe, mais il y a encore deux autres inconveniens, car ſi l'on coupe trop de la paupiere il eſt à craindre que l'œil ne ſe puiſſe r'ouvrir, ſi l'on en coupe trop peu qu'on n'ait rien avancé & que le patient ait ſouffert inutilement l'inciſion. C'eſt pourquoi on doit ſubſtituer à cette operation celle d'Aquapendente qui eſt beaucoup plus douce & meilleure laquelle eſt repreſentée en cette table fig. VIII.

Il faut apliquer ſur la paupiere ſuperieure un glutinatif, c'eſt-à-dire, un linge chargé de cole. a. qui ait deux ou trois cordons pendans. Et un autre glutinatif ſur la joüe qui ait de ſemblables cordons répondans & opoſés aux premiers. Et quand les linges ſeront ſecs & colés tant à la paupiere qu'à la joüe leurs petits cordons ſeront noüés enſemble, & ſerrés de tems en tems de plus fort en plus fort, par ce moïen la paupiere ſuperieure ſe raprochera ſucceſſivement de l'inferieure, que ſi ces deux glutinatifs ne ſuffiſoient pas, on pourra en apliquer un troiſiéme. c. au front ſur le ſourcil, & un quatriéme encore à la joüe. d. dont les cordons ſoient un peu plus longs & ſe répondent comme les premiers, pour être noüés enſemble & ſerrés ſucceſſivement comme les autres, ce noüveau ſecours, tirant la peau du front & ſourcil en-bas ne ſervira pas peu à aprocher la paupiere ſuperieure. Je n'ay jamais experimenté cette façon de guerir la lagophtalmie, mais je l'ay vû pratiquer & reüſſir pluſieurs fois à d'autres, il faut du tems & de la patience.

La même fig. VIII. enſeigne la maniere de faire l'inciſion cruciale de la peau du front, au-deſſus du chyſte de l'atherome, dont on a parlé ci-deſſus fig. II. de cette table. Si l'inciſion de la peau étant faite avec le ſcalpel courbe, on ne peut la ſeparer du chyſte avec la ſonde, on ſe ſervira du ſcalpel de la table ij. fig. I. mais pour en venir à bout, il faut travailler avec beaucoup de circonſpection & conduire le ſcalpel piutôt de travers que tout droit, parce qu'il couperoit trop promptement & offenſeroit neceſſairement le chyſte.

La Fig. IX. fait voir la relaxation de la paupiere en l'œil gauche, & ſa cure en l'œil droit. Cette maladie eſt opoſée à la lagopthalmie, & requiert ſouvent deux operations, parce que la paupiere couvre non ſeulement l'œil ſans pouvoir ſe relever,

mais

mais encore ſes poils entrent dans l'œil & le bleſſent en ſe tournant contre , de ſorte qu'il faut ôter les poils & ouvrir l'œil. La premiere operation a été enſeignée ci-deſſus *fig. li. de cette table*, & voici comme l'autre ſe fait , on marque premiere-ment par deux lignes paralleles, faites avec de l'encre , combien il faut retrancher de la peau ſuperfluë pour remettre la paupiere en ſon état naturel , ce qui ſe fait en hauſſant la paupiere pour marquer les lignes, puis on coupe avec le ſcalpel courbe à diverſes repriſes la peau des paupieres ſuivant les deux lignes , commençant, ſi c'eſt en l'œil gauche par le petit angle du côté de la temple , & finiſſant au grand angle du côté du nez. Si c'eſt à l'œil droit , on fera l'inciſion en allant du grand angle au petit , aprés quoy on retranche la peau d'entre-deux, puis on joint les bords de la playe par une ſimple ſuture & on bande l'œil. Si la paupiere décend trop peu , on lâchera la ſuture , ſi elle décend trop bas on la reſſerrera , en y met-tant une petite attache étroite , ſinon on retranchera en long une portion de la peau de l'autre bord , & on fera une nouvelle coûture qui n'aura pas plus de trois points , mais cette operation étant trop difficile & trop cruelle , il faut la laiſſer & pratiquer celle-ci.

Prenez un glutinatif ou un linge imbu dans la cole ſuivante.

℞. *Sang de dragon, encens, ſarcocole, maſtic, une dragme de chacun. Faites une poudre du tout que vous mélerez avec un blanc d'œuf en conſiſtence de miel.*

Apliqués le linge imbu de cette mixtion qui a deux ou trois petits cordons, ſur toute la paupiere ſuperieure , les cordons en-deſſus , apliqués un autre linge les cordons en deſſous & imbu comme le premier, au front ſur le ſourcil , liez les cordons ſuperieurs avec les inferieurs , & par ce moïen découvrez l'œil. Aprés une eſpace de tems ſuffiſant , la paupiere relaxée ſe trouvera guerie , parce que la cole qui reſſerre & deſſeche en même-tems, la paupiere & le front deſſeche non-ſeulement l'humeur déja decoulée ſur la partie , mais empêche qu'il n'y en vienne de nouvelle. J'ay experimenté ce remede ſur une Demoiſelle en preſence de Monſieur Jean George Bauler qui ne vouloit pas y ajoûter foy, avant d'en avoir vû lui-même l'éfet comme il vit avec admiration.

Comme c'eſt une regle generale, qu'on ne doit faire aucune operation , ſans avoir auparavant eſſayé les autres remedes , & reconnu qu'ils ſont inutiles , il eſt bon de marquer ici ceux qui doivent preceder, afin qu'on n'ait rien à ſe reprocher quand il faudra pratiquer celles qui ſont décrites en cette table. Dans l'ozene par exemple qui eſt un ulcere ſordide puant, qui n'arrive en cet état que pour avoir été negligé étant ulcere ſimple , il faut diſtinguer ces deux états, ce qui n'eſt pas difficile , en ce que l'ulcere ſimple jette un pus blanc & loüable & l'ozene un peu acre livide & puant , avec une douleur beaucoup plus grande & plus cruelle que dans le ſimple ulcere.

Tous les ulceres du nez ſont pourtant tres-difficiles à guerir & reſiſtent aux autres remedes excepté au mercure, de ſorte qu'on les doit traiter comme la groſſe verole.

On peut encore employer les ſudorifiques qui reüſſiſſent aſſés ſouvent, principa-lement la decoction des bois qui ſuit.

Bb   Prenez

Prenez
> *Bois faint ou guayac & de fon écorce, de chacun quatre onces ;*
>
> *Racines de fquine, de zedoaire, & d'imperatoire, de chacune une once ;*
>
> *Fenilles de fcordion, de milèpertuis, de chacune une poignée ;*
>
> *De fabine, une once ;*
>
> *De creffon, une poignée ;*
>
> *Sel de tartre & fel armoniac, de chacun une dragme ;* Faites-

cuire le tout dans parties égales de vin & de petit lait qui feront en tout dix ou onze livres. La coleure fera mife dans des bouteilles de verre pour l'ufage.

Aprés ces fudorifiques, l'elixir de propriété, la mirrhe, l'aloës, l'antimoine & le mars, font tres-falutaires ici, & par confequent les eaux minerales acides. Tous les abforbans, qui corrigent l'acrimonie corrofive du fang conviennent pareillement, fur tout les yeux d'écrevices, dont on doit continuer l'ufage. Les decoctions vulneraires ne font pas moins falutaires, données par cuillerées reiterées, non point à grands coups. Les pilules de fumeterre fouvent prifes, produifent ici un bon effet, ainfi que l'effence des bois, avec l'effence des fleurs de romarin ou l'effence traumatique. S'il y a du fcorbut on y ajoûtera les antifcorbutiques, comme la poudre temperante de Nicolaus, l'efprit antifcorbutique, la poudre fpafmodique ou la mixtion fuivante :

℞.   *Efprit de l'herbe aux cuilliers, demye-once ;*

      Sel volatile huileux cephalique, une once ;

      Elixir de vie, fix dragmes ; Mêlés le tout pour en donner quelques goutes de tems à autres dans du boüillon

Les topiques les plus recommandés, font ceux où entrent le mercure, le faturne, la myrrhe, l'aloës, & le cinnabre. Voici un remede euporifte excellent dans l'ulcere des narines qui commence, qui fervira d'exemple.

℞.   *Yeux d'écrevices, nature de baleine, de chacun demy fcrupule ;*

      Cinnabre naturel, fix grains ;

      Sucre de faturne, cinq grains ;

      Camphre, trois grains ; Mêlés le tout avec une quantité fuffifante de baûme du Perou, pour faire un baûme, dont on enduira fouvent la partie.

L'onguent *Aureum* convient pareillement ici, & la mixtion fuivante contre l'ozene.

℞.   *Eau de marjolaine & de plantain, de chacune une once & demy.*

      Miel rofat, fix dragmes ;

      Efprit de vin rectifié, trois dragmes ; Mêlés le tout pour injecter avec une petite feringue, on peut quelquefois ajoûter fix grains de mercure fublimé, s'il y a de la fiévre, on ufera du liniment qui fuit :

℞.   *Onguent bafilicum, une dragme ;*

      Huile de guaiac, & de faffafras ; Baûme du Perou ; Gomme elemi & Ammoniac diffoutes, de chacun un fcrupule ;

      Precipité blanc, deux grains ; Mêlés le tout pour un liniment.

On

On peut auffi y apliquer avec un plumaceau, la decoction d'orge avec le miel rofat & l'eau de chaux vive.

S'il n'y a point de fiévre, on fera l'injection fuivante :

> ℞. Hydromel, cinq onces ;
> Suc de milepertuis, d'abfinte & d'api, de chacun demye-once ;
> Efprit matrical, demye-once ;
> Myrrhe, camphre, de chacun un fcrupule ; Mêlés le tout pour in-

jecter, ou bien on y trempera une petite éponge attachée au bout d'un petit bâton pour en netoyer l'ulcere, la mixtion fuivante eft bonne à employer de la même maniere.

> ℞. Eau de la Reine de Hongrie ; Elixir de proprieté, de chacune demye-
> once ;
> Efprit matrical, deux dragmes ;
> Sel armoniac, demye dragme ;
> Myrrhe ; Aloës, de chacun une dragme ;
> Camphre, deux fcrupules ;
> Huile de guaiac, un fcrupule ; Mêlés le tout.

On fe peut auffi fervir de trochifques, pour en faire recevoir la fumée par le nez, tels font les fuivans.

> ℞. Labdanum pur ; Maftic ; Gomme anima ; Hypocyftis ; Storax calamite ;
> Sandaraque, de chacun une dragme ; Mêlés le tout avec ce qu'il faut

de terebentine pour former des trochifques, pour mettre brûler dans un rechaut fous le nez du malade.

Autre parfum.

> ℞. Encens ; Gomme anima, de chacun deux dragmes ;
> Cinnabre, une dragme ; Mêlés le tout pour faire une poudre qu'on

jettera dans un rechaut comme ci-deffus, ou bien on en formera avec de la cire une maniere de cierge qu'on tiendra toûjours allumé dans la chambre du malade.

Si les os du nez font cariés, on aura recours à l'huile ou à l'efprit de l'herbe aux cuilliers & fi ce remede ne fuffit pas on aura recours au cautere actuel, procedant comme il a été dit fig. I. de cette table.

Les Auteurs recommandent ici, les fetons, les cauteres, & les veficatoires pour faire derivation de la matiere.

En voilà affés touchant la cure pharmaceutique des ulceres du nez & de l'ozene, paffons aux

Tumeurs enchyftées.

Les tumeurs enchyftées, font ainfi nommées, parce que la matiere qu'elles con-tiennent eft renfermée dans un chyfte ; c'eft-à-dire, une tunique ou follicule parti-culier & fuivant la diverfité de la matiere contenuë dans ce chyfte. Elles prennent differens noms ; fçavoir, d'atherome, de meliceris, ou de fteatome.

L'atherome eft une efpece de tumeur ou d'abfcés, qui renferme dans une tuni-que particuliere, quelque chofe femblable à de la bouïlie, & lorfqu'il arrive à la tête qui eft y affés fujette, comme le cuir fortement tendu fur le crane lui refifte, au lieu de pouffer en dehors en pointe elle s'étend au large fous la peau en forme

de

de taupiniere. La matiere qui féjourne long-tems dans ces follicules , s'aigrit tres-, souvent & carie l'os deſſous. Quand ces tumeurs fe rencontrent immediatement fur les futures , il n'y faut pas toucher.

Le meliceris eſt une eſpece de tumeur ou d'abſcés qui renferme pareillement dans une tunique propre , de la matiere ſemblable à du miel.

Le ſteatome , eſt une eſpece de tumeur , qui renferme dans une tunique propre , de la matiere ſemblable à du ſuif ou à de la graiſſe.

Il y a d'autres tumeurs enchyſtées , qui renferment dans leurs tuniques propres, du poil , des charbons , du verre , du papier , du linge , des vers , & d'autres corps étranges qu'on attribuë ſouvent aux demons, mais ſans raiſon , comme nous ferons voir ci-aprés , auſquelles tumeurs on n'a point encore donné de nom , & qui ſont comprifes ſous les trois eſpeces ci-deſſus , qui n'expliquent pourtant pas aſſés leur eſſence.

Le ſiege ou le ſujet des tumeurs enchyſtées , ſont les parties membraneuſes & fibreuſes , qui à force de s'étendre forment la tunique où ces differentes matieres ſont renfermées. Ce qui arrive lorſqu'elles ſont forcées à s'étendre par quelque cauſe interne ou externe qui les froiſſe.

L'atherome ſe connoît par la matiere qu'il contient & parce qu'il vient plus ſouvent à la tête qu'aux autres parties.

Le journal d'Allemagne fait mention d'un ſurvenu à l'épaule gauche tirant vers les vertebres , qui étoit de la groſſeur d'un œuf de pigeon. Le meliceris & le ſteatome ſe diſtinguent de même par la matiere qui y eſt contenuë , mais cette matiere ſe connoit difficilement avant l'ouverture ; quant à la tunique propre il eſt aiſé de la diſtinguer.

On remarque que ces tumeurs croiſſent & décroiſſent ordinairement comme la Lune , & qu'elles ont leurs racines dans les parties nerveuſes , c'eſt pourquoy elles ſe trouvent plus ſouvent à la tête , au col , à la nuque , aux genoux & aux autres parties nerveuſes qu'aux parties charnuës , où il ſe forme ce qu'on apelle *ſarcom.*

A l'égard de la cauſe & de l'origine de ces tumeurs , elles naiſſent toutes , des vaiſſeaux qui portent le chyle diſtendu par quelque cauſe que ſe puiſſe être. Car la tunique propre n'eſt rien autre choſe , qu'un vaiſſeau chylifere dilaté , c'eſt-à-dire, un vaiſſeau qui renferme le ſuc qui nourrit les parties. Et de même que l'anevriſme ſe forme par la dilatation d'une artere , & les varices par la dilatation des veines , & que l'artere où eſt l'aneuriſme & les veines où ſont les variées font paroître une tumeur ; ainſi les vaiſſeaux chyliferes ſont dilatés , & font paroître une tumeur , formée par le chyle qu'ils contiennent , & ce chyle qui ſe coagule par ſon ſéjour prend la forme , de boulie de miel , de ſuif ou de quelque autre corps étrange , ſuivant ſa qualité differente & le tems qu'il demeure extravaſé. Cette dilatation peut avoir pluſieurs cauſes ; premierement l'obſtruction d'une glande qui fait qu'elle ſe gonfle & comprime par conſequent le vaiſſeau chylifere voiſin qui eſt contraint de ſe dilater , lorſque le chyle qu'il charie eſt arrêté & continuellement pouſſé par d'autre chyle qui ne peut retourner en arriere ; à cauſe des valvules. En ſecond lieu quelque violence peut dechirer ou rompre par le milieu un vaiſſeau chylifere ou lymphatique , car c'eſt la même choſe , de ſorte qu'il eſt de

neceſſité

neceſſité que le chyle qui y coule ne trouvant point de reſiſtance dilate ſon vaiſſeau. En effet on remarque que ces tumeurs enchyſtées, ſurviennent ordinairement, à des contuſions, des coups, ou des chûtes. En troiſiéme lieu, le ſuc même groſſier & peu propre à circuler dans ces vaiſſeaux étroits peut dilater les parties membraneuſes, & produire ces ſortes de tumeurs, que l'on nommera, Atheromes meliceris ou ſteatomes, ſuivant la qualité de la matiere. Lorſque la dilatation arrive aux vaiſſeaux lymphatiques de la ſurface du corps, on les nomme *Hydatides*, parce qu'elles ne contiennent que de l'eau.

Quant aux phenomenes de ces tumeurs, il eſt vrai-ſemblable que les humeurs de ceux qui y ſont ſujets ſont fort groſſieres, ſur tout le chyle, qui ne pouvant circuler que lentement croupit en quelque maniere dans ſes canaux, deſorte que la dilatation ne ſe forme qu'inſenſiblement, à cauſe que les ſucs agiſſent doucement & foiblement ; mais quand une fois ils ſe ſont formés, une petite cavité ou dilatation, pluſieurs particules de la même nature qui ſuivent, s'y arrêtent & forment avec le tems la tumeur enchyſtée.

La diverſité de la matiere qui ſe trouve dans le chyſte, peut venir en premier lieu de la conformation du vaiſſeau où la dilatation ſe fait. Car tous les vaiſſeaux n'aïant pas le même calibre, ny la même tournure, ne reçoivent pas tous les mêmes ſucs, c'eſt pourquoi, il y a autant de differens vaiſſeaux chyliferes, qu'il y a de differens ſucs pour nourrir differentes parties. Cette diverſité de matiere dépend encore du ſang, qui eſt plus ou moins groſſier dans les uns que dans les autres, & plus ou moins abondant en acide ou en ſalé, en huile ou en eſprits ; Ajoûtés les divers changemens de figure en long & en large que le vaiſſeau reçoit en ſe dilatant ; car dans la dilatation les fibres de la tunique obeïſſent plus ou moins, & ſuivant le degré d'extenſion, la cavité ſe fait plus grande ou plus petite. Dans les vieillards, les vaiſſeaux ne ſont pas capables d'une ſi grande extenſion, à cauſe que leurs fibres prêtent fort peu ; que dans les jeunes, où elles prêtent beaucoup. Toutes ces circonſtances diverſes font qu'il ſe doit ſeparer un ſuc particulier dans chacun de ſes vaiſſeaux.

Suivant que la matiere arrêtée, ſera acide ou huileuſe, ſpitueuſe ou ſalée, la matiere contenuë dans la tumeur enchyſtée, ſera fluide ou épaiſſe, graſſe ou dure.

La longueur du ſejour du ſuc extravaſé lui fait prendre une face plutôt que l'autre ; car ſi les particules conſervent leur mouvement & ne font que changer de figure, les parties ſpiritueuſes abandonneront facilement les huileuſes & troubleront le mélange. La preſſion du dehors, donne auſſi occaſion à la matiere contenuë dans le chyſte de devenir plus compacte, à cauſe que les particules de cette matiere s'attachent enſemble par leurs crochets, comme il arrive aux huiles diſtilées qui s'épaiſiſſent à meſure que leurs eſprits ſe diſſipent.

Lors donc que les parties de la matiere extravaſée ſe trouvent figées & embarraſſées par l'acide, durant l'eſpace de pluſieurs mois, elle doit ſe changer en une matiere dure comme le ſuif ou la graiſſe de bœuf, & produire le *ſteatome* qui conſiſte en ce que les particules volatiles ont été fixées par les acides.

Que s'il y a plus de ſel fixe que d'acide, la matiere reſſemblera à de la bouïlie, parce que les particules fixées donnent cette conſiſtence aux ſucs avec les volatiles, & ce ſera un Atherome.

B b iij   Ceux

Ceux, qui sçavent tant soit peu de Phisique concevront facilement par ce qui vient d'être dit, comme quoy des sucs arrêtés long-tems dans une partie reçoivent divers changemens aux figures de leurs particules, & que leurs differens mélanges, combinaisons & mouvemens, peuvent engendrer des corps de differente nature ; sans qu'il soit besoin d'en accuser le demon, lorsqu'on trouve des mouches, des vers, des aragnées, des poils ou d'autres corps étranges, dans ces sortes de tumeurs qui viennent des œufs de ces insectes & des divers mélanges des sucs. Il ne faut pourtant pas nier absolument que le diable n'ait quelquefois part à ces sortes d'évenemens, puisqu'il peut bien suposer adroitement & faire trouver ces insectes & ces matieres étranges parmi les pus dans le tems qu'on ouvre les tumeurs, ou qu'on les panse ; pour se faire valoir auprés des simples & parmi ses esclaves. Ajoûtés que les choses sont racontées autrement qu'elles ne se passent & qu'on en fait bien acroire.

A l'égard de la production du chyste ou follicule, voici comme elle se fait. Les fibres froissées ou déchirées & separées par consequent les unes des autres, ne pouvant plus reprendre leur union naturelle sont étenduës en long & en large par l'aliment de la partie, & jettent diverses fibres qui se joignant ensemble forment une membrane, qui étant nourrie & dilatée s'augmente avec la tumeur.

La cure de l'atherome, du meliceris, du steatome & des autres tumeurs enchystées est la même, & consiste en des remedes volatiles internes capables de rendre la fluidité aux sucs épaissis, tels sont l'usage du thé & du caffé, en la maniere ordinaire & les autres diaphoretiques & incisifs, qui sont assés connus. Quant aux topiques, on choisit les attenuans & les resolutifs vigoureux, qui agiront successivement & reüssiront, si la matiere renfermée est encore fluide, sinon on aura recours, aux maturatifs, aux septiques & à l'amputation, pour agir plus promptement.

La chaux vive tient le premier rang parmi les resolutifs. On se sert de sa décoction à laquelle on ajoûte l'esprit de vin camphré, l'esprit matrical, quelques huiles aromatiques & quelques gommes, que l'on reduit en forme de liniment ou d'emplâtre. Mais pour faciliter la resolution des matieres endurcies, il faut les presser fortement en y passant & repassant souvent le pouce, pour les échauffer & éparpiller avant d'y apliquer les resolutifs, sur lesquels on met des compresses & même quelque corps dur comme une plaque de plomb avec un bandage fort serré, & si ces tumeurs se trouvent en lieu commode, on les peut écraser avec un bon coup de poing ou deux, ou d'une ferule semblable à celle des regens, mais garnie de plomb. Voici une emplâtre fort resolutive aprés celle de chaux vive.

℞. *Gomme de galbanum ; d'Ammoniac ; De Storax calamite, de chacun trois dragmes ;*
Resine de pin, demye once ;
Huile de guaiac, une dragme ;
Huile de cire ; Huile des philosophes, de chacune une dragme & demye ;
Poudre de racine de coleuvrée, une dragme ; Mêlés le tout suivant l'art pour faire une emplâtre.

Celles de thé de Dolé, de labdanum, de ciguë, de tabac, l'emplâtre divin, l'emplâtre de grenoüilles avec le mercure. L'emplâtre de galbanum de Mynsict, & la
magnetique

magnetique font fort efficaces pour toutes fortes de tumeurs fpecialement pour les enchyftées, fur tout fi on y ajoûte le camphre. Avant d'apliquer l'emplâtre, il eft bon d'enduire encore la tumeur avec le liniment fuivant :

> ℞. *Onguent dialthea ; Onguent martiatum ; Huile laurine, de chacun demye once ;*
> *Huile des philofophes, deux dragmes ;*
> *Huile de cire, une dragme ;*
> *Teinture de galbanum, une once ;*
> *Efprit volatile de fel armoniac, trois dragmes ;*
> *Efprit de vin camphré, trois dragmes ;* Mêlés le tout pour faire

un liniment pour enduire la tumeur avant d'apliquer l'emplâtre.

Barbette recommande ici le baûme du Perou, l'huile de lezards, & la vapeur de la pierre nommée Pyrites, rougie au feu.

À l'égard des maturatifs, on ne doit s'en fervir qu'avec circonfpection, car de même que les deffficatifs trop puiffans caufent des duretés fchirrheufes, les maturatifs trop forts produifent des cancers malins. Il vaut donc mieux fe contenter des refolutifs moderés, puifque Sennert nous affure qu'il a gueri & ouvert une tumeur enchyftée à la machoire avec l'emplâtre d'ammoniac, l'huile de fuccin, & la poudre de racine de pyrethre.

Lorfque ces remedes font inutiles il faut en venir à l'operation décrite ci-deffus, *fig. III. de cette table*, ou fi les malades ne la veulent point fouffrir, on fe fervira de caufiques ou de corrofifs qui confumeront, avec le cuir la tunique du meliceris, de l'atherome, du fteatome & des autres loupes. Les principaux font, la pierre infernale, l'huile ou le beurre d'antimoine & le vitriol de Lune, & quand l'efcarre que ceux-là ont faite eft tombée on confume entierement le follicule avec le verdet, ou le colcothar, ou l'alun brûlé, ou le mercure precipité, ou fublimé, ou avec l'onguent brun de *Vurts*, ou l'egiptiac, il faut confumer toute la fubftance du follicule, & ruginer les os lorfque ces tumeurs s'y trouvent adherentes, fans cela elles reviendront, ou il s'y formera des fiftules. Si après l'amputation du chyfte il refte quelque chofe de fa tunique on y apliquera un plumaceau imbu d'efprit de fel commun ou bien l'emplâtre fuivant :

> ℞. *Emplâtre diafulphuris, trois onces ;*
> *Huile de fuccin ; Huile de tartre, de chacune deux dragmes ;* Mêlés le tout.

L'ordre des operations de cette table demande que nous parlions de la cataracte, que les Latins apellent *Sufufio*, & les Grecs *Hypofchyma* ou *Hypofchyfis*. C'eft une léfion de la vuë, caufée par les particules, mêlées contre nature dans l'humeur aqueufe & dans la vitrée ; qui rendent ces humeurs obfcures & opaques ; car ces humeurs ne font pas moins fujettes à s'épaiffir que les autres & à être privées du mouvement de la circulation.

Les fignes de la cataracte font differens par raport à fon commencement, à fon augment, & à fa perfection, elle reffemble à une petite peau, tantôt blanche, tantôt noire, tantôt de couleur de chataigne ou de quelque autre, fuivant la diverfité de la matiere, dont elle eft engendrée. C'eft pourquoy on la diftingue ordinairement *en meure & non meure*. Elle eft meure quand les malades ne voient rien du tout de l'œil affligé,

affligé , & non meure, lorfqu'ils en voïent quelque chofe, mais ce qu'ils voïent leur paroît voltiger en l'air, blanc ou noir, felon la couleur de la cataraĉte ; car fuivant que les particules groffieres qui nagent dans les humeurs aqueufe & vitrée, s'opofent aux raïons de la lumiere, les détournent, diminuent & augmentent le mouvement de leurs globules. Les objets paroiffent voltiger en l'air & diverfement colorés, parce qu'ils excitent dans le nerf optique le même mouvement, que de femblables particules voltigeant en l'air feroient en un œil fain. Lorfque ces particules qui nagent dans les humeurs de l'œil, s'acrochent les unes aux autres, elles commencent par former certaines petites maffes qui s'attachent à caufe de leur vifcofité aux parois de l'uvée, & ne font au commencement qu'affoiblir un peu la vuë, mais à mefure qu'il s'y en ramaffe de nouvelles, elles forment par leurs parties rameufes une maniere de membrane ou de petite peau mince, qui la diminuent davantage, & quand cette petite peau qui va toûjours en augmentant fon épaiffeur par la reception continuelle de nouvelles particules eft devenuë fi opaque, qu'elle n'a plus de pores pour donner paffage aux raïons de la lumiere, la vuë eft de neceffité entierement perduë. Il s'enfuit de ce qui vient d'être dit, qu'un fang chargé de plufieurs particules falines & fauvages, comme celui des fcorbutiques produit facilement cette affection, parcequ'elles dilatent les petits canaux des arteres qui fourniffent les humeurs de l'œil & s'y jettent avec elles. Ainfi le mauvais ufage des chofes naturelles & non naturelles a beaucoup de part à la generation de la cataraĉte.

Quant au pronoftic de la cataraĉte, il y a à efperer tant que le malade n'eft pas entierement aveugle, & que la prunelle eft faine & peut fe dilater & fe retreffir, car les parties de l'œil ont encore leur mouvement ce qui eft un bon figne. Mais il y aura moins d'efperance & la cure fera bien plus difficile, fi la cataraĉte eft une fuite de la fiévre, ou d'une grande douleur de tête, fi elle arrive à des enfans ou à des vieillards, fi elle eft noire, fi le malade ne voit ny lumiere ny rien, car plus la vuë eft bleffée plus y il a de danger & moins à efperer fur tout s'il y a long-tems que la cataraĉte dure, parce que fa caufe materielle en devient plus abondante & plus forte. Enfin la conftitution de l'air, l'âge, le fexe, le genre de vie & toutes les autres caufes éloignées, ainfi que les fix chofes qu'on apelle ordinairement, nonnaturelles, font capables de beaucoup avancer ou retarder la cure de la cataraĉte.

Il eft donc abfolument neceffaire avant d'entreprendre la cure de cette maladie, d'ordonner un fi bon regime qu'il n'empêche point la cure, mais qu'il puiffe toûjours la feconder.

A l'égard de l'air, comme il entretient le corps humain en lui caufant des alterations falutaires, quand il eft temperé, de même il lui aporte diverfes incommodités quand il excede en quelque qualité. En genetal, le malade doit éviter également l'air trop froid & le lumineux, ou trop éclairé, parce que le premier refferre trop les pores de l'œil, & le dernier les ouvre trop, fur tout ceux des arteres, ce qui donne occafion aux particules groffieres de les jetter dans les humeurs de l'œil. Il doit donc choifir un air temperé fans nuages & fans fumée qui produifent les mêmes effets en humeĉtant & picotant.

Le manger & le boire font, comme chacun fçait, la difpofition de nos corps & de nos humeurs, c'eft pourquoy les alimens pour être convenables dans cette
affeĉtion,

affection, feront de facile digeftion, ny trop froids ny trop acides, à caufe qu'ils refferrent trop les pores des arteres de l'œil & retardent le mouvement du fang. La boiffon fera du vin meur & leger trempé d'eau ou de tifane compofée de racines d'herbes & de femences ftomachiques, ou de biere foible & bien depurée.

Le dormir doit être moderé pour la bonne fanté du corps; car lorfqu'il excede, il produit des particules groffieres, ou du moins il augmente leur groffiereté, ce qui eft tres-nuifible. A l'égard des veilles, lorfqu'elles font immoderées, elles rendent les particules des humeurs acres fur tout celles de la lymphe.

Le mouvement & le repos, le flux ou la retention des excremens donnent pareillement occafion à cette affection, de même que les paffions de l'ame, parce qu'elles difperfent les efprits animaux, & les rendent groffiers & incapables de faire leurs mouvemens requis. C'eft pourquoi tout doit être moderé.

La cure de la cataracte regarde deux tems, celui où elle fe forme, & celui où elle eft formée; la cure du tems où la cataracte fe forme, varie fuivant la diverfité des caufes prochaines, & des caufes éloignées, fçavoir des fix chofes non naturelles mal obfervées. La cure du tems où la cataracte eft formée varie pateillement fuivant la difference de la matiere dont elle eft formée. Il faut s'apliquer d'abord à arrêter la generation ulterieure de la matiere prochaine de la cataracte, & fi on remarque que le mouvement du fang eft trop lent, on l'accelerera par des remedes qui abforbent les acides, avant d'emploïer les topiques. Telles font les pilules fuivantes:

R. *Extrait ou pilules de fuccin, demie fcrupule;*
Extrait catholique, quinze grains;
Diagrede preparé par le fouphre, cinq grains;
Sel volatile de fuccin, trois grains;
Sel d'euphraife, deux grains;
Huile de fenoüil, deux grains; Mêlés le tout pour former des pilules.

Ou bien on donnera l'apofeme fuivant qui fera plus d'éfet que les pilules, dans la groffiereté du fang.

R. *Feüilles de chelidoine; de verveine; & d'euphraife; de chacune une poignée;*
Rapure de guaiac, une once;
Racine de fquine; de falfepareille, de chacune dix dragmes;
Regliffe rapée; Tartre crud, de chacun demye once; Mettez infufer le tout fur les cendres chaudes durant douze heures dans du vin. Puis ajoûtés fur quatre livres de la coleure;

Oxymel fquillitique, une once & demye;
Sel d'Euphraife, une dragme;
Efprit de fel armoniac, deux fcrupules;
Eau de vie de Mathiole, une once & demye.

Cet apofeme pris durant fept ou huit jours, eft tres-éficace pour incifer les humeurs groffieres, il faut prendre entre-deux les pilules ci-deffus; car il s'agit avant toutes chofes d'atenuer la caufe materielle, aprés quoy on donnera la décoction fudorifique, ou des fels volatiles, le thé en boiffon, le tabac en fumée & le refte. Les

C c   remedes

remedes externes les plus ufités font l'eau ophtalmique de Quercetan compofée avec le fafran des metaux, l'eau Benedicte de Rulandus, & les veficatoires, les cauteres, & le feton.

S'il y a efperance de refoudre & d'attenuer la cataracte avant qu'elle foit entierement formée, on compofera divers remedes incififs tant internes qu'externes fur le modele de ceux-ci deffus; Voici encore quelques fomentations pour la même fin :

> ℞. *Feüilles d'euphraife ; de fenoüil ; fleurs de camomille & de grande chelidoine, une poignée de chacune ;*
>
> *Fleurs de fureau ; de verveine ; de melilot, demye poignée de chacune ;* Faites boüillir le tout dans du vin, pour en faire recevoir la vapeur à l'œil malade, quand la décoction fera chaude, & pour en baffiner l'œil quand elle fera affés tiede.

Le collyre fuivant, apliqué fur l'œil malade par le moyen d'un linge bien net, eft d'une grande vertu.

> ℞. *Eau de fenoüil, deux onces ;*
>
> *Efprit de fel armoniac, douze grains ;*
>
> *Eau de la Reine de Hongrie, une once ;* Mêlés le tout pour un collyre.

Les fels volatiles diffous dans l'efprit de vin feul operent heureufement, par exemple :

> ℞. *Efprit de vin, une once ;*
>
> *Sel armoniac, fix grains ;*
>
> *Eau rofe, deux dragmes ;* Mêlés le tout.

Quelques-uns recommandent un pain pêtri avec les plantes cephaliques, cuit & coupé par le milieu au fortir du four, pour en faire recevoir la vapeur à l'œil malade. On peut faire pareillement des cataplâmes avec les cephaliques doüés de particules balfamiques & molles pour apliquer fur l'œil malade, par exemple :

> ℞. *Feüilles d'euphraife ; de verveine, de chacune deux poignées ;*
>
> *Fleurs de camomille, une poignée ;*
>
> *Semence de fenoüil, demye once ;*
>
> *Aloës, deux dragmes ;* Faites boüillir le tout dans du lait ajoûtant un peu de fafran fur la fin pour faire un cataplâme.

On recommande contre la cataracte, l'infufion du fafran des metaux dans l'eau de chelidoine, la vapeur de l'efprit de fel armoniac, l'eau de miel, l'extrait de chelidoine, diffout dans de l'eau. Quelques-uns compofent de petites pelotes de chaux vive & de fel armoniac, que l'on jette dans de l'eau pour en recevoir la fumée par un entonnoir qui la porte aux yeux, la fumée du fuccin n'eft pas moins falutaire. Si tous ces remedes font inutiles on en viendra à l'operation décrite ci-deffus *fig. IV.* de cette table.

La cure de L'œgilops.

On confond fouvent les maladies qui arrivent à la chair des angles des yeux ; fçavoir le Rhyas, l'encanthis, l'œgilops, & la fiftule lachrymale, qui font pourtant differentes ; car à proprement parler *le Rhyas*, eft une maladie dans laquelle, la glande

glande lacrymale eſt diminuée avec un écoulement continuel & involontaire des larmes. L'encanthis eſt au contraire l'enflure & la tumeur de la même glande, l'anchylops ſignifie l'abſcés de la même glande, l'œgilops marque l'ulcere, la fiſtule lachrymale eſt le même ulcere avec carie.

Pour guerir le Rhyas, il faut rétablir le ſuc nourricier par des volatiles temperés, des aromatiques temperez mêlés avec les adouciſſans, qui ſont les meilleurs remedes pour reſtaurer, & faciliter la diſtribution desalimens. Tels ſont le ſuc d'écrevices, les conſommés, à quoy on ajoûte quelques goutes d'eſprit de corne de cerf cinnammomiſé, d'eſſence de fenoüil ou d'elixir de macis. Enſuite deqnoy on corrige l'acide corroſif avec les tiſanes ſudorifiques, le tartre, l'antimoine, l'eſprit de ſel armoniac, pour empécher la corroſion ulterieurede la glande en adouciſſant les particules acres corroſives. Et à l'égard des topiques on baſſine la partie avec l'eau de la Reine de Hongrie, ou avec un collyre compoſé de myrrhe, d'aloës & de tuthie, ſur tout ſi la glande a été ulcerée, par des humeurs acres, ou par la petite verole, ou par des remedes corroſifs : Voici nn collyre experimenté.

℞. *Mucilage de gomme adragant fait dans l'eau de plantain, une once*
     & demye ;
Suc de coins, demye dragme ;
Pompholix lavé, une dragme ;
Corne de cerf brûlée & pulveriſée tres-fine, deux ſcrupules ;
Tuthie, demy ſcrupule ;
Myrrhe, un ſcrupule ; Mêlés le tout pour faire un collyre. On adoucit encore la lymphe qui y eſt aportée par les conduits lacrymaux, avec le lait de femme, ou avec une décoction de camomile, de fenoüil, de ſemence de fenugrec, & de l'herbe entiere d'euphraiſe ; ou bien avec le mucilage de ſemence de coins, de lin & de racine de guimauve. On eſtime particulierement le ſuc de *Parnaſſia* ou gramen *Parnaſſi* par expreſſion lorſqu'il eſt verd. On met enfin en œuvre les ſarcotiques, comme la décoction de roſes, de racine d'ariſtoloche ronde, de ſarcocole & d'encens dans l'eau roſe & de plantain, pour reſſerrer les vaiſſeaux & en ôter l'entrée à la lymphe acre & corroſive.

L'encanthis maladie contraire à la précedente ſe guerit par la reſolution du ſuc nourricier, de la lymphe & des autres ſucs qui y ſéjournent, & par la mortification de l'acide, avec des remedes volatiles & des ſpiritueux pour ſupléer au défaut des eſprits animaux. Tels ſont interieurement, l'eſſence & le ſel volatile de viperes, la liqueur de corne de cerf ſuccinée, l'eſſence de grande chelidoine, l'eſprit de ſel armoniac, l'ambra moſchata & le reſte. On employe exterieurement, les reſolutifs, & les remedes propres à corriger l'acrimonie des ſucs. Comme les fomentations avec la décoction de racine de valeriane, de la racine & des feüilles de chelidoine, des feüilles de rhuë, de pouliot, de verveine, des fleurs de ſureau, de lavande, de betoine, des ſemences de fenoüil & de liveſche, les girofles, l'aloës, faite dans de bon vin, à quoy on ajoûte un peu de camphre. Que ſi l'excroiſſance reſiſte à ces remedes, ou eſt trop dure, on en conſume le ſuperflu avec des cauſtiques ou avec un petit linge trempé dans de l'eau de chaux vive eſteinte dans un vaiſſeau de cuivre, à laquelle on ajoûte un peu de mercure ſublimé. Si on ne peut pas encore diminuër l'excroiſſance par ce moyen on coupera le ſuperflu avec les ciſeaux , ſaiſiſſant la tumeur avec les petites tenailles & coupant au deſſus juſtement ce qu'il faut , car ſi on en coupoit trop , ce mal degenereroit en un autre apellé *Rhyas* , dont nous avons déja parlé. L'amputation ayant été heureuſement faite on s'apliquera à adoucir l'acrimonie des humeurs & à reſſerrer & reduire ce qui ſera reſté de la glande ou caroncule , avec une poudre compoſée de ceruſe , de tuthie , cinnabre , ſarcocolle , mere de perles preparées , & de corne de cerf brûlée ou avec un collyre compoſé d'eau de fleurs de bluet , de plantain , de grande chelidoine avec le ſucre candi , l'aloës , la myrrhe & un peu de vitriol , ou bien on ſe contentera de l'onguent ophtalmique de Mynſiethus , qui eſt ici ſpecifique & tres-ſingulier , le voici :

> ℞. *Beurre de may ſans être ſalé, lavé dans de l'eau d'euphraiſe, quatre onces.*
> *Sang de dragon bien pulveriſé , demye once ;*
> *Sucre candi , tuthie preparée , de chacun deux dragmes ;*
> *Perles preparées , ſarcocolle , de chacun demye dragme ;*
> *Camphre , demy ſcrupule ; Laudanum , quatre grains ;* Mêlés le tout

ſuivant l'art pour faire un onguent. Si on en aplique tant ſoit peu aux angles , & aux bords des paupieres , il guerira toutes les fluxions des yeux en moderant la chaleur , apaiſant la douleur, ôtant la rougeur , adouciſſant l'acrimonie , & ſechant les larmes.

Quant à l'*Anchylops* , ſa cure conſiſte à diſſiper la tumeur de la glande , ce qui ſe fait tres-ſouvent avec les volatiles ſpiritueux , comme l'eau de la Reine de Hongrie , l'eſprit de pain blanc , batu dans un mortier d'airain , & le ſel de viperes, diſtilés dans l'œil. La myrrhe , l'aloës , le ſafran reduits en onguent avec le miel. L'eau de fleurs de ſureau mêlée avec quelques ophtalmiques ſpiritueux , & la fumée de ſuccin. Si la tumeur ne ſe diſſipe point par ces remedes , il faut la mener à ſupuration en y apliquant des cataplâmes d'herbes & de ſemences emollientes ou l'emplâtre de melilot. Le cataplâme de mie de pain blanc & de ſafran avec le lait où l'eau roſe eſt tres-bon ici , comme auſſi le cerat de farine d'ers & de miel , l'eau roſe ou de plantain , mêlée avec la tuthie , ou le lait de femme

Si tous ces remedes ſont inutiles & que l'abſcés tende neanmoins à la ſupuration on y mettra un onguent ſupuratif , tel que le baſilicum , & on ouvrira inceſſamment l'abſcés avec le cautere potentiel , ou le fer , parce qu'il y a danger d'attendre. La methode d'Aquapendente eſt par conſequent tres-bonne, qui eſt d'ouvrir l'os des narines en le perçant , pour donner iſſuë au pus par les narines , & empêcher qu'il ne corrompe les parties de l'œil voiſines , & que l'anchylops ne degenere en ægilops & en fiſtule lachrymale.

Il faut cependant entremêler les correctifs internes ſur tous les decoctions vulneraires qui ſont ſouvent mieux que tous les topiques , & ſans quoy ceux-ci ſont preſque toûjours inutiles , on les doit donner à cuillerées, non pas à grands coups. L'eſcharre que le cautere potentiel aura faite ſera traittée avec le digeſtif commun fait avec terebentine & le jaûne d'œuf en y ajoûtant un peu de ſafran , on l'apliquera avec un peu de charpie.

Quand l'eſcharre ſera tombée on y mettra la poudre ſuivante compoſée de ſix

parties

parties de fublimé rouge & d'une partie d'alun , mêlée avec l'onguent aureum , jufqu'à ce que l'os foit découvert & qu'on puiffe connoître fi l'os eft carié ou non.
S'il ne l'eft pas on deffechera l'ulcere avec de la charpie feche que l'on changera
deux fois le jour , jufqu'à ce que l'ulcere foit confolidé & cicatrifé , pour y parvenir
on recommande la myrrhe & l'aloës , par exemple :

℞.   *Trochifques de myrrhe , une d'agme & demye ;*

    Safran , un fcrupule ;

    Aloës , deux dragmes : Mêlés le tout avec ce qu'il faut de refine,
de terebintine , & de miel pour faire un onguent.

Quelques-uns fe contentent de beurre frais pour détacher l'efcharre. Quand l'œil
paroît trop rouge , on y employe l'eau de la Reine de Hongrie camphrée.

Dans la fiftule lachrymale , on doit s'attacher dés le commencement à refferrer
les vaiffeaux pour empêcher qu'ils ne fourniffent des humeurs acres , en y apliquant
des linges trempés dans de l'eau d'alun , & d'autant que la curation des ulceres
fiftuleux ne reüffit gueres fans la cauterifation. On la commencera par l'aplication
du cautere potentiel , & quand l'os fera découvert on ouvrira la fiftule avec un
inftrument propre , puis on panfera l'ulcere comme un autre.

Le baume rouge de faturne eft ici fouverain , ou le remede fuivant injecté dans la
fiftule lorfqu'elle aura été ouverte par la lancette.

℞.   *Elixir de vie , deux dragmes ;*

    Efprit de myrrhe : d'aloës, de chacun une dragme & demye ;

    D'ammoniac , demy fcrupule ,

    Camphre , quinze grains ;

    Huile de fabine , un fcrupule.

Dolé fe fert de cendres de frêne renfermées dans un linge, qu'il aplique fur la partie,
pour y faire une efcharre que l'on fait tomber avec les mucilages & le jaûne d'œuf.

S'il eft neceffaire d'employer le cautere actuel , & que l'os découvert foit carié,
on l'apliquera legerement pour n'en faire tomber qu'une petite écaille tres-mince,
quelques-uns ruginent l'os avec une rugine convenable , pour empêcher que l'acrimonie du pus ne dérange les pores & n'augmente la corruption.

Aquapendente met une canule d'argent dans l'ulcere pour défendre l'œil contre
l'ardeur du feu , en apuyant fortement la canule pour diminuer le fentiment de la
partie , puis il introduit le fer rougi dans la canule , jufqu'à ce que l'os paroiffe, & s'il
eft carié il continuë de cauterifer , puis il traite l'ulcere comme les communes. Le
remede fuivant guerit parfaitement les fiftules lachrymales.

℞.   *Limaille d'acier ; Efprit de fel, de chacun égale & fuffifante quantité :*
Mettez le tout en digeftion jufqu'à ce qu'il n'y ait plus d'acrimonie ; filtrez alors
la liqueur , & faites-la evaporer jufqu'à la moitié , ajoûtez-y parties égales de fucre
de faturne , & faites épaiffir le tout à un feu lent , en une poudre rouge tres-douce,
que l'on gardera dans une phiole bien bouchée pour la défendre de l'air. Les decoctions antifcorbutiques conviennent interieurement.

Dolé raporte l'exemple d'une fiftule qui duroit depuis plus d'un an , de laquelle
un morceau carié de l'os du grand angle de l'œil , tomba avec la chair corrompuë
qui y étoit attachée, tout d'un coup & de foy-même dans la cavité des narines , dont

il fortit comme le malade fe mouchoit , que le pus fuivit le même chemin & ne fortit plus du depuis par la fiftule , & que l'ulcere s'étant rempli de chair avec le tems , il fut bien gueri.

Ce qui montre l'excellence de la methode d'Aquapendente qui eft de percer avec un perforatif tres-delicat l'os des narines qui eft tres-mince , pour donner iffuë par les narines au pus & aux larmes.

Si la carie eft jointe à la fiftule il faut l'ouvrir jufqu'à l'os & y verfer le remede fuivant chaudement.

℞.   *Efprit matrical , une once ;*
       Elixir de vie , demye once ;
       Gomme ammoniac , une dragme;
       Teinture de caftoreum : d'affa fœtida : de galbanum, de chacun une dragme ;
       Sel de foulphre , demy fcrupule;
       Camphre , une dragme;
       Myrrhe , demye dragme : Mêlés le tout pour apliquer fur la partie avec une petite éponge , ou une petite canule avec le bandage requis : Si toutes ces chofes ne fervent de rien , on aura recours au fer & au feu , comme il a été dit.

Quand la fiftule a été emportée & le calus confumé , on employe des remedes plus doux , par exemple le collyre fuivant :

℞.   *Eau de fureau : de fenoüil , de chacun une once ;*
       Efprit matrical , deux dragmes ;
       Myrrhe : aloës , de chacun un fcrupule ;
       Camphre , demy fcrupule ;
       Safran , douze grains : Mêlez le tout pour faire un collyre.

Le *Pterygium* , ou l'ongle , & le *Pannus* , font ordinairement diftingués l'un de l'autre , car quand la tunique furvenuë à la conjointe eft polie , mince & blanche, on la nomme *ongle* ou pterygium , & quand elle eft charnuë & rouge , on l'apelle *pannus* ou toile. Le pterygium eft une membrane & une maniere de cataracte externe , qui eft formée fur la conjointe , des particules groffieres & vifqueufes qui fe font extravafées contre nature par les pores des vaiffeaux , en forte qu'en s'acrochant & fe joignant enfemble elles ont formé une peau qui empêche de voir. Elle differe de la cataracte en ce qu'elle eft hors des tuniques , & la cataracte en dedans.

Le *pannus ou la toile* , a beaucoup d'affinité avec le pterygium , c'eft une maniere de peau rouge formée des particules fanguines extravafées & ramaffées fur la conjointe ; elle differe du pterygium en ce que celui-ci eft une maniere de fubftance nerveufe fans aparence de veines , tirant fa naiffance du grand angle de l'œil , d'où il s'étend en forme du fer d'une fleche fur l'œil ; au lieu que le pannus couvre l'œil entier fçavoir la cornée & la conjointe , comme un drap rouge.

Ces maladies fe gueriffent quelquefois fans operation , quoy qu'à la verité la cure en foit tres-difficile , parce que les remedes acres neceffaires pour ronger ces membranes font tres-contraires à l'œil partie d'un fentiment tres-exquis , c'eft pourquoy il faut tant qu'on peut employer les deterfifs , dont les principaux font la graiffe de vipere & celle d'anguille fonduës au foleil en forme d'eau claire , dont on enduit le pterygium pour le refoudre & le diffiper , le fucre candi bien pulverifé & mêlé
avec

avec l'écume de la mer n'est point resolutif ni propre ici. Le suc laiteux de dent de lyon distilé dans l'œil est un peu mordicant, mais pourtant excellent, pour éclaircir la vûe & consumer ces sortes de membranes. Quelques-uns recommandent le baume de saturne, d'autre le fiel & le sang d'anguille vivante, mais tous les fiels des animaux & de l'homme même, quoy qu'utiles dans les maladies des yeux sont trop forts quelquefois. L'eau de l'Empereur Maximilien distilée de fiente d'oye ramassée au mois de May est estimée par *Lipse*. Le miel rosat avec la myrrhe & le camphre font un remede fort doux qui peut être apliqué exterieurement comme l'eau suivante :

℞. *Eau de grande chelidoine, de verveine & d'euphraise, de chacune une once :*
Safran des metaux, dix grains ;
Aloës sucotrin, six grains ;
Vitriol blanc, deux grains : Mêlés le tout.

L'eau distilée de fourmis, convient au pterygium, parce qu'en fortifiant les yeux elle facilite la circulation des humeurs, ou bien :

℞. *Eau de bluet : de soucy ; de chauffetrape, de chacune six dragmes :*
Perles preparées : Sucre de canarie, de chacun demye dragme : Mêlés le tout.

Les remedes terrestres desiccatifs, comme les perles, les fleurs de bluet, le sucre de saturne, l'onguent de tuthie, la tuthie preparée, le pompholix, & les remedes doüés d'une legere acreté & d'une qualité saline, comme le sucre de canarie, le vitriol blanc, le sel armoniac, la lexive faite avec la chaux vive, font excellens, contre les ongles, les excrescences, les pustules, & les carnosités des yeux & des autres parties, par exemple :

℞. *Mucilage de semence de coins fait dans l'eau de chelidoine, une once ;*
Eau de fenoüil ; d'Euphraise, de chacun deux dragmes :
Miel rosat, deux dragmes ;
Tuthie preparée : Corne de cerf brûlée preparée, de chacune demye dragme ;
Camphre, quatre grains : Mêlés le tout pour faire un collyre. L'eau suivante est fort recommandée.

℞. *Aloës hepatique ; Sarcocolle, de chacun une dragme :*
Camphre, six grains ;
Safran, demye dragme : Pulverisez le tout pour une poudre tres-fine, à laquelle ajoûtez, bon vin blanc ; eau rose, six onces de chacun.

On se sert aussi fort utilement, pour resoudre ces sortes de peaux, de la fumée des resolutifs & anodins, reçuë par un entonnoir dans l'œil. Ainsi que des sachets preparés & composés des mêmes remedes, & apliqués sur le mal.

On n'oubliera pas cependant les confortatifs internes, comme *l'electuaire ad visum*, de Mynsicht, & les autres qui font propres à avancer la circulation du sang & des humeurs. Voici quelques specifiques externes pour le pannus, sçavoir la liqueur tirée par l'expression des fourmis rouges, mêlée avec le fiel d'anguille & la poudre fine de la pierre ponce pour en enduire l'œil, & l'on peut y distiller au commencement, deux ou trois goutes de la mixtion suivante chaudement :

℞. *Lait de femme, deux onces :*
Teinture de myrre ; de safran, de chacun demi scrupule : Mêlez le tout.

La

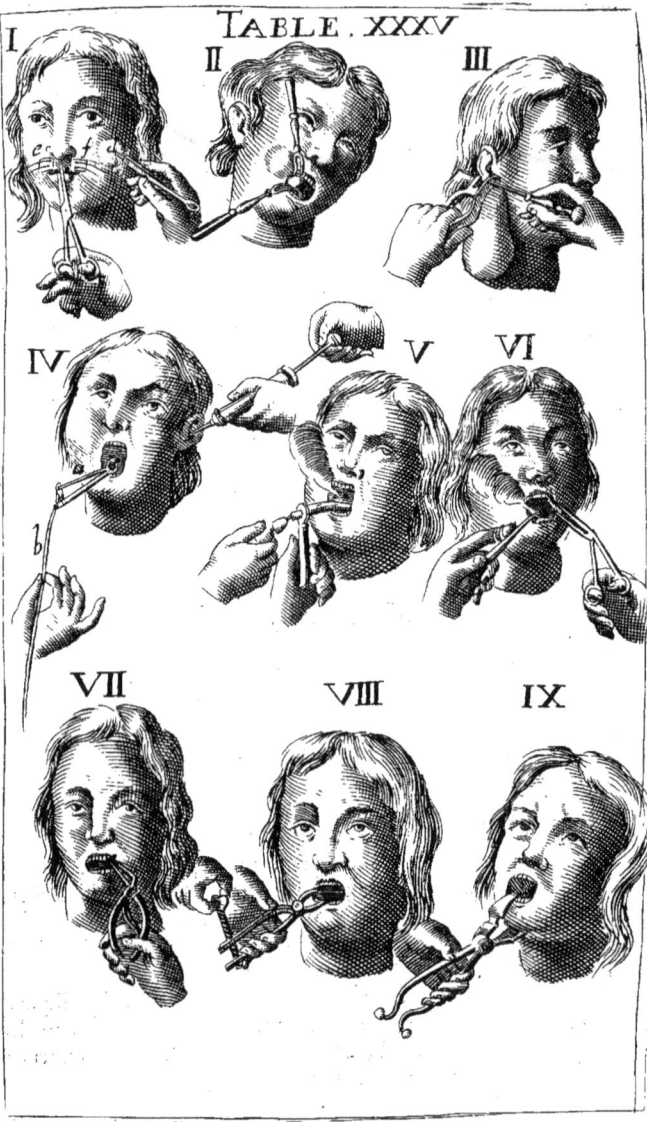

TABLE. XXXV

La graiſſe de foye de goujon, le ſuc d'ariſtoloche ronde mis dans l'œil paſſe pour un remede euphoriſte. L'eau bleüe, qui ſe fait avec l'eau de pluye, & le ſel armoniac battus enſemble dans un baſſin de cuivre juſqu'à ce qu'elle ait acquis ſa couleur eſt un bon collyre, & ſi on y ajoûte un peu d'eſprit de vitriol durant qu'on le bat, il prend un beau verd, & en devient plus efficace contre les pellicu-les & taches des yeux, l'eau de Paſquette ſeule y eſt pareillement tres-bonne. Le ſuc de limaçon ſouvent enduit & apliqué, guerit auſſi bien ces peaux des yeux contre nature, que les verruës des autres parties. Enfin ſi tous ces remedes ſont inutiles, on aura recours à l'operation décrite en cette *table IV. fig. VII. & fig. VIII.*

TABLE XXXV.

Elle montre la maniere de guerir le bec de liévre, la tumeur enchyſtée à la joüe ſuperieure, l'excreſcence de chair dans le palais, de retrancher la luette, par operation, de cauteriſer & arracher les dens, l'aplication du cautere & du ſeton, & du ſpeculum oris.

LA Figure I. montre la maniere de reünir par l'operation de la main, la lévre ſuperieure, fenduë juſques aux dents inciſives, ou le bec de liévre. On ſaiſit avec de petits crochets de chaque côté, les deux bords de la lévre diviſée, pour la ſeparer de la gencive avec le ſcalpel propre *de la fig. I. table II.* aprés quoy on met un linge entre la gencivre & la lévre pour empêcher qu'elles ne s'attachent de nouveau enſemble. Puis on aplique ſur la lévre de chaque côté de la fente, un petit linge, qui a deux petites brides. *f. e.* & eſt imbu d'un glutinatif. Quand les petits linges ſont bien colés, on coupe avec les ciſeaux, les bords de la fente ou du bec de liévre, ainſi que la figure le repreſente, & pendant qu'ils ſont frais & encore ſanglans, on les raproche par les ſutures que l'on conſerve par le moyen des petites brides que l'on attache enſemble, & qu'on laiſſe juſqu'à ce que les bords ſoient entiere-ment reünis, par le moyen du ſeul baume d'Eſpagne.

La *même* figure repreſente l'operation d'une tumeur enchyſtée, dont on a parlé ci-deſſus, qui avoit pris naiſſance entre le cuir & les muſcles de la machoire ſupe-rieure, dont le chyſte fut imprudemment rompu avec le diamant. *d.* deſorte que la matiere s'en étant écoulée, la tumeur s'abaiſſa & degenera en ulcere. C'eſt pour-quoy je fus obligé de faire l'inciſion de la peau en long, & celle du chyſte de même pour ſeparer celui-ci d'avec la peau & les muſcles, par le moïen de la partie large de la ſonde de la *table viij. fig. VI.* juſqu'à la racine du chyſte que je retran-chay avec le ſcalpel de la *table viij. fig. X.* Je touchay enſuite le petit trou avec le cautere bien ardent de la *table xx. fig. VIII.* puis je rafraichis l'ulcere en coupant les bords de la plaïe pour les raprocher & rejoindre enſemble par le moïen des petits linges emplaſtiques mis en croix.

La *Fig. II.* repreſente l'operation d'une tumeur enchyſtée de la groſſeur d'un œuf de poule ſurvenuë à une Demoiſelle entre les muſcles de la machoire ſuperieu-re, dont la Demoiſelle étoit devenuë tres-difforme & melancholique; tout le détail

de

de la maladie & de la cure fe trouvera au long en *l'obfervation xxvj.* ci-aprés ; on voit ici feulement comme quoy un ferviteur, éloigne avec deux crochets, un en haut l'autre en bas, les lévres & les dents de la malade, pour donner moïen au Chirurgien d'extirper la tumeur enchyftée avec le fcalpel de la *table xij. fig. VII.*

La *Fig. III.* montre l'operation d'un feton apliqué à l'oreille gauche par le moïen d'un cautere actuel pour brûler une veine qui portoit la nourriture à une groffe tumeur qui pendoit au col, auquel elle étoit attachée par une groffe bafe, qui ne pouvoit être coupée ni feparée d'avec la peau, à caufe des veines jugulaires & d'un rameau interne de l'artere carotide qui empêchoient cette operation. Quand l'efcharre du feton ou cautere fut tombé par le moïen du beurre frais, je mis dans le trou un anneau de plomb, & quand la playe fut confolidée, la malade qui étoit une riche Demoifelle, y en mit une d'or avec une perle qui lui fervit du depuis d'orne-ment. Ce remede empêcha non feulement l'augmentation de la tumeur, mais il la diminua fi confiderablement, que la Demoifelle la cachoit aifement avec fes habits.

La *Fig. IV.* reprefente la maniere dont on retranche avec le fil l'uvule ou la luette fphacelée en partie, avant que la corruption fe communique plus avant & gagne les parties voifines. Ayant abaiffé la langue & la machoire inferieure par le fpe-culum oris. *fig. IX.* de cette table, le Chirurgien faifit la partie corrompuë de la luette, avec l'anneau preparé & garni de fon filet, *de la fig. VII. de la table IX.* puis tirant bien fort le bout du fil. *b.* avec la main qui eft la plus commode, il fait un nœud bien ferré à la luette, aprés quoy il coupe le bout du fil. *a.* avec des cifeaux, & retirant fon anneau, il laiffe pendre hors de la bouche les deux bouts de filet. *a. b.* jufqu'à ce que la luette tombe de foi-même, le deuxiéme ou troifiéme jour.

La luette fe peut retrancher en un clin d'œil avec l'inftrument de la *table xj. fig. I. & II.* mais peu de Chirurgiens en ont, que fi la luette eft feulement relaxée & alon-gée par un abord de pituite, il fuffit d'y apliquer une poudre aftringente & digeftive avec l'inftrument en forme de petite cuillier de la même *table ix. fig. VIII.*

La même *fig.* enfeigne comme il faut diftiller doucement & fans violence dans les oreilles, les liqueurs convenables à leurs maux, avec la feringue auriculaire de la *table xiv. fig. IV.* de crainte de forcer & de rompre la membrane du tympan, dont s'enfuivroit une furdité incurable.

La *Fig. V.* enfeigne la maniere d'apliquer le cautere actuel de la *table xj. fig. IV.* à la luette, à deux, trois reprifes ou davantage, tant pour étancher le fang que pour ôter le refte de la corruption ; foit qu'elle ait été retranchée avec le fil, ou avec l'inftrument de la *table xj. fig. I. & II.* ou avec les cifeaux, fuivant la methode de *Hierome Fabrice.*

La *Fig. VI.* reprefente l'operation faite à un nommé Jean Ratuën Bourgeois d'Ulmes, à qui la verole avoit tellement rongé le palais, qu'il y avoit un grand trou qui penetroit dans la cavité du nez, & empêchoit le patient d'articuler fes pa-roles. Aprés l'ufage de la decoction fudorifique des bois ordinaires, je touchay par quelques reprifes la partie avec le cautere actuel qui en fepara quelques petits offe-lets, puis j'incarnay & je cauterifay l'ulcere par des gargarifmes & errhines vulne-raires & defficatifs. Je bouchay le trou fi exactement avec l'inftrument d'or de la *fig. VIII. table XI.* auquel eft attachée une petite éponge, que le malade parloit

auffi,

auffi diftinctement en particulier & en public que s'il n'eût point eu du mal.

La même figure montre la maniere de cauterifer les dents cariées & troüées , en introduifant dans le trou, les cauteres actuels de la *table xx. fig. I X. X. & XI.* ou les autres, fuivant que le creux de la dent le requiert.

La Fig. VII. montre comme on arrache commodement avec la tenaille apellée bec de Vautour ou de corbin , de la *table xij. fig. II.* une dent qui étoit fortie de la machoire contre l'ordre de la nature, & qui bleffoit la bouche.

La Fig. VIII. montre la maniere de faire ouvrir la bouche par force aux malades dans le befoin , pour leur faire prendre de l'aliment , lorfque la machoire inferieure eft furprife de convulfion, ou que quelqu'autre maladie oblige le malade de la tenir fermée. Il faut pour lors éloigner la machoire fuperieure de l'inferieure, par le moïen du dilatatoire de la bouche de la *table ix. fig. IX.* emprunté d'Ambroife Paré , & verfer les boüillons dans la bouche pendant que les machoires font éloignées , ou bien les verfer dans l'efophage par l'entonnoir d'argent de la *table x. fig. XI.* lorfque les malades font fi opiniâtres par alienation d'efprit qu'ils ne veulent prendre aucune nourriture , il faut leur ferrer tellement le nez avec les doigts, qu'étant obligés d'ouvrir la bouche pour refpirer , on puiffe prendre ce tems pour y verfer du boüillon, qui entrera en même-tems que l'air. Que fi la deglutition eft empêchée , par les vices du détroit de la gorge ou de l'efophage , le dilatatoire, ni l'entonnoir n'ayant point de lieu , à caufe du danger de la fuffocation & de la douleur qu'ils cauferoient , il n'y a point d'autre remede que de donner tous les jours trois ou quatre clyfteres nourriffans , comme j'ay experimenté tres-heureufement à l'égard du nommé *Melchior Friethen* que je nourris pendant quatre jours par des boüillons en clyfteres , à caufe d'une playe qu'il avoit reçuë au fond de l'eftomach.

La Fig. IX. reprefente l'aplication du fpeculum oris de la *table xj. fig. IX.* tres-neceffaire pour examiner & traiter les affections de la gorge , parce que non feulement il abaiffe la langue comme le fpeculum oris ordinaire de la *table ix. fig. IX.* mais il tient encore la machoire inferieure abaiffée , ce qui donne le tems de bien confiderer tout le détroit de la gorge & d'y apliquer les inftrumens & les medicamens neceffaires.

La defectuofité & les fentes qui fe trouvent aux narines, aux oreilles & aux lévres, eft nommée *colovoma* par Galien , lorfque ces parties font naturellement fenduës & feparées de même que fi on en avoit ôté une piece , & ce défaut ne fe peut jamais rengendrer ; mais le Chirurgien peut raprocher les parties feparées & les agencer ; deforte que la difformité ne paroitra prefque point , fur tout fi la fente eft petite, car quand la fente eft grande parce qu'il y a beaucoup de deperdition de la fubftance de la partie , il n'y a point de remede : & quand les lévres fe reprendroient , elles demeureroient contraintes contre les dents, & fi elles ne fe reprenoient point, ce qu'on auroit ôté d'un côté & d'autre pour rafraîchir les bords agrandiroit encore le vuide. Cette operation ne fe doit pas pourtant entreprendre fur un vieux fujet non plus qu'aux petits enfans qui n'ont point de difcretion , car dés qu'ils crient les points fe rompent , à caufe de la delicateffe de leur chair.

Voici la façon de guerir cette difformité. Le malade étant affis fur une chaife à doffier du côté du jour. Le Chirurgien prendra une portion de la lévre de chaque

D d ij   côté

côté avec des pincettes propres à cet éfet, pour tenir fujette la peau qu'il faut cou-per. Puis avec le biftoury courbe il coupera les bords de la peau d'entre-deux & du milieu, commençant par le plus haut & le plus prés du nez qu'il pourra, afin d'em-porter & d'écorcher toute la peau fans qu'il en refte rien, & que les bords foient tout fanglans comme en une playe fraiche. On fe peut également fervir pour cet éfet de cifeaux bien tranchans. Et lors qu'on aura laiffé couler certaine quantité de fang ; les bords ainfi difpofés & preparés, feront joints & aprochés le plus égale-ment qu'ils pourront, puis on paffera une aiguille d'argent folide ou d'acier, au travers des deux portions des lévres, prenant une affés bonne quantité de chair, & y laiffant ladite aiguille enfilée, en entortillant fon fil autour comme font les cou-turiers quand ils veulent garder leurs aiguilles enfilées. Si la fente eft longue on y peut mettre deux aiguilles, l'une en haut, l'autre en bas. Si les parties divifées ne fe peuvent facilement aprocher & s'entretoucher, il faut faire deux incifions en figure de croiffant à la peau de deffus de la lévre, & que les cornes foient tournées du côté de la playe, par ce moïen les bords de la playe obeïffent plus facilement.

S'il n'y a que d'un côté que la lévre fe puiffe réjoindre, il fuffira de faire l'inci-fion en croiffant de ce côté-là feulement, fans toucher à l'autre : Si l'aiguille qui fera paffée en la lévre outre-paffe trop de côté & d'autre on peut la couper avec de petites tenailles, mettant de petites compreffes fous fes extrémités, & par-deffus l'emplâtre de Betoine ; il faut apliquer entre les incifions en forme de croiffant, de la charpie feche afin que leurs lévres ne fe reprennent point, & que la chair qui croîtra rempliffe la playe & rende la lévre plus obeïffante. Pour l'ordinaire la couture eft aglutinée & la lévre reprife en huit ou dix jours, & alors fi on aperçoit que la lévre tient affés, il faut couper le fil entortillé, & ôter l'aiguille, puis traiter l'ulcere & les petits trous qui refteront par des remedes defficatifs.

Quelquefois les lévres font fenduës en deux endroits, mais cela n'importe, car pourvû qu'il n'y ait pas une grande diftance entre les unes & les autres, on ne laiffe pas de les traiter comme s'il n'y en avoit qu'une. Si ces fentes arrivent aux oreilles ou aux narines on les traite de la même maniere.

Il y en a qui fe fervent, en cette operation, du cautere foudu ou d'un pinceau trempé dans l'huile d'antimoine, dont ils touchent la peau de l'entre-deux, ayant garni le deffous de la lévre d'une petite compreffe de linge ou de coton. Ils ulcerent & emportent par ce moïen toute la peau qu'il faut ôter & quand l'efcar-re eft tombée, ils paffent les aiguilles & entortillent le fil comme il a été dit ci-deffus, puis coupent les pointes des aiguilles de peur qu'elles ne bleffent.

TABLE

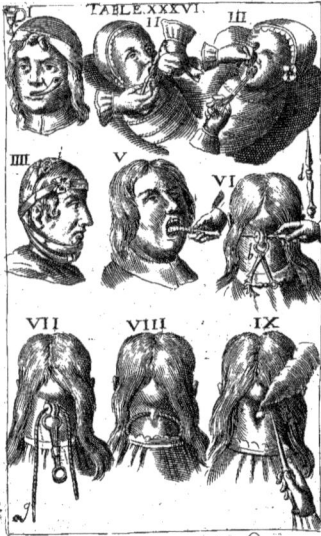

TABLE.XXXVI.

TABLE XXXVI.

La manière d'apliquer l'entonnoir dans la bouche pour donner des alimens
liquides : De couper le filet sous la langue : D'apliquer le bandage
à la lévre inferieure ulcerée, & le seton à la nuque.

LA Figure I. montre la façon d'apliquer l'entonnoir d'argent de la *table X.*
fig. XI. qui est introduit bien avant dans la bouche sur l'extrémité des gencives derriere les dents, par le bout le plus étroit, le plus large restant en dehors
pour recevoir la liqueur qu'on y verse avec le vaisseau. *m.* dépeint à côté pour être
conduite dans l'esophage.

La Fig. II. enseigne la manière de couper suivant la methode d'Aquapendente,
avec le scalpel de la *table xiij. fig. II.* le filet sous la langue que l'on tient avec un
mouchoir.

La Fig. III. enseigne la même operation, excepté qu'on éléve la langue avec
l'élevatoire d'argent de la *table xj. fig, VII.* puis on coupe le filet avec des ciseaux.

Dans la prévention où l'on est que ce filet ou ligament qui se trouve sous la langue des enfans n'est point naturel, & qu'il empêcheroit l'enfant de parler si on
ne le coupoit de bonne heure, les sages femmes ont coûtume de le déchirer d'abord
avec les ongles, & les Barbiers le coupent avec la lancette, ce qui cause souvent
de grandes hemorragies & de grandes douleurs à ces petits innocens, d'où s'ensuivent quantité de maux, dont Fabrice Aquapendente fait mention en enseignant
la manière de faire seurement cette operation lors qu'elle est necessaire.

Voici ses termes au *chap. 36. de la seconde partie de ses œuvres chirurgicales.*
Avant de vous parler de l'operation de couper le filet qui tient la langue attachée
par-dessous : Il est bon de vous avertir, de la temerité des sages-femmes, qui tiennent toûjours un de leurs ongles prest & pointu pour couper à tous les enfans qui
naissent le ligament qu'ils ont sous la langue, croyant que si elles y manquoient,
les enfans ne pourroient jamais parler. Comme si la nature avoit besoin du secours
d'une chetive femme pour faire parler l'homme à qui la parole est essentielle. Je
me souviens d'avoir vû un enfant sorti nouvellement du ventre de sa mere qui demeura long-tems pendant qu'on tira l'arriere-faix sans jetter aucun cri ni aucune lar-
me, parce qu'il ne sentoit aucun mal, & qui se mit à crier & à pleurer aussi-tôt
que la sage-femme lui eut coupé ce filet avec son ongle, à cause de la douleur que
cela lui fit. Mais c'est peu de chose que la douleur, le plus important est l'inflammation qui survient souvent à cette operation de l'ongle qui empêche les enfans de prendre la mammelle & les fait mourir faute de pouvoir teter, & ce qui
est encore pire, on attribue la cause de leur mort ou à l'acouchement, ou au manque de force pour prendre le teton, ou à toute autre chose qu'à la veritable, qui
est la faute de la sage-femme. Cela étant aussi vray que je vous le dis. Je suis surpris qu'on ne leur ôte pas, par une loy expresse la liberté de faire ainsi mourir impu-
nement les enfans. Ne permettez donc jamais aux sages-femmes de toucher ainsi

à vos enfans ni à ceux d'autrui, s'il arrive que ce ligament soit plus court qu'il ne faut on le pourra bien couper dans la suite par le conseil d'un bon Medecin ou d'un habile Chirurgien. Mais cela n'arrive que tres-rarement, d'autant que la nature n'a pas fait l'homme propre pour parler sans lui donner en même-tems les instrumens propres pour le faire. Que si de cent milles qui naissent, il y en a à peine un en qui ce ligament a besoin de l'operation, il ne s'ensuit pas que mon raisonnement soit mal fondé & ma proposition moins generale. Quand ce cas arrive, si l'enfant est un peu grand on lui dit de tirer la langue le plus qu'il pourra au de-là des dents, puis on la prendra, suivant Celse avec une pincette, & suivant moy avec des tenailles ou comme on pourra, car les enfans ne sçauroient ou ne veulent pas tirer la langue, c'est pourquoy le plus court est de les faire pleurer, & tenant entre le pouce & l'index de la main gauche un linge neuf un peu fin pour mieux saisir la langue & la retenir. On la tirera dehors en la recourbant vers le haut pour mieux voir le filet & le couper de la main droite, non pas avec la lancette mais avec un scalpel qui coupe bien & qui ait sa pointe un peu recourbée. L'incision se fait en travers à une ou plusieurs reprises, jusqu'à ce qu'il soit assés coupé avec le reste du filet qui est à côté, prenant bien garde de ne point offenser les vaisseaux d'au-dessous, dont l'ouverture seroit suivie d'un flux de sang qui causeroit la suffocation ou une perte d'esprits & de forces tres-dangereuse en un âge si tendre, ce qui n'arrivera jamais à un Chirurgien bien versé dans l'anatomie qui connoîtra les vaisseaux qui sont sous la langue. Après cela on lave la bouche de l'enfant avec du gros vin, à quoy on peut ajoûter du diamoron, la partie se guerit ensuite de soy-même, & si l'enfant ne parle pas dans la suite, il y aura quelque autre chose qui l'en empêchera que le filet.

Il arrive quelquefois sous la langue une tumeur apellée ranule ou grenoüillette, si grosse qu'elle empêche souvent les fonctions de la bouche. Leur matiere qui est contenuë dans un follicule ressemble à du miel, ainsi cette tumeur est de la nature du meliceris excepté que celui-ci se guerit pour l'ordinaire par des medicamens, & que la ranule ne se guerit que par l'operation, à cause de l'abondance de l'humidité qui sort continuellement de dessous la langue.

Celse dit qu'il faut emporter le follicule quand l'abscés est grand, & il ordonne de couper la peau jusqu'au follicule, & par après de lever les bords de côté & d'autre avec de petits crochets pour détacher le follicule de tous côtez, prenant garde de ne pas couper quelque grosse veine. Si la tumeur est fort petite, la seule incision suffit d'Aquapendente qui sçait par experience la difficulté d'arracher ce follicule de dessous la langue & d'y faire tant d'incisions, laisse là le follicule & se contente de faire une seule incision la plus longue qu'il peut sur la tumeur, par ce moïen la matiere s'écoule incontinent, le follicule se pourrit peu à peu & fort, puis on guerit la partie au commencement par les anodins comme la decoction de mauves ensuite par les detersifs, comme le vin blanc & le miel rosat, enfin avec l'oximel jusqu'à ce que l'ulcere paroisse bien net & sans follicule, puis on fait venir la cicatrice en tenant dans la bouche du gros vin rude dans quoy on a dissout un peu d'alun.

La Fig. IV. represente la lévre inferieure blessée & bandée suivant la methode de Galien avec la bande à quatre chefs, dont on a transcrit la description en faveur

des

des Chirurgiens de la campagne qui ont rarement entre les mains le livre des bandages de Galien, afin qu'ils fçachent l'apliquer dans les maladies de la lévre inférieure, & principalement au cancer ulceré.

Le milieu de la fonde, dit Galien, qui eſt entier. *g.* fera poſé fur la lévre inférieure & les chefs fuperieurs. *h. i.* feront conduits au menton & de là à l'occiput, ou paſſant l'un fur l'autre en forme de la *lettre X.* feront tirés vers le fommet de la tête, entre icelui & le front & remis à un ferviteur. Les autres chefs. *k. l.* feront portés par-deſſous les oreilles encore à l'occiput, & feront tirés vers le front, enforte qu'ils repreſentent encore un X. & feront liés avec les chefs que le ferviteur tenoit.

La *Fig. V.* reprefente la maniere de retirer avec la canule d'argent de la *table X. fig. II.* Les petits os & les autres corps qui fe font arrêtés en mangeant au détroit de la gorge & plus avant dans l'eſophage qui ne peuvent defcendre dans l'eſtomach. & qu'il faut par confequent retirer par la bouche.

Les corps qui s'arrètent au détroit de la gorge ou de l'eſophage veulent être retirés par le vomiſſement ou avec les inſtrumens convenables, ou pouſſés dans l'eſtomach. Si ces corps peuvent être vûs on les faiſit & tire facilement avec la pincette droite de la *table IV. fig. I.* en apliquant le fpeculum oris dans le même-tems qu'on fe fert de la pincette. Que fi on ne les peut pas voir, parce qu'ils font defcendus dans l'eſophage, ayant apliqué le fpeculum oris, & abaiſſé la langue on les faiſit avec la pincette recourbée de la *table X. fig. I.* ou bien on introduit pluſieurs fois dans l'eſophage la canule de la *table X. fig. II.* pour les engager & les retirer. Les malades peuvent après le repas fe provoquer à vomir, trempant une plume ou les doigts dans de l'huile d'amandes douces & les introduiſant bien avant dans le détroit de la gorge pour en vomiſſant rejetter le corps arrêté.

Si on ne peut ni vomir, ni retirer par les inſtrumens les corps étranges, on tache de les pouſſer dans le fond de l'eſtomach; & pour le faire Hierome Fabrice fe fert d'une bougie de cire blanche de la groſſeur du petit doigt & un peu recourbée, que le patient fourre lui-même dans le détroit de fa gorge juſqu'à ce que le corps foit defcendu dans le ventricule.

Il y en a qui font avaler au patient des bolus plus gros que le corps étrange, d'autres attachent bien fort une petite bale de plomb à un filet, que le malade avale & retire pluſieurs fois pour détacher le corps étrange & le ranger dans le ventricule. Que fi on ne peut le retirer ni le faire defcendre dans l'eſtomach par aucune maniere; il faut, fuivant Fabrice Aquapendente, laiſſer le tout au tems & à la nature, en quoy il eſt conforme à Paul & à Leonide qui font du même fentiment.

La *Fig. VI.* enfeigne la maniere d'apliquer le feton avec la tenaille. *b.* & le fcalpel *fig. VI.* de la *table VII. fig. VI.* que Fabrice de Hilden décrit & préfere à celui qui fe fait avec le fer ardent, parce que le feu deſſéche & fortifie, non feulement la partie, mais cauſe encore de la douleur & de l'horreur au malade, mais outre que la fecherefſe procurée par le feu eſt corrigée par le beurre frais, & que la chaleur & la douleur attirent les humeurs peccantes; les malades ont beaucoup plus d'averſion pour le fcalpel que pour le cautere actuel : Ainfi comme il y a des raiſons pour & contre, ne nous arrêtons point à decider la queſtion & perfuadez

par

par plusieurs experiences, des utilités du seton que nous avons apliqué tres-heureusement à la nuque avec le fer chaud sur tout en la goute sereine, lequel vuide nonseulement les humeurs qui remplissent le cerveau, fait revulsion de celles qui se précipitent sur les yeux, & derivation de celles qui tombent sur les parties de la bouche & sur la poitrine, mais encore fait interception de celles qui distillent sur la moëlle de l'épine & sur les articles, contentons-nous d'enseigner aux jeunes Chirurgiens la maniere de l'apliquer en trois figures, *VI. VII. & VIII.*

Le malade étant assis sur une chaise basse, le Chirurgien cherchera avec le doigt index, la cavité qui est entre la premiere & la seconde vertebre du col qui est l'endroit propre pour le seton, puis l'ayant trouvée & rasé les cheveux, il tirera avec de l'encre à écrire une ligne qui passera justement par le milieu de la cavité, & pour ne se pas tromper, le malade lui presentera la tête bien droite sans la tourner ni çà ni là. Il marquera ensuite avec de l'encre les endroits à droit & à gauche où doivent se trouver les deux trous; sçavoir, l'entrée & la sortie du seton, ensorte qu'il y ait entre les deux trous l'espace d'un doigt & demi plus ou moins, selon que le cuir du malade sera épais ou mince.

Le lieu étant marqué & l'encre desseché le malade panchera la tête en arriere pour relâcher le cuir & le panicule charneux que le Chirurgien retirera avec les doigts pour les separer ou distinguer des muscles qui sont au-dessous, puis avec celle des tenailles qui lui semblera la plus propre de la *table vij. fig. I. II. & III.* il prendra & saisira autant qu'il pourra des tegumens; sçavoir, du cuir & du panicule charneux, sans toucher aux muscles du col, de crainte de la convulsion & de autres fâcheux accidens qui en pourroient arriver; & tirant à soy lesdits tegumens il les serrera dans la tenaille autant que le malade pourra souffrir, & jusqu'à une mediocre douleur, afin que les nerfs ainsi serrés & pressés diminuent le sentiment de la partie qui doit être percée, & que le malade ressente moins le feu du cautere qui est assés douloureux. Le Chirurgien doit avoir saisi les tegumens, desorte que la ligne faite en long dans la cavité paroisse entre la tenaille, & que les marques des deux trous soient veües par les trous de la tenaille; cela fait, il se servira, s'il est necessaire, du stratageme pour tromper le malade, raporté dans la *table xxxj. fig. VII.* & passera en un clin d'œil le stilet bien ardent de la *table vij. fig. IV.* afin qu'il penetre mieux & plus promptement au travers de la tenaille, il le retirera en même-tems, & le laissera refroidir de soi-même, parce qu'en l'éteignant dans quelque liqueur il se ramolliroit & ne pourroit plus servir ensuite sans ôter la tenaille. Le Chirurgien fera passer par les trous de la tenaille un ponétal ou grosse aiguille qui aura à l'une de ses extrémités un bouton de cire. *g.* & à l'autre un cordon de soye imbu d'un blanc d'œuf & engraissé de beurre frais, & tirera le cordon jusqu'au milieu où il le laissera sans l'en sortir.

La Fig. VIII. marque comme la tenaille ôtée, le Chirurgien tire doucement les deux bouts du cordon sur le devant du col & aplique sur la partie affectée un linge en quatre doubles imbu d'eau rose & de blanc d'œuf pour la défendre d'inflammation & par-dessus le tout un bandage convenable.

Les jours suivans environ jusqu'au septiéme, il faut tirer doucement le cordon, tantôt à droit, tantôt à gauche de tems à autres, & engraisser de quelque digestif la partie du cordon qui doit rester cachée sous les tegumens, & mettre par-dessus le
linge

linge en quatre doubles imbu du même mélange, jufqu'à ce que l'ulcere engendre un pus loüable, & que la crainte de l'inflammation foit paffée. Quand le pus paroîtra loüable, on garnira la partie du cordon qui doit refter fous les tegumens de l'onguent fuivant ou de quelque autre femblable.

℞. *Therebentine de Venife lavée dans l'eau rofe, une once ;*

Du cirop rofat folutif, demy once ;

Poudres de turbith blanc & gommeux ; & de rhubarbe choifie, de chacun un fcrupule & demy : Mêlez le tout pour former un onguent.

On aplique par-deffus l'emplâtre pour les cauteres de Dominique Galvan, & on conferve l'ulcere ouvert jufqu'à ce que le malade foit delivré & exempt de la maladie pour laquelle on a apliqué le feton. Pour lors l'indication de la neceffité du feton ceffant, le Chirurgien tire infenfiblement le cordon du côté gauche & aglutine fans crainte d'aucun danger les tegumens avec le cerat divin, mettant par-deffus une compreffe en quatre doubles, & le bandage compreffif. Il y en a qui diminuent le cordon ou en coupent fucceffivement une portion avec les cifeaux l'engraiffant d'un medicament farcotique & le retirent peu-à-peu cicatrifant l'ulcere avec l'onguent diachalcitheos.

Cette operation eft nommée *Seton*, à caufe que le fil que l'on paffe au travers de la peau avec l'aiguille étoit anciennement de crin de cheval, qui s'apelle en Latin *Seta*, aujourd'hui nous nous fervons de fil de coton ou de fil retors qui n'a point encore paffé par la leffive, & en place du cautere actuel on prend une aiguille tranchante froide, d'autant qu'elle eft beaucoup moins douloureufe, il n'eft pas befoin de tenailles car on peut avec la main tenir la peau en l'état que l'on veut.

La Figure I X. montre la cauterifation fimple de l'occiput à un adulte, avec un ferrement rond ardent, qui fe fait lorfqu'il y a danger d'apoplexie ou de quelque autre maladie lethargique & foporeufe. Elle fe fait en la cavité de l'occiput comme le feton, entre la premiere & la feconde vertebre du col avec un des ferremens ardens de la *table XX. fig. VIII. IX. & X.* &c. principalement aux enfans nouveaux nez & à ceux qui tétent, lorfqu'ils font menacés ou tourmentés de l'epilepfie, car cette operation fert également pour la guerifon & pour la prefervation de cette maladie, en repouffant, dérivant, évacuant & corrigeant les humeurs & fur tout la pituite qui rend la tête pefante. La cauterifation de l'occiput eft fi commune pour cette raifon en plufieurs lieux qu'il ne fe trouve prefque point d'enfans à Florence qui ne portent un cautere à la nuque auffi-tôt qu'ils font baptifés. Pour faire cette operation on rafe les cheveux, & ayant reconnu la cavité de l'occiput, on choifit un ferrement oblong & ovalaire proportionné, & quand il eft chaud on en touche la cavité une fois feulement & legerement, quand l'enfant eft fort jeune, que c'eft hors du paroxifme & pour preferver : Mais quand c'eft pour guerir, dans un âge plus avancé & dans le paroxifme, il faut apuyer le ferrement deux ou trois fois plus profondement pour conferver long-tems le lieu ouvert. On aplique enfuite le beurre frais fur le lieu cauterifé avec une emplâtre de diapalme ou de triapharmacum pour procurer la feparation de l'efcarre, laquelle étant tombée, on tiendra l'ulcere ouvert & fupurant par le moyen du cerat de Galien ou du Diachylon fimple, & quand il fera tems de le cicatrifer, on le fera avec l'onguent de cerufe ou quelqu'autre epulotique.

E e   TABLE

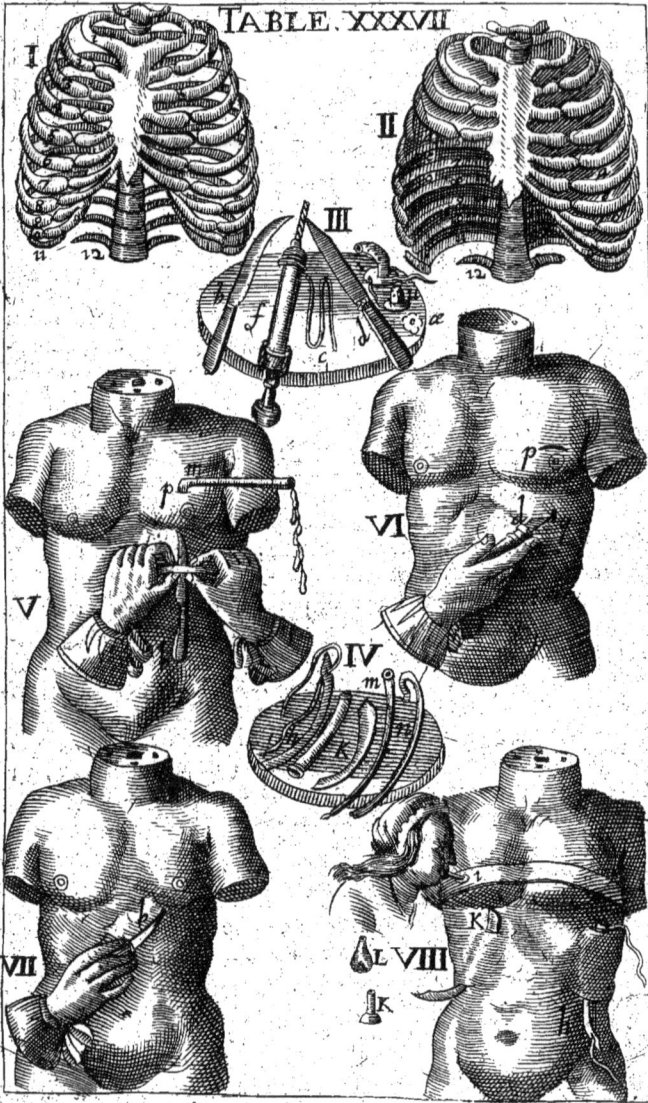

TABLE. XXXVII

TABLE XXXVII.

De la paracenthese du thorax & de la curation des playes & fistules de la poitrine.

LA Figure I. represente les douze costes du thorax, entierement découvertes & marquées par chifres, afin que les jeunes Chirurgiens puissent mieux & plus facilement comprendre ce qui sera dit de l'operation de la paracenthese.

La *Fig. II.* montre les muscles intercostaux externes & internes que l'on ouvre avec le scalpel dans l'operation de l'empyeme, mais les Auteurs ne conviennent pas du lieu de la poitrine qui doit être ouvert ; car Hipocrate choisit le septiéme interstice des costes marqué. *o.* Paul le cinquiéme marqué. *a.* & quelques modernes choisissent l'interstice. *e.* qui tient le milieu entre celui d'Hypocrate & de Paul.

Les *Fig. III. & IV.* representent divers instrumens ; sçavoir le scalpel courbe. *b.* de la *table xiij. fig. I. & II.* & celui qui tranche de deux côtés. *a.* de la *table ij. fig. I.* la seringue. *f.* de la *table xiv. fig. I.* le fil plié en trois. *c.* la canule d'argent aislée. *i.* de la *table xiij. fig. XII.* le petit chapeau. *u.* de la *table xiv. fig. VIII.* une petite éponge. *a.* l'instrument de Hierome Fabrice d'Aquapendente. *b.* de la *table xiij. fig. XXIII. & XXIV.* le siringotome. *k.* de la *table xv. fig. I.* & le catheter d'or. *m. n.* de la *table xiij. fig. IX. & X.* lesquels instrumens sont tous necessaires aux Chirurgiens pour l'empyeme, les playes & les fistules de la poitrine.

La *Fig. V.* enseigne non seulement la maniere de tirer la matiere decoulée dans la cavité de la poitrine avec le canal d'or. *m.* de la *fig. IV.* introduit dans la playe. *a.* qui est fort haute, mais elle represente encore la maniere de redoubler & de couper la peau suivant les modernes avec le scalpel courbe. *b.* de la *fig. III.* avant de percer les muscles intercostaux avec le spatha. *d.* de la *fig. VI.*

La *Fig. VI.* montre comme ayant fait la premiere incision de la peau & des parties qui lui sont adherentes avec le scalpel. *b. fig. III.* on ouvre l'interstice des costes. *q.* avec le spatha. *d. fig. III.*

La *Fig. VII.* represente comme la playe penetrante dans la cavité de la poitrine étant trop étroite, est dilatée avec le scalpel courbe. *b.* qu'a un petit bouton d'argent à sa pointe, de peur que les poumons n'en soient offensés.

La *Fig. VIII.* fait voir un sinus cutanée & calleux au côté droit de la poitrine qui est ouvert & coupé en toute sa longueur avec le siringotome. *k. fig. IV.* garni en sa pointe d'un bouton de cire, de peur qu'en l'introduisant il ne pique les chairs & ne cause de la douleur. On le fourre peu-à-peu & fort doucement dans la fistule, jusqu'à ce qu'étant arrivé au fond de la fistule on le pousse aussi de la main droite au travers de la peau calleuse pour en faire sortir la pointe par le trou qu'elle se fait, le bouton de cire restant dans l'ulcere ; on prend ensuite la pointe du siringotome avec la main gauche, & on coupe presqu'en en un clin d'œil.

La *même Figure,* montre au côté gauche de la poitrine l'aplication de l'instrument. *h. fig. IV.* avec lequel Hierome Fabrice d'Aquapendente ouvre les fistules qui s'insinuent & communiquent depuis un espace ou interstice intercostal superieur par-dessous une ou deux costes jusqu'à un autre espace des costes inferieures, où

E e ij   elles

elies fe terminent. On introduit le bout de la canule d'argent. *l. fig IV.* entre la pleure & les coftes jufqu'au fond de la fiftule, en forte qu'il regarde en dehors, puis l'on fourre dans la canule mife dans la fiftule intercoftale, l'aiguille longue. *h.* enfilée d'un fil vers fa pointe, dont il refte affés pour ouvrir le fond de la fiftule, en forte que les deux bouts du fil pendent, l'un par l'ouverture fuperieure, l'autre par l'inferieure ainfi qu'il eft reprefenté. Aprés avoir ouvert le fond de la fiftule on retire l'aiguille par l'ouverture inferieure. Aprés l'avoir defilée, on noüe les deux bouts enfemble en les ferrant bien fort pour tenir les deux orifices ouverts, afin de donner une libre iffuë au pus par l'orifice inferieur de la fiftule jufqu'à ce que le finus qui eft fous les coftes foit incarné ou aglutiné.

De la curation de l'empyeme par la paracenthefe du Thorax.

IL y a quatre chofes à confiderer avant d'entreprendre l'incifion de la poitrine : La premiere, fi on la doit faire ou non ; la feconde en quel tems on la doit faire ; la troifiéme, en quel lieu ; & la quatriéme avec quels inftrumens & de quelle maniere on la doit faire.

On connoît qu'il faut ouvrir la poitrine par quatre chofes, fçavoir ; par la maladie, par le tems de l'année, par les forces du malade, & par la grandeur du mal ou la quantité de la matiere qu'il faut évacuer.

La maladie qui indique l'ouverture du thorax fe nomme empyeme, qui arrive quand il y a de la matiere ramaffée dans la cavité de la poitrine entre la pleure & les poûmons ; foit du pus par la rupture d'un abfcés des poûmons ou de la pleure ; foit une ferofité bilieufe enfuite d'une erefipele arrivé aux mêmes parties ; foit du fang enfuite d'une playe ou d'une veine rompuë ; foit enfin une humeur fereufe par une hydropifie de poitrine : Car lorfque ces matieres ne peuvent être vuidées ny par les crachats, ny par les urines, ny par les felles ; c'eft-à-dire, lorfque les remedes expectoratifs, diuretiques & purgatifs font inutiles, il n'y a point d'autre remede que la paracenthefe. On connoît qu'il y a de la matiere ramaffée dans la cavité de la poitrine, 1°. En ce que la refpiration eft difficile au tems de l'infpiration, à caufe que les poûmons étant comprimés par la matiere, ont de la peine à fe dilater pour recevoir l'air ; & facile au contraire au tems de l'expiration, à caufe que la matiere comprime les poûmons & leur aide à fe refferrer pour chaffer l'air. 2°. Par le poulx, qui eft frequent, petit, inégal & dereglé. 3°. Par la fiévre qui a precedé avec d'autres accidens. 4°. Par la difficulté de fe coucher fur le côté fain, parce qu'en cette fituation les poûmons font tellement comprimés par la matiere qu'ils ne peuvent faire leur jeu, 5°. Par la fluctuation de la matiere que l'on fent quelquefois floter dans la cavité de la poitrine. 6. Par la toux qui eft infeparable de l'empyeme, parce que la matiere contenuë irrite par fa quantité ou par fon acrimonie ou par toutes les deux, les tuniques de la trache artere, fur tout vers fa tête qui eft douée d'un fentiment tres-exquis.

A l'égard de la faifon de l'année ou de la temperature de l'air, Hypocrate défend de faire la paracenthefe du thorax aux folftices d'hiver & d'efté, à caufe des changemens fubits & confiderables de l'air qui fe font en ces tems-là, lequel entrant dans la poitrine pendant que la matiere en fort y cauferoit de terribles alterations.

Quant

Quant aux forces du malade, si elles ne paroissent pas bonnes ou mediocres, il faut s'abstenir de faire cette operation, de-peur qne le malade venant à mourir on n'en accusât & diffamât la paracenthese. On se peut tromper en jugeant en cette occasion de la bonté des forces par le poulx, d'autant que la matiere contenuë dans la cavité de la poitrine, rend le pouls petit, vîte, frequent & dereglé, ce qui semble indiquer de la foiblesse, quoyque le malade soit peut-être assés fort. Le signe le plus certain de la bonté des forces, c'est lorsque les malades peuvent s'asseoir ou marcher seuls ou par le secours d'un bâton.

A l'égard de la quantité de la matiere, lorsqu'il n'y en a gueres, la paracenthese n'est pas necessaire, parce que la nature la peut facilement digerer ou dissiper in-sensiblement ou l'évacuer sensiblement par les voyes ci-dessus rapportées ; mais s'il y a beaucoup de matiere comme elle peut suffoquer le malade par sa quantité & cor-rompre les poûmons par sa qualité, il faut sans delay en venir à l'operation.

Quand la necessité de faire l'operation & sa possibilité sont reconnuës, il ne s'agit plus que de prendre le tems auquel la maladie l'exige. Hipocrate le marque *au sixiéme livre des Epidemiques, section sept, texte neuf,* en ces termes : *Il faut,* dit-il, *ouvrir les hydropiques de poitrine tháſſon, & cauterifer les Empyriques, autíca.* Les inter-pretes, ont rendu ces deux adverbes par, *ſtatim,* aussitôt, d'abord, ou promptement. *tháſſon* neanmoins marque moins de celerité qu'*autíca,* qui signifie tout d'abord, & dés le commencement. Comme s'il disoit, qu'il faut ouvrir tout d'abord & tres-promptement les empyriques, avec le cautere actuel ou le scalpel, mais qu'il ne se faut pas tant presser dans les hydropisies de poitrine. La raison en est, que dans les hydropisies de poitrine la matiere s'amassant peu-à-peu & successivement ; il n'est pas necessaire de faire si-tôt l'operation, mais seulement lorsque les eaux sont en une quantité suffisante, pour incommoder ; il n'en est pas de même dans l'em-pyeme, qui arrive tout d'un coup par la ruption d'un abscés, dont le pûs s'écoule en peu de tems dans la cavité de la poitrine, où il est retenu car le plus prompte-ment qu'on peut le vuider est le meilleur c'est pourquoy il faut ouvrir incontinent la poitrine de-peur que l'abondance de la matiere purulente n'étouffe le malade en empêchant la dilatation des poûmons, & que le sejour du pus acre & corrosif, ne cause quelque ulcere au poûmon, ou aux parties voisines, qui deviendroit incurable ou de tres-difficile guerison.

A l'égard de l'endroit de la poitrine où l'operation se doit faire, comme il y en a plusieurs ; sçavoir en devant, en derriere, aux côtés, en bas & en haut, il faut choisir le plus seur. L'operation ne se peut pas bien faire, ny seurement en devant ny en derriere de la poitrine, parce qu'il est dangereux de couper le muscle pecto-ral & les dorsaux qui sont tres-nerveux, il reste donc de faire l'ouverture aux cô-tés non en haut, mais en bas où les muscles sont moins adherans à la poitrine. On doit même faire quelquefois l'operation en devant à la region du sternum, lorsque la matiere est renfermée dans le mediastin. Paul. *liv.* 6. *chap.* 44. ouvre la poitrine en la partie superieure laterale entre la cinquiéme & sixiéme côte. *a. fig. II.* en comptant de haut en bas, & Hipocrate fait l'ouverture en la partie inferieure aussi laterale, entre la septiéme & huitiéme côte marquée. *o.* en la même figure en copmtant de même. Hypocrate à la verité marque autrement ce même endroit, car il veut que la paracenthese se fasse entre la troisiéme & quatriéme côte depuis la derniere en comptant de bas en haut, mais parce qu'il ne compte pas la douziéme côte qui est fort difficile à toucher, & qu'il commence à compter depuis la onziéme inclusivement, son endroit se rencontre justement à l'interstice marqué. O. qui est entre la 7. & 8. côte de la *fig. II.* Paul, qui est suivi par le tres-sçavant Fabrice d'Aquapendente, pour trouver son endroit compte les vertebres du dos & pose un fil sur la pointe de l'épine entre la cinquiéme & sixiéme vertebre & le conduit vers le milieu du sternum, puis prenant ensuite la troisiéme partie de ce fil marqué. *e. fig. III.* Il l'applique sur la poitrine tirant du sternum vers l'épine, & marque avec de l'encre, le lieu où aboutit le fil plié en trois, qui fait presque une ligne droite & perpendiculaire avec le bout du mammelon. *Fg. V. & VI.*

Hipocrate choisit l'éminence ou courbure des côtes, mais pour éviter les muscles nerveux au lieu de faire son ouverture sur cette éminence & de tirer en deriere il tire un peu plus en devant en allant vers le sternum. Il semble d'abord que le diaphragme doive courir quelque danger en ouvrant cet endroit d'Hipocrate, mais il n'en court pourtant point, parce qu'étant abaissé vers les côtes par la quantité de la matiere, il ne monte point assés haut pour pouvoir être blessé par le scalpel. La paracenthese se doit faire au même côté où la matiere est contenüe, à cause du mediastin qui separe la cavité de la poitrine en deux; si on aperçoit donc qu'elle est au côté droit, on y fera l'ouverture, & au gauche si la matiere y est. S'il y en a en tous les deux, il faut ouvrir tous les deux. L'endroit le plus commode & le meilleur de tous est celui d'Hipocrate, parceque le pus & les autres matieres contenües dans la poitrine, s'écoulent beaucoup mieux que l'ouverture est plus basse. L'endroit de Paul n'est pourtant pas à rejetter & même préferable à celui d'Hipocrate, lorsque l'operation se doit faire au côté droit, parceque le foye pousse le diaphragme en haut par sa partie gibbeuse & empêche que l'operation ne se fasse à l'endroit d'Hipocrate.

Que si la paracenthese se doit faire au côté où Hipocrate dit qu'il seroit à souhaiter que la matiere se trouvât toûjours, comme le diaphragme ne monte point si haut, parce que la rate est plus petite & scituée plus bas que le foye, on choisira l'endroit d'Hipocrate, ou celui qui tient le milieu entre le sien & celui de Paul marqué. *e.* considerant que le diaphragme ne monte pas si haut dans les sujets vivans que dans les morts. Et qu'on peut ouvrir la poitrine en ces deux derniers endroits sans danger d'offenser aucuns vaisseaux, le pericarde, les poûmons, le mediastin ny le diaphragme.

Quant à la maniere de l'operation, elle se fait en coupant, en cauterisant, & en perforant. Hipocrate fait mention de l'incision & de la cauterisation en l'aphorisme 44. de la septiéme section, où il dit: *Si quand on cauterise ou on coupe les empyiques, il sort du pus blanc & pur ils en échapent, mais si le pus est sanglant, bourbeux & puant ils en meurent.* Il parle aussi de la perforation au second livre des maladies *article* 45. De laquelle de ces trois manieres qu'on fasse l'ouverture de la poitrine, il faut avoir égard en la faisant, à la maniere dont le malade se doit coucher, à sa respiration, aux instrumens, & à la façon d'operer.

Pour ce qui regarde le coucher, le malade doit tenir en figure moyenne, le corps & le bras du côté qui doit être ouvert pour ne pas gêner ny contraindre les muscles; C'est pourquoi si la paracenthese se fait à l'endroit de Paul, le malade

sera

fera couché à la renverfe, & fur fon ventre fi elle fe fait à l'endroit d'Hipocrate.

Pour ce qui eft de la refpiration, fi le Chirurgien choifit l'endroit de Paul, il
recommandera au malade de refpirer, afin que les poûmons fe retirent, & s'il choifit
l'endroit d'Hipocrate, il commandera au patient de retenir fon fouffle, afin d'a-
baiffer le diaphragme.

Les inftrumens dont on fe fert pour la paracentefe varient fuivant les diverfes
manieres d'operer. Hipocrate ne fe fert que du fcalpel tranchant des deux côtés
fig. III. d. & Paul du fcolopomachairion ou fcalpel courbe de la même *fig. VI.*
Les modernes fe fervent de l'un & de l'autre. Premierement du fcalpel tranchant
des deux côtés & enfuite du courbe, ainfi qu'il eft reprefenté dans les *figures V.*
& VI. Hipocrate cauterife encore les empyiques avec le cautere cultellaire ou
fcalpel ardent, de figure oblongue, mais peu épais, parce qu'aprés la cauterifation,
quand l'efcarre tombe l'ouverture devient plus grande, que n'étoit la grandeur du
fcalpel. Le même Hipocrate ouvre auffi la poitrine aux empyiques, en troüant la
côte la plus commode avec une tariere cave faite en vis, les folides dont les cor-
donniers fe fervent pour percer les femelles & paffer le fil gros étant trop dangereufes. Ces trois fortes d'operations ont lieu fuivant la diverfité de la matiere contenuë dans la poitrine; parce que la matiere épaiffe a befoin d'un plus grand trou
pour paffer que la liquide: Il faut donc faire une incifion quand c'eft une matiere
groffiere ou du pus, & cauterifer les mufcles ou percer la côte quand la matiere
eft liquide ou aqueufe comme dans l'hydropifie de poitrine, fuivant la methode de
Paul & d'Hipocrate.

Les modernes qui préferent l'incifion à la cauterifation & à la perforation, la
font plus petite en l'hydropifie de poitrine & plus grande aux empyiques, pour les
raifons que nous venons de dire.

Voici la maniere d'ouvrir la poitrine felon Hipocrate. Ayant trouvé & marqué
avec de l'encre l'endroit où il faut ouvrir, & le patient étant placé en fituation
moyenne on ouvre la poitrine obliquement tirant en derriere & en haut avec le
fcalpel tranchant des deux côtés *d. fig. III. & VI.* en place duquel Paul fe fert
du fcolopomachairion.

Le fcalpel tranchant envelopé d'un linge, enforte que fa pointe refte découverte
de la largeur d'un doigt afin qu'il entre autant qu'il faut fans bleffer les parties internes eft apliqué aux mufcles intercoftaux externes & pouffé infenfiblement jufqu'à ce qu'il ait penetré au de-là de la pleure dans la cavité de la poitrine, & fi
aprés que le fcalpel eft retiré l'ouverture eft trop petite ou la matiere trop épaiffe,
il faut, ou la dilater fuffifamment avec le fcalpel courbe. *b. fig. VII.* qui a un petit
bouton d'argent en fon extrémité; ou bien attenuer la matiere pour en faciliter l'évacuation, en y faifant une injection d'hydromel fimple, avec la feringue. *f. fig. III.*
Mais dans un grand danger de fuffocation, il faut preferer la dilatation de la
playe qui fe fait feurement & avec promptitude, à l'injection de l'hydromel, qui
ne manqueroit pas d'augmenter l'opreffion, étant faite avant d'avoir diminué la
matiere de l'empyeme.

La paracentefe achevée on vuidera peu-à-peu par la playe la matiere de l'empyeme une ou deux fois par jour, à la quantité de fix onces plus ou moins fuivant

que

que les forces du malade le permettront , car quand on fait une trop grande évacuation à la fois , fi les malades ne meurent pas fur le champ , ils doivent s'attendre feurement à un plus grand empyeme que le premier , à caufe du changement fu-
bit que la matiere fouffre ; d'autant que la matiere à quoy elle étoit accoûtumée,
étant vuidée en une fois , elle envoye beaucoup d'humeurs de tout le refte du corps,
pour remplir le vuide arrivé fubitement, tellement qu'il fe fait un nouvel amas plus
grand & pire que l'autre. Aprés avoir vuidé la matiere en la quantité ordonnée,
il ne faut boucher la playe , depuis le premier jour jufqu'à l'onziéme que par une
feule tente , faite d'étoupe de chanvre ou de lin crud , & attachée à un fil , &
quand la matiere fera prefque toute vuidée on fera des injections de vin & d'huile
tiedes avec la feringue durant cinq jours , afin que les poûmons accoûtumés depuis
long-tems à être humectés ne fe deffechent pas trop à coup. On mettra dans la
playe la canule aîlé. i. fig. III. dont on bouchera le trou avec une tente , pour
empêcher que la playe ne fe ferme avant le tems & que la liqueur injectée ne s'é-
coule , car l'injection faite le matin ne fe doit vuider que le foir , & celle du foir
le lendemain matin. Le quinziéme jour aprés l'ouverture faite on mettra en place de la canule d'argent , une canule ou tente creufe faite de linge enduit de cire
blanche , pour empêcher que la playe ne degenere en une playe incurable , & qu'il
ne refte aucune matiere dans la cavité de la poitrine.

Lorfque la poitrine eft entierement deffechée , on rend tous les jours la tente
creufe de toile cirée plus menuë & plus courte , jufqu'à ce que la playe remplie de
clair folide & ferme foit bien cicatrifée.

Quand la matiere eft fereufe , ou le pus péu épais ; on met d'abord après l'ouverture dans la playe une canule d'argent qui y réponde exactement , & ayant vuidé autant de matiere que les forces le permettent , on bouche l'orifice aîlé de la
canule avec une tente de lin bien ferme , tant pour empêcher que le pus trop fluide
ou les eaux ne s'écoulent tout à la fois & que le malade n'en meure fuivant Hipocrate , à caufe de la trop grande diffipation d'efprits , que pour donner la facilité
au Chirurgien , de laiffer fortir autant de matiere que l'état des forces du malade
le permettra , en tirant & remettant la tente de la canule. Que fi la froideur
de l'air , ou la foibleffe des forces ne permettent pas de vuider la matiere une ou
deux fois le jour , on mettra dans le trou de la canule d'argent une petite éponge , puis on bouchera la canule avec fon petit chapeau d'argent que l'on retiendra fur la playe avec une petite bande convenable , afin que la matiere tranf-
fude au travers de l'éponge & par les trous du petit chapeau , peu-à-peu & prefque
continuellement , fans craindre l'entrée de l'air froid ny la perte des forces. La canule & le petit chapeau d'argent avec l'éponge , font reprefentés en la fig. III. de
cette table , & marqué. i. a. u.

DES PLAYES DE LA POITRINE EN GENERAL.

L A playe reçuë à la poitrine penetre dans la cavité, ou elle n'y penetre pas. Si la playe penetre dans la cavité, elle eſt étroite ou large, & l'une & l'autre eſt avec ou ſans léſion des parties internes.

La playe reçuë au-deſſous de la ſixiéme côte qui penetre dans la cavité ſans bleſ-ſer les parties internes, ſi elle eſt aſſés large ne doit pas être couſuë ni guerie par la premiere intention, de crainte d'empêcher la ſortie de la matiere qui a decoulé dans la cavité de la poitrine, qui cauſeroit la mort du bleſſé. On ſe contentera le premier jour d'y mettre une tente faite de lin crud imbuë d'un aſtringent & atta-chée à un fil pour tenir la playe ouverte & empêcher la tente d'entrer dans la poitrine au tems de l'inſpiration. Le ſecond jour & les ſuivans, on continuera l'u-ſage de la tente qui ſera au lieu de lin crud faite de la charpie & couverte d'un digeſtif pour aider à la ſupuration & tenir la playe ouverte, afin que la matiere épanchée dans la poitrine puiſſe ſortir librement; & ſi la matiere eſt trop épaiſſe pour le pouvoir faire on la rendra plus fluide, en faiſant pendant quelques jours dans la playe des injections d'une decoction d'orge entier, de raiſins de corinthe & de miel roſat écumé, & mettant dans la playe la canule d'argent. i. enduite d'un digeſtif, bouchée de la petite éponge. a. & couverte du petit chapeau d'argent. u. de la fig. III. afin que le pus & la decoction injectée puiſſent ſe vuider inſenſi-blement. Lorſque le pus ſera vuidé, on mettra dans la playe en place de la canule d'argent, une tente creuſe de toile cirée imbuë d'un onguent ſarcotique, dimi-nuant tous les jours ſa groſſeur & ſa longueur comme il a été dit en la paracen-teſe, pour ne pas empêcher la generation de la chair. Que ſi la playe reçuë au-deſſous de la ſixiéme côte & qui penetre ſans offenſer les parties internes eſt trop étroite, on la dilatera d'abord avec le ſcalpel courbe. b. fig. III. & VII. pour don-ner iſſuë à la matiere.

La playe qui penetre au-deſſus de la cinquiéme côte ſans bleſſer aucune partie interne, ſera conſervée ouverte, ſoit large, ſoit étroite, avec une tente imbuë d'un aſtringent & attaché à un fil, afin de pouvoir tirer le même jour ou le lendemain, le ſang épanché dans la poitrine avant qu'il ſoit caillé, en apli-quant dans la playe le canal. m. fig. IV. & V. & ſi le ſang ne peut pas être atti-ré par le canal, à cauſe de ſon épaiſſeur ou de la ſituation trop haute de la playe, le Chirurgien propoſera de bonne heure, la contre-ouverture de la poitrine & quand on ſera convenu de la faire, il la pratiquera de la même maniere qui a été enſeignée dans la cure de l'empyeme par la paracentheſe. Que ſi le malade ne vouloit ſouffrir cette operation, & qu'il fût impoſſible que la matiere ſortît par l'orifice de la playe, quoyqu'aſſés large de ſoy-même, ou dilatée par le ſcalpel; on prognoſtiquera le danger que le malade court, puis on tâchera d'évacuer la matiere contenuë dans la poitrine par les diuretiques plutôt que par les bechiques.

Aux playes de poitrine qui offenſent les poûmons legerement ou le diaphragme en ſa partie charnuë, il ne ſuffit pas de procurer promptement l'évacuation de la matiere par la playe, aſſés large de ſoy ou dilatée avec le ſcalpel, ou par une

F f   contre-

contre-ouverture ou par les voyes de l'urine ; il faut encore faire des injections dans la poitrine , premierement d'une decoction aftringente pour refferrer les vaiffeaux ouverts , fecondement d'une decoction qui attenuë la matiere groffiere & épaiffe , troifiémement d'une qui deterge la playe interne ; enfin d'une decoction qui confolide.

La même Figure VIII. enfeigne la maniere d'attirer les mammelons des nourrices , qui font quelquefois fi cachés dans les mammelles que l'enfant ne peut pas les prendre dans fa bouche ny teter. Dans ce cas la nourrice apliquera fur le mammelon caché la bafe du verre de la *table xvij.* fig. *VIII.* & mettra dans fa bouche le bout du canal , & en fuçant elle attirera elle-même en dehors le mammelon, comme la *fig.* I. *de la table XXXVIII.* fuivante le reprefente. Le verre eft arrêté par une bandelette. *a.* Ou bien une autre perfonne que la nourrice apliquera fur le mammelon caché le verre oblong. *k.* de la *fig. IV.* de la *table xxxvij.* qu'elle arrêtera fur la mammelle avec une bandelette , puis elle prendra avec les lévres le bout le plus menu & en fuçant elle attirera le mammelon , comme il eft reprefenté en la *fig. VIII.* de la même table.

Amatus Lufitanus fe fert pour le même effet, d'un vaiffeau de verre qui a l'orifice étroit. *l. fig. IV.* il le remplit d'eau chaude pour échaufer le vaiffeau , puis il la répand & aplique en même-tems l'orifice du vaiffeau échauffé fur le mammelon qui eft attiré de telle forte que l'enfant le peut prendre facilement. Les inftrumens attirent le lait avec le bout de la mammelle ; ainfi il ne faut pas s'en fervir fi on n'a pas deffein d'attirer le lait, mais feulement le mammelon. Il fuffira d'appliquer en ce cas une maniere de dez à coudre , fait de bois de lierre.

Pour mieux faire comprendre ce qui vient d'être dit des playes de la poitrine & ce qui refte à dire , il eft neceffaire de donner une defcription fuccinte de la partie. La poitrine que les Latins nomment **thorax** , & les Anatomiftes le ventre du milieu, comprend tout l'efpace du corps qui eft fermé des deux côtés par les côtes en devant, par le fternum , & le diaphragme & en derriere par l'épine du dos de la longueur de douze vertebres. Cet efpace forme une cavité tapiffée en-dedans par une membrane tres-mince qu'on apelle la pleure qui fe redouble vers le milieu de cette cavité pour former une efpece de cloifon qu'on nomme le mediaftin. L'entre-deux des côtes eft rempli de mufcles qui attachent les côtes enfemble , & qui font apellés intercoftaux pour cette raifon. On les diftingue & divife en intercoftaux internes & en intercoftaux externes , & font au nombre d'onze tant les uns que les autres , pour garnir les onze intervales des douze côtes.

Ils font difpofés de forte que les onze intercoftaux internes tirant leur origine du haut & du bas de chaque côté , & montant obliquement de derriere en-devant, vont s'inferer à la lévre inferieure & interieure de chaque côte fuperieure ; les onze intercoftaux externes naiffent tous de la partie inferieure & exterieure de chaque côte fuperieure , & vont s'inferer obliquement en-devant à la partie fuperieure & exterieure de chaque côte inferieure ; deforte que les fibres des intercoftaux externes entrecoupent celles des intercoftaux internes fur lefquelles elles font couchées, en forme de croix de faint André ou de la lettre X. Il y a encore d'autres mufcles qui couvrent les intercoftaux ; fçavoir , le facrolombaire , le triangulaire , le granddentelé, le fouclavier , & le petit dentelé fuperieur , & le petit dentelé inferieur dont nous ne

ferons

ferons point ici la defcription, parce qu'il fuffit de fçavoir par raport aux playes & aux fiftules de la poitrine, les mufcles qui ont coûtume d'être offenfés avec les tegumens externes & la pleure interne dans les playes & les fiftules de la poitrine, qui font accompagnées de la laceration de plus ou moins de vaiffeaux intercoftaux & thorachiques. Chacun fçait que la poitrine ou le ventre moyen, renferme les poûmons & le cœur avec fon pericarde.

Les playes de la poitrine font faciles à connoître en-dehors, mais il eft tres-difficile de découvrir ce qu'elles font en-dedans, & il faut de l'habileté & de l'experience pour juger de leur qualité & de leur grandeur. Car pour decider quelles parties internes font offensées dans les playes de la poitrine qui penetrent, & jufqu'où ellesvont, il faut joindre à la connoiffance de l'anatomie, celle des fonctions des parties bleffées & matieres qui en découlent. En general quand le fang eft rejetté, en touffant, & quand l'air fort de la playe, c'eft un figne affuré, que la playe penetre dans la cavité de la poitrine que les poûmons font offenfés, & quelque veine ouverte, d'où s'enfuit, l'opreffion, l'inquietude, la fiévre, la douleur, l'inflammation & la mort. Le poûmon ou la poitrine ne peuvent être bleffés fans que la difficulté de refpirer furvienne, à caufe de la bleffure des mufcles qui fervent à la refpiration. Le fang qui fort par la bouche eft écumeux, & celui qui fort de la playe eft vermeil, le bleffé repofe mieux fur le côté où eft la playe, quelquefois il fe leve fans qu'il y penfe, & perd la parole dés qu'il fe couche fur le côté opofé à la playe, la langue change de couleur, les malades refpirent à longs-traits & demandent le frais, & s'ils traînent ils meurent de fiévre & de langueur. Les playes de poitrine qui caufent de grandes pertes d'efprits & de fang coagulent par ce moyen les humeurs, comme celles des veines & des arteres voifines du cœur, font abfolument mortelles, & les playes des poûmons ou de la trache artere qui ôtent d'abord la refpiration.

Il faut donc que le Chirurgien qui fera apellé pour panfer une playe de poitrine, examine d'abord s'il y a quelque vaiffeau confiderable de bleffé, & qu'il travaille à tirer inceffamment le fang extravafé en faifant coucher le malade fur la partie bleffée & lui ferrant le nez pour le faire mieux fortir. La feignée eft utile pour empêcher l'inflammation, non pas pour tirer les grumeaux de fang ni la fanie des poûmons, comme penfent quelques-uns, parce que le fang extravafé ne peut pas être repris fi promptement par les veines, mais on doit feigner fi l'inflammation ou la fiévre font à craindre. Si l'orifice de la playe eft trop petit il eft inutile de le dilater ni d'y mettre une canule pour donner iffuë au fang, puifqu'il eft grumelé auffi-tôt qu'extravafé, on fe contentera d'y laiffer une éponge preparée attachée à un fil, afin de tenir la playe ouverte pour le paffage du pus. Si la playe eft affés large on n'y mettra qu'un plumaceau chargé de digeftif & par-deffus une emplâtre propre à temperer l'acide, laiffant là les injections où il ne doit avoir rien d'acre & de piquant. On employera d'abord les fudorifiques compofés d'yeux d'ecrevices, d'antimoine diaphoretique, d'antihecticum de Potier, de poudres de viperes, & d'ardoife, les decoctions de bois avec la racine de regliffe, le baume du Perou & les fels volatiles huileux; d'autant que les fudorifiques temperent l'acide du fang & des autres humeurs, incifent la lymphe épaiffe, levent les obftructions & pouffent en-dehors les humeurs vitiées tant infenfiblement que fenfiblement. Les purgatifs font ennemis de la poitrine.

Il ne faut pas s'attacher seulement à panser la playe, mais encore à seconder par les remedes internes les pansemens qui ne sçauroient reüssir seuls dans les playes considerables. Par exemple pour dissoudre le sang grumelé, dés le premier jour.

> ℞. Eau de cerfüeil ; De chardon benit ; De chardon laiteux ; De veronique, de chacune une once & demye ;
> Yeux d'écrevices préparés, une dragme ;
> Antimoine diaphoretique, demye dragme ;
> Sirop de lierre terrestre, deux onces. Mêlez le tout.

Le blessé prendra d'heure en heure trois ou quatre cuillerées de cette mixtion, ou si la respiration est tellement blessée qu'il y ait danger éminent de suffocation, on lui donnera demye dragme de nature de baleine dans sa boisson, & si le ventre est trop resserré on lui donnera un lavement. Le trois ou quatriéme jour il prendra le diaphoretique suivant :

> ℞. Corail rouge preparé, quinze grains ;
> Ardoise, dix grains ;
> Antimoine diaphoretique, douze grains ;. Mêlez le tout pour faire une poudre, qui sera prise dans de l'eau de veronique.

Si la toux tourmente le malade, s'il y a de la fiévre & douleur de côté avec des points, on continuera l'usage des diaphoretiques & des autres antipleuretiques, car les playes de poitrine se doivent traiter comme la pleuresie.

Les diuretiques ont pareillement lieu pourvû qu'ils n'ayent pas trop d'acidité. Par exemple :

> ℞. Eau de pavot rouge ; De fraisier, de chacune demye once ;
> De veronique ; De cerfüeil, une once de chacune ;
> Esprit de vers de terre, une dragme ;
> Confection alkermes, demye dragme ;
> Sirop violat ; & de pavot rouge, demye once de chacun ; Mêlez le tout, le malade en prendra deux cuillerées toutes les heures, ou bien il usera de la decoction suivante :

> ℞. Une poignée d'orge ;
> Rapure de corne de cerf, trois dragmes ;
> Racine de reglisse ; De squine, de chacune deux dragmes ;
> De tussilage, d'aunée, de chacune une dragme ;
> Feüilles de lierre terrestre ; De pulmonaire ; De veronique, de chacune une poignée ;
> Raisins de Corinthe, une once : Faites cuire le tout dans une quantité suffisante d'eau de fontaine & dans trois livres de la colature, ajoutez syrop violat, & syrop de jujubes, une once & demi de chacun.

Si la douleur presse on peut apliquer sur la partie les resolutifs suivans ; Par exemple :

> ℞. Fleurs de camomile ; De sureau ; De melilot, de chacune demye poignée ;
> Sommités d'Aneth ; Fuëilles d'origan, de chacune une poignée ;
> Semençe de lin, & de fenugrec, de chacune demye once : Hachez le tout pour

pour remplir des fachets que vous ferez boüillir dans du lait pour apliquer fur le bandage, ou fur la playe.

Voici quelques Obfervations de Monfieur Bellofte, qui confirment la Pratique que nous venons d'établir, & doivent fervir d'exemple aux Chirurgiens defintereffez & defireux de fe defabufer des mauvais principes.

Etant à Pignerol, dit *Monfieur Bellofte, dans fon Chirurgien d'Hôpital partie 1. ch. viij. obfervat. viij. de la poitrine.* Au mois d'Avril 1692. Monfieur de Fontaniere Capitaine au bataillon du Roy, fut bleffé d'un coup d'épée, deux travers de doigts au-deffus & à côté du mammelon droit, tirant vers l'aiffelle penetrant la capacité entre la troifiéme & quatriéme des vrayes côtes.

Il perdit avant le premier appareil, autant qu'on en peut juger environ fept à huit livres de fang, & fut panfé par un Maître Chirurgien de Pignerol ; malgré l'apareil l'hemorragie ne laiffa pas de continuer, ce qui obligea le bleffé de me faire apeller, je vifitay la playe en prefence de celui qui l'avoit panfé & nous tirâmes de la capacité huit à neuf onces de fang ; & pour ne pas paroître ridicule, je fouffris qu'il fût panfé avec une tente. Je le fis faigner promptement, & confeillay à fes amis de lui faire mettre ordre à fes affaires fpirituelles & temporelles. Tous les fignes étoient fâcheux, le pouls étoit foible & convulfif avec de frequentes fyncopes & des douleurs univerfelles. Il fut clyfterifé, & avec les bons confommés on lui fit donner quelques legers cordiaux. La fiévre un peu aprés la faignée voulut être de la partie, & tous ces accidens joints enfemble faifoient douter qu'il pût paffer la nuit, ce qu'il fit neanmoins avec des douleurs dans toute l'étenduë du thorax & des inquietudes perpetuelles. Nous levames l'apareil le matin qui étoit le premier jour de fa bleffure, le fang avoit coulé toute la nuit, & on lui en tira de la poitrine fix à fept onces demi corrompu, au refte il fut panfé comme le jour précedent. Le clyftere fut reïteré & on lui fit ufer d'aperitifs & de vulneraires avec le firop violat, d'un diaphoretique, de quelques grains de vitriol calciné & du crane humain dans les boüillons, qui eft un fpecifique dans ces fortes de bleffures & lui fût d'un grand fecours.

Il coula encore du fang dans le lit aprés le panfement, & comme on fe difpofoit à reïterer la faignée, il vint nouvelle à nôtre bleffé, qu'il falloit changer de gîte, & cela pour fa plus grande feureté à une diftance un peu éloignée. Ce tranfport ne le menaçoit pas moins que de la mort ; car c'étoit au commencement du fecond jour de fa bleffure. Je voulus vifiter fa playe avant fon départ, quoyqu'il y eût peu de tems qu'il eût été panfé ; mais ayant découvert au dernier panfement, qu'il venoit du fang de l'artere qui accompagne la partie inferieure de chaque côte, & n'ayant continué la tente que par complaifance. Je voulus le traiter d'une autre maniere qu'on n'avoit pas fait, car il n'y avoit plus de tems à perdre.

Je fis donc une tente mollette mediocrement groffe & émouffée par le bout, afin qu'elle pût s'apuïer fur la côte fans trouver la pleure, ni penetrer dans le thorax. Je la trempay d'un digeftif fimple & la roulay dans le calchantum bien pulverifé & l'apliquay talonnée comme à l'ordinaire, avec le refte de l'apareil & l'emplâtre d'André de la Croix. Aprés lui avoir fait prendre un boüillon, il fut

F f iij mis

mis en chaise & transporté dans son nouveau gîte. Il perdit seulement un peu de sang dans le chemin, quoyque plusieurs creussent qu'il n'arriveroit pas en vie.

Il reposa un peu la nuit, & le matin qui étoit la fin du second jour, je le trouvay ayant toûjours une fiévre gaillarde, sa playe sans humidité ni sang, la pleure reünie, un peu de pesanteur & la respiration un peu engagée. La playe ne fut pansée qu'avec un petit dilatant attaché par précaution à un fil assés long, & le reste de l'apareil comme auparavant. Je le fis saigner du bras & augmentay la dose des diuretiques avec le sirop de capillaires & une emulsion pour le soir avec deux grains de laudanum.

Toutes ces choses eurent un si bon éfet que le lendemain qui étoit la fin de son troisiéme, je trouvay la fiévre diminuée, la respiration plus libre & peu ou point de pesanteur. Il urina la nuit si copieusement, qu'on pouvoit mettre cette évacuation au nombre des crises. Et il cracha plusieurs matieres sanguinolentes. La playe fut trouvée en fort bon état, & je ne la pansay plus qu'avec une simple emplâtre.

Je remarquay le soir une moiteur qui me fit juger que la nature pourroit achever le reste de son ouvrage par la diaphorese. Pour ne pas perdre une occasion si favorable & seconder la nature, je lui fis préparer une potion avec les eaux de chardon benit & de scabieuse, quatre grains d'antimoine diaphoretique, demye dragme de confection d'hyacinthe & d'alkermes, un peu de poudre de viperes & deux ou trois goutes d'esprit de sel armoniac. Ce remede donné à propos, procura une sueur universelle & le matin qui étoit la fin du quatriéme de sa blessure. Il fut trouvé sans fiévre, sans pesanteur au diaphragme, ni difficulté de respirer. Enfin tous ces accidens terminés, sa playe ne fut pansée que comme une legere excoriation avec une emplâtre incarnative.

Le lendemain cinquiéme de sa blessure, il monta tout seul à cheval pour aller au Diblon prendre un meilleur air & plus tempéré, où il ne se mit au lit que depuis que pour dormir sans avoir ressenti la moindre incommodité. Je le fis purger deux fois au même lieu, non qu'il en eût besoin, mais par une prévoiance necessaire. Je lui conseillay de vivre un peu moderement pendant quelque-tems: Ainsi cette playe qui paroissoit tres-mortelle, & qui étoit accompagnée de tant d'accidens fâcheux fut entierement terminée en cinq jours au grand étonnement de toute la Ville de Pignerol.

REFLEXION DU MESME.

Cette maniere de pratiquer paroîtra d'abord temeraire & ridicule à qui sera moins informé que moy, des effets surprenans de la nature & de ses routes impenetrables dans la production des crises en pareil cas sur tout par la voye des urines.

Car si l'experience nous a fait voir plusieurs fois que des empyemes formés dans la poitrine ont été évacués par l'usage des diuretiques, ce qui arrive selon l'opinion des Anciens par la voye de la veine azygos, mais plus vrai-semblablement par d'autres qui nous sont inconnuës; pourquoy le peu de sang qui se trouvera enfermé dans la poitrine, ou extravasé sur le diaphragme, ne peut-il pas être poussé par les mêmes voïes ou transpiré par les sueurs, quand on y joint le secours des diaphoretiques.

Cette voye & celle des urines sont assez suffisantes pour purger la poitrine,

des

des humeurs, dont elle est surchargée, principalement, lorsque c'est dans un sujet jeune & vigoureux. Et y a-t'il lieu d'en douter ? puisque de nos jours il est arrivé à la vûë de beaucoup de gens qui le pourroient certifier. Il est donc inutile de s'opiniâtrer à se servir de tentes aux playes de poitrine, si ce n'est pour porter les astringens aux lieux où on les destine, ou pour les apuyer & les affermir ; mais cela passé, elles doivent être suprimées, car en irritant, elles pourroient renouveller l'hemorragie, empêcher la reünion & en dilatant la pleure y apeller l'inflammation.

Il arrive encore tres-souvent, que quand la tente est un peu longue elle touche le poûmon, & qu'en frapant dans ses mouvemens continuels, contre sa pointe elle peut le meurtrir & faire supurer sa membrane, & entamer par ce moyen sa substance. Dans les playes mêmes où le poûmon n'est pas tout-à-fait attaqué, mais où sa superficie est seulement entamée, la tente peut augmenter la solution de continuité, & causer des irritations, des fluxions & de grandes supurations qui se terminent ordinairement en des fistules incurables.

La même tente comprime aussi les muscles de la respiration en empêchant que le blessé ne tousse, ne crache & ne respire librement, elle depravè la circulation par la compression des vaisseaux, le blessé est facilement suffoqué par l'amas du sang, de la matiere ou des phlegmes, & souvent de tous ensemble, lorsqu'ils ne peuvent pas être évacués, & s'il ne s'en trouve pas une assés grande quantité pour produire cet accident, & qu'ils laissent aux poûmons la liberté de se mouvoir, ces mêmes matieres s'y corrompent, se fermentent & causent la putrefaction des parties qui les contiennent.

Cet accident peut neanmoins devenir salutaire, & par une méchante cause produire un bon éfet ; car l'anatomie nous aprend que tout nôtre corps n'étant qu'un tissu de vaisseaux, il arrive que dans les playes de poitrine, le pus ou le sang après s'être épanché dans la propre substance des poûmons, ou sur le diaphragme, ils s'y peuvent fermenter, & par cette fermentation secondée par la chaleur & l'humidité de la partie, ouvrir & dilater les porosités des veines qui s'y rencontrent, lesquelles pompent ces matieres qui se mêlent avec le sang, le rarefient, le subtilisent & le disposent à produire des évacuations salutaires, comme les sueurs, les urines & les autres crises de semblable nature suivant la disposition du corps.

Il n'est pas difficile de croire que cela se puisse faire dans la poitrine, puisque cela s'est fait depuis peu, au bras de Monsieur de la Place Capitaine au Regiment de Barrois, qui a vuidé par les selles un grand absés qui étoit survenu à sa blessure. Comme aussi à l'égard d'un autre blessé de la derniere Campagne, dont les matieres renfermées dans le thorax, furent tirées par l'ouverture de la mediane, qu'on avoit faite, à dessein seulement de tirer du sang. On peut dire enfin, que si les voyes des crises ne nous sont pas entierement connuës elles n'en sont pas moins vrayes, il suffit que la nature les sçache, pour laisser à sa conduite le succés d'un ouvrage, dont elle doit avoir tout l'honneur, & dont elle est la seule ouvriere. Il suffit seulement de l'observer & de la seconder dans son dessein.

Galien au 5. *livre des lieux*, a remarqué que la matiere contenuë dans le thorax, s'évacuë souvent par les urines. Et il dit la même chose dans le 6. *livre des parties malades.*

André

André de la Croix fameux Medecin de Venise, *liv.* 4. *sect.* 1. *de sa Chirurgie*, défend expressement de se servir de tentes & de canules dans les playes du thorax ; il conseille seulement une emplâtre, dont je me suis-tres-bien trouvé.

Fabrice d'Aquapendente, *partie* 1. *liv.* 2. *chap.* 42. dit qu'il a vû souvent dans la pleuresie & la peripneumonie la matiere contenuë dans le thorax évacuée par les urines, il raporte une histoire autentique d'une playe penetrante au thorax, laquelle aïant été pansée comme une playe simple des tegumens, il, survient tout à coup des accidens qui firent connoître la nature de la playe, pour y remedier avec plus de facilité & épargner au blessé une contre-ouverture ; on voulut r'ouvrir la playe, mais elle se trouva si bien reünie qu'on resolut de lui faire l'empyeme le jour suivant. Mais la nature, comme une sage ouvriere, poussa pendant la nuit par les urines un plein verre de sang qui termina le crachement de sang, la difficulté de respirer & tous les autres accidens.

Le même Auteur conseille de se servir en cas pareil des plus forts diuretiques si la fiévre ne l'empêche, & dans le même chapitre il dit, que quelques-uns ne veulent pas qu'on laisse les playes du thorax ouvertes, mais qu'on les laisse réjoindre, de peur que la chaleur vitale ne se dissipe & que l'air froid qui corrompt promptement, n'y entre. Il ajoûte que les tentes causent des fistules.

Ambroise Paré *liv.* 10. *chap.* 31. approuve la pratique de ceux qui se servent de tentes aux playes de poitrine, & il loüe dans un autre endroit pareillement ceux qui ne s'en servent point, ce qui fait voir qu'il étoit indeterminé sur ce sujet. Il fait même mention dans le même chapitre d'une cure qu'il a faite sans l'usage des tentes, & ensuite il tombe d'accord que les fistules qui succedent aux playes du thorax sont souvent un pur ouvrage des tentes. Au *liv.* 17. *ch.* 51. *Du traité du pus & du sang qui peuvent être évacués par les veines*, ce même Auteur démontre par plusieurs raisons qu'une telle évacuation se peut faire & que Galien l'a cru. Les Commentaires d'Hollier font voir qu'il a été du même sentiment, Monsieur Verduc *tom.* 2. *ch.* 18. dit que plus les playes de poitrine sont exposées à l'air plus il y a de danger.

Il seroit ennuyeux de citer tous les Auteurs qui aprouvent cette methode, quoy qu'elle se pratique peu par je ne sçais quelle fatalité, puisqu'il est facile de faire voir quantité d'exemples de cures qui se font faites par *delitescence*, c'est-à-dire, par une voye occulte, par où la nature fait un renvoy d'humeurs & de matiere d'une partie à une autre ; en voici un des plus pressans.

Un Grenadier, *continuë Monsieur Bellosté*, du Regiment de Touraine fut conduit à l'Hôpital du Roy à Briançon avec le valet de Monsieur de Lesserame Commissaire à Pignerol, vers la fin de 1693. Le premier avoit reçu un coup d'épée entre la trois & la quatre des vraies côtes superieures, partie laterale du thorax, penetrant dans la capacité, & ouvrant les poûmons, les accidens parurent d'abord & les diversions furent faites. Il sortit le premier & le second jour quelque sang par la playe qui ne fut pansée qu'avec l'emplâtre d'André de la Croix sans tente ni dilatans. On mit en usage les diuretiques & les diaphoretiques, & le quatriéme jour de la blessure il eut une évacuation d'urine si abondante que cette crise emporta la fiévre, la difficulté de respirer, la pesanteur, & le crachement de sang, deforte qu'il fut entierement gueri le quatriéme jour.

Le second avoit reçu le coup une côte plus haut pareillement penetrant & fait avec

avec un pareil inſtrument. Les accidens furent ſi vigoureux qu'on le panſa d'abord ſans eſperance, il fut traité comme le précedent, & gueri bien plus promptement par le moïen d'une ſueur univerſelle qui termina tous les accidens en même-tems, ſi bien qu'il fut gueri en huit jours, & ſortit de l'Hôpital.

On feroit un gros Volume des cures de pareille nature qui ont été faites, ſuivant cette methode dans les Hôpitaux du Roy, ſans qu'il ſoit ſurvenu aucun accident durant le cours de la guériſon ni après, comme il arrive tres-ſouvent quand on ſe ſert de tentes ; témoin un fameux Capitaine de nôtre Armée en Savoye, lequel aïant été panſé d'une playe qu'on doutoit penetrante & qui l'étoit effectivement, avec des tentes, les matieres n'aïant pas trouvé d'iſſuë, s'échaperent entre les debris d'une côte fracturée & s'épancherent dans la capacité ; enſorte qu'il mourut aïant la poitrine pleine de pus. Paſſons aux playes d'armes à feu.

En 1692. fut conduit audit Hôpital de Briançon un priſonnier de l'armée de Savoye bleſſé d'une arme à feu, l'entrée de la bale étant un doigt au deſſous & à côté du teton droit, tirant vers l'aiſſelle, & la ſortie à quatre travers de doigts de la ſixiéme vertebre du dos, avec la fracture de la quatriéme des vraïes côtes.

Je dilatay ces playes, celle du dos un peu plus que l'autre, parce qu'elle étoit plus baſſe. Le bleſſé ne fut panſé qu'une fois les premiers jours ſans tentes ni dilatans, il ſortit quelque lymphe par la playe poſterieure juſqu'à la ſupuration de l'eſcarre, après quoy il ne fut panſé que de deux jours l'un. De tems en tems, on tenoit la playe poſterieure ouverte avec un peu d'éponge préparée, parce qu'on avoit remarqué qu'il ſe feroit quelque ſeparation d'eſquilles, laquelle arriva effectivement le dix-huitiéme jour de la bleſſure. Du depuis je n'eus point d'autre deſſein, que de procurer la reünion & je me contentai d'apliquer entre les deux ouvertures des compreſſes trempées dans du vin chaud. Il n'arriva aucune criſe ſenſible au bleſſé qui fut gueri ſans aucun accident environ en trente jours.

Il n'y avoit dans cette bleſſure que la fracture de la côte & la leſion de la pleure, car il n'y avoit pas d'aparence que les poûmons euſſent ſouffert ; ce qui n'étoit que trop ſuffiſant pour produire des accidens mortels ſi on eût ſuivi une autre pratique ; car ſi on eût emploié les tentes & tamponé les playes comme pluſieurs auroient fait, les matieres provenuës de la fonte de l'eſcarre & de la contuſion, ſe trouvant renfermées entre les deux ouvertures s'y ſeroient accumulées, & auroient immanquablement regorgé dans la poitrine, d'où elles n'auroient pû ſortir que par l'operation de la paracenteſe, où le malade en ſeroit mort comme le fameux Capitaine ci-deſſus.

Le 22. Juin 1693. Monſieur le Marquis de Larray Lieutenant General força un poſte dans la Vallée de Barcelonnette, où il y eut vingt-cinq ou trente hommes bleſſés qui furent conduits dans l'Hôpital de Briançon, entre leſquels un nommé Simon Coutaut du Regiment de Vandôme Compagnie de Berole avoit un coup d'arme à feu qui entroit depuis la ſixiéme vertebre du dos avec fracture de ſon apophyſe tranſverſe droite & ſortoit par la partie anterieure du thorax entre la deux & troiſiéme des vraïes côtes ſuperieures du côté gauche. Cette playe étoit accompagnée de tous les accidens les plus fâcheux qui puiſſent arriver aux playes du poûmon & une des plus conſiderables qu'on ait jamais traittée.

G g   Il

Il ne fut pas befoin de dilater les playes , parce que le gros calibre de la balé y avoit pourvû. Elles furent feulement panfées fans aucune tente , avec de grands plumaceaux & une bonne emplâtre aglutinative. Les compreffes & le bandage ordinaire , une fois le jour avec toute la promptitude poffible. Les diverfions furent faites & le regime reglé tout d'abord.

La playe pofterieure fouffloit avec tant de violence que les affiftans en étoient furpris , elle jettoit une quantité prodigieufe de lymphe qui obligeoit de changer de linge deux fois le jour , on mit en ufage les potions vulneraires & les diuretiques.

Cet abondante évacuation dura douze à quatorze jours , & dés qu'elle fut moderée , on ne panfa plus le bleffé que de deux jours l'un. Le vingt-un ou vingt-deux de la bleffure , la pleure fe trouva entierement reünie à la playe pofterieure, l'anterieure aïant precedé de quelques jours , il ne fe fit aucune feparation aparente ni de la vertebre ni de la côte qui avoient été touchées par la bâle en paffant. Et les playes fe trouverent reünies parfaitement au bout de trente-cinq jours ou environ.

REFLEXION DU MESME.

Ce bleffé fut envoïé à l'Hôpital comme un homme , dont on n'efperoit rien ; & le Chirurgien Major de fon Regiment qui l'avoit tres-bien panfé en premier apareil , avoit annoncé à fon Capitaine la perte infaillible de ce foldat. De forte que ce Capitaine étant venu un mois aprés à Briançon avec le Lieutenant Colonel de fon Regiment bleffé d'un coup d'épée , fut fort furpris de voir ce foldat qui le vint vifiter dans fon Auberge , auffi vigoureux qu'avant fa bleffure , & n'aïant plus qu'une fimple emplâtre fur fes playes.

Le Chirurgien Major m'en témoigna depuis fa furprife & s'enquit de quelle maniere j'avois fait.

Cette feule cure doit fuffire pour perfuader que les playes de poitrine n'ont pas befoin de tentes , & pour faire connoître que l'operation de l'empyeme eft beaucoup plus falutaire , lorfqu'elle eft faite en la partie pofterieure du thorax qu'aux parties laterales. Car cette operation ne fe fait qu'à deffein de donner paffage & d'évacuer le fang ou le pûs retenu dans la capacité , à quoy cet endroit eft beaucoup plus favorable que les autres , parce que les matieres ne peuvent faire de fejour fortant à mefure qu'elles s'engendrent , à moins qu'elles ne foient retenuës par les tentes.

Ajoûtez que le bleffé n'eft point troublé par des agitations violentes , qu'il jouït d'un grand repos , car les parties ont la liberté du mouvement , la nature agit fans contrainte , trouvant des voïes toûjours ouvertes pour fe décharger de ce qui lui eft contraire & nuifible ; Enfin il n'y a point d'obftacle à la reünion quand les playes y font difpofées.

Si des coups de balés de cette nature ont des fuccés fi favorables par cette methode , nonobftant les defordres qu'elles caufent dans les lieux où elles paffent , on doit croire que les coups d'inftrumens qui ne font ordinairement qu'une folution de continuité, doivent être gueris avec beauccoup plus de facilité.

Il faut obferver que fuivant cette maniere de panfer on doit avoir grand foin

dec

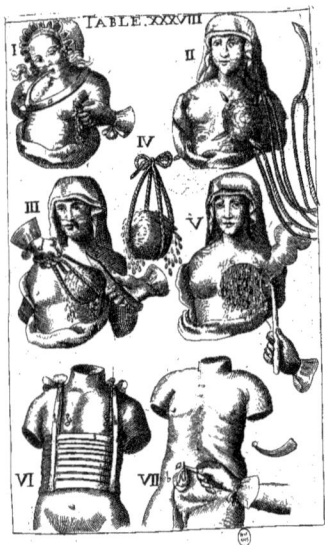

TABLE XXXVIII

de couvrir les playes d'une suffisante quantité de plumaceaux assez larges pour ne pas courir le risque d'être poussés par la pesanteur de l'air dans la capacité de la poitrine, & mettre par-dessus une emplâtre solide & aglutinative comme celle d'André de la Croix, que l'on apüiera d'une compresse en quatre doubles & par le bandage du corps avec le scapulaire, le tout pour s'oposer au passage de l'air qui sans ces précautions, n'y aiant pas de tentes, pourroit penetrer dans le thorax & produire des accidens mortels.

TABLE XXXVIII.

De la maniere d'atirer les mammelons cachés des nourrices, d'ouvrir les absces des mammelles, de retrancher les mammelles saisies du cancer, & de bander la poitrine avec le lieu de Sostratus.

LA Figure I. montre comme le bout de la mammelle droite est attiré en dehors par le petit instrument de verre, & comme l'absces de la mammelle gauche est ouvert.

Les absces des mammelles étant meurs, s'ouvrent souvent d'eux-mêmes, mais il est quelquefois necessaire de les ouvrir avec le scalpel ; par exemple, quand les forces de la malade sont abattuës par les douleurs passées & par les presentes qui ne permettent pas d'atendre que l'ouverture se fasse d'elle-même, quand la supuration est tardive ou le pûs scitué trop profondément, ou d'une consistence trop épaisse, & comme les femmes aussi-bien que les enfans craignent le fer, le Chirurgien pour les tromper, mettra au doigt index de sa main droite, le petit anneau de la *table xiij. fig. XI.* & faisant semblant de faire quelque autre chose, il ouvrira l'absces adroitement avec la pointe du scalpel caché dans l'anneau, sans que la malade ny les assistans s'en aperçoivent. Ce stratagéme a lieu non seulement à l'égard des absces des mammelles, mais encore des autres parties du corps, lorsque les malades sont si timides qu'ils ne peuvent souffrir la vuë du scalpel ou de la lancette.

La Fig. II. montre la mammelle gauche occupée avec un cancer ulceré & traversé en sa base par les deux aiguiles de la *table xiij. fig. VIII.* enfilées chacune d'un cordon ou fil de lin tors.

La Fig. III. represente comme on prend & rassemble avec la main gauche. *d.* les quatre bouts des deux fils passés, & tenant de la main droite le scalpel tranchant des deux côtés. *v.* de la *table xiij. fig. VII.* On retranche la mammelle chancreuse en sa racine.

La Fig. IV. represente le cancer separé de la poitrine lequel pesoit six livres de medecine.

La Fig. V. montre comme le Chirurgien après l'extirpation de la mammelle chancreuse cauterise legerement le lieu avec le cautere bien ardent de la *table xx. fig. I. & II.* Voyez plus bas *observation liij.*

Gg ij L

La Fig. VI. montre le lien de Softratus ou le bandage de la poitrine, qui convient principalement aux playes de la poitrine. Galien en parle en ces termes : Le lien droit de Softratus, fert à bander le devant de la poitrine, le dos & les côtés lors qu'il y a playe, fistule, ou quelque autre côte fracturées.

Pour le faire, on jette fur le haut des épaules deux petites bandes, g. g. larges de trois doigts laiffant pendre les deux chefs de chacune pardevant & par derriere, en après on couvre la poitrine & les côtes avec la bande roulée à un feul chef, l. de la *table* xxx. *fig.* I. E. F. Et en aiant couvert tous les côtés, nous arrêtons avec un necud les bouts de la bande & des chefs, h, qui pendoient devant & derriere font couffus aux revolutions de la bande, l. & s'ils font trop longs on les porte en haut, & on les attache enfemble à l'endroit où la clavicule s'articule avec l'acromion.

La Fig. VII. enfeigne la maniere de dilater en allurance, la playe penetrante de l'abdomen, lorfqu'elle eft trop étroite & qu'on ne peut remettre les inteftins qui font fortis : Car quand les playes penetrent dans la cavité de l'abdomen, l'epiploon, ou les inteftins & quelquefois tous les deux ont coûtume de fortir par la playe ; fi c'eft l'epiploon qui foit tombé on examinera, fi la partie fortie eft faine ou corrompuë, fi on la trouve faine, on fe contentera de la laver avec du vin chaud, après quoy on la repouffera doucement avec les doigts dans l'abdomen, puis on rejoindra les bords de la playe avec la future qui eft reprefentée dans la *table* fuivante xxxix. *fig.* IX. mais fi la partie fortie eft corrompuë on en tirera davantage pour qu'on puiffe la lier aux confins de la partie faine & retrancher la portion corrompuë en deçà de la ligature qui fe fait avec un fil de foye rouge bien ferré. On lave ce qu'on a tiré de fain avec du vin chaud, & on le remet doucement dans l'abdomen laiffant pendre le fil en dehors fort long. Quand l'epiploon eft remis, on rejoint enfemble les bords de la playe avec la future de la *table* fuivante *fig.* IX. conservant un trou pour paffer le fil qui lie l'epiploon, par le moien d'une tente, jufqu'à ce que la nature ait feparé la portion corrompuë.

Si c'eft l'inteftin qui foit forti en dehors, on le remettra avec les doigts dans l'abdomen d'abord & fans violence, avant qu'il fe gonfle de vent, ce qui ne manque pas d'arriver lorfqu'il refte expofé trop de tems aux injures de l'air froid, de forte qu'il eft impoffible de le réduire avec les mains feules. En ce cas il faut baffiner l'inteftin avec une éponge imbuë de vin blanc chaud ou avec un écheveau de lin crud boüilli dans une leffive forte, jufqu'à ce que les vents foient diffipés, & qu'il puiffe être remis dans la cavité de l'abdomen ; enfuite duquel la playe fera reünie par la future que nous venons de citer qu'on apelle gaftroraphie. Que fi après avoir effaié de diffiper, de reüouffer les vens, l'inteftin ne peut pas encore rentrer, on dilatera la playe avec le firingotome autant qu'il fera neceffaire pour remettre l'inteftin, & quand il fera remis on reünira la playe par la gaftroraphie.

Quand il arrive que quelqu'un des gros inteftins eft ouvert par un inftrument tranchant dans les grandes playes de l'abdomen, on le tire doucement en dehors avec la main autant qu'il eft de befoin & poffible pour le coudre de la même maniere que les Pelletiers coufent leurs peaux, avec du fil de lin retors, laiffant le bout du fil affez long pour qu'il puiffe pendre hors de l'abdomen quand l'inteftin fera remis, ce qu'on fait après l'avoir coufu, lavé de vin chaud & mis fur la future

Jcus

les poudres d'encens & de maſtich, en le ramenant inſenſiblement dans ſa premiere place, puis on fait la gaſtroraphie, mettant une tente à la partie inferieure de la playe par où paſſera le bout du fil attaché à l'inteſtin.

Le cancer eſt une tumeur cauſée par un acide corroſif en maniere d'eau forte qui arrive aux glandes & principalement à celles des mammelles. Il ne paroit d'abord que ſous la figure d'une petite tumeur ronde de la groſſeur environ d'un petit poids, qui demeure quelquefois tres-long-tems ſans groſſir, dans la ſuite elle devient groſſe & s'augmente de plus en plus ; La douleur qui avoit été petite au commencement s'accroit auſſi & devient d'une grande violence deſorte que les malades ne pouvant la ſuporter ont recours à divers remedes qui au lieu de les ſoulager augmentent le mal d'une telle maniere, qu'il fait alors en un mois plus de progrés & plus de ravage qu'il n'en avoit fait auparavant en une année. Souvent il vient à s'ouvrir & n'eſt plus qu'un ulcere horrible, & il ſemble aux malades qu'ils ſentent en cet endroit comme des cordes qui les tirent & qui les gênent dans tous leurs mouvemens. Cet état pitoïable les fait déterminer aux plus violens remedes & à conſulter tout le monde, mais ceux qu'ils conſultent, effrayés à l'aſpect du mal & ne ſçachant comment le guerir diſent qu'il eſt incurable & qu'il faut vivre en le ſuportant comme on pourra, & s'il s'en trouve d'aſſez hardis pour en entreprendre la cure par l'operation & le retranchement du mal, ils reüſſiront peut-être en quelques-uns, & en d'autres ils ſeront tout étonnés de voir quelque-tems aprés un cancer dans le même endroit.

L'origine du cancer conſiſte, ſuivant Monſieur Helvetius en une petite coagulation de quelque humeur dans une glande, qui ſe fait ou par la ſeule diſpoſition de deux humeurs qui ſe rencontrent ; ou par quelque cauſe externe qui eſt ſans comparaiſon plus ordinaire que l'autre, puiſque de trente perſonnes qui aient un cancer à la mammelle il ne s'en trouvera pas deux, qui ne ſe ſouviennent, ou d'avoir reçu quelque coup à l'endroit où le mal s'eſt formé, ou d'y avoir été trop ſerrés, ou d'avoir fait quelque chute ou quelque éfort ou quelque autre choſe de ſemblable, qui leur ont paru de ſi peu de conſequence, qu'elles n'y ont fait aucune attention, c'eſt pourtant l'unique & la veritable cauſe de leur mal. Car il ſuffit d'une petite portion d'humeur arrêtée d'une goute extravaſée, d'une petite glande tumefiée qui paroiſſent peu conſiderables, pour faire une coagulation, & voilà la cauſe de la petite tumeur par où le cancer commence.

Si cette tumeur eſt d'ordinaire long-tems ſans croître, c'eſt parce que l'humeur qui ſe coagule eſt pour l'ordinaire d'une nature épaiſſe, froide & groſſiere, & ſi elle groſſit dans la ſuite, c'eſt qu'avec le tems il s'y amaſſe toûjours de l'humeur, qui ne peut être reçuë dans le corps de la glande ſans en augmenter le volume peu-à-peu.

La douleur devient plus grande à meſure que la tumeur groſſit, à cauſe des rameaux des veines & des arteres, qui paſſent au travers de la tumeur, & qui étant preſſés preſſent de même les petits filets des nerfs qui y preſſent auſſi & excitent par leurs pulſations ces élancemens de douleur, plus ou moins cruels ſelon que le preſſement eſt plus ou moins fort.

Le mal augmente par les remedes qu'on y aplique, parce qu'en échauffant, ils

G g iij   reveillent

reveillent & aigriffent l'humeur qui avoit été comme affoupie, tant qu'elle n'a-voit point été irritée ni mife en mouvement. Car les remedes dont on fe fert font ou pour fondre le cancer, ce qui eft abfolument impoffible puis qu'il eft d'une confiftence dure comme de la corne, ou du moins comme une coine de lard. Ou bien ce font des remedes cauftiques pour le confumer, & en ce cas-là il eft aifé de concevoir que les douleurs font éfroiables, & que l'éfervefcence caufée par ces remedes fait que le levain occupe plus de place, & ne pouvant plus être con-tenu dans la glande il creve fa prifon & forme un ulcere, voilà ce qu'on apelle un cancer ouvert, d'où le levain va fe répandre dans les parties voifines.

Il arrive quelquefois, que la furface de la tumeur qui paroît à la vûe ne s'ou-vre point, mais que l'humeur irritée par les remedes eft entraînée aux environs par le fang qui paffe au travers de la tumeur dans plufieurs petits vaiffeaux, & c'eft de cet état que le cancer a pris fon nom; foit à caufe du chemin qu'il fait vers le dedans du corps, comme l'écrevice nommée en Latin, *cancer*, qui marche à re-culons; foit à caufe qu'il s'attache de plus en plus comme l'écrevice qui ferre for-tement ce qu'elle tient, foit à caufe des tiraillemens qui fe font fentir comme de petites cordes difperfées de tous côtés comme les pattes d'une écrevice. Ces te-naillemens ou petites cordes ne font autre chofe que les filets des nerfs qui fe trouvent preffés dans les glandes d'alentour où le levain s'eft répandu, & n'aiant plus le mouvement libre, tiennent toute cette partie en fujection.

Le cancer en cet état n'eft gueri que par l'extirpation de la partie, & mê-mes fouvent il ne l'eft pas, revenant à paroître peu de tems après, quoyque l'o-peration ait été bien faite en aparence. La raifon de cela eft que les fondans ni les cauftiques ne pouvant operer la cure du cancer, qui confifte à en emporter tout le levain il faut avoir recours à un remede qui le puiffe faire; or par l'am-putation fi on emporte toutes les parties qui font imbuës & penetrées de ce levain, le cancer eft parfaitement gueri fans qu'il revienne, mais fi on en laiffe quel-qu'une, il n'eft pas entierement gueri & il reviendra.

Il s'enfuit que le cancer n'eft au commencement qu'une bagatelle, & qu'il eft facile d'y donner ordre, foit en diffolvant cette petite portion d'humeur lorf-qu'elle n'eft pas encore bien coagulée, foit en la confumant par quelque petit cauftique.

Mais quand l'humeur s'eft entierement durcie, que la tumeur a groffi par la jonction d'une humeur nouvelle qui s'eft coagulée avec la premiere, il faut bien fe donner de garde d'y apliquer aucun remede de peur d'irriter cette humeur, de la mettre en mouvement & d'en difperfer le levain. Il faut en ce cas ouvrir la peau dans l'endroit de la tumeur & extirper la glande qui la contient pour emporter en même-tems le mal & la caufe du mal.

Enfin quand par la negligence du malade ou par la faute du Chirurgien, le mal s'eft ouvert, le levain s'eft répandu, & les petites cordes fe font fentir, il y a encore un cas où il peut être gueri, c'eft qu'auffi-tôt que cela arrive on faffe, fans perdre un moment de tems, l'amputation de toute la partie chancreufe, par exemple, de toute la mammelle, parce qu'on peut emporter d'un feul coup tout ce qu'il y a de levain, & tout ce qui en a été imbu, mais pour peu qu'on
attende,

attendé, le mal gagne, le levain porté par le fang fe gliffe de glande en glande & le defordre devient fi grand qu'il n'y a plus moïen de le reparer quelque éfort qu'on faffe.

Par exemple, fi le levain du cancer a infecté jufqu'aux glandes des mufcles pectoraux, comment l'ôter de là ? On ne peut pas racler les côtes avec aucun inftrument pour emporter ces glandes, & c'eft ce que l'on veut dire quand on dit, qu'un cancer eft adherant aux côtes, quoyqu'il n'y adhere jamais, mais il s'infinuë dans les glandes des mufcles qui les couvrent, le mal en cet état eft entierement incurable, ou pour le moins il n'y a point de remede connu pour le guerir.

L'operation n'eft pas difficile à faire. Le malade ayant été preparé à l'ordinaire, c'eft-à-dire, faigné & purgé, & le jour pris pour l'operation, le Chirurgien marquera avec de l'encre fur la partie malade, la circonference du cancer qu'il veut extirper, & dans cette circonference deux lignes en croix pour faire l'incifion cruciale, avec un rafoir, obfervant de ne couper que les tegumens fans entrer dans le corps glanduleux.

L'incifion faite on fepare de ce corps glanduleux les quatre lambeaux avec le fcalpel commençant par les deux lambeaux inferieurs, pour éviter l'inconvenient qui arrive quand on commence par les fuperieurs, fans faire reflexion que le fang qui découle de ceux d'en-haut, ôte la liberté de voir ce qu'on fait en levant ceux d'en-bas.

Les quatre lambeaux étant levés & la glande chancreufe à découvert, on embraffe cette glande avec la tenette Helvetienne, dont les pointes entrent dedans, & le Chirurgien la tenant tout-à-fait fermée, tourne comme il lui plaît le corps chancreux pour faire aller le fcalpel de tous les côtés & feparer ce corps des parties faines, cette facilité que cet inftrument donne au Chirurgien de faire faire fans peine tous les mouvemens qu'il veut à ce corps qu'il tient embraffé, rend l'operation d'une promptitude extrême.

Aprés que le cancer eft extirpé de cette maniere il ne refte qu'à panfer la playe, dont le premier apareil ne doit être que de charpie feche, & le refte du tems il faut la traiter comme une fimple playe jufqu'à parfaite guerifon, il y a une chofe particuliere à obferver qui eft d'y apliquer dés le premier apareil une ferviette pliée en quatre, trempée dans de la biere mediocrement chaude où on aura fait fondre du beurre frais. On évite par ce moïen d'une maniere merveilleufe les inflammations qui furviennent d'ordinaire aux operations; & qui attirent aprés elles une infinité d'accidens.

On obferve les mêmes chofes dans l'amputation quand elle eft neceffaire, que nous allons décrire n'aïant jufques-ici parlé que de l'extirpation.

Ces deux operations fe font differemment felon les differens égards pour lefquels on eft obligé de les faire; l'extirpation fe fait lorfque la tumeur du cancer n'eft point adherante à la peau, & lors que cette tumeur eft adherante on fait l'amputation dans l'une, & l'autre de ces operations, l'on doit toûjours fe fervir des tenettes Helvetiennes.

S'il y a donc adherance du cancer avec la peau & que le fein foit devenu carcinomateux en tout ou en partie alors pour en faire l'amputation on fe fert de la grande renette marquée F. F. avec laquelle on embraffe toute la tumeur foit grande, foit petite, foit qu'elle occupe tout le fein ou qu'elle n'en occupe qu'une partie. Après cela on retire avec les doigts entre le corps & la renette toute la peau qui eft faine & qui n'a pas befoin d'être ôtée ; ce qui fert extrémement pour avancer la guerifon, à caufe que par ce moyen, la cicatrice en doit être beaucoup plus petite.

Enfuite on coupe toute la tumeur entre le corps & la tenette avec un inftrument en forme de rafoir, qu'il faut toûjours faire gliffer par derriere le long des branches de la tenette : & comme cela fe fait avec beaucoup de viteffe, & pour ainfi dire dans un clin d'œil, les malades ne fentent point de douleur, à caufe que la partie faifie & preffée entre les branches de la tenette, eft comme ftupefiée & endormie. Chofe qui paroit incroyable, mais qui eft fi vraye, qu'ayant interrogé là-deffus, les perfonnes à qui on a fait cette operation, elles ont toûjours toutes affuré également, qu'il leur avoit feulement femblé dans cet inftant, qu'on leur verfoit un feau d'eau fur le dos. La playe n'eft pas plus douloureufe dans la fuite qu'une autre playe ordinaire.

S'il fe trouve que la tumeur ne puiffe être entierement embraffée avec la tenette, à caufe de quelque attache au mufcle pectoral, alors pour les raifons qui ont été marquées ci-devant le fuccés de l'operation n'eft pas fi certain : mais neanmoins fi l'on jugeoit que cette operation fût encore faifable & utile ; il faudroit toûjours amputer ce qu'on pourroit embraffer avec la tenette ; aprés quoy le Chirurgien cherchant avec le doigt les duretés reftées les couperoit avec des cifeaux, dont les pointes doivent en ce cas-là être relevées ; il ne faut pas oublier de remarquer, que comme il eft impoffible d'amputer une tumeur confiderable, fans que cette amputation foit accompagnée d'hemorragie, parce qu'en coupant on ouvre des arteres & des veines, il eft neceffaire quand on fait cette operation d'avoir là des ftiptiques tout prefts à apliquer ; les plus univerfels & les plus connus font les bols & les differentes preparations de vitriol, dont chacun fe fert à fon choix ; mais le plus fimple & le plus excellent eft celui qu'on apelle *crepitus lupi*, vulgairement dit *veffe de loup*, qui eft une efpece de champignon qui arrête le fang d'une maniere furprenante, & qui par-deffus tout cela ne fait nulle douleur ny efcarre comme font les vitriols ; ce qui doit le rendre préferable à tous les autres ftiptiques : Quand on veut s'en fervir on choifit celui qui eft le plus poudreux & le plus gros ; on le coupe par tranches & on l'aplique fur les arteres & les veines ouvertes. Dans la fuite lorfque le Chirurgien croit fuffifamment les vaiffeaux repris & cicatrifés & qu'il juge à propos de l'ôter, il n'y a qu'à le baffiner avec un peu d'eau tiede pour le détacher ; parce qu'il fait une efpece de colle avec le fang qui s'attache fortement aux parties ; Aprés cela le Chirurgien doit panfer la playe, avec les remedes propres & indiqués. L'onguent fuivant eft un des meilleurs, mêmes dans le dernier cas dont on a parlé, où l'on n'auroit pas pû emporter tout le mal.

℞. *Huiles de lin : De petrole, de chacune trois onces ;*
D'ambre jaune : D'afpic, de chacune deux onces ;
De camomile : D'olive, & de terebenthine, de chacune une once ;
Efprit de vin, deux onces ;

Cire

Cire jaune, six onces ;
Poix refine, quatre onces ; Faites fondre la cire & la poix refine
enfemble, enfuite ajoûtés-y les huiles mêlées enfemble avec l'efprit de vin : Mettés le
tout fur un petit feu remuant toûjours la compofition avec une fpatule de bois,
jufqu'à ce qu'elle foit reduite en forme d'onguent.

Il eft excellent contre toutes fortes de playes, & fon ufage eft merveilleux dans
tous les cancers ouverts, principalement lorfque, pour les raifons marquées ci-
devant on ne fçauroit les amputer.

On obfervera ici en paffant pour l'utilité des Lecteurs qu'il fert encore à refoudre les tumeurs & les glandes, qu'il arrête la gangrene d'une maniere furprenante, & qu'il eft auffi tres-bon pour toutes fortes de fluxions & de rhumatifmes &
de goutes ; on le doit étendre fur un morceau de peau plûtôt que fur un linge,
pour arrêter fes parties volatiles & les déterminer vers la partie.

Pour confirmation des verités qu'on a avancées : Voici trois extirpations de
cancers, faites par Monfieur le Dran Chirurgien ordinaire de feu Madame la Dau-
phine, Maître à Paris, Prevôt & Garde de fa Communauté.

La premiere a été faite à Mademoifelle de Courcelles qui demeure chez Madame la Comteffe de la Ferriere, derriere faint Sulpice. Pendant l'operation elle ne
témoigna pas un moment d'impatience, l'on peut dire auffi que cette operation a
été faite, avec toute l'adreffe & la promptitude imaginables, de forte qu'elle a eu
un aplaudiffement general, Monfeigneur l'Evêque de Perpignan en a été témoin.

Monfieur le Dran en a encore fait deux autres à une nommée Poitié femme d'un
Tailleur à qui il a extirpé deux cancers l'un tres-grand, l'autre plus petit qui étoient
tous deux dans le même côté du fein. Ces trois extirpations ont parfaitement bien
reüffi. Les perfonnes gueries font vivantes, on peut facilement s'en informer.

Monfieur Helvetius de qui tout ceci eft tiré, affure qu'il a vu faire un nombre
infini de femblables operations en Hollande fous la conduite de Monfieur fon pere.
& qu'il n'a jamais vû arriver le moindre accident.

À l'égard des playes de l'abdomen, dont Scultet a traité dans cette table enfuite
du cancer, il fuffit d'ajoûter ici ce qu'en a dit Monfieur Bellofte dans fon Chirurgien
d'Hôpital *partie deuxiéme ch. & obfervation xiv.*

Il dit qu'en l'année 1688. un foldat du Regiment de Monferrat, nommé
fans foucy, fut bleffé d'un coup d'arme à feu, l'entrée étant à la region de l'ombilic & la fortie à celle des reins avec l'ureter droit ouvert. Il fut d'abord panfé
par un Maître Chirurgien de Turin qui fervoit d'aide aux Chirurgiens de l'Armée,
qui le panfa à fa maniere.

La playe du bas ventre, malgré les tentes, dont il fe fervit, fut guerie entierement peu aprés la chûte de l'efcarre des tegumens ; mais il n'en fut pas ainfi de
celle des lombes. Car ce Chirurgien ayant un grand foin d'entretenir dedans une
groffe & longue tente qui tenoit la playe ouverte empêchoit la reünion de l'uretere, & faifoit fortir l'urine par la playe. L'ayant un jour vifitée, je confeillai.

C'eft Monfieur Bellofte qui parle, au Chirurgien d'ôter promptement la tente
s'il vouloit éviter une fiftule incurable, mais ce fut en vain, il eût crû pecher
contre les regles de l'art & contre les vieilles maximes s'il eût fuivi un confeil qui

H h   leur

leur étoit opofé. Quelques jours aprés, voyant cette playe en fort mauvais état revêtuë d'une chair blanchâtre, avec peu de fentiment & commençant à former une callofité, je voulus éviter les fuites funeftes de cet indifcret panfement.

Je confumai avec le cauftic fondu ce qui me parut calleux, j'en fis mêmes couler dans la cavité de la playe, j'otay la tente & je laiffay feparer ce que le cauftic avoit confumé.

Lors que je vis les chairs vermeilles je ne perdis point de tems, je feringuay de l'eau balfamique dans la playe ; je me fervis même du baûme du Perou feul durant quelques jours ; puis de l'emplâtre ftiptique de Crollius avec de petites compreffes longitudinales pofées aux deux côtés de la playe pour en raprocher les bords. La playe commença à fe remplir, les urines reprirent peu-à-peu leur cours naturel, & en dix-huit ou vingt jours le bleffé fe trouva entierement gueri.

REFLEXION DU MESME.

On peut voir par le cours de cette cure la difference qu'il y a entre la methode des Chirurgiens entêtés des vieilles maximes & la mienne ; car en ce cas fi cette premiere methode avoit été continuée encore pendant huit jours, la playe devenoit incurable ou tres-difficile à guerir. La playe du bas ventre ne devoit-elle pas fervir d'exemple ; la promptitude de fa guerifon n'étoit provenuë que du mouvement des mufcles, qui plus fages que le Chirurgien chaffoient la tente hors la playe un moment aprés l'aplication, ce qui fit qu'elle fut entierement guerie peu aprés la chûte de l'efcarre.

C'eft pourquoy on ne peut trop blâmer ceux qui s'obftinent à fe fervir de tentes dans les playes du bas ventre. Elles en doivent être abfolument bannies malgré les fcrupules qu'on en peut avoir, qui ne peuvent être que tres-mal fondés. L'experience & la pratique m'ont fi fort defabufé de leur ufage, que je ne m'en fers que dans une grande neceffité, non feulement au bas ventre, mais encore à toutes les parties du corps ; mais dans les playes des émulgentes, des reins, des ureteres & de la veffie comme dans celles des articles, leur ufage produit des accidens qui caufent tres-fouvent la mort, ou qui laiffent des infirmités qui font que les bleffés traînent une vie languiffante.

Voici une autre obfervation du même qui ne laiffera rien à defirer touchant le veritable traitement de ces fortes de playes. *C'eft la fuivante* ou *la xv. fur une playe du ventricule.*

Un des principaux commis de l'Hôpital de Briançon reçut au Printems l'an 1695. un coup d'épée à la partie fuperieure & moyenne de l'hypochondre droit, penetrant felon les aparences jufqu'au ventricule ou jufqu'au pilore.

Je ne pûs découvrir l'étenduë de la playe, par le moyen de la fonde malgré toutes les attitudes que je pris foin de donner au bleffé, mais un accident furvenu fur le champ me fervit d'indice pour en juger ; car quoy qu'il eût foupé fort legerement, il vomit tous les alimens qu'il avoit pris mêlés avec du fang tout pur. Je fis à l'inftant une mediocre dilatation pour laiffer une iffuë libre au fang qui auroit pû être extravafé dans la capacité du bas ventre, ou au pus qui auroit pu s'y former dans la fuite : Je le panfay avec un fimple plumaceau, je mis une emplâtre & le bandage qui lui convenoit. Je le fis faigner peu aprés & lui ordonnay un regime
tres-

tres-exact. Le fang fe trouva fort bourbeux & corrompu fans aucune liaifon, ce qui me fit connoître la mauvaife habitude du bleffé & fa difpofition à devenir malade. Il paffa la nuit avec des inquietudes & des douleurs dans toute la region du bas ventre, & avec une fiévre violente qui l'empêchoit de repofer. Je fis reïterer la faignée le matin, il eut plufieurs envies de vomir fans aucune fuite ; il ne fortit rien par la playe qui fut panfé comme auparavant.

Ayant deux ennemis à combattre, je propofai la continuation des diverfions fans aucun delay, ce qui fut aprouvé de nos Medecins ; l'on mit en ufage les potions, les juleps, & les tifannes les plus propres pour purifier le fang, & pour émouffer la pointe des acides, aufquels je fis joindre quelques vulneraires ; on fe fervit de fupofitoires pour procurer les dejections, mais fans éfet, ce qui nous obligea de lui faire recevoir de fois à autres une demi-livre de decoction en clyftere, dont on tira peu de fruit. Cette methode fut continuée pendant fept jours, fans avoir pû remarquer aucun changement confiderable, tant du côté de la fiévre, que du côté de la douleur, pendant lequel tems il fut faigné fix à fept fois. Enfin vers les fept ou huit de fa bleffure, fon ventre fe deboucha, & il vint une efpece de diarrhée, d'abord fanguinolente & enfuite il rendit le fang tout pur, mais non pas en quantité ; je fis mettre dans fes boüillons quelques plantes vulneraires, & lui fis prendre durant quelques jours à jeun une petite cüillerée de nôtre baûme Samaritain, dit le baûme de l'écriture, compofé de vin & d'huile rofat. La fiévre & les douleurs diminuèrent un peu ; ce qui commença à me donner quelque efperance ; le fang ne ceffa pas de fortir jufqu'au quatorze, où tout ce qu'il y avoit de fâcheux fut terminé & la playe entierement guerie, fans avoir fourni qu'une fort mediocre quantité de pûs.

REFLEXION DU MESME.

Ce n'eft que la fituation du coup & les accidens furvenus qui m'ont fait croire que le ventricule ou le pilore avoient été percés. N'aïant point de figne pour établir aucun jugement fur ce fait ; j'examinai fi l'épée qui avoit fait le coup me pourroit fervir d'indice ; elle étoit marquée de fang de la longueur de dix pouces ou environ ; il n'en fallut pas davantage pour m'affurer de la nature de cette playe ; mais ce qui acheva de me convaincre, ce fut le fang qui fortit par l'anus le feptiéme jour de fa bleffure ; lequel s'étant amaffé durant ce tems en une quantité affés confiderable, pour preffer & chaffer les excremens contenus dans les inteftins, il fe fit à la fin paffage, & fi les faignées euffent été retardées & moins nombreufes, l'on n'eût jamais manqué d'avoir une grande hemorragie tres-perilleufe, fans un grand nombre d'autres accidens qui fuffent immanquablement furvenus.

L'on voit par là que la connoiffance veritable des playes qui penetrent dans quelque cavité & qui offenfent les parties internes confiftent dans les accidens. Il eft donc important que les Chirurgiens ne s'en fient pas toûjours à leur fonde pour en faire le raport : Ils ne doivent pas auffi negliger les diverfions, mais s'apliquer entierement à prendre les précautions neceffaires pour éviter & prévenir les accidens qui font fouvent infurmontables quand ils ont acquis un certain degré.

Un grand nombre de bleffés m'ont été remis panfés en premier apareil pour playes fimples, qui neanmoins étoient penetrantes & confiderables. Il eft prefque impoſſible de faire reprendre à un bleſſé la poſture dans laquelle il étoit quand il a reçu le coup ; ainſi rien n'eſt ſi facile que de s'y tromper quand on s'attache à des preuves auſſi incertaines que la ſonde. Les parties changent de ſituation, elles ſe renflent, & le ſang coagulé dans la playe, s'opoſe aſſés ordinairement à ſon paſſage, ou bien ne pouvant pas ſuivre directement le trajet de l'inſtrument qui a bleſſé, elle ſe gliſſe dans l'interſtice des muſcles, ſur tout ſi étant de fer elle n'obeit point, c'eſt pourquoy quelques-uns ſe ſervent d'une bougie. Souvent les bleſſés ignorent l'état où ils étoient, pour lors ils ſe trompent ou ne ſont pas en état de le dire. Enfin il vaut mieux manquer par trop d'exactitude qui ne peut aporter aucun préjudice aux bleſſés que de s'abandonner à une incertitude qui peut leur faire perdre la vie & la reputation aux Chirurgiens.

D'ailleurs l'on peut voir par le ſuccés de cette cure que les orifices des playes penetrantes ſont d'un foible ſecours pour la gueriſon des parties internes vulnerées. Il eſt comme impoſſible, qu'on puiſſe porter par ces ſortes d'ouvertures, les remedes aux lieux où ils ſont neceſſaires & deſtinés, ce que je ne crains pas d'avancer contre le ſentiment des Anciens, de Fabrice, d'Aquapendente & de quelques modernes. Il eſt pareillement tres-difficile que l'hemorragie qui ſurvient à ces mêmes parties, puiſſe prendre ſon cours par les orifices des playes comme nous l'avons remarqué, à moins que la capacité du bas ventre ne ſoit entierement remplie de ſang. Enfin les douleurs que l'on fait ſouffrir aux bleſſés pour tenir les playes ouvertes par les tentes ſont plus pernicieuſes qu'utiles, puiſqu'elles ne peuvent ſervir qu'à introduire l'air dans des lieux où il cauſe preſque toûjours des irritations, des coagulations, des obſtructions ou des corruptions & ſouvent tous ces accidens enſemble.

Galien dit que les playes du fond du ventricule, ſi elles ne ſont pas grandes, ſe peuvent guerir. Et Celſe veut qu'elles ſoient mortelles : Comment s'accommoder à deux ſentimens ſi contraires ? L'on peut croire raiſonnablement qu'elles ne ſont pas abſolument mortelles & cette cure en eſt une preuve, mais l'on peut dire qu'elles ſont tres-perilleuſes & leur gueriſon tres-incertaine, puiſqu'elles ſont accompagnées de pluſieurs accidens, dont le moindre peut être mortel ; comme le vomiſſement, à quoy ce viſcere eſt ſujet, l'hemorragie par les arteres de la celiaque & par les veines gaſtriques & gaſtrepliploiques ſur leſquelles les aſtringens peuvent difficiliment être portés & retenus ; La convulſion peut être cauſée par les playes des nerfs qui viennent des recurrens, & le chyle peut s'écouler à meſure qu'il ſe forme.

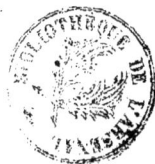

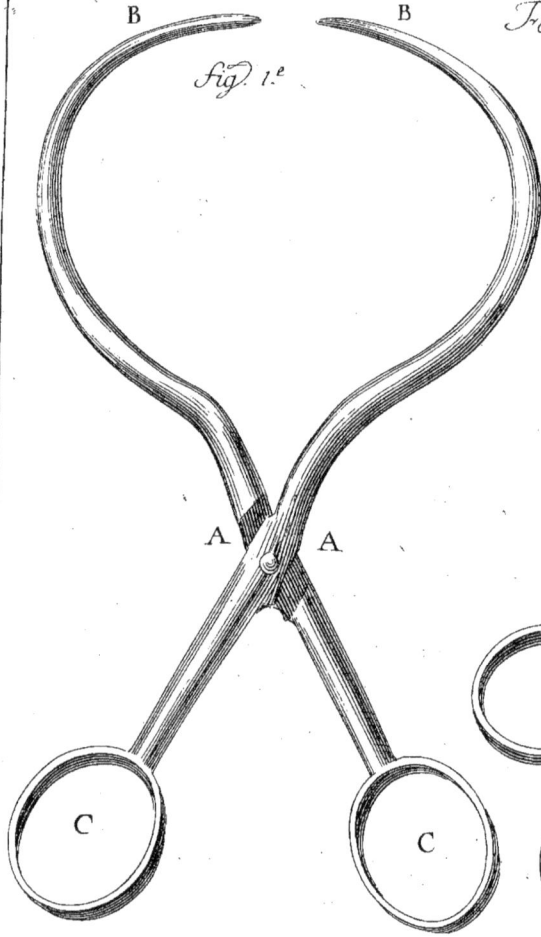
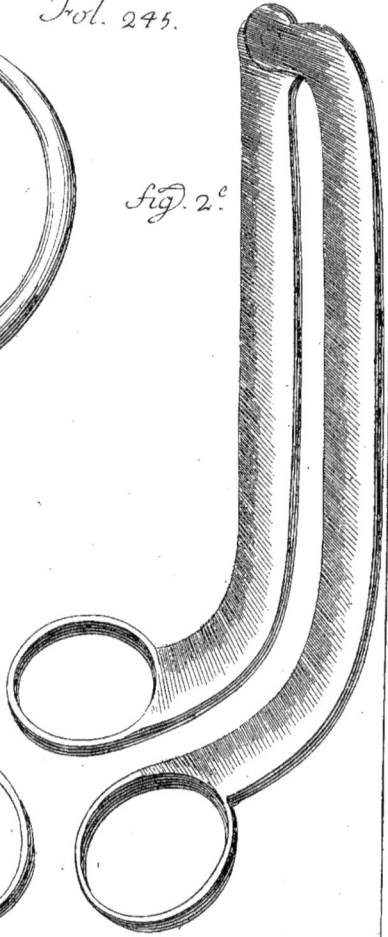

Fol. 245.

fig. 1.ᵉ

fig. 2.ᵉ

B   B

A   A

C   C

EXPLICATION DES DEUX TENETTES
d'Helvetius, qui servent à l'extirpation, & à l'amputation du cancer de la mammelle.

LA Figure I. réprefente la tenette Helvetienne dans fes dimensions naturelles, dont on fe fert pour l'extirpation du cancer ; C'eft un inftrument de fer, dont les feules pointes font trempées. A. A. font les deux branches de la tenette toutes deux d'égale longueur. B. B. font deux croiffans pointus qui font l'extrémité des deux branches ; de telle maniere que quand la tenette eft fermée les deux pointes de ces croiffans paffent l'une fur l'autre pour tenir avec plus de force. Ces croiffans font plats dans toute leur étenduë, mais non tranchans, & vont en diminuant jufqu'à la pointe. C. C. font les deux autres extrémités de la tenette par où on la prend comme une paire de cifeaux.

La Fig. II. eft une autre grande tenette qui fert principalement à l'amputation du cancer ; les deux extrémités par où on la prend auffi comme une paire de cifeaux font un peu courbées, on s'en fert pour embraffer plus facilement la tumeur & l'on fait paffer le rafoir par-deffous.

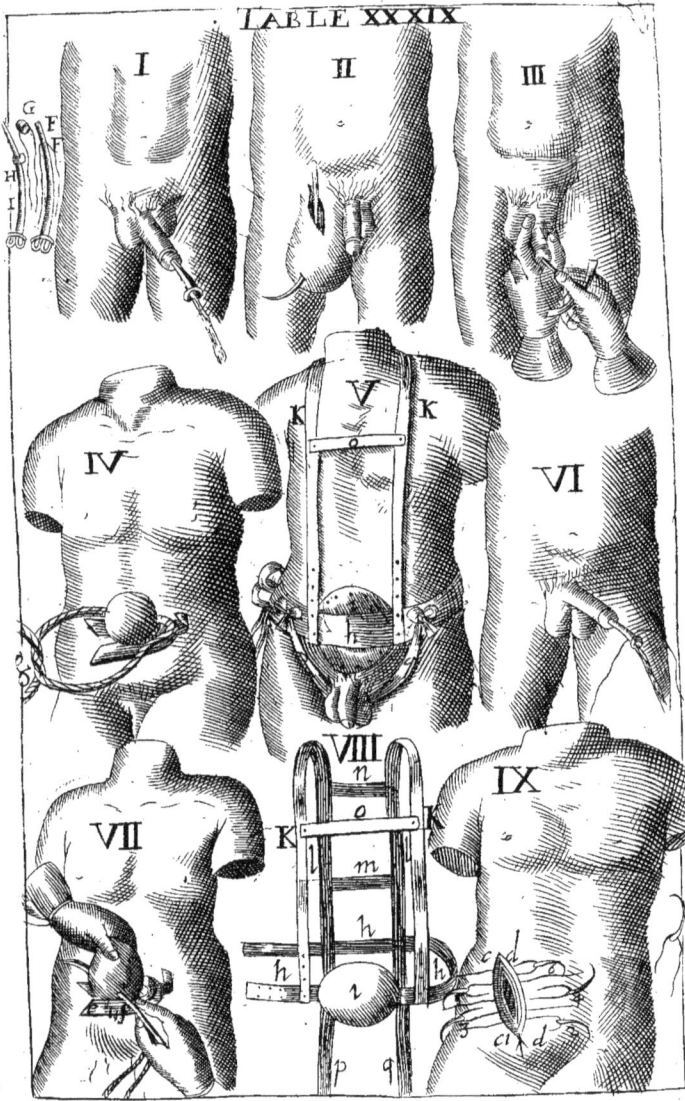

TABLE XXXIX

TABLE XXXIX.

*Du moyen d'apaifer l'ardeur d'urine par chirurgie, d'ouvrir le fcrotum
& le gland, & du double moyen de guerir les hernies ombicales.*

LA Figure I. enfeigne la maniere de vuider l'urine fuprimée, avec l'algalie de la
table xv. *fig. VI. & VII.* Operation tres-facile à faire à un Chirurgien expert,
mais tres-difficile & même tres-perilleufe à celui qui manque d'experience.

Voici comme Celfe l'a décrit. On a, dit-il, quelquefois befoin de l'operation
de la main pour faire fortir l'urine, lors qu'elle ne peut vuider naturellement,
parce que fes conduits font ou affaiffés & affoiblis par la caducité ou bouchés & em-
baraffés par le calcul ou quelque grumeau de fang, ou bien parce qu'il y a quelque inflammation ou quelque carnofité qui bouche l'uretre. On fe fert dans ces
occafions de certaines canules faites de cuivre & plus ordinairement d'argent,
qu'on apelle *catetes* & vulgairement *algalies*. Le Chirurgien doit en avoir plufieurs
de diverfes grandeurs pour s'accommoder aux diverfes grandeurs des fujets, & tout
au moins, trois pour les hommes, & deux pour les femmes ; La plus longue des
algalies pour les hommes fera de quinze travers de doigts ; la mediocre de douze
& la moindre de neuf. La plus longue de celles pour les femmes, fera de neuf
travers de doigts, & la plus courte de fix. Elles doivent être toutes fort polies,
ny trop groffes ny trop déliées & courbées, celles des femmes moins que celles des
hommes, vers le bout qui entre le premier. Pour faire l'operation, Le malade eft
placé à la renverfe fur un banc ou fur un lit, & le Chirurgien étant au côté droit,
tient de la main gauche la verge du malade, & de la main droite l'algalie enduite
d'huile d'amandes douces, qu'il pouffe doucement dans le canal de l'urine. Et
lors qu'il eft parvenu au col de la veffie, il panche en même-tems la verge & l'algalie pour pouffer celle-ci dans la veffie, puis il la retire aprés avoir fait piffer le
malade. Voilà ce que dit Celfe de cette operation.

Il faut en le faifant prendre bien garde lors qu'on introduit la cavité, d'offenfer
la valvule charnuë qui ferme l'orifice commun des vaiffeaux fpermatiques qui fe
termine dans l'uretre proche du fphincter de la veffie, qui fe connoîtra par la difficulté qu'on aura à introduire l'algalie, par la douleur que l'on caufera au malade
& par le fang qu'il fera. Ces fignes paroiffans, il faut retirer un peu l'algalie & la
repouffer enfuite bien doucement jufqu'à ce qu'elle foit introduite dans la veffie
fans toucher la valvule, & jufqu'à ce que l'urine en forte.

Il y en a qui attachent un floccon de laine ou de coton au bout d'un ftilet qu'ils
introduifent dans l'algalie pour l'introduire ainfi garnie dans la veffie, afin qu'en
retirant le ftilet quand l'algalie eft entrée dans la veffie, l'urine fuive de même
que la liqueur fuit le pifton d'une feringue qui y eft enfoncée. Mais le ftilet &
le coton ne fervent de rien à celui-ci, parceque l'algalie étant percée de plufieurs
trous à fon extrémité donne affés d'iffuës à l'urine ; & l'autre, parce qu'en rempliffant l'algalie il bouche les trous deftinés pour laiffer entrer l'urine ; en éfet,

lors qu'on retire le ftilet il eft à craindre qu'on ne retire auffi l'algalie qu'il faut remettre en caufant un nouveau tourment au malade & avec beaucoup de difficulté. Quand la fupreffion d'urine eft caufée par l'inflammation de la veffie ou des conduits de l'urine il ne faut pas fe fervir de l'algalie à caufe du danger qu'il y a d'offenfer le col de la veffie qui augmenteroit l'inflammation , laquelle étant ceffée laifferoit un écoulement d'urine involontaire & incurable. Il vaut mieux en ce cas fe fervir de la bougie de la *table xiv. fig. IX. & X.* un peu courbée & enduite d'huile que de l'algalie qui aigriroit le mal.

L'algalie & la bougie font également inutiles, quand la fupreffion d'urine eft caufée par le vice des reins ou des ureteres puis qu'il n'y a point d'urine dans la veffie , feul cas auquel l'algalie convient.

Quand la fupreffion d'urine ou l'ifchurie qui n'eft pas une fupreffion totale, parce qu'il en fort encore quelques goutes eft caufée par une carnofité furvenuë dans le canal de l'urine ou l'uretere enfuite d'un ulcere , il faut extirper la carnofité par l'operation de la main & les medicamens qui ayent la faculté de la confumer. Mais comme il eft à craindre qu'en apliquant les medicamens , qui doivent être corrofifs , à la carnofité , les autres parties faines du canal n'en foient offenfées ou que l'urine ne les emporte en paffant. Hierome Fabrice d'Aquapendente a inventé un inftrument qui empêche l'un & l'autre de ces inconveniens. C'eft une petite canule faite d'un linge couvert de cire blanche de la longueur d'un travers de doigt & d'une groffeur égale au calibre de l'algalie d'argent de la *table xv. fig. VI.* On attache cette canule marquée. *G.* à côté de cette *fig. I.* de la prefente table, avec un fil dont les deux bouts doivent être pendants. On l'enduit du medicament corrofif de Jean Prevoft , qui fuivant l'experience qui en a été faite une infinité de fois , confume ces fortes de carnofitez fans aucune douleur ni excorier les parties faines , dont voici la compofition :

℞. *Miel calciné & reduit en cendres ; Tuthie preparée ; Beurre frais lavé en eau de plantain ; Terebenthine lavée de même ; Cire jaune , de chacun demi once ;*

Alun brûlé , demie dragme : Mêlez le tout pour faire un liniment.

Ou bien de celui de Roch Cervier que quelques-uns eftiment fingulier ; Le voici :

℞. *Soufre vif en poudre ; Mercure precipité ; Verd de gris ; Antimoine crud , de chacun trois dragmes ;*

Cire blanche , une once : Mêlez le tout fuivant l'art dans un mortier de plomb en confiftence d'onguent. La petite canule. *G.* enduite de l'un de ces deux medicamens fera adaptée au ftilet. *I.* à l'endroit. *H.* pour être mife avec lui dans l'algalie marquée. *F F.* à côté de la même figure qui fera introduite dans l'urethre jufqu'à l'endroit de la carnofité , où étant on retirera l'algalie avec fon ftilet , en forte que la petite canule preparée comme il a été dit , refte dans l'urethre à l'endroit de la carnofité , de cette maniere l'urine paffant au travers de la petite canule ne pourra point traîner ny delaver , le remede y fera apliqué.

La Fig. II. reprefente la maniere dont les Nurfins celebres Chatreux en Italie, qui gueriffoient l'hernie inteftinale par l'extirpation du tefticule qui fera décrite en

la

la *table XXXI.* ci-aprés, introduifoient, aprés avoir coupé & tiré le tefticule dans la playe de l'aine, l'inftrument tranchant de la *table xv. fig. V.* fait en forme d'aiguille, muni en fa pointe d'un bouton de cire, & le pouffoient jufqu'au fond du fcrotum qu'ils perçoient pour donner iffuë aux matieres qui coulent de la playe, confervant cette ouverture par le moïen d'une tente, jufqu'à ce que la playe de l'aîne fût entierement guerie. Mais cette ouverture eft inutile, parce que le fcrotum fe retire, dés que le tefticule avec fes envelopes en a été tiré, & que fes côtés fe raprochent & s'aglutinent.

La *Fig. III.* enfeigne la maniere d'ouvrir la verge aux enfans qui naiffent quelquefois fans qu'il y ait ouverture au gland par où ils puiffent rendre leur urine. Il faut d'abord remedier à ce mal avec l'inftrument de la *table xx. fig. XV.* qui tranche des deux côtés & a fa pointe fort étroite, qu'on apelle vulgairement *Lancette.* Le malade étant placé à la renverfe, la verge fera tenuë avec la main gauche prés du gland, & le trou fermé, ouvert avec l'inftrument tenu de la main droite, aprés quoy on mettra dans le trou un petit ftilet de plomb delié, folide & enduit de quelque epulotique. On fortira le ftilet de plomb, lorfque le malade voudra piffer, & on le remettra enfuite, ce qu'on continuera trois ou quatre jours jufqu'à ce que les bords du trou foient deffechés. Si le trou n'eft pas fermé, mais feulement trop étroit aux enfans nouveau-nez, il faut l'agrandir de bonne heure, en y mettant une petite tente faite de moëlle de fureau comprimée & enduite d'onguent rofat. Cette tente s'imbibant d'humidité devient plus groffe & en fe renflant dilate le trou.

Les Fig. IV. & VII. reprefentent l'operation de l'exomphalos, ou hernie ombilicale à la maniere de Celfe. On place le malade à la renverfe pour faire rentrer l'epiploon ou l'inteftin ou tous les deux qui font fortis par la dilatation du nombril, que l'on faifit avec une pincette, puis le relevant, on le traverfe à fa bafe avec une aiguille qui conduit deux fils fimples de foye rouge, puis coupant les fils pour fortir l'aiguille, on noüe les bouts des fils enfemble, en ferrant bien fort, afin que ce qui eft au deffus du nœud meure peu-à-peu & tombe.

Quelques-uns imitant cette methode, ayant relevé l'éminence du nombril avec la main gauche y apliquent avec la droite, *l'arreft* des Chatreux dépeint en la *table xxj. fig. IX.* comme il eft reprefenté en cette table *fig. IV. & VII.* L'arreft étant apliqué ils paffent dans la bafe du nombril relevé une aiguille qui conduit un fil tres-fort reprefenté en la *fig. VII.* qu'ils ferrent étroitement à droit & à gauche, comme il eft reprefenté en la *fig. IV.* de cette table, & ci-aprés *table xli. fig. IV.* noüant les extrémités des fils enfemble, mais comme les malades ne fe foûmettent pas volontiers à ces operations, j'ay toûjours preferé celle d'Aquapendente, qui eft plus douce & qui m'a bien reüffi; en apliquant fur le nombril le cerat aftringent de cet Auteur & fa ceinture, ainfi que *les fig. V. & VIII.* reprefentent.

J'ay crû au fujet de cette operation devoir raporter ici la relaxation extraordinaire & contre nature d'un enfant qui naquit ayant les inteftins fortis par le nombril & pendans en dehors, enfuite d'une impreffion fubite de l'imagination de fa mere pendant la groffeffe. J'ay apris cette hiftoire de Monfieur Jean George Cockel, mon Collegue, celebre Medecin & Medecin ordinaire de cette Republique, qui

I i me

me dit, qu'au tems des moiſſons dernieres 1 6 4 2. une fermiere du Berenſtat territoire d'Ulmes femme de Jacque Hocker, groſſe de quelques mois, ramaſſant des
javelles, aperçût ſous une, un tas de viperes qui ſe mirent à remuër, dequoy cette
femme fort ſurpriſe, mit la main ſur ſon ventre en la region ombilicale, conſide-
rant attentivement ces animaux ; qu'elle s'étoit trouvée pourtant aſſés bien durant
le reſte du tems de ſa groſſeſſe, & qu'elle accoucha le 13. Janvier 1 6 4 3. ſur le
ſoir d'une fille qui fut nommée Barbe ſur les fonds baptiſmaux, elle étoit vermeille, vigoureuſe & bien formée excepté à l'égard des inteſtins, qui au lieu d'être
renfermés dans le ventre inferieur, étoient ſortis contre nature par le nombril,
hors du corps, & on les voyoit clairement, n'étant revêtus que du peritoine ſeul,
qui les renfermoit dans une maniere de ſac. Leſquels ſe trouvans hors de la matrice
privés tout d'un coup de la chaleur ſalutaire & naturelle de la mere, & ſaiſis par
la rigueur du froid de la ſaiſon, ſe retrecirent, ſans que l'on pût les en défendre,
ny par la chaleur du poële où l'enfant fut mis, ny par la quantité des langes, ny
par aucun autre ſecours. De ſorte qu'elle mourut deux jours aprés ſa naiſſance, ſçavoir le Dimanche.

La Fig. V. montre l'aplication de la ceinture ombilicale auſſi repreſentée en la
fig. VIII. ci-aprés, à un homme qui avoit une hernie au nombril. J'en ay gueri
pluſieurs par cette methode, lorſqu'elles étoient mediocres, tant à des hommes
qu'à des femmes, & à des adultes qu'à des enfans, & lorſqu'elles étoient plus que
mediocres, cette ceinture empêchoit qu'elles n'augmentaſſent.

La Fig. VI. marque la maniere dont on empêche le malade de ſentir l'ardeur de
l'urine, qui cauſe une douleur ſi vive dans les gonorrhées virulentes, qu'on aime-
roit quaſi autant mourir que de piſſer. Quand on ne peut apaiſer une telle ardeur
par aucuns remedes pris par la bouche ou injectés par la verge, le malade mettra
dans l'uretre, la canule fort polie d'or ou d'argent de la *table xiij. fig. XVI.* attachée par deux fils que le malade tient avec les mains pour empêcher que l'urine ſortant avec impétuoſité ne la chaſſe en dehors. L'urine paſſe au travers de la canule
ſans toucher l'uretere qui eſt ſouvent ulceré, & ſans cauſer aucune douleur.

La Fig. VII. a été expliquée avec la quatriéme.

La Fig. VIII. repreſente la ceinture ombilicale. *h. h.* faite d'un linge de coton
en double, dont la partie qui couvre le nombril eſt garnie d'un écuſſon. *i.* qui a
en ſon centre un petit peloton de linge bien ferme qui s'inſinue dans la dilatation
du nombril pour empêcher l'epiploon & les inteſtins de ſortir aprés qu'on les a remis. L'écuſſon doit être un peu fort & dur ; on doit apliquer un cerat aſtringent
étendu ſur de la peau, au nombril, avant de bander l'abdomen avec cette ceinture.
Quelques-uns ajoûtent à cette ceinture de Fabrice. *h. h.* les bandes ſcapulaires. *k. l.*
afin qu'étant aſſemblées par trois bandelettes tranſverſales, *m. n. o.* elles arrêtent
la ceinture par le moyen des épaules, ſur la region ombilicale & l'empêchent de
tomber ; mais ces bandes ſcapulaires ne ſont pas neceſſaires, puiſque les os des
Iles empêchent la ceinture de déſcendre & les ſous-bandelettes. *p. q.* qu'elle ne remonte.

La Figure IX. enſeigne la maniere de faire la gaſtrorafie, eſpece de ſuture décrite en partie par Galien en partie par Albucaſis, cette operation ſert à tenir unis
&

& joints les bords des playes de l'abdomen, de peur que les intestins ne sortent de nouveau après qu'on les a remis. Le malade étant placé dans un lieu bien éclairé, à la renverse ou sur le côté oposé à la playe, afin que les intestins s'y portent avec moins d'impetuosité, le serviteur prendra avec ses mains les bords de la playe & en presentera au Chirurgien autant qu'il en faudra pour faire la suture, & le Chirurgien tenant de la main droite une aiguille enfilée d'un fil de lin retors. d. il la pousse de dehors en dedans au travers de la peau & des muscles d'au-dessous, jusqu'au peritoine sans le toucher de ce côté-là. d. & il passe tout de suite la même aiguille par le peritoine de l'autre côté. e. par les muscles de dessus & par la peau, de dedans en dehors, & après avoir défilé son aiguille il serre & noüe les deux bouts du fil, pour faire un nœud ou un point ; puis laissant l'espace d'un travers de doigt, il passe la même aiguille enfilée comme auparavant par le côté. e. de l'abdomen du dehors en dedans sans toucher le peritoine, & par le côté. d. du dedans en dehors au travers du peritoine des muscles & de la peau il fait un second point, puis il continuë de la même maniere jusqu'à trois, quatre, cinq, & six points, perçant alternativement le peritoine, & ne le perçant pas jusqu'à ce qu'il y ait autant de points de faits qu'il est necessaire pour parfaire la suture de l'abdomen. Il faut toûjours commencer la gastroraphie par le plus bas lieu de la playe, & l'ayant achevée, couper le premier point avec le scalpel & tenir le trou ouvert avec une tente, afin que les excremens de la playe se puissent vuider tous les jours.

La même suture sert pour rejoindre l'abdomen après l'incision Cesarienne, dont il sera parlé *table xl. fig. VI.* qui suit.

L'exomphale est une tumeur contre nature qui survient au nombril par la chûte des parties intestinales, & son operation est une incision que l'on fait au nombril pour les remettre dans leur lieu.

Pour comprendre la cause de cette maladie, il faut sçavoir la structure du nombril, qui se forme par la réünion des vaisseaux ombilicaux qui se glissent obliquement dans l'épaisseur du peritoine qui les accompagne, & perçant ensemble la ligne blanche, ils vont s'attacher à la surface de la peau, où ils forment le nombril.

Dans le fœtus les routes par où passent les vaisseaux sont aussi aparentes que les anneaux des muscles du bas ventre dans les adultes : mais après la naissance, ces vaisseaux se dessechent & degenerent en ligamens qui obligent le nombril de s'enfoncer à mesure que les parties où ils aboutissent viennent à grossir & à peser, il faut de plus remarquer que le nombril est denué de chair un demi travers de doigt à la ronde, ce qui contribuë à la formation de l'exomphale.

Les tumeurs du nombril prennent differens noms suivant les differentes matieres qui les causent ; on l'apelle enteromphale, si c'est l'intestin ; epiplomphale, si c'est l'epiploon ; hydromphale, si c'est de l'eau ; pneumatomphale, si c'est du vent ; sarcomphale, si ce sont des chairs ; & varicomphale, si ce sont des vaisseaux.

Dans l'hydromphale la tumeur est lâche & obeit aux doigts ; on la voit transparente en mettant une chandele allumée derriere, l'eau fait un peu de bruit quand on frape dessus & on s'aperçoit de son mouvement.

Le pneumatomphale obeit aux doigts & revient à sa même grosseur resonant

I.i ij

quand

quand on frape la tumeur, qui est toûjours égale & de même figure, en quelque situation que le malade se mette.

Le farcomphale est dur, la tumeur grande & resistant à la compression.

L'entcromphale est un peu dur, tendu & étroit à sa base, grossissant quand le malade retient son haleine, la tumeur au contraire diminuë, faisant un peu de bruit quand on la presse avec la main le malade étant couché sur le dos.

Dans l'epiplomphale la tumeur est plus molle & plus grande d'un côté que de l'autre, sa base est plus large, & en la comprimant elle diminuë sans faire de bruit.

L'exomphale est dangereux si l'inflammation y survient & qu'elle y produise un abscés lequel venant à s'ouvrir, les parties sortent hors du ventre.

Les enfans guerissent plutôt de ces maladies que les adultes, & ceux-ci que les vieillards qui en guerissent rarement à cause de la dureté de leurs chairs.

Avant d'entreprendre l'operation il faut éloigner les obstacles qui s'oposent à la reünion, comme l'inflammation & les vens ou excremens qui remplissent les intestins. L'inflammation se dissipera par les saignées & les onctions d'huile rosat & de lis. On chassera les vens & les excremens par des lavemens faits avec les decoctions d'herbes emollientes, comme la mauve, la guimauve, la parietaire & le reste, l'on ajoûtera de l'anis battu dans la decoction, & on prendra le lavement chaud. Aprés ces précautions on en viendra à l'operation.

Pour la faire on fait coucher le malade sur le dos, on pince la peau en travers, un serviteur la tient par un bout & le Chirurgien par l'autre, & d'un bistouri il incise en long le côté de la tumeur pour ne pas couper les vaisseaux ombilicaux, particulierement la veine qui suspend le foye, parce que ce viscere n'étant plus suspendu, la veine-cave se trouveroit comprimée, & la circulation du sang corrompuë, dont la mort s'ensuivroit.

Si la peau est si tenduë qu'on ne la puisse pincer, on fera une incision avec le bistouri jusqu'à la graisse, que l'on déchirera avec les ongles ou bien avec un déchaussoir; car il ne faut pas continuer d'inciser avec le bistouri, de peur de couper l'intestin.

Quand le peritoine sera découvert on le tirera à soy avec les ongles pour y faire une petite ouverture avec les ciseaux, & on mettra le doigt indice de la main gauche dans cette ouverture pour conduire la pointe des ciseaux ou du bistouri & agrandir l'incision.

Si l'epiploon est adherent au peritoine, il faudra le détacher prenant plutôt de l'epiploon que du peritoine, & si les intestins sont adherens à l'epiploon, il faut aussi les en détacher & pour ne les pas blesser laisser une partie de l'epiploon.

On trouve quelquefois une masse charnuë dans l'epiploon, il la faut emporter aussi-bien que tout ce qui se trouve d'alteré dans l'epiploon. Pour cela on fait la ligature dans le vif de l'epiploon, & on coupe dans la partie saine que l'on emporte avec le bistouri ou les ciseaux, on remet ensuite toutes les parties dans le ventre & cicatrise les lévres de la playe dans toute leur étenduë, pour procurer une cicatrice forte & serrée, & l'on fera la suture entre-coupée, & aprés cela l'apareil qui consiste à apliquer sur la plaie un plumaceau trempé dans du baûme ou quelque liqueur spiritueuse,

fomentant

fomentant le ventre tout autour du nombril avec l'huile rosat dans laquelle on aura mis un peu d'esprit de vin, un grand emplâtre & par-dessus des compresses trempées dans quelque bon defensif, & on soutiendra le tout avec une serviette que l'on plie en trois ou quatre dans sa longueur, on la roule par les deux bouts & on l'aplique par le milieu sur le mal, on la tourne tout autour du corps, & on l'attache où elle finit.

Comme rien ne s'opose davantage à la reünion des playes du ventre que son mouvement, voici une petite machine fort propre pour s'y opofer. C'est un gros fil de fer qu'il faut mettre en double, & lui donner une figure propre à entourer le corps faisant une maniere de patte à chaque bout, semblable à celles dont les femmes serrent leurs coëffes sur la tête. On passe cette machine par derriere les lombes, de maniere que les deux bouts où sont les pattes reviennent par-devant presser par leur vertu de reisort les côtez du ventre. Cette compression empêche la dilatation de la playe. La machine doit être toute entourée d'étoffe & de coton, comme les brayers, afin qu'elle ne blesse point le malade.

Lorsque les exomphales sont seulement venteux, ou que les parties qui les forment, peuvent rentrer dans le ventre, on voit rarement qu'un malade veüille hazarder l'operation.

A l'égard de la cure, on fera supurer la playe avec des baûmes afin de former une bonne cicatrice, & on continuera à la panser comme les playes ordinaires. On prescrira au malade un bon regime de vie, on le nourrira de boüillons & on lui donnera souvent des lavemens.

Si les eaux sont seulement la cause de la tumeur on la fomentera avec les resolutifs, comme sont l'huile de terebenthine, & on apliquera dessus des sachets tout chauds remplis de fleurs de camomile, & de sureau boüillis dans du vin, pour tâcher de dissiper ces eaux sans le secours des operations.

Si la tumeur est causée par des vens, on les dissipera avec le cataplâme fait avec la semence de cumin, de lupins, de bayes, de laurier & le sel armoniac, de chacun deux dragmes, on pulverisera le tout & on le fera boüillir dans du gros vin en consistence de cataplâme.

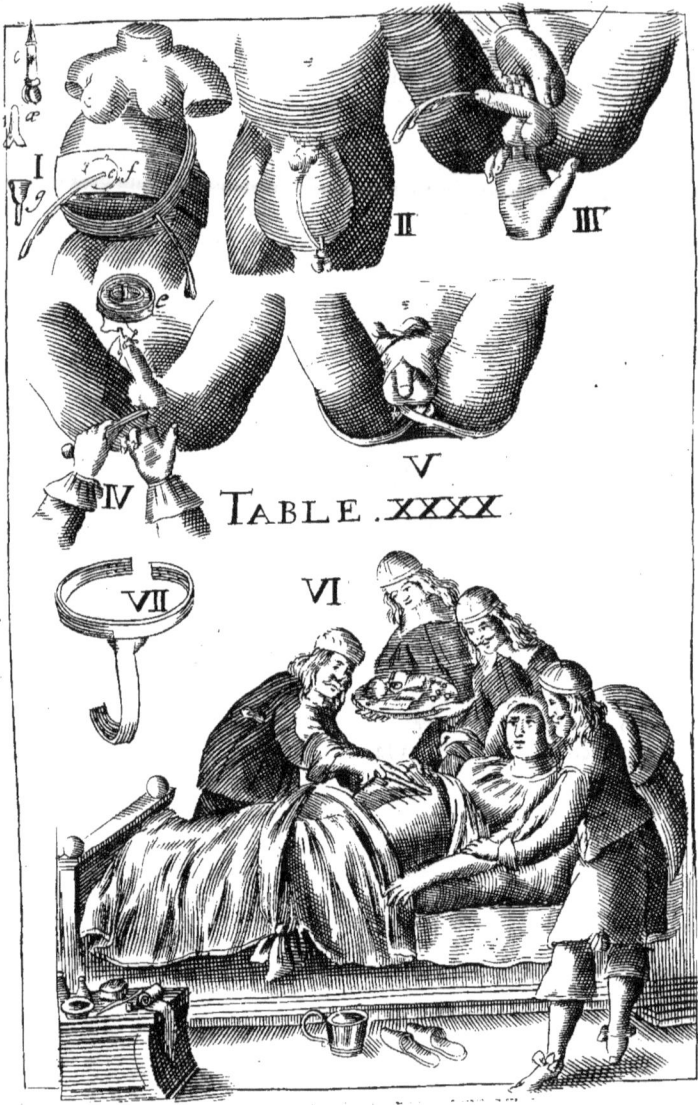

TABLE XL.

De la paracenthefe de l'abdomen ; D'un fecond moyen d'ouvrir le fcrotum;
De fonder la pierre de la veffie ; De faire la lithotomie ; Du bandage
aprés l'operation, & de l'operation Cefarienne.

LA Figure I. reprefente comme aprés avoir ouvert le nombril des hydropiques avec l'inftrument canulé de Sanctorius. *c. a.* on en vuide l'eau par le tuyau. *c.* de l'inftrument de bois de Tulpius raporté en la *table xvij. fig. IX. & X.*

La même figure fait voir comme le côté gauche de l'abdomen étant ouvert ou par le même inftrument, ou par le biftouri courbe, donne paffage à l'eau par la canule. *c.* de l'inftrument. *c. a.* dépeint à côté de la *fig. I.* mais afin que les jeunes Chirurgiens comprennent mieux ce qui eft reprefenté en cette figure, nous allons traiter en peu de mots de

La paracenthefe de l'abdomen.

Il y a quatre chofes à confiderer touchant cette operation. La premiere, s'il la faut faire : La deuxiéme, en quel tems : La troifiéme, en quel lieu : La quatriéme, de quelle maniere ou methode il la faut faire. C'eft-à-dire, la neceffité, le tems, le lieu, & la methode.

On connoît la neceffité de la paracenthefe par la maladie & par les forces du malade.

La maladie qui la demande, eft la tumeur recente de l'abdomen parvenu en peu de tems, à une infigne groffeur par un amas d'eau caufé par la boiffon ou autrement, qui refifte aux medicamens pris par la bouche qui ne peuvent pas faire leur effet, parce que les facultés font oprimées & prefque éteintes par l'abondance de l'humeur.

Les forces la permettent, lorfqu'elles font conftantes & fuffifantes, ce qu'on connoît, quand le malade peut fe tenir encore debout, & s'affeoir facilement & à fon aife fur un fiege.

Au contraire, cette operation n'a point lieu en une hydropifie inveterée, ny lorfque les forces font foibles, comme dans la vieilleffe, l'enfance, la toux, le flux de ventre, la cachexie, les fchirres & corruptions des vifceres, & enfuite d'une fiévre ardente ou chronique.

Le tems de faire l'operation eft le plutôt qu'il eft poffible, & avant que l'humeur contenuë dans l'abdomen, ait caufé un dommage confiderable aux vifceres & aux autres parties internes.

Le lieu où la paracenthefe fe doit faire eft le nombril. *Fig. I. e.* ou au deffous du nombril à la diftance de trois ou quatre travers de doigts du mal, à côté des mufcles droits, non pas en la ligne blanche, au côté droit, fi le mal vient du vice

de

de la rate, & au côté gauche s'il vient du vice du foye. Lorsque le nombril est tellement relâché & enflé, qu'il n'y a entre la partie externe & la cavité interieure & l'eau, qu'une peau si mince, qu'on la distingue par sa transparence & en la touchant legerement du doigt, on peut pour lors ouvrir tres-seurement le nombril. Mais si le nombril n'est pas suffisamment relâché, on doit ouvrir l'abdomen à la partie laterale du nombril & au-dessous comme il a été dit.

La maniere ou la methode de faire cette operation, comprend la situation du malade, les instrumens & la façon d'operer.

Les instrumens dont on se sert utilement pour ouvrir l'abdomen des hydropiques au nombril & à la partie laterale du ventre sont deux en nombre, sçavoir l'aiguille canulée. c. a. de la *fig. I.* de cette table, & le scalpel courbe de la *table xiij. fig. II. & III.*

Lorsqu'on voudra vuider l'eau par le nombril, il faudra, si on se sert de l'aiguille canulée, que quelques-uns apellent *trocar*. c. a. l'attacher à une longue bande. f. & la pousser au milieu du nombril. e. jusqu'à la petite étoile de la canule, puis retirer l'aiguille. a. de la canule. c. & introduire celle-ci jusqu'à son aîle, puis attacher par un double nœud les extrémités de la bande conduites à côté.

Que si on se sert du scalpel courbe pour percer le nombril, on mettra une canule qui réponde justement au scalpel, attachée à une bande, dans la playe nouvellement faite; ou le tuiau de bois. e. ou une canule d'argent choisie dans la *table XIII.* & ayant vuidé suffisamment d'eau, on bouchera le tuiau de bois. e. avec la tente de bois. g. & si on y a mis une canule d'argent on la bouchera avec la tente de lin. l. de peur que l'eau ne s'écoule malgré le Chirurgien.

Lorsque la paracenthese se doit faire au-dessous du nombril & à côté du ventre, quoy qu'on puisse la pratiquer fort seurement avec l'aiguille canulée de Sanctorius ou avec le scalpel courbe comme au nombril. Neanmoins puisque Fallope & Fabrice d'Aquapendente proposent une autre methode, il est bon d'en parler ici.

Fallope après avoir doublé la peau de l'abdomen de la grandeur du pouce, il la coupe avec le couteau courbe, & perce transversalement le reste; c'est-à-dire, les muscles & le peritoine avec la lancette ordinaire. D'Aquapendente se sert du même scalpel, mais sans faire d'incision particuliére au cuir, il le pousse d'abord, un peu obliquement au travers de la peau jusqu'à ce qu'il ait penetré dans la cavité au travers des muscles & du peritoine. On connoît si on y est arrivé, non seulement par la sortie de l'eau, mais encore, pour peu qu'on soit versé dans l'ouverture des abscés, lors qu'en pressant on ne sent rien qui resiste au scalpel. L'incision faite on retire le scalpel, & on introduit dans la playe, une canule d'argent bien nette, troüée par ses côtés & un peu courbe ou oblique choisie entre celles de la *table XIII.* qui réponde parfaitement au scalpel & soit attachée à une bande. Cette canule qui doit être au commencement plus longue & ensuite plus courte, de sorte que son extrémité aboutisse seulement dans la cavité, sert à vuider les eaux, non tout à coup, mais autant que les forces du malade le permettent, ce qui se connoit au pouls.

L'eau vuidée en quantité suffisante, on bouche la canule avec une tente de linge, sans la retirer de l'abdomen où elle demeure, & quand on veut tirer de l'eau

de

de nouveau, on fort la tente de la canule & on la remet comme on veut. En quelque endroit, & de quelque instrument qu'on ouvre le ventre des hydropiques, on doit les veiller & garder avec beaucoup de soin, de crainte que sans que ny eux ny les autres s'en aperçoivent, l'abdomen ne se vuide tout-à-coup, & ne leur cause la mort, & que la paracenthese qui est le seul remede & le dernier refuge de l'hydropisie ne soit décriée & diffamée.

L'année 1625. le 7. d'Aoust j'ouvris à Ulmes au côté de l'abdomen une Demoiselle atteinte en même-tems d'une ascites, d'une anasarca, & d'une tympanite. Je suivis la methode d'Aquapendente que nous venons de décrire, ce qui la fit vivre un an & demi aprés l'operation, qu'elle mourut étant tombée dans une vray tympanite.

La Figure II. enseigne la maniere d'ouvrir le scrotum aux hydropiques, proche la ligne qui separe le scrotum en deux parties la gauche & la droite. On pousse l'aiguille à canule de Sanctorius *table xiij. fig. XVIII. & fig. I.* de cette table. *c. e.* jusqu'à la petite étoile, aprés quoy on retire l'aiguille & on pousse la canule dans le scrotum jusqu'à son aîle, & aprés avoir tiré une quantité suffisante d'eau, on bouche la canule qui reste attachée au scrotum avec une tente de linge procedant comme il a été remarqué. J'ay fait fort heureusement cette operation à Samuël Aschen tisseran demeurant à Ulmes.

La Fig. III. enseigne la maniere de sonder la pierre dans la vessie, & comprimant de la main gauche la partie inferieure de l'abdomen, & introduisant les doigts index & celui du milieu, dans le fondement, ou bien en mettant les deux mêmes doigts de la main gauche dans le fondement, & poussant avec la main droite l'algalie dans la vessie, ces deux manieres sont accompagnées de douleur, mais l'introduction de l'algalie dans la verge, en cause moins que la compression de l'abdomen.

La Fig. IV. enseigne la maniere observée vulgairement par les lithotomistes, qui font l'operation au petit apareil & l'incision dans la substance de la vessie proche de son col, qui est quand les doigts ne suffisent pas pour tirer les plus grosses pierres, d'introduire les crochets de la *table xv. fig. IX. & X.* derriere la pierre & de l'amener dehors par violence & beaucoup d'efforts.

Hildanus *chap. 7. de la lithotomie*, raporte le danger & diverses incommodités qui accompagnent cette operation, à quoy on peut ajoûter que j'ay experimenté plusieurs fois que la pierre étant mediocre, quoyque renfermée dans les membranes de la vessie, peut à la verité être conduite avec les doigts jusqu'à son col, mais que si on fait l'incision au-dessus, il s'ensuit ordinairement un ulcere incurable; & que quand la pierre est grosse, on ne peut pas la pousser jusqu'au col de la vessie que par une compression tres-violente de l'abdomen, qui est facilement suivie de la cangrene des intestins & de la vessie.

La même Fig. fait voir des excroissances veroliques sur le gland & sur le prepuce, & la maniere de les guerir en les liant. Parce que ces sortes d'excroissances, ou porreaux ont une base étroite, de sorte qu'étant liées avec un filet de soye rouge fort delié elles tombent en deux jours si on les serre bien. Sinon on les touchera seurement avec l'huile d'antimoine. Les verruës pendantes se guerissent heureuse-

K k   ment

ment, en les retranchant avec le fcalpel, aprés les avoir faifies avec des pincettes. On cauterife enfuite le lieu avec un cautere actuel fort ardent, pour empêcher le fang qui en découle d'infecter les parties voifines.

La Fig. V. enfeigne la maniere de bander le patient après l'operation de la pierre qui eft tres-commode, car elle foûtient fi bien les remedes & tout l'apareil apliqué au perinée que rien ne peut tomber.

La Fig. VI. enfeigne la maniere de bien pratiquer l'operation Cefarienne qui fe fait par l'incifion de l'abdomen & de la matrice pour en tirer le fœtus. Il y a trois cas qui exigent cette operation. Le premier, lorfque le fœtus eft mort & la mere vivante ; Le fecond, lorfque la mere eft morte & le fœtus vivant ; & le troifiéme, lorfqu'ils font tous deux vivans, la mere & le fœtus. Ceux qui font venus au monde de ces deux dernieres manieres font appellés Cefars, à caufe qu'ils font nez par l'incifion de la matrice, on apelle aufli cet enfantement Cefarien.

On fait rarement cette operation en faveur du fœtus mort, on fe contente de le chaffer dehors par des medicamens ou de l'arracher par le miniftere des mains avec les inftrumens que nous verrons *table xliij. fig. VIII.* ou bien on abandonne tout à la nature qui le jette par pieces.

Les fœtus vivans tirés par l'incifion de la matrice de leurs meres après qu'elles font mortes, prennent leur nom de cette incifion, comme Scipion l'Afriquain, qui fut apellé le premier des Cefars pour être né aprés la mort de fa mere par l'ouverture qui fut faite à fa matrice. Rodericus à Caftro foûtient que le fœtus ne peut furvivre à fa mere, à moins qu'il ne foit tiré de la matrice pendant que les efprits vitaux font encore prefens, la raifon qu'il en aporte, eft, que la vie de l'enfant ceffe aufli-tôt que la vie & le mouvement de la mere. C'eft pourquoy il veut qu'on faffe cette operation pendant que la mere eft fur la fin de l'agonie, ou au même moment de tems que l'ame de la mere eft feparée d'avec le corps. Mais peut-on faire cette operation en un moment, & quand on le pourroit, peut-on être bien certain de ce moment auquel l'ame abandonne le corps ? Et n'a-t-on pas horreur de faire cette operation quand la mere eft encore dans l'agonie ? De plus il fupofe que la vie de la mere ceffant, celle de l'enfant ceffe aufli, ce qui eft faux ; car puifque l'enfant a fon ame en particulier, il peut vivre dans la matrice, quoyque la mere foit morte, pourvû qu'il foit à terme & qu'il ait tous les organes du corps parfaits, de la même maniere qu'il vit fans elle lorfqu'il eft né, à moins qu'il ne foit fuffoqué dans la matrice. C'eft pour prévenir cet accident que Charles Eftienne avertit de mettre quelque chofe entre les dents de la mere lorfqu'elle agonife, pour lui conferver la bouche ouverte, & que la fage-femme tienne toûjours la main dans l'orifice de la vulve & les jambes de la patiente écartées & courbées, jufqu'à ce que l'incifion de la matrice foit faite & que l'enfant en foit forti. On connoît qu'il eft encore vivant dans la matrice, aprés que la mere eft expirée, par le mouvement & le treffaillement qu'il fait.

Le troifiéme cas, qui eft de tirer le fœtus vivant par l'incifion de la matrice de la mere vivante, a lieu lorfqu'il eft certain que l'enfantement ne fe peut faire autrement, car pour lors il faut recourir à ce fecours, extrême à la verité, mais unique pour délivrer la mere ou l'enfant ou tous les deux, du danger éminent de perdre la vie.

Il y a plusieurs histoires qui prouvent ou tâchent de prouver, que l'operation Cesarienne ne peut faire tort à la vie de la mere ny de l'enfant, que François Rousset a recüeillies pour la plus grande partie en un Livre exprés intitulé. *L'ouverture ou l'incision de la mere vivante pour la sortie & exclusion du fœtus vivant sans danger de la vie ny de l'un ny de l'autre.*

Il fait voir dans la premiere section de son livre, la necessité de cette operation, & que lorsque l'accouchement est absolument impossible, le fœtus, qui seroit necessairement suffoqué dans la matrice, peut être conservé en vie par ce moyen aussi-bien que la mere qui mourroit de même sans ce secours, & par lequel elle ne laisse pas de vivre bien saine & capable de devenir encore enceinte.

Il prouve ensuite la possibilité de cette operation par diverses histoires, commençant par quatre raportées par d'autres, dont la premiere est touchant une certaine femme qui ne pouvoit jamais accoucher sans cette incision, & qui eut pourtant six enfans vivans du depuis ; mais étant devenuë grosse pour la septiéme fois, elle mourut, parceque le Chirurgien qui avoit fait les six premieres operations étant mort, elle n'en trouva point pour faire la septiéme. La seconde est d'une femme à qui on avoit tiré trois enfans du côté tous vivans. La troisiéme est de Jean Maras Chirurgien qui tira un enfant mâle du côté de sa femme aprés l'avoir ouvert.

La quatriéme raconte un cas tout semblable. Enfin il confirme la même chose par six histoires qu'il a veües & remarquées lui-même. La premiere est d'une certaine femme au côté de laquelle il a vu la cicatrice & les pointes de la suture faite à l'ouverture de l'abdomen qui paroissent encore, mais cette femme ne fit plus d'enfans depuis l'operation, quoyque son mary & elle fussent fort jeunes. La seconde d'une femme à qui il conseilla lui-même l'incision & y fut present, laquelle conçût ensuite & enfanta par les voyes naturelles, dont il lui resta une hernie. La troisiéme est d'une autre à qui on tira un fœtus mort par la section & qui enfanta encore plusieurs fois. La quatriéme d'une autre qui fut ouverte fort heureusement au côté en sa premiere grossesse, mais ayant conçû du depuis & n'ayant pû enfanter, parceque son Chirurgien étoit mort, & qu'elle n'en trouva point qui voulût entreprendre la même operation, elle & son enfant moururent malheureusement. La cinquiéme d'une autre à qui la section se fit heureusement, & qui étant ensuite devenuë grosse enfanta par la voye naturelle. La sixiéme d'une autre, à qui le fœtus fut tiré mort par la section, dont étant guerie elle eut ses menstrues cinq semaines aprés, conçût & enfanta depuis.

En la seconde section il demontre par la raison, la possibilité de cette operation, d'autant que la matrice peut aussi-bien être incisée & ouverte par le rasoir sans danger de la vie que les muscles de l'abdomen & le peritoine.

En la troisiéme section il confirme par exemples & par des histoires ce qu'il a demontré par raisons dans l'autre section. Sçavoir que plusieurs playes des muscles, de l'epigastre, du peritoine, & de la matrice ont été gueries.

En la section quatriéme, il raporte des accidens bien plus dangereux que n'est l'operation Cesarienne, arrivés à la matrice, qui n'ont pourtant pas été mortels d'eux-mêmes. Il en fait cinq classes. Dans la premiere, il traite des femmes qui ont été groffes, fans le fçavoir elles-mêmes, de forte que le fœtus mort & pourri ayant corrompu la matrice elles en font mortes dans la fuite, lefquelles auroient furvécu fi on eût connu le mal, & qu'on les eût fecourües par cette incifion au tems propre & favorable. En la deuxiéme claffe, il parle des femmes, dont quelques-unes ont eu des enfans, les autres non ; qui ayant été ouvertes pour des abfcés de matrice, non pas par l'incifion Cefarienne, mais par l'aplication du cautere actuel à l'abdomen, n'en font pas mortes & n'ont pas même été privées de la faculté de concevoir, bien que cette operation foit beaucoup plus dangereufe que l'incifion Cefarienne. En la troifiéme, il fait mention des maladies de la matrice pourrie même en fon fond & avec un ulcere fi grand que les fœtus étoient tombés de la capacité de la matrice dans les inteftins & tirez de là par l'epigaftre ; où l'on croyoit feulement qu'il y eût un gros abfcés, fans que toutefois la mere en foit morte, ny été privée de la faculté de concevoir, la matrice s'étant après confolidée par la diligence de la nature. En la quatriéme claffe il raporte l'hiftoire de certaines femmes, aufquelles on a feparé toute la matrice tombée & pourrie fans peril de la vie, par la fection, par la cauterifation, & par la ligature. En la cinquiéme, il propofe des Hiftoires de femmes, aufquelles la matrice entierement confumée & pourrie, eft tombée de foy-même fans que la mort ny aucun mal s'en foit enfuivi.

En la cinquiéme fection, il confirme la même chofe par l'exemple de ceux qui ont accoûtumé de chatrer les animaux qui retranchent la matrice des femelles fans leur caufer la mort ny aucune maladie.

En la fixiéme fection, il prouve que la fecondité n'eft point ravie aux femmes par cette incifion, & qu'elles peuvent concevoir de nouveau quand elles font rétablies en leur premiere fanté.

Gafpard Bauchin confirme l'opinion de Rouffet dans l'apendice qu'il a ajoûté à la fin de ce livre par d'autres hiftoires, dont nous raporterons la premiere parce qu'elle eft la plus remarquable ; La voici.

Environ l'an de falut 1500. Elifabeth Alefpachin femme de Jacques Nufer chatreux du Village de Siegershenfen, Paroiffe d'Hauthuville, Mandement de Gortliebiane en Turgavie, groffe de fon premier enfant, fe fentant depuis quelques jours travaillée des douleurs de l'accouchement, fans pouvoir accoucher, étant en même-tems tourmentée par la gravelle, fit venir jufqu'à treize fages-femmes & quelques Lithotomiftes, fans en recevoir aucun fecours ; car non feulement, elle ne pouvoit pas accoucher, mais elle reffentoit encore des douleurs criantes & continuelles. Comme il ne lui reftoit aucune efperance de foulagement ; le mari fe refolut de lui declarer fon fentiment, lui dit avec beaucoup de tendreffe, que fi elle avoit confiance en lui il experimenteroit fur elle fon adreffe, & que fi elle vouloit il efperoit que Dieu lui feroit la grace de reüffir. La malade lui ayant donné fon confentement, le mari va trouver le premier Prefident de Fravenfelden & lui expofe la chofe comme elle eft, lui declarant fon deffein, & le priant inftamment de lui accorder la permiffion de l'executer. Le Prefident fit au commencement quelque difficulté, mais étant informé de la verité & de la bonne volonté du mari, il le lui permit. Revenu promptement à la maifon avec cette permiffion, il

dit:

dit aux fages-femmes, que celles qui font affés courageufes lui feront plaifir de refter dans le poële (pour lui aider & à fa femme, mais que les plus timides pouvoient fe retirer, parce qu'il vouloit hazarder quelque chofe, moyennant l'aide de Dieu, pour le foulagement de fa femme. Les fages-femmes ayant entendu le mari avec beaucoup d'étonnement, onze d'entre-elles fortent de la chambre, ny reftant que les deux plus hardies avec les Lithotomiftes, pour affifter la patiente.

Le mari ayant imploré le fecours de Dieu & fermé la porte, place fa femme fur une table, & fait une playe à l'abdomen de la même maniere que fi c'eût été un pourceau femelle, & du premier coup il ouvrit fi heureufement la matrice, qu'il tira auffi-tôt l'enfant fans être aucunement bleffé. Les onze fages-femmes qui étoient à la porte ayant oüi crier l'enfant demandoient d'entrer, mais on ne voulut point leur ouvrir que l'enfant n'eût été nettoyé, & la playe de la mere coufuë, de la même maniere dont il coufoit les animaux, la playe fe reünit fort heureufement dans la fuite fans qu'il furvint aucun accident. La même aprés cette incifion, accoucha pour la deuxiéme fois de deux jumeaux, dont l'un nommé Jean Nuffer Juge du Bourg de Siegershaufen vivoit encore l'an 1583. âgé de foixante ans. Aprés ces jumeaux elle enfanta encore quatre fils, dont l'aîné forti par l'incifion Cefarienne, mourut l'an de falut 1571.

Pour revenir à Rouffet il finit en inftruifant les Chirurgiens de la maniere de pratiquer cette operation aux termes fuivans. Il faut, dit-il, confiderer avant toutes chofes, s'il n'y a point d'efperance de procurer l'accouchement par quelque moyen plus facile, fi la femme a affés de forces, s'il n'y a point de fignes mortels, principalement fi elle n'eft point abattuë & fatiguée, pour avoir fait de grands efforts pour accoucher; enfin, fi elle n'a point été tiraillée par quelques Barbiers ou par quelques fages-femmes ignorantes. Car s'il arrivoit qu'elle mourût aprés l'incifion Cefarienne, on ne leur imputeroit pas la faute mais à l'incifion feule. Il faut avoir quelqu'un propre à encourager la patiente, la bien perfuader de l'habileté du Chirurgien & d'efperer beaucoup de fon fecours moyennant la grace de Dieu. Et fe donner bien de garde de lui laiffer voir les inftrumens neceffaires à cette operation. L'apareil confifte en un rafoir bien affilé; un rafoir à pointe ronde ayant un bouton à fon extrémité, une aiguille à pointe triangulaire enfilée, une éponge, un linge mollet, ufé, plié, contre-pointé & imbu de la décoction chaude, dont il fera parlé ci-aprés, ou de quelque autre femblable, il fert beaucoup mieux que l'éponge, tant pour imbiber & deffecher le fang, que pour baffiner doucement les bords de la playe avec la fomentation aftringente qui fera décrite. Il y aura des linges tout prefts, pour mettre deffous & tout autour de la patiente, pour cacher le fang qui fortira, parce qu'une petite quantité répanduë paroit beaucoup & donne de la terreur à la patiente & aux affiftans. Il y aura des bandes, des linimens, des compreffes, des étoupes peignées, de petits couffinets imbus des medicamens aftringens ordinaires, toutes ces chofes doivent être toutes prêtes au premier apareil feparées ou enfemble comme on voudra, on fera uriner la malade, s'il fe peut, afin que la veffie s'affaiffe, car quoy qu'elle ne monte pas jufqu'au lieu de la fection, elle incommode pourtant moins étant vuide. Si les forces le permettent, la malade fera fituée fur le bord du lit à la renverfe & courbée; en forte,

K k iij que

que les jambes pendent un peu & soient tenuës aprochées l'une de l'autre par quelqu'un qui soit ferme, y ayant des gens robustes & courageux pour la soûtenir. Que si les forces sont abatruës, il faudra la tenir à demi-couchée, parce que cette situation est propre pour preserver de sincope, comme on a coûtume d'observer en saignant ceux qui sont sujets aux lipothymies ; ensorte toutefois qu'elle pende un peu vers les pieds & que les jambes soient également étenduës. On choisit des deux côtés celui que l'on veut n'y ayant point de difference à faire, comme il a été observé dans les histoires ci-dessus, à moins qu'il n'y ait quelque dureté au foye ou à la rate, car alors il vaut mieux choisir le côté oposite.

S'il y avoit une hernie au côté qu'on a resolu d'ouvrir, elle ne devroit pas empêcher d'y faire l'operation, parce que la matrice se presente plûtôt de ce côté-là que de l'autre, & que la patiente ne sera pas hernieuse des deux côtés, prenant garde si l'intestin ne s'est pas fourré par hazard entre la matrice & le peritoine, quoy que cela n'arrive presque jamais, & que quand cela seroit, il ne s'ensuivroit pourtant aucun mal, pourvû qu'on ne poussât pas le rasoir assés avant pour blesser l'intestin, puisqu'autrefois, on faisoit suivant Celse & Paul Eginette, une grande incision sur la rupture sans aucun inconvenient pour guerir les hernies.

Les choses étant ainsi disposées, on marquera avec de l'encre le lieu où l'incision se doit faire en conduisant une ligne oblongue & droite tout le long de l'abdomen, & on attendra qu'elle soit seche pour faire l'incision, de peur de l'éfacer en la faisant, & de ne la pas faire assés droite en se détournant à droit & à gauche. Il faut que l'incision se trouve entre le nombril & les Iles à trois ou quatre doigts de l'aine, suivant la longitude du muscle droit, sans qu'elle offense la tête ny la queüe de ce muscle, il vaut mieux qu'elle soit un peu plus haut que plus bas, à cause de l'hemorragie.

Il est à remarquer que l'operation sera moins fâcheuse, & épargnera beaucoup de douleur s'il reste une hernie : Enfin pour faire la gastroraphie plus droite & plus égale, il faudra en faisant la premiere ligne, marquer dessus avec le même encre quatre ou cinq petites lignes transversales en croix de Bourgogne en quatre ou cinq endroits à distances égales, qu'on laissera aussi dessecher, en plaçant sur ces lignes transversales les points de la suture qu'on doit faire, on sera seur qu'ils répondront les uns aux autres directement & que la gastroraphie sera droite & bien faite.

La section du cuir se fera justement sur la ligne de la longueur d'un demi-pied plus ou moins suivant que la femme aura le corps plus ou moins grand poussant bien prudemment le rasoir jusqu'à la graisse. On coupera ensuite avec la même prudence, sur la voye de la premiere incision & toûjours en longueur, les muscles de l'epigastre & le peritoine, coupant ce dernier avec toute la circonspection possible, parce qu'il est fort pressé par le corps de la matrice qui est au-dessous, qui étant déja fort renflée par le fœtus, & soûlevée par les intestins sur lesquels elle est couchée elle ne se presente que trop. Enfin aprés avoir imploré le secours du Ciel on fera l'incision de la matrice, prenant bien garde de ne pas aller trop avant, de crainte de blesser le fœtus s'il est encore vivant, car s'il est mort on peut aller bien plus hardiment ne s'agissant que de menager la mere. On commence l'incision de la matrice par sa partie superieure en descendant entre le côté

&

& la partie anterieure, pour éviter les epididymes, les vaisseaux spermatiques & les testicules de la femme.

Pour faire l'incision avec plus d'assurance, il faut se servir d'un rasoir qui ait le dos gros, le tranchant bien affilé & garni à sa pointe d'un bouton de plomb ou de boüis, comme le couteau, dont les tripieres se servent pour nettoyer leurs boyaux, de peur que l'enfant qui se remuë dans la matrice n'en soit blessé.

Aprés avoir tiré l'enfant & l'arriere-faix par l'incision, on nettoyera & dessechera promptement le sang, avec un linge fin usé & doux, plié fort court en huit ou dix doubles, & à son défaut avec une éponge, trempée dans la decoction suivante, faisant une douce fomentation mediocrement chaude, afin de remplir au même moment, à cause de la briéveté du tems deux indications contraires.

℞. Feüilles d'armoise; d'absinthe; d'egrimoine; de betoine; de guimauve;
   Fleurs de mauves en arbre, ou rose d'outremer; de grenades; de cynor-
   rhodon; De roses rouges seches, une poignée de chacune;
   Racines d'aristoloche longue & ronde; de souchet; de schoenante ou jonc
   odorant, de chacun demye once.

Faites boüillir le tout dans six livres de gros vin rouge austere, ou deux pintes mesure de Paris, jusqu'à la consomption du tiers, coulez le tout, & ajoûtez à la coulure une chopine d'eau de forge mesure de Paris, & faites boüillir le tout encore une fois. Trempez dans cette decoction le linge ou l'éponge ci-dessus, lors qu'elle sera mediocrement chaude pour en bassiner la partie, elle deterge en même-tems la sanie, arrête l'hemorragie, fortifie la partie fatiguée, & avance le mouvement & l'écoulement des lochies.

Le *festina lente*, hâtez-vous lentement, doit être sur tout observé ici. La matrice remise doucement en son lieu sans y faire aucune suture, parceque sa contraction en soy-même suffit, on fait aussi-tôt la gastroraphie à la playe de l'abdomen, afin que les parties internes ne soient point offensées par le froid, réjoignant les bords de la playe selon les lignes marquées en croix de Bourgogne.

Le Chirurgien a besoin du secours d'un serviteur pour remettre en dedans les in-testins qui ont pris la place que la matrice occupoit, & qui se presentent à la playe pendant qu'on en fait la suture, de peur de les blesser avec l'aiguille, ou de les renfermer entre les points. Il ne faut pas être trop long à faire exactement la gastroraphie, ny à faire quelque experience aux dépens de la patiente, de peur de tout gâter en voulant trop bien faire, puis qu'on a remarqué, que celles dont on n'avoit cousu que le cuir avec peu de points, se sont le mieux trouvées de cette operation & n'en ont reçu aucun dommage, à cause de la hernie qui survenoit, quoy qu'elle fût tres-grande.

Aprés la suture de l'abdomen on traittera la playe comme les autres playes recen-tes, prenant un soin particulier de la défendre du froid jusqu'à la generation de la cicatrice, employant dans les tems requis & suivant les indications, les onguens, les emplâtres, les fomentations, les petits coussinets, les étoupes peignées, & la charpie seche.

Il y a deux remedes qui regardent particulierement la matrice, sçavoir les pessaires

&

& les injections. Les peſſaires ſe font en forme de tentes, de la groſſeur du poûce ou un peu moins, & longs autant qu'il faut, pour entrer dans la cavité de la matrice ſans la bleſſer, & pour les faire on ſe ſert de linge roulé, ou d'une bougie de cire percée comme une tente canulée, que l'on couvre de linge ou de taffetas & on l'enduit de beurre frais, de graiſſe de poule, d'huile roſat ou d'un jaune d'œuf, on les introduit dans la matrice, non pour les y laiſſer long-tems, mais pour les retirer & mettre ſouvent ; cette ſorte de peſſaire ſert à raiſon de ſa longueur & de ſa perçure, à donner une ſortie libre à la ſanie, & à défendre le col & l'orifice de la matrice contre ſon acrimonie, on le retire ſouvent, afin qu'il attire avec ſoy, le pus, des matieres pituiteuſes & les grumeaux de ſang. Les clyſteres ou injections pour la matrice ſe font en vuë de fomenter, de nettoyer, deterger, fortifier & conſolider. On les prépare avec la decoction, d'armoiſe, d'abſinthe, de guimauve de plantain, de roſes rouges, de fleurs de mauves en arbres, de calamant, de la racine d'ariſtoloche ronde & longue, de ſalſepareille, de ſouchet, de ſchenante faite dans de l'eau chalibée, à quoy on ajoûtera un peu de gros vin rouge & quelque peu d'hydromel. Quoy que tous ces remedes n'ayent pas été obſervés dans les hiſtoires que nous avons raportées ci-deſſus, les malades n'ont pas laiſſé d'être promptement & bien gueries, c'eſt pourquoy ſi on ne peut pas tout faire on ſe contentera d'une partie.

Comme d'un côté il faut fortifier les femmes accouchées avec beaucoup de travail & que les playes & apoſtemes internes, demandent d'un autre côté une façon de vivre fort exquiſe, il faut tenir ici le milieu, & ordonner à la malade qui aura ſouffert l'operation Ceſarienne, un regime de viandes de bon ſuc, mais tenu & moderé.

Quand le ventre ſera conſtipé on aura recours aux clyſteres faits avec le ſucre rouge, le diaprum ſimple, le beurre frais, l'huile roſat, & le boüillon fait avec une poule graſſe ſans herbes & ſans ſel. Le Medecin & le Chirurgien de la malade regleront le reſte ſuivant leur prudence comme ils le trouveront à propos. Tout ce qui vient d'être dit eſt de Rouſſet.

La Fig. VIII. repreſente le brayer qu'il faut apliquer aux enfans hernieux. Il eſt compoſé d'une peau mince & legere, ou d'une toile de coton double, de ſorte que la ceinture ny la ſou-bande ne s'attachent, ny par-devant, ny à côté, mais par derriere avec des aiguillettes, de crainte que les enfans qui ne ſont jamais en repos ne les delient.

D'autant que l'operation Ceſarienne ne doit avoir lieu que lors qu'il n'y a point d'autres moyens de faire accoucher, il eſt neceſſaire d'enſeigner la pratique des accouchemens, afin que l'on connoiſſe ce qui s'y doit obſerver avant d'avoir recours à cette cruelle operation. Commençons par

L'ACCOUCHEMENT NATUREL.

Lorſque le fœtus a acquis la perfection de la forme d'enfant qu'il doit recevoir dans la matrice, il travaille à s'en tirer, en pouſſant avec les pieds, les mains, la tête & tout le reſte de ſon corps, plus ou moins ſuivant ſes forces les parois de fa prifon, ce qui caufe des douleurs à la mere, qui la determinent à feconder les efforts de l'enfant & à le chaffer dehors.

De forte que vers la fin de la groffeffe, la matrice s'abaiffe fucceffivement vers l'os pubis pendant que l'enfant y étant gêné pour être devenu trop grand, fe tourne & retourne tant qu'il tombe enfin la tête la premiere, fur l'os pubis ou fur l'orifice interne de la matrice. Celle-ci, dont les membranes & les fibres font tres-fenfibles, fe fentant irritée s'agite & fe refferre fucceffivement par diverfes fecouffes ou mouvemens convulfifs, qui caufent les douleurs piquantes & les efpeces de tortures qui faififfent les femmes avant d'acoucher.

Ces douleurs qu'on apelle vrayes pour les diftinguer des autres qui ne font rien à l'acouchement, & font apellées pour cela fauffes douleurs, commencent prés de la region ombicale, d'où elles s'étendent en defcendant vers le pubis, & dans le conduit de la pudeur, d'où elles remontent en derriere vers les lombes où elles fe font fentir par des picotemens tres-vifs. Comme les cavités membraneufes ne fçauroient fe retirer & fe refferrer qu'en même-tems leur orifice ne fe dilate, l'orifice de la matrice ne manque pas de s'ouvrir quand fon corps fe refferre, & les fages-femmes, qui ont coutume d'y porter le doigt pendant les douleurs, lorfqu'elles trouvent ce trou, & au-deffus un corps rond fort tendu, mettent les femmes en travail, ce qu'elles ne doivent pas faire quand cette ouverture & les douleurs manquent ou l'une des deux.

Le fœtus à force de remuër & la matrice à force de fe fecoüer font à la fin rompre les membranes qui envelopent l'enfant, & écouler les eaux qui y étoient contenuës, & qui fervent à dilater les iffuës étroites par où il doit fortir, & c'eft alors que la femme, affife dans une chaife, ou mife au lit & fcituée, de forte qu'ayant les talons aux feffes, les genoux écartés & des couffins fous les lombes pour tenir le ventre plus relevé fentant les douleurs venir, doit en retenant fortement fon haleine s'éforcer à pouffer l'enfant dehors, pendant que la fage-femme placée entre les jambes de l'acouchée, ayant les ongles bien rognées & les mains enduites d'huile d'amandes douces ou de beurre frais les introduit dans le conduit pour aider à dilater tout doucement l'orifice interne de la matrice, en mettant l'extrémité de fes doigts dans fon entrée, & les écartans les uns des autres dans le moment que les douleurs prennent, afin de tâcher de faire avancer l'enfant en repouffant peu-à-peu les côtés de cet orifice vers le derriere de fa tête, frotant auffi de beurre frais les parties, s'il en eft befoin.

Quand la tête de l'enfant commence à s'avancer dans cet orifice, on dit qu'elle eft au couronnement, à caufe qu'il la ceint & l'embraffe tout autour comme une couronne. Et lors que la tête de l'enfant eft fi avancée qu'on commence d'en voir l'extrémité hors de la partie honteufe, on dit en ce tems-là qu'elle eft au paffage, & pour lors les femmes qui accouchent, s'imaginent que leurs fages-femmes qui ne les touchent pas feulement, les bleffent avec les doigts, comme fi elles étoient égratignées ou piquées avec des épingles en ces endroits, ce qui arrive, à caufe de la violente diftenfion & laceration que la tête de l'enfant y fait quelquefois par fa groffeur.

Les chofes étant en cet état; la fage-femme ou le Chirurgien fe mettra en pofture commode pour recevoir l'enfant qui doit bien-tôt venir , & avec l'extrémité des doigts de ſes mains , dont les ongles ſeront bien rognées tâchera de repouſſer, comme il a été dit , ce couronnement de la matrice vers le derriere de la tête de l'enfant , & auſſi-tôt qu'elle ſera avancée juſqu'à l'endroit des oreilles ou environ , elle la prendra par les deux côtés entre ſes deux mains , & ſe ſervant de l'occaſion d'une bonne douleur , elle tirera dans ce moment l'enfant dehors , prenant garde en ce tems que le cordon ombilical , ne ſoit entortillé autour de ſon cou ou de quelqu'autre partie ; de peur en tirant avec violence d'amener l'arriere-faix & la matrice à laquelle il eſt attaché , ce qui cauſeroit une terrible hemorragie , ou de faire rompre le cordon , aprés quoy il ſeroit bien plus difficile de délivrer l'accouchée , il ne faut pas tirer cette tête tout-à-fait directement , mais en tournant & hochant un peu de côté & d'autre , afin que les épaules puiſſent prendre plus facilement ſa place à meſure qu'elle ſera paſſée ; ce qui ſe doit faire ſans perdre un moment de tems , de peur que la tête étant ſortie l'enfant ne demeure arrêté par la largeur & la groſſeur des épaules , & qu'il ne ſoit en danger d'être étranglé, étant ainſi pris au paſſage , mais d'abord que les épaules ſeront dehors , ayant coulé pour cela quelques doigts au-deſſous des aiſſelles , le reſte du corps paſſera ſans difficulté.

Auſſi-tôt que la ſage-femme aura tiré l'enfant de la ſorte , elle le placera ſur le côté , lui tournant la face vers elle , pour éviter que le ſang & les eaux qui ſuivent immediatement aprés ne viennent à l'incommoder & même à le ſuffoquer en lui entrant dans la bouche & dans le nez , comme il pourroit arriver , ſi elle le poſoit ſur le dos. Il ne lui reſtera plus qu'à délivrer la mere , mais avant cela elle prendra garde exactement , s'il n'y a pas quelque autre enfant qui ſoit encore reſté dans la matrice , car il arrive ſouvent qu'il y en a deux , & quelquefois mêmes davantage ; ce qui ſe connoit , en ce que les douleurs de l'enfantement ne laiſſent pas de continuer aprés la ſortie de l'enfant , & le ventre de la femme eſt encore extrémement gros ; mais elle en ſera tout-à-fait aſſurée , ſi mettant ſa main à l'entrée de la matrice , elle y ſent d'autres eaux dans leurs membranes avec un autre enfant qui ſe preſente au paſſage. En ce cas il faut bien ſe garder de délivrer la mere avant qu'elle ſoit accouchée de ſon deuxiéme enfant & des autres s'il y en avoit un plus grand nombre , d'autant que les jumeaux n'ayant le plus ſouvent qu'un même arriere-faix pour tous , auquel il y a pluſieurs cordons , avec autant de ſeparations de membranes , ſi on venoit à le tirer dehors aprés la ſortie du premier enfant , les autres feroient en grand danger de leur vie , parce que cette partie leur eſt abſolument neceſſaire pour vivre tant qu'ils ſont dans la matrice. Outre qu'on cauſeroit une grande perte de ſang à la mere. C'eſt pourquoy on retranchera le cordon du nombril du premier ſorti l'ayant lié auparavant avec un bon fil mis en quatre ou cinq doubles,comme nous dirons plus préciſement ci-aprés,& on attachera le bout reſtant avec un petit cordon à la cuiſſe de la mere , non pas de peur qu'il ne rentre dans la matrice ; mais pour empêcher qu'elle n'en fût incommodée s'il lui pendoit entre les cuiſſes ; on fait auſſi une autre ligature , à ſon extrémité pour empêcher que le ſang n'en ſorte. Aprés cela on ôte le premier enfant & on rompt d'abord les membranes de l'autre qui eſt encore dans la matrice pour en faire écouler les

eaux

eaux, fi elles ne le font pas encore, parce que le premier ayant fait le paffage on
accelere par ce moyen la fortie du fecond, dont on aura foin d'accoucher la femme
comme du premier en obfervant les mêmes circonftances. Aprés quoy on la pourra
délivrer de l'arriere-faix, comme nous allons dire.

LA MANIERE DE DELIVRER LA FEMME
en l'acouchement naturel.

AUffi-tôt que l'enfant eft hors de la matrice, la fage-femme doit prendre le
cordon ombilical, avant même de le noüer & de le couper; dont elle fera deux
tours à deux des doigts de fa main gauche joints enfemble, afin de le tenir plus
ferme ou bien fans l'entortiller elle le prendra de la main gauche avec un linge
fec de peur qu'il ne gliffe entre fes doigts, & de la main droite, elle le prendra
fimplement au-deffus de la gauche tout proche de la partie honteufe, étendant
le doigt indice fur le cordon vers l'entrée du vagina pour tirer plus feurement,
mais mediocrement en apuyant principalement vers le côté où l'arriere-faix eft
moins adherent, parce qu'en commençant de ce côté-là le refte de l'arriere-faix,
qui eft fimplement collé contre la matrice s'en détachera mieux, de même qu'une
carte à joüer fe decolle facilement, lorfqu'on commence par un des coings qui
commence à fe décoller, il ne faut pas prendre le cordon avec les membranes
de l'enfant qui pendent quelquefois en-dehors aprés fa fortie, & qui envelopant
le cordon, empêchent qu'on ne le tienne ferme.

On tirera l'arriere-faix bien doucement, depeur de rompre le cordon, comme il
arrive quelquefois, & qu'on ne foit obligé de porter enfuite la main dans la matrice
pour arracher l'arriere-faix auprés duquel le cordon a coûtume de fe rompre, depeur auffi d'arracher le même arriere-faix avec trop de violence, s'il étoit trop
adherant, parce qu'il s'en enfuivroit une grande hemorragie, outre qu'il eft à
craindre qu'on n'attire à foy le fond de la matrice. Pendant qu'on ébranlera l'arriere-faix on dira à l'accouchée, de fe boucher le nez & de fouffler fortement
dans l'autre de fes mains fermée, comme on fait dans l'embouchure d'une bou-
teille pour fçavoir fi elle n'eft pas caffée, ou bien elle mettra un de fes doigts dans
fa bouche comme pour s'exciter à vomir, ou elle s'épreindra, comme fi elle vouloit aller à la felle, en retenant fon haleine comme elle faifoit pour mettre fon enfant dehors. Tous ces mouvemens font detacher l'arriere-faix. Si cela ne fuffit pas
aprés avoir reconnu le côté où eft l'arriere-faix, on dira à une des affiftantes de
paffer doucement le plat de la main fur cet endroit du ventre de l'accouchée la
conduifant en bas par maniere de friction fans pourtant aller imprudemment.

Quand l'arriere-faix fera forti, on examinera s'il eft tout entier, car s'il étoit
refté quelque chofe dans la matrice, foit une portion de l'arriere-faix, ou des
membranes, ou des caillaux de fang, il les faudroit tirer en portant la main dans la
matrice, parce que leur retention cauferoit de grandes douleurs. Et fi la femme

s'étoit

s'étoit plainte durant fa groſſeſſe de quelque dureté ou peſanteur extraordinaire du ventre ou de quelque douleur en un endroit particulier plus qu'en un autre, on examinera s'il n'eſt point reſté dans la matrice quelque corps étranger ou maniere de germe, afin de le tirer en même-tems ; car on a vû des femmes qui ayant les ſignes qu'on vient de ſpecifier, ont vuidé des faux germes aprés avoir été bien delivrées de leur arriere-faix.

Lors que la femme a deux enfans, on la délivre de la même maniere que ſi elle n'en avoit qu'un, mais il ne le faut pas faire pour les raiſons qui ont été dites, avant que tous les enfans ſoient ſortis. Et quand ils le ſont, on ébranle & tire tout doucement, tantôt un des cordons, tantôt l'autre, & tous les deux enſemble alternativement, juſqu'à ce que tout ſoit venu, en procedant comme ci-devant. Il faut prendre garde durant toute cette ſcene, tant de l'accouchement que de la délivrance de la femme, que l'air externe & froid ne ſe jette dans la matrice, devant, durant, ny aprés l'accouchement, & de bien garnir le lit ou le fauteüil & les jambes de la femme, de linge ou de couvertures, pour défendre l'entrée à l'air, parcequ'il en arriveroit une infinité de maux, comme la ſupreſſion des vuidanges, l'inflammation de la matrice, ſon enfleure & le reſte.

Maniere de tirer l'arriere-faix quand le cordon eſt rompu.

SI le cordon ſe trouve rompu, ſoit en le tirant avec trop de violence, ou parce qu'il étoit corrompu ou autrement, en ſorte qu'il n'en reſte aucun bout, & que l'arriere-faix reſte attaché au fond de la matrice, il faut auſſi-tôt & avant qu'elle ſe referme, porter la main dedans, engraiſſée d'huile ou de beurre frais, les ongles étant rognées de fort prés pour tirer l'arriere-faix qui viendra facilement, s'il eſt détaché avec les grumeaux de ſang, qui y peuvent être : mais s'il eſt adherent il donnera beaucoup plus de peine, & comme il n'y a point de cordon qui puiſſe conduire la main à l'endroit de la matrice où il eſt ; il faut, non ſeulement le chercher, mais ſçavoir le diſtinguer du corps de la matrice. Auſſi-tôt donc qu'on aura porté la main dans la matrice vers ſon fond, on y trouvera l'arriere-faix qui ſe connoîtra par un grand nombre de petites inégalités faites par les racines des vaiſſeaux ombilicaux, qui viennent y aboutir, ces inégalitez le diſtinguent du corps de la matrice, qui eſt neanmoins en ce tems-là un peu raboteuſe, ridée & inégale, parce que ſes membranes qui étoient auparavant fort étendües, tant par l'enfant que par les eaux, ſe ſont affaiſſées & retirées depuis leur ſortie, de maniere qu'on a beſoin d'un peu d'experience. Ayant reconnu l'arriere-faix, on examinera de quel côté il eſt moins adherant, on commencera par cet endroit à le détacher tout doucement en mettant pour cet éfet un des doigts entre la matrice & lui continuant peu-à-peu juſqu'à ce qu'il ſoit entierement ſeparé, aprés quoy on le tirera dehors, prenant bien garde de ne le pas faire trop rudement, & laiſſant plûtôt quelque legere portion de l'arriere-faix, ſi on ne peut pas mieux faire, que d'écorcher ou égratigner en le déracinant quelque legere portion de la matrice, de peur de l'hemorragie, de l'inflammation & de la gangrene. Il faut prendre garde auſſi de ne pas tirer l'arriere-faix avant qu'il ſoit tout-à-fait ſeparé, afin de

ne

ne pas amener la matrice avec lui & de le montrer aux affiftans pour leur faire voir que l'operation eft bien faite.

Le plus fouvent ce n'eft pas tant l'adherence de l'arriere-faix avec la matrice, qui le retient en-dedans, que la contraction de l'orifice interne, qui n'étant pas dilaté à proportion de la groffeur de l'arriere-faix, l'arrête au paffage, & fait fouvent rompre, & detâcher entierement le cordon. C'eft pourquoy fi la matrice n'eft pas affés ouverte pour y pouvoir mettre la main. Il faudra oindre les parties de la femme pour les rendre plus fouples & capables de prêter, puis y introduire la main petit-à-petit fans ufer de grande violence, ou feulement deux ou trois doigts avec lefquels on prendra une portion du corps de l'arriere-faix qui fe prefente prefque toûjours à l'orifice interne, tirant doucement & un peu obliquement de côté & d'autre, ce qu'on tient, & on tâchera fans rien rompre & fans quitter prife, d'en prendre une autre portion plus avant à mefure qu'on fait avancer le corps de l'arriere-faix, faifant en forte qu'en chaque prife il y ait toûjours une portion des membranes de l'arriere-faix; d'autant que fi on tiroit la fubftance fpongieufe de l'arriere-faix elle fe romproit par morceaux pour être trop molle & trop tendre: Cependant la femme fera de fon côté pour expulfer l'arriere-faix tout ce qu'elle a fait pour l'expulfion de l'enfant.

Si avec tout cela l'arriere-faix ne peut fortir, foit qu'on ne puiffe affés dilater la matrice pour l'aller querir, foit à caufe qu'il eft fi adherent, qu'il n'en peut être feparé, pour éviter un plus grand mal, on commettra l'ouvrage à la nature, en lui aidant par le moyen des remedes propres à le faire fupurer. Telles font les injections dans la matrice, faites avec la decoction de mauves, guimauves, parietaire, & femence de lin, y ajoûtant beaucoup d'huile de lis, ou un bon morceau de beurre frais. Cette injection ramollira, radoucira, humectera, & rendra l'orifice de la matrice plus facile à dilater, aidera à détacher l'arriere-faix par la fupuration qu'elle lui procurera; pour en avancer l'expulfion, on donnera à la femme quelque clyftere un peu fort, afin que les épreintes qu'elle fera pour aller à la felle, le lui puiffe faire vuider, comme il arrive à plufieurs qui le rendent dans le baffin, lors mêmes qu'elles n'y fongent pas.

Pour éviter la fiévre qui peut furvenir & beaucoup d'autres accidens, on lui tirera du fang du bras ou du pied, comme on le jugera plus à propos, pendant quoy on fortifiera la femme contre les vapeurs cadavereufes de l'arriere-faix corrompu, avec de bons cardiaques, dont elle ufera fouvent, non pas de ceux qu'on a coutume de compofer de theriaque, de mithridat, & d'autres forfanteries de femblable nature; qui ne font bonnes que pour ceux qui les vendent, & dont le monde eft pourtant infatué; mais les veritables cardiaques qu'on lui donnera feront les bonnes nourritures, comme les boüillons & les confommés au veau & à la volaille, dans lefquels on mettra le jus d'une orange. Elle boira un peu de limonade, ou d'orengeade, ou de la ptifane ordinaire avec un peu de firop de limons, ou de grenades. L'un & l'autre eft tres-agreable au goût, propre à réjoüir l'eftomac & à fortifier le cœur contre les vapeurs malignes. Si la femme eft debile & fans fiévre confiderable, on lui fera prendre de tems à autres, quelque peu de bon vin trempé qui eft le meilleur & le plus naturel de tous les cardiaques.

Ll iij   Ce

Ce qui vient d'être dit suffit pour l'accouchement naturel, voyons ce qu'il faut faire en chacun

DES ACCOUCHEMENS CONTRE NATURE.

IL y a trois fortes d'accouchemens contre nature ; fçavoir, le laborieux, le difficile, & celui qui eft tout-à-fait contre nature. Le laborieux eft lorfque l'enfant vient dans une fituation naturelle, mais où la mere & l'enfant fouffrent tous deux plufqu'à l'ordinaire. Le difficile outre cela eft accompagné de quelques accidens qui le retardent & y caufent de la difficulté. Et l'accouchement tout-à-fait contre nature eft celui, qui à caufe de la mauvaife fituation de l'enfant, ne peut jamais fe faire fans l'operation de la main. Dans les deux premiers la nature agit plus ou moins & ne demande que d'être affiftée, mais dans le dernier tous fes efforts font inutiles, n'y ayant qu'un Chirurgien exprés qui la puiffent délivrer.

Les difficultez qui arrivent aux accouchemens, viennent de la part de la mere, ou de la part de l'enfant ou de celle de tous les deux, de la part de la mere à l'égard de tout fon corps, ou par raport à la matrice feule. A l'égard de tout fon corps, fi elle eft trop jeune ou trop vieille, trop maigre ou trop graffe, petite & trapuë, boffuë, contrefaite, boiteufe, delicate, trop fenfible ou trop peu, malade, fujette à la colique, conftipée ou trop libre de ventre, & le refte.

Par raport à la matrice, lors que celle-ci eft mal-fituée ou conformée, quand le vagina eft trop étroit, trop dur ou calleux, naturellement ou par accident, à caufe de quelque cicatrice fort dure, enfuite de quelque ulcere ou tumeur fupurée ou de quelque dechirure arrivée dans les accouchemens precedens, s'il y a quelque excroiffance ou chair fuperfluë. Il peut y avoir outre cela dans la matrice quelque chofe avec l'enfant qui rende l'accouchement difficile, comme fi les membranes font fi fortes qu'elles ne puiffent fe rompre, elles empêcheront l'enfant de fe prefenter au paffage, ou fi foibles que les eaux percent trop tôt & le laiffent à fec dans la matrice, s'il y a une môle, fi l'arriere-faix fe détache & fort le premier, ce qui caufera une grande perte de fang à la mere & la mort certaine à l'enfant, à moins qu'il ne foit mis auffi-tôt hors de la matrice. La fortie de l'ombilic, lui caufe auffi une fuffocation fubite fi on n'y remedie promptement par l'accouchement. La femme qui avorte a plus de peine que celle qui accouche à terme, ainfi que celle qui s'eft bleffée même proche de fon terme.

A l'égard des enfans les empêchemens font quand il a la tête trop groffe ou tout le corps. Quand il a le ventre hydropique, qu'il eft monftrueux, qu'il a deux têtes, qu'il eft joint à un autre enfant, ou à quelque môle ou avec un autre corps étrange ; qu'il eft mort ou fi foible qu'il ne peut aucunement contribuer à fa fortie, qu'il fe prefente en mauvaife fituation ou qu'il y en a deux ou davantage.

Pour fecourir la femme dans l'accouchement laborieux & difficile, il faut avoir une parfaite connoiffance des caufes de la difficulté. Si elle vient de la part de la mere qui eft trop jeune, & par confequent trop étroite, on la traitera fort doucement & on lui ramollira le paffage avec des huiles, des graiffes ou du beurre frais, dont on oindra les parties long-tems avant l'heure de fon accouchement

pour

les relâcher & les rendre plus faciles à se dilater, de peur qu'il ne s'y fasse quelque ruption à la sortie de l'enfant, car il arrive quelquefois que des deux trous il ne s'en fait qu'un. Si la femme est avancée en âge & grosse de son premier enfant, elle oindra pareillement les parties basses pour ramollir l'orifice interne & le vagina du col de la matrice, qui étant durs, & calleux ont beaucoup de peine à prêter pour la distension requise à l'accouchement, ce qui est cause que le travail de ces femmes est toûjours beaucoup plus long que celui des autres, & que leurs enfans à force d'être poussés contre l'orifice interne qui est dur & calleux, & de demeurer long-tems au passage naissent ordinairement avec de grosses bosses sur leur tête. Les femmes petites, bossües & contre-faites, parce qu'elles ont la poitrine mal-conformée & grande difficulté de respirer, ne seront point mises sur le lit pour accoucher, mais se tiendront de-bout & se promenant dans la chambre si leurs forces le permettent, étant soûtenuës par-dessous les bras, par ce moyen elles respireront plus facilement & feront mieux valoir leurs douleurs, que si elles étoient au lit où elles demeurent accroupies & entassées. Celle qui est fort maigre humectera ses parties avec les mêmes huiles & graisses que ci-dessus, pour les rendre plus molles & plus glissantes, afin que la tête de l'enfant & la matrice soient moins comprimées & meurtries par la dureté des os qui ferment le passage. La trop grasse observera quelques jours ou semaines d'abstinence & se fera seigner avant l'accouchement. La foible sera fortifiée, afin qu'elle puisse suporter le travail, en prenant quelque bon consommé, un peu de vin ou une rotie trempée dedans ou quelques autres confortatifs semblables. Si elle est sensible & craintive, on la consolera en l'assurant qu'elle n'a plus gueres à souffrir en l'encourageant par l'esperance d'être bien-tôt délivrée. Si les douleurs sont petites & legeres venant de loin à loin, ou si la femme n'en a aucune, on les pratiquera par un ou plusieurs clysteres un peu forts, afin de les exciter par les épreintes qui viennent en allant à la selle, après quoy elle se promenera dans la chambre, afin que la pesanteur de l'enfant y puisse encore contribuer. Si la femme a un grand cours de ventre ou flux de sang, ou des convulsions on y remediera en l'accouchant au plus vîte, c'est pourquoy si l'on juge que l'enfant soit vivant, quoy qu'il se presente en posture naturelle, on doit le retourner entierement dans la matrice pour le tirer par les pieds après avoir percé promptement les membranes des eaux, mais si on reconnoît que l'enfant soit mort & que sa tête soit trop engagée dans le passage, on ne fera aucune difficulté de le tirer avec le crochet. Si les excremens sont retenus, & que la femme ne puisse les rendre d'elle-même, on en procurera l'expulsion par des lavemens, qui serviront pareillement à dissiper les coliques, qui causent de grandes douleurs, mais inutiles & mauvaises, parce qu'elles s'étendent par tout le ventre sans répondre en bas comme elles devroient faire. Si la femme ne peut uriner à cause de la compression que la matrice fait sur le col de la vessie, elle soulevera elle-même un peu son ventre, ou bien on introduira une algalie dans la vessie si on ne peut tirer l'urine autrement. Si la difficulté d'accoucher vient de la mauvaise situation de la femme on lui en fera prendre une plus convenable à son habitude & à sa structure. Si elle a quelque maladie, elle en sera traitée selon sa nature ayant égard à l'état present & avec beaucoup plus de précaution qu'en un autre tems.

Si

Si la caufe de la difficulté vient de la matrice feule, comme de fa fituation oblique, on y remediera le mieux qu'on pourra par la fituation du corps. Si c'eft par fa mauvaife conformation, & qu'elle ait fon col trop dur & calleux & trop étroit, on l'oindra d'huile & de graiffe comme ci-deffus. Si c'eft par quelque forte cicatrice qu'on ne puiffe ramollir, enfuite d'un ulcere ou de quelque dechirure faite par un autre accouchement violent, on en fera la feparation avec un inftrument propre, de peur qu'il ne s'en faffe un autre en un nouvel endroit qui fût dans la fuite pire que la premiere, ce qu'on fera au lieu requis & pour le mieux, pourvû que ce ne foit pas vers la partie fuperieure à caufe de la véffie. Si c'eft par une excroiffance il faudra la retrancher. Si les membranes des eaux font fi fortes qu'elles ne puiffent fe crever d'elles-mêmes au tems de l'accouchement, on peut les rompre avec les doigts pourvûque l'enfant foit fort avancé au paffage & qu'il fuive de fort prés, & que l'orifice interne foit fuffifamment dilaté & amolli. Sinon il eft à craindre que les eaux ne s'écoulent trop tôt & que l'enfant ne demeure long-tems à fec, & qu'on ne foit obligé pour fupléer à leur défaut d'humeĉter le paffage avec des fomentations de decoĉtions & d'huiles emollientes, qui ne font jamais fi bien que quand la nature fait elle-même fon ouvrage avec les eaux & les glaires ordinaires, lorfqu'elles fortent en tems & lieu. Quelquefois les membranes s'avancent tellement au dehors de la partie honteufe avant la fortie de l'enfant, qu'elles pendent de la longueur de plus de quatre travers de doigts en forme de veffie pleine d'eau. Il n'y a pour lors pas grand danger de les percer fi elles ne le font point, car quand cela arrive l'enfant eft toûjours au paffage & bien prêt à fortir. Mais il ne faut pas les tirer avec la main, parce qu'on détacheroit avant qu'il en fût tems l'arriere-faix auquel elles font fortement adherentes. Quelquefois les eaux s'écoulent infenfiblement par une rupture qui fe fait interieurement aux membranes de l'enfant qui demeurent entieres au devant de fa tête, y forment une maniere de bandeau qui la retient & empêche que l'enfant ne puiffe être pouffé dehors par les douleurs. En ce cas, il faut rompre ces membranes, pourvûque le paffage foit affés dilaté pourque la tête de l'enfant ait la liberté de s'y avancer. Si l'ombilic tombe hors de la matrice, on le repouffera auffi-tôt en dedans, & on l'empêchera de retomber fi faire fe peut, finon il faudra accoucher la femme au plus vîte. Si l'arriere-faix fort, on ne doit jamais le remettre, d'autant qu'étant détaché il eft tout-à-fait inutile à l'enfant & qu'il lui ferviroit d'obftacle fi on le remettoit. Il faut donc le retrancher aprés en avoir lié le cordon, & tirer enfuite l'enfant le plus promptement qu'on pourra, finon il fera fubitement fuffoqué.

Si la femme tombe & fe bleffe elle fe mettra auffi-tôt au lit pour y prendre du repos. Si ce font les paffions qui retardent l'accouchement, comme la peur & la honte, on y remediera par des motifs tirés de la raifon & de la religion, en lui donnant toûjours bonne efperance à moins qu'on ne connût le danger bien preffant. Car en ce cas il faudroit l'avertir de mettre ordre à fes affaires fpirituelles & temporelles.

Quand la difficulté vient de la part de l'enfant, s'il eft mort, on fuivra la methode enfeignée en l'accouchement naturel, excepté que la femme doit s'efforcer le plus qu'elle pourra pour le mettre dehors au plûtôt, parce qu'il ne peut pas lui-même contribuër à fa fortie; ainfi que quand il eft extrémement foible. Elle prendra
quelques

quelques confortatifs, de peur que les vapeurs cadavereufes qui viennent de fon enfant mort ne lui caufent des fincopes. Quand l'enfant eft tellement hydropique du ventre ou de la tête qu'il eft impoffible qu'il forte, à caufe de la trop grande diftenfion & groffeur de ces parties, on eft obligé de les percer pour en faire évacuer les eaux & quand tout le corps ou la tête feule eft d'une groffeur énorme, ou que l'enfant a deux têtes, ou qu'il eft joint à un autre enfant, ou à une môle tres-groffe, il faut neceffairement pour fauver la mere faire de deux chofes l'une, ou dilater les paffages à proportion de la groffeur de l'enfant monftrueux, s'il eft poffible, ou le tirer par pieces & par morceaux, afin d'empêcher la mere de perir avec fon enfant.

Si la femme a deux enfans, on procedera comme il a été dit en l'accouchement naturel. Ce qui vient d'être dit, concerne les accouchemens laborieux & difficiles. Examinons maintenant la maniere de fe comporter dans

LES ACCOUCHEMENS CONTRE NATURE.

ON apelle accouchement contre nature ceux dans lefquels l'enfant fe prefente en mauvaife fituation, & l'operation de la main eft abfolument neceffaire. Toutes les poftures que l'enfant peut tenir en venant au monde fe reduifent à cinq efpeces; fçavoir, 1. *La tête la premiere*, qui eft la feule figure naturelle, 2. Les pieds les premiers, 3. En prefentant les parties anterieures du corps, 4. En prefentant les parties pofterieures, 5. En prefentant les parties laterales. Les quatre dernieres font contre nature, parce que l'enfant ne fçauroit jamais fortir de la matrice en aucune de ces fituations fi on ne lui donne pas la main. Mais avant d'expliquer les manieres particulieres, dont il faut fe comporter dans chacune de ces fituations, il eft important pour travailler plus feurement, de

Sçavoir fi l'enfant eft vivant ou mort dans la matrice.

EN laquelle de toutes ces poftures que l'enfant fe prefente, on connoîtra qu'il eft vivant, s'il eft à terme, fi la mere ne s'eft pas bleffé, fi elle s'eft bien portée durant fa groffeffe, fi fa fanté prefente eft bonne; & fi elle le fent remuer elle-même ou le Chirurgien en mettant fa main fur le ventre de la femme, mais fi on ne peut pasêtre certain par aucun de ces fignes que l'enfant foit vivant, quand les eaux auront percé les membranes, il coulera fa main doucement dans la matrice auffi-tôt qu'il le pourra faire, avec laquelle il prendra le cordon ombilical le plus prés qu'il pourra du ventre de l'enfant, qui fera vivant, s'il fent la pulfation des arteres ombilicales, ou fi en lui mettant le bout du doigt dans la bouche, il fent que l'enfant remuë la langue comme s'il vouloit fuccer.

On connoîtra au contraire que l'enfant eft mort, s'il y a long-tems qu'il ne remuë point. S'il fort des humidités puantes de la matrice, fi la femme reffent de grandes douleurs, & une grande pefanteur dans le ventre, fi l'enfant n'a aucun foûtien, & qu'il tombe comme une boule du côté que la mere fe couche, fi elle fouffre des fyncopes & des convulfions frequentes, s'il y a long-tems que le cordon ou l'arriere-faix foit forti ; fi mettant la main dans la matrice on trouve l'enfant froid, l'ombilic fans pulfation & la langue fans mouvement. Si la tête eft mollaffe, les os du crane vacillans, & paffans l'un fur l'autre à l'endroit des futures. Si la femme a été bleffée, fi elle a une grande perte de fang. Si elle n'eft pas à terme, s'il y a quatre ou cinq jours que les eaux font écoulées, fi elle a le vifage plombé, les yeux enfoncés, le regard languiffant & abattu, l'haleine mauvaife, les mammelles flétries, le ventre diminué, fans que les eaux foient écoulées. Si plufieurs de ces fignes fe rencontrent enfemble on peut dire que l'enfant eft mort.

L'état de l'enfant vif ou mort étant reconnu, on fe determinera d'abord à la maniere d'en faire l'extraction. Et pour ne pas tomber dans le malheur qui eft arrivé à quelques-uns, qui ont tiré vivans des enfans eftimés morts, après les avoir miferablement tronqués des deux bras, ou de quelques autres parties de leur corps, fans parler de ceux qui ont été cruellement tués avec les crochets, qu'on auroit pu avoir vifs, fi on ne s'y fût pas trompé, fi on fe doute feulement que l'enfant eft vivant ; car il vaut mieux traiter comme vivant l'enfant mort, que de traiter comme mort l'enfant vivant. On procedera à l'operation en une des manieres fuivantes que la fituation dans laquelle il fe prefentera pourra exiger, que le Chirurgien ne doit jamais entreprendre fans avoir ondoyé l'enfant auparavant, fur la partie qui fe prefente la premiere, lorfqu'il y a aparence qu'il eft vivant & que le travail fera rude, de peur qu'il ne foit plus tems de le faire après l'operation, d'autant que plufieurs qui font déja tres-foibles, meurent par la difficulté qui s'y rencontre.

Les fignes qui font connoître que l'enfant fe prefente en mauvaife pofture telle qu'elle foit, font les douleurs de la femme, ordinairement plus lentes, & ne répondans pas fi directement en bas, que lorfqu'il vient en bonne fituation. Et fi on touche la femme par en-bas avant que les eaux foient percées, on ne fent aucune partie de l'enfant, parce qu'étant mal fcitué les douleurs de la mere ne fçauroient le faire defcendre ny avancer vers le paffage, ou fi on fent quelque partie, elle paroit au toucher de figure inégale, non pas groffe, dure, ronde & unie comme la tête. De plus quand les membranes font percées, après le premier flot des eaux le refte s'écoule continuellement, jufqu'à ce qu'elles foient toutes forties, à caufe que les parties que les enfans prefentent laiffant du vuide au paffage par leurs inégalités, les laiffent écouler entierement, au lieu que la tête qui fe prefente perpendiculairement à l'orifice interne, le bouche exactement par fa groffeur & fa rondeur, & empêche le refte des eaux qui font dans la matrice de s'écouler ; ce qui facilite le paffage du corps, dés que la tête eft fortie de la matrice. D'autant qu'on eft obligé dans toutes ces mauvaifes fituations, de tirer l'enfant par les pieds, & que c'eft la methode la plus feure & la meilleure, qui doit fervir à la plûpart des autres accouchemens contre nature, nous commencerons par enfeigner ce qu'il faut faire

Quand l'enfant prefente un ou deux pieds les premiers.

Beaucoup d'Auteurs veulent qu'en cette occafion on change la mauvaife figure
de

de l'enfant & qu'on la reduife à la naturelle, & qu'on le retourne pour le faire venir la tête la premiere, mais comme il eft difficile pour ne pas dire impoffible d'executer leur confeil, & qu'ils n'en difent pas les moyens ; pour éviter le danger éminent dans lequel on mettroit la mere & l'enfant par les violens éforts qu'il faudroit leur faire, il vaut mieux le tirer par les pieds, quand ils les prefentent que d'expofer l'un & l'autre au hazard de quelque chofe de pire.

Quand donc l'enfant prefente les pieds, le Chirurgien introduira les doigts dans la matrice pour la dilater, fi elle ne l'eft pas affés en écartant les doigts l'un de l'autre, après avoir engraiffé les parties de la femme comme ci-devant & la main dont il fe fert, qu'il introduira dans la matrice, quand le paffage fera affés ouvert & s'il ne fe prefente qu'un pied, il examinera fi c'eft le droit ou le gauche, pour juger de quel côté eft l'autre pied qu'il va chercher, afin de le tirer tout doucement dehors avec le premier, prenant bien garde que ce ne foit pas le pied d'un autre enfant, car il tuëroit plutôt la mere & les enfans que de les tirer ainfi. Pour le connoître il coulera fa main au long de la jambe & de la cuiffe du premier pied jufqu'à l'aîne & jugera fi les deux cuiffes font du même corps ou non, ce qui fert auffi pour l'autre pied, quand il ne s'en trouve qu'un dans le commencement. Quand on a trouvé un pied, il faut le lier avec un ruban auquel on fait un nœud coulant, afin de ne le pas perdre en cherchant l'autre. Le Chirurgien ayant trouvé les deux pieds il les amenera dehors, puis les prenant avec les deux mains au-deffus des malleoles, & les tenant prés l'un de l'autre il les tirera également, jufqu'à ce que les cuiffes & les hanches de l'enfant foient forties : D'abord que les genoux feront dehors, il empoignera les cuiffes au deffus des genoux, mettant un linge fec deffus, afin que la main ne coule pas, & tirera l'enfant, jufqu'au haut de la poitrine.

Après cela il abaiffera les deux bras de l'enfant le long de fon corps & à fes côtez, en le prenant plûtôt par les mains vers le poignet, que par aucun autre endroit, afin de les dégager l'un après l'autre, du paffage, & prenant garde de ne les pas rompre en les forçant. Il faut que l'enfant ait le ventre & la face endeffous, de peur que fa tête ne foit arrêtée au menton par l'os pubis. C'eft pourquoy s'il étoit tourné autrement, il faudroit le retourner le prenant par le corps lors qu'il eft vers la poitrine, & tournant les pieds à mefure, jufqu'à ce que les talons regardent directement le ventre de la mere. Pour cela le Chirurgien gliffera une de fes mains aplatie, jufques vers le pubis de l'enfant, & de l'autre main il tiendra les deux pieds pour lui tourner en même-tems le corps jufqu'à ce qu'il ait la poitrine & la face en-deffous ; l'ayant ainfi amené jufques vers le haut des épaules, il fera enforte en le tirant que fa tête puiffe prendre la place des épaules & ne demeure pas au paffage. Il y a neanmoins des enfans qui l'ont fi groffe que nonobftant toutes les précautions qu'on puiffe aporter, après que le corps eft tout-à-fait dehors on a le chagrin de voir

La tête arrêtée au paffage.

En ce cas il ne faut pas s'amufer à tirer l'enfant par les épaules, car fouvent

on

on feroit plûtôt quitter & feparer le cou que de l'avoir ainfi , mais durant que quelqu'autre perfonne tirera mediocrement le corps de l'enfant , le tenant par les deux pieds ou au-deſſus des hanches , le Chirurgien dégagera peu-à-peu la tête d'entre les os du paſſage en gliſſant quelques doigts de ſes deux mains , de chaque côté à l'opofite les uns-des autres , tantôt deſſus , tantôt deſſous juſqu'à ce que la beſogne ſoit faite ; obſervant ſur tout de dégager premieremeut le menton en mettant quelque doigt d'une de ſes mains dans la bouche de l'enfant , car c'eſt le menton qui contribuë le plus à retenir la tête au paſſage & on ne la peut tirer, qu'il ne ſoit auparavant dégagé.

Si la tête étoit arrêtée au paſſage , à cauſe de la mauvaiſe ſituation de l'enfant, il faudroit tourner ſa face en-deſſous , en gliſſant ſa main aplatie deſſus pour en couvrir les inégalités , mais il faut dés le commencement tourner la tête & le corps , parce qu'en les tournant l'un ſans l'autre on tord le cou de l'enfant. On tirera enſuite l'arriere-faix comme il a été dit.

Nonobſtant toutes ces précautions il ſe trouve des enfans ſi tendres & ſi corrompus que pour peu qu'on faſſe d'éfort la tête ſe ſepare du corps & reſte dans la matrice ; Voici donc

Le moyen de tirer la tête de l'enfant ſeparée de ſon corps & reſtée dans la matrice ſeule.

SI la tête qui eſt reſtée dans la matrice eſt petite & molaſſe comme celle d'un avorton , on la peut tirer aſſés facilement , mais ſi elle eſt groſſe , le Chirurgien portera la main droite dans la matrice & cherchera la bouche pour y mettre un ou deux de ſes doigts & ſon pouce ſous le menton pour la tirer peu à peu en la tenant ainſi par la machoire inferieure &

Si la machoire quitte la tête.

Il faudra retirer la main droite de la matrice pour y gliſſer la gauche, avec laquelle il arrêtera cette tête , & de la droite , il prendra un crochet étroit qui ſoit fort & à une ſeule branche pour le couler le long de ſon autre main la pointe tournée vers elle , de peur de bleſſer la matrice , & quand il ſera introduit il le tournera du côté de la tête ſeparée , pour l'enfoncer dans une des orbites des yeux , ou dans un des trous des oreilles , ou dans celui de l'occiput , ou entre-les ſutures ſelon qu'il trouvera la choſe faiſable & convenable , lui donnant la meilleure priſe & la plus ferme qu'il pourra , aprés quoy il tirera la tête ainſi accrochée que la main gauche aidera à conduire , juſqu'au paſſage , & quand la tête y ſera arrivée le Chirurgien retirera la main gauche de la matrice afin de ne pas occuper la ſortie laiſſant ſeulement quelques doigts vers le côté de la tête pour l'apuyer , & pour garantir la matrice d'être bleſſée par le crochet en cas qu'il vint à quitter priſe.

Monſieur Mauriceau conſeille en place du crochet , de ſe ſervir d'une bande d'un linge aſſés doux , large de quatre grands travers de doigt , & longue de trois

quarts

quarts d'aulne pliée fimplement en deux, dont on tiendra les deux bouts de la main gauche, & de la droite on prendra le milieu pour l'introduire dans la matrice avec la même main bien engraiffée, en telle forte qu'on la puiffe mettre derriere la tête & y placer celle-ci comme une pierre dans une fronde, aprés quoy en tirant la bande par les deux bouts joints enfemble, on en fera fort aifement l'extraction, cette bande ne pouvant nuire au paffage à caufe qu'elle n'occupe gueres de place.

Que fi le Chirurgien ne peut faire fortir ny tirer la tête par toutes ces manieres, à caufe de fa groffeur, il faut de neceffité pour en venir à bout qu'il en diminuë la groffeur avec un couteau courbe, pour le faire il introduira fa main gauche dans la matrice & il y coulera le couteau de la main droite, de forte que fa pointe foit tournée du côté de la main de peur de bleffer la matrice. Aprés cela il le tournera du côté de la tête pour faire une incifion au bregma afin d'en tirer le cerveau pour diminuër la groffeur de la tête. La main gauche fervira à enfoncer le couteau, & pour empêcher que la main ne foit bleffée. Il faut que le couteau foit petit & le manche long. Si l'arriere-faix fe trouvoit tout-à-fait feparé de la matrice il le faudroit tirer le premier, mais s'il étoit encore attaché il faudroit tirer la tête auparavant.

C'eft ici le lieu de parler d'une efpece d'accouchement qui paroît naturel & qui pourtant ne l'eft pas, fçavoir quand

La tête de l'enfant pouffe en fortant au devant d'elle le cou de la matrice en dehors.

LEs femmes à qui la matrice avoit coûtume de tomber avant la groffeffe, & qui l'ont fort humide font fujettes à cet accident, dans lequel on voit le cou de la matrice plein de groffes rides fe forjetter à mefure que l'enfant s'avance. Quand ce cas arrive, on ne doit pas faire promener la malade ny la tenir debout, mais la mettre coucher dans fon lit, ayant le corps prefque également fitué & moins elevé que dans l'accouchement naturel ; il ne faut point lui donner de lavemens acres ny trop lui humecter la matrice, mais à mefure que l'enfant pouffera, quand les douleurs prendront, le Chirurgien aura à chaque côté de la tête de l'enfant une de fes mains pour repouffer la matrice feule vers le haut & donner lieu à l'enfant de s'avancer, faifant la même chofe à chaque épreinte, jufqu'à ce l'enfant foit dehors, fans lui tirer la tête comme on fait aux accouchemens naturels, de peur de faire tomber la matrice, à moins que l'enfant ne vint à s'arrêter fi long-tems au paffage qu'il fût en danger d'être fuffoqué ; car alors il faudroit prendre une feconde perfonne pour aide qui le tireroit tout doucement par la tête durant que la fage-femme ou le Chirurgien tiendroit & repoufferoit la matrice avec les mains. Quand l'enfant eft dehors on délivre la femme de fon arriere-faix, fans trop tirer & ébranler, enfin on remet la matrice en fa fituation naturelle.

L'enfant venant la tête la premiere & ne pouvant sortir à cause qu'elle est trop grosse, ou parce que le passage ne peut pas se dilater suffisamment.

IL faut fomenter & dilater autant qu'on pourra les lieux avec des huiles & des graisses, & faire tous ses éforts pour tirer l'enfant ; mais s'ils sont inutiles, & que l'on soit assuré que l'enfant soit mort, il faudra mettre un crochet en quelque endroit de la tête de l'enfant pour en faire l'extraction, faisant auparavant uriner la femme, s'il en étoit besoin, avec une sonde creuse, ointe d'huile qu'on introduira doucement dans la vessie en repoussant un peu avec la main, la tête de l'enfant pour donner passage à la sonde. Aprés cela il glissera sa main droite aplatie à l'entrée de la matrice vers le côté de la tête de l'enfant, & de l'autre il introduira un crochet, dont la pointe sera fort courte, forte & tournée vers le dedans de la main droite, & quand le crochet sera introduit, il tournera sa pointe vers la tête de l'enfant & l'enfoncera au milieu de l'os parietal, & tirera mediocrement pour faire entrer la pointe du crochet entierement, aprés quoy il tirera sa main droite pour prendre le manche de l'instrument, & ayant introduit sa main gauche de l'autre côté de la tête de l'enfant, pour la redresser & la soûtenir, il la tirera peu-à-peu, la conduisant toûjours avec la main gauche à proportion qu'il la fait avancer en tirant avec la droite jusqu'à ce qu'elle soit tout-à-fait hors du passage. Il peut en cas de besoin se servir d'un second crochet mis au côté oposé de la tête, afin que l'atraction se fasse également des deux côtés ; enfin il ôtera les instrumens pour prendre la tête avec ses deux mains & achever de faire sortir le reste du corps de l'enfant.

L'enfant se presentant par le côté de la tête ou bien la face la premiere.

ON fera coucher la femme de peur que l'enfant ne s'avance davantage en cette posture & un peu pancher la mere sur le côté opposé à la mauvaise situation de l'enfant. Le Chirurgien glissera sa main à côté de la tête de l'enfant pour la redresser & s'il ne peut pas reüssir de la sorte, il la coulera jusqu'aux épaules de l'enfant pour le repousser dans la matrice & lui redonner une situation convenable & tirer l'enfant comme en l'accouchement naturel. Que si on ne peut pas venir à bout de changer cette mauvaise situation, il faudra aller chercher les pieds de l'enfant pour les tirer dehors.

La tête de l'enfant étant sortie entierement, & le corps arrêté au passage par les épaules.

IL faut tirer mediocrement la tête de l'enfant, tantôt par ses côtés, tantôt en la prenant d'une main par-dessous le menton, & de l'autre par-dessus le derriere de la tête, tirant alternativement de côté & d'autre pour faciliter la sortie de l'enfant. Si les épaules ne peuvent passer on glissera un ou deux doigts de chaque main par-dessous chacune des aisselles pour tirer l'enfant.

Si

Si l'enfant ne pouvoit fortir à caufe qu'il feroit hydropique , il faudroit introduire la main gauche dans la matrice jufqu'au ventre de l'enfant , & introduire
le long de cette main un crochet avec la main droite la pointe tournée vers la
main gauche qui prend & retourne le crochet pour en percer le ventre de l'enfant , & quand les eaux feront écoulées , on tirera l'enfant.

L'enfant prefentant une ou deux mains avec la tête.

AUffitôt qu'on apercevra l'enfant dans cette fituation on ne lui permettra pas
d'avancer & de s'engager davantage au paffage , mais on fera coucher la
femme , enforte qu'elle ait les feffes un peu élevées , on remettra & repouffera le
plus avant qu'on pourra les mains de l'enfant , afin que la tête s'avance feule , &
fi elle étoit de côté , on la remettroit dans fa fituation naturelle au milieu du
paffage pour la faire venir en droite ligne , & on achevera l'accouchement comme
s'il étoit naturel. Le Chirurgien en repouffant les mains de l'enfant avec la fienne,
obfervera de ne pas retirer la fienne hors de la matrice que quand il furviendra
une nouvelle douleur à la femme & de conduire dans ce moment la tête de
l'enfant au paffage , pour empêcher que fes mains ne reprennent leur premiere
fituation.

L'enfant prefentant une ou deux mains toutes feules.

LE Chirurgien repouffera promptement dans la matrice la main ou le bras de
l'enfant , & coulera enfuite la fienne par-deffous la poitrine & le ventre de
l'enfant , pour prendre les pieds de l'enfant , qu'il attirera doucement à foy pour
tourner la tête en haut , & tirer l'enfant par les pieds le moins violemment qu'il
pourra , & procedant comme il a été enfeigné dans l'accouchement où l'enfant prefente les pieds les premiers.

Obfervez qu'en introduifant la main dans la matrice , il faut la gliffer au dedans
des membranes de l'enfant , afin qu'en fe tournant il gliffe mieux & que la matrice
n'en foit point bleffée.

Si le bras étoit fi avancé , qu'on ne pût le remettre fans une grande difficulté,
à caufe de fa groffeur , fi on eft bien affuré que l'enfant eft mort , il faudra couper le bras le plus avant qu'on pourra , faifant une incifion tout autour du bras &
coupant l'os avec des tenailles incifives , fuivant la pratique de Paré , ou plutôt le
tordre deux ou trois tours , car il fe feparera par ce moyen du corps à l'endroit
de l'articulation , & il n'y aura point d'inegalité qui puiffe bleffer la matrice comme
à l'os qu'on auroit coupé.

L'enfant prefentant les pieds & les mains enfemble.

LOrfque la matrice fera fuffifamment dilatée , on y gliffera la main jufques vers
la tête de l'enfant qu'on repouffera doucement & les mains auffi vers le fond
de la matrice , laiffant les pieds au même endroit qu'on les a trouvés pour tirer
l'enfant.

l'enfant. Remarqués que toutes les fois qu'il faut repousser l'enfant ou quel-ques-unes de ses parties dans la matrice, il faut que la femme ait toûjours les fesses élevées, & qu'il arrive assés souvent, quand il y a tres-peu de tems que les eaux sont écoulées qu'en tirant d'abord l'enfant simplement par les pieds, son corps se retourne de soy-même dans la matrice, sans qu'il soit besoin de le pousser & de le redresser, comme on vient de dire. Mais quand la matrice est à sec, ou l'enfant fort engagé dans le passage, on est obligé de lui repousser le corps & les mains pour le retourner plus facilement, car si on se contentoit pour lors de tirer seulement les pieds, on ne feroit qu'engager davantage le reste du corps au passage.

L'enfant presentant les genoux.

LOrsque l'enfant se presente par les genoux ayant les jambes pliées contre les fesses, à cause de leur dureté & de leur rondeur, on pourroit n'en touchant qu'un se tromper, si n'étant pas encore bien avancé on ne le touchoit que du bout du doigt & croire que ce seroit la tête, mais en le touchant & maniant mieux, quand la matrice sera suffisamment dilatée & l'enfant plus abaissé on en fera aisement la distinction. Alors sans lui permettre d'avancer davantage en cette situation on lui repoussera doucement les genoux dans la matrice & on lui mettra un ou deux doigts par-dessous le jaret, les conduisant peu-à-peu tout le long du derriere de la jambe tirant un peu obliquement, jusqu'à ce qu'on ait rencontré le pied, & en ayant degagé un de cette maniere on fera la même chose à l'autre; Aprés qu'on aura amené les deux pieds dehors on continuera de tirer l'enfant par les pieds, n'oubliant jamais qu'il faut faire venir toûjours la face en-dessous comme on en a averti dés le commencement.

L'enfant presentant l'épaule, le dos, ou le cul.

LE Chirurgien repoussera un peu l'épaule avec sa main, afin de l'introduire mieux dans la matrice & de la couler le long du corps de l'enfant du côté qu'il trouvera plus facile pour trouver les pieds & les amener au passage pour tirer l'enfant dehors comme s'il étoit venu les pieds devant.

S'il presente le dos on glissera la main le long du dos jusqu'à ce qu'on ait ren-contré les pieds, pour les tirer dehors & le reste de l'enfant par les pieds.

Si l'enfant vient le cul devant, il le faut repousser doucement pour donner pas-sage à la main du Chirurgien qu'il glissera le long des cuisses, jusqu'aux jambes & aux pieds de l'enfant, les tirant peu-à-peu l'un aprés l'autre hors de la matrice, en les pliant, étendant, tournant & tirant vers le côté le plus facile, sans faire de trop grandes contorsions ny dislocations, puis le reste de l'enfant sera tiré par les pieds.

Il arrive quelquefois que l'enfant a le cul si engagé au passage qu'il est im-possible de le repousser, quand cela est, il faut le tirer en cette posture, glissant un ou deux doigts de chaque main à côté de ses fesses pour les introduire vers les aînes, dés qu'on le pourra sans violence, & les courbant en dedans, on amenera

le

le cul en dehors jufqu'aux cuiffes qui feront tirées enfuite un peû obliquement d'un côté & d'autre pour les dégager du paffage auffi-bien que les jambes & les pieds l'un aprés l'autre, puis on achevera le refte de l'operation, comme fi l'enfant étoit venu les pieds les premiers, c'eft-à-dire, en le tirant par les pieds.

L'enfant prefentant le ventre, ou la poitrine, ou le côté.

L'Epine du dos fe fléchit naturellement en-devant non pas en-derriere aux adultes, & quoy que les vertebres ne foyent pas encore noüées aux enfans, la fituation de prefenter le ventre le premier au tems de l'accouchement leur eft tres-defavantageufe & ils y meurent le plus fouvent s'ils ne font promptement fecourus, & s'ils en rechapent ils demeurent long-tems aprés être nez fans avoir l'épine du dos bien affermie, & ce qui augmente le danger, c'eft que le cordon ombilical tombe prefque toûjours en-dehors quand l'enfant fe prefente le ventre le premier.

C'eft pourquoy fans perdre le tems, aprés avoir fitué la femme, on coulera doucement la main enduite d'huile ou de beurre frais vers le milieu de la poitrine de l'enfant qu'on pouffera en-dedans pour achever de le tourner, car il l'eft à demi dans cette fituation, ayant les pieds & les jambes auffi proche du paffage que la tête, quand il prefente le milieu du ventre, aprés quoy on gliffera la main par-deffous le ventre de l'enfant jufqu'à ce qu'on ait trouvé les pieds pour les amener au paffage & les tirer dehors en la même maniere que s'il avoit prefenté les pieds les premiers, prenant garde que la poitrine & la face viennent en-deffous, car il ne faut pas manquer de le mettre toûjours en cette fituation avant de faire fortir la tête, parce qu'il s'arrêteroit au paffage par le menton contre l'os pubis de la mere, comme il a déja été dit plufiers fois, afin qu'on ne l'oublie point, cette methode a lieu également, foit que l'enfant prefente le ventre ou la poitrine.

Quand l'enfant prefente le côté il y a moins de peine & l'enfant peut refter un peu plus long-tems fans mourir en cette pofture que dans les deux premieres. Il faut ayant fitué la femme comme il eft requis, repouffer un peu le corps de l'enfant avec la main engraiffée & plate, pour avoir de l'efpace pour l'introduire, la gliffant le long des cuiffes de l'enfant pour trouver les jambes & les pieds par lefquels il fera tourné & tiré enfuite comme les autres en obfervant les mêmes circonftances.

Plufieurs enfans fe prefentant enfemble mais diverfement au paffage & contre nature.

S'Il y a de la difficulté quand un feul enfant fe prefente en mauvaife pofture, il doit y en avoir bien davantage quand il y en a plufieurs qui s'y prefentent. On a dit comme quoy on devoit fe comporter à l'égard des jumeaux dans l'accouchement naturel: Voici ce qu'il faut faire dans celui contre nature.

Le Chirurgien examinera fi les membres qui paroiffent font du même enfant ou non, de peur de les tirer tous deux à la fois, ce qui feroit abfolument impoffible, & fi les deux enfans ne font pas monftrueux ou joints enfemble, & quand deux

N n   ou

ou trois pieds fortent, il en choifira deux, fçavoir un droit & un gauche, puis il gliffera la main preparée tout le long des jambes jufqu'aux aines, fi c'eft par-devant, ou jufqu'aux feffes, fi c'eft par derriere, pour juger fi ces deux pieds font d'un même corps, & quand il en fera bien affuré, il repouffera le pied de l'autre enfant dans la matrice pour débaraffer le paffage, & tirera l'autre par les pieds obfervant tout ce qui a été dit touchant l'accouchement où les pieds fe prefentent les premiers, & de ne pas tirer l'arriere-faix que le fecond enfant ne foit forti, parce que quelquefois il n'y en a qu'un pour les deux, qui étant detaché cauferoit une grande perte de fang qui troubleroit l'operation, & à laquelle on ne pourroit pas remedier que la femme ne fût accouchée des deux enfans.

Quand le premier fera tiré, on liera le cordon ombilical, comme il a été dit, & l'ayant coupé on tirera l'autre enfant par les pieds & enfuite l'arriere-faix comme en l'accouchement naturel.

Si les enfans prefentent quelques autres parties que les pieds on fuivra la même methode qui a été enfeignée en parlant de chacune des differentes poftures, obfervant toûjours de commencer par tirer celui des deux enfans qui fe trouvera le plus avancé au paffage & de repouffer l'autre, afin qu'il embaraffe moins, fans confiderer fi l'un eft plus foible & l'autre plus fort, ou fi l'un eft vivant & l'autre mort, mais feulement le plus avancé.

Quand on a tiré le premier enfant & que les eaux du fecond n'ont pas encore percé, il faut dechirer fans difficulté les membranes de l'enfant qui refte avec les doigts pour faire écouler les eaux, parce que le paffage ayant été élargi par la fortie du premier il eft facile de tirer le fecond, pourvu qu'on en faffe l'extraction auffi-tôt que les eaux font percées.

Le cordon ombilical fortant avec l'enfant.

D'Abord qu'on s'en aperçoit la femme fe doit tenir couchée bien chaudement dans fon lit, & il faut au plûtôt remettre le cordon en dedans, de peur qu'il ne fe refroidiffe & que l'enfant n'en meure. On le repouffera donc tout-à-fait derriere la tête de l'enfant, de crainte qu'en étant prefsé le mouvement du fang n'en fût intercepté ce qui cauferoit la mort de l'enfant, & quand on l'aura repouffé, on l'empêchera de tomber en le retenant avec le bout des doigts d'une main du côté qu'il eft forti, jufqu'à ce que la tête étant defcenduë & logée au paffage le puiffe empêcher de retomber une autre-fois, prenant l'occafion d'une bonne douleur pour l'y conduire plus facilement. Si on veut retirer la main, on peut mettre en fa place un petit morceau de linge bien doux entre le côté de la tête & la matrice pour étouper l'endroit par où le cordon étoit tombé, laiffant en-dehors un bout de linge afin de pouvoir le retirer quand il fera neceffaire. On met auffi une bonne compreffe trempée dans du vin chaud au-devant de l'entrée de la matrice, pour empêcher que l'ombilic ne fe refroidiffe par l'air exterieur en cas qu'il vint à refortir.

Mais quelquefois on a beau remettre ce cordon & ufer de ces précautions, il ne laiffe pas de retomber toûjours à chaques douleurs qui viennent à la femme.
En

En ce cas, il ne faut pas differer l'operation, & le Chirurgien doit le plûtôt qu'il
pourra tirer l'enfant par les pieds, qu'il faut aller chercher, quand même la tête
se presenteroit la premiere, n'y ayant que ce remede pour lui sauver la vie qu'il per-
droit indubitablement s'il restoit un peu de tems en cet état. C'est pourquoy ayant
mis la femme en la situation commode, il repoussera doucement la tête de l'enfant,
si elle n'est pas trop avancée entre les os du passage & qu'il puisse la repousser sans
faire trop de violence à la mere ; car il vaudroit mieux laisser l'enfant en danger
de mourir que de risquer la vie de la mere. Aprés quoy il coulera sa main, ointe
d'huile ou de beurre frais, par-dessous la poitrine & le ventre de l'enfant pour
aller chercher les pieds, par lesquels il le retournera & le tirera comme on a dit tant
de fois. L'enfant ne peut être que tres-foible aprés cette operation, c'est pourquoy
il faut l'ondoyer d'abord qu'il est sorti, s'il ne l'a pas été au passage, ce qu'il faut
toûjours faire quand le cordon se presente le premier.

Quand l'arriere-faix se presente le premier ou qu'il est tout-à-fait sorti avant l'enfant.

LA sortie de l'arriere-faix est encore bien plus dangereuse que celle du cordon
ombilical, car outre que les enfans viennent ordinairement morts si on ne les
secourt au même instant, la mere y court aussi risque de la vie à raison de la
grande perte de sang qui a coûtume d'arriver quand l'arriere-faix se détache de
la matrice avant le tems, parce que tous les vaisseaux, contre lesquels il étoit attaché
restent ouverts, & que le sang en sort sans discontinuation jusqu'à ce que l'enfant
soit dehors, à cause que la matrice fait des efforts à chaque moment pour le
chasser qui en expriment le sang jusqu'à ce que l'arriere-faix soit sorti, & que la
matrice s'affaissant les bouche par ses propres rides ; si on doit être diligent à secourir l'enfant quand le cordon ombilical sort le premier, il faut être encore plus
prompt à le faire quand l'arriere-faix est détaché de la matrice. Et pour petit que le
delay soit, l'enfant est en danger d'être suffoqué, à moins qu'il ne soit tiré promptement, d'autant qu'il a besoin de respirer par la bouche lorsqu'il n'a plus de communication avec sa mere par les vaisseaux du cordon ombilical.

Les femmes qui se blessent sont sujettes à cette separation de l'arriere-faix, ainsi
que celles, en qui le cordon ombilical de l'enfant se trouve embarrasé & entortillé
autour de quelque partie de son corps & particulierement autour du cou, car pour
peu que l'enfant puisse s'agiter pour se disposer à sortir, ce cordon n'ayant plus
la longueur requise ny sa liberté ordinaire, tiraille continuellement l'arriere-faix & le
fait détacher de la matrice avant le tems.

Quand l'arriere-faix se presente ainsi le premier au passage on ne sent qu'un corps
molasse par-tout sans qu'aucune partie solide resiste à l'attouchement, le sang sort
en abondance de la matrice avec plusieurs caillots & la femme tombe souvent en
foiblesse. Aussi-tôt que le Chirurgien connoît la verité de la chose, il se dépê-
chera d'accoucher la femme pour lui sauver la vie & à l'enfant en cas qu'il ne soit
pas mort. Pour cet efet, si l'arriere-faix se presente seulement sans être sorti, &
que les membranes des eaux ne soient pas encore percées comme il arrive quel-

quefois

quefois, il rangera un peu de côté la partie de l'arriere-faix qui se presente jusqu'à ce que sa main soit au droit des membranes, qu'il rompra d'abord avec ses doigts pour en faire écouler les eaux & retourner l'enfant en même-tems, suposé qu'il se presente autrement que les pieds devant, par lesquels il faut absolument & promptement le tirer. Car quoy que l'arriere-faix qui se presente ainsi ne soit plus qu'un corps étrange dans la matrice, puisqu'il en est separé & qu'il semble qu'on devroit le tirer dehors avant l'enfant ; Neanmoins comme il est attaché fortement aux membranes qui l'environnent, on n'en viendroit pas facilement à bout. Parce qu'on ne peut tirer le corps de l'arriere-faix, qu'on ne tire en même tems toutes les membranes qui envelopent le corps de l'enfant ; Ajoûtez que ces membranes qui tapissent interieurement toute la matrice servent par leur substance polie & glissante à faire retourner plus aisément l'enfant, & à empêcher par leur inter-position que la matrice ne soit offensée si facilement dans le tems de l'operation, qui ne reüssiroit pas si bien si on tiroit l'arriere-faix le premier. C'est pourquoy il est plus seur de tirer premierement l'enfant, qui est toûjours si foible en cette occasion qu'il tarde peu à mourir s'il n'est secouru tres-promptement. Si neanmoins l'arriere-faix étoit presque entierement sorti, & ses membranes tout-à-fait rompuës & déchirées, il faudroit achever de le tirer, car outre qu'il seroit inutile de le repousser en-dedans en cet état, il incommoderoit fort le Chirurgien dans son ope-ration & lui feroit perdre l'occasion de secourir promptement l'enfant.

On doit beaucoup moins repousser dans la matrice l'arriere-faix qui en est entiere-ment sorti, mais il ne faut pas couper le cordon avant que d'avoir aussi tiré l'enfant, afin de ne pas perdre un moment de tems à faire l'extraction de l'enfant, qui est en grand danger de sa vie, & pour remedier à la perte du sang que la mere souffre, lequel cesse ordinairement aussi-tôt qu'elle est accouchée.

L'accouchement accompagné d'une grande perte de sang ou de convulsion.

SI la perte de sang est mediocre, il ne faut point avancer l'accouchement ; mais si elle est considerable de quelque-tems que la femme soit enceinte, il ne faut pas en cette malheureuse occasion attendre qu'elle ait des douleurs qui répondent & poussent en bas ; car quoy qu'il vienne au commencement de la perte, de sem-blables douleurs ; elles cessent pour l'ordinaire d'abord que la perte de sang a été jusqu'à la syncope & à la convulsion, & on ne doit pas aussi differer jusqu'à ce que la matrice soit beaucoup ouverte, d'autant que cette éfusion de sang humecte l'orifice interne, pendant que les foiblesses le relâchent ; de sorte qu'il peut se di-later aussi facilement que si la femme avoit eu quantité de fortes douleurs. C'est pourquoy il faut sans aucun delay, la femme mise en la situation convenable, que le Chirurgien ayant sa main engraissée d'huile ou de beurre frais, introduise peu-à-peu ses doigts joints ensemble dans la matrice, qu'il écartera les uns des autres lors qu'ils seront à son entrée pour la dilater suffisamment petit-à-petit & sans aucune violence, si faire se peut, ce qu'étant fait & ayant la main entierement dedans, s'il reconnoit que les membranes des eaux ne soient point percées, il ne fera aucune difficulté de les rompre, ensuite dequoy quelque partie que l'enfant

presente

preſente la premiere, quand même ce ſeroit la tête, à moins qu'elle ne fût trop avancée, il doit toûjours en cette occaſion aller chercher les pieds, pour les tirer obſervant toutes les circonſtances qui ſont marquées en l'accouchement, auquel l'enfant vient les pieds devant, d'autant qu'il y a bien plus de priſe & de facilité que par la tête & les autres parties. C'eſt pourquoy, ſi les pieds ne ſe preſentent pas d'abord, le Chirurgien les ira chercher ; ce qu'il fera d'autant plus facilement que le ſang qui s'eſt écoulé en abondance dans la matrice, la rend ſi gliſſante qu'il n'eſt pas difficile de retourner l'enfant ny de le tirer par les pieds, après quoy il délivrera la femme de ſon arriere-faix, qui eſt toûjours peu adherent en ces rencontres, prenant bien garde qu'il ne reſte aucuns grumeaux de ſang dans la matrice, car ils feroient encore continuer le flux, ce qu'étant fait on le verra ceſſer avec tous les accidens, ſi on n'a pas attendu trop tard à faire l'operation.

La convulſion fait ſouvent perir la mere & l'enfant, auſſi-bien que la perte de ſang, ſi la femme n'eſt tres-promptement ſecouruë par l'accouchement, qui eſt le meilleur remede qu'on puiſſe aporter à l'un & à l'autre. Que ſi la matrice n'eſt pas ſuffiſamment ouverte quand la convulſion arrive, on ne peut faire autre choſe que les remedes ordinaires, juſqu'à ce qu'on ait lieu de tirer l'enfant ; comme de ſaigner la femme du bras & même du pied, à moins que la convulſion ne procedât d'une grande perte de ſang, & de lui donner de tems en tems des clyſteres un peu forts, tant afin de dégager le cerveau, que pour procurer des épreintes à la femme qui puiſſent aider à faire dilater la matrice, qu'on humectera encore par des fomentations émollientes & des onctions d'huile reïterées.

Puiſque l'accouchement eſt le plus ſalutaire remede qu'on puiſſe aporter à la femme qui eſt en convulſion, quoy que l'évenement ſoit douteux. Le Chirurgien tâchera neanmoins de lui donner ce ſecours & à ſon enfant le plûtôt qu'il pourra. C'eſt pourquoy s'il juge que l'enfant ſoit vivant, quoy qu'il ſe preſente en poſture naturelle, il doit le retourner entierement dans la matrice pour le tirer par les pieds après avoir percé promptement les membranes des eaux ſi elles ne l'étoient pas, mais s'il reconnoit que l'enfant ſoit mort & que ſa tête ſoit engagée dans le paſſage, il ne fera aucune difficulté, de le tirer avec le crochet, de la maniere qu'on a enſeigné en parlant de la tête de l'enfant mort qui reſte au paſſage ſans pouvoir ſortir.

L'enfant étant hydropique ou monſtrueux.

SI l'enfant eſt hydropique, & que ce ſoit de la tête, le Chirurgien introduira doucement ſa main gauche au droit de la tête de l'enfant qu'il ſentira fort groſſe, & les ſutures ſeparées, ce qu'ayant reconnu, il coulera avec ſa main droite le long du dedans de ſa gauche le couteau courbe ; de ſorte que ſa pointe ſoit tournée du côté de la main, de peur de bleſſer la matrice ; & l'ayant conduit juſques tout proche la tête à l'endroit de quelqu'une des ſutures, il le tournera vers ce lieu & y fera une ouverture ſuffiſante pour en ſortir les eaux, & enſuite tirer l'enfant par les pieds. Le Chirurgien en uſera de-même pour faire ſortir les eaux des autres parties hydropiques.

Mais

Mais fi l'enfant a quelque figure monftrueufe & trop groffe, ou bien s'il y en a deux collez enfemble, il faudra demembrer l'enfant, fans quoy il eft impoffible de le faire fortir de la matrice. Pour cela on introduira la main gauche dans la matrice & le couteau crochu avec la droite le long de la main gauche comme il a été dit tant de fois, jufqu'aux parties qu'on veut feparer, & l'on coupera les membres du corps monftrueux dans les articulations autant qu'on pourra le faire.

Si ce font deux corps joints enfemble, on les feparera par l'endroit qu'ils font unis, aprés quoy on les tirera l'un aprés l'autre dehors par les pieds.

L'enfant mort dans la matrice.

QUand l'enfant eft mort au ventre de fa mere l'accouchement en eft toûjours tres-long & tres-fâcheux, parce que fon corps n'a plus de foûtien, & que fes parties s'affaiffant les unes fur les autres, il fe prefente ordinairement en mauvaife fituation, ou s'il fe prefente par la tête comme il eft fans mouvement il n'excite aucunes douleurs; de forte que la mere n'en a point, ou de fi foibles & fi lentes qu'elles ne peuvent expulfer cette maffe inanimée qui ne les feconde point. Neanmoins avant d'en venir à l'operation de la main on doit tâcher d'exciter des douleurs à la femme par des clyfteres forts & acres, pour lui faire venir des épreintes, qui pouffent en bas & facilitent la fortie de l'enfant, fupofé qu'il fe prefente en bonne fituation, & s'ils font inutiles, le plus feur moyen fera d'en faire inceffamment l'extraction, fans avoir recours aux remedes à prendre par la bouche que plufieurs Auteurs ordonnent pour exciter l'expulfion de l'enfant mort, parce que ce font des drogues extrémement chaudes & purgatives qui peuvent caufer plufieurs dangereux accidens, comme flux de ventre, dyfenterie, perte de fang, & relaxations ou décentes de matrice, & quant à celles qu'on dit qui operent, par des facultez fpecifiques, ce font des charlataneries aufquelles on ne doit pas ajoûter foy, non plus qu'à ce qu'on dit qu'il ne faut point tirer l'enfant mort, quand il y a inflammation à la matrice qu'il eft impoffible d'apaifer par aucune fomentation émolliente, ny par le demi bain, ny aucunes onctions d'huiles mêmes reiterées, jufqu'à ce que l'enfant mort qui les caufe foit forti. Or puifqu'il n'y a point d'autre moyen de faire ceffer l'inflammation, qui iroit toûjours en augmentant, & cauferoit infailliblement la mortification de la partie fi l'operation étoit differée, il faut d'abord que le Chirurgien eft certain par les fignes raportés ci-deffus au paragraphe des accouchemens laborieux & contre nature, que l'enfant eft affurement mort, il fera fon poffible d'en faire l'extraction au plûtôt. Il faut donner quelques clyfteres forts à la femme, & la fera uriner avec une fonde creufe ou algalie, & fi l'enfant fe prefente par la tête, & qu'elle ne foit pas trop engagée au paffage il la repouffera doucement pour avoir la liberté d'introduire fa main droite dans la matrice, & la gliffant par-deffous le ventre de l'enfant il ira chercher fes pieds pour le retourner & le tirer comme il a été dit plufieurs fois, prenant garde que l'enfant ait la poitrine & la face en-deffous en le tirant, que la tête ne s'acroche au pubis, & que la tête ne fe fepare du corps & refte dans la matrice, ce qui arriveroit facilement, parce que l'enfant mort eft pour l'ordinaire pourri & corrompu. Et en cas

que

que malgré ces précautions la tête demeure separée du corps dans la matrice, à caufe de la corruption de l'enfant, on la tirera comme il a été enfeigné ci-devant.

Si la tête de l'enfant qui fe prefente ainfi la premiere, eft trop engagée au paffage, il ne faudra point la repouffer de peur de faire violence à la matrice, mais tirer l'enfant en cette pofture fans le retourner ny tirer par les pieds, & d'autant que la tête eft un corps rond & gliffant qui ne donne point de prife aux doigts du Chirurgien ny d'efpace pour les introduire à côté, à caufe qu'elle occupe tout le paffage par fa groffeur, il prendra un crochet qui ait la pointe forte pour ne pas rebrouffer, qu'il introduira en le conduifant au-dedans d'une de fes mains, la pointe tournée vers la tête, le plus avant qu'il pourra entre la matrice & la tête de l'enfant, où étant, il enfoncera l'extrémité de la pointe dans un des os du crane tâchant de lui donner une prife affés ferme, puis tenant le crochet de fa main droite il tirera la tête dehors, mettant à côté opofite l'extrémité des doigts de fa main gauche aplatie pour aider à la mieux dégager en l'ébranlant un peu, & à la conduire plus directement au paffage, fe fervant encore, s'il eft befoin, d'un fecond crochet mis comme le premier au côté opofite de la tête de l'enfant, afin que l'exaction fe faffe également des deux côtés. Car il faut bien prendre garde que la tête de l'enfant foit en bonne fituation, d'autant que fi elle étoit de côté elle feroit bien plus difficile à tirer, parce qu'étant fort molle & plus longue que large, fa longueur fe change en largeur & en grandeur quand elle n'entre pas en figure droite dans le paffage, & l'empêche de fortir. Il faut encore tâcher autant qu'on pourra de la tirer toute entiere, fans la depecer par morceaux, afin qu'elle faffe & trace par fa fortie le paffage au refte du corps.

Il feroit à fouhaiter qu'on pût du premier coup pouffer le crochet fi avant, qu'il eût affés de prife pour tirer entierement la tête de l'enfant, mais fort fouvent il eft impoffible, de le pouffer d'abord plus avant que le milieu de la tête, c'eft pourquoy on fe contentera ne pouvant pas mieux faire, de le planter dans le milieu de l'un des parietaux, & quand on l'aura un peu tirée ou degagée par ce premier coup, on retirera le crochet pour le remettre plus avant, & avoir encore meilleure prife l'ôtant & le remettant ainfi fucceffivement, jufqu'à ce qu'on ait fait paffer entierement la tête; alors on fe fervira des mains feules pour la tirer, enforte qu'on faffe incontinent entrer les épaules au paffage qu'elle occupoit, puis on gliffera un ou deux doigts de chaque main jufques fous les aiffelles pour tirer l'enfant tout-à-fait dehors, aprés quoy on délivrera la femme de fon arriere-faix, ainfi qu'il a été dit, prenant garde de ne pas tirer trop fort le cordon, de peur qu'il ne fe rompe comme il arrive fouvent quand il y a corruption.

Si l'enfant prefentoit un bras jufqu'à l'épaule tellement bouffi, qu'il fallût faire trop de violence à la femme pour le repouffer on le tronçonneroit vers l'articulation de l'épaule en le tordant deux ou trois tours, & il fe feparera fort facilement, à caufe de la molleffe & de la delicateffe de fon corps, quand le bras feparé n'occupe plus le paffage, le Chirurgien a plus de liberté d'introduire fa main dans la matrice pour aller chercher les pieds de l'enfant & le tirer dehors comme il a été dit. Si l'enfant mort prefente quelque autre membre que le bras on le tronçonnera de la même maniere, & aprés que l'enfant eft forti, le Chirurgien ramaffera toutes

les

les parties , pour connoître s'il n'en eſt point reſté quelqu'une dans le corps de la mere.

Quoyque le Chirurgien ſoit bien aſſuré que l'enfant eſt mort il ne ſe ſervira point de crochets , que lors qu'il n'aura pû attirer l'enfant autrement attendu que les aſſiſtans & les ſage-femmes qui ſont malicieuſes ne manqueroient pas de dire qu'il l'aura tué.

De la mole & du faux-germe.

LA mole eſt une maſſe charnuë , ſans os , ſans articulation , ſans diſtinction de membres , ſans forme & ſans figure reguliere ou determinée , elle n'a point d'arriere-faix ny de cordon , mais tire ſa nourriture de la matrice à laquelle elle eſt adherente , quelquefois elle eſt recouverte d'une membrane , quelque-fois non.

Quand les femmes les jettent avant le deuxiéme ou le troiſiéme mois , on les nomme faux-germes , & ſeulement moles lors qu'elles les gardent plus long-tems , car elles demeurent des deux ou trois années dans la matrice , & quelquefois durant tout le reſte de la vie de la femme ; Paré raconte l'hiſtoire de la femme d'un potier d'étain qui porta une mole dix-ſept ans qu'il trouva ayant fait l'ouverture de ſon corps aprés ſa mort.

Les ſignes qui font connoître que la femme porte une mole ſont preſque ſemblables à ceux d'une veritable conception , excepté que ſon ventre eſt bien plus dur & plus douloureux ; il paroît plus également tendu de tous côtez , & moins pointu vers le devant. Le ventre groſſit plus promptement dans le commencement que s'il y avoit un enfant , elle n'a point de mouvement vital , elle n'eſt point environnée d'eaux & plus incommode à porter qu'un enfant , parce qu'elle tombe comme une pierre du côté que la femme ſe tourne , ſes mammelles n'ont point de lait , quoy qu'on en faſſe ſortir quelques ſeroſitez. Quelquefois la femme porte un enfant & une mole qui l'accompagne & accouche du premier , ſans accoucher de la derniere , enfin le ſigne le plus certain de la mole ; c'eſt lors que la femme la porte beaucoup au de-là du terme de l'accouchement ordinaire.

Dés qu'on eſt certain que la femme n'eſt groſſe que d'une mole , il faut en procurer la ſortie au plûtôt en lui faiſant prendre] quelques purgatifs pourvû-qu'elle n'ait point de fiévre ny de perte de ſang , & quand le purgatif commencera à operer , elle recevra un clyſtere un peu acre qui ſera reïteré , afin de lui exciter des épreintes pour faire dilater la matrice , qui ſera en même-tems humectée par des graiſſes émollientes ou avec des huiles , ſans oublier la ſeignée du pied & le demi-bain , s'il eſt neceſſaire.

Si la mole n'eſt pas bien groſſe , ny trop adherente à la matrice , elle ne manquera pas de ſortir par le moyen de ces remedes.

Mais ſi elle eſt fortement attachée ou exceſſivement groſſe , il faudra couler la main dans la matrice quand elle ſera ſuffiſamment dilatée , pour attirer la mole , ou bien on ſe ſervira d'un crochet ſi elle ne peut être tirée avec la main , ou d'un couteau pour la couper par morceaux ſi elle eſt exceſſivement groſſe , comme on a dit ſur l'accouchement de l'enfant monſtrueux,

Si

Si la mole est adherente à la matrice, le Chirurgien la détachera doucement avec les doigts qu'il mettra peu-à-peu entre la mole & la matrice, commençant par l'endroit où elle est moins adherente, & continuant jusqu'à ce qu'elle soit entierement separée, pour cela il faut que les ongles soient coupés de prés de peur de blesser la matrice.

Si c'est un faux-germe qui soit dans la matrice, on coulera un doigt dans l'orifice interne, qu'on fléchira d'un côté & d'autre pour y en faire entrer un deuxiéme, puis un troisiéme & un quatriéme, s'il est possible, & prendre le faux-germe entre les doigts, afin de l'attirer dehors, aussi-bien que les grumeaux de sang, quand le faux-germe sera dehors & qu'il n'en reste aucune portion dans la matrice le flux de sang cessera aussi-tôt.

Mais si l'orifice de la matrice étoit si peu ouvert qu'on n'y pût introduire qu'un seul doigt, il faudroit que ce fût l'indice de la main droite, l'avançant le plus qu'on pourroit & le tourner tout autour du faux-germe pour le détacher de la matrice & le faire sortir avec le doigt, s'il étoit possible, sinon on feroit des injections d'herbes émollientes dans la matrice pour le faire separer. Le germe étant détaché de la matrice le flux de sang s'arrête ordinairement, mais s'il ne s'arrêtoit pas & qu'il mît la femme en danger de la vie, alors le Chirurgien ayant introduit le doigt indice de la main gauche, prendra de la droite l'instrument apellé bec de grue ou des tenettes à longues branches, dont il glissera le bout le long de son doigt, pour tirer avec cet instrument le corps étrange qui est dans la matrice, prenant bien garde de ne la pas pincer en conduisant toûjours le bout de l'instrument avec le doigt, qui distinguera par son attouchement le corps étrange d'avec la substance de la matrice.

En faisant ainsi l'extraction du faux-germe par l'operation de la main, le Chirurgien fera ensorte que la portion qu'il aura prise ne s'en separe pas, comme il arriveroit s'il la tiroit rudement, parce que pour l'ordinaire, c'est la partie la plus fragile & la plus mollasse qui se presente à l'orifice interne pour sortir. C'est pourquoy l'ayant prise entre ses doigts, comme les écrevices font avec leurs pates, il la tirera doucement & un peu obliquement de côté & d'autre, tachant toûjours en conservant cette premiere prise entre ses doigts d'en prendre une autre plus haut à proportion qu'il fait avancer le corps étrange, jusqu'à ce qu'il soit entierement dehors. Recommandant cependant à la femme de lui aider de son côté en retenant son haleine & poussant fortement en bas comme pour accoucher.

Le plus assuré remede qu'on puisse donner à la femme est de tirer le faux-germe avec la main, & cette operation doit être preferée à tous les breuvages que l'on pourroit faire prendre à la femme pour expulser ce corps étrange, car avant que ces remedes extrémement chauds & violens pris par la bouche, puissent produire l'éfet qu'on en espere souvent inutilement, il se passe du tems, durant lequel la matrice se referme quelquefois entierement, ce qui fait que le corps étrange s'y corrompt & cause des accidens tres-pernicieux, outre la perte de sang que ces drogues augmentent toûjours.

L'APPAREIL.

AUffi-tôt que la femme fera accouchée , on lui mettra au-devant de l'entrée de la matrice un linge doux plié en quatre ou cinq doubles pour empêcher l'air froid d'entrer dans la matrice & de refferrer tout à coup les vaiffeaux , ce qui arrê- teroit les vuidanges , & cauferoit la fiévre , la pleurefie , l'inflammation & plufieurs autres accidens. Le lit fera bien chaud & garni de draps en plufieurs doubles , aprés avoir ôté ceux qui auront fervi à recevoir l'enfant , & on changera la femme quand il fera neceffaire , à caufe des vuidanges.

La malade fera fituée dans fon lit la tête haute & le corps un peu élevé pour fa- ciliter les vuidanges & la refpiration , fes jambes feront abaiffées & les cuiffes jointes l'une contre l'autre avec un petit oreiller fous les jarrets. Il faut qu'elle foit fur le milieu du dos, afin que la matrice reprenne mieux fa fituation naturelle. On apli- quera exterieurement fur l'entrée de la matrice un cataplâme anodin pour apaifer les douleurs que les accouchées reffentent en ces parties ; on le compofera avec deux onces d'huile d'amandes douces & deux œufs frais entiers qu'on fera cuire en- femble fur les cendres chaudes en remüant toûjours avec une cüeillier , jufqu'à la confiftence requife & on l'étendra fur un linge pour apliquer aprés avoir ôté celui qui bouchoit les parties. On le laiffera fur les parties durant trois ou quatre heures. & l'on le renouvellera fi on le trouve à propos.

Aprés cela on fera une decoction d'orge , de graine de lin , de cerfeüil , de gui- mauves & de violiers , pour étuver deux ou trois fois par jour pendant cinq ou fix jours la vulve , & nettoyer le fang & les autres excremens provenans des vuidanges.

Les gardes mettent fur le ventre de l'accouchée une compreffe en quatre ou cinq doubles de figure triangulaire , & deux autres roulées fort ferme aux deux côtez vers les aines pour relever à ce qu'elles difent la matrice & l'empêcher de pancher plus d'un côté que de l'autre ; elles mettent une ferviette quarrée fur la compreffe triangulaire , auffi large que le ventre , puis elles font leur bandage avec une ferviette pliée en deux ou trois doubles de la largeur d'un quart-d'aune pour comprimer le ventre. Mais elles font mal , car il ne faut point ferrer le ventre des accouchées pendant les quinze premiers jours. Outre qu'il faudroit lever les bandes chaque jour pour faire des onctions fur le ventre s'il étoit douloureux , avec l'huile d'amandes douces , aprés les quinze jours on ferrera peu-à-peu le bandage pour ramaffer les parties.

Quand l'accouchée defire nourrir fon enfant , il faut lui faire mettre fur le fein des linges molets pour le tenir chaud & empêcher que le lait ne fe grumelle. Si on craint que le fang ne fe porte trop abondamment aux mammelles , on lui fera quelques embrocations avec l'huile de noix & le vinaigre dans quoy on trempera une compreffe fine qu'on mettra deffus.

Aprés que les vuidanges feront écoulées , on fortifiera la matrice avec la decoction de rofes de Provins , de feüilles & racines de plantain & l'eau de forge. Enfin voici une lotion aftringente pour refferrer les parties fi elles en ont befoin.

Prenez

Prenez
{
Ecorce de grenade , demy-once ;
Noix de Cyprés , une once & demye ;
Terre felléc , demye-once ;
Rofe de Provins , une once ;
Alun de roche , deux dragmes ;
}

Faites infufer le tout durant la nuit dans pinte & chopine de gros vin , ou moitié vin & eau de forge , de peur que le vin ne foit trop piquant , puis faites boüillir le tout jufqu'à la reduction d'une pinte , paffez & exprimez fortement la liqueur pour en baffiner foir & matin les parties.

A l'égard de l'enfant on liera le cordon de l'ombilic avec un fil de chanvre en quatre ou cinq doubles , qui fera tout preparé avant l'accouchement avec de bons cifeaux. On fera d'abord un double nœud d'un côté & encore un de même de l'autre côté de l'ombilic en tournant le fil tout autour , puis on coupera l'ombilic , à un travers de doigt du côté de l'arriere-faix au-deffous de la ligature , qui doit être fi ferrée qu'il ne s'écoule aucune goute de fang des vaiffeaux ombilicaux , fans l'être pourtant trop de peur de couper l'ombilic en ferrant trop le fil.

On enveloppera le bout de l'ombilic avec un petit linge fec ou trempé dans l'huile rofat , puis on mettra un petit linge en double fur le ventre de l'enfant vers la partie fuperieure pour y pofer l'ombilic & une petite compreffe par-deffus tenant tout ce petit appareil fujet avec une bande large de quatre doigts qu'on tournera autour du corps. L'ombilic fe deffeche & tombe prés du ventre au bout de cinq ou fix jours ou environ. On nettoye le corps de l'enfant avec du vin & de l'eau chaude , principalement la tête , les aines , & les aiffelles , qu'on decraffera doucement avec un petit linge ou avec une éponge molle qu'on trempera dans le vin tiede , & fi la craffe étoit trop tenace on fe ferviroit d'huile d'amandes douces; Cette pratique de decraffer les enfans contribuë beaucoup à leur fanté , & nous eft enfeignée par les bêtes qui les nettoyent à force de les lecher , dés qu'ils fortent de leur ventre. On debouchera encore avec de petites tentes les narines & les trous des oreilles de l'enfant , & on lui nettoyera les yeux avec un linge doux & fec. On obfervera cependant fi l'enfant eft fain & non mutilé , s'il a les conduits ouverts pour rendre fes excremens , & s'il ne les rend pas on lui donnera d'une pomme cuite ou d'un peu de firop pour lui faire vuider le meconium. Enfin on l'emmaillotera pour le mettre au berceau bien chaudement prenant garde de ne pas trop ferrer fur la poitrine ny d'apuïer fur le bregma ou fontaine de la tête , fur laquelle il eft bon d'apliquer en le coëffant , une compreffe de linge bien doux pliée en trois ou quatre doubles & large de quatre doigts qu'on pourra attacher au beguin avec une épingle par-dehors. Bien des enfans meurent peut-être , parce qu'on neglige ces circonftances.

L'OPERATION CESARIENNE.

Lors qu'une femme enceinte eft effectivement en travail , il eft tres-rare qu'un Chirurgien expert ne puiffe pas faire l'extraction de l'enfant vif ou mort entier ou par pieces , & qu'il ne vienne à bout de l'accoucher , en fe comportant de la maniere qui vient d'être enseignée, touchant chaque espece en particulier dès differens accouchemens contre nature, sans qu'il soit necessaire par un excés d'inhumanité & de cruauté, d'en venir à la section Cesarienne pendant que la mere est vivante, comme Rousset, & quelques autres temeraires ont ordonné quelquefois mêmes pratiqué, & comme plusieurs ignorans font encore tous les jours à la campagne par un abus barbare & pernicieux que les Magistrats devroient défendre sur des peines tres-rigoureuses, qu'ils meritent pour faire mourir martyres de pauvres femmes. En effet, elles meurent toutes, si on en croit plûtôt les Auteurs graves, comme Guillemeau qui pour desabuser le public d'une pratique si execrable dit en se repentant, qu'il a fait deux fois lui-même l'operation Cesarienne à deux femmes vivantes en presence d'Ambroise Paré, & vû faire trois autres fois, par trois differens Chirurgiens tres-habiles, qui n'omirent aucune des circonstances necessaires pour la bien faire reüssir, dont toutes les femmes moururent ; Plûtôt, dis-je, qu'à Rousset & à d'autres temeraires qui soûtiennent opiniâtrement qu'il n'est pas impossible que la femme en revienne ; Enfin l'exemple de Scipion l'Afriquain que ces barbares font tant valoir, nous enseigne qu'on ne doit jamais entreprendre cette operation qu'incontinent aprés la mort de la mere, moment auquel le Chirurgien se doit trouver pour la faire dans l'esperance de pouvoir trouver l'enfant encore vivant, comme fut trouvé Scipion l'Afriquain qui nâquit de la sorte, suivant *Pline* qui dit positivement, que ce fut, *enectâ matre*, aprés la mort de sa mere, à laquelle on fit la section Cesarienne, pour satisfaire à la loy, qui défend tres-expressement d'enterrer une femme grosse, sans lui avoir tiré son enfant hors du corps.

Pour bien faire cette operation, lors que le Chirurgien verra la femme proche de l'agonie, il aprêtera toutes les choses necessaires pour ne perdre aucun tems, car le retardement fera trouver l'enfant mort, qui auroit pû être tiré vivant quelques momens auparavant. Si-tôt donc que la femme expire le Chirurgien la mettra en une situation où son ventre soit un peu élevé & prendra un scalpel tranchant d'un seul côté, bon & fort, avec lequel il fera au plus vîte, tout d'un coup, ou à deux ou trois fois tout au plus, une incision, non pas à côté, mais au milieu du ventre sur la ligne blanche entre les deux muscles droits jusqu'au peritoine de la longueur & étenduë de la matrice ou environ, aprés quoy il percera simplement le peritoine avec la pointe de son instrument pour y faire une ouverture à mettre un ou deux doigts de sa main gauche pour soulever le peritoine & conduire l'instrument, de peur qu'il ne pique les intestins, il fera une incision proportionnée à celle des tegumens, ce qu'ayant fait il verra paroître la matrice qu'il ouvrira de la même maniere que le peritoine, prenant bien garde de ne pas enfoncer son instrument trop avant, croyant trouver la matrice épaisse d'un ou deux travers de doigts, comme la plûpart des Auteurs assurent contre la verité ; car il est certain qu'elle n'a pas au tems de l'accouchement plus d'une seule ligne d'épaisseur qui est celle d'un écu blanc. Aprés avoir fait l'ouverture de la matrice égale aux deux autres, il incisera de même les membranes de l'enfant se gardant de le blesser, ensuite dequoy le voyant paroître il le tirera dehors au plûtôt avec l'arriere-faix qu'il separera promptement du fond de la matrice, & s'il est encore vivant le Chirurgien remerciera Dieu d'avoir beni son operation.

Les

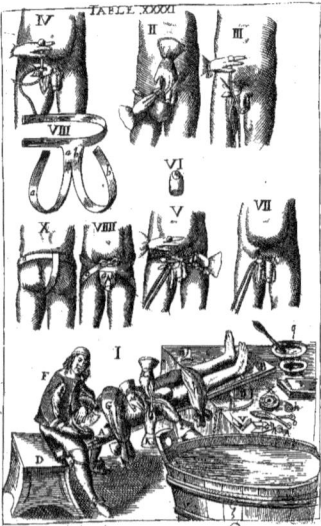

TAFEL XXXXI

Les enfans qu'on tire de la forte, font pour l'ordinaire, si foibles qu'on a bien de la peine à connoître d'abord s'ils ne font pas morts ; & on ne peut juger s'ils vivent qu'en touchant le cordon proche du nombril, & fentant mouvoir quelque peu les arteres ombilicales, ou en lui mettant la main fur la poitrine pour fentir le battement du cœur, fi on fent l'un ou l'autre ou tous les deux, on eft affuré qu'il vit, & il fera d'abord baptifé par le Prêtre qui aura affifté la mere à fa mort, & à fon défaut, le Chirurgien ou quelque autre l'ondoyera.

Enfin on fera revenir l'enfant de fa foibleffe en lui foufflant un peu de vin au nez & dans la bouche, & le rechaufant jufqu'à ce qu'il commence à fe mouvoir de foy-même.

TABLE XLI.

De l'apareil neceffaire pour la caftration, ou la curation de l'enterocele, avec deperdition du tefticule & de fa curation par Pharmacie & par Chirurgie.

LA Figure I. reprefente l'apareil neceffaire pour la cure de l'enterocele ou hernie complette par la caftration, il confifte en une cuve ₃. remplie d'eau moderément chaude, dans laquelle on fait affeoir le malade avant l'operation. O. Q. font deux palettes, dans l'une, il y a un medicament aftringent, & dans l'autre, de l'eau falée, I. eft une compreffe pliée en quatre doubles, trempée & exprimée dans l'eau falée. X. eft un plumaceau rond fait de lin peigné, troüé dans fon milieu, trempé dans la même eau, & chargé de l'aftringent. N. une tente de chanvre ; H. A. des bourdonnets faits de poil de liévre; H. une aiguille. n. un fcalpel, G. un arreft. o. des cifeaux, toutes ces chofes ainfi preparées. Le patient. A au fortir du bain fera placé à la renverfe fur un grand ais. B. couvert d'un linceul plié en quatre doubles. E. apuyé fermement par un bout fur une table & par l'autre bout fur un banc. D. plus bas que la table, afin que la tête du patient foit plus baffe que les pieds, à caufe que cette fituation facilite beaucoup la reduction de l'inteftin, & l'empêche de retomber après la reduction.

Le patient eft retenu dans cette fituation par deux manieres de napes ou bandes larges. G. H. de peur qu'il ne remuë le corps ou les extrémités au tems de l'incifion qui eft fort douloureufe. Un des trois ferviteurs, dont le Chirurgien a befoin. F. retient fur un couffin la tête du patient & lui couvre les yeux avec un mouchoir.

Le Chirurgien commande au fecond des ferviteurs, d'être attentif durant l'operation à lui donner ce qu'il demandera, puis fe plaçant debout au côté droit du patient, tenant le fcalpel de fa main droite. I. il pince de la main gauche. K. vers l'extrémité droite de l'aine les tegumens en double, commandant au troifiéme ferviteur placé au côté opofite de pincer avec les doigts de la main gauche. L. l'autre extrémité des tegumens de l'aine auffi en double, & d'apuyer avec la main droite. M. fur la region hypogaftrique pour empêcher les inteftins de fortir au tems de l'operation. Alors le Chirurgien coupe en toute aſſurance avec le ſcalpel conduit par la main droite. *I.* de bas en-haut, les tegumens communs de l'aine, relevez de deſſus la production du peritoine, puis ſeparant la tunique vaginale d'avec la tunique nommée *Dartos*, il procede comme les figures ſuivantes repreſentent.

La Fig. II. fait voir comme lorſque l'inciſion des tegumens de l'aine faite avec le ſcalpel courbe en la figure précedente eſt trop petite, on la dilate avec le raſoir en tirant vers le ſcrotum, afin que la tunique vaginale qui renferme le teſticule avec les vaiſſeaux ſpermatiques, ſe ſepare mieux d'avec la membrane charnuë du ſcrotum, qu'on apelle vulgairement dartos, & ſe détache plus facilement pour la tirer du ſcrotum.

La Fig. III. montre, comme aprés avoir ſeparé la tunique vaginale, qui eſt la production du peritoine d'avec le dartos, on la tire du ſcrotum pour la relever en-haut, afin de la ſaiſir avec l'arreſt, & la percer au-deſſus avec l'aiguille. *H.* enfilée d'un bon fil retors & tres-fort.

La Fig. IV. repreſente comme il faut ſerrer & lier étroitement avec le fil, la tunique vaginale ou production du peritoine au-deſſus de l'arreſt, en faiſant un double nœud.

La Fig. V. fait voir comme il faut couper avec les ciſeaux, la production du peritoine au-deſſus de l'arreſt & du nœud; aprés quoy on ôte l'arreſt qui ne ſervoit que pour retenir l'inteſtin dans l'abdomen & donner moyen de paſſer l'aiguille, de lier & de couper la production du peritoine ou tunique vaginale.

La Fig. VI. montre la production du peritoine retranchée qui eſt devenuë plus courte & plus groſſe, n'étant plus étenduë par l'inteſtin.

La Fig. VII. repreſente comme le nœud de la ligature rentre en-dedans, & les extrémités du fil ſortent hors de la playe & comme la tente. *N.* ſe met dans le ſcrotum.

La Fig. VIII. marque le bandage, qu'il faut apliquer aprés l'operation pour retenir les remedes ſur la playe de l'aine qui s'étend juſqu'au ſcrotum.

La Fig. IX. repreſente le patient bandé avec le bandage de la figure précedente. Les bouts de la ceinture ſe doivent attacher vers le côté où l'operation a été faite & les chefs du ſous-bandage. *a. b.* ſont conduits en-devant par-deſſous le perinée, où ils ſe croiſent pour revenir ſe joindre à la ceinture vers les aines, & être noüez enſemble ſur le pubis.

La Fig. X. montre le brayer de la *table xl. fig. VII.* commode pour des enfans, apliqué & attaché par derriere, afin qu'ils ne puiſſent pas le détacher ny le défaire.

Pour recapituler ce qui vient d'être dit ſeparement, de l'operation de la caſtration ou extirpation d'un des teſticules qui ſe pratique pour guerir les hernies inteſtinales, le Chirurgien ayant preparé toutes les choſes neceſſaïes, & mis le malade en la ſituation requiſe, comme il eſt repreſenté en *la fig. I.* commencera par faire l'inciſion des tegumens de l'aine les pinçant entre ſes doigts pour les doubler. Si l'inciſion eſt trop petite, il la dilatera avec le raſoir en tirant vers le ſcrotum, comme en *la fig. II.* puis ſeparera avec les doigts la tunique vaginale qui eſt une production du peritoine, d'avec le ſcrotum, pour la tirer avec le teſticule, l'ayant ainſi tirée il y paſſera une aiguille enfilée d'un gros fil ciré, y ayant apliqué auparavant

l'arreſt

l'arreſt, comme en la *fig. III.* il la liera par un double nœud fort ſerré, comme en la *fig. IV.* Enfin il la coupera avec les ciſeaux. *fig. V.*

Ayant ainſi achevé l'operation & nettoyé le ſang avec une éponge ou des linges, il garnira la playe avec des plumaceaux faits de poils de liévre, mettra une tente de chanvre dans le ſcrotum, & par-deſſus une compreſſe ronde troüée dans ſon milieu & couverte d'un aſtringent, de même que les plumaceaux & la tente, enſuite deux ou trois plumaceaux ou davantage trempés & exprimés dans l'eau ſalée; enfin le bandage dépeint *fig. VIII. & IX.* aprés quoy le malade ſera porté dans ſon lit où il repoſera couché ſur le dos pendant pluſieurs jours; quelques-uns percent le fond du ſcrotum pour donner plus d'iſſuë aux matieres.

L'operation de la ſarcocele, ou hernie charnuë, ſe pratique de la même maniere que la précedente, excepté qu'il n'eſt pas neceſſaire qu'un ſerviteur preſſe la region hypogaſtrique, ny beſoin d'arreſt, à moins que l'hernie charnuë ne ſoit compliquée avec l'inteſtinale; il n'eſt pas non-plus beſoin d'attirer tant la production du peritoine ſeparée & tirer du ſcrotum, ſi ce n'eſt que la maladie occupe l'aine & le ſcrotum.

Maniere de guerir l'enterocele ſans la caſtration.

CEtte cure qui a beſoin du miniſtere de la main & de remedes s'accomplit par trois moyens. 1°. En remettant dans l'abdomen, l'inteſtin tombé. 2°. En le conſervant quand il eſt reduit & empéchant qu'il ne retombe par l'aine dans le ſcrotum. 3°. En reſſerrant le peritoine s'il eſt relâché, & en le reüniſſant s'il eſt rompu. Pour ſatisfaire à la premiere intention, il faut avant de remettre l'inteſtin dans l'abdomen, conſiderer ſi l'hernie eſt grande ou petite, accompagnée d'inflammation ou non; & ſi l'inteſtin eſt vuide ou rempli de quelque matiere.

Si l'hernie eſt petite & recente, & l'inteſtin vuide, la reduction ſera aiſée à faire, en ſituant le malade à la renverſe ſur un lit la tête plus baſſe que les pieds, parce que les inteſtins ſe portent vers le diaphragme & attirent la portion qui étoit deſcenduë. Mais quand l'hernie eſt grande & recente & l'inteſtin vuide, il faut que le Chirurgien le manie doucement avec les doigts, & qu'il le tourne & repouſſe inſenſiblement, juſqu'à ce qu'il l'ait fait rentrer dans l'abdomen, & ſi ſes mains ſe laſſent avant d'en venir à bout, il remettra l'ouvrage à un ſerviteur experimenté en cette ſorte d'operation qui le ſecondera en gouvernant l'inteſtin de la même maniere pour le reduire ſans violence.

L'hernie qui n'eſt pas recente eſt pour l'ordinaire accompagnée d'inflammation qui ſe connoît par la douleur, la rougeur, la chaleur & la fiévre, ou des vents qui ſe font connoitre par le bruit & par la douleur avec diſtenſion ſans ſentimens de peſanteur; ou bien il y a des excremens endurcis dans l'inteſtin deſcendu, ce qui ſe connoît, par une conſtipation de ventre de deux ou trois jours, par une grande dureté & une douleur tres-vive au ſcrotum. Il faut en ces cas attendre à faire la reduction de l'inteſtin, que l'inflammation ſoit paſſée, les vents diſſipés, & les excremens évacués. Quant à l'inflammation, voici un cataplâme tres-efficace pour la diminuër.

Ꝡ. De

℞. *De la farine d'orge, une livre ; son de froment, demye-livre ; huile rosat complet, quatre-onces ; vin rouge, une quantité suffisante.* Mêlez le tout pour apliquer sur l'aine & sur le scrotum. Il digere puissamment, il repercute mediocrement les humeurs, & fortifie les parties, si l'inflammation n'est pas éteinte en vingt-quatre heures, on le renouvellera & apliquera autant de fois qu'il sera necessaire pour apaiser l'inflammation.

Si la grande chaleur desseche tellement ce cataplâme qu'on ait de la peine à le lever, on bassinera la partie avec l'œneleum chaud qui est un mélange d'eau & de vin. Si l'inflammation cause beaucoup de douleur on augmentera la dose de l'huile rosat. Quand l'inflammation ne s'étend point au-delà de la partie, Fallope veut qu'on y fasse une fomentation avec une lessive chaude & acre dans quoy on aura fait boüillir des cendres de fouteau. On fait tremper dans cette lessive boüillante deux masses ou gros écheveaux de fil crud qui n'a point encore été lessivé ny lavé : On prend l'un de ces deux écheveaux que l'on exprime entre deux plats pour apliquer sur le scrotum le plus chaudement que le malade pourra souffrir, & quand il est tiede on l'ôte pour apliquer l'autre aussi chaud & alternativement jusqu'à ce que l'inflammation soit passée. Si l'inflammation est accompagnée de vents, on ajoûtera aux cendres une poignée de semence de cumin : Si la douleur est grande, on ajoûtera à la fomentation, de l'huile rosat.

Quand l'inflammation est accompagnée d'excremens qui empêchent la reduction de l'intestin il y a peu d'esperance, il faut neanmoins faire son possible pour les vuider, tant par les bains & les fomentations propres à les ramollir & à relâcher la tension, que par les clysteres anodins donnés en petite quantité. Mais qu'on se donne bien de garde de faire prendre aucun purgatif par la bouche, qui porteroit une plus grande quantité d'humeurs à la partie affligée, & avanceroit la mort du patient qui s'abstiendra pour la même raison des alimens qui font beaucoup d'excremens, se contentant de boüillons, & de quelques œufs frais.

Si l'intestin est rempli de vents & distendu sans aparence d'inflammation, il n'y aura rien de plus efficace que la fomentation de la lessive cy-dessus, faisant boüillir les cendres de fouteau, la graine de cumin, & les écheveaux de fil crud ensemble, & ajoûtant sur la fin un peu de tres-bon vin & vigoureux.

Lors que l'inflammation est apaisée, les excremens vuidez & les vents dissipez, l'intestin se remet facilement avec les doigts en son propre lieu ; aprés quoy on travaillera à remplir la seconde intention qui est de l'y retenir.

Hierôme Fabrice d'Aquapendente recommande pour conserver l'intestin dans sa reduction, le cerat de brique, à cause de sa vertu tres-astringente, en voici la description :

℞. *Bol d'Armenie ; sang de dragon ; mastic ; sarcocolle, de chacun une dragme ; Feüilles de langue de serpent ; brique pulverisée, de chacune trois dragmes ; Resine de Pin, une once & demye ;*
Deux blancs d'œufs ;
Cire, demye-once : Mêlez le tout pour faire un cerat que vous étendrez sur une peau de gand de la grandeur de la partie, ensorte que l'emplâtre n'excede que tres-peu. On l'aplique sur l'aine aprés avoir rasé le poil d'alentour, & on ne

le

le renouvelle que lors qu'il tombe de foy-même. On met par-deſſus un brayer convenable qui ſerre & joigne bien , ainſi que la *fig. IX.* de cette table repreſente,
afin de comprimer la production du peritoine par laquelle l'inteſtin eſt tombé
dans le ſcrotum.

Si la ruption ou la laceration du peritoine ont donné lieu aux inteſtins de deſcendre dans le ſcrotum , on mêlera les aglutinatifs aux aſtringens , par exemple :

℟. *Maſti.h , & aloës en poudre , de chacun une dragme & demye ;*
Sarcocolle , trois dragmes ;
Brique pulveriſée , neuf dragmes ;
Bol d'Armenie preparé , cinq dragmes ;
Sang de dragon , demye once ;
Pierre hematite preparée , trois dragmes ;
Therebenthine , cire , de chacune une once & demye ;
Colophone , quatre onces : Mêlez le tout pour un cerat ; Ou bien :

℟. *Cerat de brique d'Aquapendente ; emplâtre apoſtolique de Nicolas , parties*
égales de chacune : Malaxez le tout avec l'huile de maſtich.

Vous étendrez celui des deux qu'il vous plaira ſur une peau de gand , pour apliquer comme ci-deſſus avec le brayer , non ſeulement pour conſerver l'inteſtin remis,
mais encore pour conſolider l'ouverture par où il deſcend dans le ſcrotum.

Quoyqu'à la verité la cure des hergnes conſiſte principalement [dans les remedes
externes & dans la bonne aplication d'un brayer bien fait, il n'eſt pourtant pas inutile
de purger le corps , ſur tout des humeurs ſereuſes & pituiteuſes , qui empêchent la
conſolidation du peritoine quand il eſt rompu ou dechiré , & ſa reſtriction quand il
eſt dilaté , choſes qui ſont d'elles-mêmes déja tres-difficiles à obtenir. Ajoûtez que
comme il faut en cette occaſion joindre neceſſairement les aſtringens internes aux
externes , on ne le doit pas faire ſans avoir fait preceder les purgatifs , d'autant qu'ils
cauſeroient dans le corps , qui eſt toûjours rempli d'humeurs , des obſtructions de
viſceres , & par conſequent des fiévres & quantité d'autres maladies. C'eſt pourquoy
on donnera au malade quelques purgatifs benins , pour le diſpoſer à l'uſage des
aſtringens internes & externes. A l'égard des aſtringens à prendre par la bouche,
je n'en ay point trouvé de meilleurs que l'electuaire ſuivant que j'ay experimenté
tres-ſouvent.

℟. *Conſerve de ſymphitum ou grande conſoude , deux onces ;*
Vieille conſerve de roſes , une once ;
Ecorces confites de citron & d'orange , de chacune demye-once ;
Poudre de feüilles de percefeuille , d'herniole , de langue de ſerpent , de raci-
ne de grande conſoude , de chacune une dragme & demye ;
Semence de plantain en poudre , quatre ſcrupules ;
Semence de chicorée , & de fenoüil auſſi en poudre , de chacune une dragme ;
Corail rouge preparé , une dragme & demye ;
Perles preparées , un ſcrupule & demy ;
Pierre chryſolite preparée , un ſcrupule ;
Sirop de myrtilles ou de corail , quantité ſuffiſante : Mêlez le tout pour

P p   former

former un electuaire, la dose est la grosseur d'une noix muscade , buvant par-dessus un verre de vin blanc sec, dans quoy on aura mis infuser le sachet suivant , deux fois le jour , sçavoir quatre heures avant dîner , & avant souper.

> ℞. Feüilles de fraisier , de bugle , de pervenche , de prèle , de langue de ser-
> pent , de milepertuis , de chacune une poignée ;
> Racine du sceau de Salomon , une once & demye ;
> Semence de plantain , demye-once ;
> Semence de chicorée , trois dragmes ;
> De celle de fenoüil , trois dragmes ;
> Semence de cumin , une dragme : Mêlez le tout dans un sachet que vous

ferez infuser dans trois mesures ou quartes de vin blanc austere ou sec.

Si le malade a la fiévre & qu'on ne puisse pas permettre l'usage du vin pur , on le mêlera avec de l'eau dans laquelle on aura fait infuser des feüilles de pied de lion.

Voici une poudre merveilleuse pour les enfans hernieux.

> ℞. Racine de grande consoude , feüilles de langue de serpent , de milepertuis ,
> d'herniole , de chacune une dragme ;
> Semence de plantain , quatre scrupules ;
> Semence de fenoüil , de chicorée , de chacune une dragme ;
> Corail rouge preparé , deux scrupules ;
> Perles preparées , un scrupule ;
> Pierre chrysolite preparée , demy scrupule ;
> Tablettes de sucre rosat , quantité suffisante : Pour rendre le tout agreable ,

mêlez le tout pour faire une poudre.

La dose est une petite cuillerée matin & soir dans de la boulie , buvant par-dessus un petit verre de la mixtion suivante :

> ℞. Eau de plantain & de fraisier , de chacune six onces ;
> Du diamargaritum simple , une once : Mêlez le tout pour une mixtion.

Ou bien on lui donnera à boire de la decoction qui suit :

> ℞. Racine de grande consoude , feüilles de pervenche , de bugle , semence de
> plantain , de chacune deux dragmes : Hâchez le tout pour faire boüil-

lir dans de l'eau de fontaine , coulez la decoction & ajoûtez-y du sucre pour la rendre plus agreable.

Pendant l'usage des remedes internes , le cerat & le brayer resteront toûjours sur l'aine , & quand on voudra renouveller le cerat , on fomentera toûjours la partie , le malade étant couché sur le dos , avec la decoction qui suit :

> ℞. Racine de grande consoude , & de tormentille , de chacune une once & demye ;
> Feüilles de pervenche , de fraisier , de langue de serpent , laurier Alexandrin ,
> d'herniole , de milepertuis , de chacune une poignée ;
> Fleurs de roses rouges ; balaustes , de chacune demye poignée ;
> Ecorce de grenade , cupules de gland , semence de sumach , de chacune deux
> dragmes : Hâchez le tout pour faire boüillir dans du gros vin.

La fomentation faite on apliquera une nouvelle emplâtre à l'aine qu'on y laissera jusqu'à ce qu'elle ne puisse plus y tenir , & le brayer par-dessus.

On continuera la fomentation & le changement du cerat , jusqu'à ce que la dila-

tation

tation du peritoine soit retreffie, ou fa rupture confolidée. Mais le malade ne doit
pas attendre de foulagement des remédes internes & externes, s'il n'obferve un regime de vivre convenable. Il faut qu'il s'abftienne de tous les alimens doux, venteux,
& de mauvais fuc, tels que font les falades, les legumes, les fruits paffagers, le
laitage & les chofes femblables, & qu'il mange de bon pain bien cuit, & où il y aura
de la femence d'anis ou de cumin. Des viandes feches pour reftreindre, comme font
les grives, les merles, les perdrix & les autres petits pieds, les cuiffes ou aîles d'oye
& de canard, boüillies plûtôt que rôties. Sa boiffon ordinaire fera du vin rouge &
aftringent ou fec, & fans liqueur, fur tout il gardera la fobrieté en tous fes repas,
comme la chofe qui doit le plus contribuer à fa fanté. Il demeurera au lit pour le
moins quarante jours couché fur le dos les pieds un peu élevés, fur tout il ne quit-
tera pas fon brayer, quand il fe levera, principalement pour aller au fiege, de crainte
que les mouvemens que l'on fait naturellement pour pouffer dehors les gros excremens ne faffent fortir l'inteftin, & ne détruifent tout ce que les remedes auroient pû
faire, pour cet éfet, il fe tiendra le ventre libre; de forte qu'il aille tous les jours au
baffin, de crainte que les gros excremens endurcis ne l'obligent à faire de trop
grands éforts. Les pruneaux laxatifs d'Aufbourg font bons en ce cas pour ramollir
le ventre. On en prend quatre ou cinq une heure avant le repas. Il fera même bon
de fe purger une fois la femaine avec un fcrupule des pilules d'aloës d'Aquapendente
qui fe prennent une heure avant de fouper, ou de recevoir vers le foir un clyftere
compofé d'une decoction émolliente & rafraichiffante, avec le miel rofat, le lénitif,
& l'huile de camomile.

Le malade pourra quitter le lit au bout de quarante jours, mais non pas le cérat
ny le brayer qu'il doit porter jufqu'à ce qu'il foit bien feur qu'il n'en a plus
befoin.

Les Nurfins & la plufpart des Operateurs eftiment qu'il eft impoffible de guerir les hergnes fans l'operation auffi cruelle que dangereufe de la caftration &
l'extirpation d'un des tefticules, décrite en la fig. I. de cette table, finon que la
recidive eft à craindre; Je puis neanmoins affurer en homme d'honneur que j'en
ay gueri une infinité entierement & abfolument que je ne veux pas nommer, par
la methode que je viens de décrire. Et ceux que je n'ay pû guerir, à caufe que la
hergne étoit trop grande ou trop inveterée, ont été foulagés en ce que j'ay du
moins empêché que l'enterocele ne s'augmentât.

Pour comprendre mieux ce qui vient d'être dit touchant la cure des hergnes ou
hernies qui arrivent ordinairement par la dilatation & rarement par la ruption du
peritoine; il faut fçavoir que le peritoine eft une membrane couchée fous les
mufcles de l'abdomen, tres-déliée, molle, & facile à s'étendre qui renferme tous
les vifceres contenus dans le bas ventre, fa furface exterieure eft inégale, à caufe
de l'union qu'elle a avec les mufcles tranfverfaux, l'interieure eft tres-unie &
polie, pour ne pas bleffer les inteftins dans les mouvemens qu'ils font obligés de
faire.

Le peritoine prend fon origine de la premiere & de la troifiéme vertebre des
lombes, où il eft plus épais & fortement attaché: Il eft pareillement attaché aux os
Ilion & pubis, à la ligne blanche & aux tendons des tranfverfaux: Il eft double

P p ij   dans

dans toute fon étenduë, & depuis le nombril jufqu'à l'os pubis, il renferme entre fes membranes la veffie, les vaiffeaux ombilicaux, les ureteres, les reins & les vaiffeaux fpermatiques.

Il a deux productions ou allongemens en forme de fourreaux qui defcendent un par chaque aine aux tefticules, paffans par deux trous faits exprés au travers des mufcles de l'abdomen, qu'on appelle vulgairement les *annelets*, pour faciliter le paffage des vaiffeaux fpermatiques preparans & éjaculatoires qu'ils envelopent. Ces productions étant parvenuës aux tefticules fe dilatent & forment leur feconde tunique appellée erythroïde ou vaginale. Le peritoine peut fe dilater & fe rompre en routes fes parties laterales & anterieures où il peut fe former des hernies, mais il fe dilate ou fe rompt beaucoup plus facilement aux hommes vers les annelets par où fortent les vaiffeaux fpermatiques, parcequ'il leur prête une de fes duplicatures, & qu'il n'en refte qu'une pour boucher le paffage, ce qui l'affoiblit de la moitié; ces mêmes trous qui font par ce moyen bouchés dans les hommes, font qu'ils font moins fujets aux hernies, car s'ils étoient ouverts comme aux chiens & aux autres quadrupedes, d'autant que les hommes fe tiennent & marchent debout, il n'y en auroit pas un à qui les inteftins ne tombaffent, ce qui n'eft pas à craindre à l'égard des bêtes qui fe tiennent & marchent ayant le corps en ligne orizontale.

La plûpart des Anciens ont crû que les femmes ne pouvoient pas être fujettes aux hernies, parce qu'elles n'avoient point de productions du peritoine, mais l'experience fait voir le contraire, puifqu'il arrive des hernies aux femmes auffi bien qu'aux hommes; il eft vray que la membrane externe du peritoine, n'accompagne pas les vaiffeaux fpermatiques hors de la cavité du ventre aux femmes comme aux hommes, mais elle donne une envelope aux ligamens ronds de la matrice, laquelle envelope s'étend affez pour donner lieu aux inteftins & à l'epiploon, de tomber jufques dans les levres de la vulve, ce qui fait une veritable hernie complette, en ce que le peritoine fe dilate à l'endroit par où ces ligamens fortent.

Graaf aporte l'exemple d'une femblable hernie qu'il trouva au cadavre d'une fille, à l'endroit où les ligamens ronds de la matrice fortent de l'abdomen par la relaxation du peritoine qui formoit une maniere de bourfe dans l'aine où les inteftins étoient defcendus: *Fabrice de Hilden*, cent. 6. *De Blegny dans fon traité des hernies*, *Thomas Bartholin hiftoires Anatomiques* cent. 2. hift. 5. *Blafius obf. medic.* 8. confirment la même chofe, de forte qu'on n'en doute plus.

On divife ordinairement les hernies en fept ou huit efpeces, mais il n'y en a proprement que trois; fçavoir l'enterocele, l'epiplocele & l'exomphale; car les autres efpeces, comme l'hydrocele, la pneumatocele, la farcocele, & la cyrcocele, font des tumeurs particulieres aux bourfes, dont la premiere eft faite d'eau; la deuxiéme de vents; la troifiéme de chair; & la quatriéme par la dilatation des vaiffeaux. Elles arrivent pareillement au nombril, mais elles prennent d'autres noms: Voyez l'explication de la *table XXXIX.* touchant l'exomphale, & la maniere de guerir ces tumeurs.

On compte peu fur les remedes pharmaceutiques dans la cure des hernies, qui

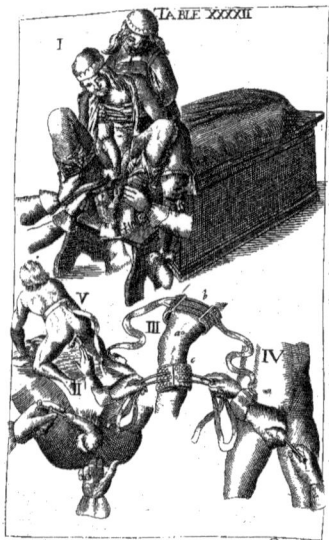

TABLE XXXXII

font tres-difficiles à guerir aux vieillards & faciles aux jeunes, sur tout aux enfans jusqu'à l'âge de huit ans, par le moyen du brayer & d'un long repos qui suffit seul, puisqu'on a vû des hernieux parfaitement gueris de leurs hernies, ensuite de quelques longues maladies pour lesquelles ils avoient été obligés de garder le lit couchés sur le dos durant des deux ou trois mois. Tant que les intestins peuvent être reduits & retenus par le brayer, on ne doit point avoir recours à l'operation qui n'a lieu que quand il est impossible absolument de les faire rentrer par toutes les manieres qui ont été enseignées, & qu'on ne craigne pour la vie du malade, il ne la faut jamais faire tandis qu'il y a inflammation qu'il faut tâcher d'apaiser auparavant, qu'elle se termine en cangreine & sphacele, dont les intestins sont tres-susceptibles, de sorte que la mort suit de prés.

TABLE XLII.

De la maniere ordinaire de faire l'incision du perinée; de tirer la pierre de la vessie; d'apliquer & bander les cauteres aux extrémités; de tirer le calcul de l'urethre; & de remettre l'intestin rectum forti hors de l'anus.

AMbroise Paré liv. 17. depuis le chapitre 35. jusqu'au chap. 48. enseigne fort au long, la maniere de tirer la pierre de la vessie, & Fabrice de Hilden a fait un traité complet de la Lithotomie, ausquels nous renvoyons les jeunes Chirurgiens curieux de se rendre habiles dans cette operation. Nous contentans de décrire ici la lithotomie la plus ordinaire qui se fait au petit apareil.

La Figure I. represente, comme ayant situé & attaché le patient, le Chirurgien lui introduit dans l'anus, les deux premiers doigts de la main droite; sçavoir l'indice & celui du milieu aprés les avoir trempés dans l'huile d'amandes douces, & comme avec la main gauche, il comprime le bas ventre en tirant vers la vessie pour chercher le calcul, & quand il l'a trouvé il le pousse jusqu'au col de la vessie avec les doigts qu'il a introduits dans l'anus, puis ordonnant à un serviteur de comprimer le bas ventre, il prend un scalpel de la main gauche, avec lequel il fait l'incision du perinée sur le calcul, par laquelle il tâche de mettre le calcul dehors avec les mêmes doigts qui sont dans l'anus qui n'ont point quitté prise. Ce qui reüssit fort heureusement quand le calcul est petit.

La Fig. II. enseigne une seconde maniere de sonder la pierre dans la vessie, en y introduisant une sonde creuse par l'urethre, & les deux doigts de la main droite dans l'anus, puis ayant fait l'incision du perinée sur la sonde creuse avec le scalpel de la *table ij. fig. II.* le Chirurgien la retire, & introduit dans la playe le conducteur, pour conduire par-dessus, cet instrument le dilatatoire dans la vessie sans la blesser. Le dilatatoire apliqué, il retire le conducteur, puis ayant dilaté suffisamment le col de la vessie, il y introduit une tenaille ou quelque autre instrument propre à saisir la pierre & la tirer dehors.

P p iij La

La Fig. III. reprefente le bandage. *b.* apliqué fur le cautere fait à la cuiffe. *a.* & le bandage. *c.* apliqué fur le cautere fait à la jambe au-deffous du jarret, ces bandages font compofés d'une toile blanche de la longueur requife pour embraffer le membre & percés à leurs deux extrémités de deux ou trois œillets chacun, pour paffer autant de cordons de fils, dont les extrémités font coufuës d'un côté à une bande plus étroite que celle qui envelope le membre, & les ayant paffés par les œillets, on les coud au bord de l'extrémité opofé de la bande large.

Quoy qu'on puiffe apliquer les cauteres en plufieurs autres parties du corps, ils font neanmoins bien mieux & plus commodément à l'humerus, au femur & à la jambe qu'aux autres endroits, parce que le patient les voit, le bandage y peut atenir, ils font voifins des vaiffeaux, & dans l'interftice de deux mufcles, quatre conditions requifes dans les cauteres, afin que le malade les puiffe panfer lui-même, qu'ils faffent leur éfet, & qu'ils ne caufent point d'incommodité. Or le cautere apliqué quatre travers de doigt au-deffous de la tête de l'humerus, eft vû du malade & il avoifine la veine cephalique, apliqué au femur, quatre travers de doigt au-deffus du genoüil, il eft pareillement vû, & il avoifine la faphene, enfin à la jambe il a la poplitée. Outre cela on les porte fans douleur & fans incommodité, parce que le cautere de l'humerus, eft entre le mufcle deltoïde & le biceps, celui du femur dans l'interftice du couturier & du Vafte interne, & celui de la jambe au commencement des jumeaux. Pour trouver cet endroit du cautere en l'humerus, on fléchit & étend fucceffivement le coude du patient, jufqu'à ce qu'on ait trouvé avec le doigt, l'interftice du mufcle deltoïde & du biceps que l'on cherche, quelques-uns apliquent le cautere fur le deltoïde même, les uns fur fa fin, les autres fur fa partie pofterieure, mais l'interftice du deltoïde & du biceps eft à preferer, plus haut que plus bas, à caufe que le cautere defcend toûjours.

L'interftice du Vafte interne & du couturier au femur fe trouve de même en étendant & fléchiffant fouvent la jambe du patient. L'interftice des jumeaux à la jambe eft facile à trouver, puifqu'il commence immediatement au-deffous de la cavité du jarret.

Aprés avoir enfeigné la maniere de trouver le lieu du cautere, il faut enfeigner celle de l'apliquer; on fe fert ordinairement des cauteres potentiels, parce que la plûpart des gens font timides, & craignent le fer ardent, mais outre qu'ils operent fort lentement & fouvent avec beaucoup de douleur, on ne les aplique pas avec feureté, parce qu'on ne connoît pas precifément leur force; de forte qu'ils font pour l'ordinaire plus promps ou plus lents, que l'on n'efperoit.

Je ne parle point de la lancette ny du fcalpel, dont quelques-uns fe fervent, car outre ce qui a été dit contre cet ufage en la *table xxxvj. fig. VI.* beaucoup de perfonnes ne fçauroient voir ny fouffrir l'aplication du cautere avec le fer tranchant, à caufe du fang.

Les Anciens fe fervoient fort adroitement du cautere actuel de la *table I. fig. II.* mais comme il brûloit, non feulement l'endroit de la peau que l'on defiroit, mais encore les parties voifines, on inventa l'inftrument canulé de la même *table. fig. I* pour défendre les parties voifines. Aprés avoir marqué avec de l'encre l'endroit de la peau on y aplique l'inftrument canulé froid le tenant fortement, puis on y introduit

le

le folide tout ardent, que l'on fait agir autant & fi peu qu'on defire.

Jule Caffere de Plaifance a inventé l'inftrument décrit en la *table I. fig. VII. VIII. IX. X. XI. & XII.* beaucoup plus commode que tous les autres pour apliquer les cauteres, à caufe qu'il défend les parties voifines contre l'ardeur du feu, & qu'il dérobe aux patiens la vûë du fer ardent. Pour l'apliquer, on marque avec de l'encre l'endroit du cautere, on met le ftilet folide de cuivre *fig. VIII.* bien rougi au feu, dans la canule de fer *fig. IX.* placée dans fon étuy *fig. X.* & le couvercle *fig. XI.* par-deffus, puis tenant l'inftrument entier de la main droite, on abaiffe avec la tête marquée. *f.* du pifton de la *fig. XII.* le ftile fur la peau, qui fait fon efcharre fans douleur & fans alterer la partie en autant de tems qu'il en faut pour tourner la tête.

Pour entretenir les cauteres on y met une bale ou un pois & par-deffus un fparadrap ou toile Gautier, que l'on compofe de la maniere fuivante à l'imitation de Galuan.

℞. *Emplâtre de blanc cuit, ou de cerufe d'Aufbourg, une livre;*
Cerufe en poudre, trois onces;
Encens, fix dragmes;
Iris de Florence, cinq dragmes;
Gomme adragant, fix dragmes;
Benzoin, cinq dragmes;
Stirax liquide; huile de nard, de chacun deux dragmes;
Savon de Venife, deux onces;
Cire jaune, deux onces ou quantité fuffifante : Mêlez le tout pour faire un fparadrap en y trempant une toile neuve.

Voici le cerat du grand Duc de Tofcane pour le même ufage.

℞. *Suc de lierre depuré, quatre livres;*
Suc de Nicotiane, refine de Pin, terebentine, onguent rofat de Mefué, cire jaune, de chacun une livre;
Huile de noix mufcades par expreffion, deux onces;
Poudre de calamus Aromaticus, une once;
Cerufe choifie, une livre : Mêlez le tout pour faire un cerat.

Par-deffus le fparadrap, ou l'emplâtre de cerat, on met aux femmes la bande de toile. *b.* & à la jambe une femblable bande. *c.* que le patient pourra ferrer lui-même autant qu'il fera neceffaire.

La Fig. IV. montre la maniere de tirer le calcul arrêté dans l'urethre qui empêche le cours de l'urine, quand la fuction eft inutile, qui reüffit pourtant quelquefois, d'autant que le calcul étant forti d'un lieu plus étroit tel qu'eft l'orifice & le col de la veffie, il doit fortir avec plus de facilité d'un lieu plus large tel qu'eft le canal de la verge.

Il faut prendre la fonde d'Aquapendente *table xv. fig. VIII.* qui eft creufe à fon extrémité comme un cure-oreille, & la pouffer dans le canal au de-là du calcul pour le faifir & le retenir dans la petite cuillier, alors on verfe de l'huile d'amandes douces dans l'urethre, par le trou de la fonde qui eft canulée & remplie d'un ftilet qu'on a foin de retirer avant d'y verfer l'huile. Aprés quoy tirant infenfiblement

Is

la fonde à foy , on attire doucement le calcul en comprimant la verge au de-là du calcul avec la main. Que si ce moyen ne peut reüssir , il faudra faire une incision au-dessous de la verge , joignant la ligne du milieu sur le calcul , dans les muscles qui servent à dilater l'urethre. Mais bien souvent les pierres qui sont tombées dans le canal de l'urine se tirent sans aucune incision , & même sans l'aplication de cet instrument , en faisant baigner plusieurs fois le patient dans un bain preparé avec les emolliens , sur tout s'il a usé auparavant de quelques lithontriptiques moderés , & s'il permet qu'on lui en injecte dans le canal de l'urethre.

La Fig. V. represente comme le Chirurgien reduit avec les doigts l'intestin tombé hors de l'anus , ce que le malade peut faire avec les siens ; & quand l'intestin est remis , on aplique à l'anus un linge en quatre doubles , avec le bandage pour contenir l'intestin en sa place & les remedes astringens.

La lithotomie est une operation , dans laquelle on fait une incision au perinée pour tirer la pierre de la vessie par cette ouverture.

La pierre s'engendre en diverses parties du corps , comme dans le poûmon , la vesicule du fiel , les reins , la vessie , & plusieurs autres , mais parce qu'il n'y a que celle de la vessie qui soit guerissable par l'operation , il faut laisser les autres au soin des Medecins pour nous attacher à celle-là.

La pierre est un corps étrange en la vessie , qui s'y forme suivant Hipocrate par la retention de l'urine , dont les parties grossieres & terrestres s'assemblent de la même maniere que du gravier qui seroit dans un pot avec de l'eau s'assembleroit dans son fond ; ces graviers sont liés par des matieres glaireuses , & la pierre grossit successivement par l'augmentation des nouvelles matieres terrestres.

Fernel pense que la pierre commence dans les reins d'où elle tombe dans les ureteres & de-là dans la vessie , fondé sur les douleurs nephretiques que les graveleux souffrent , que cette pierre augmente par des matieres qui s'y attachent sans cesse, parce qu'il n'a jamais vû personne qui ait été attaqué de la pierre , qui n'ait été auparavant tourmenté de quelque douleur nephretique. Il dit pour apuyer sa pensée que quand on casse de grosses pierres tirées de la vessie , on trouve toûjours dans le milieu, un petit noyau different en couleur & en consistence du reste de la pierre , & qui a la figure du bassinet du rein.

Mais les Modernes semblent aprocher plus prés de la veritable maniere , dont la pierre se forme , que les Anciens , car par l'analyse que les chymistes font de l'urine , ils y trouvent deux principes essentiels qui sont un sel urineux , volatile & nitreux, avec un soufre tres-subtil semblable à l'esprit de vin. Or l'experience nous aprend que si on mêle l'esprit de vin avec l'esprit de nitre , il se forme aussi-tôt un coagulum , qui ne manque pas de se former de même , lors que les deux principes de l'urine sont débarrassez de leur phlegme par quelque ferment corruptif qui se rencontre ou s'engendre dans l'urine.

Il y a de grosses pierres , de petites , de polies , de raboteuses , de plates , de rondes, d'ovales , de quarrées , de creuses , de legeres , de pesantes , de dures , de molles ; il y en a qui ont des noyaux , il y en a qui sont blanches , grises , noires, brunes, rouges & d'autres couleurs. Les unes sont attachées au fond , aux parois , ou au col de la vessie , & les autres en sont détachées.

Les

Les signes de la pierre de la vessie sont équivoques ou univoques. Les équivoques sont une pesanteur à l'anus & au perinée, une douleur piquante qui répond au bout de la verge par la continuité qu'elle a avec la vessie, & la reflexion du sentiment d'une partie à l'autre, un trepignement de jambes, & mêmes les malades se tirent la verge. On voit dans leur urine qui est de couleur de petit lait ou de verjus, des glaires ou une pituite corrompuë, qui est l'excrement de la vessie affligée, ou le limon de la pierre ; on y voit aussi souvent du pus, à cause que la pierre effleure la vessie & y cause un ulcere. Quelquefois la pierre tombant dans le cou de la vessie cause l'ischurie ; qui est la supression totale de l'urine, d'autre-fois elle affoiblit tellement le cou de la vessie & le sphincter par la douleur & le frottement continuel qu'elle cause la strangurie qui est le découlement d'urine goute à goute. Mais l'accident le plus ordinaire, est la dysurie ou difficulté d'uriner & avec douleur, parce que la pierre se presentant toûjours au canal quand le malade veut pisser, & ne pouvant le boucher entierement, l'urine fluë par quelque endroit avec éfort & douleur ; ce qui fait qu'en même-tems il a aussi envie d'aller au siege, parce que la pierre en pressant le cou de la vessie presse le rectum, outre que la sympathie & le voisinage font capables de produire cet éfet.

Ce n'est pourtant pas à dire que les pierreux souffrent toûjours infailliblement ces accidens, car si la pierre est adherente, ou bien nichée au fond de la vessie, comme elle ne se presente pas au cou, ils sont exempts de douleur en pissant, aussi-bien que lorsque la derniere écaille, ou le limon qui enduit la pierre n'étant pas sec, la rend si molasse & si douce, qu'elle ne peut blesser ny excorier la vessie comme elle fait quand elle est découverte. A l'égard des signes univoques il n'y en a qu'un qui est l'attouchement de la pierre par la sonde.

Le prognostic est fort douteux, tant à cause de la qualité de la partie qui est nerveuse & tres-sensible, qu'à cause des difficultez qui se rencontrent en l'operation. Souvent on demeure court au premier pas pour ne pouvoir introduire la sonde en la vessie, par le retrecissement & l'inflammation qui se rencontrent en son cou : Quelquefois les pierres se trouvent adherentes, & en les arrachant on déchire le corps nerveux de la vessie ; d'autres ne se chargent pas dans la tenette comme l'on desire ; d'autres se brisent en plusieurs pieces ; ce qui aporte des longueurs en l'operation & cause divers accidens, comme l'hemorragie, la convulsion, l'inflammation & la cangreine.

Les femmes sont moins sujettes à la pierre que les hommes, parce qu'ayant le cou de la vessie plus court, plus droit & plus large que les hommes, ordinairement elles les pissent. Les enfans & les vieillards y sont les plus sujets, à cause de leurs indigestions, car la racine de la pierre est dans l'estomac, suivant Ettmuller.

DU GRAND APPAREIL.

L'Extraction de la pierre se fait en trois manieres ; sçavoir par le grand, par le haut & par le petit appareil. Par le grand appareil. Ayant preparé le malade par un regime de vivre, par les purgations, les saignées, les bains & les clysteres, selon qu'il est necessaire, on le place en une situation convenable qui est à demi-couché, les

cuisses

cuiffes & les jambes pliées & écartées, qui feront foûtenuës par des ferviteurs & des
ligatures propres ; après quoy on fait une injection d'huile d'amandes douces dans
la verge , puis on y paffe une bougie pour ouvrir le conduit & y rendre l'entrée de la
fonde plus facile , enfuite on conduit l'algalie dans la veffie , & l'urine étant vuidée,
on cherche la pierre de côté & d'autre pour s'affurer fi elle y eft , prenant garde
que le conflit qui fe fait fouvent de l'air & de l'urine dans la fonde ne trompe ;
d'autant qu'il femble à oüir ce bruit , que ce foit quelque corps étrange que l'on
touche ; ce qui n'eft pourtant pas vray. La pierre étant reconnuë , on tire cette
fonde pour en introduire une autre courbe & cave , en fa partie convexe , fur le dos
de laquelle on fait une incifion au perinée demi-doigt à côté du raphi , le plus proche de l'anus que l'on peut. On eft en cela beaucoup aidé par un ferviteur , qui en
foûtenant les bourfes de la main gauche fait gonfler la fonde , pendant que de la
main droite il tire le raphi à côté. L'incifion étant faite plus grande que plus petite
à proportion de la groffeur qu'on jugera que la pierre peut avoir , on pouffe le long
de l'engraveure de la fonde un conducteur en la veffie , fuivant lequel on coule un
dilatatoire à deux ou à quatre branches. La dilatation étant faite proportionnément
à-peu-prés à la groffeur de la pierre , on introduit une tenette pour la charger , &
l'ayant prife , on tourne & tire doucement pour la mettre dehors. Aprés cela on
cherche avec le doigt ou le bouton de la fonde , s'il n'y en a plus d'autres , pour les
tirer comme la première. S'il n'en eft refté que quelques efquilles , la cuillier fuffira
pour les amener. Cela fait , on introduit une canule pour vuider les grumeaux de
fang & les petites efquilles qui pourroient refter , la canule y reftera jufqu'à ce que
les urines deviennent claires.

DU PETIT APPAREIL.

LE petit appareil ne fe pratique qu'aux enfans qui n'ont point encore atteint l'âge
de quinze ou feize ans , à caufe qu'ils ont moins d'épaiffeur des chairs. On les
fait fauter plufieurs fois pour faire defcendre la pierre au cou de la veffie. On les place
fur les genoux d'un homme fort affis dans une chaife qui leur tient les mains fujettes
par-deffous les cuiffes , puis ayant vuidé l'urine avec l'algalie , afin que la veffie fe
comprime plus facilement , le Chirurgien s'étant rogné les ongles & graiffé les
doigts index & celui du milieu d'huile rofat , les introduit dans l'anus , où prenant le
temps de l'expiation , il comprime le ventre avec un couffinet de coton pour foulager
la compreffion , & quand la pierre eft abattuë il la tient fujette avec fes doigts , faifant
une incifion deffus la pierre , proportionnée à fa groffeur au même endroit qu'au
grand appareil , prenant garde en faifant l'incifion de ne pas entamer le rectum.
Quand la pierre eft bien découverte on la fait fauter avec un crochet , puis on panfe
la playe comme les autres playes des parties nerveufes , hormis qu'il ne faut pas continuer long-tems l'ufage des tentes , crainte de former une fiftule , il fuffit d'y paffer
fouvent du baûme chaud avec une plume , parce que l'urine lave & emporte continuellement les remedes , s'il furvient des accidens on les traite fuivant leur
qualité.

Cette operation eft moins feure que le grand appareil pour trois raifons. La première

miere, pour la difficulté qui s'y rencontre souvent à abattre la pierre, & parce que s'il s'en trouve plusieurs, on est obligé de reiterer les compressions, qui causent une contusion & inflammation à la vessie & par consequent la mort. La deuxiéme, parce que les pierres sont tres-souvent inégales & raboteuses, desorte qu'en faisant l'incision dessus, il reste à cause des inégalités de la pierre, quelques fibres de la vessie à couper qui sont cause qu'il se fait de grandes lacerations.

La troisiéme, parceque l'incision se fait sur le corps nerveux de la vessie proche son cou, où les fibres de la vessie se rassemblent, & sont à la verité un peu charnuës, mais neanmoins l'incision y est plus dangereuse qu'au grand appareil où l'incision se fait à l'uretre, & l'eau s'écoule par dedans le cou que l'on dilate. Or ce qui est dilaté & dechiré se reprend mieux que ce qui est coupé, attendu que la dilatation & la dechirure se font selon la rectitude des fibres, au contraire du petit appareil, où elles peuvent être coupées en travers. Il reüssit pourtant tres-bien quand les pierres se rencontrent & abattent facilement, & il ne laisse point de strangurie au malade, comme fait souvent le grand appareil, lorsqu'on y taille les enfans. Ainsi on doit aprouver le petit appareil pour les petits, & le grand appareil pour les grands.

On tire aussi la pierre aux filles & aux femmes par le grand & le petit appareil, mais on ne fait point d'incision au grand appareil, on introduit seulement un conducteur dans l'uretre, le long duquel on conduit un petit dilatatoire pour donner entrée à la tenette, avec laquelle on charge & tire la pierre.

Le petit appareil qui se pratique aux filles n'a rien de different, sinon qu'à celles qui sont grandes on met les doigts dans le vagina au lieu de les mettre dans l'anus. Aux unes & aux autres il suffit souvent d'y mettre le seul doigt du milieu, avec lequel s'il est un peu long, on tient aussi-bien la pierre, que si on en mettoit deux; aux petits garçons mêmes, un seul doigt suffit pour l'ordinaire.

L'extraction des pierres de la verge par l'incision.

Lors que les pierres tombées dans l'uretre ne peuvent à cause de leur grosseur, de leur inégalité ou de leur adherence, être tirées ny avec les instrumens faits en cure-oreille, ny avec les pincettes on en viendra à l'operation, qui se pratique, ayant fait une ligature au-dessus de la pierre pour empêcher qu'elle ne recule, & la tenant sujette avec les doigts, on tire la peau en-bas le plus qu'on peut, puis on fait une incision à côté de la verge sur la pierre par où on la tire; Aprés on ôte la ligature & on laisse retourner la peau en sa place naturelle; par ce moyen on bouche l'ouverture qui a été faite à l'uretre & l'urine suit son chemin ordinaire, elle guerit même toute seule la playe, étant le baûme de ces parties-là, comme la salive est le baûme des lévres.

DU HAUT APPAREIL.

Le haut appareil qui a été inventé par De franco n'est plus en usage, à cause qu'il oblige de faire l'incision au fond & au corps inferieur de la vessie, qui cause de grands accidens, & l'Auteur même de cet appareil ne le conseille pas, quoyqu'il l'en-

seigne

feigne en cette maniere. On introduit les doigts dans le vagina aux femmes & aux hommes dans l'anus, avec lefquels on pouffe la pierre au-deffus de l'os pubis; puis on fait l'incifion deffus, & on la fait fauter avec le crochet comme au petit appareil. D'autres rempliffent la veffie de ptifane par injection, & ayant lié la verge pour empêcher qu'elle ne fe vuide, ils font l'incifion au fond de la veffie à côté de la ligne blanche, & au même-tems que l'urine fe vuide, ils introduifent un conducteur dans la veffie, le long duquel ils gliffent un dilatatoire & la dilatation faite, ils chargent la pierre avec une tenette, comme on fait au grand appareil; après ils panfent la playe comme celle du perinée, excepté qu'on n'y met point de canule.

Après que le malade aura été taillé on mettra une groffe compreffe fur la playe, & un homme robufte portera le malade dans fon lit; S'il eft refté quelques fragmens de pierre dans la veffie, ou fi l'on juge qu'il y ait encore quelques autres pierres, il faut mettre une tente chargée de digeftif dans la playe, de peur qu'elle ne fe ferme; s'il y a une hemorragie on l'arrêtera par les aftringens; S'il n'eft point refté de pierres ny de fragmens, on ne mettra point de tente dans la playe, mais feulement un plumaceau fur la playe chargé d'un bon baûme, une emplâtre par-deffus & une compreffe qui auront l'une & l'autre la figure d'un fer de cheval. On foûtiendra tout l'appareil avec une fronde à quatre chefs ou avec le double T. qu'on foûtient avec le collier. On attache les cuiffes enfemble au-deffus du genou avec une bandelette pour que la playe ne s'ouvre pas.

La fronde à quatre chefs eft faite d'un morceau de linge large de quatre doigts & long d'une aûne, on la fend par les deux bouts jufques vers le milieu en laiffant cinq ou fix doigts de plain, on aplique le plain fur la playe, on croife les deux chefs de devant, & on les va attacher à un collier vers les côtez. Ce collier eft une bande coufuë par les deux bouts qu'on met au cou du malade & qui tombe fur le ventre, on attache les quatre chefs de la bande par-derriere & par-devant au collier.

Le double T. eft fait d'une bande qui tourne tout au-tour de la ceinture & on attache deux autres bandes au milieu de cette ceinture, on paffe la ceinture par derriere & on la vient attacher par-devant. On fait croifer les deux autres bandes fur la playe de derriere en-devant, pour s'aller attacher par-devant à la ceinture.

Pour ce qui eft de la cure, fi comme il a été déja marqué on foupçonne qu'il foit refté quelques morceaux de gravier on ne fe hâtera pas de confolider la playe, mais on y mettra une tente chargée d'un bon digeftif, afin de donner iffuë à ce qui n'a pas pû être tiré avec la curette. Si la playe eft contufe il faut neceffairement la faire fupurer jufqu'à-ce qu'on aperçoive une belle fupuration, en diminuant tous les jours la tente.

Mais fi après l'operation la playe fe trouve fans contufion, & s'il ne refte rien d'étrange dans la veffie, il ne faut point y mettre de tente, mais feulement un plumaceau chargé de quelque bon baûme, & la panfer tous les jours jufqu'à fa parfaite guerifon.

TABLE

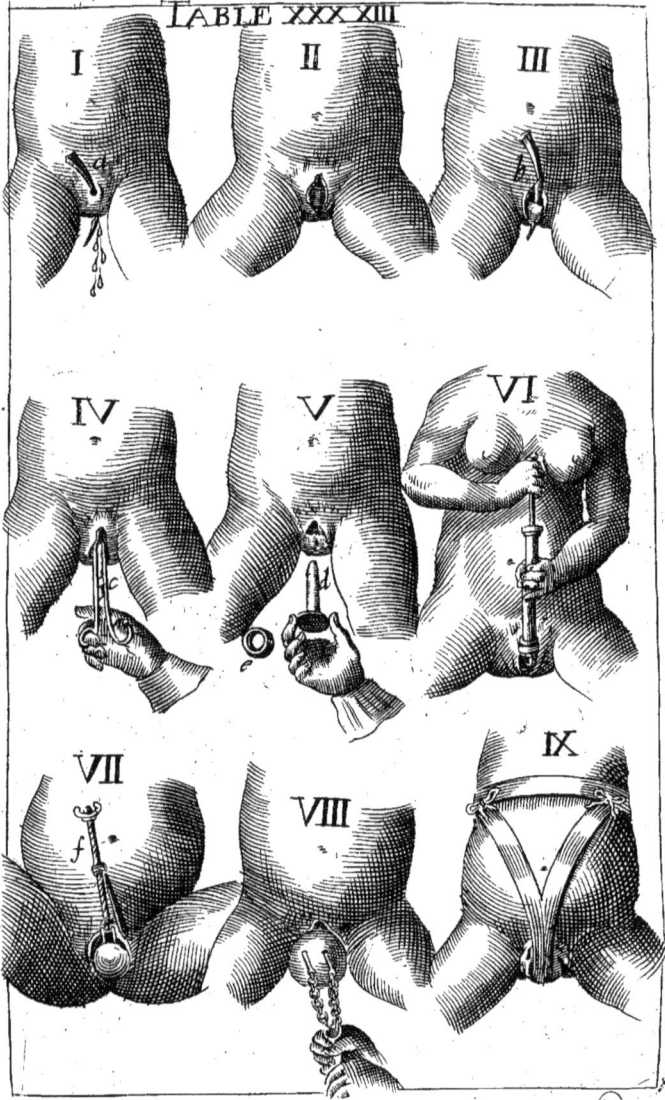

TABLE XXXXIII

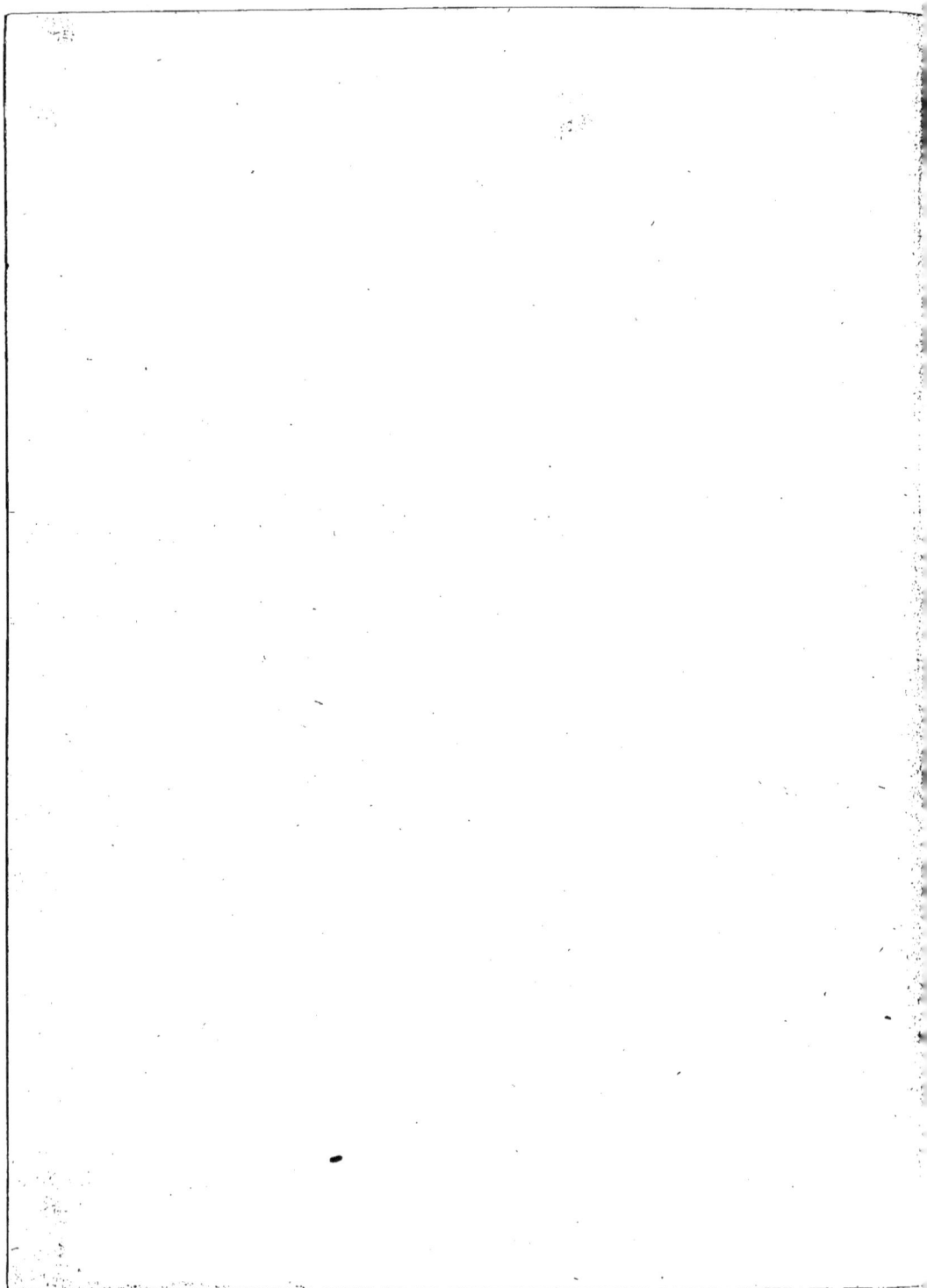

TABLE XLIII.

De l'ouverture de la vulve close ; de l'incision de l'hymen ; du retran-
chement du clytoris ; de la reduction de la matrice tombée dehors : de
la maniere de faire des injections dans la matrice : de la dilatation
des parties genitales : de l'extraction du fœtus mort, & du brayer pro-
pre aux affections de la matrice.

LA Figure I. represente la maniere , dont Aquapendente divise & separe à
l'imitation de Paul , les lévres de la vulve , collées & prises ensemble ; Il place
la malade à la renverse , comme en la premiere figure de la table précedente ;
ensorte qu'elle ait les cuisses recourbées sur le ventre & éloignées l'une de l'au-t
tre , & les bras sous ses jarrets , sous lesquels il passe des bandes pour les tenis
attachés au cou. Aprés quoy il marque avec de l'encre une ligne le long des bord ,
de la vulve collés ensemble , suivant laquelle il fait l'incision avec le scalpel
dont on se sert aux fistules ; sçavoir le syringotome pointu & tranchant à sa pointe
table xv. fig. I. ou le scolopomachairion *table xiij. fig. I.* & quand les bords sont
separés & l'hemorragie arrêtée par des astringens , il met dans la vulve une canule
de plomb chargée d'un medicament epulotique pour empêcher la reünion des lévres
jusqu'à leur parfaite consolidation.

La Fig. II. fait voir la membrane , que les Anciens ont apellée hymen , parce
qu'étant étendue transversalement à l'entrée du vagina , elle marque la virginité ;
de sorte que le mari ne sçauroit consommer le mariage sans la rompre , & quand
elle se trouve trop épaisse elle s'opose entierement à la consommation.

La Fig. III. montre la maniere d'inciser l'hymen , lorsqu'il se trouve un trou
suffisant pour l'écoulement du flux menstruel , mais qui ne permet pas le coït. En ce
cas on fait l'incision de cette membrane , avec le scalpel courbe de la *table xiij. fig. II.*
ou III. mettant à sa pointe un bouton de cire.

Quand la membrane hymen bouche entierement le vagina , & qu'il n'y a point
d'ouverture pour l'écoulement du flux menstruel , on se sert de l'instrument nommé
spatha de la *table ij. fig. I.* avec lequel on incise la membrane , suivant la longueur
de la vulve.

La Fig. IV. montre comme Aquapendente avec l'instrument de la *table ix. fig. I.*
destiné pour le polype , retranche le clytoris , lors qu'il incommode les femmes par
sa longueur , cette maladie est ordinaire aux Egiptiens & aux Arabes , & l'operation est
toute semblable à celle du polype , dont on a parlé en la *table xxxiv. fig. III.*

La Fig. V. represente la maniere de remettre la matrice tombée en-dehors , ce qui
arrive lorsque les ligamens larges & membraneux de la matrice ont été relâchés par
les humeurs qui s'y sont jettées , ou lors qu'ils ont été rompus par quelque éfort.

La guerison de la chûte de la matrice consiste en trois choses : 1°. A remettre la
matrice en sa place : 2°. A l'y conserver aprés l'y avoir remise : 3°. A resserrer les

ligamens

ligamens s'ils font trop relâchés , ou à les réjoindre , s'ils font rompus. A l'égard de la reduction de la matrice , il faut avant de l'entreprendre confiderer fi fa chûte eſt ſimple ou accompagnée d'inflammation , ou de quelque tumeur froide ; car il faut guerir celui de ces ſymptomes qui s'y rencontre , avant d'en venir à la reduction. Pour guerir l'inflammation on apliquera un cataplâme compoſé de farine d'orge , de ſon de froment , d'huile roſat & de vin rouge , ou un écheveau de fil crud que l'on fera boüillir dans une leſſive acre & forte , comme il a été dit fur la cure de l'her-nie *table xlj. fig. x.* pour refoudre la tumeur froide , on fera une fomentation chaude avec la decoction des herbes de mauve , d'althea , de meliſſe , de fleurs de camomille & de melilot.

Quand les tumeurs ſeront diſſipées , on fera recevoir un lavement à la malade pour vuider les inteſtins ſur tout le rectum , & on lui dira de piſſer pour vuider la veſſie , afin que rien ne comprime la matrice & n'empêche l'operation. Cela fait , la patiente étant couchée à la renverſe les cuiſſes hautes , les jarrets pliés & les genoux écartés , le Chirurgien ou la ſage-femme prendront la chandelle ou peſſaire. *d.* de la *table xvij. fig. V.* compoſé de deux ou trois parties de cire jaûne & d'une d'aſſa-fœti-da,& repouſſeront ſans violence tout ce qui eſt forti , juſqu'à ce que la matrice ait en-tierement repris ſa place. Cela étant fait , il faut retenir le peſſaire durant quelques jours dans le vagina , & empêcher qu'il ne tombe par le moyen d'un linge en trois doubles exprimé dans le vin rouge , & du bandage repreſenté en cette *table fig. IX.* Celles qui ne peuvent ſouffrir ce peſſaire qui doit répondre au calibre du vagina tien-dront le lit pour le moins huit ou neuf jours les jambes croifées , ayant une pierre d'aigle à l'un de leurs bras, & de bonnes odeurs à l'autre pour ſentir, à moins qu'elles ne ſoient ſujettes aux ſuffocations de matrice.

Si la chûte de la matrice eſt arrivée par la relaxation des ligamens larges , il faudra après la reduction , purger le corps des humeurs ſereuſes & pituiteuſes qui ont cauſé cette relaxation , & apliquer des ventouſes ſeches avec beaucoup de flamme ſur les reins & au nombril , on fera prendre à la malade des remedes aſtringens internes, & pendant leur uſage , on mettra ſur la region de la matrice exterieurement , le cerat aſtringent qui s'étendra juſques ſur les aines ; & dans le vagina , le cercle de boüis. *e.* ou l'une des *figures V. VI. VII. & VIII.* de la *table xviij.* pour y reſter juſqu'à parfaite guerifon.

Tous les trois ou quatre jours la malade retirera le cerat pour ſe mettre dans un bain preparé avec la decoction de quelques mediocres aſtringens , parceque les forts cauſent la ſupreſſion des mois, où elle demeurera l'eſpace d'une heure , ayant dans le vagina , la canule apellée metrenchita de la *table xiv. fig. III.* qu'elle ôtera au fortir du bain & renouvellera le cerat. Elle gardera le même regime qui a été ordonné aux hernieux *table xlj.*

L'uſage des aſtringens eſt tres-dangereux aux accouchées , qui n'ont pas eu ſuffi-famment leurs vuidanges : Soit qu'on les leur donne par la bouche , ſoit qu'on les aplique en dehors.

Si les ligamens de la matrice ont été rompus, on ajoûtera au cerat l'emplâtre des apô-tres ou quelque autre qui ait la faculté de confolider. Les aſtringens à prendre par la bouche qui conviennent ici, ſont les mêmes que les hernieux. Voyez la *table xlj.*

La

La Fig. VI. reprefente comme quoy les femmes peuvent elles-mêmes fe faire des injections dans la matrice par le moyen du metrenchyta adapté à une feringue, *table xiv. fig. III. & I.* à caufe de la pudeur du fexe.

La Fig. VII. montre l'aplication du grand fpeculum ou dilatatoire de la matrice de la *table xviij. fig. IV.* décrite par Paul comme il s'enfuit. La femme fera couchée à la renverfe fur un banc, ayant les cuiffes écartées, les genoux pliés, les bras paffés fous les jarrets, & les jambes liées à l'endroit des jartieres par deux bandes attachées au cou de la malade, qui les tiennent écartées. Le Chirurgien placé au côté droit fondera avec l'inftrument apellé dioptre plus ou moins grand, fuivant l'âge de la patiente, l'état de la matrice, mefurant avec une fonde la profondeur du conduit, de peur que fi les branches du dioptre, fpeculum ou dilatatoire, car c'eft la même chofe, étoient trop longues, la matrice n'en fût bleffée, & en ce cas on mettra des linges doubles en forme de bourlets, autour de la partie honteufe pour foûtenir le dioptre que l'on introduit doucement aprés avoir chauffé & engraiffé les branches avec quelque huile convenable, l'inftrument eft tenu par le Chirurgien, la vis. *f.* en-deffus, pour être tournée par un ferviteur peu-à-peu & fans violence; de forte que le vagina fe dilate à mefure que les branches du dilatatoire s'écartent, jufqu'à ce qu'on puiffe reconnoître le mal que l'on cherche & qui requiert l'operation.

La Fig. VIII. enfeigne la maniere de tirer le fœtus mort avec les crochets de la *table xviij. fig. I.* que l'on enfonce dans les orbites des yeux de l'enfant, quand on n'a pas pû le faire fortir en donnant à la mere, des tefticules de cheval preparés, que Henry de Heêr recommande, ny en lui faifant prendre du lait d'une autre femme, fuivant Jean Stocher. Que fi on ne peut pas même tirer le fœtus avec les crochets, à caufe de fa mauvaife fituation, on le coupera en plufieurs pieces avec le fcalpel droit de la *table ij. fig. II.* & on le tirera piece à piece. Voyez *le Traité des accouchemens* cy-deffus vers la fin.

La Fig. IX. reprefente le brayer ou bandage qu'il convient faire aux femmes, pour contenir les medicamens apliqués à l'orifice externe de la matrice, & le peffaire introduit dans le vagina. Le même bandage fert pareillement à contenir le rectum en fa place après la reduction de l'anus, auffi-bien que les remedes qu'on y aplique.

TABLE XLIV.

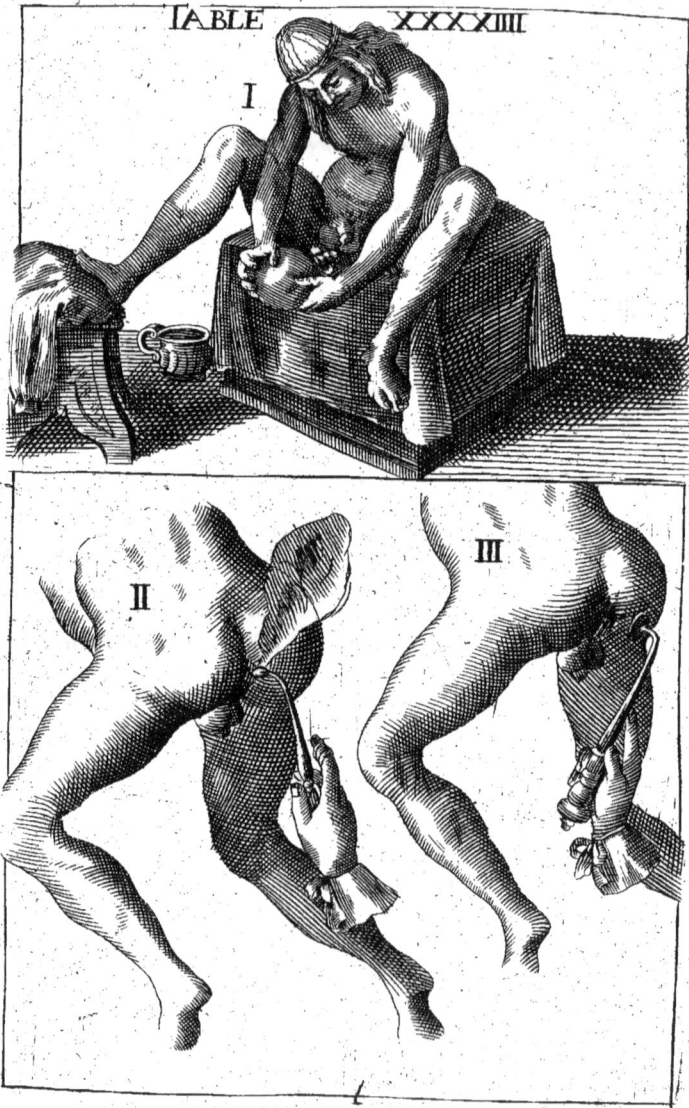

TABLE XXXXIIII

TABLE XLIV.

De la maniere de se donner soy-même un clystere, & des operations pour les hemorrhoïdes.

LA Figure I. represente un malade qui se donne un clystere avec l'instrument de la *table xiv. fig. V.* apellé enterenchyta ; qui n'est rien autre chose qu'une canule courbe, à laquelle on adapte une vescie dans quoy on a mis le lavement, l'attachant fortement avec un fil retors ; le malade assis sur un banc, s'introduit dans l'anus le bout de l'enterenchyta froté de beurre frais, puis pressant insensiblement la vessie, il se donne lui-même le lavement. Mais on se donne soy-même un lavement avec beaucoup plus de facilité & sans tant de mysteres avec une seringue ordinaire en y adaptant une canule d'étain de figure courbe & d'une grandeur requise, tenant la seringue & le piston pardevant, comme il est representé en la *xliij. fig. VI.*

La Fig. II. enseigne la maniere de cauteriser les hemorrhoïdes avec le cautere ovalaire de la *table xx. fig. VIII.* les hemorrhoïdes n'exigent l'operation de la main que quand elles sont ou enflées, ou ulcerées, ou qu'elles coulent excessivement. Elles sont internes ou externes, celles-ci paroissent toûjours, mais les internes ne paroissent, qu'en comprimant l'abdomen, retenant son haleine & en allant au siege.

La Fig. III. marque comme les hemorrhoïdes enflées sans douleur & sans inflammation sont dessechées avec le cautere plat & large de la *table xx. fig. I. & II.*

L'operation des hemorrhoïdes enflées.

LEs hemorrhoïdes enflées sont pour l'ordinaire accompagnées de douleur & de chaleur, & alors il vaut mieux les traiter par des medicamens tant internes qu'externes que de les irriter par aucune operation.

L'onguent de linaria décrit par Gregoire Horstius *liv.4. obs.42.* tient le premier rang parmi les externes, & on peut lui en substituer d'autres, dont la racine de scrofulaire sera toûjours la base, puisqu'elle seule nettoyée des ordures de la terre, étant portée toute fraîche & penduë au cou durant quelques jours, en sorte qu'elle touche immediatement la chair, apaise par une espece de miracle la douleur des hemorrhoïdes enflées en les resoudant entierement, suivant le témoignage de Montan & de Craton & une infinité d'experiences.

Lors que les hemorrhoïdes sont enflées sans douleur & sans inflammation, je prens le ferrement large de la *fig. III.* bien ardent que j'aproche des hemorrhoïdes sans les toucher, faisant seulement sentir la chaleur du feu autant que le malade la peut souffrir. Ou bien si les malades sont timides, je leur ouvre les hemorrhoïdes avec des sang-suës preparées, & aprés qu'elles ont tiré suffisamment de sang, je mets dans l'anus une grosse tente enduite d'un simple liniment & par-dessus une éponge neuve trempée dans du gros vin dans quoy on a fait boüillir des astringens, pour fortifier la partie.

Hipocrate veut que cette operation se pratique avec le cautere à tête ronde ou

R r ovale

ovale de la *fig. II.* pour en deſſecher les hemorrhoïdes ſucceſſivement l'une aprés l'autre. Mais je préfere le large de la *fig. III.* parce qu'il acheve bien plus promptement l'operation, excepté quand entre les hemorrhoïdes enflées, il y en a quelques-unes qui fluent, car alors le cautere ovalaire eſt préferable au large, parce qu'en laiſſant les hemorrhoïdes qui verſent le ſang au grand ſoulagement du malade, il ne deſſeche que celles qui ſont ſimplement enflées.

Les hemorrhoïdes internes ſont quelquefois ſimplement enflées, mais comme on ne les peut pas voir à cauſe de leur profonde ſituation dans le rectum, & encore moins les toucher avec le cautere ardent large ou ovalaire, il faut avoir recours à la canule ſolide de la *table xvij. fig. I.* que l'on introduira toute froide & enduite ſeulement de blanc d'œuf battu, dans le fondement, pour l'échauffer enſuite par l'introduction pluſieurs fois reïterée du ſtilet ardent de la *table xvij. fig. IV.* en ſorte qu'elle puiſſe deſſecher peu-à-peu les hemorrhoïdes profondes. Voyez la *table ſuivante fig. II.*

L'operation des hemorrhoïdes qui fluent par excés ou qui ſont ulcerées.

QUand les hemorrhoïdes verſent abondamment de ſang, il faut les toucher toutes l'une aprés l'autre avec le ferrement de la *table xx. fig. IX. & X.* à l'exception d'une ſeule qu'on laiſſera pour évacuer le ſang mélancholique, dont le corps eſt ſurchargé juſqu'à ce que l'intemperie des viſceres provenüe d'une mauvaiſe façon de vivre, ſoit corrigée par une diete & des remedes convenables. Mais le flux des hemorrhoïdes eſt quelquefois ſi opiniâtre, qu'il eſt impoſſible aux plus habiles Medecins de l'arrêter, ny par les revulſions, ny par les aſtringens, tant pris par la bouche qu'injectez dans l'anus, ou apliquez exterieurement. J'ay experimenté l'opiniâtreté d'un ſemblable flux à Veniſe où j'ay exercé la Chirurgie durant un an, & où il ſe preſente des occaſions frequentes de traiter les hemorrhoïdes, qui regnent beaucoup plus en Italie qu'aux païs moins chauds. Un noble Venitien de la maiſon des Contarini, âgé de vingt-ſix ans, & d'un temperament ſanguin, fut attaqué au printems pour la premiere fois, d'un flux exceſſif d'hemorrhoïdes externes qui l'obligea de me faire apeller. Je lui ouvris d'abord la baſilique droite pour faire revulſion, & j'ordonnay qu'on lui apliquât des ventouſes ſeches ſur le dos & qu'on lui fit des ligatures aux extrémités ſuperieures, & je lui fis ſouvent uſer de vieille conſerve de roſes mêlée avec le ſafran de Mars.

Je mis ſur la partie les plus forts aſtringens, mêlez avec le blanc d'œuf & étendus ſur du coton brûlé, avec le bandage requis, ſans pouvoir arrêter le ſang qui couloit ſi abondamment que le malade, de vermeil qu'il étoit auparavant, devint tellement paſſe qu'on craignoit pour ſa vie. Dans cette extrémité, je declaray au malade, qui étoit preſque moribond & à ſes parens qui étoient preſens, que le ſeul moyen d'arrêter ce flux de ſang, & par conſequent de lui ſauver la vie, étoit ſuivant Hipocrate, Ætius & Sennert, la cauteriſation des veines par où le ſang ſe perdoit, apuyant ma propoſition par l'*aphoriſme 6. ſect. 8.* qui porte que les maladies extrêmes requierent les extrêmes remedes, & que celles que les remedes ne gueriſſent point ſont gueries par le fer, & que ſi le fer ne les guerit pas, elles ſeront gueries par le feu. Omettant à deſſein les derniers mots qui diſent, que ce que le feu ne guerit pas ne reçoit aucune

cune guerifon, de peur que le patient ne defefperât du rétabliffement de fa fanté. Le malade qui fe fentoit mourant me crût & me promit, en me touchant fur la main, de fouffrir patiemment la cauterifation, puifque c'étoit fon dernier fecours. Je m'en allay au plus vîte à mon logis prendre les inftrumens de la *table xx. fig. IX. X. & XI.* & les ayant donnés à mon ferviteur qui me les rendit bien ardens, j'en touchay l'un aprés l'autre les petits orifices des veines hemorrhoïdales, d'où le fang couloit & j'y fis efcharre, commençant par cauterifer les fuperieures, afin que le fang qui fortoit des ouvertures qui n'étoient pas touchées ne pût pas éteindre les ferremens ardens avant la fin de l'operation. Le fang ayant été arrêté de cette maniere, le malade recouvra fa premiere fanté obfervant un bon regime de vivre, & fe faifant apliquer de trois en trois mois quatre ventoufes fcarifiées; fçavoir deux fur les épaules & deux fur le dos pour détourner la nature de chaffer dorénavant par les veines de l'anus l'abondance du fang, comme elle avoit commencé. De forte, qu'il vécut dix ans entiers dans une parfaite fanté, & exempt du flux des hemorrhoïdes.

Si ce noble Venitien eût été fujet depuis long-tems aux hemorrhoïdes, & qu'il les eût eües plufieurs fois, la nature fe feroit accoûtumée à fe décharger de ce côté-là des fuperfluités du fang. Ces circonftances m'auroient obligé de laiffer au moins une de ces hemorrhoïdes fans la cauterifer, me refervant dans la fuite de la boucher par les feules poudres emplaftiques & aftringentes, afin que le trop de fang qui s'engendre dans le corps, accoûtumé à fe vuider periodiquement par les veines hemorrhoïdales pût s'y purger à l'ordinaire, & prévenir les maladies, dont Hipocrate menace ceux qui s'opofent à ce flux *fection 6. aphor. 12. & liv. 6. des Epidemiques fect. 3. texte 33. & 34.* où il dit, que fi on guerit toutes les vieilles hemorrhoïdes fans en referver quelqu'une ouverte, on eft en danger éminent de tomber dans l'hydropifie & la pulmonie. En éfet l'experience nous aprend, que ceux qui ont accoûtumé de perdre du fang par les veines qui aboutiffent à l'anus, ne font point attaqués d'inflammations de poûmon, d'ulceres corrofifs, de furoncles, de tubercules apellés terminthes pour la reffemblance qu'ils ont avec les pois chiches, de la galle, de la lepre même & des autres maux femblables, au lieu qu'en étant gueris trop tôt, ils fe portent enfuite tres-mal & tombent prefque infailliblement dans les maladies que nous venons de dire.

Il faut pourtant deffecher quelquesfois les hemorrhoïdes internes par la cauterifation, particulierement quand elles degenerent en ulceres, de crainte qu'elles ne fe changent en fiftules. C'eft pourquoy on introduira dans l'anus la canule de la *table xvij. fig. II. ou III.* troüée à côté, dans laquelle on introduit plufieurs fois le ftylet bien ardent de la *table xvij. fig. IV.* le retirant auffi-tôt, comme il a été amplement enfeigné en la *table xxxiv. fig. I.* touchant la methode de cauterifer les narines, obfervée par Spigelius, ce moyen eft d'autant plus feur, que les parties voifines des hemorrhoïdes ulcerées font garanties des injures du fer. La douleur étant apaifée par les anodins & l'efcharre feparée l'ulcere fera incarné par les farcotiques & confolidé par les epulotiques, ainfi que la *fig. II. de la table xxxxv.* qui fuit reprefente.

Les hemorrhoïdes ne fignifient rien autre chofe que l'ouverture des veines hemorrhoïdales de l'anus qui ont leur infertion dans le rectum les unes plus haut & font nommées internes; les autres plus bas, qu'on apelle externes.

Les hemorrhoïdales internes ou superieures naissent du rameau mesenterique de la veine porte, ce qui a fait dire aux Anciens, que la ratte se purgeoit par les hemorrhoïdes, qui ne connoissoient pas que la loy inviolable de la circulation du sang s'y opose.

Les hemorrhoïdales externes ou inferieures, viennent de la veine cave par le rameau hypogastrique, qui produit aussi la veine honteuse & celle du muscle des fesses, & les vaisseaux qui se distribuënt au cou de la matrice & fournissent le sang menstrual des femmes, & d'autant que les veines hemorrhoïdales externes & menstruales procedent du même tronc, on voit la raison pourquoy la supression du flux menstrual est dedommagé par celui des hemorrhoïdes.

On divise ordinairement les hemorrhoïdes en furieuses ou aveugles, & en fluides ou ouvertes, celles-ci sont plûtôt un benefice de la nature qu'une maladie, à moins qu'elles ne coulent excessivement, car alors il les faut arrêter. Il n'en est pas de même des aveugles, qui sont à proprement parler, une inflammation de l'anus, qui arrive de ce que le sang au lieu de s'écouler est retenu, à cause que l'ouverture de ces vaisseaux est bouchée, & qu'étant retenu il penetre les pores des parties qu'il gonfle, & y commence l'inflammation qui arrive necessairement, dés que le cours du sang est arrêté. Cet état des hemorrhoïdes est si douloureux, que quand les malades vont au siege, ils tombent souvent en défaillances, & même en convulsion quand l'inflammation arrive aux hemorrhoïdes internes, par l'irritation que les matieres fecales causent en passant. A l'égard des externes, elles produisent quelquefois une tumeur si grande, que Lindanus assure qu'il en a vû d'aussi grosses que le poing hors de l'anus.

La cure des hemorrhoïdes a quatre vuës. La premiere est, que si elles sont fluides & accoûtumées de couler, on ait soin de les tenir ouvertes au tems requis : La deuxiéme est de les ouvrir, lors qu'ayant coûtume de couler, elles s'arrêtent & degenérent en aveugles : La troisiéme est d'arrêter doucement celles qui coulent trop : La quatriéme est d'ouvrir les hemorrhoïdes aveugles, qui ont coulé autrefois, mais quand elles n'ont jamais coulé, il faut dissiper la tumeur & calmer la douleur sans les ouvrir.

Pour remplir la premiere vuë qui est de faire couler les hemorrhoïdes ouvertes, qui ne coulent pas bien d'elles-mêmes, il faut faire des fomentations à la partie avec des decoctions d'herbes émollientes, & en faire recevoir la vapeur aux malades par-dessous, & donner interieurement de l'aloës, qui ouvre incessamment les orifices des veines par sa partie resineuse qui s'attache aux parties de l'anus & les picote, de sorte qu'elle en fait sortir le sang.

Pour la deuxiéme vuë, les hemorrhoïdes qui coulent excessivement seront arrêtées par des remedes internes & externes. Les internes sont la rubarbe, les myrobalans, les tamarindes, la decoction du bois de lentisque, le sirop de roses seches, avec lequel plusieurs fois reiteré Borel assure qu'il a gueri un flux d'hemorrhoïdes, de plus de dix livres de sang, les sirops de pourpier, de myrrhe, & de coins, le suc d'orties jusqu'à deux onces, les os humains preparés, la dent de cheval marin, les trochisques de carabé, & les pilules de bdellium.

Les remedes externes sont, le champignon apellé, vesse de loup desseché. La mumie en poudre, les cendres de liege, celles de crapaut, la suie de cheminée, mêlée

avec

avec un blanc d'œuf & la toile d'aragnée, la poudre de sympathie mêlée avec le sang, ou le même sang mis sur une poële à feu ardent, ces deux derniers remedes ne s'apliquent point sur la partie, mais il faut y apliquer les autres.

Quand les hemorrhoïdes sont ulcerées, Boyle & Bartholin assurent que l'onguent composé d'huile d'amandes douces & d'or fulminant les guerit immanquablement.

Quant à la troisiéme vuë, qui est d'ouvrir les hemorrhoïdes aveugles qui ont autre-fois coulé, il faut avant d'apliquer les aperitifs ramollir la tumeur par des bains & des fomentations sur tout de lait tiede, aprés quoy on les frotera avec des feüilles de figuier froissées jusqu'à ce que le lait en sorte, & les hemorrhoïdes s'ouvriront; les feüilles de mercuriale auront le même éfet, comme le suc de cyclamen seul, quand il s'agit seulement d'ouvrir & mêlé avec le suc de bêtes quand il y a inflamma-tion & avec le suc d'ognon, de pié de veau, de coleuvrée, & de petite centaurée, quand la douleur est grande. Le suc d'ognon mêlé avec l'aloës en forme de liniment, la racine de pain de pourceau en forme de supositoire ouvriront puissamment les hemor-rhoïdes. Le miel seul avec la poudre seule de coloquinthe ou en y ajoûtant du fiel de beuf, ou de porc, fait un liniment tres-propre pour ouvrir les hemorrhoïdes.

Le liniment avec les écrevices de riviere, cuites dans l'huile jusqu'à la consistence de miel ouvre pareillement les hemorrhoïdes, & convient principalement dans la crainte de l'inflammation & si elle est éminente, les remedes qu'on voudra apliquer seront battus dans un mortier de plomb jusqu'à la noirceur. Quand les hemorrhoïdes sont accompagnées de chaleur, il faut ajoûter l'eau rose aux mixtions cy-dessus, & le suc de limon quand elles sont accompagnées de démangeaison.

Pour ce qui regarde les remédes internes qui ouvrent les hemorrhoïdes, nous avons déja dit, que l'aloës étoit un des principaux, & tous les remedes où il entre, comme les pilules aloëphangines, l'elixir de proprieté & le reste.

La quatriéme vuë qui concerne les hemorrhoïdes aveugles qui font une douleur criante & qu'il est défendu d'ouvrir, elle se remplit par les specifiques capables d'apaiser cette douleur.

Le lait, dont nous avons déja parlé, tient le premier rang, & le second est dû aux pommes de merveille, ou momordica. Elles sont principalement consacrées aux ulce-res des mammelles : Ces pommes sont épineuses & rouges, qu'on met infuser dans l'huile commune, ou dans l'huile de lin qui vaut beaucoup mieux, tant pour les he-morrhoïdes sereuses que pour la brûlure.

Le prûd'homme ou boüillon blanc ne cede guere aux pommes de merveille pour apaiser la douleur des hemorrhoïdes aveugles. On le fait cuire dans l'eau des for-gerons, ou dans du gros vin, puis on bassine la partie avec la decoction. On mêle les fleurs de boüillon blanc avec celles de sureau pour en faire une decoction dans de l'eau ou du lait pour bassiner l'anus, & si la douleur est opiniâtre, on y ajoûte la semence de jusquiame. A quoy il n'y a point de douleur qui resiste.

La decoction des feüilles & des fleurs de sureau dans du lait est tres-anodine, on y ajoûtera les feüilles de pourpier s'il y a inflammation.

La linaire que Scultet propose est ici excellente, ainsi que les cloportes & les escar-bots stercoreux ou foüillemerdes. On les fait cuire dans l'huile violat ou de lin, dont on oint l'anus.

R r iij TABLE

TABLE XXXXV

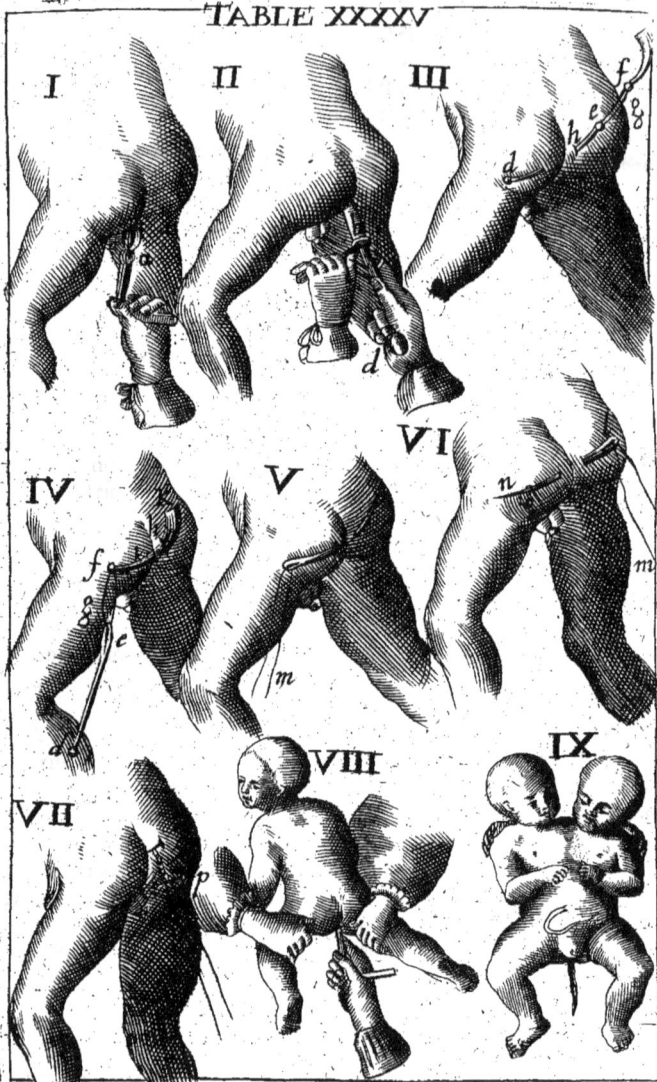

TABLE XLV.

Du moyen de bien reconnoître les fistules & les ulceres de l'anus
& de leur curation.

LA Figure I. fait voir comme on dilate doucement l'anus, avec le speculum
ou dilataroire. *a.* de la *table xviij. fig. II.* chauffé & engraissé d'huile, pour
reconnoître le nombre & la qualité des hemorrhoides & des ulceres du rectum.
Ceux-ci au défaut du speculum se peuvent reconnoître par le moyen d'une longue
tente bien nette que l'on introduit & laisse dans l'anus un jour entier, au bout duquel
on la retire marquée de pûs ou de sanie, comme il a été dit en la *table xxxiv. fig. I.*
touchant la cauterisation des narines pour reconnoître l'ozene, selon Spigellius.

La Fig. II. montre la maniere de se servir en seureté des canules. *b.* de la *ta-*
ble xvij. fig. I. & II. & du stilet. *d.* de la même table *fig. II.* qui étant troüées &
couvertes d'un petit linge aussi troüé au même endroit & exprimé dans du vin
austere chaud, sont tout-à-fait propres pour les ulceres profonds ou calleux de l'intestin droit, car les hemorrhoïdes internes enflées, sans douleur, & les ulceres su-
perficiels de cette partie demandent la canule toute solide de la *table xvij. fig. I.* ointe
seulement d'un blanc d'œuf. Ayant choisi la canule que la maladie requiert, on
l'introduira doucement dans l'anus & le stilet bien ardent dans la canule par trois ou
quatre fois de la *table xvij. fig. IV.* comme il est amplement expliqué en la *ta-*
ble xxxiv. fig. I. sur l'ozene, dont l'operation est toute semblable à celle-ci. L'operation achevée on traitera la partie malade avec des injections & l'aplication des remedes convenables jusqu'à la parfaite guerison.

Les Fig. III. IV. V. VI. & VII. representent les operations qui se font aux
fistules de l'anus sans lesquelles elles ne reçoivent jamais une parfaite guerison.
Ces fistules sont de deux sortes, dont les unes succedent aux ulceres negligés de
l'intestin droit, causés par une pituite salée, par une bile acre, ou par la verole,
comme il arrive principalement aux païs chauds. Les autres succedent à quelque
tumeur ou tubercule survenus pour avoir été à cheval ou pour être tombé, parce
que venant à supuration, la sanie n'ayant point d'issuë libre, creuse les parties
d'autour de l'anus, & y fait un sinus profond. C'est-à-dire, que les fistules de l'anus
arrivent, les unes par cause interne, les autres de cause externe.

Les premieres ou les internes rongent quelquefois l'intestin droit, & percent en
même-tems les quatre tegumens communs, en telle sorte que la sanie sort, tantôt en travers de la peau en-dehors, tantôt elle s'arrête en-dedans entre les parties
musculeuses & communes.

Les dernieres ou les externes penetrent quelquefois le rectum, quelquefois elles
se terminent & ne vont que jusqu'à ses tuniques. Hierome Fabrice d'Aquapendente traite amplement, des signes des fistules de l'anus *liv. 3. de son Pentateuque*
ch. 12. que le Lecteur peut voir.

Pour moy j'assure que j'en ay vû ouvrir de toutes les sortes fort adroitement &
guerir tres-heureusement à Monsieur Spigelius, & que j'en ay gueri moy-même

un grand nombre en mon païs¹, tant de celles furvenuës à la verole qu'autrement, à des hommes d'une haute reputation dans les armes, fuivant la même methode que j'ay vû obferver à mon tres-honoré Maître, ayant eu l'honneur de faire durant fept ans, la fonction de fon preparateur en anatomie dans la tres-ancienne & tres-celebre Univerfité de Padoüe, une des premieres de l'Europe, & peut-être de tout le monde, outre dix autres années que j'ay eu le bon-heur d'affifter à toutes les operations chirurgicales & innombrables qu'il faifoit.

L'operation des fiftules penetrantes de l'anus.

LOrfque j'ay une fiftule penetrante de l'anus à guerir, foit qu'elle vienne de l'inteftin rectum, foit d'une tumeur des mufcles feffiers, comme les remedes y font inutiles j'entreprens l'operation, & je prens d'abord la fonde d'argent, dont les extrémités ont chacune une tête ronde, marquées. d. e. en la fig. I. & l'ayant courbé autant qu'il eft neceffaire, j'attache le fil de lin double. g. à l'extrémité. e. de la fonde, par un bout & au bouton du firingotome. f. par l'autre bout; aprés quoy je mets doucement la fonde dans l'orifice externe de la fiftule. h. puis je la fais fortir du fil double & de l'extrémité à tête ronde du firingotome par l'orifice de l'anus. i. ainfi qu'il eft reprefenté par les caracteres de la figure IV. je prens enfuite de la main gauche la tête. f. du firingotome & de la droite fon extrémité. h. que je gliffe & tire, de forte que je coupe prefqu'en un clin d'œil l'entre-deux des deux trous de la fiftule, de maniere que les malades n'ont qu'un moment à fouffrir. L'incifion faite je travaille à arrêter le fang, à empêcher l'inflammation, & à confumer le calus, avec demye-dragme de mercure précipité & demye-once de miel rofat, puis à incarner la playe & à procurer la cicatrice. Je gueris par cette methode feurement & fans beaucoup de peine les fiftules penetrantes de l'anus, fans employer le cautere actuel, dont la plûpart croyent qu'on ne peut fe paffer pour confumer le calus des fiftules.

Le Sphincter, fuivant Hipocrate, peut être coupé non pas entierement, parcequ'il s'en enfuivroit un écoulement involontaire des matieres fecales, mais prefqu'entierement, & pourvu qu'il en refte une huitiéme partie, fans que fon office & fon action en foient bleffés. On obfervera neanmoins qu'il n'eft pas feur de guerir les fiftules de l'anus aux vieillards, lors qu'elles ont fuccedé à quelque vieille fluxion, non plus que les vieilles hemorrhoïdes, à moins qu'on ne leur aplique avant de confolider la playe, un cautere au femur, trois ou quatre travers de doigt au-deffous du genou, en la partie interne, pour décharger par là, la matiere qui avoit accoûtumé de fe vuider par la fiftule.

L'operation des fiftules de l'anus qui ne penetrent point.

QUand il fe rencontre une fiftule de l'anus à guerir, qui ait fuccedé à un ulcere de l'inteftin droit, & qui ne penetre pas les tegumens communs du corps, je prens une fonde d'argent qui a à un de fes bouts une petite tête ronde. l. avec un trou pour paffer le fil de foye. m. fon autre bout a la figure d'une aiguille à trois ou quarre angles tranchans pour ouvrir le fond de la fiftule; on met à fa pointe. n.

un

un petit bouton de cire. *o.* qui empêche que l'aiguille en traversant la fistule ne pique les parois & cause de la douleur. La sonde ainsi preparée, je l'introduis dans la fistule de l'intestin, & en ayant trouvé le fond, je pousse hardiment la sonde avec la main gauche & j'en perce le cuir, comme en la *fig. V.* puis ayant passé la sonde tout au travers, je la retire laissant pendre le fil. *m.* hors de chaque orifice de la fistule. Corneille, Celse & plusieurs Auteurs aprés lui se servent d'un fil retors de soye, & rassemblant les deux bouts, le serrent avec un petit torniquet. *p. fig. VII.* jusqu'à ce que l'interstice des deux trous soit entierement coupé, mais un fil de soye simple couperoit plus promptement étant plus delié. Fabrice d'Aquapendente a raison de desaprouver cette sorte d'incision, parce qu'elle est trop longue & trop douloureuse, c'est pourquoy je procede en la maniere suivante.

Quand j'ay ouvert le fond de la fistule avec la pointe de la sonde & serré le fil de soye avec le torniquet à la maniere de Celse, je laisse le tout durant deux jours pour dilater les deux orifices de la fistule suffisamment pour y introduire le siringotome par celle de ces extrémités qui a la tête ronde, puis ayant ôté le torniquet & la soye, je coupe la fistule de la même maniere que j'ay fait cy-dessus en la fistule penetrante.

Cette façon d'ouvrir les fistules accorde l'opinion de Celse & celle des Chirurgiens modernes, & l'experience qui nous aprend qu'elle fait beaucoup moins de douleur que l'incision par le fil de soye la doit rendre preferable, particulierement lorsque le sinus est long & les orifices de la fistule éloignés l'un de l'autre; que si cette operation avec le fil de soye & le siringotome paroît trop longue, à cause que le malade a de la peine à endurer ce filet serré durant deux jours, pour ne pas multiplier les êtres sans necessité, on peut percer & couper en même-tems la fistule avec le tranchant du siringotome de la *table xv. fig. I. c.* comme il est representé en la *fig. VIII. k.* de la *table xxxvij.*

Les fistules des fesses, qui ont succedé à un abscés ou à une tumeur qui a supuré, requiert le même traitement, & on y procedera d'abord, ainsi qu'en la *fig. VI.* avec le fil, sinon on fera l'incision avec le siringotome.

La Fig. VIII. fait voir la maniere, dont on ouvre l'anus clos avec une lancette, à un enfant nouveau né. L'operation faite, on introduit dans l'anus une tente d'éponge & enduite de blanc d'œuf, pour le dilater, puis on aplique à la partie les mêmes remedes qu'à l'ouverture de la verge *table xxxix. fig. III.* & de la vulve *table xliij. fig. I.*

On entend par fistule un ulcere calleux, profond & caverneux, dont l'entrée étroite se termine en un fond large & spacieux, qui rend pour l'ordinaire une matiere acre & virulente. Toutes les parties du corps sont sujettes aux fistules, mais particulierement l'anus, la poitrine, le point ou trou lachrymal, les articles, les parties spongieuses chargées de graisse & abreuvées d'humeurs, les parties nerveuses & celles qui sont dénuées de chair & de graisse. Enfin les playes qui penetrent jusqu'aux os degenerent souvent en fistules qui viennent en general toutes d'un ulcere tortueux formé & entretenu par la partie la plus acre & la plus salée du sang qui se fraye differents chemins dans les parties, d'autant plus facilement qu'elle y trouve moins de resistance.

Il est aisé sur ce fondement de concevoir pourquoy le sang s'arrête plûtôt à l'anus qu'aux autres parties pour produire ces sortes d'indispositions, dont les fistules sont les suites si on examine quelques circonstances qui concernent la structure de la partie. La premiere consiste dans la disposition de l'intestin droit, & dans le tempe-rament des parties qui l'avoisinent. La deuxiéme regarde l'arrangement & le grand nombre des vaisseaux qui l'arrosent, & l'abondance des humeurs dont il est abreuvé, que ces vaisseaux y charrient.

Le rectum est environné de toutes parts de l'épaisseur de deux ou trois travers de doigt de graisse, principalement dans les sujets gras, ce qui fait que les sucs extravasés penetrent plus aisément ces parties pour aller attaquer l'intestin qui est tres-susceptible d'alteration, à cause de sa grande humidité & du nombre de vaisseaux qui entrent dans sa substance, sans parler de plusieurs vaisseaux lympha-tiques & de quantité de glandes qui separent une humeur blanche & visqueuse pour enduire la surface de sa cavité, & le défendre contre l'acrimonie des excremens & des autres levains.

Il est donc aisé de comprendre que la circulation des humeurs est tres-lente en cette partie, parce qu'elles remontent contre leur propre poids, & qu'elles sont privées de muscles, dont le mouvement est d'une grande utilité pour hâter la cir-culation de tous les sucs. Ainsi pour peu de disposition qu'elles ayent à se cor-rompre & à s'y arrêter, elles ne manquent jamais, si c'est de la part des veines, de causer des hemorrhoïdes, des inflammations & des abscés. De la part des arteres; & des excoriations & ulceres de la part des vaisseaux lymphatiques & des glandes. Et d'autant que ces parties sont extrémement penetrables, si le sang acquiert quel-que malignité & quelque vice par la fermentation, rien ne l'empêche de se frayer des chemins & de se creuser des passages, pour attaquer tantôt l'intestin, tantôt les chairs, les vaisseaux sanguins, les parties nerveuses & les os, & produire diverses fistules, droites, obliques & tortueuses.

Lorsque la fistule est dans les chairs, elle rend un pus épais, trouble, grossier & visqueux, quand elle occupe les parties nerveuses on ressent des douleurs vives & perçantes, & la matiere qui en sort est acre & sereuse, & quand celle-ci se porte vers les vaisseaux sanguins & qu'elle en ronge quelques-uns par son acrimonie, sa couleur est semblable à de la laveure de chair. Si la fistule penetre jusqu'à l'os & qu'il soit alteré ou carié, il en sort une humeur claire, tenuë & acide au dernier degré, & la callosité qui fait le caractere des fistules est bien plus considerable en celles-ci que dans les autres. Car puisque la callosité dépend uniquement de l'action d'un suc acre & salé, comme la saumure, il ne faut pas s'étonner si celles qui vont aux os nourris d'une humeur extrémement saline & piquante de sa nature, sont si calleuses. Dés le moment que les parois d'un ulcere sont humectés par des humeurs de cette sorte, leurs pointes creusent insensiblement le fond de l'ulcere & à force de ponctions, ces petites aiguilles qu'il faut regarder comme autant de petits pieux se fichent tellement dans les pores des chairs & des membranes qu'elles rendent les parois de l'ulcere si durs & si calleux qu'il se change en fistule.

Quant au prognostic des fistules celles qui sont recentes qui arrivent à des sujets d'une bonne constitution & qui attaquent des parties où l'on peut facilement porter

des

des remedes font gueriffables, mais au contraire fi elles font vieilles, dans un corps, cacochyme, & dans des parties neceffaires à la vie, où l'on ne fçauroit apliquer de remedes, comme la veffie & les inteftins, font incurables. Et en un mot toutes les fiftules qui atraquent les tendons, les os, les arteres, les vertebres, la poitrine, le ventre, les mammelles, les aiffelles, les aines, & les articles font difficiles à guerir.

Entre ces fiftules les unes fe gueriffent par les remedes cauftiques ou par le fer, les autres que l'éfet des remedes ne fçauroit vaincre, n'ont befoin que d'une cure palliative & de medicamens propres à amortir la violence du mal & prévenir les plus fâcheux accidens. Enfin il y a des fiftules qui reduifent les parties en un état fi déplorable, & une telle langueur que ne pouvant plus faire leurs fonctions & le malade étant en danger éminent de mort, on eft obligé de les amputer. Telles font celles qui arrivent aux articles, à moins qu'elles ne foient aux aiffelles, ou en d'autres endroits qu'on ne peut extirper ; car dans des inconveniens fi dangereux on ne doit point avoir d'autre vûë que d'adoucir par toutes fortes de voyes l'humeur qui les entretient.

L'anus eft fujet à plufieurs fortes de fiftules qu'il eft neceffaire de diftinguer pour en faciliter la guerifon. La premiere efpece eft celle qui perce le corps de l'inteftin, & qui n'a point d'ouverture en-dehors. La deuxiéme s'ouvre en dehors & n'a aucune communication avec l'inteftin, on ne fait qu'en éfleurer la furface. La troifiéme qu'on apelle fiftule complete eft ouverte en-dehors & en-dedans. La quatriéme eft ſà clapiers ou à plufieurs finus qui fe déchargent dans un fac commun qui en eft comme le concours.

Les fignes de la premiere efpece, font une petite tumeur en-dehors accompagnée d'une legere inflammation, le pus qui s'écoule avec les excremens ou aprés leur fortie, la douleur, l'excoriation de l'inteftin ou du fphincter, la demangeaifon, le tenefme & l'inégalité du rectum à l'endroit de l'ouverture qu'on fent avec le doigt.

Les fignes de la deuxiéme efpece fe connoiffent par la fonde & par la matiere qui fort de la fiftule. Ceux de la complete font les mêmes que nous avons raportés pour l'une & pour l'autre des deux premieres fiftules. Les fignes de celles à clapiers font la douleur, l'abondance & la diverfité de la matiere qui en fort, mais la fonde eft le plus feur.

La cure de la fiftule confifte à confumer la callofité, & à confolider enfuite l'ulcere avec les mondificatifs & les farcotiques, mais avant toutes chofes il faut élargir l'entrée de la fiftule, fans quoy on ne peut rien apliquer ny pour confumer la callofité ny pour nettoyer l'ulcere. On dilate l'orifice avec des tentes de moüelle de fureau, ou de racine d'ariftoloche, mais la racine de gentiane feche eft beaucoup meilleure feule ou enduite de quelque onguent émollient, car elle produit deux bons éfets qui font de ramollir le calus & d'élargir l'entrée de la fiftule ; de forte que quand on la retire elle eft deux fois plus groffe que quand on l'a mife. Si vous voulez rendre la racine plus éficace, faupoudrez-la d'alun brûlé avant de l'apliquer, par ce moyen vous dilaterez l'orifice & vous confumerez le calus en même-tems.

Vous nettoyerez enfuite l'ulcere par des injections faites avec l'efprit de vin, le fuc de nicotiane, & la poudre de dépoüilles de ferpent, ou bien avec l'hydromel. Par exemple :

Prenez

Prenez ; *Miel rosat, trois onces ;*

    Esprit de vin, demye-once ;

    Mercure précipité doux, demye dragme : Mêlez le tout pour faire des injections tres-bonnes pour mondifier les ulceres fanieux & fistuleux. On peut diminuer la dose du precipité selon les circonstances, & prendre le précipité commun en place du précipité doux.

On injecte pour le même dessein l'eau de chaux vive, la benedicte ordinaire des Chirurgiens, feule ou fortifiée par l'esprit de vin, on y ajoûte le mercure doux pour la rendre plus éficace.

L'eau de plantain fuffit fi on y ajoûte du mercure doux pour injecter à chaud. Le fuc d'écrevices pilées avec des feüilles de nicotiane exprimé & mêlé avec le mercure doux eft admirable pour mondifier les fiftules. Le mercure mêlé avec les vulneraires vaut mieux qu'aucun autre remede.

On enduit les tentes avec l'onguent brun de Vurtzius, ou l'egiptiac, ou le baûme de foughre terebenthiné, fimple, ou camphré ; ou avec l'onguent fait de miel écumé, d'encens, d'aloës & d'affa-fœtida. Par exemple :

℞.   *Miel écumé, deux onces :* Faites-le cuire, jufqu'à une confiftence vifqueufe, & quand il commencera à fe refroidir, ajoûtez-y :

    Aloës, encens, bien pulverifés, une dragme de chacun ;

    Affa-fœtida bien pulverifée, une once & demye : Pilez le tout long-tems dans un mortier, pour former un onguent. Il eft tres-bon pour mondifier, pour confolider & pour cicatrifer fucceffivement les fiftules fans qu'il foit befoin de le changer, on aura feulement foin de diminuër les tentes de jour à autre. Si le mal eft trop opiniâtre, ajoûtez-y le mercure ou l'antimoine, ou bien :

℞.   *Onguent egiptiac, demye-once ;*

    Mercure précipité, une dragme ;

    Leffive, quatre onces ;

    Eau rofe, deux onces ;

    Eau de plantain, quatre onces : Faîtes cuire le tout jufqu'à la confomption du tiers, vous oindrez la partie calleufe & toute la fiftule de cette mixtion, mais lorfque les fiftules font accompagnées d'une douleur extrême de quelques autres accidens, il faut ouvrir la fiftule, afin que ces remedes mangent plus facilement le calus, finon on l'emportera peu-à-peu par diverfes incifions. Le calus étant ôté, on guerira l'ulcere avec les mondificatifs & confolidans ordinaires. J'oubliois de dire que les eaux vertes compofées de verdet font excellentes pour mondifier & pour guerir les ulceres creux & fiftuleux.

Quand ces remedes font inutiles, on eft contraint d'en venir au fer & au feu, operations tres-douloureufes aufquelles les malades ont de la peine à fe refoudre, c'eft pourquoy ils fe contentent pour l'ordinaire d'une cure palliative, qui confifte à confommer autant qu'il eft poffible, la caufe materielle de la fanie par la diete fudorifique & par les purgatifs, qui facilitent fouvent la confolidation fuperficielle des fiftules, qui demeurent affez long-tems fermées quand le malade obferve un bon regime de vie ; fauf quand elles recommencent à s'ouvrir dans la fuite, de recommencer la cure palliative.

A

A l'égard de l'operation de la fiftule de l'anus, quand les malades veulent bien s'y foûmettre, de quelque efpece & de quelque nature qu'elle puiffe être, on obferve toûjours les mêmes regles & les mêmes maximes.

On met premierement le malade fur le bord d'un lit couché fur le ventre les jambes écartées, on difpofe un bandage autour du corps en maniere de T. fi c'eft une fiftule qui s'ouvre en dedans, on introduit fi l'on peut le ftilet par l'ouverture de l'inteftin, & le faifant glisser le long de la fiftule, on fent avec le doigt le bout du ftilet fur lequel on fait une petite incifion en forme de demy-croissant pour tirer le ftilet à foy, en faire une ance, & couper non feulement tout ce que le ftilet embraffe, mais encore l'épaisseur de trois ou quatre lignes du fond de la fiftule, afin que la reünion s'en faffe mieux. Si on ne pouvoit faire passer le ftilet par l'ouverture de l'inteftin, il faudroit faire l'incifion au dehors fur l'endroit de la tumeur de la maniere que nous avons prefcrite, afin d'introduire le ftilet avec plus de facilité & le faire passer en dedans de l'inteftin.

Si la tumeur eft éloignée de la marge de l'anus, il faut preferer le cautere potentiel au biftouri pour éviter une partie de la douleur.

Si la fiftule anticipe quatre travers de doigt fur le corps de l'inteftin, & qu'elle s'ouvre au deffus des mufcles releveurs, il ne faut point entreprendre l'operation pour les raifons qu'on dira dans la fuite.

Dans la fiftule qui s'ouvre en dehors, on passe le ftilet par l'ouverture, on en perce l'inteftin, & on le fait fortir par l'anus pour en faire une ance, comme il a été dit.

Pour ouvrir la fiftule les uns fe fervent de cifeaux, les autres d'un inftrument étroit en forme de biftouri courbe, dont l'extrémité eft garnie d'une guaine de fer blanc; on l'introduit par l'orifice de la fiftule, & le faifant passer par l'ouverture de l'inteftin on coupe d'un feul coup tirant à foy tout le fond de la fiftule. On fcarifie fes parois, & fon fond fi la callofité eft confiderable. Ce qu'il y a de plus à craindre ce font les arteres, & fi par malheur on en avoit ouvert quelques-unes, il faudroit fe fervir de quelque bonne eau ftiptique ou de la ligature fi l'on pouvoit, plûtôt que du bouton de vitriol, à caufe de l'inteftin dont il eft ennemi.

L'operation étant faite on introduit fon doigt dans la fiftule pour fçavoir s'il y a quelque adherence ou finus, qu'il faut dégager & ouvrir avec les cifeaux, tant pour faciliter l'entrée des remedes que pour donner issuë aux matieres qui y font comme cantonnées, & qui ferviroient dans la fuite de levain pour produire de nouvelles fiftules, évitant toûjours les arteres qui fe font connoître par leur battement continuel.

On demande de quelle maniere les excremens feront retenus fi on coupe entierement le fphincter? Il n'eft pas difficile de le concevoir fi on fe reprefente la difpofition des mufcles releveurs, qui forment par leur union une efpece d'anneau qui embraffe fortement le corps de l'inteftin, & font le même office que le fphincter; deplus les fibres du fphincter étant coupées, chaque fibre prenant fon origine de chaque point de la cicatrice comme d'un tendon, peut encore faire en fe racourciffant le même office qu'auparavant, pourvûque la plus grande partie de fa fubftance ne foit pas détruite; ce qui ne peut arriver à moins que la fupuration ne foit extraordinaire, car comme ces parties font extrémement fpongieufes,

S s iij il

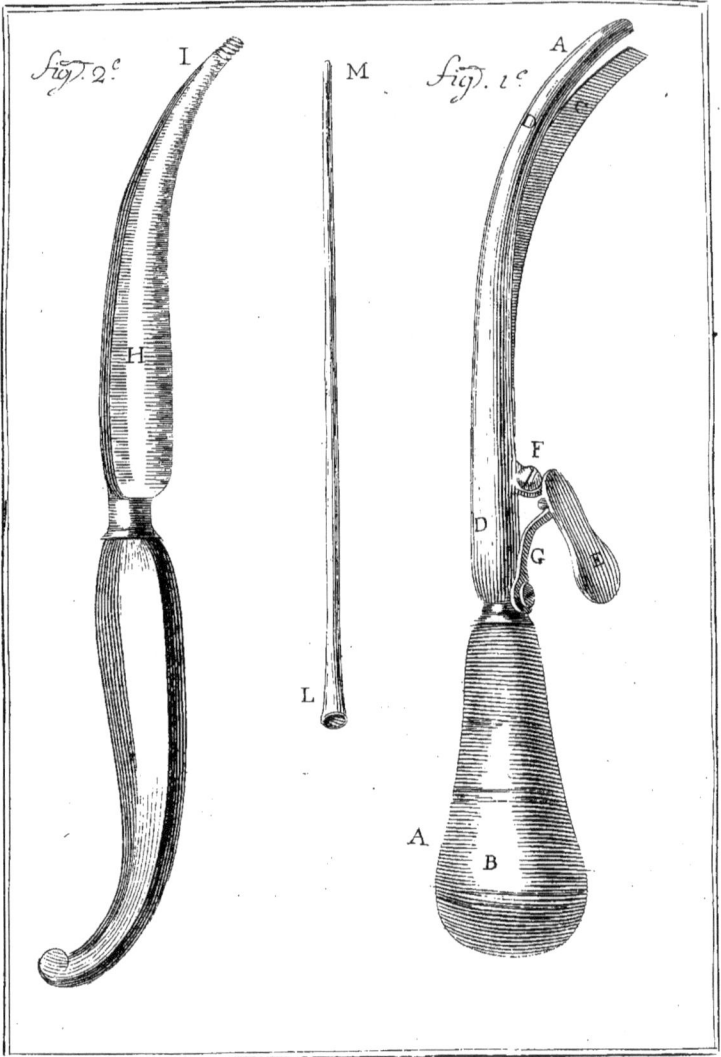

il s'en peut faire une fonte si considerable qu'elle donne lieu aux excrémens de sortir involontairement. L'operation faite on tampone la playe d'un gros bourdonnet lié d'un fil, on garnit le reste de plumaceaux soûtenus par une emplâtre, une compresse & le bandage dont on a parlé.

Il faut se donner de garde de ne pas prendre pour des fistules, certains tubercules, fissures ou ulceres qui arrivent quelquefois à l'anus, qui dégenerent pourtant en fistules, lors qu'elles sont profondes & qu'on n'y aporte point de remede. On connoit ces sortes de maux par une démangeaison, & une douleur brûlante quand on va à la selle, les melancholiques, les hypochondriaques & les verolés y sont sujets & ceux qui ont les hemorrhoïdes.

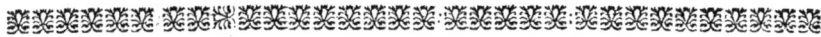

EXPLICATION DE DEUX BISTOURIS
propres pour l'operation des fistules de l'anus.

DE tous les instrumens, dont on s'est servi jusques-ici pour l'operation des fistules de l'anus, il n'en est point de si convenable, que les deux, dont voici les figures avec la maniere de s'en servir.

Le premier est de l'invention du fameux Monsieur Bessier Chirurgien, Consultant des Armées du Roy, & Maître-Juré de la Communauté de saint Cosme à Paris. A A : represente un bistouri courbe garni de son manche B : dont la lame C : est renfermée dans la chasse D D : qui la couvre & lui sert comme de canule pour être portée jusqu'au fond de la fistule sans blesser les parties, qui sont alentour & dans le trajet. Cette lame sort de son étuy pour faire l'operation & l'incision des chairs & de l'intestin, quand on est parvenu au fond du sinus, par le secours d'un autre petit manche E : attaché à l'essieu F : qui sert de baze à la lame ; ce manche s'apuye sur une feüille de fer à ressort G : qui soûtient la lame du bistouri sortie de sa chasse dans l'état où l'Operateur la souhaite, & qui cede à proportion, que le pouce qui apuye sur ce petit manche, presse plus ou moins en le poussant contre celui du bistouri. Cet instrument, est non seulement propre pour l'operation des fistules du fondement, qui sont complettes & celles qui s'ouvrent en dehors ; mais encore pour ouvrir & dilater toutes sortes de sinus & d'ulceres profonds. Il peut encore servir pour l'operation du phimosis, & il est d'un merveilleux usage quand on a des incisions à faire à des enfans & à des personnes, qui ne peuvent souffrir la vuë du fer, & qu'il faut tromper pour leur avantage & leur procurer un bien que l'apareil souvent autant que la crainte de la douleur leur fait refuser. Il n'est pas cependant également commode pour les fistules internes, c'est-à-dire, celles qui ont leur ouverture en dedans de l'intestin & sur tout quand cette ouverture est haute & éloignée du bord du fondement ; mais le bistouri qui est representé dans la seconde Figure, inventé par Monsieur Gilbert Parisot le pere, habile Chirurgien-Juré de la Ville de Lyon peut servir également pour toutes les especes des fistules.

H : repre

H : repréfente la lame du biftouri, dont l'extrémité & la pointe *I :* eft taillée en vis, qui s'engagent & tournent dans les écrous qui font creufés dans la cavité & la partie interne de la baze large du ftilet d'argent *L :* long d'environ fept à huit pouces, terminé par une pointe mouffe *M.*

Quand on veut operer, le malade étant fur fes piés, le ventre apuyé & couché fur le bord d'un lit ou d'une chaife haute, les jambes & les cuiffes écartées, on prend le ftilet d'argent, que l'on pouffe par la pointe de bas en haut & du dehors en dedans, fi la fiftule eft externe, l'entrée en étant facilitée, s'il eft neceffaire, & élargie par les mains d'un ferviteur qui tire la peau & les tegumens en deux fens opofés, & quand le ftilet eft parvenu au fond, l'Operateur en détourne la pointe du côté de l'inteftin, en remontant quelques lignes plus haut, s'il eft poffible, pour le percer fur le doigt *index* de l'autre main, qu'il a pouffé dans le fondement.

Quand l'inteftin eft percé l'Operateur courbe & ramene en même-tems la pointe du ftilet en bas avec le doigt, & quand elle eft hors du fondement, il aplique & ajufte à l'autre bout du même ftilet la pointe du biftouri, dont il tourne le tranchant de la lame en-dedans & du côté de l'inteftin, & en même-tems, que de la main droite, il guide & conduit le biftouri, il tire à foy de la gauche le ftilet en-bas, & par confequent le biftouri, qui y eft attaché, lequel en traverfant coupe comme dans un inftant fans beaucoup de peine & de douleur toutes les chairs, qui font depuis le fond de la fiftule jufques au dehors, & entre le finus & l'inteftin, qu'il divife dans fa longueur.

La divifion des chairs fe fait par le biftouri fi promptement & fi adroitement, quand une fois le trajet a été fait par la pointe du ftilet, qu'on peut dire que le malade ne s'en aperçoit pas, & qu'il ne reffent prefque que la premiere douleur que la pointe du ftilet lui caufe quand on perce l'inteftin.

Lorfque les fiftules font internes, on paffe le ftilet du dedans de l'inteftin en-dehors jufques à l'extrémité des chairs, où le finus vient aboutir ; & fans qu'il foit befoin de fe fervir de pierre à cautere, ni de fer pour atteindre au fond du du finus, il ne faut que pouffer le ftilet jufques au dehors, enfuite dequoy on finit l'operation en obfervant les mêmes regles & la methode qu'on vient de propofer pour les fiftules externes, dans lefquelles, comme il eft plus avantageux de percer, autant qu'il eft poffible, l'inteftin quelques lignes plus haut, que l'endroit où va fe terminer l'ulcere finueux ; de même il convient toûjours de percer plûtôt l'inteftin dans fa partie faine & un peu au-deffus de l'ouverture qui y eft faite, dans celles-ci, que d'en profiter, parceque fi d'un côté l'operation en eft plus facile pour le Chirurgien, & moins douloureufe pour le malade ; de l'autre la guerifon n'en eft pas fi feure. On doit toûjours craindre de laiffer quelque vuide, ou quelque alteration dans l'inteftin au-deffus de l'incifion.

Il eft encore important d'obferver, que quand pour l'operation des fiftules internes on pouffe le ftilet du dedans de l'inteftin en dehors, il faut le détourner obliquement & de biais pour prendre fur les chairs de la feffe, & éloigner de la marge du fondement autant qu'on peut l'ouverture qu'on veut faire ; parceque les fiftules obliques font plus faciles à guerir & à panfer, que celles qui font prés de l'*anus*, & en ligne paralelle avec l'inteftin, principalement quand elles font

profondes

profondes. On doit toûjours, quand on le peut, en changer la direction, soit en operant, soit aprés l'operation. On peut rendre le trajet oblique de celles-ci en operant, & des autres du moins aprés l'operation faite. Quand les fistules sont de cette sorte, & qu'elles sont ouvertes en bec d'éguiere, pour ainsi parler, on les panse bien plus facilement ; on en voit distinctement toute la longueur & le fond ; on place l'apareil sans peine & toûjours à propos ; l'on est seur de ce qu'on fait ; l'on juge mieux de la nature des chairs, qui se regenerent, & on ne court point de risque de les laisser trop avancer & devenir mauvaises ; L'on connoit en un mot le fond solide sur lequel on bâtit, & on fait un édifice permanent. Au lieu que quand elles sont droites, & en même-tems un peu profondes, il est bien difficile, non seulement de voir le fond, que l'on ne sçauroit si bien reconnoître avec le doigt comme par le secours des yeux, ny par consequent être certain s'il n'y reste aucune bride ny aucun clapier ; mais encore tres-dangereux, qu'en faisant le pansement à tâtons & à l'aveugle, on ne laisse quelque pont ou quelque vuide qui deviendroit par succession de tems un ulcere sinueux & une nouvelle fistule.

Quant aux fistules complettes, on en fait l'operation de la même maniere, que des fistules externes simples, & quoique l'intestin soit ouvert & penetré, il est toûjours neanmoins necessaire de le percer plus haut, & de prendre quelques lignes, s'il se peut, sur le bord superieur de l'ouverture & dans sa partie saine ; ainsi qu'il a été observé au sujet de l'operation des fistules simples.

Mais pour les fistules, qui sont accompagnées & entourées de beaucoup de callosité, & dont les bords sont racornis, on ne sçauroit se dispenser de se servir d'un stilet, ou de ceuli-ci, ou de quelque autre simple & uniforme ; car il n'est pas necessaire que l'un des bouts soit fabriqué en écrous, ni de bistouri tourné en vis. Il faut toûjours cependant, comme dans les autres operations percer l'intestin par les raisons que l'on a raportées, & quand on a percé l'intestin avec le stilet, & tiré sa pointe hors du fondement, on l'égalise & on la raproche de l'autre bout, pour les entortiller & lier ensemble, & former par cette reünion une espece d'anse, par le secours de laquelle l'Operateur éleve avec la main gauche toutes les chairs, qui sont entre-deux, qu'il coupe de la droite en cernant toute la circonference occupée par les callosités ; pourveu toutefois qu'elles ne s'étendent pas bien haut ; parcequ'il seroit dangereux d'emporter une trop notable portion du sphincter de l'anus ; ce qui seroit infailliblement suivi d'un écoulement involontaire des excremens.

Il est encore à remarquer, que quand les callosités sont fort superficielles & peu considerables, l'on peut facilement les consumer pendant le tems de la supuration, sans qu'il soit necessaire de les extirper par une operation, qui ne peut se faire sans un grand délabrement, & une deperdition de substance difficile à reparer.

Quand on ne peut pas pousser la pointe du stilet plus haut, que le fond du sinus dans les fistules, qui sont ouvertes en dehors, & prendre au-dessus de l'ouverture de celles où l'intestin est percé, il ne faut pas negliger aprés l'operation faite de pincer tout aussi-tôt avec la pointe des ciseaux le fond de la playe & de faire ainsi en de··· ···'a pû executer tout d'un coup, il vaut toûjours

mieux

Prendre, comme il a été plusieurs fois remarqué, sur la partie saine & des chairs, & de l'intestin, que de laisser quelques portions de ces parties affectées, & de risquer de n'aller pas jusques au fond de la fistule ; parce que l'operation ne pourroit jamais être suivie d'une guerison certaine ; & quand on seroit assez heureux que de conduire la playe à cicatrice, les matieres retenuës & ramassées par succession de tems dans le vuide, qu'on auroit laissé, reprendroient bien-tôt leur ancienne route, ou s'en creuseroient une nouvelle.

Il faut cependant avoüer qu'il y a bien plus d'habileté & d'adresse de la part du Chirurgien, plus de bonheur, & moins de douleur à souffrir pour le malade, quand l'operation se fait tout d'un coup, que quand elle est faite à plusieurs reprises, & que l'on est obligé d'employer les ciseaux ou le bistouri pour faire de nouvelles incisions. On ne peut neanmoins éviter de se servir de l'un, ou de l'autre dans les fistules à clapiers, qu'on ne sçauroit ouvrir, que tres-rarement par une seule operation ; la premiere incision faite, il faut encore revenir à la charge, & en faire autant qu'il se trouve de clapiers & de sinus détournés dans les chairs. C'est dans ces cas principalement, qu'en faisant la premiere operation, il faut s'éloigner du bord du fondement, & prendre sur les chairs de la fesse, tant loin, que l'on aperçoit de dureté, qui dénotent toûjours des vuides au-dessous, & de mauvais fonds ; on met de cette maniere en plein jour les clapiers, on démêle avec moins de peine les labirintes & les detours des ulceres sinueux, & on en découvre plus facilement le fond.

TABLE XLVI.

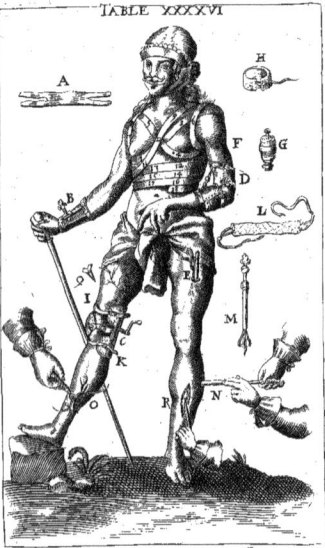

TABLE XXXXVI

TABLE XLVI. & Derniere.

De la fronde de Galien ; du cancer à la lévre ; de l'artere ouverte ; de la jambe retirée ; du coude roide ; de l'ouverture d'un grand sinus au femur ; des lieux & des bandages des cauteres ; de la manière de tirer les bales des playes des Arquebuses ; de couper les varices ; de reünir les bords des playes avec des agrafes ; de ruginer la carie du tibia & de faire le bandage de la poitrine que Galien apelle cataphracta.

LA Lettre *A.* marque une bande à quatre chefs, qu'on apelle vulgairement la fronde de Galien, qui sert à bander la lévre inferieure quand il y a du mal. Pour l'apliquer, on pose le milieu de la fronde sur la lévre inferieure, & les chefs superieurs sont conduits vers le menton, de-là à l'occiput où ils se croisent en forme d'*X.* & sont portés de-là entre le sommet de la tête & le front, où étant on les donne à tenir à un serviteur, pendant que les deux autres chefs ou les inferieurs seront portés par le dessous des oreilles à l'occiput & tirés vers le front en forme de la lettre *X.* pour être attachés avec ceux que le serviteur garde.

A. represente ce bandage apellé la fronde, apliqué à la lévre inferieure attaquée d'un cancer ulceré, dont voici l'histoire.

Le nommé François Signan Laboureur de Langenavéen du Territoire d'Ulmes, attaqué d'un cancer ulceré à la lévre inferieure, ayant apris des Medecins & Chirurgiens qu'il consulta qu'il ne pouvoit être gueri de ce mal qu'en l'extirpant avec sa racine, demanda d'entrer dans l'Hôpital en qualité de pauvre, où étant, le cancer futretranché par Mr. George Ridlin Chirurgien fortexpert, avec des tenailles incisives & pansé ; de sorte que l'ulcere étant presque cicatrisé le cancer revint. Les Directeurs de l'Hôpital surpris de cette rechûte me priérent d'avoir soin de ce malade que je fis transporter dans l'Hôpital des verolés, parce qu'il souffroit des douleurs nocturnes à la tête & aux membres, qui me faisoient soupçonner quelque chose de Venerien. L'usage de la decoction de guaiac fit cesser les douleurs de la tête & des extrémités, mais le cancer qui fut cependant traité par les topiques convenables ne laissa pas de tourmenter cruellement ce pauvre malheureux, & comme il me paroissoit fort échauffé par les sudorifiques, je trouvay à propos de le rafraîchir, par l'usage du petit lait de chevre epuré, & de le purger par diverses reprises de l'humeur atrabilaire par la decoction magistrale qui suit.

℞. *Eau de riviere, quinze livres;*

Orge entier, une poignée: Faites boüillir le tout dans un vaisseau couvert jusqu'à ce que l'orge soit crevé. Ajoûtez-y pour lors :

Feüilles de bourrache, de betoine, chardon benit, sonchus ou laiteron, une poignée de chacune :

Faites boüillir le tout derechef jusqu'à ce qu'il ne reste que douze livres de liqueur,

Tt ij après

après avoir jetté les herbes dehors. Puis mettez infuser dans la coleure pendant vingt-quatre-heures,

Polypode de chefne, trois onces ;
Coloquinte en poudre renfermée dans un noüet ; deux dragmes ;
Racine d'ellebore noir préparée, demye-once ;
Raifins fecs, fix dragmes ;
Semence d'anis, demye-dragme : Faites boüillir le tout jufqu'à la confomption de la moitié, & enfin ajoûtés-y :

Bonne canelle, deux dragmes :
Noix mufcade coupée, une dragme ;
Feüilles de fené mondées, une once & demye : Coulez le tout & partagés la coleure en neuf dofes de fept onces chacune, que vous mettrés en autant de phioles avec de l'huile par-deffus de l'épaiffeur d'un doigt pour conferver la decoction. Le malade en prenoit une de deux jours l'un à l'aube du jour, reftant couché dans fon lit bien couvert, jufqu'à ce qu'il fentît quelque moiteur dans tout fon corps, & une heure après il prenoit un boüillon. Comme cette decoction, eft un peu amere, à caufe de la coloquinte, il mangeoit après l'avoir buë, une pomme cuite ou demye-once de raifins fecs. Ce purgatif décharge fi bien la partie, de l'humeur qui s'y eft jettée & de celle qui s'y doit jetter, que plufieurs ont été délivrés des douleurs du cancer ulceré par le long ufage de cette decoction feule, & que plufieurs en ont été gueris du cancer non ulceré.

Le malade étant ainfi préparé, je retranchay fa lévre avec les cifeaux, parcequ'il m'en pria inftamment, je croiois même que le fuccés en feroit heureux, mais, j'aperçus le lendemain un tubercule qui avoit échapé aux cifeaux qui ne font nullement propres à cette operation. Je tâchay de confumer ce tubercule avec la poudre cauftique qu'Aquapendente dit avoir aprife d'un empyrique, la voici :

℞. *Calcanthum, une livre & demye ;*
Arfenic, fouffre vif, de chacun quatre onces ;
Sel gemme, trois onces : Mêlez le tout avec du vinaigre & le mettez dans un vaiffeau bien luté dans un fourneau, où il reftera jufqu'à ce que le tout foit calciné, puis faites-en une poudre pour faupoudrer le cancer ulceré qui s'en ira par morceau l'un après l'autre. En ufant de cette poudre je ne laiffois pas de douter toûjours de la guerifon & de craindre la recidive ; c'eft pourquoy je fis reprendre au malade l'ufage de la decoction purgative de quatre en quatre jours : Enfin l'ulcere tendant à cicatrice, fut confolidé par le moyen de l'onguent de tuthie fuivant :

℞. *Huile rofat complét., & de myrthe, de chacun une livre ;*
Suif de beuf, fix dragmes ;
Su. de folan cultivé, & de plantain, de chacun fix dragmes ;
Vin de grenades, quatre onces : Faites boüillir le tout jufqu'à la confomption des fucs & la coleure faite ; Ajoûtez-y,

Cerufe pulverifée, dix dragmes ;
Litharge preparée, deux onces & demye ;

Plomb

Plomb brûlé & lavé, antimoine preparé; de chacun deux dragmes;
Tuthie d'Alexandrie, camphre, de chacun cinq dragmes:

Mêlez & agitez le tout dans un mortier de plomb avec le pilon de plomb, pour former un onguent.

L'ulcere fut enfin cicatrifé, aprés un bon regime de vivre & l'ufage de ces remedes, tant internes qu'externes, ne reftant que le petit tubercule; de forte que le malade s'en retourna fort joyeux à fa maifon dans l'efperance d'être bien-tôt entierement gueri, mais ce que j'avois aprehendé, fçavoir la recidive, arriva fix mois aprés & le mal devint pire que les autres fois. La faute, à mon avis, en doit être imputée aux cifeaux feuls, qui ne font point propres pour faire cette operation, car il eft impoffible qu'ils ne laiffent quelque chofe capable de faire renaître le cancer; c'eft pourquoy on ne doit jamais s'en fervir en pareille occafion, & la faute de Riedlin & la mienne doivent rendre les autres fages. Je me fouviens d'avoir autrefois reçu cette leçon, dans les difcours publics du fçavant Adrian Spigelius, dont je n'avois tenu aucun compte avant que j'en euffe fait l'experience fur le pauvre *Sigman* & un autre. Qu'on fe fouvienne donc, qu'en fe fervant de tenailles incifives ou de cifeaux pour retrancher une partie attaquée du cancer, on expofe fa reputation avec la vie du malade.

Cette recidive obligea le patient de me prier de lui faire une troifiéme extirpation, que j'aurois fait fans doute plus heureufement avec une piece d'argent tranchante & trempée dans de l'eau forte, fuivant le confeil d'Aquapendente. Si les vaiffeaux d'alentour qui étoient fort enflés ne m'euffent perfuadé que le travail auroit été inutile.

B. montre la maniere d'apliquer l'inftrument de la *table xix. fig. IV.* tres-feur pour arrêter le fang de la piqueure des arteres du carpe, qui arrive fouvent à ceux qui fe battent à l'épée, comme on verra cy-aprés dans une obfervation particuliere, on fe fert pour l'ordinaire d'une piece de monnoye qu'on attache fur la playe, mais comme la ligature que l'on fait pour contenir cette piece de monnoye doit être fort ferrée, fans quoy le fang ne s'arrêteroit pas, elle eft fort dangereufe, à caufe de la compreffion des vaiffeaux qui y portent & raportent le fang & les efprits vitaux & animaux, d'où s'enfuit la tumeur de la main, la cangrene & la fphacele. C'eft pourquoy les Chirurgiens doivent avoir un femblable inftrument pour s'en fervir au befoin.

Il y avoit de mon tems à Padoüe un celebre Chirurgien qui ouvroit par ordre des Medecins, tres-fouvent l'artere du carpe pour guerir les grandes douleurs de tête, & ayant tiré la quantité de fang qu'on vouloit, il comprimoit la playe avec ce même inftrument; deforte qu'il n'en fortoit pas une feule goute contre fa volonté: Il arrive fouvent aux Barbiers d'ouvrir par ignorance l'artere qui accompagne la veine bafilique, ce qui caufe une grande éfufion de fang ou un anevrifme, qui étant mal panfé peut donner la mort. Pour y pourvoir, on peut apliquer un femblable inftrument au coude. Sinon d'abord que le Chirurgien fçaura qu'il a touché l'artere avec la lancette, ce qu'il connoîtra par la refiftance qu'il aura fentie, avec la pointe de la lancette, par l'élevation & la violence du battement de l'artere qui fe communique à la veine; car fi l'artere eft deffous, il pouffe le fang venal par fecouffes, comme fi c'étoit l'artere qui eût été ouvert , mais il n'eft pas fi vif, fi éclatant ni fi petillant , & il s'élance avec moins de vîteſſe.

Dans ce fâcheux accident, comme quand l'artere a été ouverte, on aura recours à la faignée pour rallentir le cours du fang, ou bien on en laiſſera fortir fuffifamment, puis on apliquera fur l'artere une petite compreſſe dans laquelle on mettra la moitié d'une féve. Sur cette compreſſe on en mettra une autre un peu plus grande fur laquelle on en mettra encore une plus grande , parce que ces gradations de com- preſſes compriment mieux dans un feul endroit , on garnit les parties voifines de défenfifs , & on arrête le tout avec une bande large de trois doigts & longue d'une aulne & demye ou davantage, fuivant la groſſeur du bras ; on commence d'apli- quer la bande au-deſſous du coude faifant deux circulaires autour du bras ; enfuite on monte par de petits doloires fur les compreſſes que l'on comprime un peu en ferrant la bande , on continuë de monter par de petits doloires jufques fous l'aiſſelle , on tourne enfin la bande autour de la poitrine où on l'arrête avec des épingles.

Les arteres des temples ouvertes par accident ou par l'ordonnance des Medecins font facilement comprimées par la partie convexe de la moitié de la coquille d'une noix.

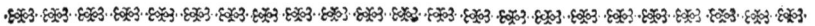

L'OPERATION DE L'ANEVRISME.

L'Anevrifme eft une tumeur molle qui obeït au toucher faite du fang vital & fpiritueux qui fort d'une artere par anaftomofe ou par divifion.

L'anaftomofe eft lorfque l'extrémité de l'artere eft ouverte & dégorge du fang entre cuir & chair.

La divifion eft lorfque l'artere a été entamée par quelque caufe externe ; enforte que la peau de deſſus fe reünit, celle de deſſous reftant ouverte, parce qu'étant plus dure & comme tendineufe & en un continuel mouvement , elle ne fe reünit que tres-difficilement ; de forte qu'elle dégorge du fang qui diftend peu-à-peu la membrane de deſſus qui eft reprife & fait une tumeur accompagnée de pulfation , la peau confervant fa couleur & fa temperature naturelle.

La cure ne reüffit qu'aux petits anevrifmes , où les arteres font faciles à lier , non pas aux groſſes arteres ny à celles qui font difficiles à lier , comme à la gorge , aux aiſſelles , aux aînes & aux autres parties où il y a de grands vaiſſeaux. Quand l'anevrifme eft petit , on le lie comme la varice , ayant découvert le vaiſſeau par une incifion à la peau , faifant une ligature au- deſſus & au-deſſous de l'anevrifme, puis on coupe l'artere au milieu. Les au- tres fe contentent aprés avoir découvert l'artere de la lier feulement au- deſſus , & de l'ouvrir avec la lancette pour la dégorger. Par exemple , fi l'anevrifme eft au ply du coude, on fait une incifion en long en la partie interieure & infe- rieure du bras à l'endroit où paſſe l'artere , laquelle étant découverte on la lie, puis on ouvre l'anevrifme pour évacuer le fang contenu dans la tumeur : finon on

peut

peut la lier de cette forte. Le malade étant fitué commodément, on paffe une grande aiguille enfilée d'une bonne ficelle au travers du bras en la partie interieure & moyenne de l'humerus proche l'os embraffant tous les vaiffeaux, & ayant mis une bonne compreffe large & épaiffe de quatre doigts entre l'entrée & la fortie de l'aiguille, on ferre fortement la ficelle ; par ce moyen la ligature ne fait pas fi grande douleur & ne peut pas couper les parties qu'elle embraffe, aprés on fend en long la tumeur qui eft au ply du coude, tant pour la dégorger que pour découvrir le vaiffeau, puis on le lie & le coupe à la façon de la varice, comme nous dirons cy-aprés. Puis on ôte la ligature d'au-deffus.

Si l'anevrifme eft venu par la ruption de l'artere, Paul Eginette veut que l'on paffe une aiguille enfilée d'un double fil, ou petite ficelle au travers de la bafe de la tumeur, & qu'on lie les fils de côté & d'autre, comme en l'exomphalos & au ftaphilome.

On peut s'exempter de ces manieres anciennes de faire l'operation de l'anevrifme qui font toutes tres-longues, tres-difficiles & tres-dangereufes, par une autre plus facile, plus courte & plus feure, dont tout le myftere confifte à preffer avec le doigt l'artere au-deffus de l'anevrifme, puis ouvrir la tumeur avec la lancette, la vuider & plonger dans la playe & à la bouche de l'artere un bouton de vitriol de Chypre enveloppé dans du cotton, puis faupoudrer la partie avec la poudre de farcocolle & la couvrir de compreffes bien moüillées de blanc d'œufs. Par ce moyen on ferme & cauterife l'artere en même-tems, parce que les blancs d'œufs en fe fechant preffent & refferrent de forte la partie que la fubtilité ny les boüillons du fang ne la peuvent forcer.

C. enfeigne la maniere d'apliquer l'inftrument de fer de la *table xix. fig. I.* emprunté du livre des playes de Guillaume Fabrice de Hilden, pour étendre & redreffer le genou retiré, maladie de difficile guerifon, comme vous verrez par l'hiftoire fuivante. Jacques fils de Jacques Murdel boucher, enfant âgé de cinq ans, courant aprés fon pere tomba fur des pierres, fe releva & s'en retourna à la maifon, fans reffentir aucune douleur jufqu'au quatriéme jour qu'il commença à fe plaindre de fon genou, où il y avoit quelque contufion. La mere de cet enfant fit apeller Jean André Barbier, qui lui apliqua d'abord le cataplâme contre l'echymofe de Felix Vurtz, & le lendemain un linge en trois doubles exprimé dans du vin chaud aparemment pour refoudre le fang extravafé.

L'enfant fut pendant ce tems-là furpris d'une fiévre tres-aiguë pour laquelle le Medecin fut apellé & qui fe termina par un abfcés de la jambe malade, qui étoit occupée avec toute la cuiffe jufqu'à l'aine par une inflammation erefipelateufe accompagnée de chaleur, de rougeur & de douleur, qui tourmentoit cruellement l'enfant. L'inflammation fut guerie, mais la tumeur avec contufion qui avoit précedé la fiévre refta au genou. On effaya de la diffoudre par divers remedes, mais inutilement ; ce qui fit tenter la voye de la fupuration & l'ouverture de la partie interne & externe du genou par le cautere potentiel fans qu'il en fortît aucune matiere. Le malade étant en cet état le Medecin fe retira & laiffa tout le foin de l'enfant au Barbier qui le traita comme il pût pour confolider les ulceres caufés par le cautere.

La

La tumeur cependant devint extrémement dure, ce qui mit la mere bien en peine, laquelle voyant bien que le Barbier n'étoit pas capable de guerir son enfant me vint prier de le seconder par mes avis. A mon arrivée, je trouve une tumeur au genou tres-dure, & la jambe de l'enfant retirée sans la pouvoir étendre en aucune façon. Je fais mon prognostic déclarant que la maladie étoit fort douteuse & d'une curation tres-longue & tres-difficile, aprés quoy j'entrepris la besogne que je conduisis de la maniere qui suit. Je commençay par fomenter la partie tous les jours durant un quart d'heure avec une éponge trempée dans la fomentation suivante pour ramollir & resoudre la tumeur.

℞. *Mauves, boüillon blanc, betoine, de chacune une poignée & demye;*
Fleurs de mauves, une poignée;
Semence de lin, une once;
Racine de guimauve, deux dragmes:

Hâchez & concassez le tout pour faire boüillir en eau commune.

La fomentation faite, j'apliquay sur la partie le cerat diasinapi d'Aquapendente au chapitre du meliceris, corrigé par André Spigelius de la maniere qui suit:

℞. *Sel gemme, litharge d'or, ceruse, de chacun quatre onces;*
Cire, terebentine, de chacune deux dragmes;
Galbanum opopanax, de chacun demye-once;
Moutarde en poudre, deux onces;
Vieille huile d'olive, neuf onces;
Vinaigre fort, autant qu'il en faut pour former un cerat mollet.

Je fis sous le jarret & aux côtez du genou, des onctions avec l'onguent suivant:

℞. *De l'onguent d'Eve, deux onces & demye;*
De l'onguent Nervin, six dragmes;
Du cerat citrin, une once;
Huile de vers de terre, six dragmes;
Huile de renard, deux dragmes:

Mêlez le tout pour faire un onguent.

Voici l'onguent d'Eve que Foscarini a aporté de Turquie.

℞. *Huile d'olive, une livre;*
Moüelle de cuisse de beuf, cire jaune, resine de pin, de chacune deux onces;
Beurre frais, trois onces:

Mêlez le tout pour former l'onguent d'Eve, ou anodin.

Voici le cerat Citrin, emprunté d'Aquapendente.

℞. *Suc de Nicotiane, six onces;*
Cire jaune nouvelle, quatre onces;
Resine, trois onces;
Terebentine, deux onces;
Huile myrtin, autant qu'il en faut pour faire un cerat mollet, qu'on apelle vulgairement citrin.

Le

Le genou defenfla par l'ufage continuel de la fomentation & du cerat, mais l'onction du jarret ne fit rien pour l'extenfion. Ce qui m'obligea d'apliquer l'inftrument de fer de la *table xix. fig. I.* pour étendre & redreffer la jambe peu-à-peu. Le malade le portoit jour & nuit ferrant un peu la vis chaque jour jufqu'à ce que la jambe fût redreffée, ce qui arriva au bout d'un an que le malade marcha fans bâton. Avant d'apliquer l'inftrument, je couvris tout le genou du cerat barbarum mêlé avec le magiftral diafinapi : Je fis l'onction au jarret, & mis par-deffus le fparadrap fuivant :

᷒. *Cerat citrin, cy devant décrit, deux onces & demye.*
    Cire jaune nouvelle, deux onces ;
    Refine de pin, terebentine, de chacune deux onces :
Mêlez le tout fur le feu & y trempez de la toile.

La caufe de la contraction de la jambe venoit de la negligence qu'on avoit euë, car on l'auroit empêchée en pofant dés le commencement la jambe de cet enfant dans une caiffe de bois femblable à celle de la *table xxij. fig. VI.*

L'an 1636. le 10. Octobre, je fus apellé pour voir l'enfant de Martin Graf, à Leiphemen, qui avoit la jambe retirée en derriere par un ganglion au genou, que je redreffay dans l'efpace de huit mois, avec le même inftrument, que j'apliquay aprés avoir fait proceder les remedes generaux & employé les mêmes topiques.

D. montre l'ufage de l'inftrument de la *table xix. fig. V.* pour fléchir le coude car comme il n'y a rien de meilleur pour étendre le bras que de porter en fa main une pierre ou quelque chofe de pefant ; de même il n'y a rien de plus propre pour fléchir le coude que cet inftrument ; je m'en fuis fervi plufieurs fois fort heureufement, notamment à l'enfant d'un foldat, qui enfuite d'une luxation du coude ne pouvoit le fléchir en aucune maniere, à caufe de la mauvaife fituation où on avoit laiffé le bras.

Je l'oignois tous les jours comme les enfans precedens, & je lui apliquay le fparadrap avant de lui faire porter l'inftrument ; il fut gueri dans l'efpace de deux mois ; de forte qu'il fléchiffoit le coude comme il vouloit fans peine & fans douleur. Les jeunes Chirurgiens doivent bien prendre garde de bien fituer les membres luxés & fracturés ; car outre la peine qu'il y a à remedier à la contraction du membre, l'inflammation furvient tres-fouvent à la mauvaife figure qui contraint les vaiffeaux & empêche la circulation des fluides. Voyez la *table xxvij. fig. II. III. & V.*

E. reprefente la maniere de panfer un finus à la cuiffe.

L'an 1626. le 19. Novembre Martin Scultet mon frere me pria de voir fon beau-pere Jean Belventer, Marinier d'Ulmes navigeant fur le Danube, pour le traiter d'un finus à la cuiffe gauche, qui avoit fuccedé à une contufion fupurée & mal-traittée ; ayant fondé ce finus, je trouvay qu'il n'étoit que fuperficiel, mais affez long & large.

Comme ces finus declives font difficiles à agglutiner, j'effaiay le lendemain d'y faire une incifion à l'infçu du malade avec le cifeau trompeur de la *table xviij. fig. IX.* n'ayant pas encore les firingotomes de la *table xiij. fig. I. II. & III.* & de la *table xv. fig. I.* afin d'incarner le finus aprés l'incifion. Mais parceque cette operation

V u   ne

ne fe faifoit pas affez promptement [avec le cifeau, le patient qui s'aperçût de l'inftrument remuant la cuiffe & me repouffant la main avec les fiennes, me fit quitter prife & m'obligea de panfer le finus trop peu dilaté, ainfi qu'il paroît dans la figure avec un blanc d'œuf battu étendu fur des étoupes peignées. Le fang ayant été arrêté, je fis le troifiéme & le quatriéme jour des injections d'hydromel avec la feringue dans le finus pour deterger la cavité. Le cinquiéme, fixiéme & feptiéme jour je fis les injections avec de gros vin, dans lequel j'avois fait boüillir des ba-lauftes, des écorces de grenade & d'autres aftringens apliquant deffus le mal une éponge neuve trempée dans la même liqueur avec le bandage que je commençay par la partie inferieure faine, en montant pour finir au-deffus du finus en la partie faine avec une longue bande large de trois travers de doigt qui fuffit parce qu'une plus large ne ferre pas fi bien. Le finus fut parfaitement gueri en une femaine par des medicamens & le bandage aglutinatif. Je n'en fuis jamais venu à l'operation du depuis, que je n'aye vû que les remedes pharmaceutiques étoient inutiles. Je ne me fuis point non plus fervi du cifeau trompeur pour la dilatation des finus, parce qu'il trompe le Chirurgien plûtôt que le malade.

F. indique le lieu où l'on doit apliquer les cauteres au bras. Voyez la *table xlij.* *fig. III.* où il en eft amplement parlé.

G. eft l'inftrument de Jule Caffere Plaifantin décrit en la *table I.* qui cachant le feu & défendant les parties voifines eft le plus feur de tous les inftrumens pour les cauteres actuels hors la tête.

H. eft une bande fort commode pour bander les cauteres au bras, parce que le malade l'aplique lui même, fort utile, parce qu'elle conferve le cautere en fa place, fort propre, parce qu'étant d'une toile blanche elle peut être lavée, & on la dérobe plus facilement à la veüe & au toucher que les autres bandes.

I. c'eft le lieu où l'on aplique les cauteres à la cuiffe quatre travers de doigt fur le genou entre le couturier & le vafte interne, tres-facile à panfer, & parce qu'il eft accompagné de la veine faphene, tres-falutaire aux femmes fujetes aux affections hyfteriques, à caufe qu'il fait repercuffion, revulfion & derivation. J'en ay gueri des femmes attaquées de fureurs uterines dont je tais le nom, & d'autres cruels fymptomes caufés par la fupreffion des mois. Sans parler de plufieurs autres qui avoient des ulceres dyfepulotiques ou incurables aux jambes.

K. marque un cautere que je me fuis apliqué moy-même à la jambe fur l'ori-gine des mufcles jumeaux avec un heureux fuccés contre la fciatique. Adrien Spi-gelius veut qu'on aplique le cautere au gras de la jambe, ou fur la rencontre du commencement des mufcles jumeaux, à caufe du paffage de la poplitée : mais com-me cet endroit eft fort incommode pour le bandage à caufe de fon penchant, j'ay fuivi l'avis d'André Vefale & choifi l'endroit un peu plus haut où fe rencontrent toutes les conditions requifes pour un bon cautere, qui ont été raportées cy-deffus. Premierement la veine poplitée qui étoit ouverte par les Anciens & l'eft encore par les modernes avec beaucoup de fuccés pour la douleur de la fciatique & plufieurs autres maladies recüillies par Marc-Aurele Severin. Secondement, l'interftice des principes des jumeaux, fans crainte d'offenfer le gros nerf qui paffe au deffous du genou : parce qu'étant plus profond que le lieu du cautere, il ne peut être offenfé

par

par le feu ardent. Troifiémement, le cautere peut y tenir fermement. Quatriémement, le malade le peut penser lui-même. Il eft vray que quand on a été une fois
tourmenté par les douleurs fciatique, on n'en eft jamais tellement délivré qu'on
puiffe fe promettre d'en être exempt pour l'avenir ; Je peux neanmoins affeurer qu'il
y a maintenant neuf ans que je m'en fuis prefervé par le moyen de ce cautere après
avoir pris à la verité les eaux de Thalfengen ou Gefunbrun au territoire d'Ulmes,
& peut-être que j'en feray prefervé plus long-tems fi je vis ; car je renonce de bon
cœur à l'ouverture de la veine fciatique, à tous les purgatifs, fudorifiques & topiques, dont je me fuis cy-devant fervi durant une année entiere par le confeil de
tres-fçavans Medecins. C'eft pourquoy je confeille à ceux qui ont fait des remedes
internes & externes fans foulagement pour la fciatique inveterée, de fuivre hardiment mon exemple & d'avoir recours au même azile, je veux dire à l'aplication
d'un cautere au lieu marqué. Car je ne doute nullement que le malade n'y trouve fa
guerifon & le Chirurgien beaucoup d'honneur.

L. eft une bande la meilleure de toutes pour bander les cauteres à la cuiffe & à
la jambe.

M. eft le tirebale de la *table xvj. fig. X.* propre à tirer les bales d'Arquebufes
reftées bien avant dans les parties.

N. montre la maniere de fe fervir de ce tire-bale, qui eft compofé d'une tarriere & de deux canules l'une dans l'autre dans lefquelles elle fe met.

La canule interne a deux cuillers à fon extrémité, dont les cavités fe regardent &
s'aprochent & s'écartent fuivant qu'on les pouffe plus ou moins hors de la canule,
il faut ayant retiré la tarriere, introduire les canules par le bout où font les cuillers
pour lors fermées, comme elles font dépeintes en l'inftrument de la *table xvi.
fig. XII.* après avoir oint d'huile le dehors de la canule externe les pouffer doucement dans la playe avec la main droite, jufqu'à ce que l'extrémité des cuillers
dentelées faififfe la bale ; alors le Chirurgien tenant l'inftrument avec le pouce &
l'index de la main gauche, il en preffera la bale autant que le malade pourra le
fouffrir, de peur qu'elle ne s'écarte. Enfuite il introduira avec les doigts de la
main droite la tarriere par le trou du manche rond jufqu'à la bale, & en tournant la tarriere pour l'enfoncer peu-à-peu dans la bale, auffi-tôt qu'il connoîtra
qu'elle y eft fuffifamment attachée, il retirera en haut peu-à-peu la canule exterieure pour la repouffer auffi-tôt en bas, afin que les cuillers s'écartent & faififfent
mieux la bale, & que la tenant fermement embraffée, elles aident à la tarriere, ce
qui étant fait on retirera la tarriere, les deux canules & tout l'inftrument enfemble
avec la bale prife, comme la figure prefente fait voir.

Plufieurs recommandent pour faire cette operation, les inftrumens de la *table xvj. fig. I. II. III. IV. V. & VI.* qui peuvent faifir la bale à la verité & la tirer,
mais non pas fans danger de bleffer quelque nerf, veine ou artere comme ceux
de la *table xvj. fig. X.* & de la *table xv. fig. XII.* dont je me fuis fervi heureufement durant plus de vingt ans dans les Guerres d'Allemagne fur une infinité de foldats, c'eft pourquoy ceux qui n'auront pas ces deux inftrumens feront bien de fubfti-
tuer & de preferer aux autres tenailles le bec de grüe droit de la *table xij. fig. VIII.*
& le bec de grüe courbe à un angle obtus de la *table ix. fig. X.* dont les Chirurgiens

de

de Padoüe ont coûtume de se servir pour tirer les bales seulement & sans crainte d'aucun accident.

Lisez le traité des playes d'Arquebuse de François Plazzon qui est le plus complet que nous ayons.

O. represente l'amputation des varices, suivant la methode d'Aquapendente, qui paroît horrible à nos Allemans, & qui peut être suivie par de fàcheux symptomes. Lorsque j'étudiois à Padoüe, je vis un païsan dans l'Hôpital de Saint François, qui souffrit cette operation de la maniere qu'elle est ici representée, Monsieur Spigelius la fit au grand soulagement du malade. Je l'ay hazardée une fois en ma vie à son imitation, en mon pais, mais par la faute du patient qui ne pût s'empécher de remuër toûjours la jambe durant l'operation, il survint une inflammation qui tourmenta bien le malade & en empécha le succés. Le malade & ses parens n'en étant pas contens rejetterent la faute sur moy, jusqu'à me souhaiter le même mal; c'est pourquoy ne voulant plus m'exposer à de semblables reproches, j'ay toûjours traité du depuis les varices des jambes, avec les seules topiques mettant par-dessus une chaussette de peau de chien.

Les varices sont des veines dilatées, pleines d'un sang grossier & melancholique qui se grumele souvent dans son vaisseau : on en fait la cure ou par des medicamens astringens ou par la section.

Les medicamens astringens n'ont lieu qu'au commencement, lorsque le vaisseau n'a pas encore pris son ply, & que le sang n'est point grumelé, & avec tout cela, il faut pour avoir quelque éfet, qu'ils soient secondés par un bon bandage expulsif, qui empêche le sang d'aborder à la partie ou plûtôt d'y rester. On est même souvent contraint par la douleur, d'ouvrir en long le vaisseau pour le dégorger & en le desemplissant décharger la partie avant d'apliquer les remedes.

La section se pratique en deux façons, ou par le cautere potentiel, ou par la ligature. On aplique le cautere un peu au-dessous du genou, où se trouve ordinairement la fin de la veine variqueuse, laquelle étant cauterisée on laisse tomber l'escharre d'elle-même, afin de donner loisir à la nature d'engendrer de la chair entre les deux extrémités du vaisseau pour les cicatrifes & leur ôter la communication & la continuité ; de telle sorte que le sang n'y trouve plus de passage, & que par consequent les ulceres qui sont ordinairement au-dessous n'en soient plus abreuvés & entretenus.

On a de coûtume avant la section, d'ouvrir le vaisseau pour le desemplir. La ligature se pratique en cette maniere. Le malade ayant été évacué par les seignées, & les purgations, n'étant ny febricitant ny debile, on marque d'encre le long de la veine qu'on veut retrancher ; alors le Chirurgien d'une main, & le serviteur de l'autre, levant la peau qui couvre la varice, & le Chirurgien la coupe en long sur & suivant la ligne qu'il y a marquée, & la veine étant découverte, il la separe avec la queüe d'une espatule, des parties ausquelles elle est adherante, puis il passe par-dessous une aiguille courbe & enfilée d'un bon fil double lequel il coupe présdu cul de l'aiguille pour en avoir deux, afin de les tirer chacun par les deux bouts les ayant éloignés l'un de l'autre de la largeur d'un bon pouce l'un en haut l'autre en bas ; aprés cela il ouvre le corps de la veine entre les deux fils, & ayant tiré du

sa

fang fuffifamment, il ferre autant qu'il peut les deux fils, puis il coupe la veine par le milieu, & laiffe tomber les fils d'eux-mêmes, afin que la nature ferme à loifir les ouvertures de la veine. On panfe la playe à l'ordinaire.

P. montre une playe bien profonde faite dans la cuiffe par un coup d'épée, dont l'entrée étant fort large eft aprochée par quatre points d'aiguille, y ayant un trou à la partie la plus baffe de la playe pour mettre la tente *Q.* & donner iffuë à la matiere.

R. enfeigne la maniere de ruginer le tibia carié avec les rugines de la *table VI.* Martin Schmidt âgé de douze ans du village d'Oettringen, ayant une grande douleur au tibia avec deux ulceres, d'où il fortoit une matiere purulente tres-puante ; l'un fitué vers la malleole interne, l'autre vers l'externe que le Chirurgien du lieu avoit traité pour une luxation du pied, fut amené à l'Hôpital d'Ulmes le 16. Decembre l'an 1640. Je le vifitay & reconnus bien-tôt que ce n'étoit pas une luxation mais une corruption & carie du tibia que je panfay de la maniere qui fuit.

Les premiers jours je lui ordonnay un bon regime de vivre & la potion fuivante :

  K. *Sirop rofat folutif, une once & demye ;*
   Electuaire lenitif, fix dragmes ;
   Decoction de fenné, autant qu'il en faut pour faire une potion.
   Mêlez le tout.

Il fit cinq felles de matieres fort fereufes. Le 22. Decembre, je fis une incifion avec le fcalpel depuis la tête du tibia jufqu'à la malleole interne fans offenfer les veines, les arteres, les nerfs ny les tendons. Je feparay le periofte du tibia avec les ongles, & je panfay la playe avec des étoupes couvertes d'un medicament aftringent fait de blanc d'œuf battu avec l'eau rofe & la poudre aftringente de Galien que j'arrêtai avec la bande à deux chefs. Le 23. le fang étant arrêté je levay l'apareil & le tibia étant découvert, je reconnus que je ne m'étois point trompé, car non feulement la partie anterieure du tibia étoit cariée en fa fuperficie, mais la partie pofterieure étoit encore corrompuë jufqu'à la moëlle, de forte que j'arrachay en même-tems quelques portions du tibia avec la pincette, aprés quoy je rebanday la playe, à caufe des cris infupportables que le malade faifoit, y mettant les remedes convenables.

Le 24e. jour, je raclay l'os avec les rugines & trouvay la tête inferieure du tibia entierement corrompuë & tres-fetide. Je nettoyai l'os avec la decoction divine, & mis deffus la poudre d'ariftoloche & d'iris de Florence. Je couvris la playe avec le cerat de diapalme & le bandage convenable. Le 25. & 26. je ruginay l'os, à caufe de fa grande corruption & j'en tiray plufieurs portions corrompuës avec la pincette. Le 29. je retranchay une grande portion corrompuë de la tête inferieure & interne du tibia avec la tenaille de la *table xxj. fig. I.* Le 30. la puanteur de l'os fut un peu diminuée par l'ufage de la decoction divine. Le 31. la douleur du pied & la puanteur étant un peu paffées, j'ordonnay au malade un regime de vivre avec des alimens gluans & vifqueux propres à engendrer le calus, & j'apliquay fur la playe le cerat divin pour la cicatrifer. Depuis ce jour-là jufques au 4. Janvier 1641. il fortit de la tête inferieure du tibia ou de la malleole externe une matiere pufulente, le 6. il parut autour de ce trou une chair folide, le 7. la playe fe porta bien

& la nature fepara entierement l'os carié depuis la tête inferieure jufqu'à la partie moyenne. L'os étant feparé, la playe fut confolidée dans un mois.

DU NODUS VEROLIQUE.

Lorfque les nodus veroliques ne cedent pas aux decoctions de falfe-pareille pri-fes par la bouche, laquelle apaife & guerit les nodus & les autres accidens de la verole, plûtôt & plus efficacement que le guayac. Il faut fe fervir du cerat fui-vant, qui eft d'un tres-bon fecours.

℞. *Mercure vif éteint avec la falive d'un homme à jeun, demy-once ;*
Poudre du tabac du Brefil, demye-dragme ;
Emplâtre diachilum avec les gommes, cerat oxelaum, cerat citrin, de chacun, une once ;
Huile diftilée de bois de guayac, une dragme ;
Mêlez le tout pour faire un cerat.

Si la douleur du tibia continuë malgré l'ufage de ce remede & fi le nodus ne fe refout pas, c'eft une marque affurée que l'os qui eft deffous eft carié. C'eft pour-quoy il faut faire neceffairement une incifion fur le nodus, felon toute la lon-gueur du tibia avec le fcalpel de la *table II. fig. II.* & ruginer l'os corrompu après l'avoir découvert. Comme ces nodus arrivent tres-rarement en nôtre Allemagne, on n'entreprend leur curation par chirurgie que par l'inftance des malades qui ne fe foûmettent à l'operation que quand ils en font cruellement tourmentés. Mais en Italie où ces nodus font tres-frequens, on les guerit ordinairement fans façon & fort heureufement par l'operation de la main. Et d'autant que j'ay vû faire tres-fouvent cette operation à Padoüe où prefqu'une infinité de gens fe plaignent des douleurs continuelles de jambes, & où je l'ay pratiquée moy-même plufieurs fois, j'ay jugé à propos d'ajoûter à cet ouvrage la maniere que ceux de Padoüe obfervent en cette operation, en faveur des jeunes Chirurgiens, afin qu'ils puiffent dans le befoin fecourir les malades que ces douleurs criantes reduifent à l'extrémité.

Le premier jour, ils font une incifion jufqu'à l'os avec le fcalpel, fur & fuivant toute la longueur du nodus verolique, après quoy ils dilatent la playe avec des plu-maceaux imbus de blanc d'œufs battu, puis ils bandent la playe avec une bande con-venable pour défendre d'abord des humeurs. Le fecond jour, ils levent les pluma-ceaux & rempliffent la playe de certain cauftique, à quoy je prefererois le cautere de velours d'Ambroife Paré décrit ci-deffous, aïant auparavant muni les parties fai-nes voifines d'un bon défenfif, de peur qu'elles ne foient offenfées. Après cela ils couvrent toute la jambe d'une emplâtre fort large, & bandent encore le pied avec un bandage expreffif, aïant mis un grand linge fous l'emplâtre.

Le troifiéme jour, ils levent le tout, en apliquant les remedes pour procurer la fe-paration de l'efcharre, & quand elle eft tombée, ils ruginent la carie jufqu'au vif, enfuite ils couvrent l'os de poudres defficatives, pour la generation des chairs. L'incifion du nodus avance l'action du cauftique, mais elle n'eft pas abfolument ne-ceffaire, finon à l'égard de ceux qui ne croïent pas fur le raport du Chirurgien qu'il y ait carie au tibia, à moins qu'ils ne la voyent & ne la touchent.

Voici

Voici le cautere de velours de Paré.

℞. *Cendres & coffes ou de tiges de féves, & de bois de chêne, de chacune*
trois livres ;
Eau de riviere, six quartes ;
Cendres gravelées, une livre ;
Alun de glace en poudre, quatre onces :

Mêlez & remuez le tout dans un chauderon, metez-y enfuite :

Chaux vive en pierre, une livre.

Quand la chaux fera éteinte, mêlez & broüillez encore le tout par plufieurs fois, & le laiffez infufer durant deux jours, remuant fouvent afin de rendre la leffive ou capitel plus fort. Aprés cela faites boüillir le tout un peu, puis le paffez au travers d'une groffe nappe, rejettant deux ou trois fois la coleure fur les mêmes cendres, & vous les ferez boüillir enfuite dans un vaiffeau de terre plombé à grand feu de charbon pour évaporer la liqueur jufqu'à ce qu'il ne refte que la matiere terreftre ou le fel, que vous couperez par morceaux ou reduirez en pelotes avant qu'il foit entierement fec, & les mettrez dans une phiole de verre que vous boucherez bien, afin de les garder pour le befoin. C'eft ce que Paré apelle fon cautere de velours, parce qu'il opere bien & fans caufer beaucoup de douleur.

S. reprefente le bandage apellé *cataphracta*, ou *cuiraffe*, à caufe qu'il reffemble à la cuiraffe Romaine, & qu'il fert à bander les playes de l'omoplate de la clavicule de la poitrine, du dos, & des coftes. La bande fort longue & à un chef eft pofée fur l'aiffelle, d'où elle eft conduite obliquement fur l'articulation de la clavicule avec le fternum, de-là par derriere le cou fur l'omoplate de l'épaule opofée & fous l'aif-felle de ce même côté & de-là au cou fur la partie où elle a déja paffé ; enforte qu'elle reprefente derriere le cou la lettre *X*. après cela elle eft conduite obliquement vers l'omoplate de l'autre côté, puis fous l'aiffelle & de-là derriere le cou, enforte qu'elle fait encore une autre *X*. de-là elle coule fous l'aiffelle & remonte oblique-ment proche l'endroit oò la clavicule s'articule avec le fternum, reprefentant auffi en cet endroit la lettre *X*. de là joignant le cou, & fur l'omoplate & fous l'aiffelle, de forte qu'elle forme quatre fois la lettre *X*. Sçavoir deux fois derriere le cou, au deffus l'une de l'autre & deux fois en-devant proche de l'articulation de la clavicule avec le fternum ; puis ayant fait autant de circuits qu'on a trouvé à propos on la roule autour de la poitrine & des côtes pour l'attacher où elle finit. Toutes ces circonvolutions prifes enfemble ont la figure d'une cuiraffe.

FIN DES TABLES.

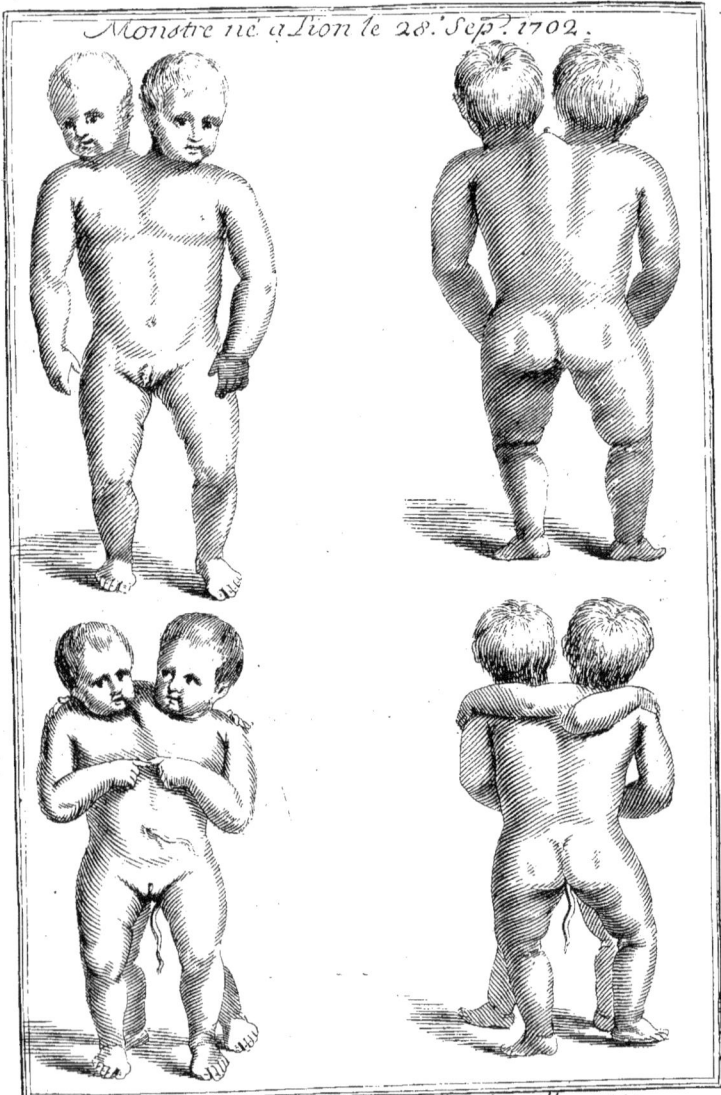

Monstre né a Lion le 28.º Sep.ʳ 1702.

Monstre né dans le Virtemberg le 5.º juillet 1651.
il avoit deux têtes quatre piéds et autant de bras.

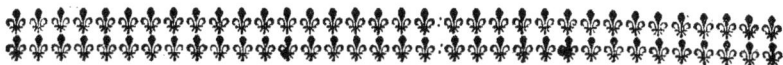

DISSERTATION SUR UN MONSTRE
né à Lyon, l'Année 1702.

Voici le Portrait & la Relation d'un Monstre, qui a beaucoup de raport avec celui du VVitemberg.

UNE fille âgée d'environ vingt ans , d'une petite taille & d'une conftitution delicate, accoucha chez Madame Baud, Sage-femme de cette Ville de Lyon, à la Grande-Ruë de l'Hôpital , le 28. Septembre 1702. à fix heures du matin d'un Monftre , qui repréfentoit deux Enfans par deux têtes, & les parties internes doubles jufqu'à peu-près au nombril ; & un feul enfant mâle confideré par le dehors dans le refte du corps.

Il vint au monde en vie, & refpira encore quelques momens après fa naiffance. Une tête fut ondoyée au paffage, & l'autre conditionnellement par la Sage-femme après l'accouchement.

Ce Monftre fut préfenté à un des Medecins Agregé au College de cette Ville, & un Chirurgien , qui en firent l'ouverture le deuxiéme jour de fa naiffance. Celui dont on a eu cette Relation , ne fut informé de ce cas , que quelques-heures après , & n'eut pas la fatisfaction d'être préfent à l'ouverture du cadavre. En examinant cependant les entrailles , les vifceres & toutes les parties déplacées, qui reftoient encore dans leur entier , ou du moins affés connoiffables auffi bien, que les parties contenantes des ventres, dont la plûpart n'avoient point été endommagées , le cas lui parût trop rare , pour ne pas mettre par écrit ce qu'il avoit pû remarquer de plus confiderable. On ne vit point l'arriere-faix ; mais Madame Baud qui l'avoit expreffément examinée affure, qu'il étoit fimple ; qu'il n'y avoit qu'une feule envelope, un *placenta* & un cordon.

Les deux têtes de ce Monftre d'égale groffeur , & à-peu-près également élevées, la gauche à la verité un peu moins , étoient foûtenuës chacune par un cou d'une groffeur, grandeur & forme naturelles, & feparées par le bas d'environ trois pointes de doigt , toutes deux panchées & inclinées du côté des bras : La droite qui fe préfenta au paffage la derniere , un peu plus que la gauche ; l'une & l'autre avoient les faces tournées en devant fur deux lignes paralleles.

Toutes les parties & les organes en étoient bien formez , placez dans l'or lre naturel ; les traits des vifages reguliers & affés reffemblans fans aucune difformité.

Le Corps fur lequel ces têtes étoient apuyées paroiffoit fimple , & n'étoit ni plus grand, ni gueres plus gros, qu'il eft ordinairement dans un enfant bien nourri & né au terme prefcrit par la nature ; La poitrine étoit feulement un peu plus large vers le haut ; mais elle fe retréciffoit infenfiblement en defcendant.

X x Ce

Ce tronc n'avoit que deux bras, deux mains, deux mammelles, un nombril, une verge, un *scrotum*, un *anus*, deux cuisses, deux jambes, deux piez chacun avec cinq doigts comme les mains, & toutes ces parties bien formées, & bien nourries & proportionnées au corps, dont elles étoient les membres, sans aucun excès ni défaut. Tout y étoit naturel à une espece de production près, qui s'élevoit en ligne droite de l'extrémité superieure & du milieu du dos en forme de cone à la hauteur d'environ un pouce & demi sur une baze large à-peu-prés de quatorze ou quinze lignes; la pointe étoit terminée par un petit bouton gros comme un pois, soûtenu par un pedicule fort court.

Dans les ventres moyens & inferieurs ouverts pour en examiner les parties contenuës, on trouva deux œsophages, deux cannes ou trachées-artêres, deux poûmons, composez chacun de deux parties, & chaque partie de deux lobes, deux cœurs revêtus de leur pericarde, qui avoient chacun deux oreilletes, deux ventricules avec tous les vaisseaux, qui en naissent & s'y vont terminer. On ne peut pas assurer s'il y avoit deux mediastins, ni comment toutes ces parties étoient arrangées & separées les unes des autres; parcequ'elles avoient été tirées hors de la poitrine.

Le diaphragme étoit tout d'une piece: quoiqu'il y eût deux centres nerveux percez chacun par l'un des œsophages posez vis-à-vis & perpendiculairement à droit & à gauche. Ces deux œsophages aboutissoient chacun à un estomac, tous les deux aparemment situez aux deux côtez de la region superieure du bas ventre, immediatement au-dessous des endroits où le diaphragme étoit percé pour donner passage aux deux œsophages.

Chaque estomac avoit son pilore & son intestin *duodenum* distincts, qui se reünissoient & se terminoient en un seul canal, c'est-à-dire, qu'ils finissoient à-peu près là où commence l'intestin *jejunum*. Depuis là jusques au fondement il n'y avoit qu'un seul & simple canal, & tous les autres intestins étoient simples, d'une grosseur & grandeur naturelle.

Le foye à proportion des autres visceres étoit plus grand environ d'une moitié, sans doute qu'il y en avoit deux joints ensemble & confondus: puisque sous la partie concave on voyoit deux vesicules biliaires éloignées l'une de l'autre & écartées vers les deux extrémitez oposées.

On trouva deux rates parmi les intestins: mais on ne peut point sçavoir comment elles étoient situées: parceque toutes les entrailles du bas ventre avoient été déplacées, de même que celles de la poitrine.

Quoique tous les visceres, dont on vient de parler fussent à double, tant dans la poitrine, dans la region superieure du bas ventre jusques à l'ombilicale, depuis là en bas elles étoient toutes simples. Il n'y avoit, que deux reins; l'un à droit, l'autre à gauche: qu'une seule vessie, dans laquelle s'ouvroit un uretére de chaque côté: les organes de la generation étoient pareillement simples en dedans, & on ne voyoit en dehors, comme il a été ci-devant observé, qu'une verge avec le gland recouvert de son prepuce, des bourses simples, ou un *scrotum* dans lequel on trouva deux testicules extremement petfits.

On auroit souhaité de voir les grands vaisseaux en etat & d'avoir la satisfaction d'être

d'être affuré du cours & du chemin qu'ils tenoient ; on reconnût cependant , que
l'aorte & la veine-cave avoient été couchées de part & d'autre le long des deux
épines , & qu'elles continuoient leur route chacune de leur côté depuis le cœur jufques au dedans des cuiffes , & que par confequent le cœur, qui étoit à droit fourniffoit fes vaiffeaux au rein droit , & fans doute à toutes les parties , qui étoient de
ce côté-là , tant contenuës dans le bas ventre , qu'aux parties contenantes , & aux
extrémités ; & le cœur, qui étoit à gauche pareillement aux mêmes parties fituées
à gauche depuis la poitrine jufques aux pieds. Il y a lieu de penfer qu'il en étoit de
même à l'égard des parties fuperieures des deux corps placées au deffus des
cœurs.

Si ces vaiffeaux n'avoient pas été endommagés & mis hors de leur place , il
n'auroit pas été moins curieux qu'important de reconnoître s'il fe trouvoit entre
eux quelques anaftomofes confiderables , c'eft-à-dire , des communications de l'aorte
d'un côté à l'aorte de l'autre , & de veine-cave à veine-cave ; & fi les vifceres contenus dans la poitrine & le bas ventre, fur tout ceux qui y étoient fimples , & en
même-tems communs recevoient tout à la fois des deux grands troncs par la mediation de quelqu'un de leurs rameaux certaine portion de fang, qui eût paffé du
cœur d'un enfant à l'autre , en un mot s'il y avoit un commerce ouvertement établi
entre la circulation de celui-ci & la circulation de l'autre.

Ce commerce auroit été abfolument neceffaire , fi le chile, qui fe preparoit dans
les deux eftomacs , & qui n'avoit qu'une voye commune & un même couloir pour
fe filtrer, n'eût pas eu deux refervoirs particuliers , ou deux canaux torachiques,
qui euffent porté à chaque cœur fa portion du fuc nourriffier pour entretenir la
fermentation dans le fang & les vaiffeaux de chaque fétus , & pour fervir à leur
fubfiftance & leur accroiffement particulier , fans quoy il feroit arrivé fur la fin de
la groffeffe , qu'un des fétus auroit été bien nourri , & que l'autre auroit langui
faute de nourriture : mais comme ils étoient tous deux également bien nourris,
& que les parties , qui leur étoient propres à chacun & par lefquelles ils étoient
réellement diftinds n'avoient pas moins d'embonpoint, que celles , qui leur étoient
communes; il y a lieu de croire non feulement , que le commerce de la circulation
étoit lié entre eux dés le commencement de leur union par la veine ombilicale,
quand elle n'auroit été que fimple , comme le cordon l'étoit,& qu'après être entrée
dans le bas ventre elle ne fe feroit pas partagée en deux branches ; puifque les
deux foyes étant joints & confondus, il ne fe pouvoit pas faire , que leurs vaiffeaux n'euffent des unions reciproques ; mais encore, que quoique la filtration
du chyle ne fe fît que par des organes communs, la diftribution & la repar-
tition cependant en étoit menagée dans l'un & dans l'autre par des tuyaux particuliers & propres à chacun , principalement fur la fin de la groffeffe , & les
derniers mois que le fétus a befoin d'une plus grande nourriture , qu'il emprunte
& reçoit de l'humeur mucilagineufe contenuë avec lui dans l'amnios ou fa plus
proche envelope. Et fi l'on a vû plus que d'une fois dans un même fujet un double
canal torachique , dont une partie fe jettoit dans la veine fouclaviere droite , comme l'autre s'infinuoit dans la gauche ; pourquoi deux fétus , qui ont , quoique
unis enfemble , chacun un eftomac , tous les inftrumens & les organes neceffaires à la

X x ij   digeftion,

digeftion, n'auroient-ils pas reçû chacun auffi la part de leurs operations, & la portion congruë convenable à leur befoin & à leur fubfiftance?

Si la compofition des entrailles & des parties contenuës étoit rare & furprenante par la multiplicité des unes & la fingularité des autres, la fabrique des coffres ou des ventres, qui les renfermoient, n'étoit pas moins digne d'admiration, quoique le nombre n'en fût point multiplié, & qu'elles fuffent par tout fimples comme s'il n'y eût eu, que le corps d'un feul enfant, à deux épines prés. Le corps qui avoit deux têtes, avoit auffi deux épines, qui regnoient depuis les deux têtes jufqu'à l'os *facrum*, raprochées à la verité & contigues; mais bien diftinctes l'une de l'autre, chacune d'une groffeur à peu prés naturelle, compofées du nombre complet de vertebres: celles des cous n'étoient point découvertes, il étoit cependant aifé de juger par le dehors & par le toucher, qu'il y en avoit fept, comme on en comptoit douze au dos & cinq aux lombes.

Ces deux épines étoient éloignées l'une de l'autre de deux pointes de doigt à la baze des cous, & s'étant raprochées & jointes à la premiere vertebre du dos, elles s'écartoient de nouveau & laiffoient entr'elles un efpace en forme d'ovale, d'environ trois pouces de long fur un pouce & demi, & quelques lignes de plus de large vers le milieu, & aprés s'être raffemblées & rejointes à la derniere vertebre du dos, elles s'alongeoient & defcendoient en cet état jufqu'à l'os *facrum* fans plus fe feparer.

Quoiqu'on n'ait pû examiner les parties contenantes de la poitrine, que par le dedans; parceque la femme-fage vouloit conferver ce Monftre, qu'elle a encore chez elle. On a neanmoins bien reconnû, qu'une clavicule de chaque enfant s'articuloit avec le *fternum*, qui étoit fimple. On avoit d'abord crû, que pendant que ces deux clavicules, que l'on peut apeller externes par raport à la fituation des deux enfans venoient aboutir au *fternum*, les deux internes detournées par la jonction de leurs épines fur le derriere entre les deux têtes produifoient cette éminence conique, dont on a parlé; mais aprés l'avoir examinée plus attentivement on a été convaincu, que ce n'étoit qu'un corps purement charnu, & qu'il n'y avoit rien d'offeux, ni qui aprochât de la figure des clavicules.

De la partie externe de chacune des vertebres de deux épines procedoient douze, côtes fept vrayes & cinq fauffes, qui venoient s'articuler & s'inferer au même *fternum* qui étoit fimple; ainfi chaque fœtus ne fourniffoit de côtes au *fternum*, que le nombre, qu'il en reçoit naturellement dans un même fujet d'un feul côté & tous les deux enfemble, que la quantité, que l'on trouve dans chaque enfant, par où il eft aifé de voir, que la poitrine étoit commune à l'un & à l'autre, & que s'ils avoient chacun leurs vifceres propres contenus dans ce ventre, le coffre qui les renfermoit, dependoit également de tous deux.

Les côtes internes, c'eft-à-dire, celles qui naiffoient de la partie interne des vertebres des deux épines, étoient bien differentes des autres, elles n'avoient ni leur forme, ni leur longueur, ni leur courbure naturelle; & au lieu de vingt-quatre, il ne s'en trouvoit que neuf, qui rempliffoient le vuide & l'efpace contenu entre les deux épines au milieu du dos où l'ovale fe formé par l'éloignement & la feparation des deux épines. Ces côtes étoient à la verité écartées les unes

des

des autres & avoient la dureté, la largeur & l'épaiffeur à-peu-prés des externes ; mais il n'étoit pas poffible de reconnoître, fi elles étoient faites de deux pieces réünies enfemble par le milieu, ni de juger de quel êôté étoit leur principe plû-tôt, que leur terme & leur infertion ; fi elles naiffoient de l'épine, qui étoit à droit, ou de celle, qui étoit à gauche, en un mot fi elles étoient propres à une épine ou communes à toutes les deux.

Comme l'abdomen n'étoit point partagé, & que ce ventre n'avoit qu'une ca-vité, il n'y avoit auffi qu'un feul baffin à l'extrémité inferieure, de la grandeur & de la capacité ordinaire : L'os *facrum* & les os des hanches, qui le compofoient, avoient la même forme ; le nombre, l'ordre, l'arrangement en étoient les mê-mes qu'on a de coûtume de les trouver dans les fétus ; un os *facrum* le fermoit par derriere, deux os pubis articulés ou joints enfemble par devant, & par les côtés les deux os ilion.

Les deux têtes, qui furent ouvertes contenoient chacune un cerveau bien condi-tionné avec toutes les dependances & les parties differentes, qui le compofent.

Quoique la defcription qu'on vient de donner ne foit pas auffi exacte, qu'elle l'auroit pû être, fi l'on avoit eu tout le fujet entier à examiner, & qu'on eût pû faire une Anatomie complette de toutes les parties ; il eft pourtant aifé de juger, qu'il y avoit ici deux enfans joints & liés enfemble, qui quoique con-fondus & privés de prefque une moitié de leurs membres & de leurs parties, pouvoient cependant fe nourrir & vivre par confequent independemment l'un de l'autre ; parcequ'il leur reftoit tous les organes neceffaires aux fonctions de la vie & à l'œconomie naturelle. Ils avoient en effet, chacun une tête, un cerveau, une épine medullaire & tous les nerfs qui en procedent ; une bouche, un œfo-phage, un eftomac, un cœur, une aorte, une veine-cave & tous les vaiffeaux deftinés à l'ufage de la circulation. Il eft vray qu'ils n'auroient pas pû fe fur-vivre long-tems ; parceque beaucoup de fonctions fe faifoient à communs fraiz, & par des organes communs à l'un & à l'autre, & que la refpiration fur tout abfolument neceffaire à l'entretien de la vie dépendoit également de tous les deux, & n'auroit pû s'accomplir, parceque fi les forces mouvantes & inftrumentales de l'un, qui concouroient à cette action, avoient ceffé d'agir, celles de l'autre n'au-roient pas été fuffifantes pour en faire le jeu total, & par le defaut du mouve-ment de la circulation du fang la mort du fecond enfant auroit bien-tôt fuivi celle du premier, outre que la corruption du corps de l'un, de quelque ma-niere que la mort fût arrivée auroit bien vîte attiré la mort & la corruption de l'autre.

Au furplus, puifqu'ils ont vécu enfemble dans le ventre de la mere pendant l'efpace de neuf mois, qu'ils étoient bien formés, bien nourris, on ne doit pas douter, ce femble, qu'ils n'euffent pû avancer en âge, s'ils s'étoient tirés du nau-frage de l'accouchement, & qu'on eût pris foin aprés leur naiffance de leur don-ner une nourriture convenable. S'ils euffent eu le bonheur de vivre, comme ils avoient fans doute chacun une ame, on auroit vû infailliblement entr'eux d'un côté bien de correfpondances & de confpirations mutuelles & de l'autre bien d'opofitions & de contrarietés.

X x 3 Les

Les fonctions naturelles qui se faisoient en partie dans l'un & dans l'autre par des organes & des viscères communs, suffisent pour établir les liaisons & les accords qui devoient être entre ces deux frères & convenir des communications, des mouvemens de l'un à l'autre reciproques ; l'ouvrage de la respiration par exemple, la perfection & la filtration du chile, la separation du suc nourrissier d'avec les excremens, l'expulsion des matieres fécales, la reception & la retention de l'urine, l'excretion de cette serosité superfluë. Toutes ces operations se feroient faites par des organes simples, communs neanmoins à l'un & à l'autre enfant.

Outre les abouchemens & les anastomoses qu'il y avoit sans doute entre les vaisseaux de l'un & l'autre frere en consequence des liaisons de tant de parties de leurs corps & le sang qu'ils devoient fournir aux organes communs, pour, comme force mouvante, contribuer à la production de ces effets, il ne faut pas douter, que les nerfs qui descendoient des deux têtes & sortoient des moëlles des épines & qui se répandoient par leurs fibres dans toutes ces mêmes parties, n'eussent dû en concourant avec le sang par leur fluide ou les esprits animaux, entretenir cette correspondance & la rendre plus vive & plus forte, plus prompte & plus sensible.

On n'aura pas de la peine à se persuader de la realité de ces communications, si l'on considere la sympathie, qui se trouve entre deux amis, qui ne se touchent par aucune partie, & qui sont souvent bien éloignés ; si l'on fait reflexion aux effets, que produit une lecture, un recit passionné, un orateur sur son auditoire par sa parole, le ton & les gestes, dont il l'anime, sans qu'il y ait entre lui & ceux à qui il parle, que l'air qu'il remuë & qu'il agite de plusieurs manieres differentes ; le seul air du visage d'un joüeur interesse en sa faveur un étranger & le determine à prendre parti pour lui preferablement aux autres avec qui il joüe, qui ne lui sont pas plus inconnus. Tous ces effets sont produits par des ressorts étrangers, par l'entremise & le secours d'un fluide vague, sur lequel l'impression & l'action de la force mouvante est d'autant moins efficace & incertaine qu'elle est plus partagée, & qu'elle se passe sur un mobile répandu dans un vaste milieu, sur un fluide en un mot, qui n'a aucun canal ni tuyau pour le conduire, pour le diriger, qui n'a aucune liaison de continuité avec nos organes ; les corps d'ailleurs sur lesquels ce fluide agit, ne sont souvent ni prés ni ne se touchent comme ceux-ci, qui sont étroitement unis & liés ensemble, dont la pluspart des parties solides, molles & dures sont ajustées bout à bout les unes avec les autres, & se penetrent, pour ainsi parler, dont plusieurs organes & viscères sont à l'usage de tous les deux & servent également pour l'un & pour l'autre ; dont les vaisseaux non seulement se communiquent & se joignent & les fluides se touchent immediatement ; mais encore s'entremêlent & se confondent, sinon dans les parties, qui leur sont propres, du moins dans celles, qui sont communes à l'un & l'autre. Les liaisons qui sont entre la mere & l'enfant dans son sein ne sont pas à beaucoup prés si fortes & si parfaites, elles ne sont ni si considerables, ni si generales & immediates que celles ci ; cependant personne ne doute des communications des mouvemens de la mere à l'enfant, tant de faits & d'experiences prouvent cette correspondance, qu'on n'en sçauroit douter. On doit donc être bien plus

convaincu

convaincu de celle , qui devoit être entre ces deux Jumeaux , qui ne se touchoient pas superficiellement & feulement par des parties éloignées , comme la
mere & l'enfant ; mais qui se penetroient jusqu'à leurs centres , & qui étoient
unis & joints l'un à l'autre par toutes les parties presque de leurs corps.

S'il s'étoit trouvé entre ces deux freres des accords & des correspondances,
comme il vient d'être prouvé , il y auroit aussi eu fans doute entr'eux des contrarietés & des opositions ; car quelques raports , quelques retours reciproques
que l'on puisse établir de l'un à l'autre en consequence de l'union de leurs corps
& de la liaison de beaucoup de leurs parties par les vaisseaux & le sang , les
nerfs & les esprits, nonobstant toutes ces liaisons & ces communications heureusement , mais fortuitement arrivées , qui quand de deux corps , il s'en est fait
un , ont formé des parties de l'un & de l'autre les organes necessaires à l'usage
& au besoin de tous les deux , & dont devoient dependre les fonctions , qui
concernoient la commune œconomie naturelle & le bien public , il est resté cependant à l'un & à l'autre d'autres parties & des membres entiers destinés aux
fonctions & actions animales ou mouvemens libres, desquels ils auroient pû se
servir chacun selon sa volonté , & par consequent quand il leur auroit plû pour
des usages & des mouvemens contraires. L'un & l'autre avoit une tête & tous
les organes qui en dependent , ils avoient chacun un bras & une jambe qui leur
apartenoient en propriété , & recevoient leurs paires de nerfs chacun de leur côté ;
Le bras & la jambe droite de la moëlle de l'épine droite & de l'enfant qui étoit
à droit , & nullement de celle de l'autre ; le bras & la jambe gauche pareillement
de l'épine & de l'enfant qui étoit à gauche , ils recevoient en un mot chacun de
leur côté tous leurs nerfs , leurs arteres & leurs veines.

Or puisque chaque enfant avoit en propriété le bras & la jambe , qui tenoient à leur corps & qui leur apartenoient d'autant plus naturellement , qu'ils
leur fournissoient l'un & l'autre en particulier tous les vaisseaux & le sang , les
nerfs & les esprits , tant du cerveau, que de la moëlle de l'épine, qui leur étoient
necessaires ; outre leur nourriture , pour leur action & leur mouvement , on ne
sçauroit se persuader quelque liaison qu'on puisse suposer entre ces deux jumeaux,
que ces membres eussent été d'accord pour les actions libres & les mouvemens
volontaires , si l'ame de l'un de ces enfans n'avoit été d'accord & d'intelligence avec celle de l'autre. L'ame de l'un auroit eu beau déterminer les esprits
vers la jambe pour faire avancer ou reculer son corps ; tous ces efforts, ni les
communications, qui auroient pû se faire par les petits rameaux de nerfs, qui
se seroient peut-être étendus avec les tegumens de l'épine medullaire de celui-ci
jusqu'à la jambe de l'autre, qui auroit voulu demeurer en repos, n'auroient pas
pû contrebalancer les forces & les resistances de ce dernier. On pourroit pousser
bien loin les conjectures touchant les opositions & les contrarietés, qui auroient
pû se rencontrer entre ces deux freres & faire plusieurs reflexions, tant par raport aux perceptions & aux modifications, qui seroient arrivées aux ames des
deux freres à l'occasion des mouvemens communiqués à leur corps , que des
changemens, qui seroient survenus aux corps en consequence des idées & des perceptions des ames. Quelle diversité, quelle oposition ne se seroit-il peut être pas
rencontré

rencontré dans les paffions, dans les inclinations, & l'ufage des chofes neceffaires à la vie ? Qui fçait quand l'un auroit été preffé du fommeil, fi l'autre
n'auroit pas été d'humeur & en état de veiller ? Comme ces deux freres avoient
des parties communes à l'un & l'autre, il pouvoit furvenir des maladies au corps,
qui auroient affecté les ames de tous les deux, & des maladies particulieres &
propres à l'un fans intereffer l'autre ; parcequ'ils avoient des parties & des membres independans qui leur apartenoient abfolument : l'un de ces enfans par exemple, auroit pû fe rompre le bras par une cheute commune, même de tous les
deux corps, fans que l'autre eût reffenti de la douleur. Mais en voilà affés pour
exciter la curiofité des Savans, qui ont des heureux loifirs & reveiller leurs atten-
tions ; ils trouveront dequoi exercer agreablement leurs efprits pendant quelques
momens.

On a crû cependant, que peut-être on ne defaprouveroit pas le deffein qu'on
a pris de joindre à cette Defcription quelques reflexions que l'on a faites fur la
ftruâure & la compofition de la machine. Après avoir examiné, fi elle eft monftrueufe, on effaye de découvrir la caufe de l'union des deux corps & de rendre
raifon des pertes, qu'ils ont faites en s'uniffant.

Si tout ce qui paroit rare & extraordinaire dans la compofition des corps, les
rend monftrueux, on n'aura pas tort d'apeller de ce nom cette produftion. Il eft rare
tres-certainement, qu'on voye deux jumeaux unis enfémble d'une maniere fi étroite, qu'il ne paroiffe qu'un feul & même corps, & qu'on puiffe dire avec juftice,
qu'une moitié de l'un eft confonduë avec la moitié de l'autre : mais auffi quand
on en examine de prés la ftruâure & la fabrique de la machine, & qu'on a
reconnu, qu'il y a deux corps, ce qui paroit de plus monftrueux, devient naturel,
& ce qui femble naturel, doit être regardé au contraire comme rare & defeftueux.
N'eft-il pas en effet tres-naturel à l'homme, effentiel à la conformation de fa
machine d'avoir une tête ? N'eft-ce pas une des parties la plus importante & la
plus neceffaire, qui entre dans la compofition du corps humain ? Puifqu'il y a
deux corps, ne faut-il qu'il y ait deux têtes ? Chacun doit avoir la fienne ; fes
vifceres, & toutes les parties, qui lui conviennent pour le rendre complet &
parfait. On n'aura donc pas raifon de regarder comme un prodige & un effet de
la profufion de la nature les deux têtes & le nombre des vifceres, qu'on a
trouvés dans les ventres, ni de s'étonner s'ils y étoient à double. On a bien
plus de fujet d'être furpris de ce que les deux corps n'en faifoient qu'un, que
chacun n'eût qu'un bras, & qu'une jambe, qu'une clavicule ; qu'il n'y eût qu'un
fternum pour tous les deux ; qu'ils n'euffent chacun que deux côtes, qu'une feule
poitrine, qu'un bas ventre, qui fervoient pour tous les deux ; qu'un nombril,
qui leur étoit commun ; un feul baffin, des parties génitales fimples, & un fondement pour les befoins & l'ufage de tous les deux.

On a lieu d'admirer qu'une même poitrine contienne & renferme dans fa cavité les vifceres de tous les deux ; qu'il n'y ait qu'un bas ventre, tel que l'auroit pû avoir l'un d'eux en fon propre, ni plus large, ni plus grand ; & ce
qui eft bien plus fingulier, que les vifceres, qui étoient contenus dans la capacité de ce ventre, depuis le nombril en bas, fuffent fimples, comme s'il n'y
eût

eût eu qu'un feul enfant, & qu'en même-tems le nombre fut double de ceux qui étoient au-deffus & dans la region fuperieure & épigaftrique de ce même ventre ; que depuis les deux *duodenum* jufqu'au fondement, il n'y eût qu'un conduit inteftinal dans lequel fe terminoient ces deux inteftins, & où fe feroit venuë rendre & raffembler la nourriture & tout ce qui auroit paffé par les bouches des deux freres dans leurs ventricules. Voilà ce qui eft rare & extraordinaire ? Voilà ce qui eft digne d'admiration ! Voilà ce qu'il y a de plus monftrueux, qui ne confifte neanmoins que dans des defauts & des privations de quelques membres & de certaines parties naturelles & effentielles à la conftruction & à la perfection du corps.

Mais fi des enfans qui naiffent mutilés d'un, de deux, & quelquefois de plufieurs de leurs membres, ne paffent pas ordinairement pour monftrueux, on ne voit pas pourquoi on puiffe traiter de Monftre ces deux jumeaux. Il n'y a en effet ici, que des mutilations, & rien de plus monftrueux, que la jonction des deux corps ; laquelle s'eft faite d'une maniere auffi naturelle, qu'en confequence de cette trop étroite liaifon & du defaut de diftance les parties d'entre-deux ont été perduës & aneanties faute d'efpace pour s'étendre & fe developer, il eft tres-certain, que les parties de nôtre corps, qui naturellement font feparées, peuvent s'unir & s'attacher enfemble, fi elles font entamées & découvertes de leur peau, & qu'on les tienne aprochées les unes des autres. Plufieurs exemples rendent ce fait inconteftable ; la même chofe arrive aux arbres & aux plantes qui s'uniffent facilement, quoique de differentes efpeces. Les divers moyens, qu'on employe pour greffer, font propres pour prouver cette verité ; parce qu'on en fait plus fouvent l'experience. C'eft à-peu-prés de cette maniere, que les deux germes de ces freres étant aprochez de fort prés & fe ferrant fortement dans toute leur longueur, ont pû fe lier & s'unir l'un à l'autre ; car fi leurs chairs n'ont point été entamées, & qu'elles foient reftées recouvertes de leur peau ; elles font cependant fi molles, fi tendres, fi delicates aux premiers tems de la conception, qu'elles n'ont de plufieurs jours aucune confiftence, ni aucune folidité, & on les peut regarder comme des fimples traits & de foibles delineamens, auffi fins & auffi deliés, qu'une toile d'araignée, & par confequent bien plus en état de fe prendre & de s'unir, que fi elles étoient fermes & entamées.

Combien ne fe fait-il pas tous les jours de femblables unions naturelles & contre nature ? L'œuf lui-même, quand il eft tombé dans la matrice, ne s'unit-il pas à la faveur des vaiffeaux, qui font dans fon *placenta* avec les vaiffeaux fecretoires qui partent du corps de la matrice ? Cette union eft encore bien plus remarquable dans la matrice des animaux ruminans, où l'œuf s'atache tout à la fois, & tient par plufieurs liens & un grand nombre d'amas & de pelotons de glandes. Non feulement l'œuf des animaux s'atache & s'unit à la matrice, quand il y eft defcendu ; quoique cette poche foit d'un tiffu dur, ferme & ferré, comme le font tous les corps membraneux, qui fe reprenent bien plus dificilement que les chairs, quand ils ont été divifés ; mais il fe prend & s'attache quelquefois aux trompes de la matrice avec lefquelles il femble, qu'il dût avoir encore moins de difpofition à s'unir ; car s'il fe trouve quelque raport entre l'œuf & la matrice ;

Y y   parceque

parceque, dira-t-on, c'eſt le lieu, où il doit prendre nourriture, & que c'eſt pour
ce deſſein, qu'elle eſt faite ; on ne ſauroit pas trop ſe perſuader, qu'il y ait
dans les trompes les mêmes diſpoſitions ; elles n'ont point êté formées pour contenir & nourrir l'œuf ; mais ſeulement pour lui ſervir de chemin & de conduit
à la matrice. Il ſemble donc que c'eſt uniquement à raiſon de la molleſſe & de
la delicateſſe de l'œuf, que l'union s'en fait, & dans la matrice & dans les trompes.
Quoiqu'il en ſoit ; puiſqu'un corps moû s'unit avec un corps dur & ſerré, deux
corps moûs peuvent bien à plus forte raiſon s'unir & ſe lier enſemble, principalement s'ils ſe trouvent preſſés. La ſituation d'ailleurs de ces deux œufs, l'un
par raport à l'autre n'a pas peu contribué à leur union. Les fibres, les filieres,
les vaiſſeaux des parties de l'un ſe ſont trouvées ſur le même allignement avec
les fibres, les filieres & les vaiſſeaux des parties de l'autre de même nature, de
même genre & de même eſpece : toutes les bouches de ces tuyaux ſe ſont raportées fidellement les unes avec les autres dans le même ordre, le même arrangement & la même juſteſſe, que s'ils étoient partis des points égaux & relatifs
d'un ſeul & même corps. On ne ſauroit douter de ce fait ; puiſque les deux
corps de ces Jumeaux étoient ſur une même ligne, que l'un n'étoit pas plus
élevé que l'autre, & qu'ils ſe touchoient dans toute leur longueur par des points
reſpectifs. On ne voyoit auſſi aucun defaut de proportion, & d'égalité, aucune
difformité, ni vuide à remplir entre les parties, les viſceres, les organes unis,
tout y étoit ſi-bien ajuſté & ſi bien accompli, qu'on avoit de la peine à diſtinguer
par le dehors, que l'aſſemblage, qui en reſultoit, fût fait par deux corps ; ni
par le dedans que les viſceres & les organes fuſſent compoſés des parties de
l'un & l'autre corps reünies & ajuſtées enſemble, comme on le verra dans la
ſuite.

Les bras étoient placés naturellement, comme s'il n'y avoit eu qu'un ſeul corps,
à égale hauteur, tous deux de même forme & de même grandeur ; Les mamelles vis-à-vis l'une de l'autre ſur une ligne droite & horizontale, ſituées aux deux
côtés du milieu de la poitrine également éloignés du centre ; Le nombril bien
formé & directement au milieu du bas ventre, & les parties honteuſes à l'extrémité ; les clavicules de l'un étoient à niveau avec celles de l'autre. Les douze
côtes de celui-ci repondoient exactement aux douze côtes de celui-là, & tenoient
chacunes de leurs côtés à leurs moitiés de *ſternum*. Les épines ſe ſuivoient preſſées
l'une contre l'autre juſques à l'os *ſacrum* & les vertebres, de l'une ſe rapor-
toient regulierement avec celles de l'autre. Les os *pubis* étoient bien ajuſtés entr'eux & avec les os des iſles & toutes ces parties, quoique de deux corps differens, étoient autant bien jointes, aſſemblées bout à bout & égaliſées, que ſi elles
avoient été les parties d'un ſeul & même corps.

Ce n'eſt pas aſſés d'avoir prouvé la poſſibilité de ces unions par des parités
& des exemples ; il faut encore eſſayer d'en donner des raiſons naturelles &
phiſiques, expliquer méchaniquement comment elles ſe ſont faites, & par les
mêmes principes démontrer la cauſe, qui a occaſionné ces unions, & qui a empêché en même-tems la production de toutes les parties, qui ne ſe ſont point
manifeſtées & qui ont manqué à l'un & à l'autre corps.

C'eſt

C'eſt le mouvement qui aproche les corps éloignés, comme c'eſt l'aproche & le repos qui les unit. Sur ce principe, il ne ſera pas difficile de rendre raiſon des unions, & en même-tems du defaut des parties. L'union des parties qui devoient naturellement être ſeparées, comme parties de deux corps differens, s'eſt faite par l'aproche des deux germes ; & parce qu'en s'aprochant ils ſe ſont fort preſſés & ſerrés trop étroitement ; les parties, qui ſe ſont trouvées entre deux & dans toute l'étenduë des côtés par leſquels ils rentroient l'un dans l'autre, n'ont pû ſe produire & ſe déveloper. La même cauſe a produit non-ſeulement ces deux effets, mais encore en occaſionnant le defaut des parties qui ont manqué, elle a contribué à l'union des parties éloignées & externes des deux embrions, & à la liaiſon qui s'eſt faite de celles du côté externe de l'un avec celles du côté externe de l'autre.

C'eſt en effet la ſeule aproche & la jonction des deux germes ; l'anticipation des côtés entiers de tous les deux l'un ſur l'autre, & la profondeur de la penétration des deux corps, qui ſont la cauſe occaſionnelle & naturelle de toutes les liaiſons & de toutes les pertes des parties, en un mot de tout ce qu'il y a dans ce ſujet d'extraordinaire & de ſurprenant.

Mais pour n'en pas demeurer aux generalités & pour expliquer en particulier & par le detail comment il y a aparence, que ces unions & ces privations ſont arrivées ; il faut ſupoſer pour un principe inconteſtable cette regle de mouvement : qu'un corps mû ou pouſſé tend à ſe mouvoir en ligne droite vers les endroits où il trouve moins de reſiſtance, ou ce qui eſt la même choſe, plus de facilité à ſe mouvoir, & qu'il eſt obligé de ſe reflechir quand il trouve dans ſon chemin un obſtable invincible. C'eſt ſur ce principe, c'eſt ſur cette regle de mouvement que toutes les conjectures, qu'on va propoſer touchant les unions & les privations des parties de ces deux Jumeaux ſeront fondées, & qu'on va eſſayer d'expliquer d'une maniere naturelle, ou du moins aſſés vrai-ſemblable tous les phénomenes les uns après les autres.

Les unions & les liaiſons des parties ſolides, tant molles que dures & oſſeuſes, qui ſe ſont rencontrées entre ces deux Jumeaux ont dû arriver, ſi les fluides, qui étoient deſtinés à la nourriture & à l'accroiſſement de toutes ces parties, ont pû ſuivre leur cours & continuer leur route juſques aux extrémités, par leſquelles les deux germes ſe touchoient. Or on a prouvé que les fibres, les filieres & les tuyaux de ces deux germes étoient de part & d'autre ſur deux plans, qui ſe répondoient parfaitement en ligne droite ; ainſi les fluides ont pû s'y porter librement & s'y diſtribuer non-ſeulement, ſans trouver des obſtacles ; mais encore paſſer des uns dans les autres & ſe communiquer. Quand on ſupoſeroit que toutes ces fibres, ces filieres, ces tuyaux ne ſe ſont pas trouvés d'abord ſi immediatement joints enſemble, qu'il ne ſoit reſté entr'eux quelques eſpeces d'intervalle ; on avoüera cependant que pour peu qu'ils ayent crû, qu'ils ſe ſoient étendus & alongés de part & d'autre par la nourriture qu'ils recevoient, ils ont dû bien-tôt s'aboucher & ſe lier les uns avec les autres immediatement & ſans moyens, & cette liaiſon a dû ſe faire encore bien plus facilement & plus promptement, que ſi ces deux germes s'étoient touchés par des parties d'une tiſſure & d'une nature differente,

Y y ij &

& qui n'euſſent en aucun raport entr'elles. Non-ſeulement les fluides deſtinés pour la production & la nourriture de ces parties externes n'ont trouvé aucune reſiſtance, & s'y ſont diſtribués & répandus librement ; mais encore les fluides, qui devoient être portés aux parties internes par leſquelles ces deux Jumeaux ſe ſont rencontrés, n'ayant pû ſuivre leur mouvement de ce côté-là à cauſe du defaut de diſtance, ont changé leur determination vers les côtés opoſés, c'eſt-à-dire, vers ces mêmes parties externes, dont ils ont par conſequent avancé l'accroiſſement & contribué à leur abouchement & leur liaiſon.

On voit par ce principe la raiſon pourquoi les parties externes charnües & molles de ces deux germes ont pris leur accroiſſement & leur grandeur naturelle, & en même-tems comment elles ſe ſont touchées, & les deux corps liés enſemble dans toute leur longueur & les deux côtés entiers de leurs troncs par leſquels ils ſe ſont rencontrées : l'epiderme, la peau, les panicules graiſſeux & charnus, les membranes communes & propres, les muſcles, tous les tegumens, en un mot & les parties molles contenantes de l'un & l'autre germe ſe ſont unies & liées par devant : celles du côté droit de l'un avec celles du côté gauche de l'autre ſur une ligne commune, qui auroit partagé tout le tronc en deux parties égales ; parceque toutes ces parties ſe ſont étendües chacunes de leur côté & également de part & d'autre, ou plûtôt conſervées juſques-là, c'eſt-à-dire, juſques au terme de la jonction des deux germes ; & par derriere ſur une ligne, qui auroit regné depuis le haut du thorax juſqu'à l'extrémité de l'os *ſacrum*, par où il paroit que chaque fétus avoit conſervé par-devant un hemiſphere tout entier ou la moitié externe des parties charnües de ſon tronc après la jonction, & par derriere ſeulement l'étendüe d'un demi-pouce en largeur tout au plus, c'eſt-à-dire, ce qui couvroit le demi diametre de l'épine de chacun dans toute ſa longueur.

Par les mêmes cauſes que les parties molles externes d'un embrion ſe ſont unies avec les parties molles externes de l'autre, les parties dures & oſſeuſes externes ont formé entr'elles pareillement des liaiſons & des unions reciproques : les clavicules, les côtes externes ſe ſont reünies aux faces externes des *ſternum*, auſquelles elles devoient naturellement être attachées ; les moitiés externes des os *pubis*, des os des iſles, des os *ſacrum* de l'un & l'autre fétus ſe ſont raſſemblées face à face & unies, celles d'un côté avec celles de l'autre.

Les liaiſons de tous ces os ſont encore plus faciles à comprendre, que celles des parties charnües ; parceque non-ſeulement ils étoient, comme elles, ſitués en dehors & dans les côtés externes de l'un & l'autre embrion, où il n'y avoit pas pour eux plus d'obſtacle, que pour les parties molles, qui peut leur empêcher de croître & de s'étendre ; mais encore parcequ'à raiſon de leur ſolidité, les fluides deſtinés pour leur accroiſſement ont dû s'y porter & y couler avec plus de facilité.

Si toutes les parties externes des deux germes ſe ſont unies, parce qu'elles étoient bout à bout les unes avec les autres & qu'elles ont reçu la nourriture, qui leur convenoit pour leur accroiſſement, rien ne s'étant opoſé au mouvement & à la diſtribution des fluides, qui devoient les arroſer, les nourrir, les étendre & les faire croître. Il n'en a pas été de même de toutes les parties, qui ſe ſont rencontrées

dans

dans toute l'étenduë & la profondeur des faces par lesquelles ces deux frères se joignoient & penetroient l'un dans l'autre ; aucune n'est venuë en avant , ne s'est developée & ne s'est produire. Elles sont toutes restées , s'il est permis de parler ainsi, dans le neant , parceque les fluides, qui devoient en déveloper, faire croître & étendre les premiers linéamens , & perfectionner ces ébauches, n'ont pas eu la liberté de s'y répandre , à cause du défaut d'espace & de distance , par le pressement & la resistance que les deux germes serrés l'un contre l'autre se faisoient mutuellement, & par consequent tous les traits des tegumens, des membranes & des muscles destinés pour fermer & faire le cloison de ce côté-là, comme les autres la faisoient du leur , ont été effacés & aneantis. La moitié des parties molles contenantes en un mot, tant de la poitrine que du bas ventre ont été étouffees , & au lieu de deux poitrines , de deux bas ventres , il n'y avoit qu'une poitrine & un bas ventre , & de quatre cavités , on en a trouvé que deux qui ont été communes entre les deux Jumeaux ; elles ont renfermé en effet les visceres & les entrailles de l'un & de l'autre , & ont servi également pour tous les deux.

Les parties solides dures & osseuses ont eu la même destinée , que les molles : les clavicules & les côtes internes , les faces ou moitiés internes des *sternum* , des os *pubis* , des os des isles , des os *sacrum* ne se sont aucunement produites , à quelques a- vortons de côtes prés, les linéamens & les traits de tous ces os imprimés dans les germes en ont été effacés , se sont perdus & ont avortés , de même que ceux des deux bras & des deux jambes internes dans la profondeur de leur union. Il n'est rien resté d'entier dans ces deux Jumeaux , que les deux têtes & les deux épines , encore ont- elles perdu l'une & l'autre leurs apophises transverses par l'endroit qu'elles étoient aprochées.

Pour comprendre comment les deux bras internes des deux Jumeaux , c'est- à-dire, le bras gauche de celui qui étoit à droit , & le bras droit de celui qui étoit à gauche, les clavicules , les côtes , les moitiés des *sternum* , des os *pubis* , des isles , des os *sacrum* , les apophises , les cuisses & les jambes , comment tous ces membres & ces parties osseuses par l'endroit où les deux embrions se pres- soient , ne se sont point manifestées & dévelopées comme celles qui étoient en dehors & aux côtés oposés , il suffit qu'on sache , que leurs corps étoient avancés l'un dans l'autre jusques à leurs épines , & il ne faut que faire attention à la situation de ces deux épines , à la nature des verrebres, qui les composoient ; on concevra aisément, que de la maniere dont elles étoient jointes & collées l'une à l'autre , il n'étoit pas possible , que les parties qui étoient entre - deux pussent se produire ; parceque la distance est une condition essentielle au mouve- ment, ni se faire place ; parceque ces corps osseux par leur masse & leur soli- dité ont toûjours eu plus de repos , que les fluides ne pouvoient communiquer de mouvement aux parties , qui se sont rencontrées entr'eux ; car si par l'endroit où se touchoient ces deux épines , elles se faisoient des resistances reciproques , de l'autre rien ne les empéchoit de s'étendre, ni les fluides de s'y porter ; & ils y devoient couler d'autant plus abondamment, que la quantité en étoit moins partagée. Elles ont dû par consequent croître & grossir, non seulement à raison de la portion du suc nourrissier qui leur étoit destiné ; mais encore par le secours de celui que devoient recevoir les parties internes de l'un & l'autre embrion, qui ne se font pas produites : & parce qu'à mesure que celles-ci croissoient, leur resistance se multiplioit avec leur masse, elles ont dû au commencement de l'union, & toûjours de plus en plus surpasser les efforts & toute l'impression du mouvement des fluides & des forces mouvantes des autres parties osseuses qui devoient sortir d'entre les deux épines & des côtés par lesquels ces deux freres s'étoient joints.

Mais on insistera peut-être, que beaucoup des parties qui se sont trouvées engagées entre les deux épines étoient dures & osseuses & de même genre que les vertebres ; & que les os du bras, des cuisses, des clavicules, des côtes, des apophyses transver-ses des mêmes vertebres & les autres parties osseuses toutes ensemble devoient sur-monter la resistance que pouvoient faire les deux épines, se faire place & les écarter pour se produire.

Quand il seroit vrai que les parties en faveur desquelles on se declare auroient eu plus de force pour s'étendre, que les épines de resistance & quand elles auroient pre-valu encore au poids & à toute la masse des deux corps apliqués l'un contre l'autre, elles n'auroient pas pû néammoins les mouvoir & les écarter ; parce-que toute force est inutile, & tout mouvement impossible s'il n'y a de la distance ou un espace par le-quel le mobile puisse se mouvoir.

Sans doute que tous les membres, toutes les parties solides en un mot qui ont été anéanties & ont manqué à ces deux enfans par les côtés où ils se penetroient, se seroient produites également comme celles de dehors & des côtés oposés, s'il étoit resté entr'elles une distance & un espace suffisant pour les laisser étendre, & une en-tiere liberté aux cours des fluides, qui devoient les nourrir & les faire croître. On se confirmera dans ce sentiment en se souvenant, que le vuide que laissoient les deux épines au milieu du dos, où elles étoient écartées l'une de l'autre de la largeur d'environ un pouce & demi, s'est trouvé rempli par neuf petites portions de côtes.

L'endroit où s'est trouvé ce vuide fait entrevoir la maniere, dont il peut s'être formé ; car quand on suposeroit, que les deux épines auroient été jointes & unies ensemble dans les deux germes, selon toute leur longueur sur deux lignes paralel-les avant la conception, ce ne seroit pas sans raison qu'on pourroit penser, qu'a-prés que ces deux embrions ont commencé à vivre & à subsister à leurs propres dé-pens en consequence des loix de la circulation établie dans leurs humeurs & leurs fluides, le sang s'étant multiplié insensiblement chaque jour dans leurs veines, les cœurs devenus plus forts & plus vigoureux, les deux épines peuvent bien avoir été écartées l'une de l'autre par les efforts successifs & continuels de ces deux forces : les cœurs par la vertu du ressort naturel de leurs fibres motrices, & le sang & les esprits par leur elasticité dans les diastoles reïterées ont pû pousser en de-hors les côtes, qui ont tiré les verrebres où elles étoient attachées, & par con-sequent les épines de part & d'autre, lesquelles se font separées precisément au centre où les forces mouvantes agissoient, & demeurées reünies aux deux extrémi-tés de ce centre.

Qu'on n'objecte pas que les mêmes raisons, qui ont été raportées pour prou-ver que les deux épines ne pouvoient point être écartées, détruisent les con-

jectures

jectures qu'on vient de proposer touchant la separation qui s'en est faite au milieu du dos, pareeque les forces qui devoient faire effort par l'endroit où ces deux épines se touchoient n'avoient, point d'espace pour agir, ni les fluides de distance pour se mouvoir, comme il a été déja remarqué, & quand ils en auroient eu, leur effort seroit devenu inutile ; parce qu'en se mouvant les uns contre les autres ils se seroient rencontrés avec des forces égales ; au lieu que dans ce dernier cas les forces mouvantes pressoient sur des côtés oposés, & que les fluides agissoient dans un sens contraire. L'action enfin des forces mouvantes & des fluides étoit d'autant plus propre pour operer l'effet qu'on lui attribuë, qu'il y avoit un espace libre au delà des extrémités, où elle se terminoit, & que les côtes, qui étoient poussées en dehors n'avoient de ce côté aucun obstacle, qui pût empêcher l'effet de l'impulsion qu'elles recevoient.

Quoiqu'il en soit ces neuf avortons de côtes font bien connoître, que si les deux épines avoient été écartées & éloignées autant qu'il étoit necessaire pour fournir un espace suffisant aux côtes externes, elles se seroient produites comme les externes dans toute leur grandeur naturelle, & que c'est precisément l'usurpation que les deux germes se font faite mutuellement, l'anticipation reciproque de leurs côtés entiers l'un sur l'autre jusques à leurs épines & la jonction immediate de leurs vertebres, qui sont les veritables causes occasionnelles, lesquelles ont concouru toutes ensemble à la perte de tous les membres & de toutes les parties, dont l'un & l'autre de ces Jumeaux ont été également privés.

Après avoir proposé les conjectures touchant la maniere, dont on presume que l'union des parties solides, molles & osseuses exterieures ou contenantes des deux faces externes des germes a pû se faire, & tâché de découvrir en même tems la cause qui a occasionné la perte des faces internes de ces mêmes parties contenantes, & l'aneantissement des membres & des extrémités. Il faut à present essayer si par la même cause on pourra expliquer les pertes & les unions qui se font faites entre les parties interieures & contenantes dans les ventres & les cavités.

Il ne s'est rien passé en dehors, qui ne soit arrivé de même en dedans: Certains visceres se sont unis par leurs faces externes, & les internes ont été entierement, ou en partie effacées. D'autres ont été aneantis & perdus totalement sans qu'il en soit resté aucun vestige.

Les deux diaphragmes se sont ajustés & assemblés regulierement bout à bout, & ont perdu dans leur union chacun un quart environ de leurs portions charnuës. Les foyes se sont unis avec environ égale perte. Les intestins ont perdu une moitié de leur canal dans toute leur longueur, aux deux *duodēnum*, prés, qui sont restés entiers ; deux des reins ont été aneantis. Les vessies ont perdu chacune leurs moitiés & les parties genitales de même. Tous ces changemens sont arrivés, comme ceux dont on vient de parler, par la même cause, c'est-à-dire, par la situation gênée & anticipée des deux germes, avec cette difference, que si les pertes & les unions de toutes les parties en général dependent de la penetration des deux germes ; cependant parmi les parties contenantes, les osseuses ont de plus une cause particuliere à savoir, la jonction immediate

des

des deux épines entre lesquelles elles se sont rencontrées & d'où elles n'ont pû sortir. La perte des parties molles & leur union est un effet de la seule cause générale aussi-bien que la perte & l'union des parties contenuës des visceres, & des entrailles, & ce n'est pas precisément à cause de la jonction immediate des deux épines que deux reins ont manqué, aussi bien qu'une vessie & les parties génitales, qui ne se sont pas trouvées à double comme les autres visceres ; parceque ceux-ci ne pouvoient pas se trouver engagés entre ces deux corps osseux à raison de leur situation naturelle, qui est par-dessus leur niveau. On ne doit pas penser pourtant que ces visceres se soient trouvés simples dans la formation & les premieres ébauches ou delineamens de leurs germes ; ni qu'ils aient dû être privilegiés & avoir un sort different des autres parties qui n'ont pû se développer & se produire, à cause de l'anticipation des deux germes l'un sur l'autre ; & puisque la moitié des parties solides molles de chacun des enfans, par où ils se joignoient s'est perduë, les reins, qui étoient compris dans ces deux moitiés, les vessies & les parties génitales, qui se sont rencontrées sur la ligne de jonction, ont dû avoir la même destinée. Les visceres qui se sont trouvés envelopés dans l'espace compris entre les deux épines ou dans les faces & les côtés par lesquels ces deux germes rentroient l'un dans l'autre comme les deux reins internes, ont dû être étouffés & se perdre totalement avec tous les tegumens, les muscles & les membranes, qui faisoient ces deux parois & ces faces internes ; ceux qui étoient sur la ligne commune de jonction, mais par-dessus le niveau des vertebres, comme les vessies & les parties génitales, se sont tellement aprochés par la jonction des deux germes & la profondeur des termes de leur union que les moitiés de ces poches sont rentrées les unes dans les autres, & que leurs faces internes, se sont flétries & effacées faute de nourriture, pendant qu'en même-tems les faces externes, se sont abouchées & uniés, & ont formé par la juste rencontre & le concours heureux de leurs trames & de leurs chaines, des fibres & des tuyaux de leurs parois externes une vessie & des parties génitales communes, composées des deux faces externes, des deux vessies & des deux parties genitales, dont chaque embrion a fourni de son côté la sienne. On pourroit aussi alleguer, que la perte des reins, qui étoit inévitable, parcequ'ils étoient placés beaucoup en deça du terme de l'union des deux épines & fort avancés dans les côtés, sur lesquelles les deux germes anticipoient mutuellement, a procuré la ruine d'une vessie, & celle-ci attiré la destruction d'une des parties génitales ; parceque toutes ces parties sont liées naturellement ensemble : les reins tiennent à la vessie par leurs uréteres & la vessie est continue avec l'urêtre. Mais parceque les deux reins, qui se sont trouvés envelopés dans la perte commune, que chaque fétus a faite de son côté des moitiés entier des parties contenantes du bas ventre, n'apartenoient pas au même enfant ; mais l'un à celui-ci & l'autre à celui-là ; & que par consequent chacun de ces reins fournissoit à la face interne de sa vessie un urétere, & chaque face interne des vessies se continuant par leurs cous une moitié d'urêtre à la verge il paroît, que la perte des deux reins internes n'auroit pas pû procurer la perte de la vessie de l'un ni de l'autre ; mais seulement la perte des parois ou faces externes des

deux

deux veffies, & celles-ci que la perte des faces internes des deux urêtres. On n'ignore pas que les parties génitales outre les urêtres ont encore les nerfs caverneux, le gland, les bourfes & les tefticules : mais il feroit ennuyeux d'entrer dans un plus grand détail. On peut facilement rendre raifon de toutes ces privations & unions ; parceque ces parties font liées, ou continues les unes avec les autres. Les nerfs caverneux, pour le dire en un mot, ont fuivi la deftinée des os *pubis*, aufquels ils étoient attachés. L'on doit faire un pareil jugement à l'égard des bourfes, qui comme production & portion de la peau & de la membrane commune continuée, n'ont pû fe former, que des deux moitiés externes de ces envelopes générales, qui reftoient aux deux enfans. Toute la difficulté confifte au raprochement de ces parties, qui font pendantes & dans un efpace libre entre les cuiffes ; mais il ne faut pas attendre ces unions dans les fétus avancés à l'état de perfection ; c'eft dans les germes, qu'il faut les reprendre & les confiderer dans ces premiers traits raffemblés en un efpace prefque infenfible & dont les volumes n'ont à peine, que l'étenduë de deux points phifiques,

Quoiqu'il n'y eût dans le même bas ventre que deux reins, une veffie, des parties génitales fimples, & un feul conduit inteftinal depuis l'inteftin *jejunum* jufqu'au fondement, aprés les faits qui ont été raportés & les reflexions qu'on a faites, on ne fauroit s'imaginer, que perfonne puiffe croire, qu'il n'y eût qu'un feul corps & qu'un feul enfant depuis la region ombilicale en bas. On n'auroit pas non plus raifon de penfer que ces deux reins, la veffie & les parties génitales aïent apartenus en proprieté à l'un des deux freres, & que l'autre ait été abfolument privé de ces mêmes parties ; car s'il eft difficile de fe perfuader, que deux poches, telles que le font la veffie & les bourfes, aïent pû fe former de deux pieces raportées de deux corps étrangers ou differens ; il ne l'eft pas moins de concevoir, qu'un rein fe foit tranfplanté d'une des extrémités laterales du ventre d'un enfant aux extrémités du ventre de l'autre, & que l'un ait deux reins, & l'autre point du tout.

Ces deux freres êtoient bien à la verité joints & liés enfemble par toute leur moitié entiere & la longueur de leurs troncs ; mais de ces deux moitiés, qui ne fembloient faire qu'un corps particulier, chacun avoit la fienne en fon propre, & l'un & l'autre avoit en la moitié du corps, qui lui reftoit, des membres, des vifceres & des parties folides tant molles, que dures & offeufes, celles, qui devoient y être naturellement ; aucune partie de l'un ne paffoit dans l'hemifphere de l'autre, chacune occupoit fa place naturelle, ainfi qu'il eft raifonnable d'en juger par l'arrangement des vifceres de la poitrine & la fituation de ceux mêmes, qui étoient dans la region fuperieure du bas ventre, où chacun tenoit fon rang & fa place naturelle. On doit être perfuadé qu'il en a été de même des vifceres, qui étoient dans le refte du bas ventre, avec cette difference que ceux qui par leur fituation naturelle fe font trouvés éloignés les uns des autres, ont confervé leur place & leurs corps entiers ; & que ceux qui ont été aprochés fe font unis, ou perdus, fuivant qu'ils fe font rencontrés moins, ou plus prés du centre de la jonction. Le rein externe de l'enfant qui êtoit à droit, devoit être placé à fon côté droit, & le rein externe de l'enfant, qui êtoit à

Z z   gauche,

gauche, devoit être placé à fon côté gauche, & tous deux par conféquent trop éloignés du point d'aproche & d'union des deux épines pour pouvoir s'unir & encore bien plus pour fe perdre & être confondus dans l'union.

Les deux veffies par leur fituation naturelle devoient être couchées chacune fur le milieu de leur épine & des vertebres des lombes, & par cette fituation s'étant rencontrées fur la ligne commune de jonction des deux épines, les deux faces par lefquelles elles fe font rencontrées ont dû rentrer l'une dans l'autre, & par l'obftacle qu'elles fe font fait mutuellement fe détruire, pendant que leurs faces externes étant aprochées bout à bout fe font unies & on ftait une poche & une veffie commune.

Les reins internes par leur fituation naturelle ont dû être compris dans les termes des moitiés par lefquelles les deux germes rentroient l'un dans l'autre, & parceque les parties qui compofoient les côtés & les moitiés du bas ventre de l'un & de l'autre ont été enfevelies dans la profondeur de leur union & de leur pénétration, ces reins ont dû par conféquent demeurer avec elles au tombeau fans puiffance de pouvoir fe manifefter. Le rein fitué à droit apartenoit donc à l'enfant, qui étoit à droit, & le rein placé à gauche apartenoit à l'enfant qui étoit à gauche, ils en avoient chacun un, & chacun en avoit perdu un dans le concours & la jonction de leurs corps.

S'il étoit arrivé que par un privilége particulier les deux reins internes euffent été delivrés de la perte commune des parties laterales de la region ombilicale, comme il n'y avoit entre les deux épines aucun efpace ny aucun vuide, & qu'aux demi-diametres prés de leurs vertebres *l'abdomen* n'avoit que la latitude ordinaire, ils auroient pû paffer reciproquement dans la region de l'un & l'autre frere, & s'unir comme les veffies, les urêtres & les inteftins; parcequ'ils fe feroient rencontrés & fe feroient trouvés comme les vifceres, dont on vient de parler, fur le même chemin & le même allignement, & que leurs faces internes auroient dû fe trouver dans le même lieu & la même place; mais il n'étoit gueres poffible qu'ils euffent pû s'étendre fi avant, ni paffer au delà des grands vaiffeaux, quand ils auroient échapé à la perte générale des parties, qu'ils avoifinoient: les deux grandes artéres & les deux vénes caves, qui n'étoient éloignées les unes des autres qu'environ d'un pouce, auroient arrêté par le torrent de leurs fleuves, & principalement les deux aortes par leurs battemens continuels le progrez de ces reins, qui ne pouvoient s'allonger fans rencontrer & croifer chacun de fon côté ces grands vaiffeaux, dont l'effort & la refiftance devoit furpaffer la force des liquides qui auroient pû couler, finon par les artéres, du moins par les vénes de ces deux reins, & il auroit fuffi, que le retour du fang par les vénes émulgentes eût été intercepté; pourqu'il n'en eût plus été fourni par l'artére & une voye detournée, étroite & difficile, quand il auroit eu fon paffage libre en ligne droite & dans un chemin large & fpatieux.

De toutes les conjectures que l'on peut former touchant les vifceres qui fe font trouvés fimples ou dont le nombre a été defectueux; il n'en eft point, ce femble, de plus raifonnable que celle qui vient d'être propofée, & il eft bien plus naturel de penfer que la moitié de ces vifceres s'eft perduë dans l'union par

le

le défaut de lieu & d'efpace que de foûtenir qu'il n'y avoit qu'un enfant depuis le nombril en bas , parcequ'il ne s'eft rencontré dans les regions inferieures
du bas ventre precifément que le nombre des vifceres d'un feul enfant : que deux
reins , une veſſie & des parties génitales fimples ; car fi cette confequence avoit
lieu , on auroit auſſi raifon de dire , qu'il n'y avoit pareillement qu'un feul enfant , depuis le nombril jufqu'à l'extrémité de la poitrine , puifqu'on n'y voyoit
que deux bras. Mais d'autant qu'on ne peut pas inferer qu'il n'y eût qu'un feul
enfant , depuis le nombril jufques aux extremités fuperieures du tronc , parcequ'il n'y avoit que deux bras attachés ; de même on ne fauroit conclure qu'il
n'y eût qu'un feul enfant depuis le nombril en bas , parceque dans l'*abdomen* on
n'a trouvé que deux reins , une veſſie & les parties génitales d'un feul enfant ; car
fi le tronc n'étoit terminé en haut que par deux bras , la poitrine qui formoit cette
moitié de tronc renfermoit en fa cavité tous les vifceres que devoient avoir deux
enfans , & le bas ventre qui formoit l'autre moitié de ce tronc contenoit comme
la poitrine dans fa region fuperieure tous les vifceres que deux enfans peuvent
avoir , quoiqu'il n'y eût dans l'inferieure que ceux d'un feul.

Mais après les faits contenus dans l'hiftoire de la machine , & les refléxions
qu'on a déja faites fur fa compofition , on ne croit pas que perfonne veüille s'opi-
niatrer à défendre un fentiment qui fe détruit par lui-même , & ce feroit perdre
le tems que d'en faire voir plus au long les défauts & les abfurdités.

Il n'y auroit pas plus de fondement de prétendre que les deux reins , la veſſie
& les parties génitales apartenoient à l'un des enfans , & que l'autre étoit deftitué
de toutes ces parties. Ce fentiment n'eft pas moins infoûtenable que le précedent ;
parcequ'il en devoit être des reins , comme des autres vifceres contenus , tant
dans la poitrine , que dans la region fuperieure du bas ventre , qui apartenoient
tous à l'enfant du côté duquel ils étoient ; & il y auroit à-peu-prés autant de
raifon de foûtenir que les poumons , le cœur & les autres vifceres placés d i
côté droit , apartenoient à l'enfant qui étoit à gauche , que de vouloir que les
deux reins fuſſent abfolument à l'un des deux freres : mais parcequ'ils occupoient
la place qu'ils devoient avoir naturellement aux côtés & aux extrémités laterales des lombes de l'un & l'autre corps , l'un à droit , l'autre à gauche ; qu'ils
étoient fur le même allignement des parties , qui étoient contenuës dans chaque
moitié des ventres qui étoient reftées à l'un & à l'autre frere ; il faut convenir
neceſſairement que chacun en avoit un , pour n'être pas contraint d'avoüer contre
la verité du fait , que tous les vifceres renfermés dans la poitrine & le bas ventre,
& à droit & à gauche apartenoient à l'un des deux , & que l'autre n'en avoit point.
On peut encore ajoûter , que fi les deux reins avoient apartenus feulement à un
des enfans , il s'enfuivroit que celui , qui les auroit eu tous deux , en auroit eu
un placé dans la region & le ventre de fon frere , & pour cet effet il auroit
fallu qu'il y fût paſſé , ou qu'il y eut été placé dans le tems de la formation.
Mais auquel des deux enfans à qui eût été ce rein , ce ne pouvoit être que le
rein interne. Or on a prouvé non feulement que les deux reins internes ont dû
fe perdre avec les côtés tous entiers par lefquels les deux embrions fe font joints ;
mais encore que quand ils auroient été exempts de la perte commune des parties

Z z ij   qui

qui se sont trouvées depuis les épines jusqu'à la ligne blanche & qu'ils n'auroien t pas été compris dans cette étenduë, ils n'auroient pas cependant pû s'étendre d'une region à l'autre, à cause de la rencontre des grands vaisseaux. Il est donc certain qu'aucun des reins internes n'a pû se transplanter de la region d'un enfant dans la region de l'autre. Ce n'a pas été non plus un des externes ; puisqu'il y en avoit un de chaque côté, & que si l'un avoit passé dans la region de l'autre, ils auroient dû être tous deux du même, & il y auroit eu un des ventres où il ne s'en feroit point trouvé.

Enfin si l'un des reins internes ou externes avoit passé d'un des côtés & de la region de l'un à celle de l'autre, les artéres, les veines, les nerfs, l'urétere & toutes les parties avec lesquelles ils avoient liaison auroient dû s'alonger pour le suivre & l'acompagner, ou elles se seroient rompuëes & separées & le commerce par consequent qu'ils avoient ensemble auroit été détruit. On voit assés les autres consequences qu'on peut tirer pour juger combien ce sentiment est peu conforme à la verité & à la raison.

Si aucun des reins n'a pû passer de la region de son bas ventre à la region de celui de son frere, on ne sauroit pas non plus se persuader que l'un des reins du fétus qu'on supose les avoir tous deux, ait pû être placé dans la region & le ventre de l'autre au tems de la formation. Il seroit bien difficile de donner quelque probabilité à ce sentiment. Comment pourroit-on concevoir que les parties de deux enfans reéllement distincts, qui devoient être naturellement separés l'un de l'autre, & qui sans doute ont été formés en particulier comme tous les individus, aient été transplantées du corps de l'un dans le corps de l'autre.

Cette conduite ne convient pas à l'auteur de la nature qui a range chaque chose dans sa place & suivi un ordre exact dans la formation des animaux & l'arrangement de toutes leurs parties. Il n'en a confonduë aucune, ni mêlé les visceres d'un corps avec ceux d'un autre, & ce seroit faire injure à sa sagesse que de penser autrement de sa conduite dans l'execution de ses ouvrages.

Puisque de tous ces sentimens il n'y en a aucun qui ne repugne à la raison, ou qui ne soit contraire aux faits raportés dans l'histoire anatomique de la machine, & que les conjectures qu'on a proposées à l'égard des reins & des autres visceres du bas ventre, dont le nombre n'a pas répondu & n'a pas été conforme à celui des autres qu'on a trouvés dans sa region superieure & la poitrine, aprochent plus de la verité, ou tout au moins de la vraisemblance, on a crû qu'on devoit s'y attacher & les suivre, d'autant plus qu'en reconnoissant un rein à chacun des freres & en rendant tous les visceres simples communs à tous les deux, au lieu de les attribuer à un seul on évitoit non-seulement toutes les difficultés qui se presentent dans tous les autres sentimens ; mais encore on explique assés naturellement comment de ces visceres les uns ont pû supléer au defaut de ceux qui manquoient, & comment les autres à communs fraiz & par moitié de deux poches ont fait une poche simple, & de deux canaux un canal commun qui ont servi pour l'utilité & le besoin des deux freres, pour leurs usages & leurs necessités & ont suffi pour reparer la perte qu'ils ont faite chacun de leurs moitiés de poches & de canaux.

On

On eſt encore bien plus excité à préferer ce ſentiment à tous les autres quand on reflechit que chacun de ces enfans avoit d'ailleurs tous les viſceres , les organes & les parties les plus eſſentielles & les plus importantes : l'un & l'autre avoit en effet la tête avec l'épine medullaire & tous les nerfs qui ſortent de l'une & de l'autre ; le cœur avec tous ſes vaiſſeaux ; en un mot tous les viſceres en proprieté & en particulier neceſſaires à la circulation & à la vie : Ce qui prouve évidemment qu'il y avoit deux corps & deux enfans ; & chacun avoit toutes ces parties, comme il a été remarqué, ſituées de ſon côté & dans la moitié du corps qui étoit reſtée à l'un & à l'autre. Ce qui perſuade abſolument, quand on veut agir de bonne foy, que des deux reins qui étoient rangés aux côtés & aux extrémités laterales des lombes chacun en avoit le ſien, & par con-ſequent qu'aucun des reins n'avoit paſſé & n'avoit été placé dans la region de l'autre.

Il étoit naturel à la verité à chacun de ces enfans d'avoir deux reins, ils n'en avoient cependant que chacun un. Et ſi l'on ne l'a pas aſſés prouvé qu'ils avoient chacun celui qui étoit de leur côté & dans la moitié de la region du bas ventre qui leur étoit reſtée à l'un & à l'autre, on eſpere qu'on en ſera convaincu par la ſuite ; mais ſi ce cas n'eſt pas ordinaire ni commun ; il n'eſt pas auſſi nou-veau ni ſans exemple. On ſait par plus d'une experience & par l'ouverture des cadavres , que de deux reins on n'en a trouvé quelquefois qu'un , & que ſouvent un des reins ayant été affecté , l'autre a ſupléé & a fait l'office des deux ; & quand l'ex-perience n'auroit pas prévenu là-deſſus le jugement , il ſeroit aſſés naturel de penſer qu'un rein peut ſuffire pour deux ; puiſque toute la ſeroſité qui doit être filtrée & ſeparée par les deux eſt contenuë dans le même vaiſſeau , & qu'elle eſt portée con-jointement avec le ſang par l'aorte à laquelle tiennent tous les deux reins par les arteres émulgentes qui en naiſſent.

Déſlors qu'il n'y avoit que deux reins, on ne doit pas avoir de la peine à ſe perſuader qu'une veſſie pouvoit ſuffire pour tous deux. C'eſt l'ordre que la na-ture garde, une veſſie pour deux reins ; mais on ne peut pas aiſément convenir qu'elle ne ſoit abſolument ni à l'un ni à l'autre ; & quoiqu'on avouë qu'elle étoit ſuffiſante par raport aux beſoins & neceſſités des deux Jumeaux, & qu'on con-ſente qu'elle ſoit commune à l'un & à l'autre rein, il eſt cependant difficile de concevoir qu'elle ait été faite par les deux hemiſpheres & les deux plans externes de la veſſie de l'un & de l'autre. Mais quand il ſeroit arrivé à beaucoup plus de viſceres de s'unir & de ſe confondre de la même maniere que les deux veſſies ; il ne faudroit pourtant pas entrer dans aucune des opinions qui ont été com-battuës. L'union ſeule des deux diaphragmes & la maniere fine & delicate dont ils étoient liés enſemble & ſi-bien ajuſté l'un avec l'autre ſuffiroit pour decider en faveur de toutes les autres unions qui auroient pû ſe faire, comme de celles qui ſe ſont faites, pour les établir & en être convaincu. Cette union & celle des deux inteſtins *duodenum*, leur aboutiſſement en un ſeul & ſimple canal, qui n'étoit pas moins ſenſible, levent tous les ſoupçons & préviennent toutes les objections qu'on pourroit faire à l'égard de l'union des veſſies, des bourſes, & des parties génitales & contre les conjectures que l'on a propoſées au ſujet des

Z z iij;   unions

unions des autres parties ; & quand il resteroit quelques difficultés, il suffit qu'on explique affés naturellement une partie des phénomenes pour esperer, qu'en faisant une plus exacte recherche & des refléxions plus étenduës on pourroit les resoudre.

Ce qui acheve de donner la probabilité & fait porter mêmes à ces conjectures le caractére de la verité, est que par une seule & simple supofition on explique, comme on vient de le faire voir, les unions, & on rend encore raison des privations & des pertes qui sont arrivées dans ce sujet. Une seule & même cause a occafionné les unions & a procuré les pertes ; on peut mêmes dire en un sens, que celles-ci ont precedé les autres. Quoiqu'il en soit, ces deux effets ont tant de liaison ensemble & de raport à la cause commune qu'il est difficile de penser que les unions euffent pû arriver sans les pertes, ni mêmes les pertes dans la fituation où ces deux Jumeaux se font trouvés sans que les unions euffent pû ne pas survenir, si elles ne se font pas faites au même tems. Il en a donc été des privations comme des unions : elles se font suivies naturellement & se font faites comme les unions par raport à la pofition des corps selon laquelle il étoit impofible que certaines parties fuffent aneanties & que les autres ne le fuffent pas ; parce que la nature est uniforme dans ses operations, & il seroit inutile de reprendre les pertes les unes aprés les autres, & de faire voir par le détail comment elles font arrivées. Il suffit qu'il soit vray, comme il a été declaré, que les deux embrions soient entrés l'un dans l'autre par leurs côtés jusqu'à leurs épines par derriere, & jufqu'à la ligne blanche par-devant pourqu'ils aient dû perdre l'un & l'autre chacun presque toutes les moitiés de leurs corps ; puifqu'une des proprietés effentielles à la matiere & au corps est l'impenetrabilité, & que tous les traits & les délineamens formés pour la production de toutes ces parties molles & dures qui devoient composer les moitiés internes des deux corps n'ont point eu de lieu pour se placer ni d'espace pour se developer & pour s'étendre.

On peut sur cette idée comprendre d'une seule vuë généralement toutes les pertes & comment elles se font faites. Mais quand il s'en trouveroit qu'on ne pourroit pas facilement concevoir, il n'y auroit qu'à s'en convaincre par celles qui font sensibles & incontestables en suivant la methode qu'on a employée pour les unions, dont on n'a pas pû d'abord être persuadé.

Quand on voit en effet que depuis la ligne blanche aux deux épines jufqu'où ces deux corps se font aprochés tous les tegumens manquent avec toutes les parties molles & offeufes qui devoient composer les moitiés de leurs troncs, & que l'on est persuadé que ce defaut est arrivé à l'occafion de l'anticipation que ces deux corps se font fait mutuellement l'un fur l'autre de toutes les moitiés de leurs troncs, on peut veritablement conclure que les deux bras, les deux cuiffes, les clavicules & les côtes internes, les faces des *sternum*, des os *pubis*, des os des isles, des hanches & toutes les parties en un mot, tant molles que dures, qui se font rencontrées dans la profondeur de l'union, ont dû éprouver le même fort & le même malheur, & n'ont pû se tirer de la preffe pour se produire : & comme de toutes ces parties exterieures & contenantes, les unes se font perduës entierement, savoir les bras, les cuiffes & presque toutes les côtes internes, & que

les

les autres n'ont perdu seulement que leurs moitiés, à savoir les *sternum*; les os *pubis*, ceux des isles & des hanches & encor moins les os *sacrum*; de même des parties continuës, les unes se sont perduës absolument, savoir les deux reins internes; & les autres n'ont perdu que leurs moitiés comme les intestins depuis le *jejunum* en bas, les vessies & les parties génitales, & les diaphragmes & les foyes moins de leurs moitiés. Au surplus toutes les differences que l'on remarque entre ces pertes dependent des diverses situations où les unes & les autres de ces parties se sont trouvées.

On explique ainsi d'une maniere fort simple, & par une seule & même cause les pertes ou les privations comme les unions; les unions par les unions, & les privations par les privations; & enfin les unes respectivement par les autres. Au lieu que quand on supose que les visceres, dont le nombre étoit defectueux & les parties dont une moitié manquoit, apartenoient seulement à l'un des deux freres on tombe dans des embarras, dont on a bien peine à se tirer. On n'a pas certainement plus de raison de les attribuer à l'un qu'à l'autre, & quand on aura opté, on ne sera pas plus en droit de ceder à celui pour qui on aura pris parti, la vessie, les parties génitales, les deux reins, que de lui accorder les deux bras, les jambes, les clavicules, les vingt-quatre côtes; en un mot toutes les parties contenantes tant de la poitrine que du bas ventre qui sont toutes simples, & quand on lui cederoit tous ces avantages & qu'on le mettroit en possession de tous ces preciputs, on sera cependant toûjours contraint d'avoüer que s'il est maître des coffres, il n'a pas pourtant plus que son frere des visceres qui sont contenus dans la poitrine & dans la region superieure du bas ventre. Comment pourra-on mêmes soûtenir qu'il a droit tout seul sur les visceres contenus dans les deux regions inferieures du bas ventre? Qu'ils dependent de lui? puis qu'il ne leur fournit pas les fluides par lesquels ils peuvent s'aquiter de leurs fonctions. Et si l'on prétend que les deux reins sont à lui & lui apartiennent uniquement, il s'agira de declarer la cause qui en aura placé un dans la region du bas ventre de son frere. Il sera bien difficile de la découvrir cette cause. On s'apercevra bien-tôt au contraire que le rein qui est dans le côté de son frere ne fait rien & ne sert de rien pour le maître à qui on dit qu'il apartient; puisqu'il est lié & tient aux vaisseaux de celui au côté duquel il est placé, qu'il en reçoit une artére & une véne par le moyen desquelles il a liaison & commerce avec toutes les parties du corps où il est attaché. On sera donc obligé de convenir qu'il apartient de droit à celui-ci, qu'il est fait pour ses usages, pour separer la serosité & l'urine de son sang & non pas l'urine du sang de l'autre avec les vaisseaux duquel il n'a aucune liaison ni correspondance que par la vessie, encore n'est-ce que par l'entremise de l'uretére, dont l'usage doit être absolument raporté au rein duquel il prend naissance & à qui il sert par consequent, & non point à la vessie où il se termine & entre, & qui lui sert par une consequence contraire.

Rien ne prouve plus en effet, comme il a été remarqué, la distinction des deux corps & n'établit mieux la proprieté qu'ils doivent avoir l'un autant que l'autre de toutes les parties qui étoient de leur côté, & dans les moitiés qui leur ont été conservées & leur sont restées aprés l'union, que l'apareil que chacun avoit en propre & en son particulier de tous les organes, les viſceres & les vaiſſeaux convenables & neceſſaires aux uſages de la vie. Si cette refléxion a déja ſervi pour s'aſſurer que des deux reins chaque frere en avoit un, & qu'ils n'apartenoient pas tous deux au même, elle ſervira auſſi pour prouver conſequemment que la veſſie n'étoit pas à un d'eux en particulier ; mais qu'elle étoit commune & à l'un & à l'autre, auſſi-bien que la verge, dont le canal ou l'urêtre n'eſt qu'une continuation de la veſſie & un allongement de ſon cou. Car déſlors qu'on ſera obligé de convenir que le rein placé au côté droit apartenoit en proprieté à l'enfant qui étoit à droit & que le rein ſitué au côté gauche apartenoit à l'enfant qui étoit à gauche, & que c'eſt là un fait conſtant, dont on ne ſauroit plus, ce ſemble aucunement douter ; puiſqu'on a fait voir qu'ils ne pouvoient pas être tous les deux au même, on ſera bien-tôt perſuadé que la veſſie leur étoit commune. Mais s'il reſtoit encore quelque doute ſur ce ſujet, pour être convaincu que de ces deux reins chaque frere en avoit un en proprieté, & celui qui étoit à ſon côté, il ſuffit de ſavoir que chacun de ces enfans avoit dans la moitié qui lui étoit reſtée en proprieté une aorte ou grande artére & une véne cave, & que ces grands vaiſſeaux continuoient leurs cours ſeparément dans les moitiés des corps de l'un & de l'autre depuis les cœurs juſqu'aux têtes & ſe diſtribuoient en particulier dans toutes les parties ſuperieures, & par leurs troncs inferieurs dans toutes les parties qui étoient au-deſſous des cœurs de l'un & de l'autre : & parceque ces grands vaiſſeaux à la faveur deſquels il eſt aiſé de comprendre que la circulation ſe faiſoit en particulier dans l'un & l'autre, fourniſſoient chacun de leurs côtés des artéres & des vénes ſeparément & en particulier aux deux reins : l'aorte & la véne-cave qui étoient à droit, une artére & une véne emulgente au rein qui étoit au côté droit, & l'aorte & la véne-cave qui étoient à gauche une artére & une véne emulgente au rein qui étoit au côté gauche ; il s'enſuit manifeſtement que le rein, qui étoit du côté droit, apartenoit à l'enfant qui étoit à droit & que le rein, qui étoit à gauche, apartenoit à l'enfant qui étoit à gauche, & par conſequent que la veſſie où ces deux reins communiquoient & tenoient par leurs uréteres étoit commune à l'un & à l'autre. Si elle étoit commune il s'enſuit qu'elle a dû être formée par moitié, & que chaque frere a concouru à ſa compoſition par égale part & portion. Cette conſequence eſt d'autant plus neceſſaire qu'il n'eſt pas poſſible qu'on puiſſe concevoir que les uretéres des deux reins apartenans à deux corps differens aient jamais pû être continus à une veſſie qui auroit été à un ſeul des deux ; car ſi elle étoit propre à l'un des freres, l'urétere de l'autre n'a dû & n'a pû avoir aucune liaiſon ni continuité naturelle avec elle, & on ne ſauroit pas s'imaginer qu'il ait pû ſe lier & s'inſerer dans ſon côté ni s'ouvrir dans ſa cavité, quelque aproche qu'il ſoit permis de ſupoſer entre deux parties qui n'ont point été faites l'une pour l'autre, dont le chemin de communication eſt d'ailleurs oblique & detourné, & qu'aucune force qu'on connoiſſe ne pouvoit diriger & aprocher l'une de l'autre ; mais quand l'urétere par ſa longueur ſe ſeroit joint fortuitement au côté de cette veſſie, comment l'auroit-il pû faire preciſément à l'endroit où cette veſſie devoit être percée pour lui donner entrée dans ſa cavité ? Cela eſt difficile à concevoir & paroîtra à qui le conſiderera attentivement & ſans prévention comme impoſſible.

Mais

Mais quand on tombe d'accord que la veſſie eſt commune à l'un & à l'autre enfant, qu'elle a été faite par les deux hemiſphéres ou faces externes de leurs deux veſſies, on n'a pas de la peine à comprendre comment les uréteres des deux reins externes ont pû avoir liaiſon & continuité avec une même veſſie qui n'apartenoit pourtant en proprieté ni à l'un ni à l'autre. Car s'il eſt vrai, comme on croit de l'avoir aſſés prouvé, que les veſſies de l'un & l'autre enfant par l'aproche & la pénétration de leurs corps, s'il eſt permis de ſe ſervir de ce terme pour mieux faire comprendre la maniere, dont ils ſont rentrés l'un dans l'autre, aient dû perdre chacune leur face interne, & que les faces externes, ſe ſoient unies, liées l'une à l'autre & par leur union & l'abouchement de leurs fibres & de leurs tuyaux aient formé un corps continu, une poche ou une veſſie commune ; parcequ'elles ſe ſont trouvées ſur une même ligne, & que les plans qui les compoſoient ſe ſont rencontrés ſur de juſtes allignemens ; il s'enſuit neceſſairement que l'urétere du rein d'un enfant & l'urétere du rein de l'autre, ont dû être liés avec cette veſſie & continus chacun de ſon côté à ſes faces externes. On conviendra facilement de cette conſequence, puiſque les uréteres devoient tenir naturellement chacun à leur propre veſſie : les externes devoient être continus aux parois externes comme les internes l'auroient été aux faces internes ſi elles avoient ſubſiſté ; & puiſque les uréteres externes devoient être liés & continus aux faces externes de leur veſſie, ſi tous les deux tenoient & étoient continus à une même veſſie, on a une preuve évidente que cette veſſie étoit compoſée par les deux hemiſphéres ou les deux faces externes des veſſies des deux freres, & par conſequent, que cette veſſie n'étoit pas ſeulement commune à l'un & l'autre ; parce qu'elle ſervoit pour les uſages de tous les deux, mais encore parcequ'elle étoit faite à communs fraiz & par la moitié de la veſſie de l'un & par la moitié de la veſſie de l'autre.

On jugera encore mieux de tous ces faits par la Figure ſuivante, qui repreſente les quatre reins qu'auroient dû avoir les deux fétus avec leurs uréteres & les deux veſſies où les quatre uréteres des quatre reins devoient ſe terminer.

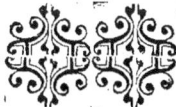

Aaa   Soit

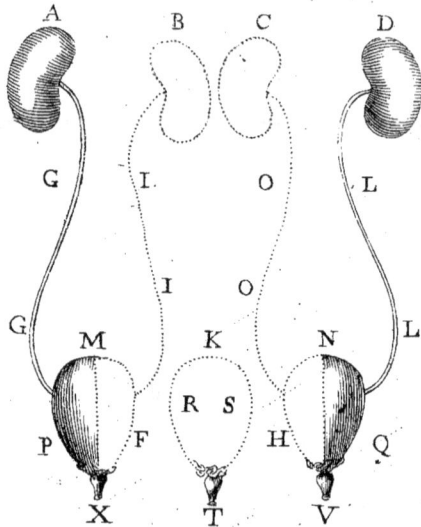

Soit les reins A. & B. du fétus qui eſt à droit avec l'urétere externe G G. & l'urétere interne I I, & les reins D & C. du fétus qui eſt à gauche avec l'urétere externe L L & l'urétere interne O O.

Soit encore la veſſie M du fétus placé à droit où vont aboutir l'urétere externe G G, & l'urétere interne I I ; & la veſſie N du fétus ſitué à gauche, où ſe vont terminer l'urétere externe L L & l'urétere interne O O.

Puiſque les deux embrions ſe ſont avancés juſqu'à leurs épines & ſont rentrés l'un dans l'autre juſqu'à peu prés au milieu & au centre de leurs corps, lorſque l'embrion qui étoit à droit s'eſt avancé juſqu'à l'épine de ſon frere qui étoit à gauche, le rein A : a dû paſſer en B ; & le rein D : en C : quand l'embrion qui étoit à gauche s'eſt avancé juſqu'à l'épine de ſon frere qui étoit à droit ; & en même-tems le rein B : au de-là de C : & le rein C : au de-là de B : & parceque le rein A : a pris la place du rein B ; & le rein D : la place du rein C : ou que le rein B s'eſt trouvé compris dans le côté par lequel l'embrion qui étoit à droit, eſt entré dans toute la profondeur du côté de l'embrion qui étoit à gauche juſqu'à ſon épine : & que le rein C. étoit pareillement compris dans le côté par lequel l'embrion qui étoit à gauche eſt entré dans le côté de l'embrion qui étoit à droit juſqu'à ſon épine ; il s'enſuit que le rein B & le rein C. ont dû être tous deux aneantis ; car quand les deux corps ſont entrés l'un dans l'autre juſques à leurs épines, leurs moitiés ou leurs faces externes ont pris & ont

occupé

occupé la place des internes, qui n'ont point eu par conféquent de lieu ni de place pour y être contenuës & confervées ; parcequ'il n'eſt pas poſſible que deux corps puiſſent occuper naturellement la même place ; & puiſque le rein B : étoit le rein interne de l'embrion placé à droit & le rein C, le rein interne de l'embrion ſitué à gauche, il paroît que ces deux embrions ont perdu chacun leur rein interne avec les uréteres I I & O O qui étoient continus & prenoient leur origine de ces deux reins.

Mais parceque le rein A : & le rein D, étoient placés aux deux côtés opoſées des deux corps & aux termes les plus éloignés du centre de leur union, il eſt conſtant qu'ils ont dû être exemts de toute perte & être conſervés entiers & leur état naturel dans leur place chacun avec leur urétere. Et d'autant que le rein A : étoit le rein externe de l'embrion ſitué à droit & le rein D : le rein externe de l'embrion placé à gauche, il s'enſuit que ces deux freres ont conſervé chacun leur rein externe avec leurs uréteres G G & L L, qui en font partie & leur ſont continus.

Si au même-tems que les reins A & D : ſe ſont avancés, le rein A. a paſſé au delà de B, & le rein D au delà de C, les veſſies M & N, comme parties attachées aux mêmes touts & aux mêmes corps ont dû s'aprocher l'une de l'autre & chacune de ſon côté dans la même proportion que les reins ſe ſont avancés, la veſſie M. aura paſſé de P. en R T : & la veſſie N : de Q en S T : & par conſéquent l'hemiſphére externe M P X : de la veſſie M, & l'hemiſphére externe N Q V : de la veſſie N : étant avancés & portés ſur la même ligne K T : ont dû ſe joindre & s'unir, & l'hemiſphére interne M F X : de la veſſie M : & l'hemiſphére interne N H V : de la veſſie N : ſe perdre & s'aneantir ; & parcequè la veſſie M : apartenoit au fétus qui étoit placé à droit & la veſſie N. au fétus qui l'étoit à gauche, il s'enſuit que tous deux ont perdu par l'union de leurs corps chacun l'hemiſphére interne & conſervé l'hemiſphére externe de leur veſſie. Donc la veſſie qui s'eſt trouvée dans le bas ventre de ces deux freres étoit compoſée par la face ou l'hemiſphére externe de la veſſie de l'un & par l'hemiſphére ou la face externe de l'autre. Donc elle étoit faite à communs fraiz, par égale part & portion ; elle étoit enfin commune à tous les deux & n'apartenoit en proprieté ni à l'un ni à l'autre.

Comme les uréteres internes I I & O O : des reins internes de l'un & l'autre embrion ſe ſont perdus, non-ſeulement comme parties continues avec ces reins, qui ont été envelopés dans la perte générale des côtés par leſquels les deux embrions entroient l'un dans l'autre ; mais encore parceque les hemiſphéres internes des veſſies M & N. où finiſſoient ces deux uréteres ont été aneantis par l'union des deux hemiſphéres externes de ces mêmes veſſies, pareillement les uréteres externes G G & L L. ont été conſervés, non-ſeulement parceque les reins A & D : deſquels ils dépendoient & dont ils tiroient leur origine, ont ſubſiſté dans leur entier & leur état naturel ; mais encore parceque les faces ou les hemiſphéres externes de la veſſie M & de la veſſie N. dans leſquelles ces uréteres s'ouvroient & ſe terminoient, ont été conſervés tous entiers.

Si la veſſie eſt compoſée des deux hemiſphéres externes des veſſies des deux freres,

c'eſt

c'eſt une conſequence neceſſaire, puiſqu'il n'y avoit qu'une verge & qu'un urêtre, que cet urêtre ſoit pareillement formé par les deux faces externes des urêtres de l'un & de l'autre frere ; puiſque ces canaux ſont continus avec les veſſies & ne font avec elles qu'un même corps continu.

On ne doit donc plus regarder le ſentiment qu'on a propoſé touchant les unions des viſceres comme de ſimples conjectures ; mais comme des faits certains, averés & conſtans. Les reins ne ſeront plus au même enfant, chacun aura le ſien, & celui qui eſt ſitué de ſon côté avec ſon urétere ; chaque urétere aura ſa moitié de veſſie à laquelle il tient & ſe termine ; la veſſie ſera compoſée des deux plans externes des veſſies des deux Jumeaux, de même que l'urêtre ou le conduit de l'urine.

La compoſition étrangére de ces viſceres, l'aſſemblage ſingulier & tout extraordinaire, & l'union enfin qui s'eſt faite de ces poches, de ces canaux, qui paroiſſoit chimerique, ne rendra plus l'hypothéſe qu'on a propoſée arbitraire & douteuſe ; elle ſervira au contraire à confirmer les conjectures qu'on a hazardées & à convaincre de toutes les autres unions. Il n'y aura plus de difficulté ſur les unions des viſceres contenus dans le bas ventre, comme il n'en reſtoit plus ſur les unions des parties contenantes. On n'aura plus raiſon de ſoupçonner que depuis le nombril en bas, il n'y eût que le corps d'un ſeul enfant, ni que les viſceres de l'un aient été tranſplantés dans le ventre de l'autre. On ſera enfin entierement perſuadé que les unions, de même que les pertes des parties dans toute l'étenduë des deux corps dépendent abſolument de leur aproche & de l'uſurpation qu'ils ſe ſont faite reciproquement l'un ſur l'autre de leurs côtés entiers ou de toutes leurs moitiés des troncs comme de leur cauſe occaſionnelle & naturelle.

Il eſt vray qu'il eſt rare de voir des unions ſi générales, qui ſe faſſent aux dépens de tant de parties, & il eſt certain, qu'on a de la peine à comprendre comment de deux veſſies, de quatre uréteres, de deux verges, de deux urêtres, de quatre nerfs caverneux, de deux glands, de deux *ſcrotum*, il ne reſte de toutes ces parties preciſément, que le nombre, qui doit ſe rencontrer dans le corps d'un ſeul enfant, ou les moitiés, c'eſt-à-dire, les faces externes de tous ces viſceres ou ces organes. On ne ſauroit s'imaginer, que les moitiés ou les faces internes par leſquelles ces viſceres & ces organes ſe ſont aprochés & rentrés les uns dans les autres, ſe ſoient perduës & effacées abſolument, & qu'en même-tems leurs faces externes, qui ont été conſervées toutes entiéres, ſe ſoient liées enſemble & unies auſſi à propos, auſſi juſte & avec la même regularité, que ſi les deux plans de leurs fibres & de leurs tuyaux avoient été liés enſemble & continus dans les germes & les premiers délineamens, qui ont été traſſés dans les deux œufs pour former à chaque embrion toutes ces parties en particulier ; ou comme ſi ces premieres ébauches & ces premiers traits, qui ont ſervi pour la production & la perfection de tous ces viſceres & ces organes avoient été d'un ſeul & même germe.

La juſteſſe ſinguliere & admirable avec laquelle toutes ces parties ſont unies enſemble, impoſe, prévient l'imagination, & fait qu'on eſt naturellement d'abord plus porté à croire, qu'elles ſont ſimples, & qu'elles apartiennent par conſequent

à

à un des enfans, que de foupçonner, qu'elles foient communes & faites par égale part & portion & des moitiés des organes de l'un & de l'autre. Mais il eft important de fufpendre fon jugement, & de ne fe laiffer pas prévenir. Il ne faut juger que des faits où il y a évidence, & dont on eft bien certain, pour ne point s'expofer à l'erreur par une précipitation indifcrete & temeraire.

Quand on a en effet bien examiné & confideré de plus prés tout ce qu'il y a dans ce cas de fingulier & de rare, & qu'on prend la peine d'entrer dans un détail exact, on revient facilement du préjugé dans lequel on eft entré, & l'imagination à la fin fe foûmet à la raifon. On fe défait de fa prévention, on reconnoit & on condamne fon erreur quand aprés avoir fait une exacte analife de toute la fabrique du corps, on a bien paffé & repaffé dans fon efprit la conftruction de la machine & la compofition des organes. Si l'on prend foin de comparer ce qu'il y a de commun & de particulier, & les fingularités les unes avec les autres, & qu'on veüille bien faire enfuite de ferieufes réfléxions d'aprés nature, on ne pourra fe défendre de convenir de tous les faits, qui ont été raportés, & on ne doutera point, que toutes les chairs, les tegumens, les mufcles, les membranes, qui ont recouvert la poitrine & l'abdomen, ne foient communs aux deux freres; qu'ils n'aient fourni chacun de leur côté exterieur, l'un du droit, l'autre du gauche la moitié de ces tegumens, & que les deux autres moitiés internes ne fe foient effacées & perduës dans la jonction & la pénétration des deux corps. On fera convaincu, que le coffre de la poitrine a été fabriqué par un nombre égal de côtes de l'un & de l'autre, & que de vingt-quatre, qui entroient en fa compofition chacun en a fourni douze de fon côté exterieur, qui fe font raffemblées par paires au *fternum* de part & d'autre, comme fi elles étoient forties des vertebres d'une même épine; & que les autres vingt-quatre font demeurées perduës precifément entre les deux épines.

Ces faits dont on doit être perfuadé, authorifent le fentiment, que l'on a touchant l'union des autres parties & les pertes qu'elles ont faites; ils fuffiroient pour perfuader, que ce qu'on a penfé au fujet de la veffie & des parties qui fervent à la génération, eft raifonnable, quand on n'auroit pas eu d'autres preuves pour s'en affeurer. C'eft en effet une confequence neceffaire, que ce qui eft arrivé dans un corps à certaines parties à l'occafion de leur aproche, furvienne aux autres, qui fe font trouvées dans le même cas, la même fituation, dans la fphére & l'étenduë de la même caufe; & fi les pertes & les unions générales, dont on vient de faire mention font propres pour prouver cette confequence, les unions & les pertes particulieres peuvent fervir à la confirmer. Il fe trouve un exemple d'union dans les diaphragmes fi finguliere, que pour peu qu'on veüille bien y faire attention, il ne doit plus refter de doute fur ce fujet, à moins qu'on ne s'obftine à nier des faits irreprochables aux fens: ces deux mufcles étoient affemblés l'un avec l'autre fi proprement & fi bien ajuftés, qu'on n'auroit jamais pû diftinguer, qu'il y en eût deux, s'ils n'avoient eu chacun leur centre nerveux. L'union des deux foyes n'étoit pas moins fenfible & convaincante: & s'il eft permis de juger de l'union des vifceres, que l'on ne peut pas bien découvrir par les fens, & de s'en affeurer par l'union des parties, où elle eft senfible & manifeste, on conviendra par celles-cy de toutes les autres, quelques incomprehenfibles qu'elles paroiffent ; l'efprit ne fauroit demeurer en fufpens entre l'évidence de la verité de ces faits & le doute de ceux, que l'on a de la peine à découvrir & à comprendre. Quand deux corps auffi minces & deliés que les diaphragmes, qui n'avoient guéres plus d'une ligne d'épaiffeur dans leur fubftance, fe font unis l'un à l'autre, avec une perte affés confiderable de leur tout & de leur diametre ; il femble qu'il ne doit refter aucune difficulté à concevoir, que non-feulement tous les vifceres & toutes les parties, qui fe font aprochées & infinuées les unes dans les autres, ne fe foient unies par leurs faces opofées, & n'aient pû perdre en s'uniffant davantage, & jufques à leurs moitiés entieres ; mais l'on eft encore obligé d'avoüer, que ces deux freres fe font joints & affemblés par toutes leurs parties & dans toute l'étenduë de leurs corps de la maniere la plus jufte, la plus reguliere & la plus parfaite qu'il fût poffible ; on doit convenir que toutes les parties des deux corps fe répondoient mutuellement dans une exactitude géometrique & fe font rencontrées, les unes par raport aux autres fur le même allignement, non-feulement celles d'un enfant avec celles de l'autre de même efpéce & de même nature ; mais encore les fibres & les tuyaux, les chaines & les trames, dont les unes & les autres étoient tiffuës & compofées.

Il n'eft pas difficile de rendre raifon, pourquoi les unes ont perdu plus de leur fubftance dans l'union, les autres moins ; car de même, que celles, qui fe font trouvées dans les vuides & les capacités des ventres fans fe toucher de trop prés, fans fe ferrer & fans être preffées, ont acquis leur grandeur naturelle & font demeurées libres, fans liaifon & fans adherence ; pareillement celles, qui n'ont pas eu un fuffifant efpace pour s'étendre, fe font unies les unes avec les autres, d'autant plus facilement qu'elles fe font rencontrées, comme il a été plufieurs fois remarqué, face à face & par des fibres & des tuyaux de même efpece & de même nature, qui fe répondoient les uns aux autres tres-exactement par leurs pores & leurs ouvertures. Et c'eft fuivant que ces parties fe font plus ou moins aprochées, qu'elles ont été preffées & avancées les unes dans les autres, que l'union s'eft faite entr'elles aux dépens d'une plus grande, ou plus petite perte de leur fubftance. Tous les vifceres, qui étoient contenus dans la poitrine fe font confervés en leur entier & leur nombre, ils ont acquis leur groffeur & leur grandeur naturelle fans s'unir, ni rien perdre par confequent de leur parenchyme ; parcequ'ils fe font trouvés renfermés dans un efpace libre. Les diaphragmes, que les fauffes côtes n'ont pû défendre de la preffe auffi parfaitement, que les vrayes, qui ont mis à couvert les vifceres, qu'elles renfermoient fous elles, fe font unis en perdant chacun une portion affés confiderable de leurs fibres charnuës. Les foyes, qui étoient dans le bas ventre, dont la capacité étoit plus refferrée à proportion, que celle de la poitrine, en ont perdu davantage ; quelques vifceres fe font totalement détruits & effacés & d'autres ont perdu leurs moitiés toutes entieres.

Quelque diverfité qu'il y ait dans tous ces effets, on y remarque pourtant des raports exacts & des proportions refpectives, ils ont beaucoup de liaifons les uns

avec

avec les autres & tant de relation, qu'il n'en faudroit pas davantage pour comprendre qu'ils dépendent tous d'une même cause, laquelle n'a varié ses effets, que suivant les occurrences & la diverse situation des parties. La nature est uniforme dans ses effets ; elle ne s'est point démentie dans tout ce qui est arrivé de surprenant, ni dans les changemens, que l'on remarque & que l'on admire en ces Jumeaux assemblés.

Les deux corps par l'union de leurs troncs ont perdu une moitié de leurs parties charnuës & osseuses, & une moitié de leurs membres & de leurs extrémités ; les deux têtes ont été conservées dans leur entier avec toutes leurs parties & sans aucun dommage, de même que tous les viscéres de la poitrine. Parmi les viscéres du bas ventre, les uns se sont trouvés entiers & complets sans aucune liaison ; ceux-ci se sont abolis & anéantis & les autres ont perdu une moitié toute entiere de leur substance & de leur parenchyme.

Ce qu'il y a ici de plus admirable & qui à la verité pouvoit arriver autrement, si les deux corps étoient entrés plus avant l'un dans l'autre & que la pénétration eût passé au-delà des épines, c'est que toutes les parties, qui étoient necessaires indispensablement à la vie des deux enfans, se sont produites, ou ont été conservées sans aucun détriment ni lésion : celles qui pouvoient suffire & servir pour tous les deux ont été faites à communs fraiz & par égale part & portion, que l'un, l'autre ont fournies : & comme il n'y avoit qu'un seul corps, ou que les deux n'en faisoient qu'un, il n'avoit besoin, que de deux bras pour ses usages & de deux jambes pour le porter ; un rein pouvoit faire l'office de deux dans chacun ; une vessie suffire pour deux reins, un uretere pour chaque rein ; & une uretre pour une vessie.

C'est ainsi que ces membres, ces viscéres, ces poches, ces canaux, de même que toutes les autres parties, dont le nombre étoit defectueux, ont suppléé par les moitiés, qui leur restoient au défaut de celles, qui manquoient. Quelques imparfaites & incompletes, qu'aient été en effet toutes ces parties considerées en elles-mêmes, & en particulier par raport à chaque enfant, elles ont neanmoins fait les unes & les autres des organes complets capables de remplir tous les devoirs, & de faire chacun l'office de deux, d'accomplir toutes les fonctions, qui concernoient la societé & l'utilité commune, qui convenoient à l'œconomie naturelle, aux besoins & aux usages des deux freres. C'est ainsi que pour suppléer au défaut des organes, que chaque enfant devoit avoir en proprieté, des deux moitiés, qu'il en restoit à chacun, par leur réünion, il s'en est fait des organes entiers suffisans pour tous les deux. C'est par des heureuses rencontres, des concours favorables, des justes abouchemens, des liaisons reciproques, & par un merveilleux assemblage de tant de parties molles & osseuses, de beaucoup d'organes & de visceres de deux corps differens ; que par des secours mutuels, des forces confederées & des puissances étrangéres réünies ou les fluides de deux sources diverses toutes les operations se sont executées dans les deux freres aussi parfaitement, que si chacune avoit eu ces organes & ces instrumens en son propre, ou tout au moins autant qu'il convenoit à la constitution & à la condition de la machine, qui resultoit de l'union de leurs deux corps. C'est ainsi que
l'organe,

l'organe, qui devoit fervir au jeu de la refpiration commune à tous les deux, s'eft formé par l'entremife de douze côtes, de celui-ci & de douze côtes de celui-là inferées au même terme & raffemblées fur le même milieu, fur un feul *fternum*, ou le même mobile; quoique pour point d'apui elles euffent les vertebres de deux diverfes épines, & c'eft par ce nombre égal de côtes, de mufcles & autres inftrumens deftinés à ces mouvemens, par égale quantité en un mot de caufes inftrumentales & de forces mouvantes également fournies par l'un & par l'autre, que l'ouvrage de la refpiration s'eft accompli; de même, que les autres operations neceffaires à la vie de tous les deux.

Aprés avoir rendu raifon des phénomenes arrivés aux deux Jumeaux en confefequence de la pénétration de leurs corps, il refte à parler de leurs envelopes, du *placenta*, des artéres, de la véne ombilicale & du cordon. Chaque fétus devoit avoir naturellement toutes ces parties en proprieté; parce qu'elles leur font indifpenfablement néceffaires pour la nourriture du germe, quand l'œuf eft encore attaché à l'ovaire; & bien plus encore aprés la conception quand détaché de l'ovaire il tombe dans la matrice. Sans doute que l'un & l'autre avoit fes fecondines & toutes les parties qui en dépendent; cependant il ne s'eft trouvé dans ces deux Jumeaux qu'un feul & fimple arriere-faix, comme s'il n'y avoit eu qu'un feul enfant, & tous les deux étoient contenus dans la même poche.

Il fe peut bien faire à la verité, que ces œufs aient été renfermés tous les deux dans la même envelope avant que de tomber dans la matrice, & on n'en fauroit douter s'ils étoient attachés tous du même côté & contenus dans le même ovaire; parcequ'il eft certain, que dans les animaux tous les œufs d'une même génération font renfermés dans les mêmes ovaires pour naître un, ou plufieurs à la fois & fucceffivement les uns aprés les autres; de même que les graines des plantes font contenuës dans certaines capfules; mais comme les uns & les autres quittent ces envelopes communes ? les œufs des animaux avant defcendre dans la matrice; les graines avant fe répandre fur terre, pour prendre avec une nouvelle nourriture, une nouvelle vie; on ne peut pas foupçonner, que ce foit dans cette premiere envelope, que ces deux Jumeaux aient été renfermés, & ce ne peut être que dans leurs envelopes propres ou leurs fecondines, qu'ils ne quittent qu'en naiffant.

Il feroit difficile de déterminer fi c'eft dans l'ovaire, que ces envelopes propres fe font confonduës, ou feulement dans la matrice. L'aparence feroit pour l'ovaire; parceque les œufs y font ordinairement ferrés de fort prés, s'il n'étoit vrai, que dans la matrice d'une jeune fille, qui n'a jamais été enceinte l'efpace & le vuide eft fi petit, qu'à peine deux œufs peuvent s'y loger fans être fort preffés. Mais auffi on ne fauroit douter de quelque maniere, que la chofe foit arrivée, que chaque œuf n'ait eu fes envelopes propres en fon particulier; & on a d'autant plus de raifon de le croire, que fans les fecondines aucun des germes contenus dans les œufs, tant des animaux, que des plantes, ne fauroit croitre & groffir ni parvenir au degré de maturité & de perfection, qui doit le rendre fufceptible de l'effet de la conception. On en fera convaincu quand on aura refléchi un moment & feulement en paffant fur l'ufage important & abfolument néceffaire de ces envelopes.

Mais

Mais parceque ces membranes ne font ordinairement fenfibles, que dans la matrice, & mêmes quelque-tems aprés que l'œuf y a pris quelque accroiffement & l'embrion fait quelque progrez confiderable, on ne fe met pas trop en peine d'en rechercher l'origine de plus loin, ni encore moins d'examiner fi leurs ufages ont commencé plus haut que la matrice, & fi elles ont été neceffaires au germe & à l'œuf avant qu'il eût abandonné fon envelope maternelle, & pendant qu'il étoit encore lié & enchaffé dans fon follicule à l'ovaire ; cependant comme l'œuf n'aquiert rien de nouveau dans la matrice, que l'accroiffement des parties, dont il eft déja compofé, qu'il y tombe avec fes envelopes, de même que la graine dans le fein de la terre avec les fiennes ; on doit penfer, que les fecondines, dont il eft recouvert dans la matrice, ne lui ont pas été inutiles dans l'ovaire. Le commerce qu'on reconnoit entre le fétus & fes envelopes fur la fin de la groffeffe, par cet apareil admirable de tant de vaiffeaux, qui viennent du fétus aux fecondines & de ces membranes au fétus, n'a pas commencé dans la matrice de la mere. Ces liaifons mutuelles, ces communications admirables faites avec tant d'exactitude, d'art & de fageffe ne fe font pas faites aprés la conception. Comment pourroit-on concevoir que deux rameaux confiderables de l'aorte de l'embrion aient pû s'étendre & s'allonger, remonter & fortir par le nombril de l'embrion pour venir fe lier avec fes envelopes, s'y répandre & en arrofer toute l'étenduë par une multitude innombrable de divifions & fubdivifions de leurs rameaux capillaires ? Pourra-t-on bien comprendre que la veine ombilicale aprés avoir pris une infinité de racines dans le *placenta*, le *chorion* & l'*amnios*, fuivant une détermination contraire à celle des artéres, renfermée pourtant dans la même gaine ou le même cordon, ait pû fans guide & d'elle-même tenir une longue route & aprés plufieurs détours s'infinuër dans le même nombril, entrer dans le corps du fétus pour vuider dans fon foye, & la veine porte, qui le traverfe, le fang & le fuc nourriffier qu'elle reconduit pour fa fubfiftance.

Il n'y a point de forme fubftantielle, de vertu plaftique, de regle dans la nature ni de loix des communications des mouvemens quelques fecondes qu'elles foient, qui puiffent occafionner, ni operer ces effets, qui font conftamment toûjours les mêmes, ou qui ne varient du moins que tres-rarement. Il vaut bien mieux penfer, que toutes ces liaifons & les parties qui les forment, ne font pas moins l'ouvrage de l'Auteur de la nature, que l'organifation des corps mêmes ; que tout a été fait enfemble & au même-tems : le germe, les fecondines & les vaiffeaux, qui leur font communs & qui entretiennent la communication entr'eux ; & que par confequent, fi les fecondines font neceffaires indifpenfablement à l'œuf defcendu dans la matrice, elles le font pareillement à l'œuf attaché à l'ovaire. Elles font en effet également effentielles au germe avant & aprés la conception & fi l'embrion ne reçoit de la matrice le fuc nourriffier, dont il a befoin, que par la mediation des fecondines, de même celui qui eft fourni au germe par les vaiffeaux de l'ovaire ne paffe à lui, que par l'entremife de ces mêmes membranes. Il eft vrai, que l'envelope maternelle fert à les garentir dans l'ovaire, les mettre à couvert & les défendre contre les objets, qui pourroient facilement leur nuire à caufe de leur extrême délicateffe ; mais les fecondines, qui les envelopent immediatement, qui les serrent & les embrassent de plus prés, ne sont pas moins propres & efficaces pour les conserver. On consent, que cette premiere envelope générale ait l'avantage de retenir les œufs en un lieu de sureté, de les empêcher de s'écarter & de tomber avant leur maturité, & hors des trompes ou de la voye, qui peut en certain tems les conduire à droiture dans la matrice ; qu'elle les tienne liés par les vaisseaux, dont elle se sert pour les nourrir, & les renferme dans des follicules ou petites vessies, comme les graines sont suspenduës & attachées par des filets & cantonnées souvent dans des cellules ou petites loges pratiquées dans la capsule, qui leur sert d'envelope commune ; mais si elle leur prépare & fournit par ses vaisseaux ce qu'il y a dans le sang de la mere de plus épuré & de plus analogue pour le germe qu'ils contiennent, les secondines ou les envelopes propres sont faites tout exprés pour rectifier & perfectionner davantage ce suc, & ce n'est qu'aprés plusieurs filtrations dans les vaisseaux, les glandes & les filieres du chorion, de l'amnios, qui sont comme autant de couloirs, qui le tamisent & le subtilisent, qu'aprés plusieurs cohobations reïterées dans tant de passages de l'une à l'autre de ces membranes & tant de detours à dessein multipliés ; qu'aprés mile circuits, mile contours des labirinthes faits par les entrelassemens de leurs vaisseaux, que la portion la plus fine, la plus subtile, & la plus rectifiée passe enfin aprés tant d'épreuves dans les germes pour en grossir & étendre les traits minces & delicats & les premiers delinéamens, pendant qu'en même-tems par les vaisseaux secretaires des glandes de la seconde envelope, dont le tissu est encore plus serré & par consequent plus fin, que celui de la premiere, une liqueur limpide & cristalline, suinte, transude, & se répand entr'elle & le germe ; c'est dans cette liqueur ramassée en forme de lac, ou de reservoir, que le germe flote, comme les œufs des poissons dans l'eau ; c'est par ce liquide, dont le germe est entouré, que tous les délineamens delicats & imperceptibles de ses organes, de ses visceres, & de toutes ses parties se conservent dans la mollesse & la souplesse, qui leur est si importante, pour qu'elles puissent donner la liberté au suc, qui leur est porté, d'y couler & se distribuer par des tuyaux, dont la petitesse fuit les sens, & dont la moindre sécheresse rendroit les routes impraticables. C'est à elle principalement, que le point saliant ou le petit cœur doit la facilité & la continuation de ses battemens ; c'est aussi à la faveur de cette même lymphe, que les vaisseaux, qui vont & s'étendent de l'amnios au germe & à l'embrion, sont apuyés & soûtenus dans leur trajet, maintenus & conservés dans une expansion convenable ; c'est enfin à ce suc, que le germe doit sa premiere subsistance ; c'est lui, qui lui donne toute sa nourriture aprés la conception depuis le tems qu'il a été privé de celui, qui lui venoit de l'ovaire par les vaisseaux de la membrane commune, jusqu'à ce qu'il ait pris racines dans la matrice, & que par les vaisseaux de cette poche abouchés & ajustés avec les siens, il reçoive un nouvel aliment, qui doit enfiler & s'ouvrir les anciennes routes frayées dans l'œuf, & passer par les mêmes vaisseaux, qui lui ont fourni dans l'ovaire sa premiere nourriture ; c'est encore lui, qui suplée au defaut & à l'insuffisance de ce nouveau suc laiteux, & qui pourvoit le germe de la principale, la plus exquise & plus convenable portion de nourriture au commencement de la grossesse & jusqu'à ce que ses parties aient pris

quelque

quelque efpéce de confiftance, qu'elles puiffent s'accommoder de celui, que les glandes & les vaiffeaux de la matrice lui préparent & lui envoient, & qu'elles foient en état d'ufer d'une plus forte nourriture.

On voit fans peine ce fuc limphatique dans tous les œufs ; il eft clair & limpide dans les uns, & principalement dans les œufs de la femme & des grands animaux ; il eft plus épaiffi dans les œufs des oifeaux ; il fe congele facilement & perd fa fluidité ; quoique la couleur en foit differente. Il a neanmoins dans les uns & dans les autres toûjours à peu-prés la même faveur, quand il eft cuit ; il eft toûjours folide dans les graines meures. C'eft de ce fuc raffemblé en petits boüillons ou veficules dans fes envelopes, que les deux lobes, qui embraffent & renferment le germe de la plante, font formés ; c'eft à ces deux lobes, qu'il doit auffi fa premiere nourriture, quand la graine a été confiée au fein de la terre ; c'eft dans leur parenchyme, dans ces petites veffies & dans les vaiffeaux, qui s'y répandent, que fermente, s'épure, s'affine & fe prepare la féve, qui pénétre à travers des envelopes de la graine pour réparer & remplacer ce premier fuc à mefure, qu'il eft employé pour la fubfiftance du germe ; & comme c'eft de la fubftance de ces deux lobes, que la radicule & la plume du germe prenent leurs premiers accroiffemens avant que la radicule fe foit fortifiée & changée en racine, qui puiffe tirer de la terre une nourriture fuffifante ; c'eft pareillement de ce fuc limpide renfermé dans les œufs des animaux, que le germe reçoit fa fubfiftance avant & même encore quelque-tems aprés que les vaiffeaux de l'œuf ou de fa premiere envelope fe font abouchés & unis avec ceux de la matrice ; & parceque cette liqueur criftalline fe reproduit & fe renouvelle fans interruption ; qu'elle va même toûjours en augmentant jufqu'à la fin de la groffeffe ; il y a bien d'apa-rence, que non-feulement elle fert de nourriture au germe dans les premiers tems par les vaiffeaux ombilicaux où elle s'infinuë ; mais encore à l'embrion, & qu'une portion de ce fuc pénétre à travers des pores de l'habitude du corps & fe gliffe dans les vaiffeaux, qui tapiffent la peau & rampent fur fa furface, avant que le refte ferve au fétus d'aliment par la bouche.

Puifque par tout ce détail dans lequel on n'eft entré fimplement que pour établir l'ufage des fecondines il paroit, que l'envelope commune ou maternelle n'accom-pagne pas les œufs dans la matrice, qu'ils laiffent chacun leur follicule ou leur loge dans l'ovaire ; & que cette envelope ne leur fert que pendant qu'ils y font attachés ; que fes ufages leur deviennent inutiles ; & que ceux des fecondines au contraire font encore plus neceffaires à l'œuf & au germe qu'il contient, quand il eft détaché de l'ovaire, & qu'il faut que le germe ou le petit embrion vive feparé de la Communauté, d'autant qu'il tombe dans un champ vafte & fécond, qui va lui donner une nourriture abondante, avec laquelle il fera plus de progrès en peu de tems, qu'il n'en a fait en des fiecles entiers ; & qu'il a befoin par confequent encore plus de filtres & de couloirs, non-feulement à raifon de la plus grande quantité de nourriture, qu'il reçoit ; mais encore parce qu'à mefure qu'elle eft plus abon-dante, elle eft en échange moins pure, à caufe que les couloirs de la matrice, qui la lui fourniffent, deviennent tous les jours plus larges & plus ouverts, & donnent par confequent paffage à des matieres plus groffieres. Puifqu'enfin il eft

conftant

conſtant que les ſecondines ſont en tous tems & juſqu'à la naiſſance du fétus
d'un uſage eſſentiel & d'une neceſſité indiſpenſable dans la matrice comme dans l'o-
vaire ; parceque ſi les œufs étoient privés dans l'ovaire de ces envelopes, le germe
ne pourroit jamais prendre aucun accroiſſement, l'ouvrage de la génération deviendroit inutile & ne pourroit jamais operer la naiſſance d'aucun animal ; non-
plus que les graines la production des plantes ; d'autant que les vaiſſeaux ombilicaux, par leſquels le germe reçoit immediatement ſa nourriture dans l'ovaire, & par
leſquels les eſprits prolifiques deſtinés à la conception peuvent ſe tranſmettre pour
animer & vivifier le germe, ſont tous répandus dans ces membranes. Dans la matrice elles ne ſont pas d'une neceſſité moins importante : & pour en être convaincu, il
ſuffit qu'on ſache que les artéres du fétus s'y terminent, & que la veine ombilicale
qui raporte le ſuc nourriſſier de la mere au fétus y prend ſon origine. Il faut
donc conclure que ces deux Jumeaux avoient chacun leurs ſecondines & leurs
envelopes propres, & que s'ils ſe ſont trouvés renfermés dans les mêmes, dans
un ſeul chorion & un amnios ; c'eſt parceque les membranes ou les ſecondines,
qu'ils avoient l'un & l'autre en particulier & en proprieté, ſe ſont unies & confonduës. Il faut conclure, que les œufs de ces deux Jumeaux ſe ſont trouvés en
maturité au même-tems & l'un quand l'autre ; qu'ils ont été en état d'être vivi-
fiés tous les deux à la fois, comme l'on voit ſouvent deux, quelquefois trois
& mêmes quatre œufs dans la même femme animés & conçus, & quatre fétus
naitre de la même groſſeſſe, & un plus grand nombre dans certains animaux,
qui ont leurs ſecondines diſtinctes & toutes les parties, qui en dépendent ; &
s'il arrive quelquefois, que deux Jumeaux, comme dans ce cas, ſoient renfermés & contenus dans les mêmes membranes & les mêmes ſecondines ; deux
germes dans un même œuf, & deux poulets en éclorre, on ne doit pas croire
pour cela, que chaque fétus n'ait eu ſes envelopes propres en particulier & chaque
œuf ſa coque. Il faut penſer au contraire, que ces enveſopes ſe ſont aſſemblées,
unies & confonduës les unes avec les autres dans tous les cas, où comme dans
celui-ci, au lieu de deux arriere-faix, il ne s'en trouve qu'un. Et pour expliquer
de quelle maniere ces ſecondines ſe ſont confonduës, il ne ſera pas neceſſaire
d'avoir recours à une autre cauſe, qu'à celle, qu'on a ſupoſée pour rendre raiſon
de l'union des deux corps & des pertes qu'ils ont faites en conſequence de cette
union. Ce ſont là deux effets, qui dépendent de la même cauſe, & qui ſuivent
neceſſairement l'un de l'autre ; parcequ'il n'eſt pas poſſible, que les deux corps
ſoient rentrés l'un dans l'autre par tout un de leurs côtés, ſans que les ſecondines, qui les envelopoient, ne les aient précedé dans leur aproche ; & qu'ils ſe
ſoient unis l'un à l'autre, ſans que les envelopes, qui les précedoient, n'aient
perdu avant eux toute l'étenduë des faces, qui recouvroient les côtés par leſquels
ils ſe ſont unis ; & parcequ'ils ſe ſont unis & liés dans toute la longueur de leurs
troncs, & que les moitiés entieres par leſquelles ils ſe ſont pénétrés & liés l'un
à l'autre, ont été perduës & aneanties ; & qu'en même tems les deux autres
moitiés opoſées à raiſon de leur aproche, de la correſpondance de leur ſituation,
& de la maniere reguliere, dont ils ſe ſont rencontrés, ſe ſont unies & incor-
porées ; de même les moitiés des membranes, qui envelopoient les corps, ont dû

　　　　　　　　　　　　　　　　　　　　　　　　pareillement

pareillement & encore à plus forte raison se perdre & s'anéantir, & les deux autres moitiés opofées s'unir & se lier enfemble comme ont fait les deux corps; ces envelopes, en effet, ont dû fe perdre à plus forte raison, parce qu'il fe peut bien faire que deux arriere-faix s'uniffent & fe confondent enfemble, & qu'au lieu de deux, il n'y en ait qu'un, comme il arrive affés fouvent, fans que les deux fétus, qu'il renferme s'attachent, fe lient l'un à l'autre, ni encore moins fe confondent par aucune de leurs parties; mais il n'eft pas poffible, que les deux fétus fe joignent immediatement, s'uniffent & fe lient, quelque fuperficielle qu'en puiffe être la liaifon, fans que les portions de leurs envelopes, qui fe trouvent entredeux & dans tous les endroits par où ils fe touchent, n'aient été auparavant effacées & abfolument détruites.

L'union des deux *Placenta* & la perte, qu'ils ont faite, ont fuivi celles des *Chorion*, où ils font attachés, & dont ils font la plus confiderable partie. Les veines ombilicales fe font unies comme les parties des corps, dont on a parlé, qui fe font trouvées aprochées, & fe font rencontrées fur le même allignement, & face à face fur la même route, preffées les unes contre les autres; car fi les deux *placenta*, ont perdu chacun la moitié de leur fubftance conformément aux envelopes des chorion, les deux troncs des veines ombilicales, qui occupent les centres des deux *placenta*, ont dû fe rencontrer précifément dans leur principe & leur naiffance, & par confequent s'unir avec la perte de ces deux faces, fi elles font rentrées l'une dans l'autre. Ces deux mêmes troncs ont dû s'aprocher, fe preffer également prés de leur terme dans le nombril, où ils ont dû pareillement s'unir l'un à l'autre, & leurs deux cavités fe confondre pour n'en faire qu'une commune; & par confequent un feul tronc & une feule veine. Il faut expliquer de même l'union des deux cordons, des quatre artéres des fétus, & des deux uraques.

S'il n'y avoit eu dans ce cas autre fingularité, que celle d'un feul arriere-faix: On ne fe feroit pas avifé de rechercher, s'il étoit fimple ou compofé; quoiqu'il eut contenu deux fétus, pourvû qu'ils euffent été accomplis & fans défaut, qu'il n'y eût eu entr'eux aucune liaifon, aucun mélange, ny confufion, ou perte d'aucune de leurs parties, quoiqu'entre femblables cas affés communs & celui-ci toute la différence, quant à l'événement, dépende du plus & du moins d'efpace; car quand deux germes renfermés dans la même envelope ont un efpace fuffifant pour s'étendre & groffir, chaque fétus fe conferve en fon entier, toutes fes parties fe dévelopent, croiffent & acquiérent leur grandeur & leur groffeur naturelle. Il arrive bien quelquefois, que ces deux fétus ne font pas également gros & bien nourris; quoiqu'ils aient tous leurs membres & toutes leurs parties; parcequ'au commencement de la groffeffe leurs germes ont eu affés d'efpace & de vuide dans l'envelope commune, pourque les délineamens & les ébauches de toutes les parties de leurs corps aient pû s'étendre & prendre une nourriture fuffifante pour fe former; mais s'il arrive par la fuite, que l'un prenne moins de nourriture, que l'autre; celui, qui en a reçû davantage, preffe par fon poids & la groffeur de fa maffe l'autre, qui refte tûjours plus mince & plus délié & meurt fouvent avant que de naître, ou peu de tems aprés qu'il eft né; mais quand deux germes contenus dans la même envelope, fe trouvent avant ou aprés la conception refferrés & fortement preffés ; enforte, que leurs parties n'ont pas la liberté de s'étendre & s'allonger en tout fens, il ne fe peut pas faire, qu'ils ne fe pénétrent mutuellement, & qu'ils ne rentrent l'un dans l'autre, felon qu'ils font plus génés & plus contraints ; & ce fera toûjours en confequence de leur pofition & de la fituation fortuite dans laquelle ils fe trouveront, qu'ils fe lieront & fe confondront par l'endroit où ils feront plus preffés l'un contre l'autre ; ils feront liés quelquefois par les extrémités ; quelquefois par le tronc : ou par les côtés ou par le milieu, par-devant ou par-derriere ; quelquefois une partie confiderable, la tête par exemple, demeurera attachée au milieu du ventre de l'un & tout le refte du corps faute d'efpace fera aneanti. Si l'on confulte, & que l'on parcoure les hiftoires & les relations des Auteurs, on verra de toutes ces fortes de productions bizarres & extraordinaires, dont peut-être on pourra rendre raifon fur le plan, qui vient d'être propofé pour expliquer l'union & la confufion de ces deux Jumeaux & tout ce qui s'y trouve de furprenant.

Quoiqu'il en foit on jugera toûjours, fi l'on ne fe trompe, par ce petit effay & le détail dans lequel on eft entré, qu'il n'eft pas tout-à-fait impoffible de raporter des raifons affés plaufibles & naturelles de la ftructure rare & extraordinaire de ces deux Jumeaux, & de donner une explication méchanique de tout ce qui s'eft trouvé de furprenant dans ce fujet fans fortir des loix de la nature, & s'écarter des voyes, qu'elle fuit dans la production du corps humain & de toutes les parties, qui entrent dans fa compofition.

Peut-être qu'il y auroit moins de Monftres fi l'on prenoit la peine d'examiner avec foin & attention les productions extraordinaires, qui arrivent de tems en tems. On reconnoit en effet par l'examen, qu'on vient de faire de celle-cy, que quelque furprenante qu'elle foit, il n'y avoit rien dans ces Jumeaux de moins monftrueux que ce qui le paroiffoit d'abord & d'une premiere vuë. On voit tout d'un coup deux têtes, on n'aperçoit qu'un corps avec les membres, qu'un feul & même corps doit avoir. On juge & on conclud, que c'eft un enfant à deux têtes, & par confequent un Monftre : mais fi l'on fufpend fon jugement, & qu'aprés avoir fait un moment de réfléxion, on s'avife de douter, que ce pourroit bien être deux enfans joints & liés enfemble, & qu'aprés avoir examiné avec un peu d'attention le fujet on fufpende fon jugement : on revient de fa prévention, & on commence à croire qu'il y a deux corps liés enfemble ; on n'eft plus furpris qu'il y ait deux têtes ; on s'étonne au contraire, que chaque enfant n'ait qu'une moitié de corps & la moitié de fes membres.

Quand on fait l'ouverture de ce corps pour en voir & examiner les entrailles, & qu'on les trouve à double, les foupçons d'une part ceffent, on ne doute plus que ce ne foient deux Jumeaux unis & liés enfemble ; de l'autre part l'étonnement augmente, & l'on admire, que ces deux enfans foient privés chacun de la moitié de leurs corps & de leurs membres, & qu'ils foient en partie incorporés l'un dans l'autre. Quand on foüille plus avant, & qu'aprés avoir levé les entrailles, l'on découvre deux épines affemblées & jointes dans toute leur longueur. On ne doute point que ces deux enfans ne foient rentrés l'un dans l'autre par leurs côtés tous entiers, ou ne fe foient pénétrés jufques à leurs épines : & on voit alors la caufe, qui a occafionné la
perte

perte de prefque la moitié entière de leurs corps ; on voit l'obſtacle, qui s'eſt opoſé à la production des membres & des autres parties, qui manquent. Alors tout étonnement ceſſe, les difficultés ſe diſſipent, & le Monſtre diſparoit. On peut en effet par la maniere dont ces deux Jumeaux étoient aſſemblés, joints & rentrés l'un dans l'autre de toute la longueur de leurs troncs & la profondeur de leurs demidiametres & juſqu'à leurs épines, rendre raiſon de tout ce qu'il y avoit de ſurprenant & d'extraordinaire ; c'eſt-à-dire, du defaut de production de toutes les parties, qui ſe ſont trouvées entre leurs vertébres & des pertes qu'ont fait celles, qui par l'anticipation des deux corps l'un ſur l'autre, ſe ſont trouvées trop aprochées & preſſées les unes contre les autres. Mais il n'eſt pas facile de pouvoir ſe perſuader, que ces mêmes raiſons ſoient aprouvées & reçuës auſſi favorablement pour l'union des deux *duodenum* en un ſeul canal.

Ces deux inteſtins étoient, comme les eſtomacs, dont ils prenoient naiſſance, & les autres viſceres tant de la poitrine, que du bas ventre hors de la rencontre & au deſſus des vertebres des épines. Ils étoient libres & flotans dans le bas ventre ſans être gênés ni preſſés en aucune maniere, ſitués aux deux cô és de la region épigaſtrique, l'un à droit, l'autre à gauche, d'où ils partoient obliquement pour ſe rendre au même terme, comme les rayons d'un cercle dans le centre commun, s'y unir, s'aboucher tous les deux, & ne faire plus avec l'inteſtin *jejunum* qu'un ſeul & même canal.

Si cette union s'étoit formée aux extrémités des *rectum* prés du fondement où l'eſpace eſt étroit & le chemin reſſerré, où les inteſtins de tous les deux, ſi leurs canaux s'étoient prolongés juſques-là ſeparément, ſe ſeroient touchés & joints, preſſés & contraints, on n'auroit pas de la peine à comprendre comment l'union s'en ſeroit faite : Mais on avoüe qu'il eſt bien difficile d'expliquer ce phénomene, & qu'on eſt tenté de croire que l'union & l'abouchement de ces deux inteſtins étoit fait dans la formation & l'organiſation des deux Jumeaux, dans les premiers traits & les délineamens de leurs germes, & qu'elle étoit formée par l'Auteur de la nature lors de la formation générale des germes dans le tems de la Création.

Si d'un côté il eſt difficile d'expliquer ce phénomene, & qu'on ne puiſſe pas comprendre comment ces deux inteſtins ſe ſont venus aboucher ; De l'autre il eſt encore bien plus inconcevable, que Dieu ait voulu laiſſer quelque confuſion dans ſes ouvrages, & quelques défauts dans la formation & l'organiſation des animaux. Ce ſeroit faire injure à ſa ſageſſe que de regarder les défauts, les Monſtres & les productions imparfaites, comme les effets d'un deſſein particulier de ſa providence.

Pourquoi n'expliqueroit-on pas l'union des inteſtins, leur abouchement en un ſeul & même canal comme celle des autres parties par la poſition paralelle & la pénétration des deux corps, & puiſqu'il y avoit des relations exactes, non-feulement entre toutes les parties des deux corps ; mais mêmes entre les filieres, les fibres & les tuyaux, dont chacunes de ces parties étoient compoſées, que les allignemens étoient par tout obſervés entr'elles auſſi parfaitement & avec la même regularité, que ſi toutes ces parties avoient été les parties d'un ſeul & même corps, y a-il quelque abſurdité de croire que pour éloignée qu'ait été l'origine de ces

inteſtins

inteſtins ils ont pû ſe raprocher comme les autres parties en conſequence de l'anticipation de deux corps l'un ſur l'autre ? Qu'ils ſe ſoient enſuite abouchés, &
qu'aprés l'abouchement de ceux cy les autres inteſtins ſe ſoient unis & incorporés
depuis les *jejunum* en bas, ſi leurs faces ont été apliquées & preſſées les unes contre
les autres dans toute la longueur de leurs canaux ?

Ces deux inteſtins d'une longueur égale partoient à la verité l'un du côté
droit, l'autre du gauche, & décrivoient deux lignes obliques en s'aprochant du
centre du méſentere. On ſait que c'eſt là le chemin que parcourt naturellement
l'inteſtin *duodenum*, qu'en ſortant de l'eſtomac il va en dehors du côté droit, &
qu'aprés avoir fait une eſpece de coude il revient en dedans & vers le côté gauche,
qu'il s'étend juſqu'au centre du méſentere & paſſe ſur l'épine. C'eſt juſtement là
où les deux corps ſe ſont joints enſemble; c'eſt là ou ils ont perdu chacun à
peu-prés la moitié de leurs parties. Si ces deux inteſtins ſe ſont trouvés ſur la
ligne de jonction en faiſant chacun leur route de leur côté vers le centre, il ne
paroît pas extraordinaire de penſer qu'ils ont dû s'aboucher dans l'endroit de leur
rencontre, & que les autres inteſtins depuis cette union n'ont dû faire qu'un même
canal; puiſqu'ils ont ſuivi la même route en obſervant comme les autres parties
une exacte correſpondance les uns avec les autres, & qu'ils ſe ſont trouvés joints
& preſſés dans toute l'étenduë & la longueur de leur chemin. On conçoit que
leurs faces externes apliquées l'une contre l'autre & portées ſur la même ligne,
ont dû s'unir, & les faces internes ont dû s'effacer & ſe perdre faute de lieu &
d'eſpace de la même maniere que celles de la veſſie & des autres parties.

Il ſemble qu'il eſt bien plus raiſonnable de raporter tous les phénomenes qui ſe
rencontrent dans un même ſujet à une ſeule cauſe, par laquelle on les explique
aſſés naturellement & d'une maniere intelligible, que d'en ſupoſer pluſieurs & de
vouloir ſur tout que Dieu ait agi par une providence particuliere pour produire un
de ces effets que l'on ne comprend pas ſi bien que les autres.

Le fait, qui eſt conſtant, que l'inteſtin *duodenum*, du côté droit s'avançoit obliquement de la droite à la gauche vers le centre du méſentere, & celui qui étoit
à gauche, de la gauche obliquement à la droite, pourroit ſuffire pour rendre
raiſon de l'union & de l'abouchement de ces deux inteſtins; car de quelque maniere que ce ſoit faite la rencontre, ils ont pû s'unir à l'endroit de leur concours:
mais il reſte de grandes difficultés ſur le chemin, que devoient tenir naturellement ces deux inteſtins. On comprend bien, que celui, qui étoit à droit, le devoit faire en ſe détournant de la droite à la gauche; mais on ne voit pas, pourquoi
celui, qui étoit à la gauche, ait dû venir du côté gauche au droit. Il devoit décrire
dans l'ordre naturel un chemin tout opoſé.

Ce ſeroit inutilement, qu'on recourroit à quelque intelligence, à quelque ſympa-
thie, à une vertu & faculté plaſtique, ces ſecours laiſſent toûjours la difficulté dans le
même état. Il faut chercher quelque cauſe phiſique, qui ait pû changer cette direction
& faire prendre une route au *duodenum* gauche contraire à celle, qu'il devoit faire.

Aprés avoir fait quelques refléxions on a trouvé le dénoüement de la difficulté
& la reſolution du cas: Pour découvrir la cauſe qui a déterminé ces inteſtins à ſe
détourner de la gauche à la droite & reconnoître la maniere dont s'eſt faite l'union

des

des deux inteſtins *duodenum* en un ſeul & ſimple canal, il n'y a qu'à prendre l'union de tous les inteſtins des deux fétus par le bas & par les derniers, & ſuppoſer qu'elle a commencé par leurs extrémités inferieures & continué enſuite tant qu'ils ſe ſont trouvés ſur la même route, leurs faces apliquées & preſſées les unes contre les autres, c'eſt-à-dire, depuis le fondement ou la fin des *rectum*, juſques au principe des *jejunum*, & qu'elle a ceſſé depuis là en deſſus ; parceque les deux *duodenum*, devoient s'écarter pour aller aprés leur diviſion ſe rendre l'un à l'eſtomac qui étoit au côté droit, & l'autre à l'eſtomac qui étoit au côté gauche.

Par cette ſupoſition on explique le phénomene, qui rendoit tout le ſyſtéme douteux. Elle eſt pourtant fort ſimple & naturelle ; car ſi les linéamens & les premiers traits des parties organiques des deux germes, à raiſon de leur molleſſe & de leur délicateſſe extrême, ont pû s'unir les uns aux autres, ſe confondre, ſe perdre en tout ou en partie à cauſe de la preſſion, & du peu d'eſpace dans lequel ils étoient tous deux renfermés. Il n'y a pas plus de difficulté à comprendre, que les inteſtins en ſe ſuivant & ſe rencontrant ſe ſoient joints & unis avec la perte de leurs faces internes, qu'il y en a de concevoir l'union des deux plans externes de la veſſie, des bourſes & des autres parties.

Il eſt encore naturel de penſer, que les inteſtins doivent s'être unis par les endroits, où ils ont été plus aprochés, plus preſſés les uns contre les autres ; or il n'y a point d'endroit, où ils aient dû plus s'aprocher, où ils aient dû être plus preſſés & plus reſſerrés que vers le fondement, & là où les deux *rectum*, à cauſe de la perte générale de la moitié de la peau, des chairs & des autres parties n'avoient qu'une même iſſuë, & le paſſage ſeulement qu'un d'eux auroit dû avoir naturellement.

On a donc raiſon ſans doute, de dire, que l'union des inteſtins des deux freres a commencé à ſe faire par leurs parties inferieures & leurs extrémités, & que cette union a dû continuer juſques aux *jejunum* & non pas plus haut, à cauſe des voyes obliques & écartées que les deux *duodenum* ont dû tenir pour retourner chacun à leur principe & réjoindre l'un & l'autre leurs eſtomacs avec leſquels ils ne font en particulier qu'un même corps, & tous les inteſtins enſemble qu'un canal continu chacun avec leur eſtomac, dont ceux-cy ſont les premieres portions allongées.

Les deux eſtomacs devoient en effet être écartés & placés aux côtés opoſés & ſuperieurs de la region épigaſtrique, parcequ'il y avoit deux diaphragmes, & que leurs centre nerveux devoient être également éloignés du centre commun & tenir chacun dans la moitié des ventres qui reſtoit à ces deux freres la place qu'ils auroient occupée s'ils avoient eu l'un & l'autre leur corps entier, tout ainſi que les viſceres contenus dans la poitrine qui ſe ſont placés & rangés dans l'une & l'autre moitié de la même maniere que ſi les deux enfans avoient eu chacun leur poitrine entiere. Et c'eſt juſtement à raiſon de la diſtance qu'il y avoit entre les deux centres de ces diaphragmes percés par les deux œſophages, que les eſtomacs ont dû être tirés vers les regions laterales, & être éloignés tous deux de la ligne où s'eſt faite la jonction des deux corps. C'eſt auſſi aparemment parceque la rate

tient

tient au ventricule, que l'une & l'autre ont été confervées, & que celle de l'enfant qui étoit à droit n'a pas été comprife dans la perte des parties qui fe devoient rencontrer dans la moitié du bas ventre par laquelle il entroit danscelle de fon frere.

Puifque les deux ventricules étoient placés dans les deux côtés fuperieurs des regions épigaftriques, & qu'ils ne fe font point trouvés dans les termes de l'union, dans les confins, ni dans toute l'étenduë des demi-diamétres des bas ventres qui ont été aneantis, il ne faut pas s'étonner s'ils ont été confervés l'un & l'autre dans leur entier, & fi par confequent les deux inteftins *duodenum* qui fortoient de ces deux eftomacs & qui partoient des deux côtés opofés de la region fuperieure du bas ventre, & par confequent de deux points éloignés, ne fe font point unis de même que les autres inteftins, qu'aucune caufe ne pouvoit détourner & tenir écartés les uns des autres comme ceux-cy.

Ce qu'il y a de plus difficile dans un cas abondant en phénomenes & embarraffé de plufieurs accidens divers fert fouvent à en faire découvrir la veritable caufe, à perfectionner & à confirmer une hypothéfe quand elle a été bien inventée & qu'elle eft naturelle.

On ne pouvoit pas comprendre, il n'y a que peu de tems, comment les deux inteftins *duodenum* avoient pû s'aprocher & s'unir au conduit commun. Cela paroiffoit impoffible & l'étoit en effet dans le fens qu'on s'y prenoit en cherchant au-deffus de leur rencontre le principe de leur union. Mais à prefent qu'on eft perfuadé qu'elle a commencé par le bas, on n'a pas de la peine à concevoir, que s'étant continuée jufques aux extrémités fuperieures des inteftins *jejunum*, les *duodenum* fe foient avancés & venus rendre tous deux au terme de l'union, auffi-bien celui de l'eftomac qui étoit à gauche, que celui qui étoit à droit ; parcequ'ils ont dû fuivre la determination des *jejunum*, & s'aprocher chacun de leur côté jufqu'au point fixe & au terme de l'union ; & d'autant que les inteftins *duodenum* ne font qu'un même corps & un canal continu avec les *jejunum* & les autres inteftins ; il s'enfuit, que non-feulement, ils ont été contraints de s'aprocher des *jejunum*, mais encore après s'être confervés tous entiers jufques au concours de l'union, ils ont dû s'aboucher, ne faire qu'un même canal & demeurer unis avec eux finon par tous les plans des fibres qui leur font communes & à tous les autres inteftins, du moins par les faces externes qui ont dû leur refter après l'union & leur abouchement. Si les deux *duodenum* fe font donc avancés chacun de leur côté, ce n'eft pas pour former l'union, mais c'eft plûtôt parceque l'union étant faite ils ont dû s'aprocher par le chemin le plus court & le plus droit des *jejunum*, avec lefquels ils étoient continus, & faire avec eux & les eftomacs fituées aux deux côtés de la region épigaftrique une efpéce de triangle.

Ce phénomene expliqué fert beaucoup à juftifier l'opinion que l'on a touchant l'union des corps en général & à confirmer le fentiment qui a été propofé à l'égard de toutes les unions particulieres & les pertes qui fe font faites dans ces Jumeaux. Il faut voir en premier lieu, que tous les inteftins fe feroient confervés & auroient fait leur route feparés & fans s'unir depuis les *jejunum* en bas, comme ils l'ont fait depuis la fin de leur union en haut, s'ils n'avoient pas été gênés & preffés

les

les uns contre les autres , & qu'ils euffent eu en un mot un efpace libre comme
les deux *duodenum* ; & en même-tems que les deux *duodenum* fe feroient unis &
confondus l'un avec l'autre s'ils avoient pû s'aprocher depuis leur principe jufqu'à
leur fin , s'ils s'étoient trouvés fur le même chemin & la même fituation que
les autres inteftins.

Il fait voir en fecond lieu & prouve fenfiblement , que les inteftins ont eu
la même deftinée & éprouvé le fort qui eft arrivé aux autres vifceres enfuite
de l'union des deux corps. Il prouve que le conduit inteftinal étoit non-feulement
commun , parcequ'il fervoit pour l'un & l'autre fétus ; mais encore parcequ'il
étoit fait par les inteftins de tous les deux joints & incorporés les uns avec les
autres : la preuve en eft fenfible, puifque les deux *duodenum* fe terminoient & fe per-
doient tous entiers dans ce canal & ne faifoient avec lui qu'un même tuyau & un
feul conduit , qui étoit compofé par confequent de ces deux portions d'inteftins
comme un tronc de deux racines ; & parceque ce canal n'étoit pas plus gros que
l'un des *duodenum* l'étoit en fon particulier ; que les diamétres de leur cavité,
autant qu'il étoit permis d'en juger à l'œil , étoient égaux entr'eux & à celui des
boyaux d'un enfant nouveau né , on ne fauroit douter que tous les autres inteftins
n'aient perdu chacun à peu prés leur moitié dans l'union qui s'en eft faite ; que les
faces par lefquelles ils fe joignoient & entroient les uns dans les autres ne fe foient
effacées & aneanties , & qu'en même-tems les faces externes & opofées étant aprochées & portées bout à bout ne fe foient unies , liées enfemble & n'aient formé ce
canal , qui a été par confequent compofé des deux moitiés ou faces externes des inteftins de chaque fétus.

Qu'on ne dife pas que s'il eft vrai que les faces internes des inteftins fe font effacées
& perduës pour avoir été trop preffées l'une contre l'autre, les externes par la même
raifon ont dû finon fe perdre du moins s'unir par toute leur furface interieure, comme par leurs bords , & effacer la cavité de leur canal en rempliffant le vuide qui étoit
entr'elles ; car quand les inteftins de l'un & de l'autre fétus fe font preffés , les faces
internes ont dû fe perdre , parcequ'elles n'avoient point de lieu ni de place, &
que les externes s'étoient avancées dans la place que les internes devoient occuper.
Mais d'autant que les germes ne font rentrés l'un dans l'autre qu'environ la profondeur de la moitié de leurs corps , & toutes les autres parties par une fuite neceffaire à proportion , il eft vifible que les deux faces externes des inteftins n'ont
pû s'aprocher l'une de l'autre au delà du centre de leur cavité , ni s'avancer affés
par confequent pour fe joindre par toute la fuperficie interieure de leur hémifphe-
res , de même qu'elles fe font liées & unies par leurs bords avancés & leurs extrémités , & bien encore moins pour fe perdre & s'aneantir comme les faces internes
qui n'avoient aucune cavité ni vuide ni efpace entr'elles.

L'aproche des inteftins *duodenum* qui faifoit tout l'embarras & la difficulté la
plus confiderable decide donc en faveur de la maniere dont on a penfé en général que s'étoient faites dans ces Jumeaux toutes les unions & en particulier pour
celle des inteftins mêmes. Rien en effet n'eft plus propre pour s'affurer dequoi le
conduit inteftinal étoit compofé , que les portions d'inteftin qui font reftées atta-

chées

chées à chacun des ventricules toutes entieres, de la longueur de douze pouces, diftinctes & feparées jufqu'au lieu de l'union.

Aprés des faits fi fenfibles on ne fauroit douter que le conduit inteftinal ne foit fait par les inteftins de l'un & l'autre frere ; que les deux *duodenum* n'aient commencé à le former, ou plûtôt ne l'aient compofé tout entier, parceque leurs fibres font continues depuis l'eftomac jufqu'au fondement.

Quand on voit que les deux eftomacs ont chacun leur inteftin *duodenum*, que tous ces deux inteftins font entiers depuis leur commencement jufques à leur concours, & que depuis leur concours & leur abouchement on ne voit plus qu'un feul & fimple conduit inteftinal, peut-on craindre de fe tromper ? Si l'on conclud que ces deux inteftins ont perdu chacun aprés leur abouchement & tous les autres inteftins par confequent dans leur union le plan des fibres de leur hemifphére interne & confervé le plan des fibres de leur hemifphére externe ; parceque les fibres qui compofoient le plan externe n'ont pas trouvé de refiftance ni d'obftacle comme les internes qui les ait empêché de s'étendre depuis leur principe jufqu'à leur terme, de fe produire & de croître felon toutes leurs dimenfions. En comparant enfin ces inteftins avec le conduit inteftinal ou le canal commun, on juge encore plus fenfiblement par l'égalité de leurs diamétres de la perte qu'ils ont faite aprés leur abouchement ; & parcequ'il eft impoffible comme il paroit par cette fuputation que ces inteftins aient perdu la moitié de leur fubftance & les faces entieres par lefquelles ils fe joignoient & rentroient les uns dans les autres fans que les faces opofées n'aient été en même-tems aprochées de tout l'efpace que les premieres devoient occuper, on a raifon de dire qu'elles fe font abouchées & unies les unes aux autres, on ne peut en difconvenir, puifque ce canal étoit fermé dans toute fa longueur & fa circonference.

Enfin on n'aura plus fujet de foupçonner que l'union des inteftins ait été faite par l'Auteur de la nature ; que ce foit un défaut dans la formation, un effet de confufion dans fon ouvrage. On ne rendra plus le Createur la caufe du Monftre & de toutes les privations & les defectuofités qui font furvenuës à ces deux Jumeaux. On penfera au contraire, que les linéamens des parties effacées & perduës par portion, par moitié, ou abolies totalement n'ont pas été moins tracées dans les getmes des œufs de ces deux embrions, que ces deux parties qui fe font developées & produites dans leur grandeur, leur groffeur, leur nombre convenable ; en un mot dans l'état de leur perfection naturelle.

Dieu en effet a formé tous les êtres dans l'état le plus parfait, qu'il étoit poffible, & qu'il convenoit à chacun felon fon genre ; parceque fa fageffe n'a point formé de deffein fans avoir égard aux moyens & aux voyes de les exécuter. Les premiers mouvemens, qu'il a communiqué à la matiere pour former tant de differens animaux, ont été fi bien concertés & fi bien proportionnés à la fin, qu'il s'eft propofée & à l'accompliffement de fon ouvrage, que dans un même moment par une feule & même impreffion fur la matiere, qu'il a choifie, il en a formé toutes les efpeces ; & elles ont été toutes auffi finies & auffi parfaites les unes que les autres, & les dernieres également comme les premieres à naître.

Rien

Rien n'est si digne de la puissance & de la sagesse de Dieu, que de penser, que par un seul acte de sa volonté il a fait tous les êtres, & a tiré du néant toutes les creatures. Dieu enfin a tout fait tout d'un coup ; & le premier moment de son action a donné la derniere perfection à son ouvrage. Il a fait dans un instant des animaux pour tous les siecles ; & il les a disposé & arrangé avec une justesse & un ordre admirable, & d'une maniere incomprehensible les uns dans les autres. Il en a tracé toutes les parties distinctement, & sans confusion, & avec des raports & des proportions dignes de sa sagesse infinie. Il les a formé, non-seulement avec tous leurs organes & les parties, qui leur étoient necessaires ; mais il en a encore si sagement ajusté tous les ressorts entr'eux & subordonné les uns autres ; il en a si divinement disposé toutes les parties dont ils étoient composés, si bien arrangé & proportionné toutes les especes aux loix des mouvemens, que par leur propre construction & l'efficace de ces loix, tous ces organes, toutes ces parties peuvent se produire, se developer & croître, & les espéces parvenir à leur état de perfection, paroître dans le monde chacune à son tour, se succeder les unes aux autres dans le tems reglé & déterminé par l'arrangement merveilleux, que Dieu a mis entr'elles selon les raports & les combinaisons de raports, de liaisons & d'enchaînemens, que sa sagesse infinie a établies dans les germes contenus les uns dans les autres pour perpetuer les espéces de générations & générations jusqu'à la fin des siecles en leur distribuant par une même impression de mouvement une nourriture préparée, qui passe successivement, & se transmet des unes aux autres, & depuis la premiere jusqu'à la derniere, & leur donne des accroissemens proportionnels à raison de leur masse, qui va toûjours en diminuant dans une proportion graduele du contenant ou contenu, depuis la grandeur presque imperceptible du premier germe, jusques à la petitesse infinie & incomprehensible du dernier.

On ne sauroit assés admirer la grandeur de Dieu dans la conduite qu'il a tenuë, non-seulement à l'égard des combinaisons infinies, de raports, de liaisons qu'il a mis entre toutes ces portions infiniment petites de matiere & tous ces petits corps organisés pour les faire naître les uns des autres ; mais encore au sujet du soin qu'il a pris de les renfermer tous, pour les deffendre & les mettre à couvert des injures, ausquelles ils auroient été sans cesse exposés, & dont ils seroient d'autant plus susceptibles, qu'ils auroient moins de masse, qu'ils étoient plus petits, plus tendres & plus delicats ; & les conserver tous les uns par les autres, jusqu'à ce qu'aux dépens de ceux dans lesquels ils sont renfermés, ils aient acquis assés de force, de vigueur & de solidité, & qu'ils soient en état de paroître & d'être exposés au jour.

Quelque petitesse qu'on puisse concevoir dans ce nombre presque infini de germes contenus les uns dans les autres, on ne sauroit cependant sans blesser la sagesse infinie du Createur, soupçonner quelque défaut dans leurs organes, ni manquement ou imperfection dans la configuration des parties, dont ils sont composés, aucun desordre ni confusion dans leur arrangement. Tout y est accompli ; tout y est parfait ; rien n'y manque ni dans le nombre ni dans les proportions, qu'ils doivent avoir entr'eux. Il ne faut pour le dévelopement de toutes ces parties , pour l'accroiſſement de tous ces organes , pour la production en un mot de tons ces germes , de ces embrions & de ces fétus , que l'aplication des loix générales , que Dieu a deſtinées pour ce ſujet , & pour cette fin.

Elles ſont veritablement générales ces loix , puiſque tous les effets de la na-ture en dépendent ; puiſqu'elles ſervent univerſellement pour tous les êtres créés, pour régler & gouverner tout l'univers , pour en manifeſter toutes les beautés, pour les faire ſucceder les unes autres ; pour la production de toutes les eſpéces de plantes & de tous les animaux , pour les perpetuer ; & que leur efficace s'étend tout à la fois ſur toutes leurs eſpeces.

Elles ſont ſimples avec leur généralité ; puiſque la même quantité de mou-vement , que Dieu a communiquée au corps , ſert pour tous , autant à proportion pour ceux , qui naîtront à la fin du dernier ſiecle , que pour ceux , qui ſont nez, au commencement du monde ; que le mouvement , qui a été imprimé au pre-mier né , s'eſt étendu au dernier , qui doit naître ; & que le progrès qu'a fait en conſequence de cette impreſſion ce premier né , à qui elle a été communiquée immediatement , avance le dévelopemen t & l'accroiſſement de ceux , qui le ſui-vent & ſe tranſmet ſucceſſivement & graduélement des uns aux autres.

Elles ſont fecondes avec leur ſimplicité ; puis qu'elles ſervent pour l'accompliſſe-ment de tous les deſſeins de la providence , pour la production de toutes les eſpéces d'animaux , & pour tous les êtres , que Dieu a créés , quelque difference infinie, qu'il ſe rencontre entr'eux dans les proportions de grandeur , de figure , & de ſolidité.

Quelques fécondes que ſoient ces loix , elles ne ſont pourtant pas efficaces, que l'aplication n'en ſoit faite , l'aplication s'en eſt faite , quand Dieu a imprimé le premier mouvement aux corps ; mais parceque pour operer les effets , qui de-voient revenir & arriver en conſequence de ces loix , ſa ſageſſe a reglé & con-duit la premiere impreſſion , qu'il leur a communiquée par raport à ſes deſſeins éternels, & qu'il a proportionnée en même-tems à la diſpoſition & à la conſtruction des corps ; il s'enſuit , que ſi Dieu eſt le premier moteur , c'eſt la rencontre ou le choc des corps , qui eſt , à raiſon de leur impenetrabilité , la cauſe occaſionnelle & naturelle , qui détermine l'efficace de ces loix.

Ainſi , quoique Dieu faſſe tout dans les corps par le mouvement ; cependant puiſ-qu'il laiſſe agir les cauſes ſecondes , que l'efficace des loix , qu'il ſuit conſtamment, parce qu'elles ſont générales , ſimples , fecondes & ſuffiſantes pour l'execution & l'ac-compliſſement de ces deſſeins , dépend de la rencontre ou du choc des corps ; & que c'eſt d'eux-mêmes , que le mouvement , qu'il leur a imprimé , prend des dif-ferentes déterminations ; il paroît , que ſi l'ordre , que Dieu avoit mis dans l'ar-rangement des eſpéces des animaux , vient à changer , le mouvemens qu'il a deſtiné pour leur production , n'aura plus les mêmes effets , qu'il devoit avoir en conſequence des ſages combinaiſons de liaiſons & de raports , qu'il avoit établi entr'eux pour les produire , pour les faire croître & naître avec tous les organes & les parties , qu'il avoit tracées dans les germes , & qui devoient acquerir leur accroiſſement & leur perfection entiere.

S'il arrive donc dans la conſtruction de quelques animaux des defectuoſités, des vices, des difformités, qu'il manque des parties, que des moitiés de corps foient aneanties, que des visceres foient absolument perdus, ou effacés en partie, comme dans ces deux Jumeaux, ces fortes de défauts ne se font point trouvés dans l'ouvrage de la création, & ne dépendent pas de l'auteur, qui a formé ces animaux ni de l'insuffisance & l'imperfection des loix, qu'il a établies pour le dévelopement & la production de tous ces organes & de toutes ces parties : mais ils procedent du seul dérangement & du changement, qui est survenu aux germes où tous ces organes, ces visceres & ces parties avoient été tracées, lesquelles se feroient neceffairement manifeftées, produites & dévelopées par l'efficace des loix des communications des mouvemens, fi les deux germes avoient gardé les mêmes raports, que Dieu avoit mis entr'eux & ces loix.

De la maniere dont ces deux Jumeaux étoient liés & joints enfemble on ne sauroit difconvenir, que leurs germes ne se foient aprochés & ferrés fi fort, que les moitiés des linéamens de leurs troncs, confondus enfemble, n'aient été étouffés & ancantis ; parce que les deux autres moitiés' ont occupé leur place. Or puifqu'il n'étoit pas poffible, que les faces par lefquelles ces deux corps fe joignoient, aient pû fe produire & croître par le défaut d'efpace, la nourriture que Dieu leur avoit deftinée pour leur production & leur accroiffement a pris un autre cours ; elle a changé de détermination à raifon de l'impénétrabilité des corps, qui fe font opofés à fon paffage ; elle a dû fe détourner vers les endroits, où elle trouvoit moins de refiftance & plus de facilité à fe mouvoir. Ainfi au même-tems, que les faces internes de ces deux germes & toutes les parties, qui fe font trouvées entre les deux épines font demeurées dans le neant, s'il eft permis de fe fervir de ce terme, & n'ont pû fe produire, ni s'allonger & s'étendre faute de diftance, qui eft une condition effentielle au mouvement, les faces externes ont pris leur accroiffement naturel & entier ; parceque rien ne s'eft opofé à leur extenfion, ni au mouvement de la liqueur, qui devoit leur être portée pour les nourrir & les faire croître.

C'eft donc toûjours par ces mêmes loix, par les régles des communications des mouvemens, & en confequence de la difpofition & de la fituation des corps de ces deux Jumeaux ou de leurs germes, que tout s'eft fait en eux : mais fi quelques membres, quelques visceres & plufieurs parties ne fe font pas produites, comme toutes les autres, ce n'eft pas par le défaut ni l'imperfection de ces loix générales ; c'eft à raifon du déplacement des deux germes, du changement de fituation & du défaut d'efpace & de diftance entre leurs corps & leurs parties.

Si l'on voit deux têtes feparées & bien formées ; c'eft parcequ'il eft refté entr'elles tout l'efpace, qu'occupoient les deux demi-diamétres des épines, qui fuffifoit pour les tenir écartées, & pour les empêcher de fe joindre. On ne verra que deux bras, deux cuiffes, qu'un *fternum*, que vingt-quatre côtes ; parceque les deux fétus ont perdu en fe joignant la moitié de leurs troncs & de leurs membres faute d'efpace, c'eft par la même raifon qu'ont manqué les autres parties, tant externes, qu'internes qui ne fe font pas produites dans ces Jumeaux.

Si d'un côté on a vû des défauts, des privations, des manquemens de parties, qui ont dû arriver à l'occafion de la rencontre des deux germes, on doit admirer de

l'autre

l'autre les unions merveilleufes, qui fe font faites, non-feulement de prefque toutes leurs moitiés exterieures ; mais encore de beaucoup de vifceres & d'organes, qui fe font formés par égale part & portion des parties de l'un & de l'autre en conféquence de cette même rencontre & des favorables raports de la correfpondance la plus jufte & la plus parfaite, qui a été inviolablement toûjours obfervée entre les touts & leurs parties. Ainfi la caufe, qui a occafionné le défaut de beaucoup de parties neceffaires à la conftruction & à la compofition de la machine, à l'œconomie naturelle, aux fonctions de la vie & qui fe feroient toutes produites dans ces deux Jumeaux, s'ils avoient eu chacun leur corps à part & feparêment par une admirable alliance, par de reguliers & merveilleux ajuftemens & d'unions fidéles & reciproques, non feulement des parties de l'un avec celles de l'autre ; mais encore de juftes abouchemens de leurs vaiffeaux & d'heureufes rencontres des chaînes & des trames de leurs filets & de leurs fibres a procuré des vifceres & des organes qui ont fervi utilement & fuffifamment pour tous les deux joints enfemble & confondus l'un dans l'autre. Ce qui fait voir dans les loix que Dieu a établies une fageffe infinie ; puifque malgré tant de défauts occafionnés par la jonction des deux corps & l'anticipation de l'un fur l'autre, il a été cependant pourvû aux befoins effentiels de tous les deux, & à tout ce qui leur étoit neceffaire pour les faire croître & fubfifter dans cet état fans rien changer dans ces loix.

Mais quand tous ces défauts feroient demeurés fans remplacement & fans reparation, on feroit toûjours obligé d'avoüer, qu'ils font arrivés à l'occafion de la fituation, où les deux germes fe font trouvés, & que tout ce qu'on a vû de defectueux, ou de monftrueux, fi l'on aime mieux parler ainfi, dans ces Jumeaux ne doit pas être imputé à l'infecondité des loix générales, qui font les plus parfaites, les plus proportionnées aux ouvrages de la creation, & les plus convenables aux fins, que Dieu s'eft propofées, & plus que fuffifantes, fi l'on ofe le dire, pour l'execution de fes deffeins.

L'on n'aura pas de la peine à convenir à cette verité ; puifque l'on a expliqué tous les défauts, qui fe font rencontrés dans ces Jumeaux d'une maniere naturelle & fenfible par la feule pofition & jonction de leurs corps, & qu'on a donné des raifons plaufibles de tous les phénomenes & de la ftructure bizarre & extraordinaire de toute la machine, en fuivant ces mêmes loix & fans fortir des voyes,que la nature fuit pour la production du corps humain, & de toutes les parties, qui entrent dans fa compoofition. On a vû qu'il n'y avoit rien de moins monftrueux dans ce cas, que ce qui le paroiffoit davantage, & quand on a ferieufement refléchi fur la fituation de ces deux Jumeaux, on eft obligé d'avoüer, que la perte des parties, qu'ils ont faite, eft arrivée d'une maniere auffi naturelle, que la production de celles, qui leur font reftées, & ont acquis leur grandeur & leur forme ordinaire ; que les parties, qui ont manqué, fe feroient également produites comme les autre, fi les deux germes avoient confervés leur fituation naturelle, s'ils n'étoient rentrés par les côtés l'un dans l'autre ; fi la nourriture deftinée pour les deux faces ; pour les internes, comme pour les externes avoit eu la liberté de couler vers celles-cy de même que vers celles-là ; fi les deux épines qui étoient jointes

immediatement

Immediatement & ferrés l'une contre l'autre ne s'étoient pas oposées au dévelopement & à la production des parties & des membres qui étoient entr'elles & n'en avoient étouffé les traits & les linéamens fpermatiques ; fi ces premieres ébauches & ces tendres organes avoient eu un champ libre & un efpace fuffifant pour s'étendre & fe développer ; & fi les fluides enfin qui devoient les faire croître & les nourrir euffent pû furmonter tant d'obftacles, s'ouvrir leurs voyes & leurs routes dans ces parties, s'y diftribuër & s'y répandre pour les développer & les étendre, les faire croître & les nourrir.

Ce n'eft donc pas par un défaut provenu de la formation ni des régles générales que ces membres & ces parties organiques ont avorté, qu'elles ne fe font pas produites & manifeftées ; qu'elles n'ont pas acquis leur grandeur naturelle, ni pris leur accroiffement de même que les autres ; mais c'eft le déplacement, le chengement de lieu & de fituation, la rencontre de ces deux germes ou de ces deux corps qui eft à raifon de leur impénétrabilité la caufe naturelle & occafionnelle de tous ces défauts.

Dieu ne change rien dans les régles qu'il a une' fois établies. Il laiffe agir les caufes fecondes & ne fait rien de nouveau ; parcequ'il a fait tout d'un coup toutes les creatures & des efpéces de toute forte d'animaux pour tous les fiecles & que par les loix générales, & en même-tems les plus fimples des communications des mouvemens il conferve toutes ces Creatures, il les fait naître, il les perpetuë & les fait fucceder les unes aux autres, depuis le commencement du monde jufqu'à la fin fans y rien changer. Il ne fait que les fuivre ces loix ; parce qu'elles font non feulement les plus générales & les plus fimples, mais encore les plus fages, les plus parfaites, les plus fécondes, les plus proportionnées à fes deffeins, les plus convenables aux fins qu'il s'eft propofées & les plus propres pour l'accompliffement de fes ouvrages ; car quoique ces loix ne foient efficaces que dépendemment des caufes fécondes, leurs effets cependant font toûjours certains & infaillibles à caufe des fages proportions & des juftes raports que Dieu a mis entre les corps & ces loix.

Quelque diverfité qu'il y ait dans les parties, & les organes dont les animaux font compofés; pour minces & deliés qu'en foient les premiers traits & les linéamens ébauchés dans les germes, les fluides qui doivent les développer, les produire & les étendre comme fource féconde & abondante en differens principes incomparablement plus fins encore, & plus fubtils trouveront toûjours leurs voyes ouvertes & leurs routes toutes faites dans les vaiffeaux qui doivent les conduire, en regler le cours & en diriger les mouvemens, & la diftribution On ne fauroit imaginer des vaiffeaux dont le diametre foit fi petit qu'il ne furpaffe de beaucoup le volume, & la maffe de chacun des atomes qui compofent les fleuves, & les ruiffeaux de ces fluides mis en mouvement ; puifque la matiere eft divifible à l'infini, & l'on conçoit par confequent qu'il fuffit que ces parties, & les vaiffeaux qui doivent leur fournir la nourriture foient ébauchés, pour qu'enfuite des loix des mouvemens, elles puiffent s'étendre, croître, groffir, & parvenir en leur état de perfection. Mais quelques fécondes que foient ces loix on ne fauroit comprendre qu'elles fuffifent pour operer la conftruction d'un animal & former aucun corps organifé ; parceque fi elles ne font éfficaces que dépendemment des caufes fecondes, & que tous les differens effets

D d d   qu'elles

qu'elles produifent , dependent des determinations des corps fur lefquels leur action fe paffe, deflors qu'on ne voudra pas que les parties,& les organes foient tracés dans les germes on ne pourra s'empécher de fupofer des moules ou des pores ou quelque chofe d'équivalent qui fera toûjours un effet de la formation , & l'ouvrage du premier Architecte ,ou bien on fera necessité d'établir dans les caufes fecondes , des connoiffances fuperieures à toutes celles que les mathematiques nous fourniffent, & qui font au deffus de la portée des corps , & des efprits mêmes quelque intelligence qu'on veuille leur attribuer. Il n'y a aucune créature pas même l'ame de l'homme qui connoiffe les voyes , & les routes qu'il faudroit tenir , les materiaux qu'il faudroit employer , le choix , & l'application qu'il en faudroit faire ; l'ordre & l'arrangement que demande chaque portion de matière conformement à la nature particuliere de tant de parties , & d'organes divers ; les allignemens , & les dimenfions qui devroient être exactement obfervées ; les proportions , abfolues, & relatives; les liaifons & les raports neceffaires entre les touts , & les parties pour conftruire non pas une machine ou un corps comme le fien ; mais feulement la plus fimple de toute fes parties. Comment pourroit-elle reuffir à cet ouvrage quelque art , quelque adreffe , quelque fcience , & quelque connoiffance qu'elle pût avoir des loix que Dieu à établies dans la nature ? puifque les plus habiles Anatomiftes aprés tant de diffections , aprés les réflexions de tant de fiécles ont à peine pû découvrir & réconnoitre encore que fort imparfaitement la ftructeure interieure des vifceres des animaux, ni d'aucune partie organique de leurs corps. Penfera-t-on aprés cela que le hazard, ni aucun mouvement fortuit puiffe jamais raffembler une fi grande multitude d'atomes de tant d'efpeces & de figures differentes neceffaires pour compofer le nombre de refforts, devifceres, & d'organes qui fe trouvent tous d'une ftructure particuliere dans le corps des animaux ; & quand cette matiere deftinée pour tant d'ouvrages feroit raffemblée dans un efpace auffi petit comme l'eft celui qu'un des germes occupe, germe que les yeux les plus fins ont peine à découvrir. Comment pourra-t-on concevoir que le même hazard , & des mouvemens fortuits puiffent mouvoir tous ces atomes, les diriger , les difpofer , & les arranger dans les efpéces de même genre, toûjours conftamment de la même manière, fi à propos & fi heureufement tant dans le déhors qu'au dedans, vers les extremités comme dans le centre ,dans le vuide comme dans le plein , pour qu'il en refulte non feulement des organes de même figure , & de même configuration parfaitement femblables ; mais encore avec cette circonftanee , qu'un chacun de ces organes occupe fa place naturelle & que tous foient dans leur fituation convenable , dans le même ordre , le même arrangement avec les mêmes liaifons , les mêmes raports , & les mêmes correfpondances? Certainement tant d'éxactitude , de régularité , & d'attifice ne fauroient fe raporter au hazard ni à des mouvemens fortuits. Il ne faut pour en être pleinement convaincu qu'examiner , & coufiderer la fabrique du cerveau ou la ftructure de quelqu'un des organes des fens, des yeux, ou des oreilles qui n'eft pas moins finguliere , & admirable à qui on a bien pénétré tous les mifteres. Il entre dans la compofition de tous les vifceres , & organes des animaux , tant d'art, de juftesse , & de fageffe qu'elle ne paffera jamais dans l'efprit d'une perfonne qui a quelque connoiffance de l'Anatomie pour un effet du hazard , encore bien moins la machine toute entiere. Tous ces merveilleux ouvrages ne peuvent fortir que de la main de Dieu , & d'un être infiniment fage , & puiffant.

    Rien.

Rien en effet ne manifeste davantage la grandeur de Dieu, & ne prouve plus efficacement sa puissance, que la composition du Corps des animaux, & l'organisation du plus petit, du plus vil insecte, encore plus que celle du plus grand animal qu'il ait formé.

Ceux qui se sont appliqués à l'Anatomie, & à la contemplation des insectes, qui ont examiné, & suivi les changemens qui leur arrivent avant qu'ils soient parvenus à leur état de perfection, savent que toute petite qu'en soit la machine elle ne renferme pas moins de merveilles, & contient encore plus d'organes, que celle des animaux, qu'on appelle parfaits; que la construction en est plus admirable, en même tems qu'elle est plus petite, plus fine, & plus délicate. L'idée qu'on est obligé de se former de tant de visceres, d'organes, de ressorts, & de parties en un mot ramassées, comme dans un point imperceptible, sert à nous faire juger, & à nous convaincre tout ensemble de la petitesse extrême des parties dont nos visceres, & nos organes, sont composés, de la finesse de leurs fibres, de leurs tuyaux & de l'infinie subtilité des fluides qui les arrosent, les font mouvoir, & exercer leurs fonctions, Elle sert à nous faire comprendre, que quelques petits que soient les germes des animaux toutes leurs parties peuvent y être ébauchées, & tracées dans les linéamens qu'on y découvre avec le microscope. Car si l'on a de la difficulté à concevoir que tous les organes, les visceres, les membres, toutes les parties en un mot tant solides dures, & molles, que les fluides soient contenuës dans les germes des grands animaux; qu'on ait de la peine à se persuader de la verité de ce fait, pour rapprocher ces petits objets de l'esprit, qui a de la peine à s'en former une image sensible, on n'a qu'à refléchir sur la petitesse d'un Mite * dont le volume est à peu prés égal à celui des germes qu'on voit dans les œufs des grands animaux. On ramene l'imagination dans un point de vûë favorable, elle ne le revolte plus, & l'esprit ne trouve plus la même repugnance à se persuader, que les animaux sont en petit, & en racourci dans les germes, puisque cet insecte renferme dans la petitesse de son corps tout ce qui entre dans la composition de la machine des plus grands animaux, & quand on considere que la femelle de cet insecte, contient dans ses ovaires un grand nombre d'œufs, dont la grosseur de chacun est par raport au corps de leur mere, comme la grosseur d'un œuf d'un Elephant, l'est à la masse de ce prodigieux animal, l'imagination se soumet encore plus à la raison; & pour achever de se convaincre, il n'y a qu'à penser, qu'il se pourroit bien faire qu'il y eût dans le ventre de ce Mite quelque Ver comme il s'en trouve dans les entrailles de la plûpart des animaux.

Jusqu'à quelle petitesse ne sera-t-on pas obligé de descendre, si l'on est contraint d'avancer que ce Ver comprend de même que les autres animaux de ce genre, un grand nombre d'œufs dans ses ovaires il n'en faut pas davantage, sans aller plus avant, pousser plus loin cette pensée, & descendre dans un plus grand détail pour se persuader que les germes des animaux, de même que ceux des plantes, contiennent non seulement des animaux, & des plantes avec toutes leurs parties; Mais encore pour qu'on croye avec raison que dans ces animaux, & ces plantes tracées dans les germes, il y a d'autres germes dans lesquels sont formés d'autres plus petits animaux, & d'autres plus petites plantes qui contiennent encore d'autres espéces plus petites.

Cette suite de descendans, & ce denombrement généalogique quelque étendu, & indefini

* très-petit Ver de fromage

D d d ij

indefini qu'il paroisse est pourtant fondé sur la raison ; car si les premiers germes renferment des animaux, & des plantes, avec tous leurs organes, & toutes leurs parties, ils ont par consequent des ovaires, & des Capsules, & leurs ovaires, & leurs Capsules des œufs, & des semences avec des germes comme les premiers, qui contiennent d'autres animaux, & d'autres plantes, & ceux cy d'autres, jusqu'à l'infini. Ce progrez est conforme aux expressions de la Génése, il n'a rien qui repugne à la raison comme le hazard, les moules, les pores, & la pourriture dont pretendent quelques Philosophes que les Insectes soient formés ; mais ce sentiment ne sauroit plus subsister, aujourd'hui que l'on sait que les insectes ont des œufs comme les grands animaux par lesquels ils perpetuent leurs espéces. Les moules multiplient les êtres sans necessité, & supposent encore plus que les traits, & les linéamens tout simples des parties ; ils feroient obstacle a l'exercice des organes à la formation desquels ils auroient servi & rendroient leurs usages inutiles. Les pores laissent les mêmes difficultés que le hazard pour l'arrangement des parties qui doivent servir à la composition des organes, & à la construction de la machine. Il n'apartient qu'à Dieu de faire des corps organisés, il en faut convenir, & croire que la premiere fémelle des animaux renfermoit dans ses entrailles toutes les espéces de son genre, de même que chaques premieres femences toutes les espéces des plantes de leur genre, celles qui ont été, celles qui sont, & qui seront jusqu'à la fin des siécles; car si les animaux d'aujourd'hui renferment ceux qui doivent naitre jusqu'à la fin ; pareillement eux mêmes étoient compris & renfermés dans ceux qui les ont précedé en remontant des uns aux autres jusqu'au principe.

Germinet terra herbam virentem & faciëtem femen, & lignum pomiferü faciens fructü juxta genus suum, cujus femen in semetipso sit super terram.

Il en est des plantes comme des animaux, & de tous les deux comme de beaucoup de Créatures inanimées, qui ont subsisté jusqu'à present, & qui subsisteront jusqu'à la fin des tems sans que Dieu soit obligé d'y rien changer, de même celles-cy qui ont vie & qui portent dans leurs femences leurs espéces, se succederont les unes aux autres jusqu'à la fin du monde, sans que Dieu y fasse rien de nouveau, parcequ'il a tout fait au commencement par un seul acte de sa volonté. Immuable dans sa nature il fait porter à sa conduite le caractere de son immutabilité. Il agit toûjours d'une maniere simple & uniforme, il ne change jamais & sans de grands desseins & des sujets dignes de sa gloire jamais il n'agit par des voyes particulieres qui ne porteroient plus le caractere de l'excellence de ses divins attributs comme les générales ; car il y a bien plus de dignité & de puissance à faire tout par des loix générales, que par des particulieres.

Dieu a bien prévû les effets qui arriveroient contre l'ordre qu'il avoit établi ; mais sa sagesse n'a pas jugé à propos de les prévenir au préjudice de ses loix : il a vû tous les Monstres & les defectuosités qui se rencontreroient dans la production des animaux à l'occasion du déplacement de leurs germes, des changemens de situation de leurs parties, de la cessation des raports qu'il avoit mis entr'eux & tous les organes, dont il les a composé : mais tous ces évenemens ne sont pas des motifs assés pressans pour faire changer de conduite à sa sagesse infinie. Il ne s'agiroit pas moins que de changer les loix générales & d'en faire des particulieres, & que d'ôter les raports qu'elle a établis entre les loix des communications des mouvemens, & la rencontre des corps pour l'accomplissement de ses desseins éternels. Enfin quoiqu'il ne soit pas plus difficile à Dieu d'agir par des voyes particulieres que de suivre les loix générales, il ne fait jamais des miracles sans des raisons qui interessent

sa

fa gloire, & bien fouvent quand il en fait c'eft pîutôt pour manifefter fon infinie bonté, que pour faire éclater fa toute puiffance qui ne paroit pas moins dans l'établiffement & les effets des loix générales que dans les operations d'une providence particuliere, foit que Dieu change les loix des communications des mouvemens, foi qu'il fufpende les puiffances des caufes fecondes ou qu'il leur en donne de nouvelles : tous ces changemens & les effets qui en émanent contre l'ordre qu'il a établi dans la nature ne furpaffent pas ceux qu'il opere par les loix générales, & s'ils paroiffent plus grands, c'eft parce qu'on ne fait pas affés d'attention à tous les prodiges qui fe paffent tous les jours devant nos yeux, à tous ces admirables effets, à ces continuelles productions qui fe fuccedent fans interruption, à ces beautés innombrables répanduës dans l'immenfité de l'Univers ; fur la terre, dans les eaux, dans les airs & les cieux qui procedent des loix générales & des régles naturelles établies depuis le commencement du monde. C'eft parcequ'on ne refléchit pas à tant d'excellens & magnifiques ouvrages, qu'on ne contemple pas tant de merveilles qui s'operent tous les momens par une même action, par une conduite conftante & uniforme, & qu'on eft accoûtumé à n'admirer que les effets rares & extraordinaires que Dieu produit par une providence particuliere, à laquelle on ne fauroit pourtant attribuer & raporter les productions bizarres & monftrueufes qu'on voit parmi les animaux, puifqu'elles dépendent des loix générales & qu'elles font des fuites inévitables des changemens & des mutations de raports que le Créateur avoit fagement & divinement mis entre les œufs & les germes des animaux, leurs organes, & toutes leurs parties pour en confequence & en vertu de ces mêmes loix générales les produire tous dans l'état parfait qu'il les avoit formés.

Tous les défauts dans le phific, comme dans le moral, dépendent des caufes fecondes. Avant le peché tout étoit dans l'ordre. Les loix générales des communications des mouvemens avoient leur efficace dans l'homme, les animaux, & tous les êtres créés felon les fages raports que le Créateur avoit mis entr'eux & fes loix pour operer les effets qui convenoient à chaque créature en particulier & les produire toutes dans l'état parfait qui les avoit formées. Le peché a aporté des changemens dans ces raports. Il a tiré l'homme de l'ordre où Dieu l'avoit mis; & parceque l'homme eft l'auteur du peché par le mauvais ufage qu'il a fait de la liberté que Dieu lui avoit donnée, & du mouvement qu'il lui communiquoit fans ceffe pour le porter à lui comme à fon unique & fouverain bien ; de même le déplacement des germes arrivé fans doute en confequence du defordre que le peché a produit dans la nature & dans l'aplication des loix générales, eft la caufe formelle des Monftres & des defectuofités qui fe trouvent parmi les animaux, & il fuffit que les Monftres, tout ainfi que le peché confiftent dans des privations & des negations, pourque Dieu ne puiffe pas être Auteur des Monftres, comme il ne le fauroit être du peché.

EXPLICATION

EXPLICATION DU MONSTRE NE' A WIRTEMBERG.

La Figure IX. reprefente le Monftre né dans le Wirtemberg, le cinquiéme de Juillet à fix heures du foir 1651. au Bourg de Binterbarch, de la nommée Anne, femme de George Lange Laboureur. Ce Monftre avoit deux têtes, quatre pieds & autant de bras; il fut auffi-tôt baptifé par Meffire Jean Rieppiaft, Curé du lieu, qui lui impofa le lendemain 6. Juillet, à l'Eglife, le nom de *Chrétien* & de *Chrétienne*. Le Monftre mourut fur les fix heures du foir ayant vécu vingt-quatre heures. Le feptiéme de Juillet je fis l'ouverture du cadavre en préfence de Monfieur Vonruef, jadis premier Medecin des Armées de l'Empereur, & pour lors Profeffeur ordinaire avec moi à Schorndorfen, de Jaques Guchelin, Apoticaire, & de plufieurs autres. Ayant ouvert l'abdomen, & la poitrine je fit voir à tous les affiftans deux ventricules, ayant chacun les inteftins grefles continus, mais qui fe terminoient & reuniffoint à un feul *cœcum colum* & *rectum*, je ne trouvai qu'un foie à l'hipochondre droit, & une ratte au gauche, trois reins à la region des lombes, & trois ureteres aboutiffant à une feule veffie. Pour les parties de la generation, il n'y avoit qu'une matrice avec toutes les parties neceffaires à la femme. Il pendoit du perinée une maniere de queuë, ou plûtôt d'inteftin cœcum, qui n'étoit point percé. Je trouvai dans la cavité du thorax, deux cœurs revêtus chacun de leur pericarde, & un feul mediaftin, qui feparoit les cœurs, de forte que l'un étoit contenu au côté droit, & l'autre au gauche.

L'an 1639. le 18. de Juin, la femme de Barthelemi Abelin, Tifferant d'Uvimes, accoucha d'un enfant mort, qui ne donnoit aucune marque aux parties honteufes, de quel fexe il participoit, mafculin ou feminin, & il ne paroiffoit aucune voye par où il pût rendre les excremens du ventre, ny de la veffie. Quelque chofe lui pendoit du perinée, de la longueur du petit doigt, qui n'étoit non plus percé que l'inteftin *cœcum*, depuis les os pubis jufques aux pieds les deux jambes étoient entierement coherentes, le fœtus étant très-beau, & bien formé en tout le refte de fes parties.

Si la defcription du Monftre, né à Wirtemberg, étoit plus exacte & mieux circonftanciée, peut-être qu'on auroit pû rendre raifon de ce qu'il avoit de particulier & de different, tant en dehors qu'en dedans, de plus ou de moins que les Jumeaux, dont on vient de faire la relation. Il y a aparence que ces deux Jumelles ne fe font jamais penetrées fi profondément que nos deux Jumeaux, & que leurs épines, fi chacune avoit la fienne, ne fe font jamais aprochées de fi près;puifque les bras & les jambes par les côtez, qu'elles étoient jointes & unies fe font produits & ont pris un accroiffement, quoique fans doute moins parfait que les bras & les jambes, qui étoient en dehors & aux côtez opofez.

La difpofitiou des parties interieures ne confirme pas moins cette conjecture que celle des exterieures dont on vient de parler : l'union des inteftins ne s'eft faite que depuis le colon en bas ; les deux reins internes ne fe font pas perdus comme dans nos Jumeaux. Celui qui a été confervé fait comprendre non-feulement, que les deux corps de ces Jumelles n'entroient pas fi avant l'un dans l'autre que ceux de

nos

nos Jumeaux , mais encore que le corps de l'une entroit moins dans le corps de
fa Sœur , & que fi la veffie urinaire étoit commune à toutes les deux , c'étoit avec
la difference qu'elle étoit compofée des deux tiers de la veffie de la Jumelle qui
avoit deux reins & deux ureteres , & d'un tiers feulement de la Jumelle qui n'avoit
qu'un rein & qu'un urétére.

Il eft vrai qu'il n'y avoit qu'un foye, mais aparemment que les deux étoient reunis
& confondus enfemble comme dans nos Jumeaux ; & quand ils auroient été plus
éloignez, ils ont pû cependant fe raprocher ; parcequ'il n'y avoit dans le corps
de ces Jumelles, qu'un nombril où les vénes ombilicales fe devoient af-
fembler & reunir , & par cette reunion raprocher par confequent les deux foyes
l'un de l'autre comme dans nos Jumeaux.

Enfin il eft aifé de juger que ces deux Jumelles n'entroient pas fi avant l'une dans
l'autre que nos deux Jumeaux par la figure neuviéme de la table quarante cinquiéme, à laquelle il faut s'en raporter plûtôt qu'à la copie qu'on a crû devoir joindre
au portrait de ces deux Jumeaux tiré d'après nature , à caufe de la convenance &
des raports qu'il y a entre eux & ces deux Jumelles. C'eft même à caufe de la reffemblance qui fe trouve entre ces deux cas , qu'on a été determiné à travailler fur le memoire des faits qu'on avoit negligé , & qu'on a pris le deffein de
donner cette hiftoire au public. Cette copie a été mal imitée , & chargée par le graveur, qui a voulu exprimer les parties raportées dans la defcription & non reprefen-
tées dans la figure que le frere de l'Auteur en avoit fait graver. Mais il n'a pas
reuffi dans fon deffein.

Au furplus comme ces Jumelles , quoique venues au monde par un heureux accouchement, n'ont pourtant vécu que vingt-quatre heures, il y a lieu de penfer
qu'une des principales caufes de leur mort, & de celle de nos Jumeaux , vient de ce
que les huit lobes des poûmons de l'une & l'autre de ces Jumelles, & des deux Jumeaux, qui pouvoient bien être contenus dans une feule poitrine , pendant que ces
fétus ne refpiroient pas dans la matrice , n'avoient pas après la naiffance , affez d'efpace pour s'ouvrir & s'étendre par l'air , & faire un affez grand jeu de refpiration
pour preffer le fang & le chaffer des poûmons dans toutes les parties du Corps autant qu'il eft neceffaire pour entretenir le commerce de la circulation , & par confequent la vie.

F I N.

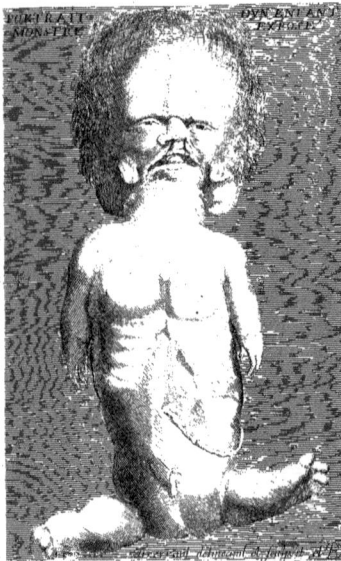
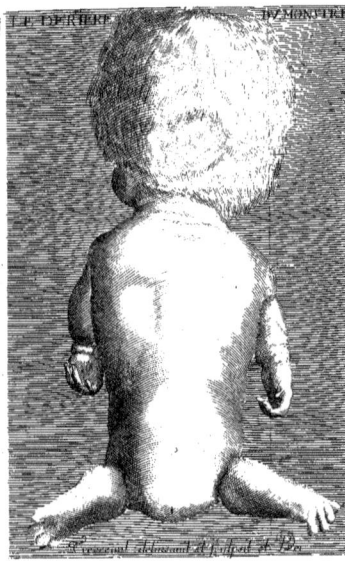

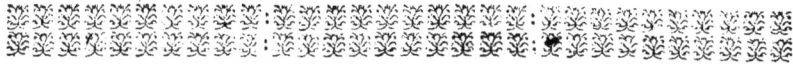

LE PORTRAIT
D'UN ENFANT MONSTRUEUX.

Ans le tems que Monſieur Boſe, Maitre Chirurgien de Lyon, travailloit à la premiere traduction de cet Ouvrage ce monſtre fut expoſé à Lyon en la ruë de la
Lanterne, le 5. Mars 1671. & tranſporté quelques heures après à la priſon de Roa-
ne, ſuivant la coutume. Auſſi-tôt, dit-il, que j'eus apris cette nouvelle, je preſentai
requête à Monſieur de Maſcarini Lieutenant Criminel de cette Ville, qui me fit la
faveur de me l'acorder, & dès le lendemain je fis l'ouverture de ce Monſtre en preſ-
ſence de quelques Medecins & Chirurgiens curieux de cette Ville : & comme le
ſujet étoit rare & donnoit matiere de raiſonner aux Savans, je crus devoir l'ajouter
à cet Arcenal de Scultet, que je donnois au public en nôtre langue. J'eſtimois ne
rien faire en cela hors d'œuvre, d'autant qu'on ne ſauroit mettre trop de faits dans
un Livre de Pratique, & que Monſieur Scultet avoit lui-même placé un Monſtre
humain en ſa *Table xlv. Fig.ix.* dont il a fait l'ouverture & la deſcription, comme je
pretens faire de celui-là. Commençant par l'etimologie du nom de Monſtre & ſa
definition.

Le Monſtre eſt ainſi apellé, dit Duplex *chap.22. des Monſtres, liv.7. de ſa Phy-
ſique*, parce qu'il ſe montre & ſe voit rarement, & ſelon d'autres, on dit *Monſtra*,
pour *Monſtera* ou *Monentia*, c'eſt à dire, Avertiſſans, puis qu'au ſentiment de
Feſtus Pompius ils avertiſſent les hommes du courroux des Dieux.

Capivacius *liv.4. chap.6. des affections de la matrice*, definiſſant le Monſtre dit,
que c'eſt ce qui arrive & s'éloigne des effets naturels ordinaires, non pas en les
perfectionnant, mais en les rendant hideux & diformes. De ſorte qu'un Monſtre,
ſuivant cet Auteur, eſt un animal engendré dans la matrice par la faculté formatrice
depravée. Paré *liv.25. des Monſtres & des Prodiges*, dit, que les Monſtres ſont des
choſes qui aparoiſſent contre le cours de la nature, & ſont ſouvent les ſignes de
quelque malheur à venir.

Monſieur Boſe formant ſa definition de toutes celles-là, dit que le Monſtre eſt tout
ce qui aparoit outre le cours & l'ordre de la nature, comme un enfant qui a deux
têtes, trois bras ou davantage, ou quelques autres membres ſuperflus, de manque
ou defectueux. Prodige eſt ce qui arrive entierement contre nature, comme quand
une femme enfante un animal brute, ſoit quadrupede, aquatique, volatile ou
reptile, ou de quelque autre genre prodigieux comme l'on peut voir dans l'Hiſtoire
des Monſtres d'Uliſſe Aldourande, & dans Ambroiſe Paré au livre cité.

Entre les cauſes des Monſtres, les Auteurs établiſſent la gloire de Dieu comme à
l'égard de l'aveugle né, ou ſa colere, comme quand les hommes & les femmes habi-
tent enſemble, aux tems défendus par les loix divines & naturelles, par exemple,
dans le tems que les femmes ont leurs menſtruës, ainſi qu'il eſt marqué dans Eſdras.

EEE

Les caufes naturelles des Monftres font l'abondance ou le defaut de la matiere, & la force de l'imagination de la mere fur la faculté formatrice.

Celui dont il s'agit eft Monftre & Prodige tout enfemble, c'eft à dire, monftrueux en fon efpece & en fa compofition. En fon efpece, en ce qu'il participe de la brute, tant par fon double bec de lievre de la levre fuperieure, que par les parties, depuis la region hypogaftrique & les lombes jufqu'au coxyx, qui reffemblent aux mêmes parties d'un canard ou d'une oie. Il eft Monftre en fa compofition, parce qu'il y a de l'erreur, en fa conformation, en fa grandeur, au nombre & à la fituation de fes parties.

Ce Monftre que Monfieur Bofe gardoit dans fon cabinet avoit la tête d'une groffeur extraordinaire & couverte de cheveux auffi longs que ceux d'un enfant de dix ou douze mois. Son cerveau flotoit dans des ferofitez contre nature, qui avoient formé un hydrocephale, de forte qu'il y avoit une éminence énorme aux parties fuperieures des parietaux que le cerveau flotant avoit foulevées. La quantité de ces eaux avoit encore écarté les os qui compofent le crane les uns des autres.

Les deux oreilles étoient vitiées en leur conformation n'étant qu'une efpece de maffe, & n'aiant aucun cartilage ni trage, mais feulement deux trous fort petits, & leur fituation étoit depravée, puis qu'elles étoient aplaties & attachées au bas du vifage comme la figure les reprefente.

La levre fuperieure avoit un double bec de lievre, l'entre-deux étant garni de chair & de péau.

Il naiffoit au coté gauche de la machoire fuperieure une dent des incifives recou-verte d'une membrane fort mince.

Ses deux mammelles étoient fituées plus bas que la place naturelle.

Ses mains reffembloient à peu près à celles du finge, & n'avoient point de pouce, mais feulement deux doigts entiers avec leurs ongles, la droite avoit une maniere de doigt auquel la premiere phalange manquoit, la gauche en avoit auffi un troifiéme defectueux, & privé du premier & du dernier os. Elles étoient attachées l'une & l'autre à l'humerus par un fimple ligament n'y aiant point de cubitus ni de radius, ni par confequent d'avant-bras, de chaque côté.

Tout le dos étoit bien formé jufqu'au croupion.

Le ventre inferieur reprefentoit le naturel à l'égard de la region epigaftrique, mais depuis le nombril jufqu'au pubis il n'y avoit qu'un efpace de trois travers de doigt & autant du pubis à l'anus.

Il fortoit de la region inferieure de l'os facrum une apendice charnuë de la groffeur d'une lentille & depuis là jufqu'au fondement la partie reprefentoit affez bien le der-riere d'un canard ou d'une oie, n'aiant ni cuiffes ni jambes, car fes pieds proce-doient immediatement de l'os coxyx, par un fimple ligament.

Le canal depuis la bouche jufqu'à la poitrine étoit bien libre, & ouvert, ainfi que celui de la bouche dans l'eftomac, celui depuis l'eftomac jufqu'au fondement l'étoit de même, & tous deux fains & entiers.

Les ureteres ou canaux qui conduifent l'urine des reins dans la veffie, & l'uretere, ou canal de la veffie à l'extremité de la verge étoient bien libres. Toutes les parties contenuës dans le ventre inferieur baignoient dans le fang extravafé par la rupture de la veine ombilicale à caufe des efforts de l'acouchement difficile & contre nature,

Toutes les parties nobles contenues dans la poitrine & le bas ventre étoient bien saines & entieres, & s'il eût pû venir au monde vivant, il auroit été capable de croître & d'engendrer, mais il n'auroit pas pû se tenir debout, ni assis, ni tirer beaucoup de service de ses mains.

Pour bien comprendre comme quoi la generation des Monstres arrive & se fait, il est necessaire de savoir la maniere dont les generations naturelles se font; car de même que la ligne droite sert à faire connoître la ligne oblique, & à la mesurer, la generation naturelle nous servira à decouvrir la generation contre nature qui n'est monstrueuse qu'en s'écartant de l'ordre naturel, ainsi qu'une ligne n'est oblique que parce qu'elle n'est pas droite, puis que les loix naturelles que Dieu a établies sont tres-simples & immuables, & ne perdent jamais ces deux caracteres qu'elles ont reçu de la divinité.

Les œufs font la matiere de la generation de tous les animaux, avec cette diffe-rence que les uns jettent dehors leurs œufs & les couvent ensuite eux-mêmes comme tous les volatiles parfaits, les autres les jettent sans les couver eux-mêmes, comme les poissons & les insectes, enfin il y en a qui les retiennent & les couvent dans leur propre sein, comme la femme & les femelles de tous les quadrupedes. Ces trois sortes de generations sont tellement confirmées par l'experience qu'elles sont reçues sans contredit. De sorte que tous les animaux qui engendrent des deux premieres manieres sont apellez *ovipares*, & ceux qui engendrent de la troisiéme, *vivipares*.

Comme nôtre dessein n'est pas de faire un traité complet de la generation, nous ne dirons rien de la generation des animaux *ovipares*, pour parler seulement de celle des *vivipares* qui apartient à nôtre sujet.

La substance des testicules des hommes & des autres mâles que les Anciens croioient moëlleuse & glanduleuse, n'est rien autre chose qu'un lacis de vaisseaux tres deliez qui sont une infinité de contours & de replis, en sorte que si on pouvoit les developer sans les rompre on les trouveroit longs au moins de vingt aunes.

Les testicules des femmes & des autres femelles *vivipares* sont au contraire d'une substance composée de fibres & de membranes dans l'entre-deux desquelles il se trouve plusieurs petites vessies rondes, & pleines d'une liqueur limpide qui se coa-gule facilement quand on l'aproche du feu. Elles ont chacune leur membrane propre à laquelle il y a des petits rameaux, de veines, d'arteres, & de nerfs qui viennent se rendre. Ces vesicules s'apellent des œufs par le raport & l'analogie qu'elles ont avec les œufs des poules, & parce qu'en examinant le germe d'un œuf de poule avec le microscope on y decouvre un poulet tout entier, on a raison de croire que l'enfant est de même tout entier dans l'œuf d'une femme. Ces vessies ou œufs sont couverts tous d'une membrane propre, & le germe qui est dans chaque œuf est revétu de deux tuniques, dont l'exterieure est nommée *Chorion*, & l'interieure *Amnios*. Il y a une chair spongieuse apellée *placenta* ou *arrierefaix*, adherente au Chorion, laquelle reçoit l'artere & la veine ombilicale du fœtus, qui se repandent dans toute sa substance.

Il y a à chaque angle de la matrice une espece de trompe fort menue par l'endroit qui a communication avec la matrice, mais qui se dilate en s'en éloignant, & s'étant recourbée finit par une extremité ouverte comme le pavillon d'une trompette à l'entour duquel il y a de petites déchiquetures, qu'on apelle le *morceau du diable*,

Z z ij

ce pavillon eſt tellement diſpoſé qu'i reçoit ce qui ſort des teſticules ou ovaires, & qui tomberoit ſans cela dans la cavité de l'abdomen.

Pendant que les œufs des femmes ſe nourriſſent du ſang qui leur eſt aporté par les arteres apellées ſpermatiques il ſe forme dans les teſticules des hommes une liqueur tres-ſubtile propre à faire fermenter la matiere renfermée dans ces œufs, à peu près comme le levain fait fermenter la pâte.

Cette liqueur formée dans les teſticules des hommes s'y digere en pluſieurs manieres, car outre que les parties du ſang qui la compoſent s'attenuent en paſſant & repaſſant pluſieurs fois par des labirinthes infinis, elles ſe ſeparent encore de la lymphe d'autant qu'il y a à cet endroit des vaiſſeaux lymphatiques tellement diſpoſez qu'ils reçoivent le ſuperflu de la lymphe pour le porter au reſervoir du chyle ſuivant l'uſage ordinaire de ces vaiſſeaux.

Cette liqueur qu'on apelle eſprit genital doit être auſſi ſubtile qu'il eſt poſſible de le concevoir, puis qu'elle eſt preparée avec beaucoup plus d'apareil que toutes les autres humeurs, car outre qu'elle reçoit les mêmes preparations, elle eſt portée par de longs détours dans des conduits repliez & fort étroits, où elle eſt retenuë & ſubtiliſée à loiſir. Mais ce qui la ſubtiliſe encore, c'eſt que l'artere ſpermatique qui la charrie eſt entortillée en forme de ſerpentin où le ſang qui circule par mille détours a le tems & le moien d'exalter ſon eſprit qui après avoir été exalté trouve dans les teſticules un crible tres-fin qui le ſepare des autres parties du ſang par une maniere de philtration.

La ſemence circule outre cela dans l'epydydime qui eſt un tuiau tres-delié dont l'entortillement forme une eſpece de labirinthe où cette liqueur ſe ſubtiliſe extrêmement en quitant le phlegme qui ne la peut pas ſuivre dans tous ces detours, non plus que les eſprits groſſiers incapables d'un ſi grand mouvement, de ſorte qu'il n'y a que l'eſprit le plus vigoureux qui puiſſe parcourir ce labirinthe. La chaleur pourroit neanmoins aſſez augmenter le mouvement du phlegme pour lui donner la force de ſuivre l'eſprit, ſi les teſticules des males n'étoient ſuſpendus en l'air comme dans un refrigeratoire, ce qui fait qu'il n'y a que l'eſprit le plus pur qui conſerve aſſez de mouvement pour parcourir tant de détours.

Cet eſprit ainſi preparé monte par le tuiau ejaculatoire dans les veſicules ſeminaires, où il ſe mêle avec une liqueur graſſe qui empêche ſa diſſipation. Des veſicules ſeminaires la ſemence eſt portée dans l'uretre en paſſant ſur les proſtates qui ſont compoſées de pluſieurs glandes & de veſſies pleines d'une humeur glaireuſe qu'elles déchargent dans l'uretre par pluſieurs petits vaiſſeaux, de ſorte que la ſemence eſt compoſée de trois ſortes de liqueurs, ſavoir d'une fort ſubtile & fort ſpiritueuſe qui vient des teſticules, d'une graiſſeuſe qui vient des veſicules ſeminaires, & d'une liqueur glaireuſe qui vient des proſtates: mais quand elle eſt reçue dans la matrice l'eſprit genital qui en fait la partie la plus ſubtile eſt ſi agité par la chaleur du lieu, qu'il monte en forme de vapeurs par les trompes dans les teſticules de la femelle, où il s'inſinue doucement dans les tuniques & dans la ſubſtance des œufs qui ſont les plus propres à le recevoir.

Les parties qui s'arrêtent à la deuxiéme tunique laquelle eſt parſemée de petites glandes & de fibres muſculeuſes circulaires, cauſent bien-tôt une fermentation qui dilate les pores de cette tunique, & eſt cauſe qu'elle reçoit plus de ſang & de nourriture qu'à l'ordinaire ; ce qui fait que fes glandes croiſſant peu à peu deviennent ſi groſſes que leur envelope ne peut plus s'étendre en dehors , & que preſſant l'œuf qui eſt au milieu d'elles , il eſt obligé d'en ſortir , tant par la compreſſion de ces glandes, que par celles des fibres circulaires muſculeuſes , où il eſt enchaſſé comme un gland dans ſa cupule. La femme doit d'autant mieux concevoir qu'il y a peu qu'elle a eu ſes purgations , & les bêtes , d'autant qu'elles ſont plus en chaleur , parce que les pores des parties de la generation ſont alors fort ouverts , & donnent un paſſage plus libre à la partie ſpiritueuſe de la ſemence.

La ſemence de l'homme fait fermenter non ſeulement les envelopes des teſticules, mais encore les œufs , & elle a le pouvoir de cauſer de l'alteration au ſang & à toute l'habitude du corps de la femme , comme il paroit dans les femelles des animaux tuées peu après la conception , dont la chair eſt ſenſiblement differente de ce qu'elle étoit auparavant , parce que les humeurs & les eſprits étant plus échaufez & devenus plus penetrans , ouvrent les pores de toutes les parties , de ſorte que les vaiſſeaux qui doivent fournir la nouriture aux œufs y aportent tant d'humeur , que celui qui eſt le plus diſpoſé à la recevoir en eſt renflé & groſſi tout à coup , de telle maniere que ne pouvant plus être retenu dans les envelopes du teſticule il eſt contraint d'en ſortir ; il eſt reçu en ſortant dans une eſpece d'entonnoir membraneux que nous avons apellé le *morceau du diable* , qui fait l'extremité de la trompe ; celle-ci le conduit par ſon mouvement periſtaltique & onduleux dans la matrice.

L'œuf n'eſt pas plûtôt tombé dans la matrice , que ſa chûte determine les eſprits animaux à couler dans les fibres circulaires deſtinées pour la reſſerrer ; ce qui fait qu'elle ſe ramaſſe comme pour mieux embraſſer cet œuf qui pourroit ſortir ſi l'orifice de la matrice étoit ouvert. L'œuf s'attache par le placenta aux tuniques de la matrice & les humeurs qui diſtilent des extremitez des vaiſſeaux qui y aboutiſſent venant à penetrer ſes envelopes , il y groſſit peu à peu comme fait le grain jetté en terre. Il paroit pour lors une maniere de petit nuage ſur le milieu de la membrane , & enſuite de petits filamens rouges qui naiſſent d'un petit point que l'on voit mouvoir , & qui ſont les craions du cœur , des arteres & des veines. Quelque tems après on y voit de petites veſſies blanches qui ſont les premices du cerveau & du cervelet , & deux groſſes taches noires qui ſont les yeux. L'épine & le tronc paroiſſent preſqu'en même tems , les viſceres enſuite , & enfin les bras & les jambes.

Pour mieux ſuivre le progrez de la generation & remarquer les changemens qui arrivent au fœtus , nous allons raporter quelques Obſervations de Monſieur Harvée qui a traitté expreſſément cette matiere.

Monſieur Harvée dit qu'il n'a jamais vû d'œuf le premier mois dans la matrice des femmes , mais qu'après un mois il y en a trouvé un gros comme un œuf de faiſan plein d'une eau claire & un peu glaireuſe , couvert d'une tunique forte & enduite d'une mucoſité blanche particulierement vers ſon gros bout.

Au ſecond mois il y a trouvé des œufs plus gros que le precedent , revêtus d'une tunique teinte de ſang par dehors , unie & polie par dedans. Il lui eſt arrivé quelquefois de ne point trouver de fœtus dans ces œufs , quelquefois il y en a trouvé de grands comme l'ongle du petit doigt , & ſemblables à de petites grenouilles , n'y paroiſſant autre choſe qu'une groſſe tête , des bras & des jambes fort courtes , le viſage ſans forme & ſans levres , & la bouche ouverte juſqu'aux oreilles , le tout d'une ſubſtance blanche & mucilagineuſe.

Dans un avorton de cinquante jours , il trouva l'œuf gros comme celui d'une poule , l'embrion de la grandeur d'une groſſe feve , la tête groſſe avec le cervelet au deſſus en forme de crête. Le cerveau reſſembloit à du lait caillé , le crane étoit membraneux & cartilagineux en quelques endroits juſqu'à la racine du nez. Le viſage reſſembloit à un muſeau de chien ſans nez & ſans oreilles. On y voioit la trache-artere deſcendre dans les poûmons , le cœur dont les oreilletes paroiſſoit comme deux yeux , & quelque commencement des parties genitales.

Dans un autre de trois mois qui étoit gros comme un œuf d'oie , l'embrion étoit long de deux doigts , on y remarquoit pluſieurs parties ébauchées , la tête , les yeux, les bras , les jambes , mais les muſcles y étoient confondus. Il y avoit des lineamens blancs , mols & cartilagineux pour le commencement des os , la ſubſtance du cœur tres-blanche avec deux cônes où étoient les ventricules , le foie étoit petit & blanc. On n'aperçoit point de placenta au fœtus de trois mois , & il ne paroiſſoit en celui-ci que quelques rides & quelques petits filamens ſur la partie exterieure du gros bout de l'œuf , la ſurface de l'œuf étoit unie , liſſe & parſemée des rameaux des vaiſſeaux ombilicaux.

Au quatriéme mois l'œuf eſt plus gros qu'un œuf d'autruche , le fœtus eſt long d'une paûme il a tous les membres & les muſcles rouges , les ongles commencent à paroitre & le tout à ſe mouvoir. Il a la tête groſſe , la face ſans levres & ſans nez , la bouche , la langue au milieu , les yeux petits , ſans paupieres , le milieu du front & le ſommet de la tête ne ſont point encore oſſeux ni cartilagineux mais ſeulement cou-verts d'une membrane. L'occiput eſt plus dur & paroit cartilagineux , les teſticules ou la matrice aux filles ſont dans l'abdomen , la vulve eſt imparfaite , le placenta grand & épais comprend preſque la moitié du fœtus , il reſſemble à un ſongus attaché au fond de la matrice. Le cerveau eſt fort ample rempli de veines & d'arteres & ſemblable à du lait caillé. Les deux ventricules du cœur ſont de même grandeur & leurs parois également épaiſſes. Les poumons pleins de ſang & de même couleur que le foie. Le cœur eſt au milieu de ſon pericarde , le thymus à la partie ſuperieure de la poitrine. Le ventricule eſt plein d'une humeur ſemblable à celle qui ſe trouve dans l'amnios , il y a auſſi un caillé blanc ſemblable aux viſcoſitez dont la peau des enfans eſt chargée quand ils naiſſent. Il y a dans les inteſtins greles quelque aparence de chyle & dans les gros du meconium. L'urine & la bile ſe trouvent dans leurs veſſies, le cœcum eſt vuide , l'epiploon flotte ſur les inteſtins comme un voile fort delié. Les reins ne ſont qu'un amas de petites glandes comme ceux des veaux. Le foie & la rate ſont pleins de ſang.

Depuis le quatriéme mois juſqu'au terme de l'acouchement , les humeurs dimi-nuent à meſure que le fœtus grandit , la peau & l'union des deux côtez de la levre ſuperieure ſont les dernieres formées de toutes les parties. Suivant ces principes qui ſont inconteſtables & reçus par tous les Savans , il n'eſt pas difficile d'expliquer la maniere dont les monſtres ſont formez auſſi bien que les moles qui ne ſont rien autre choſe que des monſtres informes , car lors qu'aprés la conception l'œuf eſt deſcendu dans la matrice en croiſſant ſucceſſivement comme nous avons dit, il prend la forme dûe à l'eſpece de ſes pere & mere , c'eſt à dire la figure humaine , enſuite du com-merce d'une femme avec un homme & ainſi du reſte , mais s'il tient d'une autre eſpece que celle de ſes pere & mere, c'eſt un monſtre qui prend ſon nom de l'eſpece de l'animal auquel il reſſemble le mieux. Ainſi il eſt des monſtres humains, canins, & de toutes les eſpeces. Quand le fœtus ou ce qui ſort de la matrice en place du fœtus eſt ſi informe qu'il n'a point de reſſemblance avec aucun animal vivant on l'apelle mole du mot latin *Moles* qui ſignifie une maſſe peſante, parce que la mole preſſe beaucoup ſur la matrice par ſon grand poids. La mole n'eſt par conſequent rien autre choſe qu'une maſſe engendrée par la conception dans la matrice au lieu du fœtus ordinaire, laquelle ne reſſemble à aucun animal vivant. Ainſi les animaux parfaits dont les femmes acouchent quelquefois, ne ſont point de ce genre mais de celui des monſtres, car l'imagination de la mere peut former dans la matrice des animaux étrangers, ſavoir des rats, au raport de Salmuth cent.1. obſer.62. & de Borellus cent.3. obſer.73. Amatus Luſitanus cent.1. cur.27. fait mention de certaines moles ſemblables à des grenouilles. Et le même Salmuth cent.1. obſer.66. dit qu'il a vu ſortir un oiſeau de proie vif avec un fœtus dont il avoit mangé la moitié. Je dis que ces ſortes de fœtus ſont veritables monſtres, auſſi bien que ceux qui naiſſent avec une tête de chien ou de chat, ou avec un pied de cheval dont il y a pluſieurs exemples, car pourquoi ſi l'imagination de la mere peut rendre un enfant monſtrueux en quelqu'une de ſes parties ne poura-t-elle pas changer la conformation de toutes & en faire un autre animal totalement monſtrueux.

On a dit que la mole étoit engendrée enſuite de la conception pour combatre le ſentiment de certains Auteurs qui ſoutiennent que les filles & les veuves peuvent ſans perdre leur chaſteté engendrer des moles qui ſe forment de leur ſang menſtruel & de leur propre ſemence de même que les poules font des œufs ſteriles ſans le coq, car quoi que les femelles ovipares engendrent des œufs ſans le mâle, il n'arrive pourtant à aucune eſpece des vivipares de faire la même choſe c'eſt à dire des moles ſans le commerce de l'homme, les moles ne ſont-elles pas plus frequentes? du moins les bêtes qui font pluſieurs petits à la fois, en devroient engendrer comme les poules des œufs.

De plus la plupart des moles ſont animées & vivantes quand elles ſortent comme leur mouvement le temoigne, d'où viendroit je vous prie, le principe de vie ſans le commerce du mâle, puis que ce principe manque aux œufs ſans le commece du coq, de ſorte que ſi on les met ſous les poules ils ſe corrompent plutot que d'éclore.

On me dira peut-être que les moles vivantes ne conviennent qu'aux femmes mariées mais que les moles inanimées peuvent arriver aux filles & aux veuves, ſuivant mon principe; mais cette objection ne dit rien, car il eſt faux qu'il y ait aucune mole ſans vie, quoi qu'il ſoit vrai qu'elle meurt ſouvent avant ou durant le tems qu'elle ſort de la matrice. Que ſi l'on voit ſouvent des moles reſter long tems dans la matrice & en ſortir ſans aucun ſigne de vie il ne s'enſuit pas qu'elles aient toujours été ſans vie, d'autant que ſi cette ſubſtance eût été mortelle n'auroit pas pû demeurer ſi long-tems dans la matrice ſans s'y corrompre, puis que le veritable fœtus qui ne ſe corrompt point dans la matrice tant qu'il vit commence à s'y putrefier dès qu'il eſt mort.

Ceci eſt encore demontré par l'arrierefaix qui demeure ſain & entier dans la matrice tant qu'il jouit de la vie que le fœtus lui communique, & qui ſe corrompt s'il reſte dans la matrice après la ſortie du fœtus. Enfin les moles reçoivent de l'acroiſſement par la nutrition qui eſt une operation vitale qui ne ſe peut faire ſans la poſſeſſion de la vie. Il eft donc vrai que toutes les moles ne peuvent être éngendrées par les filles ni par les veuves fans la connoiffance des hommes. Sennert convient que les filles ne peuvent avoir de moles fans le commerce des hommes, mais il fait grace aux veuves qui peuvent en faire à ce qu'il dit fans ce commerce. Mais il n'y a pas plus de raifon pour les unes que pour les autres. Voiez Paul Zachias dans fes favantes queftions medicolegales, liv. 1. queftion 3. & 4. qui fait pour nous.

Quant aux caufes des moles & des monftres, ceux qui fuivent les Anciens fur la generation du fœtus par le mélange de la femence de chaque fexe expliquent la generation de la mole par l'abondance du fang de la femme & la debilité des femences des deux fexes, fur tout de celle du mari; mais ceux qui s'attachent aux nouveaux principes prendront plaifir à lire Claude de la Courre Medecin du Roi de Pologne fur la nutrition du fœtus dans la matrice.

Cet Auteur dans un chapitre particulier qui eft le troifiéme de la troifiéme partie, dit qu'il n'y a aucune difference entre le veritable fœtus vivant & la mole & le monftre à l'égard de la conception, car la même qui produit le fœtus parfait étant depravée forme la mole & le monftre. Il arrive pareillement qu'une conception naturelle & veritable degenere enfin en mole ou en monftre, dans le tems de fa formation dans la matrice foit vers le commencement ou par la fuite; pour entendre ceci il faut fe reffouvenir que le fœtus ou germe eft renfermé dans deux membranes apellées l'une amnios & l'autre chorion. L'amnios eft la plus mince, elle envelope immediatement le fœtus qui y eft formé & nourri par une maniere de gelée qui fe filtre par les pores de cette membrane de l'humeur albugineufe nourriciere, renfermée dans le chorion, de forte que l'amnios feparant ces deux humeurs, empêche la derniere de fe mêler en trop grande quantité avec la gelée, ce qui romproit la chaine tendre de l'embrion & depraveroit fa formation. Car lors que la membrane amnios eft offenfée, les deux liqueurs fe confondant troublent l'ouvrage de la formation,& au lieu d'un fœtus parfait il s'engendre une maffe de chair informe qu'on nomme mole, laquelle garde quelquefois dans fa diformité certains caracteres qu'elle reçoit de l'imagination & de la forte impreffion de la mere, & on l'apelle Monftre. Ainfi Foreftus liv. 28. obfer. 67. écrit qu'une femme fit une mole de chair qui avoit une tête d'aigle & une efpece de bec pour avoir regardé des peintures où il y avoit de femblables têtes.

Si cette confufion des humeurs & l'interruption de la formation du fœtus arrivent aux premiers mois de la groffeffe; alors les humeurs renfermées dans la membrane du chorion ou dans plufieurs parties diftinctes de l'amnios rompu reprefentent la mole en forme de veffie aqueufe qui fait une efpece des hidropifies de matrice. Si la confufion arrive plus tard & lors que le fang eft deja engendré dans le point de l'œuf qui fait le cœur du fœtus, il fe forme une mole de chair ou de fang femblable aux parenchymes des vifceres. Si elle arrive encore plus tard, favoir quand la chaine des nerfs eft tendue & quand les efprits animaux y font deja diftribuez, la mole rejettée aura un mouvement reglé ou feulement un mouvement de palpitation. On trouve quelquefois un ou deux membres bien formez dans cette forte de mole, comme un os, le nez, l'œil, ou quelque autre partie où la confufion n'a point été, & c'eft de cette maniere que les monftres par defaut font produits, ceux par exces c'eft à dire qui ont plus de membres qu'il ne faut, comme trois bras, deux têtes ou

davantа

davantage étant forcés par la confusion & le mêlange de plusieurs nerfs.

Les membranes & les visceres du fœtus ont à la verité quelque consistence; mais ils sont tendres & peu fermes, n'étant munis de leur peau & de leurs tegumens que vers la fin de la grossesse, c'est pourquoy l'humeur grossiere du chorion étant confonduë avec la gelée delicate de l'amnios peut facilement causer la transposition des parties déja formées & encore tendres, & conserver une maniere de circulation du sang dans les canaux des vaisseaux déja developés, ce qui fait la nutrition, & l'accroissement de la mole informe ou monstrueuse.

Les œufs feconds donnent du jour à cette verité, car si on les secoüe fortement avant de les mettre couver, ou quand ils ont été déja quelques jours sous la poule, ils deviennent steriles par la confusion du blanc & du jaune, & par la transposition des parties déja formées, mais encore tendres.

C'est par une semblable confusion & secousse que le tonnerre gâte les œufs qu'on a mis couver, quoiqu'ils soient feconds; & dans la chaleur de l'Eté les poussins ont de la peine à se former, parce que l'air subtil & chaud fond les humeurs de l'œuf, les brouille & empéche par ce moyen la formation du pouler. Quand la même chose arrive dans l'œuf de la femme, la formation du fœtus est interrompuë, & il s'en ensuit la generation d'une mole aqueuse ou charnuë, informe ou formée imparfaitement & monstrueuse.

Les causes éloignées de la generation de la mole & du monstre sont souvent dans la mere, qui empêche la formation du fœtus par son imagination, par des mouvemens temeraires, par la percussion de son ventre, par la colere & les autres passions violentes; car toutes ces choses sont capables de rompre la membrane delicate de l'amnios, & donner occasion à la confusion des humeurs. Il y en a qui accusent la constitution trop chaude du sang de la mere, qui confond dans la matrice les humeurs de l'œuf qui doivent être separées.

FIN.

FFF

Aprobation de Monsieur Hedoin, Doyen des Docteurs, Professeurs en Medecine agregez au College de Lyon.

JE souffigné Doyen des Docteurs, Professeurs en Medecine, Agregez au College de Lyon ; certifie avoir lû avec attention la Version faite de *l'Arcenal de Chirurgie de Jean Scultet, Medecin & Chirurgien de la Republique d'Ulmes*, & l'avoir confronté avec l'original Latin, & les avoir toutes deux trouvé tres-égales dans le sens & l'expression ; outre que la Version françoise a de beaucoup amplifié & éclairci divers endroits dudit Ouvrage. Fait à Lyon le 20. Janvier 1712.

HEDOIN, Doyen.

Aprobation de Monsieur De Lamoniere, Docteur, Medecin agregé au College des Medecins de Lyon.

LEs personnes qui ont excellé dans les Arts & dans les Sciences, qui y ont fait des nouvelles découvertes, ou qui en ont aplani les difficultés par des Systémes plus clairs & plus justes, ou par des Méthodes pratiques plus aifées, n'ont rien pû faire de mieux pour l'utilité du Public & pour leur gloire particuliere, que de transmettre à la posterité dans les Livres qu'ils nous ont laissés les fruits de leurs meditations & de leurs travaux. Mais comme le desir de répandre plus universellement la connoissance qu'ils ont bien voulu communiquer, a fait prendre à plusieurs de ces Auteurs le parti de composer leurs Livres en Latin, l'utilité qui en revient au Public seroit certainement trop bornée, si on ne traduisoit pas ces excellents Livres en Langue vulgaire pour les mettre à la portée d'un plus grand nombre de personnes ; ces Traductions sont sur tout necessaires à l'égard des Livres, où l'on trouve les meilleurs moyens de conserver ou de rétablir la santé, parmi lesquels celui du celebre S C U L T E T tient un rang fort considerable ; ainsi cette nouvelle Traduction que j'ay luë & trouvée tres-exacte & tres-claire, ne peut être que fort utile à toutes les personnes qui servent le Public dans les differentes parties de la Medecine & principalement dans la Chirurgie, c'est mon sentiment. Donné à Lyon ce 25. Janvier 1712.

DELAMONIERE,

Aprobation de Monfieur Goiffon, Docteur en Medecine, Profeffeur agregé au College de Lyon, cy-devant Medecin ordinaire des Armées du Roy en Italie, & des deux Couronnes en Efpagne.

LA Chirurgie a toûjours été reconnuë pour l'art le plus neceffaire & le plus utile. Les Anciens n'ont rien oublié pour inventer des ma-chines & des inftrumens propres à en faciliter la Pratique & les Ope-rations, comme on pourra s'en convaincre par cet Ouvrage. Les nou-veaux fe font plus attachés à la Theorie, & ont traité les matieres qui la concernent la plûpart en Philofophes. Les connoiffeurs jugeront à qui on a plus d'obligation. Au furplus cette nouvelle Traduction eft de beaucoup plus ample, que toutes celles, qui l'ont precedé; l'Auteur a pris foin d'en corriger le ftile, de choifir dans les Livres nouveaux, & de joindre à chaque Chapitre de celui-cy, ce qu'ils contiennent de plus utile, tant pour la Theorie, que pour la Pratique. Les Maîtres avoüe-ront que ce Livre n'a jamais mieux merité le nom qu'il porte, les Aprentifs & les Eleves y trouveront tout ce qu'il faut pour s'inftruire & devenir habiles dans leur profeffion. A Lyon le 3. Janvier 1712.

GOIFFON.

J'Ay lû par ordre de Monfeigneur le Chancellier une nouvelle Tra-duction *de l'Arcenal de Chirurgie de Jean Scultet, Medecin & Chi-rurgien de la Republique d'Ulmes,* dans lequel je n'ay rien trouvé qui puiffe en empêcher l'impreffion. A Lyon le 20. Septembre 1711.

GOIFFON, Docteur, Medecin agregé
au College des Medecins de Lyon.

PRIVILEGE DU ROY.

LOUIS PAR LA GRACE DE DIEU, ROY DE FRANCE ET DE NAVARRE : A nos Amez & Feaux Conseillers, les Gens tenans nos Cours de Parlement, Maistres des Requêtes ordinaires de nôtre Hôtel, Grand Conseil, Prevôt de Paris, Baillifs, Senéchaux, leurs Lieutenans Civils & autres nos Justiciers qu'il apartiendra : Salut, LEONARD DE LA ROCHE, Libraire à Lyon, Nous ayant fait remontrer qu'il desireroit faire imprimer & donner au Public un Livre, intitulé l'Arcenal de Chirurgie de Jean Scultet, s'il Nous plaisoit lui accorder nos Lettres de Privilege sur ce necessaires : Nous avons permis & permettons par ces Presentes audit De la Roche, de faire imprimer ledit Livre, en telle forme, marge, caracteres, & autant de fois que bon lui semblera, & de le vendre, faire vendre & debiter par tout nôtre Royaume pendant le tems de quatre Années consecutives, à compter du jour desdites Presentes : Faisons Défenses à toutes Personnes de quelque qualité & condition qu'elles soient, d'en introduire d'impression Etrangere dans aucun lieu de nôtre Obeïssance; & à tous Imprimeurs, Libraires & autres, d'imprimer, faire imprimer, vendre, faire vendre, debiter ni contrefaire ledit Livre en tout ny en partie, sans la Permission expresse & par écrit dudit Exposant ou de ceux qui auront droit de Lui; à peine de confiscation des Exemplaires contrefaits, de quinze cens livres d'amande contre chacun des Contrevenans, dont un tiers à Nous, un tiers à l'Hôtel-Dieu de Paris, l'autre tiers audit Exposant, & de tous dépens, dommages & interests : A la charge que ces Presentes seront Enregistrées tout au long sur le Registre de la Communauté des Imprimeurs & Libraires de Paris, & ce dans trois mois de la datte d'icelles, que l'impression dudit Livre sera faite dans nôtre Royaume & non ailleurs, en bon papier & en beaux caracteres, conformement aux Reglemens de la Librairie; & qu'avant de l'exposer en vente, il en sera mis deux Exemplaires dans nôtre Bibliotéque publique, un dans celle de nôtre Château du Louvre, & un dans celle de nôtre tres-cher & feal Chevalier, Chancelier de France, le Sieur Phelypeaux, Comte de Pontchartrain, Commandeur de nos Ordres; le tout à peine de nullité de ces Presentes; Du contenu desquelles, VOUS MANDONS ET ENJOIGNONS de faire joüir l'Exposant ou ses ayans cause, pleinement & paisiblement sans souffrir qu'il leur soit fait aucun trouble ou empêchemens : VOULONS que la Copie desdites Presentes qui sera imprimée au commencement ou à la fin dudit Livre, soit tenuë pour duëment signifiée, & qu'aux Copies collationnées par l'un de nos Amez & feaux Conseillers & Secretaires, foy soit ajoûrée, comme à l'Original; COMMANDONS au premier nôtre Huissier ou Sergent de faire pour l'execution d'icelles tous Actes requis & necessaires, sans demander autre Permission, & nonobstant Clameur de Haro, Charte Normande & Lettres à ce contraires; CAR tel est nôtre Plaisir : DONNE' à Versailles, le vingt-septiéme jour de Decembre, l'an de Grace mil sept cens onze, & de nôtre Regne le soixante-neufviéme.

Par le Roy en son Conseil,

DE S. HILAIRE.

Registré sur le Registre, N. 286. de la Communauté des Imprimeurs & Libraire de Paris page 283. Fait à Paris, ce 22. Mars 1712. conformement aux Réglemens & notamment à l'Arrest du Conseil du 13. Aoust 1703.

L. JOSSE, Syndic.

SECONDE PARTIE

DE

L'ARCENAL

DE

CHIRURGIE

CONTENANT

LES OBSERVATIONS

ET CURES

Qui confirment & éclaircissent la
Methode qui a été proposée
dans la premiere.

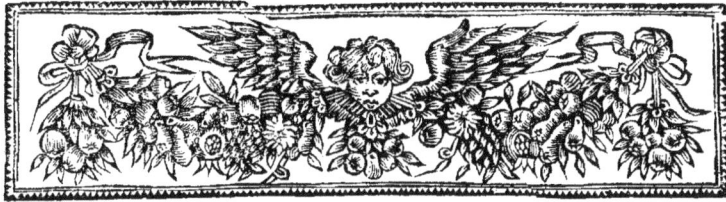

OBSERVATIONS
DES CURES
CONTENVES
DANS L'ARCENAL
DE CHIRURGIE.

OBSERVATION PREMIERE.

D'une playe de tête, avec enfonçure & grande fente du crane.

ONSIEUR HAPPEL, Fourrier de la Cavalerie âgé de 32. ans se batant en duel reçut sept plaies, dont l'une étoit à la partie externe de l'avant-bras gauche proche le carpe, les six autres étoient à la tête, savoir une derriere l'oreille gauche, une autre vers la suture coronale, la troisiéme proche de la sagitale, la quatriéme & la cinquiéme se croisoient sur le front. Toutes ces plaies n'étoient que superficielles & faites avec la pointe de l'épée en efleurant, mais la sixiéme étoit profonde dans le muscle temporal gauche vers le commencement de la suture coronale, aiant été faite avec le pommeau de l'épée qui enfonça le crane de la longueur de son petit bouton avec fracture. Toutes ces plaies furent pansées par un Chirurgien de la Ville en premier apareil, & le lendemain allant voir le blessé par l'ordre de Monsieur le Consul, toutes ces plaies me parurent legeres excepté celle du muscle temporal, que je sondai avec le bout le plus large de la sonde de la *Table viij. Fig.vj.* Je connus que le crane étoit enfoncé, & je mis aussi-tôt dans la plaie un morceau d'éponge torse trempée dans le blanc d'œuf pour la dilater, de la poudre d'iris de Florence & d'aristoloche sur l'os, le digestif sur les bords de la plaie, & par deſſus le diapalme avec un cataplâme convenable, fait avec les farines d'orge & de féves, la mie de pain, la poudre de roſes rouges, l'oximel ſimple & le vin rouge, pour prevenir l'inflammation. Les plaies voiſines des ſutures coronale & ſagitalle furent dilatées avec des plumaceaux chargez de digeſtif, mettant pardeſſus le cerat de diapalme & le bandage de la *Table xxxij. Fig. iij. & x.* Les autres plaies furent traitées comme plaies ſimples. Le bleſſé fut nourri de panades, d'orge mondé & de pruneaux de Damas, avec la tiſanne ſuivante pour ſa boiſſon.

> ℞. *Orge entier, demie once.*
> *Raiſins de Corinthe, deux onces.*
> *Semence d'anis, une dragme.*

Faites cuire doucement le tout pendant deux heures dans trois meſures d'eau de fontaine, & en retirant le coquemart du feu pour laiſſer refroidir la liqueur, ajoutez-y, *canelle deux dragmes, teinture de roſes & vin de grenades, ce qu'il faut pour donner une ſaveur agreable.*

Le ſoir il reçut le lavement ſuivant pour lui lâcher le ventre qu'il avoit conſtipé depuis cinq jours.

> ℞. *Feuilles de mauve, violette, parietaire, betoine, de chacune une poignée.*
> *Semence de lin, ſix dragmes.*
> *Semence de fenouil, de citron de chacun une dragme.*
> *Racine de guimauve, demie once.*

Faites cuire le tout dans une quantité ſuffiſante d'eau, & dans dix onces de la coleure diſſolvez

> *Miel roſat ſolutif une once & demie.*
> *Lenitif une once.*
> *Huile violat & de camomille de chacune une once & demie.*

Mêlez le tout pour un cliſtere.

Le onziéme jour depuis la bleſſure, la plaie étant dilatée par le moien de l'éponge preparée, je mis ſur l'os découvert la poudre cephalique, de racines d'ariſtoloche & d'iris de Florence, un digeſtif ſur les bords de la plaie, par deſſus l'emplâtre diachalciteos & le cataplâme d'Hipocrate ci-deſſus avec la bande de la *Table xxxij. Fig. x.* apellée Cancer.

Le douziéme jour au matin je declarai au malade & aux aſſiſtans qu'à cauſe qu'il avoit paſſé la nuit fort inquiet, & de la grande tumeur avec douleur qui étoit autour de la plaie, il faloit la dilater avec le ſcalpel droit de la *Table ij. Fig. ij.* Et l'aiant rebandée comme il a été dit, j'ordonnai au bleſſé qui avoit la bouche fort amere le ſyrop cholagogue ſuivant.

> ℞. *Sirop roſat ſolutif, deux onces.*
> *Extrait de rhubarbe, une dragme & demie.*

Diachartami, *demie dragme.*
Magiſtere de tartre, *un ſcrupule.*
Eau de ceriſes noires, *quantité ſuffiſante.*

Mêlez le tout pour un ſirop liquide, qui fit aller cinq fois le ventre d'une matiere bilieuſe.

Le treiziéme jour le malade ſe porta mieux & je me contentai de panſer la plaie à
la maniere precedente.

Le quatorziéme jour, il ſe plaignit d'une douleur au muſcle temporal vers la plaie
qui y étoit, c'eſt pourquoi comme elle étoit trop étroite nous deliberames le Chirurgien qui avoit été apellé le premier & moi de la dilater ſuivant la longueur du fibre du
muſcle temporal avec le ſcalpel, & de faire une inciſion de figure triangulaire ou de
la lettre V. *Table xxxij. Fig.iv.* afin de trepaner commodément le crane auprès de
l'enfonçure & de la relever avec un élevatoire de la *Table xxxiij.*

Les quinziéme & ſeiziéme jours, je panſai la plaie comme les jours precedens à
cauſe de la douleur, diferant l'inciſion parce que la Lune alloit renouveller.

Le dix-ſeptiéme jour le même cliſtere fut reiteré à cauſe de la douleur de tête cauſée
par la matiere retenue.

Le dix-huitiéme jour qu'il avoit eu la nuit fort inquiete à neuf heures du matin je
dilatai la plaie en la figure propoſée de la lettre V. avec le ſcalpel droit de la *Table ij.*
Fig.ij. Le pericrane fut ſeparé de l'os avec les ongles, la cavité remplie de plumaceaux
ronds, couverts de blanc d'œuf batu, & de la poudre aſtringente, je fis ſur les parties
voiſines une embrocation d'huile roſat chaude, j'apliquai par deſſus le cerat de diapalme & la compreſſe en trois doubles exprimée dans le vin rouge *Table xxxij. Fig.ij. q*
avec le bandage raporté.

Le dix-neuviéme jour le ſang étant arrêté, je fis voir aux aſſiſtans l'enfonçure du
crane & la neceſſité de trepaner.

Le vingtiéme jour je trepanai le crane auprès de l'enfonçure & du commencement
de la ſuture coronale *Table xxxij. Fig.vj.* J'aplanis les bords du trou avec l'inſtrument
lenticulaire *Table xxxij. Fig.viij.* je relevai l'enfonçure avec le plus foible élevatoire
introduit par deſſous, je mis ſur la dure-mere le ſyndon rond de ſoie rouge trempé
dans l'huile roſat tiede, & ataché à un fil. *Table xxxij. Fig.ix.* J'apliquai ſur le crane
la poudre cephalique avec la charpie ſeche, ſur les bords de la plaie le digeſtif par
deſſus le cerat de diapalme & le cataplàme d'Hipocrate avec le bandage.

Le vingt-uniéme la plaie fut en meilleur état & le malade avoit dormi toute la nuit.
Je panſai la plaie comme le jour precedent excepté que je mis ſur les bords le digeſtif
ſuivant.

℞. *Reſine de terebentine lavée dans l'eau de betoine*
deux dragmes & demie, un jaune d'œuf.

Mêlez le tout pour faire un digeſtif.

Depuis le vingt-deux juſqu'au vingt-ſix le malade ſe porta bien.

Le vingt-ſept j'arrachai avec le nouvel inſtrument de la *Table iv. Fig.ij.* quatre
eſquilles d'os que je n'avois pû relever avec les elevatoires de la *Table ij.* j'apliquai ſur

la dure-mere qui avoit contracté quelque pourriture, le fidon imbu d'un liniment composé de firop de rofes feches, de terebentine & quelques goutes d'efprit de vin. L'excroiffance de la chair fletrie fut corrodée avec la poudre d'alun brûlé.

Le vingt-huit j'ordonnai l'infufion fuivante pour vuider les humeurs bilieufes & fereufes dont le bleffé étoit rempli.

> ℞. Rubarbe, une dragme.
> Agaric trochifque, une dragme & demie.
> Sené mondé, demie once.
> Gingembre, demie dragme.
> Crême de tartre, demie dragme.
> Fleurs de bourache, une pincée.

Mettez infufer le tout durant une nuit, dans une fuffifante quantité d'eau de cerifes noires, coulez le tout & diffolvez dans la coleure une once & demie de manne. Cette potion vuida quantité d'humeurs fereufes.

Le vingt-neuf & le trente, le malade & la plaie parurent en meilleur état. Mais le troifiéme jour de Fevrier le malde foufrit à caufe de fon mauvais regime, de fi cruelles douleurs de colique, qu'il ne put dormir durant quatre jours. Neanmoins le cliftere qu'il reçut le matin apaifa un peu la douleur jufque fur le foir qu'on le reitera.

> ℞. Decoction carminative, dix onces.
> Miel rofat folutif, anthofat, de chacun une once.
> Lenitif, dix dragmes.
> Huile d'amandes douces & de rhuë, de chacune une once & demie.
> Mêlez le tout pour un cliftere.

La plaie fut en auffi bon état que les jours precedens & la chair vermeille croiffoit fur la dure-mere & fur le diploé.

Le fix Fevrier après avoir pris une potion de trois onces d'huile d'amandes douces, de deux onces de manne, & de quatre onces d'eau de camomille, le bleffé ne fentit plus les douleurs de colique dont il avoit été fi tourmenté, & comme il ne pouvoit encor dormir on le mit dans le bain d'eau douce où on avoit fait bouillir le fachet fuivant.

> ℞. Fleurs de mauves, camomile, parietaire, veronique,
> femence de lin & de carvi, fon de froment, de chacun
> une poignée & demie.
> Mettez & coulez le tout dans un fachet.

Le malade s'en trouva fort foulagé.

Le onze Fevrier il vomit une grande quantité de bile & fe plaignit d'une douleur aux hypochondres, pour laquelle il reçut le lavement du deux Janvier ci-deffus; & après l'avoir rendu, fon vomiffement fort contraire aux plaies de tête, & fa douleur des hypochondres ceffant, mais le malade ne pouvoit pas dormir. C'eft pourquoi je lui donnai quatre grains de laudanum preparé avec les magisteres, dans de la conserve de roses, il dormit tranquillement pendant six heures. La plaie étant incarnée fut cicatrisée avec la charpie seche & le cerat divin.

Le quatorze & quinze, le blessé se porta mieux, il prit pourtant encore de la poudre purgative qui suit dans du vin d'absinthe.

> ℞. *Rubarbe en poudre, deux scrupules.*
> *Crême de tartre, demie dragme.*
> *Mechoacan noir, demie dragme.*

Il vuida sept fois.

Le seize & dix-sept tout fut en meilleur état.

Le dix-huit le patient sortit en public quoi qu'on lui eut deffendu, & la rigueur du froid lui renouvela sa colique, que l'usage du bain precedent fit encore cesser.

Enfin le dix-neuf Fevrier la plaie étant bien cicatrisée le malade parut en public, s'étant bien muni contre le froid sans aucun retour des douleurs de la colique.

OBSERVATION II.

Une plaie de tête, avec inflammation du pericrane, & fente douteuse du crane.

LE 15. Octobre 1638, je visitai par l'ordre de Monsieur le Consul, Jean-Jacque Hechingi, Tailleur d'Ulmes, que je trouvai dans son lit blessé de quatre plaies à la tête, dont l'une étoit à la partie laterale du sinciput gauche acompagnée d'une grande inflammation du pericrane qui tendoit à pourriture, & de la fracture du crane. Les autres trois plaies étoient simples, neanmoins elles avoient toutes été pansées également, comme plaies simples par un certain Baigneur. Le seiziéme jour je dilatai la plaie du sinciput en figure cruciale avec le scalpel *Table xxxj. Fig.ix.* à cause de la pourriture & de l'inflammation du pericrane, & encore à cause que la penetration de la fente étoit douteuse; aiant arraché le pericrane avec les ongles, j'apliquai un astringent & le bandage Cancer pardessus.

Le troisiéme jour que je vis le malade, le sang étant arrêté, je noircis la fente avec de l'encre & la ruginai jusqu'à la seconde table. *Table xxxj. Fig.xj.*

Le quatriéme jour je ruginai la fente plus avant, le vestige de l'encre y restant toujours, & ne pouvant point l'éfacer par aucune rugine. Le blessé étant constipé & la fluxion des humeurs de la tête tombant sur la poitrine, j'ordonnai une potion purgative legere pour ne pas agiter les humeurs, la voici.

> ℞. *Sirop rosat solutif, deux onces.*
> *Lenitif, une once.*
> *Eau de cerises noires, quatre onces.*
> Mêlez le tout.

Cette petite potion procura sept selles de matieres bilieuses.

Le cinquiéme jour aiant debandé la plaie & fait retenir son haleine au blessé, je vis sortir de la fente ruginée quelques serositez & quelques goutes de sang, ce qui me fit penser aux paroles excellentes du divin Hipocrate, dans le livre des plaies de tête, *texte 22.* Quand, dit-il, la fente penetre si avant qu'elle ne peut être éfacée par les rugines, il faut en venir à la perforation du crane. Et au *texte 28.* Lors qu'on connoitra par le sang qui en sort qu'un os est fendu, rompu, contus, ou fracturé en quelque maniere, & qu'on ne le ruginera ni trepanera point, comme s'il n'en avoit pas besoin, &c.

Fabrice d'Aquapendente & Fallope son maître conseillent comme les Modernes de ne pas atendre à trepaner que les mauvais accidens arrivent, ainsi que les Barbiers ont coutume de faire. Fallope fait peu de cas des contusions qui s'arrêtent à la premiere lame, mais il dit que celles qui vont jusqu'à la moelle du crane ou diploë sont à craindre, parce qu'il s'y ramasse de la sanie qui peut descendre sur la dure-mere & la corroder. Toutes ces raisons me déterminerent à trepaner le blessé le sixiéme jour de sa blessure proche de la fente. *Table xxxij. Fig.ij.* L'ouverture faite les bords furent aplanis par le lenticulaire. *Table xxxij. Fig. viij.* Le petit sindon trempé dans l'huile rosat & ataché à un fil fut apliqué sur la dure-mere, *même Table Fig. ix.* & le trou bouché avec des mêches de charpie seche. Je mis sur l'os découvert la poudre cephalique & des plumaceaux secs, le digestif sur les bords de la plaie, le diapalme pardessus & le cataplâme. Le malade se trouva mieux le soir que le matin, & la douleur de la conjonctive de l'un & l'autre œil qui étoit fort grande avant l'operation du trepan fut bien apaisée.

Le septiéme jour il se porta bien ne se plaignant que d'une petite toux & d'une pesanteur legere sur les yeux. Mais aiant debandé la plaie pour voir la dure-mere, il exhala une si grande puanteur du trou du trepan que j'eus beaucoup de peine à panser la plaie, je la netoiai avec du coton, & reconnus que la dure-mere étoit un peu gluante en sa surface & à demi corrompuë ainsi que le pericrane. L'huile rosat ne me paroissant pas assez forte contre cette pourriture je composai le liniment suivant pour mieux resister à la corruption.

     ℞. *Sirop de roses seches, deux dragmes.*
        Terebentine lavée en eau de betoine, une dragme & demie.
        Esprit de vin, six goutes.

Mêlez le tout pour un liniment. J'y trempai le sindon & l'apliquai chaud sur la dure-mere, *Table xxxij. Fig.ix.* la charpie seche sur l'os, avec la poudre d'aristoloche & d'iris de Florence, & sur les bords de la plaie le digestif, le diapalme par dessus, avec le cataplâme, des farines de féve & d'orge, de mie de pain, de vin rouge & huile rosat, recouvrant le tout du bandage apellé cancer. *Table xxxij. Fig.x.* Le huitiéme jour le malade se trouva mieux & la puanteur de la meninge beaucoup diminuée. Le dixiéme la potion purgative fut reiterée. Le douziéme, la dure-mere étoit devenuë vermeille par l'usage du liniment. Le treiziéme, le malade se porta bien, & la dure-mere parut plus rouge que le jour precedent, je tirai avec la pincette la portion de la dure-mere à demi pourrie & separée, & depuis le quatorziéme jusqu'au vingtiéme jour tout alla bien. Le vingt Novembre le crane
s'exfolia

s'exfolia d'une petite lamelle que je tirai avec la pincette, parce qu'elle ne tenoit point à la lame interne, l'ulcere fut cicatrisé par le cerat divin, de sorte que le vingt-sept de Novembre le malade aiant repris sa premiere santé me remercia de mes peines.

OBSERVATION III.

Une plaie de téte au muscle temporal avec une fente tres-large du crane & l'inflammation de la dure-mere.

LE troisiéme Janvier 1633. Jean Anvander, Battelier de Kirchdorf, reçut sur le soir un coup de sabre à la temple gauche, qui lui fit une fente au crane assez large pour y mettre le doigt index. Le blessé fut porté le lendemain de sa blessure à la maison de George Bauler Chirurgien, où aiant été apellé, je mis d'abord sur la dure-mere qui étoit enflammée un sindon de figure oblongue pour s'acommoder à la fente, ataché à un fil & trempé d'huile rosat. Je mis sur l'os la poudre cephalique & de la charpie seche, sur la plaie le digestif, le diapalme, le cataplâme, & le bandage cancer. Voici le digestif.

℞. *Terebentine lavée en eau rose, deux dragmes.*
Huile rosat, une dragme.
Un jaune d'œuf.
Melez le tout pour un digestif. Voici le cataplâme.

℞. *Farines d'orge & de feves, de chacune six onces.*
Poudre de roses rouges, demie once.
Mie de pain, quatre onces.
Huile rosat complet, trois onces.
Oximel simple, vin rouge, de chacun autant qu'il en faut, pour faire un cataplâme en mêlant le tout sur le feu.

Le malade reçut le lavement suivant pour faire revulsion des humeurs de la tête.

℞. *Decoction emolliente, dix onces.*
Poulpe de casse, une once.
Miel rosat solutif, une once & demie.
Huile violat & de camomile, de chacune une once & demie.
Mêlez le tout pour un clistere.

Le troisiéme jour on lui tira du sang de la mediane du bras gauche, son regime de vivre fut de panade & d'orge mondé, sa boisson d'eau d'orge à laquelle on ajoutoit quelquefois pour soulager sa soif deux ou trois cueillerées de la mixtion suivante.

℞. *Sirop de limons & de grenades aigres, Teinture de roses,*
  de chacun trois onces.
    Mêlez le tout.

La plaie découverte fut pansée avec les mêmes remedes & le même bandage, à cause que l'inflammation de la membrane étoit bien diminuée & le malade se plaignant d'une amertume de bouche au quatriéme jour, je lui ordonnai la potion laxative qui suit.

℞. *Sirop rosat solutif simple, deux onces & demi.*
  Sirop de manne laxatif, une once.
  Electuaire de succo rosarum, deux dragmes.
  Crême de tartre, un scrupule.
  Eau de cerises noires autant qu'il en faut pour une potion.

Il rendit beaucoup de matiere bilieuse.

Le cinquiéme jour le blessé se porta mieux, & l'inflammation de la dure-mere fut entierement éteinte.

Le sixiéme jour je mis dessus le sindon trempé dans le sirop de roses seches, & j'ajoutai le miel rosat au digestif que j'apliquois sur les bords de la plaie, continuant cette methode jusqu'à ce que la dure-mere & la plaie parurent suffisamment netoiées.

Le dixiéme jour, la membrane & la plaie étoient parfaitement belles, c'est pourquoi j'ôtai le sindon pour incarner la plaie avec l'onguent verd *de Betonica*, & la cicatriser avec le cerat divin.

Le trente-sixiéme jour le malade commença à se plaindre, d'une douleur piquante à la partie blessée, qui venoit d'une esquille d'os que la nature avoit separée, & que j'arrachai avec la pincette. Par ce peu de remedes le blessé fut gueri en fort peu de tems sans operation de la main d'une blessure tres-mortelle.

OBSERVATION IV.

Tirée du Livre des dernieres Observations de Horstius page 357.

Une plaie dangereuse de tète qui divisoit l'os du front guerie par le trepan.

LE 11. Octobre 1626. George Seiz, âgé de 40. ans, fut blessé la nuit d'un coup de couteau, dans le Village d'Edelhaussen, en la partie anterieure de la tête, & s'adressa à un Empirique qui essaia d'abord de consolider la plaie par des sarcotiques externes. Mais comme les simptomes devenoient tous les jours plus facheux, le blessé à la sollicitation de ses parens se fit amener à Ulmes le 20. Octobre, & me pria de venir consulter son mal avec mon Collegue Jean Scultet. Aiant examiné toutes les circonstances, nous ne doutâmes point que le serpent ne fût caché sous l'herbe. En effet après avoir dilaté la plaie, nous reconnûmes que les deux tables du crane étoient divisées, de sorte que la matiere purulente ramassée dessous en sortoit au tems de l'expiration quand le malade se serroit le nez.

Comme le blessé avoit suffisamment de force, nous assurâmes qu'il faloit le trepaner. Il fut purgé dés le lendemain 21. Octobre, & trepané le 22. Nous fimes l'incision du cuir toute droite suivant la rectitude du fibre du muscle frontal, parce qu'en la faisant cruciale, on auroit coupé transversalement les fibres de ce muscle qui releve la paupiere superieure, laquelle seroit demeurée abaissée, comme j'ai vû arriver à une femme d'Eisembac le 7. Mars 1614. qui s'étoit fait une contusion sur ce même muscle en tombant.

Aiant donc fait l'incision en ligne perpendiculaire, separé le cuir, & déchiré le pericrane avec les doigts & mis dessus la plaie des plumaceaux chargez de poudres astringentes & humectées en dehors de blanc d'œuf, le lendemain, le sang étant arrêté, mon Collegue apliqua le trepan, *Table xxxij. Fig. vj.* & l'operation faite, la dure-mere parut un peu enflammée & legerement offensée, y aiant un petit trou par où une sanie subtile bouillonnoit. Nous apliquâmes chaque jour les remedes propres pour apaiser l'inflammation & dessecher la sanie, sans oublier les purgations internes legeres & le regime de vivre, de maniere que le blessé fut parfaitement gueri en moins de trois semaines.

Cette histoire fait voir qu'on peut apliquer le trepan dans tous les tems de la maladie, pourvû que les forces le permettent.

OBSERVATION V.

Une plaie de tête avec une grande enfonçure du crane.

L'An 1634. au mois d'Avril, Martin Kuntz de Durchanins, fut blessé par un Capitaine, en la partie droite de l'occipital proche la rencontre des futures lambdoide & sagittale, avec une grosse chaine qui offensa le pericrane & enfonça une grande partie du crane. La quantité du sang caillé fit que le Barbier qui fut apellé pour le panser n'aperçut pas l'enfonçure dès le commencement & qu'il traita la plaie comme simple jusqu'au quatorziéme jour de la blessure : car comme il survint de facheux simptomes, je fus apellé avec Gregoire Horstius mon Collegue, & aiant examiné la plaie, nous trouvâmes une grande enfonçure vers les futures sagittale, & lambdoide & nous nous determinâmes à faire l'operation du trepan au plutôt à cause de la fievre continuë, de la douleur de tête & des vertiges, qui tourmentoient le blessé. Le soir le malade reçut un clistere emolliant & rafraichissant parce qu'il avoit le ventre constipé.

Le seiziéme jour aiant levé l'apareil, je touchai l'enfonçure avec le doigt, & le malade se plaignit au même moment d'une douleur avec piqueure ; c'est pourquoi aiant marqué avec de l'encre une croix sur le cuir de l'enfonçure, je fis l'incision sur la marque avec le scalpel droit de la *Table ij. Fig. ij.* je separai le

pericrane de l'os avec les ongles , & je panfai la plaie dilatée avec des pluffaceaux
imbus de la poudre aftringente de Galien batuë avec le blanc d'œuf.

Le vingt-feptiéme jour , le fang étant arrêté & l'apareil levé , nous trouvâmes
l'enfonçure du crane fi grande que nous fumes obligez d'apliquer fept fois le trepan
fur fa circonference , & de couper les entredeux des trous avec la tenaille incifive
de la *Table xxj. Fig.j.* comme on peut voir *Table xxxiij. Fig.vj.* J'aplanis enfuite
les bords du trou avec l'inftrument lenticulaire *Table xxxij. Fig.viij.* après quoi
je mis fur la dure-mere , le findon trempé d'huile rofat chaude , fur l'os la poudre
cephalique avec la charpie feche , fur les bords de la plaie le digeftif compofé de
terebentine lavée en eau de plantain , d'un jaune d'œuf & d'huile rofat , le diapalme
pardeffus & le bandage cancer après avoir auparavant apliqué le cataplâme compofé
de mie de pain , des farines d'orge & de feves , des fleurs de rofes & de betoine ,
d'oximel fimple & d'huile rofat.

Le vingt-huitiéme jour on tira quatre onces de fang de la mediane du bras
gauche. Le malade vivoit de panades [& d'eau d'orge mêlée avec le fuc de grenades.

Le trentiéme jour il prit la potion purgative fuivante pour l'amertume de bouche
à quoi tous les bleffez à la tête font fujets.

℞. *Sirop rofat folutif , deux onces.*
Lenitif , une once.
Semence de citron , demie dragme.
Decoction de fleurs & de fruits , une quantité requife pour faire un
firop liquide.

Il fit cinq felles d'une matiere bilieufe & écumeufe.

Le premier Mai , le malade dormit tranquillement , mais la dure-mere parut
vifqueufe & à demi pourrie auprès de la future fagittale , c'eft pourquoi je trempai
le findon dans un liniment compofé de firop de rofes feches , d'efprit de vin , &
de terebentine , je panfai la plaie avec les autres remedes. Le malade étant beaucoup alteré prit le julep fuivant.

℞. *Sirop de limons aigres , une once.*
Sirop d'ozeille & d'oxyfacharum fimple , de chacun demie once.
Eau de cerifes noires , de fraifes & de bourrache , deux onces.
Mêlez le tout pour une potion.

Le troifiéme jour , le malade retenant fon foufle & fe bouchant le nez faifoit
fortir de la plaie quantité de matiere jaune , & après avoir effuié la plaie j'aperçus
une efquille noire proche la future lambdoide.

Le quatriéme jour la foif fut apaifée , & l'efquille tirée avec la pincette.

Le cinquiéme jour , je baffinai la plaie avec la decoction divine à caufe de la
puanteur de l'os.

Le fixiéme la puanteur diminua. Pour deffecher la plaie je me fervis du digeftif
qui fuit.

℞. Terebentine lavée en eau de scordium, deux dragmes.
    Poudre de mirrhe, d'ariftoloche ronde, d'iris de Flo-
    rence, de chacune demi fcrupule.

Mêlez le tout avec ce qu'il faut de miel rofat coulé pour donner la confiftance de liniment.

Le feptiéme jour le malade fe porta mieux, mais étant conftipé on lui donna le lavement fuivant.

℞. Decoction commune, huit onces.
    Catholicon fin, une once.
    Huile violat, de camomile, de chacun une once & demi.
Mêlez le tout pour un cliftere, qui lui procura trois felles.

Le huitiéme jour, le bleffé dormit tranquillement. Le neuviéme jour la dure-mere parut vermeille, & comme je l'effuiois avec du coton il en fortit quelques goutes de fang.

Depuis le dix jufqu'au quatorze il fe porta bien. Le quinze il avala un bolus d'une once de lenitif, avec un peu de fucre, qui lui fit faire quatre felles. Le vingtiéme la chair parut vermeille fur la dure-mere & fur l'entre-deux des lames du crane. Le vingt-quatre il fe porta bien, & pour fortifier le cerveau j'ajoutai le vin rouge au cataplâme & un peu de fon fec. Le treize Mai il fe fit une grande exfoliation de l'os, la plaie fut incarnée puis cicatrifée avec le cerat divin. Le dix Juin la plaie fut entierement cicatrifée, & l'onziéme le bleffé parut en public. Le vingt le malade étant en parfaite fanté retourna à fon Regiment.

OBSERVATION VI.

Autre plaie de téte avec une enfonçure tres-grande de l'os.

LE dix-huit Novembre 1636. à neuf heures du matin, un païfan d'Idelhufan d'un temperament chaud & humide, âgé de trente-deux ans, reçut un coup de revers de pioche au fincipital droit d'un Marechal, avec qui il étoit en procez touchant les bornes de leurs fonds, en prefence du Juge & de l'arbitre, duquel coup il tomba en terre faignant du nez reftant comme mort fur la place fans mouvement & fans fentiment.

A dix heures la femme du bleffé apella un jeune Chirurgien d'Ulmes, qui au lieu de dilater d'abord la plaie en croix à caufe de la violence du coup, fe contenta de la panfer avec la poudre aftringente de Galien batuë avec le blanc d'œuf.

Le 19. il fut aporté à Ulmes dans une litiere, & environ fept heures du foir du même jour étant apellé, je le trouvai avec une grande douleur de tête acompagnée de fievre, de fincope & d'une groffe tumeur à l'œil droit. Ce qui m'obligea de lui ordonner l'eau corroborative fuivante.

B 3

℞. *Eau de cerifes noires, d'ozeille, de bourache, de chacun une once & demie.*
Efprit cephalique anhaltin, deux fcrupules.
Perles preparées, corail rouge preparé, de chacun un fcrupule.
Pierre chrifolite preparée, demi fcrupule.
Poudre de diamargaritum fimple, demie once.
Mêlez le tout pour ufer à cuillerées.

Comme il avoit une grande foif & des envies de vomir, il bût fur le foir la moitié du julep fuivant.

℞. *Sirop de fuc de violettes, une once & demie.*
Teinture de rofes avec le julep, quatre onces.
Eau de chicorée, deux onces.
Vin de grenades, quatre onces.
Melez le tout pour deux dofes.

Le vingt à dix heures du matin je levai l'apareil, le malade fe plaignant d'une grande douleur de tête, & fondant la plaie avec le bout de la fonde qui a un bouton je reconnus que le crane étoit extraordinairement enfoncé. C'eft pourquoi je dilatai la plaie auffi-tôt par une incifion de la figure de la lettre X. avec le Spatha de Celfe, *Table ij. Fig. j.* & aiant feparé le pericrane avec les ongles, je panfai la plaie avec des plumaceaux couverts de la poudre aftringente de Galien & de blancs d'œuf batus enfemble tant pour arrêter le fang que pour tenir la plaie ouverte, & empêcher l'inflammation. Je fis fur tout le col & toute la tête une embrocation d'huile rofat chaude, j'apliquai fur la plaie & les parties voifines une compreffe exprimée dans le vin rouge & le bandage de la *Table xxxij. Fig.x.* Le foir il bût du firop rafraichiffant avec l'eau d'orge & eut pour fon fouper une panade.

Le vingt-un à dix heures du matin, le fang étant arrêté, je levai l'apareil ; & je trouvai l'enfonçure du parietal de la largeur du travers du pouce, depuis la coronale, & diftante de deux travers de doigts de la fagittale avec deux fentes faites par la violence du coup dont l'anterieure s'étendoit depuis l'enfonçure par la future coronale jufqu'à l'œil droit, & la pofterieure vers l'oreille gauche. Tout étant confus, j'apliquai fur l'os la poudre d'ariftoloche ronde & d'iris de Florence, fur les bords de la plaie le digeftif, & par deffus le cerat de diapalme, & à caufe de la grande tumeur de l'œil je me fervis du cataplâme fuivant.

℞. *Farines d'orge & de féves, de chacune deux onces.*
Mie de pain, deux onces & demie.
Poudres de rofes rouges, de betoine, de chacune fix dragmes.
Huile rofat, trois onces.
Oximel fimple ce qu'il faut pour la confiftance de cataplâme.

Le malade prit le même jour deux heures avant dîner une once de lenitif en bolus avec du fucre.

Le 23. je fus obligé par la grande inflammation, la douleur de tête, le vertige, & la tumeur de l'œil droit, d'apliquer le trepan proche la future coronale & la fagitale. Après l'operation j'aplanis le trou avec le lenticulaire, & je relevai l'os enfoncé avec l'élevatoire de la *Table xxxiij. Fig. x.* que je mis par deffous. J'apliquai fur la dure-mere le findon de foie rouge mouillé d'huile rofat, attaché à un fil. Le refte de la plaie fut panfé avec la poudre cephalique, & la charpie feche fur l'os, le digeftif fur les bords, le cerat de diapalme & le cataplâme ordinaire, fans oublier les embrocations d'huile rofat fur les parties voifines & le col. Le bleffé fe trouva mieux fur le foir que le matin avant l'operation du trepan, & il prit de fon firop rafraichiffant.

Le 24. à dix heures du matin on lui tira quatre onces de fang de la mediane du bras droit, pour faire revulfion & pour le rafraichir, & il fe porta beaucoup mieux que les jours precedens.

Le 25. la douleur étant apaifée il prit la potion laxative qui fuit, à caufe que la conftipation eft fort nuifible aux plaies de tête.

B. *Lenitif, une once.*
Sirop rofat folutif fimple, deux onces.
Eau de cerifes noires, quantité fuffifante pour faire une potion.

La plaie & l'œil droit parurent beaux, & le malade reprit le foir une dofe de fon julep rafraichiffant.

Le 26. le malade dit qu'il avoit bien dormi toute la nuit, n'aiant reffenti aucune douleur de tête ni de l'œil droit.

Le 27. il dormit comme le 26. fans reffentir aucune incommodité à fa plaie, il fortit quelques goutes de ferofitez de la dure-mere, & pour la deffecher je trempai le findon dans le liniment compofé de firop rofat, de terebentine & d'efprit de vin. Je mis auffi dans le cataplâme, le gros vin rouge en place de l'oximel fimple pour mieux fortifier la tête.

Le 28. il fe porta comme le 27. mais je pris garde que la dure-mere étoit noire en fa furface.

Le 29. le bleffé étant conftipé prit fa potion laxative qui le fit aller trois fois au fiege, & la dure-mere vint à fupuration par le moien du liniment raporté, en forte qu'après avoir netoié la tache avec du coton, & quelques goutes de fang qui en fortirent, elle parut vermeille.

Le dernier Novembre, il fe porta bien, excepté qu'il fe plaignit de quelque douleur avec pulfation au front vers le mufcle temporal.

Le deux Decembre cette douleur s'apaifa de foi-même, & le malade dit qu'il fe fentoit affez fort pour marcher avec un baton. La matiere qui fortoit ce jour-là de la dure-mere par le trou du trepan étoit blanche & bien cuite, de forte qu'au lieu du degeftif j'apliquai fur la dure-mere & fur les bords de la plaie l'onguent *de betonica* avec le cerat citrin.

Le 3. & 4. le malade fut mieux & je tirai avec la pincette la portion separée de la dure-mere, continuant l'aplication des mêmes remedes que les jours precedens.

Le 5. la dure-mere fut couverte entierement d'une chair vermeille, qui est un bon signe, suivant Celse, qui dit *au liv. 8.* que *lors que l'operation reuffit, la chair commence à croître par la membrane même.*

Le sept, je mis le cerat divin sur la dure-mere pour la desfecher.

Les 8. 9. & 10. le blessé se porta bien.

Le 11. il ne dormit point du tout.

Le 12. il eut une douleur de tête.

Le 13. il dormit fort peu.

Le 16. je recourbai un peu le bouton de la sonde pour la poufser entre la premiere & seconde table, d'où je tirai avec la pincette une esquille entierement separée, de la figure d'une lentille, qui caufoit sans doute ces veilles & ces douleurs.

Le 18. je tirai vers le front un petit os avec l'acantavolon *de la Table iv. Fig. j.*

Les 19. 20. 21. & 22. il se porta mieux.

Le 23. il eut une douleur de tête avec une grande pesanteur au front, qui m'obligea de lui faire reprendre la potion laxative ci-dessus qui le fit aller cinq fois du ventre. Mais parce qu'il bût beaucoup d'eau fraiche l'après diner, il commença sur le soir à se plaindre d'un mal d'estomac.

Le 25. jour de Noël, il mangea beaucoup de viande qui fit revenir la fiévre, & charia beaucoup d'humeurs sur la plaie qui en devint noire, c'est pourquoi on lui defendit la viande, & on ne lui acorda pour tout aliment que des panades, de sorte qu'avec ce regime, & aiant consumé l'excroissance de la chair noire avec l'alun brulé, le blessé fut au bout de cinq jours en meilleur état, & parfaitement retabli au mois de Janvier que la plaie fut cicatrisée avec le cerat divin.

OBSERVATION VII.

Une contusion de tête suivie de la mort après le centiéme jour faute d'avoir trepané dans le tems.

UN Païsan fort robuste, âgé de 40. ans, qui n'avoit jamais été malade, fut le 12. Novembre 1630. batu à coups de poing, & en reçut plusieurs sur sa tête nuë, & quoi qu'il y ressentît des douleurs assez grandes, il en fit si peu de cas que quelques jours après il travailloit à son ordinaire. Le 18. du même mois il commença de ressentir de plus grandes douleurs & d'être plus malade. La machoire inferieure devint comme immobile, de sorte qu'il avoit de la peine à ouvrir & fermer la bouche sans y porter la main & à avaler les alimens. Un Barbier de village qui fut apellé, pansa les plaies de la tête avec je ne sais quels remedes qui augmenterent le mal, de sorte qu'on fût obligé d'apeller un Chirurgien plus expert d'un autre village voisin, dix jours après les coups reçus, savoir le 22. de Novembre.

Celui-

Celui-ci trouvant la tête enflée par des échimoses, les fit refoudre par des remedes refolutifs apliquez en dehors fans foulager le malade, car les douleurs s'étendant de plus en plus ocuperent toute la tête & la nuque, de forte qu'il ne pouvoit ni tourner la tête ni lever les yeux. Les vertiges, les veilles avec un delire leger, & la foibleffe des membres furvinrent, de forte que non feulement il ne pouvoit marcher, mais même fe tenir fur fes pieds, ni quelquefois lever fes bras.

On fit enfin venir un Medecin, le 7. Decembre, qui l'aiant fait aporter de fon lit & affeoir fur un banc, il remarqua que le malade avoit les yeux de travers, & fut fort étonné, craignant les convulfions & les autres accidens facheux. En examinant tous les fignes, & tous les fimptomes, & en palpant toute la tête avec fes mains pour découvrir l'endroit qui feroit plus de douleur au bleffé, il reconnut en la partie fuperieure de l'occiput certaine molleffe qui obeiffoit au doigt qui y laiffoit une enfonçure manifefte, il aperçut encore fous le cuir mufculeux un fang caillé & corrompu, qu'il jugea à propos de faire évacuer par une incifion qu'il fit faire au cuir, de peur que l'os n'en fût alteré, le pericrane enflammé, & que les accidens augmentant la mort ne fuivît de près.

L'incifion aiant été faite en croix avec un rafoir jufqu'au pericrane, il en fortit un fang noir, caillé & fereux, ce qui apaifa prefque entierement les fimptomes & les douleurs. Mais ceux qui avoient batu le malade fe mirent à dire, que cette incifion étoit plus nuifible que neceffaire, comme fi on eût procuré du mal au patient. Ce procedé fit de la peine au Medecin qui connoiffoit le peril éminent où étoit le malade, car outre les accidens facheux qui étoient déja arrivez, il foupçonnoit que l'os étoit fendu, ne fachant pas s'il n'avoit point reçu d'autres coups que ceux de poing. Il craignoit que le fang ramaffé fous le cuir, n'eût en fe corrompant infecté le crane, ou que quelque portion de la fanie provenant de l'inflammation de la partie externe voifine de la future fagitale n'eût gliffé en dedans par la future, ou que quelques petites veines du cerveau ou de fes membranes n'euffent été rompues, & que le fang converti en fanie n'eût produit les fimptomes raportez.

C'eft pourquoi bien loin de fe repentir de l'incifion qu'il avoit ordonnée, il trouvoit à propos non feulement de feparer le pericrane d'avec le crane, mais encore d'apliquer le trepan fi les fimptomes continuoient. Il voulut qu'on apellât un autre Medecin entendu dans ces fortes d'operations pour confulter enfemble, lequel étant venu, & aiant examiné tres-exactement toutes les circonftances, fut du fentiment du premier, & dit que par precaution il faloit feparer le pericrane fans quoi on ne pouvoit s'affurer de rien, il apuia fon fentiment par de bonnes raifons & par des exemples.

Mais un troifiéme Medecin avec un Chirurgien envoiez par la partie adverfe s'y opoferent fortement, difant fur ce que les plus facheux fimptomes étoient difparus, qu'il n'y avoit aucune aparence que le crane fût bleffé, & que le malade étoit hors de tout danger, ainfi qu'il faloit confolider la plaie au plutôt bien loin de la tenir ouverte.

Les autres qui ne voulurent pas paroitre vouloir ajouter affliction fur affliction y confentirent, & on travailla à confolider la plaie. Depuis qu'elle fut fermée, le malade commença à souffrir de plus grandes douleurs en toute la tête, particulierement au dedans de l'endroit où l'ouverture avoit été faite ; il se plaignoit nuit & jour, il étoit tourmenté de vertiges, acablé de foiblesse, passant les nuits sans dormir, abhorrant l'aliment, soufrant des tremblemens & des frissons aux extrémitez inferieures, & des chaleurs continuelles aux superieures.

Le 5. Fevrier, il sentit une grande fluxion sur le côté gauche de la tête, comme si on lui eût versé de l'eau chaude dessus. Les humeurs se precipitent sur la poitrine où il sent une pesanteur si grande qu'il croit être suffoqué à tout moment ; ces douleurs se dissipent, & le Medecin du malade veut qu'on rouvre la plaie & qu'on la dilate, mais celui de l'adverse partie ne le veut pas, & assure toujours qu'il n'y a rien à craindre. Cependant le malade devient de jour en jour plus foible, son corps se desseche & il meurt le 20. Fevrier.

Cette Observation m'a été communiquée par le fameux Physicien de Memmingt M. Jacques Eggold, avec priere de lui dire mon sentiment sur deux choses. La premiere, si l'incision du cuir faite en la tête avoit été necessaire : la seconde si les coups de poing reçus à la tête avoient pû causer ces simptomes & la mort ? A l'égard de la premiere je repondis, que l'incision faite au cuir de la tête par le Chirurgien, avoit été non seulement faite à propos, mais qu'il eût été encore necessaire de separer le pericrane & d'apliquer le trepan à cause des simptomes pressans qui indiquoient quelque mal caché sous le crane. Je repondis à la seconde, que les contusions de tête avec ou sans fente du crane, ne doivent jamais être méprisées, parce qu'elles peuvent causer la mort même le centiéme jour, sur tout si le crane fracturé n'est pas trepané pour donner issuë à la matiere qui coule par la fente peu à peu sur la dure-mere ou sur le cerveau.

Voici quatre Observations en confirmation de ma reponse que j'ai trouvé à propos de mettre ici, dont les deux premieres m'ont été communiquées.

OBSERVATION VIII.

Une contusion du cerveau causant une mort subite au bout de neuf semaines.

L'An 1636. durant la funeste guerre d'Allemagne, un soldat des troupes de l'Empereur, se trouvant dans une escarmouche, fut blessé par un Cavalier Suedois de deux coups de maillet si violent que le soldat en fut couché par terre, puis fait prisonnier des ennemis, & après que la retraite eut été sonnée transporté à demi mort avec quelques autres blessez en l'hôpital d'Ulmes. Monsieur Gochel un des Medecins dudit hôpital, m'a raconté que ces blessez furent tous gueris en peu de tems excepté celui-ci, qui sans aucune effusion de sang, sans plaie, sans aucune aparence de fente ou d'enfonçure du crane, sans contusion ni douleur jusqu'à la neuviéme semaine, prenoit souvent le plaisir de la promenade, satisfaisoit à son apetit, ne pensant à rien autre chose qu'à se divertir & à s'en retourner en son pais, lors qu'on le trouva mort le matin dans son lit, où il expira en dormant. Pour savoir la cause d'une mort fi fubite il demanda à Meffieurs les Directeurs de l'hôpital la permiffion d'ouvrir la tête du cadavre , qu'il obtint , & l'aiant ouverte & confideré exactement toutes les parties , il ne reconnut aucune aparence de fente ni d'enfonçure au crane, mais feulement que la fubftance du cerveau au deffous du coup , étoit pourrie de l'épaiffeur d'un travers de doigt, & prefque jufqu'aux ventricules anterieurs, comme il arrive aux pommes , par les endroits qu'on les a touchées rudement. Toutes les parties n'étant en aucune maniere endommagées on ne pût atribuer la caufe de la mort de ce foldat , qu'au coup de maillet. Il y a dans cette hiftoire deux chofes furprenantes: la premiere, que les parties externes qui ont reçu immediatement le coup n'aient pas été bleffées plutôt que les internes qui n'ont reçu que le contrecoup. *Voiez en la raifon en la Table xxxiij. dans les additions.* La feconde que les efprits animaux aient pû être fi troublez & confondus que la partie ait perdu le fentiment & la vie en un moment n'y aiant eut auparavant la mort aucune douleur ni depravation des fens tant internes qu'externes , ni aparemment aucune mortification. Cette Obfervation nous aprend qu'il ne faut jamais regarder comme legers aucuns coups de tête quoi que les parties qui contiennent le cerveau paroiffent faines & entieres , ni promettre aux malades qu'ils n'en mourront point , afin de leur faire garder un bon regime & qu'ils fe laiffent traiter avec la defiance & precaution neceffaires fuivant les regles de l'art & la prudence qu'il requiert.

OBSERVATION IX.

Une enfonçure du crane , avec piqueure des meninges dont le malade mourut , faute d'avoir un trepan.

LE même Monfieur Gochel m'a raconté qu'étant à Biberac , le 23. Fevrier 1623. pendant les troubles de la guerre , un paifan fut bleffé à la tête , mais fans plaie, par un foldat ennemi , qui entra dans fa maifon pour la piller ; & avec le pommeau de fon épée lui enfonça le crane , qui piqua les dure & pie mere , en forte que le delire & la fiévre s'enfuivirent. Le Chirurgien qui fut apellé , effaia d'apaifer la fiévre , par la faignée , les laxatifs & les alteratifs , & fit tout fon poffible pour relever le crane enfoncé avec les inftrumens qu'il avoit, mais comme il n'avoit point de trepan tout ce qu'il faifoit fut inutile. Et d'autant que les chemins n'étoient pas libres à caufe des foldats , il n'en pût pas envoier chercher ailleurs , de forte que le pauvre bleffé mourut le lendemain au matin , qui auroit pû échaper la mort fi le même jour qu'il reçut le coup on eût fait une incifion cruciale au cuir , & apliqué le trepan , dès que le fang auroit été arrêté , pour retirer l'efquille qui piquoit les membranes du cerveau.

⚜

OBSERVATION X.

Le vertige de certaines brebis, provenant d'un abcez
du cerveau.

L'An 1634. je me trouvai en la maison du nommé Nicolas Neutte, qui me dit que
ſes brebis étoient tourmentées du vertige, & que ſuivant le raport du Berger, ce
mal attaquoit toutes les plus belles, qui mouroient enfin ſubitement, leur cerveau
s'étant converti tout en eau. Il en fit égorger une attaquée de ce mal, & m'envoia la
tête pour l'ouvrir & chercher la cauſe de ce ſimptome. Mais aiant levé le crane je ne
trouvai pas une goute d'eau, entre les meninges, dans la ſubſtance du cerveau, ni
dans les ventricules anterieurs & poſterieurs, dont le troiſiéme étoit rempli de ſang
caillé. Je relevai enſuite avec le manche du ſcalpel les organes de l'odorat, où je
trouvai du côté gauche entre le cerveau & la pie-mere, un abcez qui reſſembloit à
une veſſie de poiſſon remplie d'eau claire, la ſubſtance du cerveau étant toute noire
auprès de l'œil gauche. Je m'étonnai que la brebis ne fût pas plutôt travaillée de convulſion & de paraliſie que de vertige. *C'eſt que la partie calleuſe & la moelle allongée*
d'où naiſſent les nerfs n'étoit point intereſſée, mais ſeulement la ſubſtance corticale où
ſe fait l'elaboration des eſprits.

OBSERVATION XI.

Une contuſion de tête ſuivie de vertige & d'apoplexie.

J'E coupai la tête à une de mes brebis morte d'un ſemblable vertige, & après avoir
ouvert le crane je trouvai en examinant la ſubſtance du cerveau & ſes tegumenes au
côté droit de l'occiput ſous la dure-mere, une ſemblable veſſie remplie d'eau & de
petit vers comme ceux qui s'engendrent dans le fromage, & qui commençoit à ſe
pourrir par le fond. Cette tumeur qui étoit enchyſtée & plus groſſe qu'un œuf de
poule, s'étoit tellement inſinuée dans la ſubſtance du cerveau qu'elle comprimoit
même le troiſiéme ventricule. Cette brebis au raport du Berger, s'étoit tournée tout
le jour de ſa mort ſur le côté droit. Cette maladie peut arriver aux hommes comme à
ce betail, en effet George Ridlin Chirurgien, & Jean Barraut Barbier & moi, avons
obſervé la même choſe à l'égard de Marie fille de Michel Schamarmannen, qui après
avoir été guerie par nos ſoins d'une contuſion au ſinciput ſe plaignit enſuite tout le
cours d'une année d'un vertige, & après y avoir fait pluſieurs remedes inutiles mourut
d'une forte apoplexie. Ses parens qui croioient qu'elle avoit été enſorcelée, me prie-
rent de lui ouvrir le crane, ce qu'aiant fait, je trouvai au côté gauche du cerveau
une tumeur toute ſemblable à la precedente tant par ſa tunique que par la matiere qui
y étoit renfermée. Elle étoit groſſe comme un œuf mediocre de poule, & comprimoit

d'un côté le troisiéme ventricule du cerveau. Je repondis aux assistans qui me demanderent la cause de cette tumeur enchystée, que le cerveau aiant été blessé de ce côté-là & frapé violemment, avoit contracté quelque foiblesse à cause dequoi l'aliment qui y abordoit s'étoit changé en la substance que je viens de dire plutôt qu'en celle du cerveau. *Voiez la Table xxxv. aux additions.*

Ces Observations font encore voir la consequence de tous les coups de tête, & qu'il n'y a point d'homme si habile qui n'y puisse être trompé, ne connoissant pas la disposition des parties internes du crane.

OBSERVATION XII.

Une plaie de téte avec enfonçure, fente du crane, & lesion de la dure - mere.

L'An 1635. Michel Schnerder, soldat d'Ulmes, de la garnison d'Elchingen, fut blessé d'un coup d'épée au vertex & à l'occiput par un soldat de l'Empereur. La plaie de l'occiput étoit simple, mais celle du vertex étoit acompagnée de l'enfonçure du crane, avec fente, & lesion tant de la dure-mere que de la faux, qui reçoit les rameaux de l'artere carotide & de la veine jugulaire. Ces deux plaies furent pansées simplement par un Barbier ignorant qui les guerit suivant la premiere intention. Ce malade infortuné d'être tombé en de pareilles mains souffrit dès-lors des douleurs insuportables, suivies de phrenesie, de convulsions universelles, & enfin d'apoplexie.

Les choses étant en cet état six semaines après le coup reçu sa femme m'apella. Je trouvai le blessé acablé d'apoplexie venant de l'obstruction des nerfs causée par le pus ramassé pour ne pouvoir sortir par la plaie trop tôt fermée, puis que s'étant fait passage par le nez & par le palais dont il s'écoula depuis mon arrivée une grande quantité de pus noir & puant, l'apoplexie cessa. Je touchai avec le doigt l'endroit du vertex consolidé, où je sentis une grande fosse, marque assurée de l'enfoncure, comme les autres simptomes en étoient une de sa fente & de la blessure des parties internes.

Aiant fait mon pronostic & dit que le malade étoit dans un danger éminent de mort, je lui fis donner un lavement & ouvrir la veine cephalique quand il l'eut rendu. Le lendemain, je fis l'incision cruciale du cuir & du pericrane avec le scalpel de la *Table ij. Fig. j.* Je detachai avec les doigts le pericrane d'avec l'os enfoncé & fendu en plusieurs endroits, dilatant la plaie avec des meches couvertes de medicamens astringens afin qu'elle fût assez ouverte pour y pratiquer les operations requises en cette rencontre.

Le troisiéme jour le sang étant entierement arrêté, j'apliquai cinq fois le trepan sur toute la circonference de l'enfonçure, & je mis par chaque trou un sindon trempé d'huile rosat, sur la dure-mere. J'apliquai la poudre cephalique sur l'os, un digestif sur les bords de la plaie, le cerat de diapalme, une compresse en quatre doubles exprimée dans le gros vin chaud & pardessus le tout le bandage convenable.

C 3

Le cinquiéme jour j'emportai les entredeux des trous avec ma petite scie tournante
Table xxxiij. Fig.j. la portion enfoncée du crane dont la lame interieure étoit cor-
rompue jusqu'au diploë, aiant été séparée par le moien de ma petite scie de la partie
saine & entiere, fut tirée avec les dents de la pincette, après quoi je coupai les emi-
nences aigues du crane qui auroient pu blesser les parties internes, me servant des
ténailles de la *Table xxxiij. Fig.iij. iv. vj. & ix.* mettant par dessous le meningophylax ou garde membrane de la *Table xxxiij. Fig.v.* Cela fait j'abaissai en comprimant
doucement le cerveau avec le depressoir de la *Table ij. Fig.x.* & il sortit beaucoup de
matiere purulente par l'ouverture que j'avois faite. J'apliquai ensuite sur la dure-
mere dont la faux étoit coupée transversalement, & donnoit continuellement du
sang, & sur la pie-mere un sindon chargé de l'onguent d'Aquapendente decrit *au
liv.2. des plaies, chap.20.*

℞. *Aloës, une partie.*
Encens, deux parties.
Pulverisez le tout, & le mêlez avec un jaune d'œuf.

Ce sindon étoit de la grandeur du trou. Je mis sur l'os la poudre & la charpie
seche; sur les bords de la plaie le digestif, le cerat de diapalme, le cataplâme acoutumé & le bandage. Sur le soir le malade se porta mieux & le pus ne sortit plus par
les narines, ni par le palais. Je pansai derechef la plaie, & je reconnus que le sang
qui degoutoit de la faux ne pouvoit être arrêté à cause de la situation profonde du
vaisseau, car il faut que les astringens & consolidans touchent immediatement &
compriment pour ainsi dire les vaisseaux pour les reünir & arrêter le sang : ce qui ne
pouvoit pas avoir lieu ici de crainte d'une nouvelle hemoragie & de l'apoplexie, c'est
pourquoi je dis à la femme & aux parens du blessé qu'on ne pouvoit entierement
guerir la plaie sans l'exposer au peril de perdre la vie, parce que quand la plaie seroit
cicatrisée, le sang qui distilleroit de la faux qui étoit coupée se convertiroit en pus,
lequel ne trouvant aucune issue s'acumuleroit & pourroit causer les accidens raportez & la mort.

Aiant fait ce pronostic, je traitai à mon ordinaire la membrane, l'os & les bords
de la plaie, y laissant une ouverture comme un cautere sur la rencontre de la suture
coronale & de la sagitale par où la matiere pouvoit sortir peu à peu & insensiblement.
Dès lors le blessé vaqua à ses affaires pendant six mois, mais s'étant enivré il negligea
ce petit ulcere qui se consolida en vingt-quatre heures, en sorte qu'il n'en sortoit
plus rien. Les simptomes que j'avois predit n'arrivant pas d'abord, le blessé & sa
femme ne douterent plus qu'il ne fût entierement gueri. Mais trois mois après il
mourut d'une mort subite après avoir eu les mêmes simptomes. Si on m'eût permis
d'ouvrir le crane après la mort, j'aurois trouvé sans doute de la matiere sous l'os.

Cette histoire fait voir que l'on peut trepaner non seulement les premiers jours,
mais long-tems après la plaie reçue, avec un heureux succez. Il paroitra par l'observation suivante, que les facheux accidens ne se font pas toujours voir d'abord, &
qu'ils attendent quelquefois jusqu'après le centiéme jour, lesquels ne seroient
jamais survenus, si on avoit ouvert le crane dès le commencement comme j'en ai
averti ci devant *Table xxxiij. paragraphe v.*

OBSERVATION XIII.

Une plaie de tête guerie par le trepan au bout de vingt-huit semaines.

L'An 1629. au mois de Septembre, un parent du sieur Tischlers, Capitaine de Cavalerie, reçut à Milan une plaie au sinciput, qu'un Chirurgien du lieu guerit en quatorze jours suivant la premiere intention, parce qu'il ne parût aucun simptome facheux.

L'an 1630. le blessé vint à Ulmes au mois de Mars, se plaignant d'une grande douleur de toute la tête, de vertige, d'éblouïssement & de paralisie au bras droit. Je lui fis une incision du cuir & du pericrane au sinciput en la maison de Monsieur Nicolas Neutten Chirurgien, & après avoir separé le pericrane d'avec l'os, je dilatai suffisamment la plaie avec des meches chargées d'astringens.

Le lendemain 13. de Mars, le sang étant arrêté, je trouvai le crane fendu, que je trepanai en deux endroits à côté de la fente qui étoit tres-étroite, je coupai l'entre-deux des trous avec ma scie tournante, & aiant vuidé la matiere qui étoit descenduë successivement par la fente du crane sur la dure-mere, tous les simptomes disparurent & le malade recouvra sa santé en un mois.

OBSERVATION XIV.

Une fente & enfonçure de la seconde table du crane, la premiere table étant saine & entiere.

L'An 1626. au mois de Juillet, je donnai mon raport par écrit, aux nobles Duumvirs de l'illustre Republique d'Ulmes, qu'allant pour visiter Barthelemi Schafer, soldat de l'Empereur, blessé à la tête par des paisans d'Altenstat, je l'avois trouvé mort, & que lui aiant ouvert le crane en presence de plusieurs personnes dignes de foi, pour rechercher la cause de sa mort arrivée le vingtiéme jour de sa blessure, il ne m'en parut aucune qu'une plaie à la partie droite de l'occiput auprès de la suture lambdoïde, avec fente & enfonçure de la table interne du crane sans que la premiere table fût offensée, laquelle seconde table comprimoit par son enfonçure continuellement le cerveau. Que neanmoins les Barbiers de Beslingen avoient traité cette plaie en plaie simple, & que comme la matiere purulente qui étoit tombée par la fente cachée de la lame interne sur le cerveau, ne pouvoit être vuidée que par le secours de la Chirurgie qui fut negligé, & que l'enfonçure de la même lame qui pressoit continuellement le cerveau, ne pouvant pas pareillement être relevée sans l'operation du trepan, & par les instrumens propres, il s'étoit fait un abcez sous le crane, qui commença par causer la fievre & la phrenesie, puis s'étant ouvert, remplit le ventricule droit du cerveau, & par des convulsions subites causa la mort du blessé qui auroit pû en échaper, si dès le commencement de la blessure, on l'eût trepané & relevé l'os enfoncé, comme il se pratique en Italie & par tout sans danger. Et parce que dans le païs d'Ulmes, il en étoit mort plusieurs, pour avoir negligé ou ignoré la maniere de trepaner, l'illustre Senat ordonna que les Barbiers qui exercent la Chirurgie s'instruisent diligemment sur des têtes de morts, de la maniere de faire l'operation du trepan, afin que les blessez à la tête ne meurent plus faute de ce secours.

OBSERVATION XV.

Une plaie de tête devenuë mortelle pour avoir bu du vin après l'operation du trepan.

LE 19. Mai 1634. Henri Hebich, jeune Teinturier, fut blessé par des Tonneliers ivres, à la tête vers la suture coronale & le muscle temporal. Il fut pansé les deux premiers jours par Nicolas Neutten qui m'apella le troisiéme jour pour voir son malade. En même tems je tirai de la plaie avec la pincette un fragment d'os détaché du crane.

Le quatriéme jour j'apliquai les remedes convenables contre l'inflammation de la plaie qui dura jusqu'au neuviéme jour, auquel le malade commença à se plaindre d'une douleur de tête piquante & acompagnée de pesanteur, qui me fit juger qu'il y avoit certainement de la matiere purulente contenue sous le crane, & que les membranes du cerveau étoient piquées de quelque esquille.

Le dixiéme jour les parens du blessé firent venir en consulte le celebre Gregoire Horstius, qui fut d'avis comme moi qu'on fit l'operation du trepan pour donner issue à la matiere contenue sous le crane & tirer l'esquille qui piquoit les membranes.

Le premier jour de Juin j'apliquai le trepan en presence de Monsieur Horstius, & je remarquai d'abord que les membranes du cerveau étoient enflammées.

Le troisiéme jour après le trepan, la matiere purulente n'avoit pû encore sortir, à cause de l'inflammation extraordinaire de la dure-mere: C'est pourquoi de l'avis & en presence de Messieurs Horstius & Villinger, je trepanai une seconde fois, & coupai l'entredeux des deux trous du trepan avec ma scie tournante. Après le second trepan je tirai avec la pincette une esquille de la deuxiéme table qui avoit toujours piqué le cerveau & ses membranes, de sorte que la douleur piquante fut apaisée pour quelques jours, mais pour avoir bû trop de vin qui lui avoit été deffendu, la substance du cerveau s'abscéda, le delire suivit, puis la convulsion universelle & enfin la mort le 20. Juin.

Il faloit bien saigner ce malade au commencement.

OBSERVATION XVI.

Une contufion de tête qui caufa pendant trois mois des convulfions au renouvellement de la Lune.

L'An 1629. le 15. Novembre, Marc, fils de Daniel Bocht, Bourgeois d'Ulmes, âgé de fept ans, tomba fur la tête fur le parietal droit proche des futures coronale & fagitale, où il fe fit une echymofe, fuivie d'une douleur de tête, & enfuite de convulfions univerfelles. Aiant été apellé j'ordonnai des remedes internes qui calmerent les convulfions, & je fis refoudre prefque entierement l'echymofe en mettant deffus une peau d'agneau fraichement égorgé & écorché, mais au tems de la nouvelle Lune l'enfant commença à fe plaindre d'une douleur de tête qui fut bientôt fuivie des convulfions, deux mois après, la tumeur devint de jour en jour plus grande & les mêmes fimptomes attaquerent l'enfant au renouvellement de la Lune du troifiéme & quatriéme mois. Je fus derechef apellé par les parens, & voiant la tumeur, je leur fis connoitre & aux affiftans que ces fimptomes periodiques étoient caufez par une matiere acre qui rongeoit & piquoit le pericrane : En quoi je ne me trompai pas, car aiant fait une incifion cruciale jufqu'au crane avec le fcalpel de la *Table ij. Fig.ij. Table xxxj. Fig.ix.* je trouvai la matiere que je vuidai, puis je dilatai la plaie avec des meches. Le lendemain le fang étant arrêté & aiant debandé la plaie je trouvai l'os noir & raboteux.

Le troifiéme jour je ruginai l'os jufqu'au vif environ vers fon milieu, & j'apliquai deffus la poudre cephalique avec la charpie feche, jufqu'à ce qu'il fut recouvert de bonne chair, panfant la plaie fucceffivement par les digeftifs, les mondificatifs, les incarnatifs, & enfin par les epulotiques. Par cette methode l'enfant fut entierement gueri le vingtiéme jour après l'incifion faite, & le cent vingtiéme après le coup reçu.

OBSERVATION XVII.

Une plaie avec dedolation de la premiere table.

L E 4. Novembre 1631. un Senateur d'Ulmes fut bleffé entre le vertex & l'occiput, avec deperdition du cuir & dedolation du crane, de la grandeur d'une monnoie qu'on apelle Thaler imperial. Nicolas Neutte aiant rempli la plaie d'aftringens, je fit recevoir au malade un lavement laxatif, & quand il l'eut rendu on lui tira fix onces de fang de la cephalique.

Le cinquiéme jour aiant debandé la plaie, je mis fur l'os entamé jufqu'au milieu, la poudre cephalique avec la charpie feche, fur les bords de la plaie, le digeftif, & par deffus le diapalme avec le cataplâme pour deffendre de l'inflammation.

Tome II. D

Le troifiéme jour de fa bleffure & le 6. Novembre, le bleffé aiant une amertume de bouche, prit une potion cholagogue, qui lui fit vuider beaucoup de matiere bilieufe qui la caufoit.

Le fept il fe porta mieux.

Le huit il fe plaignit d'une douleur de tête vers la plaie, qui venoit de la conftipation du ventre, c'eft pourquoi il reçut un cliftere qui en operant la fit paffer.

Le neuf la plaie donna un pus blanc & uni qui me fit ajouter quelque deterfif au digeftif.

Le douze la chair commença à germer fur l'os, ce qui m'obligea d'appliquer fur les bords de la plaie l'onguent de *betonica*, & le citrin mêlez enfemble, que je continuai jufqu'à ce que le crane fut entierement couvert d'une chair folide, ne me fervant pour cet effet que de ce farcotique & de la poudre cephalique.

La plaie étant incarnée, on emploia le cerat divin pour la cicatrifer. J'eus le bonheur de guerir cet homme illuftre, fans rugine & fans trepan, par ces remedes legers qui reüffiffent toujours mieux que les violens, quand on y joint un bon regime de vivre, les remedes generaux, l'abftinence du vin, & de la femme, & la liberté du ventre.

OBSERVATION XVIII.

Une piqueure du crane penetrant les deux tables.

LE 29. Août 1631. un foldat de l'Empereur bleffa avec un inftrument pointu fur le vertex, Jacques Birth d'Aichens, qui fut panfé & gueri en huit jours par le Barbier du lieu. Huit autres jours après le malade fe plaignant d'une grande douleur de tête avec tumeur en la partie bleffée, fut aporté à Ulmes, & le dixiéme je fis l'incifion cruciale du cuir & du pericrane avec le fcalpel de la *Table ij. Fig.j.* je découvris l'os & dilatai la plaie avec des meches garnies d'aftringens.

Le onziéme aiant trouvé la piqueure du crane je tâchai le même jour de l'emporter avec la tarriere de la *Table xxxix. Fig.j.* mais comme elle penetroit jufqu'à la deuxiéme table, & aparemment jufqu'au cerveau, j'apliquai le trepan le douziéme jour, pour donner iffue à la matiere, defcendue fur la dure-mere. Aiant vuidé la matiere je mis fur la membrane, le findon trempé dans l'huile rofat, fur l'os la poudre cephalique, fur les bords de la plaie le digeftif, le diapalme par deffus, avec le cataplâme acoutumé & le bandage apellé cancer.

Le treiziéme, la douleur fe trouva apaifée.

La quatorze, l'inflammation fut diminuée.

Le trente, l'os fut exfolié, & le quarantiéme jour la plaie cicatrifée.

OBSERVATION XIX.

Une plaie de tête mortelle avec deux fongus.

COnrad Scheffelen d'Ulmes, soldat de l'Empereur, âgé de vingt-sept ans, d'un temperament chaud & sec, reçut un coup d'épée sur l'occipital avec lesion de l'os, dans le sanglant & cruel combat qui se donna proche de Wittenwithe le neuviéme Aoust 1638.

La plaie fut traitée au commencement par un Empirique comme si elle eût été simple jusqu'au 24. Decembre, que le patient vint à Ulmes, & tomba entre les mains d'un Baigneur ignorant qui pansa la plaie comme le premier jusqu'au trente Janvier 1639. que le malade fut reçu dans l'hôpital de la ville, où ce Baigneur sonda avec le petit bouton obtus de la sonde la plaie couverte en partie de cicatrice & en partie d'une excroissance de chair, & au lieu de courber la sonde, il l'introduisit toute droite jusqu'au tiers de sa longueur, dans les meninges & la substance du cerveau, d'où il sortit une grande quantité de pus.

Le premier & deuxiéme jour de Fevrier, le malade aiant été purgé se plaignit d'une pesanteur & douleur aux yeux.

Le troisiéme jour, le Baigneur m'apella par l'ordre du malade pour consulter avec Moïse Heldius & George Niedlius, Medecin & Chirurgien tres-experts, toutes les circonstances & principalement l'introduction trop profonde de la sonde nous firent soupçonner quelque anguille sous roche. C'est pourquoi je fis aussi-tôt l'incision du cuir & du pericrane en figure triangulaire, avec le scalpel de la *Table xxxij. Fig. iv.* & aiant dilaté la plaie, je la pansai avec les astringens.

Le quatriéme jour le sang étant arrêté nous trouvâmes une grande fente au crane & fort large avec deux fongus. Je mis sur l'os la poudre cephalique avec la charpie seche, sur les bords de la plaie le digestif, & le diapalme par dessus, avec le cataplâme ordinaire pour empêcher l'inflammation, qui est d'Hipocrate, & le bandage à quatre chefs ou cancer, *Table xxxij. Fig. iij. & x.*

Le sixiéme jour, le malade se plaignit de vertige & de douleur à l'œil droit.

Le septiéme il se porta mieux, & prit un bolus de six dragmes de lenitif & deux dragmes de l'electuaire de *sucre rosat* avec du sucre, qui lui procura quatre selles de matieres bilieuses.

Le huit le malade se plaignit encore de la douleur de l'œil droit ; je mis ce jour-là sur les fongus l'onguent ægiptiac de Hildanus mêlé d'alun calciné, qui sans consumer les fongus les detergea si bien qu'on auroit pû mettre le bouton de la sonde *Table viij. Fig. vj.* entre les deux. Comme la fente étoit longue & large, je ne voulus point en venir à l'operation du trepan, de crainte qu'après les lourdes fautes que le Baigneur avoit commises, je ne décriasse une operation si salutaire à tant d'autres, puis qu'il étoit évident par ce qui a été dit, que les deux meninges & la substance du cerveau étoient offensées.

D 2

Le neuviéme jour , on tira quatre onces de sang du bras droit du blessé , à cause d'une douleur de tête dont il fut gueri vers le soir.

Le quatorziéme jour, il dormit peu à cause que le poile n'étoit pas assez échauffé, car la froideur de l'air est aussi nuisible aux plaies de tête , qu'une chaleur temperée leur est favorable.

Le quinziéme jour, il se porta mieux, les bords de la plaie se montrerent vermeils, mais les fongus parurent plus gros. Je me servi pour les dessecher de la decoction divine sans aucun succez , quoi que je m'en fusse servi fort heureusement en d'autres fongus , c'est pourquoi j'en retranchai la plus grande partie vers la surface avec le rasoir.

Le seiziéme jour , le malade se porta mieux , mais il se plaignit de son regime de vivre trop exact & resserré.

Le dix-sept , il sentit une stupeur dans tout le côté droit , & les deux fongus furent plus gros que les jours precedens.

Le dix-huitiéme jour , le blessé ne se contentant pas de l'aliment que j'avois reglé, sa sœur lui donna une panade faite de pommes & de quelques autres choses , qu'il vomit aussi-tôt qu'il l'eut mangée & du depuis il alla toujours de mal en pis.

Le dix-neuviéme jour , il sortit une grande quantité de pus de l'entredeux des fongus , l'os tiroit quelque peu sur le jaune, & les bords s'abaisserent dans la plaie.

Le vingtiéme jour , le côté droit devint entierement paralitique , le blessé dormit toute la nuit sans se plaindre.

Le vingt-uniéme jour , les deux fongus parurent blancs , & le crane tout livide.

Le vingt-deuxiéme jour , il perdit la parole , fut acablé d'un assoupissement, & son bras droit travaillé de mouvemens convulsifs.

Le vingt-troisiéme jour , il mourut à neuf heures du matin.

Il ne faloit pas couper les fongus.

Le 24. Fevrier , les fongus étoient si affaissez qu'on auroit pû mettre le petit doigt dans la fente. Aiant scié le crane , la surface interne de l'os blessé parut tellement corrompuë , que tout l'os occipital jusqu'à la suture lambdoide étoit plus mince que l'os pierreux. Il faut remarquer en passant que pour connoitre la fracture du crane il ne sufit pas de faire casser au blessé des noix ou des noiaux avec les dents , lors qu'il n'y a point d'enfonçure ni d'eminence au crane qui puisse piquer les membranes du cerveau ; car celui-ci cassa des noisettes , des noix & des noiaux de cerises & de pêches , fit toutes les fonctions de soldat , sans se plaindre d'aucune douleur de tête. Après avoir mis le bouton de la sonde entre les deux fongus , je trouvai un grand abcez caché au côté gauche du cerveau & renfermé dans une tunique propre que je montrai aux assistans , après l'avoir separé d'avec les membranes voisines. Je levai la production de la dure-mere apellée la faux, pour faire voir plus facilement l'espace d'entre la partie droite & la partie gauche du cerveau, avec les vaisseaux & leurs contours. Je coupai ensuite transversalement le cerveau dont j'emportai une grande portion sans offenser le ventricule gauche ; & alors l'abcez parut d'où il sortit une grande quantité de pus fort puant. Après avoir netoié l'abcez avec du coton, on vit en la circonference une membrane épaisse dans quoi la matiere purulente étoit contenue , sans qu'il y eût aucun signe d'inflammation ni de corruption aux parties voisines : Je fis voir ensuite le ventricule gauche comprimé & le droit au contraire distendu par une eau claire qui la remplissoit, au gauche le plexus choroide étoit pâle & tres-vermeil au droit.

Cette description suffit pour faire connoitre les causes de paralisie du côté droit, des vertiges, de la douleur de l'œil droit, & de la convulsion du bras du même côté du jour precedent. Quand le crane est offensé & fendu, & qu'il en sort une chair fongueuse, qui surpasse le crane & les tegumens, c'est un signe tres-assuré que si la substance du cerveau n'est pas contuse & déchirée, les meninges le sont infailliblement.

OBSERVATION XX.

Une plaie de l'œil par la pointe d'un fuseau resté dedans.

LE 21. Mars 1644. je fus apellé pour voir Rosine Pfeifferin, fille d'un soldat, âgée de quatre ans, qui s'étoit en tombant quelques jours auparavant fourré la pointe d'un fuseau dans la paupiere superieure de l'œil gauche, qui s'y rompit & resta tellement enfoncée dans l'orbite, qu'on ne pouvoit la tirer en aucune maniere. Cette plaie fut d'abord traitée par un Barbier, c'est à dire par un ignorant, comme une plaie simple & consolidée, & l'œil devint dès lors plus gros, & la paupiere adherente aux tuniques de l'œil. Les choses étant en cet état à mon arrivée, je relevai quelque peu la paupiere avec les doigts & la separai des tuniques de l'œil où elle étoit attachée. *Table xxxiv. Fig.iij.* Après cela j'apliquai sur l'œil le cataplâme suivant tiede, & bandai la partie avec la bande de Galien pour l'œil.

> ℞. *Trois pommes douces, un blanc d'œuf.*
> *Tuthie preparée, une dragme.*
> *Pierre chrysolite preparée, un scrupule.*
> *Alun crud, un scrupule.*
> *Eau rose & de plantain, de chacune une once.*
> Mêlez le tout pour un cataplâme.

Le lendemain 22. Mars, elle prit deux dragmes & demie de diacydonium laxatif qui lui firent faire cinq selles. Je lui fis aussi apliquer à la nuque l'emplâtre vesicatoire de Horstius. La douleur & l'inflammation diminuerent beaucoup.

Les vingt-troisiéme & vingt-quatriéme jours, elle se porta bien.

Le vingt-cinq elle se plaignit encore d'une grande douleur à l'œil, ce qui m'obligea de lever le bandage; je separai avec les doigts les paupieres, & tirai avec la pincette la pointe du fuseau, après quoi elle n'eut plus de douleur & fut guerie par ce peu de remedes en peu de jours.

OBSERVATION XXI.

La convulsion de l'œil causée par la commotion du cerveau.

LE 5. Septembre 1639. à une heure après midi, George Meretlen, soldat d'Ulmes, fut si fort blessé à l'œil droit d'un coup de raifort, pesant une livre, par un de ses camarades, qu'il en tomba par terre étendu comme mort. Il fut porté en cet état dans l'hôpital, où aiant été aussi-tôt appellé, je lui fis les remedes suivans.

Aiant écarté les paupieres pour regarder l'œil blessé, je le trouvai comme le sain en une convulsion qui les tiroit l'un & l'autre en enhaut. Je me souvins de l'Aphorisme 58. d'Hipocrate sect. 7. où il dit : *Que ceux à qui le cerveau est émeu par quelque cause externe, deviennent incontinent necessairement muets.* C'est pourquoi pour faire revulsion, je lui ordonnai le lavement qui suit.

℞. *Miel rosat solutif, deux onces.*
   Miel anthosat, une once.
   Electuaire de suc de roses, demie once.
   Catholicon, six dragmes.
   Decoction carminative, neuf onces.
Mêlez le tout pour un clistere.

Une heure après le clistere rendu on lui tira de la mediane de chaque bras, quatre onces de sang de chacune, & on lui donna souvent de l'eau confortative commune mêlée avec la cinquiéme partie de l'esprit anhaltin, excellent dans les affections soporeuses.

Le 6. Septembre, le lendemain du coup reçu, des convulsions universelles survinrent à cette apoplexie, & durerent toute la nuit. Le pouls du malade qui étoit égal, fit que je lui reiterai le même clistere, & donner avec beaucoup de soin de l'esprit cephalique avec l'eau confortative.

Le malade se porta mieux après avoir rendu son clistere, ses yeux n'étant plus travaillez de convulsion parurent en leur naturel, il me vid & m'entendit comme il fit tous les assistans, mais il ne put parler, parce que les nerfs recurrens étoient sans doute comprimez ou bouchez.

Le troisiéme jour, il dormit toute la nuit, & ne se plaignit de rien autre chose, sinon que son larinx étoit comprimé. A cause dequoi je lui fis prendre la potion suivante.

℞. *Sirop rosat solutif, manne, de chacun six dragmes.*
   Extrait de rubarbe, une dragme.
   Diacarthami, demie dragme.
   Eau de pimpinelle & de veronique, quantité suffisante.
Mêlez le tout pour faire un sirop liquide.

Après l'operation, il usa par intervales , du lohok qui suit.

> ℞. *Sirop violat , oximel simple , de chacun une once.*
> *Fleurs de benjoin , demi scrupule.*
> *Eau de veronique , trois dragmes.*
> Mêlez le tout.

Le quatriéme jour , il se porta mieux que le jour precedent , & il fit signe avec les doigts qu'il vouloit manger un œuf.

Le cinquiéme , il se porta encore mieux , & demanda de l'hidromel de la même maniere , comme il ne pouvoit pas encore parler , on lui donna la potion suivante.

> ℞. *Sirop rosat solutif , deux onces.*
> *Catholicon , six dragmes.*
> *Electuaire de suc de roses , trois dragmes.*
> *Decoction des fleurs & des fruits , quantité suffisante.*
> Mêlez le tout pour une potion.

Quatre heures après avoir pris la potion & fait quelques selles , le malade parla fort librement.

Le septiéme jour , il mangea , & il parut en public parfaitement gueri , sans le secours d'aucuns topiques.

OBSERVATION XXII.

Une plaie & fracture du nez.

LE vingt-deuxiéme Avril 1644. Monsieur Wolfenge de Bartenhen , Chevalier de l'Ordre Teutonique d'Ulmes , tomba de cheval qui lui cassa le nez d'un coup de pied avec tant de fracas , qu'on eut beaucoup de peine à raprocher les bords de la plaie à cause de la grande hemorragie & de la froideur du nez. Jean-Jacque Riedlin son Chirurgien ordinaire arrêta le sang avec des astringens , & il m'apella le 25. à son secours. Je trouvai le nez entierement enfoncé & tout déchiré , je remis avec la sonde , tantôt du plat , tantôt de l'obtus , l'entre-deux des narines & les petits os du nez , & je mis dans les narines un petit tuiau de plomb en chacune , oint de diapalme & du liniment simple , pour conserver en leur place l'entredeux des narines & les os du nez que j'avois remis , je raprochai les bords de la plaie sans aucune suture , & je les tins aprochez par de petits linges oblongs trempez dans le medicamment suivant.

> ℞. *Un blanc d'œuf , bien batu.*
> *Poudre de tutkie preparée , une dragme & demie.*
> *Pierre chrisolite preparée , un scrupule.*
> *Eau de plantain , demie dragme.*
> Mêlez le tout.

Je bandai la partie avec le bandage de Galien pour le nez, & j'apliquai l'oxy-rhodinum suivant, sur les temples & sur le front, pour calmer la grande douleur de tête.

> ℞. *Deux blancs d'œufs batus.*
> *Vinaigre rosat, une once & demie.*
> *Eau rose, quatre onces.*
> *Huile rosat, deux onces.*
> Mêlez le tout pour mettre sur des plumaceaux.

Je lui fis sur le col des embrocations avec des huiles astringentes, apliquant par dessus une compresse trempée dans le gros vin, pour empêcher l'affluence des humeurs. Et à cause de la sincope je lui ordonnai l'eau cordiale qui suit.

> ℞. *Eau de cerises noires, de pimpinelle, de fraises, de roses, de chacune*
> *une once.*
> *Eau de canelle, deux dragmes & demie.*
> *Perles preparées, un scrupule & demi.*
> *Magistere de corail rouge, un scrupule.*
> *Pierre chrysolite preparée, demi scrupule.*
> *Diamargaritum simple perlé, demie once.*

Mêlez le tout pour une eau cordiale. Le blessé en prenoit par intervales.

A neuf heures du matin il reçut un clistere rafraichissant & laxatif pour detourner les humeurs.

> ℞. *Feuilles de mauve, pimpinelle, violettes, nymphea, fleurs de camomile,*
> *de chacune demie poignée.*
> *Semence de lin, fenouil, de citron, de chacune une dragme.*

Faites cuire le tout dans une quantité suffisante d'eau de fontaine, & dissolvez dans huit onces de la coleure,

> *Miel rosat, quatre onces.*
> *Huile violat, deux onces.*
> *Huile de camomile, une once.*

Mêlez le tout pour un clistere. Il lui fit faire deux selles de matieres brulées & grossieres.

A dix heures du matin, on lui tira cinq onces de sang de la mediane du bras droit fort bilieux & à demi pourri. Sur le soir il prit un verre des eaux aigretelettes de Berkingen mélées avec du vin de grenades, pour éteindre sa soif qui étoit insuportable. Je lui ordonnai une diete fort exacte, pour son manger, l'orge mondé, par fois une panade, quelquefois un bouillon où je faisois dissoudre un jaune d'œuf. Sa boisson étoit une decoction de rapure de corne de cerf corrigée par du vin de grenades.

Le

Le 24. Avril il se porta mieux quant aux forces & à la douleur de tête. Je pansai la plaie avec les petits linges emplastiques, & parce que le malade ne dormoit point & qu'il étoit fort échauffé, je lui ordonnai de se laver les pieds de l'emulsion suivante.

℞. Feuilles de betoine, de laitue, de violette,
    Fleurs de nenuphar, de roses, de pavot rouge,
      de chacune une poignée.

Faites cuire le tout en quantité suffisante d'eau de fontaine pour se laver les pieds.

℞. Semence de melon, une once & demie.
    De pavot blanc, demie once.
    Eaux de nenuphar, de fraises, de cerises noires, d'oseille,
      de chacune une once.

Faites-en une emulsion, à laquelle vous ajouterez :
    Magistere de corail rouge, un scrupule & demi.
    Perles preparées, deux scrupules.
    Sirop violat, deux onces.

Pour trois doses à prendre chacune deux heures après les repas.

Le 25. le malade avoit un peu dormi la nuit, mais il se plaignit d'une grande chaleur avec rougeur à l'œil droit, qui fut emportée par l'usage reiteré du clistere ci-dessus & par le cataplâme suivant.

℞. Deux pommes douces cuites dans du lait & bien exprimées.
    Un blanc d'œuf batu.
    Tuthie preparée en poudre, une dragme & demie.
    Eau rose, deux dragmes.

Mêlez le tout pour faire un cataplâme, experimenté pour la douleur & inflammation des yeux, & pour l'epiphora, ou ophtalmie avec les larmes.

Depuis le 26. jusqu'au 30. Avril, je couvris les canules de plomb avec l'onguent de tuthie que je saupoudrai de la poudre suivante pour empêcher l'excroissance des chairs, après quoi je les remis dans les narines.

℞. Poudre d'alun calciné, demi scrupule.
    Tuthie preparée, deux scrupules.

Mêlez le tout pour une poudre.

J'apliquai au dehors le cerat divin, & par ce moien je consolidai la plaie. Après quoi le patient se mettoit lui-même les canules de plomb, couvertes de l'onguent de tuthie, dans les narines, qu'il retenoit par le bandage de Galien, jusqu'à ce que les fragmens de l'os du nez rompu & enfoncé fussent consolidez par le calus.

54

J'ai gueri par la même methode Monfieur Chriftophle Schelcher & Melchior Frieth, qui outre la plaie du nez & de la tête étoit bleffé à la poitrine avec lefion du diaphragme & du ventricule dont il y a une Obfervation particuliere ci-après.

OBSERVATION XXIII.

Une tumeur avec fon chyfte retranchée à la machoire fupérieure.

L'An 1641. Rofine de Stenglerin de Gieglinlien, d'un temperament melancolique me raconta que depuis quatre ans il lui étoit furvenu vers les dens molaires de la machoire fuperieure, au côté gauche de la bouche une tumeur charnue, rouge & pendante, de la groffeur d'une noix mufcade, & que l'aiant gardée fept mois le Barbier du lieu la lui extirpa fans avoir preparé le corps auparavant ni mêmes emploié aucuns topiques. Que cette tumeur revint quelques mois après, mais plus dure que la premiere fois, rouge & parfemée de veines, & fort douloureufe, qu'elle étoit demeurée en cet état durant 4 ans, au bout defquels elle étoit devenue plus groffe qu'un œuf d'oie, car elle ocupoit par fa groffeur les dents molaires, la canine & toute la moitié du palais, empêchant par fa groffeur la deglutition & l'articulation de la voix. Elle étoit un peu ulcerée près des dents molaires moins par fa malignité que par le vinaigre dont la malade fe rinffoit la bouche fort fouvent, choififfant le plus fort à caufe de la puanteur. Elle me pria de la lui extirper, & de la délivrer d'un crachement frequent & importun qui lui faifoit beaucoup de peine. Voici comme je m'y pris. Aiant reconnu que cette tumeur ne pouvoit fe guerir que par l'operation, j'ordonnai pour y preparer le corps le remede fuivant.

> ℞. *Hydremel tartarifé, deux onces.*
> *Eau de bourrache, quatre onces.*
> *Eau cordiale faxoniene, deux dragmes.*
> Mêlez le tout pour une dofe.

La malade ufa de ce firop durant trois jours deux fois le jour, favoir le matin deux heures avant diner & le foir deux heures avant fouper.

Le huitiéme jour, elle avala les pilules fuivantes.

> ℞. *De la maffe des pilules dorées, fine quibus, Extrait des pilules cochies, de chacune un fcrupule.*
> *Magiftere de mechoacan noir, fept grains.*
> *Sirop de betoine, ce qu'il faut pour former de petites pilules que vous dorerez fuivant l'art.*

Elles lui firent faire dix felles d'une matiere bilieufe, fereufe & brulée.

Le dixiéme jour pour reconnoitre la qualité de son sang on lui en tira quatre onces de la mediane du bras gauche, qui se trouva entierement sereux & brulé, & m'obligea de lui ordonner le sachet suivant.

℞. Racines de fenouil, trois dragmes.
 Polypode de chêne, une once.
 Sommitez d'absinthe du Pont, une pincée.
 Feuilles de betoine, veronique, aigremoine,
  de chacune demie poignée.
 Fleurs de bourache, une pincée.
 Sené d'Alexandrie mondé, une once & demie.
 Racines de mechoacan noir, deux dragmes.
 Rubarbe, trois dragmes.
 Hermodattes, turbith, de chcun une dragme & demie.
 Semence de carthame mondée, six dragmes.
 D'anis, de fenouil, de chacune un scrupule & demi.
 Crême de tartre, trois dragmes.
 Gingembre, canelle, de chacun un scrupule.

Hachez & écrasez le tout pour mettre dans un sachet que vous laisserez infuser vingt-quatre heures dans une mesure de vin blanc sec.

La malade prenoit trois onces de cette infusion deux heures avant diner de deux jours l'un.

L'usage de ce vin purgatif fit cesser la salivation qui avoit indiqué la saignée & la purgation.

La malade observoit cependant un bon regime de vivre, faisant sa boisson de la decoction de salsepareille au lieu de vin.

Le 20. & 21. elle prit le matin, l'après-dinée & après souper, chargé la pointe d'un couteau large, de l'opiat suivant.

℞. Conserves de bourache, de roses, de chacune une dragme.
 Ecorce de citron confite, trois dragmes.
 Noix muscades confites, une dragme.
 Magistere de corail rouge, perles,
  de chacun un scrupule.
 Pierre hematite preparée, demi scrupule.
 Sirop de limons aigres, quantité suffisante.
Mêlez le tout pour former un opiat.

Le 23. jour, la malade se trouvant bien de cet opiat, prit souvent une cuillerée ou deux de l'eau suivante pour lui donner des forces.

℞. Eaux de cerises noires, de bourache, de roses,
  de chacune une once.
 Esprit cephalique anhaltin, une dragme.

E 2

Perles, corail rouge, pierre hematite, chryfolite preparées,
de chacun un fcrupule.
Diamargaritum fimple, demi once.
Mêlez le tout pour mettre dans une phiole de verre.

Et de peur que rien ne manquât durant l'operation, je fis preparer cette eau odoriferante.

℞. *Eau odoriferante de Frufchfius, de rofes,*
de chacune une once.
Vinaigre rofat, fix dragmes.
Mêlez le tour.

Les chofes étant en cet état, je fis tenir ferme la tête de la malade par les affif-tans, & lui aiant ouvert la bouche, je feparai la tumeur devant, derriere, & prés des dens molaires, avec le fcalpel, & l'aiant coupée dans fon milieu avec la tenaille de la *Table xij. Fig. vij.* je la tirai dehors.

Après l'extirpation de la tumeur, la malade fe gargarifa fouvent la bouche avec le gargarifme fuivant pour arrêter le fang.

℞. *Eau de plantain, de brunelle, de rofes,*
de chacune trois onces.
Vinaigre rofat, une once.
Mêlez le tout.

Parce que le fang ne s'arrêtoit pas, mêmes après plufieurs gargarifmes, je touchai les orifices des veines & des arteres avec les ferremens ardens de la *Table xx.* & je mis deffus une petite éponge brulée, trempée dans le blanc d'œuf batu & faupoudrée de la poudre aftringente de Galien, & une compreffe exprimée dans le gros vin. Je bandai la machoire en dehors avec un linge en quatre doubles, expri-mé dans le même vin, & la bande à deux chefs.

La malade fe porta bien le foir, & le fang s'étant arrêté il fortit beaucoup de ferofitez de fa bouche.

Le 24. elle eut un grand mal de tête, mais je n'ofai pas retirer les medicamens de la bouche de crainte d'une nouvelle hemorragie.

Le 25. le fang fut entierement arrêté, je retirai la petite éponge & la compreffe, & ordonnai le gargarifme qui fuit.

℞. *Eau de plantain, de brunelle, de veronique, de*
rofes, de quinte-feuille, de chacun trois onces.
Miel rofat coulé, deux onces.
Teinture de rofes, une once & demie.
Mêlez le tout.

La malade s'en étant bien gargarifée, je mis fur l'ulcere un plumaceau trempé dans un blanc d'œuf batu avec la poudre aftringente de Galien, & je bandai la machoire en dehors avec un linge en trois doubles & la bande à deux chefs. La malade qui avoit le ventre conftipé reçut fur le foir le lavement laxatif qui fuit.

℞. *Decoction carminative, huit onces.*
Miel rosat solutif, deux onces & demie.
Catholicon, une once.
Huiles de camomile, une once & demie.
D'amandes douces, une once.

Mêlez le tout pour un clistere. Il lui fit faire cinq selles.

Le vingt-sixiéme jour, elle avoit dormi bien tranquillement la nuit & sa bouche alloit bien.

Le vingt-sept, aiant levé les medicamens apliquez deux jours auparavant, il parut vers les dens molaires je ne sais quoi de visqueux que je touchai avec un flocon de laine trempé dans l'esprit de vitriol attaché au bout de la sonde, & je lui ordonnai de se laver toute la bouche avec son gargarisme ordinaire.

Le vingt-huit, aiant levé les medicamens, je trouvai tout le tour des dens molaires & le palais tres-beau.

Le vingt-neuf, l'escarre faite par le feu tomba, & la malade se gargarisa toute la journée la bouche avec ce gargarisme.

℞. *Miel rosat coulé, une once.*
Teinture de roses, deux onces.

Mêlez le tout.

Le trentiéme jour, elle prit des pilules cephaliques qui lui ôterent entierement la douleur de tête.

Le trente un, l'ulcere commença à se cicatriser & la malade à articuler librement ses paroles sans hesitation.

Le premier jour de Decembre, elle se porta parfaitement bien, mais pour mieux dessecher sa bouche elle bût de la decoction de salsepareille.

Le deux, je vis que toutes les parties de la bouche étoient cicatrisées, mais pour prevenir la recidive, je lui conseillai de reprendre l'usage de son vin medical.

Le troisiéme jour, elle parût en public fort joieuse.

OBSERVATION XXIV.

Une excroissance de chair dans le palais.

IL y a en la partie anterieure du palais derriere les dens incisives un trou qui sert de passage à une petite artere & à une petite veine, qui vont du palais dans la cavité des narines avec la tunique qui tapisse le palais. Il naissoit de ce trou depuis trois mois certaines excroissances en forme de fongus à une Demoiselle femme de Mr Albert Schleicfurs, qui rendoit beaucoup de sang toutes les fois que la langue y touchoit tant soit peu. Ce fongus étant devenu de la grosseur d'une noix & empêchant l'articulation de la parole, cette Demoiselle en parla à son Barbier qui lui apliqua quelques remedes inutilement, de sorte que je fus apellé le 10. Mars 1641. pour examiner la partie affectée, je la touchai avec la sonde qui en fit sortir aussi-tôt une grande abondance de sang, qui me fit connoitre que le fongus tiroit son origine de

E 3

ce trou. Après lui avoir fait prendre les pilules d'Aq'apendente qui purgent tres-bien la tête, & ordonné un bon regime de vivre, je touchai & diminuai l'excroiſſance avec un remede compoſé d'eſprit de vitriol rectifié, de ſuc de pourpier & de teinture de roſes, enfin je retranchai le reſte avec l'inſtrument dont j'ai acoutumé d'extirper le polype *Table ix. Fig.j.* de ſorte qu'elle fut guerie en dix jours. La patiente avoit ſouffert durant deux ans une grande douleur d'oreille avec peſanteur, avant que ce fongus lui ſurvint, & maintenant elle a l'ouie fort delicate ſans aucune douleur, ce qui marque que la gueriſon de ſon oreille eſt arrivée par l'effuſion du ſang qui s'eſt faite par ce fongus, ce qu'on apelle *metaſtaſe*, c'eſt à dire, tranſport d'une partie à une autre.

OBSERVATION XXV.

Un ſinus calleux avec corruption de l'os du palais.

M Onſieur de Cronburg, Doyen du Chapitre-d'Auſbourg, me fit écrire l'an 1626, par Monſieur Jean Wolfange Beer, Chirurgien du lieu, touchant une douleur de dens periodique, & un ſinus au palais qui l'incommodoient beaucoup, pour me prier de le venir ſecourir. Aiant apris que les hemorrhoides auxquelles cet illuſtre malade avoit été ſujet, étoient ſuprimées, je crûs que ces maux tiroient leur origine de cette ſupreſſion, & j'aſſurai qu'il faloit commencer par tirer ſuffiſamment du ſang de la baſilique gauche au malade, le purger des humeurs ſuperflues & excrementeuſes par l'uſage d'un vin purgatif, lui apliquer enſuite des ſangſues aux hemorroides, & un cautere à la jambe gauche afin que les humeurs envoiées de toute l'habitude du corps au cerveau & qui entretenoient tant le ſinus que la douleur des dens, fuſſent detournées vers les parties inferieures & vuidées par le cautere. Et pour mieux prevenir la douleur je conſeillai d'en faire un à l'oreille qui fut percée tres-adroitement par le Chirurgien nommé, avec mon Scolopomachairion ardent, de la *Table xiij. Fig.j.*

Le malade étant ainſi preparé nous fimes arracher la dent cariée, afin que par l'alveole de la dent arrachée les injections de la decoction divine, deſtinée pour la carie, puſſent aller au ſinus fiſtuleux du palais; mais comme cet alveole & le ſinus du palais ne ſe rencontroient pas, & que le mal ne pouvoit être gueri ſans la force du feu. Je lui demandai s'il vouloit eſſaier ce remede qui lui reſtoit encore, & d'où il pouvoit attendre ſa gueriſon. Le malade y aiant conſenti, j'envoiai à Auſbourg à Monſieur Beer l'inſtrument de la *Table j. Fig.iv.* qu'il fit rougir au feu, puis en coupa le ſinus calleux qui couvroit la carie du palais, juſques à l'alveole de la dent, ſans effuſion d'une ſeule goute de ſang, puis lui aiant fait faire quelques tours ſur ſon trenchant, il imprima à l'os le veſtige de l'inſtrument & la vertu du feu. Après la chûte de l'eſcarre, la carie du palais parût dans ſon étendue, & aiant été touchée trois ou quatre fois avec les ferremens ardens de la *Table xx. Fig.ix.* elle ſe ſepara par l'operation de la nature, aidée par l'uſage & l'application des medicamens deſſicatifs, internes & externes, enfin l'ulcere fut conſolidé & le malade gueri. Il garda long-tems un cautere à la cuiſſe qui lui étoit d'une grande utilité.

OBSERVATION XXVI.

Une autre tumeur avec son chyste, separée de la machoire superieure.

J'Envoiai le conseil qui suit à Madame Frapin à Hailbron, qui m'avoit consulté le 20. Aoust 1642.

Les maux dont Madame Frapin se plaint sont une migraine & un steatome ou meliceris situé sous le cuir de la machoire superieure. La cause de ces deux maladies est une matiere pituiteuse, tenue, subtile & mêlée de bile. Celle-ci vient de la chaleur du foie & de l'obstruction de la rate. La pituite procede en partie de la tête, en partie de l'estomac & de la matrice. Pour guerir ces maux, il faut evacuer ces deux sortes d'humeurs & par consequent rafraichir le foie, lever les obstructions de la rate, dessecher la tête & fortifier l'estomac & la matrice, pour empêcher qu'il ne s'engendre de nouveau de semblables humeurs qui produiroient les mêmes effets. Quant au pronostic, si l'on considere qu'une telle indisposition de tête & des parties inferieures, est tres-dificile à guerir, on ne se flatera pas de pouvoir satisfaire à ces indications, mais de peur que le mal n'empire comme il arriveroit sans doute si on n'y aportoit au plutôt les remedes convenables, je proposerai ce que je crois qu'on doit faire en cette rencontre. Je suis d'avis qu'on tire à la malade sept ou huit onces de sang du bras droit, & que la malade se fasse ensuite apliquer un seton entre la premiere & seconde vertebre du col, *Table xxvvj. Fig.vj.* pour faire revulsion ou derivation, ou bien en place du seton qu'elle se fasse appliquer de trois en trois mois un vesicatoire à la nuque, un cautere à quatre doigts au dessous du genou gauche marqué par la lettre I *Table xlvj.* & un autre à l'endroit le plus commode du bras droit, lettre F de la même Table. Il ne faut mettre aucuns topiques sur la tumeur, avant l'usage des eaux minerales & de la decoction de salsepareille, & que le corps n'ait été preparé & purgé par des medicamens benins, par exemple Madame usera du sirop suivant.

℞. *Sirop de manne laxatif, une once.*
   Extrait de rubarbe, une dragme.
   Diacarthami, deux scrupules & demi.
   Magistere de tartre, un scrupule.
   Eau de cerises noires, quantité suffisante.
   Huile de macis, deux goutes.
Mêlez le tout pour faire un sirop liquide.

Ensuite elle prendra de l'hydromel tartarisé avec l'eau de cerises noires, puis sera purgée de nouveau par une infusion d'agaric en trochisques, de rubarbe & de feuilles de sené avec le sirop rosat solutif & la manne. Après cela on temperera la chaleur du foie & on ouvrira les obstructions de la rate, par l'usage des eaux minerales acides de Swalbac , enfuite de quoi on purgera tout le corps & particulierement la tête à caufe de la migraine par les pilules fuivantes.

℞. *De la maffe des pilules cochées , des dorées ,*
de chacune un fcrupule & demi.
Magiftere de jalap , fept grains.

Malaxez le tout avec le firop de betoine pour former une vingtaine de pilules que vous dorerez.

La tête fera encore purgée par des errhines & des mafticatoires benins , pour em-pêcher les humeurs de fe precipiter fur les yeux & fur la poitrine. On fortifiera en même tems la tête & le cerveau par l'efprit cephalique anhaltin dont Madame pren-dra quinze goutes foir & matin dans quelques cueillerées d'eau de cerifes noires. Dans l'automne , après avoir purgé tout le corps , temperé le foie , defopilé la rate , & fortifié le cerveau , elle ufera pour refoudre la tumeur dure de la machoire fupe-rieure , de la decoction de falfepareille tres-efficace & la meilleure de toutes les dro-gues pour digerer & refoudre toutes les tumeurs dures fans communiquer aucune chaleur à la maffe du fang.

℞. *Racine de falfepareille , deux onces.*
Bois de gaiac , demie once.
Eau de fontaine , huit livres.

Faites infufer le tout durant vingt-quatre heures , puis bouillir jufqu'à la con-fomption de la moitié , & coulez la liqueur que vous garderez dans des bouteilles de verre.

Madame prendra cinq onces de cette decoction , cinq heures avant le diner , & fuera une heure après dans le lit doucement & fans être violentée. Elle prendra encore quatre onces , quatre heures avant le fouper mais fans fuer ni fe mettre au lit. Sa boiffon ordinaire fera d'une feconde decoction , qu'on preparera en mettant fur la matiere de la premiere decoction dix livres d'eau que l'on fera confumer fur le feu , d'un tiers , ajoutant fur la fin deux onces & demie de raifins paffes.

Elle continuera pendant trente jours renouvellant tous les deux jours la feconde decoction. Il faut prendre garde durant l'ufage de la decoction fudorifique que le ventre foit libre , c'eft pourquoi elle recevra tous les deux jours un cliftere ou quel-que potion laxative. Toutes les femaines elle prendra une dofe des pilules ordonnées , ou quelque remede equivalent , mais elle s'abftiendra de l'ufage de la premiere de-coction le jour qu'elle prendra le laxatif.

A caufe de la foibleffe de fon eftomac , elle prendra quelquefois demie cuillerée d'efprit de maftich qui fuit.

℞. *Maftich , trois onces.*
Galanga , une once.
Canelle , deux dragmes.

Metez infufer le tout dans une quantité fuffifante d'efprit de vin , puis le diftilez.

On

On lui apliquera fur la region de l'eftomac, une emplatre de caranna & de tacama-cha , ou de quelqu'autre gomme femblable. Si la tumeur refifte à ces remedes il faudra en venir à l'operation & l'extirper. Je remets toutes chofes à la prudence du Medecin ordinaire , je fuis &c. à Ulmes en Suabe. Le 20. Aouft 1642.

La tumeur dont il s'agit étoit en la machoire fuperieure, de la groffeur d'un œuf de poule , immobile, dure & de couleur blanche. La malade fuivant mon avis, ufa après avoir été faignée, purgée & preparée , de la decoction de falfepareille , en la faifon de l'automne, qui avoit prefque diffipé la tumeur , mais cinq ou fix mois après la malade qui croioit être guerie échaufa trop fa tête par l'ufage des étuves qu'elle prit du confentement de fon Medecin , de maniere qu'en fortant du bain elle fentit fa tumeur augmenter, laquelle étant revenue à fa premiere groffeur en peu de jours, fon chagrin & fes larmes continuelles n'y contribuant pas peu , elle vint d'Hailbron, à Ulmes pour s'y faire traiter , acompagnée de Monfieur Chriftophle Eyfenmenger fon Medecin ordinaire & de la Republique d'Hailbron. Aiant confulté enfemble nous lui fimes efperer un heureux fuccez de l'operation que nous avions deliberé de lui faire pourvû que l'os de la machoire ne fût point alteré. Après l'avoir faignée & purgée , nous la fimes mettre au lit le 2. Mars 1643. & lui aiant attaché les mains aux côtez , un des affiftans leva en haut la levre fuperieure avec un crochet pour me donner moien de conduire le petit couteau feparatoire de la *Table xij. Fig.vij.* entre le premier mufcle releveur de la machoire, jufqu'à la future de l'os jugal où étant arrivé je feparai la tumeur d'avec le fufdit mufcle, & trouvai en bas proche des dens molaires & du cartilage de la gencive , la tunique de la tumeur que j'effaiai inutile-ment de feparer d'avec l'os de la machoire, de forte que je fus contraint de la cou-per , il en fortit certaine matiere épaiffe & jaune comme du miel, ce qui fit affaiffer la tumeur. Je retranchai avec la tenaille, le chyfte qui étoit cartilagineux, & je panfai la plaie d'un blanc d'œuf batu avec la poudre de chryfolite preparée & la poudre aftringente de Galien. Le lendemain le fang étant arrêté je trouvai proche du fecond mufcle releveur de la levre un certain tubercule fous lequel il y avoit un trou par où je pouffai facilement le bouton de la fonde dans la cavité de l'os.

Le douziéme jour, je retranchai ce tubercule en prefence de Monfieur Eyfenmen-ger & je dilatai le trou.

Le treiziéme jour , Monfieur Eyfenmenger partit & je trouvai après fon depart un autre tubercule auffi dur qu'un os, proche de la dent canine, que je retranchai avec la même tenaille *Table xij. Fig.ij.*

Le vingt-feptiéme jour , l'efpace du chyfte retranché , fut fi bien confolidé qu'il n'en fortoit pas une goute de fang. Je confervai le trou ouvert par des bourdonnets, jufqu'à ce que l'os s'exfolia par le moien de la decoction de falfepareille.

Le douze Juillet l'os étant exfolié, je cicatrifai l'ulcere, la malade fut guerie & fe retira.

Cette hiftoire fait connoitre la vertu que la falfepareille a d'épurer la maffe du fang d'où depend la guerifon & la fanté du corps.

OBSERVATION XXVII.

Une p'aie d'arquebufe en la machoire inferieure.

LE 27. Aouft 1634. un Sergent Major Suedois fut bleffé en la bataille de Nord-
lingue à la machoire inferieure un peu au deffous de l'oreille droite par deux
bales de moufquet, qui blefferent toutes deux la langue & rompirent le côté opofite
de la machoire, avec lefion des amygdales, fracas de toutes les dens molaires, une
grande hemorragie, fincope & fiévre.

Le cinquiéme jour de la bleffure, je lui fis les remedes fuivans, contre le flux de
fang, la fincope & la fievre.

> ℞. *Sirop de limons aigres, firop rofat avec la teinture, de chacun une once
> & demie.*
> *Eau de chicorée & de plantain, de chacune deux onces & demie.*
> Mêlez le tout pour un firop.

Il prit le foir cette potion cordiale.

> ℞. *Perles preparées, corail rouge preparé, de chacun fept grains.*
> *Pierrre chryfolite preparée, fix grains.*
> *Eau rofe, de plantain, de cerifes noires, de chacune une once.*
> *Sirop de corail, fix dragmes.*
> *Sirop de limons aigres, une dragme & demie.*
> Mêlez le tout pour une potion.

J'ordonnai un cliftere rafraichiffant pour faire revulfion.

> ℞. *Huile rofat folutif, huile violat,*
> *de chacune trois onces.*
> *Decoction emolliente, huit onces.*

Mêlez le tout pour un cliftere. Il lui fit faire trois felles de matieres noires &
mêlées de fang.

Le cliftere rendu & le fang arrêté, je levai l'apareil, & je trouvai la machoire inferieure bleffée des deux côtez comme la langue, avec une grande inflamnation de
toute la bouche, & la perte de la parole. Je me fervis inceffament d'un gargarifme
aftringent, & aiant bien lavé la bouche, j'apliquai tant en dehors qu'en dedans, l'é-
ponge brulée imbibée du blanc d'œuf batu & chargée de la poudre aftringente de
Galien & de pierre chryfolite preparée. Je fis une embrocation d'huile rofat fur les
parties voifines, puis je rebandai la partie, & le flux énorme de fang s'arrêta.

Le lendemain le blessé se porta mieux, excepté qu'il se plaignit d'une grande douleur de tête avec pulsation au côté droit. Et pour cet effet on lui tira quatre onces de sang de la mediane du même côté. Une heure après il prit un bouillon d'orge par l'entonnoir de la *Table x. Fig. xj.*

Et le troisiéme jour il fit connnoitre avec le doigt qu'il soufroit une grande douleur au muscle temporal. Sur lequel je lui fis apliquer le cataplâme suivant.

℞. *Farines d'orge & de féves , de chacune six onces.*
    Mie de pain , quatre onces.
    Huile rosat , trois onces.
    Vin rouge , & oximel scillitique , ce qu'il faut pour faire un cataplâme.

Le soir il prit une panade avec un peu d'eau d'orge par le moien de l'entonnoit ci-dessus, & à minuit le julep suivant.

℞. *Sirop de limons aigres , & vin de grenade,*
    de chacun une once & demie.
    Eau de cerises noires , deux onces.

Le quatriéme jour, il fit signe avec les doigts, & dit par écrit , qu'il soufroit une grande douleur vers l'uvule , je debandai la plaie d'où il sortit du pus si puant , que je lui fis laver la bouche avec le gargarisme qui suit.

℞. *Eau de plantain , six onces.*
    Bol d'Armenie , un scrupule.
    Sel de prunelle , deux scrupules.
    Alun crud , un scrupule.
    Sirop de mirthe , une once.

Je sentis en touchant auprès de l'uvule quelque dureté qui branloit , c'étoit un fragment d'os qui causoit de la douleur en piquant les parties adjacentes , que je tirai avec la pincette. Il reçut sur le soir un clistere comme le premier parce qu'il avoit le ventre constipé.

Le cinquiéme jour il se porta un peu mieux & aiant debandé la plaie il en sortit une grande quantité de pus à demi cuit.

Le sixiéme jour, il prit la potion purgative suivante.

℞. *Sirop rosat solutif , une once & demie.*
    Extrait de rubarbe , une dragme.
    Eau de plantain , autant qu'il en faut.
    Pierre chrisolite , six grains.

Cette potion lui procura quatre selles de matieres jaunes.
Je couvris la plaie du digestif suivant :

℞. *Térebentine lavée en eau de fcordium , deux dragmes.*
Iris de Florence en poudre , ariftoloche ronde , de chacune demie dragme.
Sirop de rofes feches , deux dragmes.
Mêlez le tout pour un digeftif.

On apliqua par dehors une tente trempée dans les huiles violat & de vers de terre. On ne mit rien fur la langue que l'eau rofe & le gargarifme.

Le feptiéme jour , il commença à begaier , difant & montrant avec le doigt qu'il avoit encore mal dans la bouche , j'y regardai & en tirai une petite efquille , la plaie fut panfée comme le jour precedent.

Le huitiéme jour , il fe plaignit d'une douleur de colique , dont il fut délivré par fon lavement ordinaire , à quoi on ajouta de l'huile d'amandes douces , comme il fe porta mieux s'étant fourni de remedes , il s'en alla le neuviéme jour , & je n'en ai point eu de nouvelles depuis.

OBSERVATION XXVIII.

La douleur periodique des dens heureufement guerie.

MOnfieur Berlic a inventé un remede qui apaife la douleur de dens en demie heure de tems qui confifte en une pilule ou pelote que l'on met dans la cavité de la dent, dont voici la compofition.

℞. *Semence d'api ou ache , deux grains.*
De celle de joufquiame , d'opium , de chacun quatre grains.
Sirop de pavot , quantité fuffifante.
Mêlez le tout pour une petite pilule.

Mais Monfieur Spigelius a trouvé un fecret infaillible pour guerir & prevenir les douleurs periodiques des dens qui refiftent à tous les remedes , qui eft de couper avec le fcolopomachairion ardent, *Table x iij. Fig.j.* la partie de l'oreille nommée anthelix ou nacelle , qui touche immediatement le trage , ou l'éminence cartilagineufe qui eft à l'extremité des temples , puis il confolide la plaie , par cette operation , on coupe tranfverfalement le petit rameau de l'artere carotide qui va de l'anthelix aux dens , de forte que le cours des humeurs ou du fang qui les contient étant intercepté , la fluxion & la douleur ne reviennent plus , l'Auteur de cette operation en a fait l'épreuve fur foi-même & fur plufieurs autres moi prefent. Voiez Thomas Bartholin *cent.*4. *Obferv.8.*

OBSERVATION XXIX.

Une forte apoplexie caufée par la fortie difficile des dens.

LE 27. Fevrier 1638. à huit heures du foir Rodolphe, fils de l'illuftre Ferdinand, Baron de Gerkofler mourut d'une forte apoplexie, par la difficulté qu'il eut à pouffer fes dens entre le douziéme & treiziéme mois de fon âge. J'avois propofé à fes parens quatre jours avant fa mort de lui apliquer le cautere actuel à l'occiput, dont j'avois fait plufieurs experiences heureufes en pareils cas, mais ils ne voulurent jamais y confentir, je fis les autres remedes acoutumez, dans l'enflure, le pourri des gencives, le catharre & la fievre des petits enfans, au tems de la dentition, mais cela n'empêcha pas que la vie ne fut ravié à l'heritier & l'efperance unique de cette illuftre famille, par une veritable & forte apoplexie fans aucune convulfion manifefte des membres, fans cris, ni grincement de dens. Le tems de la fortie des dens eft tres-dangereux pour les enfans, felon Hipocrate *aphor.* 25. *fect.* 3. principalement lors qu'ils pouffent les dens canines, c'eft à dire, vers le douziéme & treiziéme mois de leur âge, d'où eft venu le proverbe qui dit, que les peres & meres ne font pas feurs de leurs enfans, qu'ils n'aient toutes leurs dens.

OBSERVATION XXX.

Le filet fous la langue déchiré mal à propos avec les ongles.

LE 2. May 1628. la femme de Jaques Zimmermans accoucha d'un beau garçon, à qui la fage femme coupa le ligament de la langue avec les ongles afin qu'il parlât à l'avenir bien diftinctement à ce qu'elle difoit. La douleur & l'inflammation furvinrent qui empêcherent l'enfant de teter, les parens attribuerent cet empêchement au filet, & croiant que la fage femme n'en avoit pas affez coupé apellerent le Chirurgien, qui eut l'imprudence de couper non feulement le ligament, mais encore les vaiffeaux de deffous la langue dont le fang decoulant dans la trache artere étoufa l'enfant. Le troifiéme jour, l'enfant étant mort la mere faute d'être tetée fe plaignit d'une douleur aux mammelles caufée par le lait caillé, dont la droite mal panfé degenera en un cancer ulceré duquel la mere mourut après avoir fouffert de cruelles douleurs.

Une petite fille nouvellement née avoit beaucoup de peine à teter fa mere, à caufe de la douleur qu'elle avoit fous fa langue depuis que le Chirurgien lui eut coupé le ligament avec la lancette. Le lait fe cailla en la mamelle droite, l'enfant ne teta que la gauche, mais quand la douleur de deffous la langue fut paffée l'enfant tirant plus fort attira le lait aux deux mamelles, de forte que la tumeur de la droite en devint fi dure & fi douloureufe que la mere fut obligée de fevrer fon enfant pour y remedier, & la pauvre femme s'aperçût pour furcroit de malheur, que fa fille

F 3

avoit les vertebres du dos contournées vers le côté droit, pour n'avoir donné à son enfant que la mamelle gauche.

Ces deux exemples suffisent pour faire voir les suites facheuses de la déchirure du filet avec les ongles, & avec quelle prudence les Chirurgiens doivent faire la section de ce ligament, sur laquelle d'Aquapendente nous a donné beaucoup d'avis salutaires. Voiez là dessus la *Table xxxvj. Fig.ij. & iij.*

OBSERVATION XXXI.

Des écroüelles ocupant tout le col.

J'Ordonnai l'an 1631 à une femme à qui les ecrouelles ocupoient tout le col, une poudre compofée de parties égales de fucre, de gingembre & de turbith, qui purge la pituite des glandes la caufe conjointe des ecrouelles, mais comme il faloit prendre cette poudre dans du vin que la malade avoit en averfion, je lui donnai le turbith en electuaire qu'elle prit facilement.

R/. *Turbith en poudre, quatre fcrupules.*
  Gingembre d'Inde confit, quantité fuffifante.
  Mêlez le tout en forme d'electuaire pour trois dofes, que la malade prit, laiffant quelques jours d'intervales entre chaque dofe, fuivant l'operation.
Le corps aiant été fuffifamment purgé, j'apliquai fur la partie affectée, le cerat oxylæum ramolli avec l'huile de lefard fuivante.

R/. *Lefards verds vifs, le nombre qu'il vous plaira,* faites-les cuire dans l'huile commune jufqu'à ce que les lefards fe brulent & que l'huile devienne noire. Coulez le tout & mettez la coulure dans une phiole, que vous expoferez au Soleil jufqu'à ce que les feces tombent au fond, & que l'huile fe clarifiant, n'aie plus qu'une couleur obfcure.
Elle prit tous les matins pendant trente jours, fix dragmes d'electuaire d'Hercule Saxon & Jean Prevoft, qu'ils eftimoient un fecret infaillible contre les écrouelles, en voici la defcription.

R/. *Lefards verds ou autres tant qu'il vous plaira,* après leur avoir coupé la tête, la queue & ôté les entrailles, faites-les tremper pendant quatre jours dans du vinaigre blanc, tres-fort, au bout des quatre jours retirez-les du vinaigre pour les faire fecher à l'ombre & au foleil, & quand ils feront fechez, remettez-les tremper dans d'autre vinaigre durant quatre autres jours pour les faire enfuite fecher, & reduire en poudre; fur une once de laquelle ajoutez quatre onces de miel écumé pour en former une maniere d'électuaire, duquel on donne deux dragmes aux enfans pendant trente jours ou quarante: & aux adultes, demie once, fix dragmes ou une once au plus.

La malade qui étoit la femme de Monsieur Joseph Rouig fut guerie en un mois & demi par l'aplication & par l'usage de ces remedes.

Riolan Guidon & Ingrassias assurent que les écrouelles ne paroissent jamais sur la surface du corps, que le mesentere n'en soit auparavant ocupé.

Voici l'onguent d'Aquapendente qu'il recommande pour les ecrouelles ouvertes qui m'a reussi en une Religieuse qui avoit des écrouelles ouvertes aux mamelles, & en une petite fille qui les avoit au col.

℞. *Huile Laurin, une once.*
 Alun de roche, demie once.
 Sel commun, deux dragmes.
Mêlez le tout pour l'usage.

OBSERVATION XXXII.

Une squinancie avec une tres-grande difficulté de respirer & d'avaler.

LE 7. Juillet 1627. une Damoiselle d'Ulmes aiant ses menstrues fut attaquée sur le soir d'une squinancie dangereuse qui lui ôtoit la liberté de respirer & d'avaler tant le boire que le manger. Je commençai par lui faire recevoir un clistere laxatif & tirer du sang de la mediane du bras droit. Le huit on lui donna un second clistere plus fort que le premier sur les six heures du matin, & après l'avoir rendu, on ouvrit à la patiente la veine de dessous la langue, & on lui apliqua des ventouses seches avec beaucoup de flame à la partie interne des cuisses, pour ne pas arrêter le flux menstruel & faire revulsion de la matiere qui se jettoit sur la gorge. Aiant tiré suffisamment de sang, je levai les ventouses & ordonnai le gargarisme suivant fort recommandé & excellent au commencement de l'augment de toutes les especes de squinancies, on en gargarise la gorge enflammée plusieurs fois le jour.

℞. *Moutarde en poudre, demie dragme.*
 Vinaigre tres-fort, une once.
 Eau de plantain, trois onces.
 Sucre fin, deux dragmes.
Mêlez le tout.

Ce gargarisme en dissipant, repoussant, corrigeant & faisant vuider les humeurs, retira la malade du bord de la fosse en la delivrant de la suffocation eminente.

Riviere cent. 4. observ. 74. donne un gargarisme semblable qui resout encor mieux parce qu'il y entre plus de moutarde avec lequel j'ai gueri en moins de douze heures le fille de Monsieur Albert Schelcher & Mathieu Schettelen Nautonnier d'Ulmes, saisit d'une inflammation ædemateuse des amygdales qui les empêchoit d'avaler.

OBSERVATION XXXIII.

Le visage brulé par la poudre à canon.

L'An 1638. au mois de Novembre, le fils d'un Espicier d'Ulmes aiant mis un pot plein de charbons allumez dans la boutique pour se chaufer, le vent porta une étincelle de feu dans un barril où il y avoit plus de dix livres de poudre à canon qui prit feu & brula tellement le visage de l'enfant qu'il ne pouvoit ouvrir les paupieres, il brula aussi ses mains de sorte qu'il ne pouvoit rien porter à sa bouche. J'ordonnai le liniment suivant singulier pour la brulure, dont on oignit les parties brulées quatre fois le jour & furent gueries en une semaine sans aucun vestige de cicatrice.

℞. *Six onces de beurre frais, fondu neuf ou dix fois, & lavé autant de fois dans l'eau de sperme de grenouilles.*
Deux onces d'huile de jaunes d'œufs.
Mêlez le tout pour faire un liniment.

Il éteint l'empireume, corrige l'inflammation, empêche l'irruption des vessies & apaise en même tems la douleur.

Jean Fordonne a un semblable liniment contre les brulures de la face par la poudre à canon, qu'il compose avec les huiles de saturne & de moieux d'œufs.

OBSERVATION XXXIV.

La goute sereine guerie par l'aplication d'un seton à la nuque.

L'An 1632. Marie Hothen du territoire d'Ulmes, âgée de vingt-six ans, se plaignit ensuite de la supression de ses mois de la diminution de la vûë aux deux yeux qui se trouva causée par une goute sereine. Aiant été reçue à l'hôpital d'Ulmes, je commençai par lui ouvrir la saphene du pié droit, & lui ordonnai après cette saignée, des pilules hysteriques & cephaliques suivantes, & un vin medicinal, pour lui purger tout le corps & principalement la tête.

℞. *De la masse des pilules de Castoreum, deux scrupules.*
Extrait des pilules cochées, un scrupule.
Magistere de jalap, six grains.
Eau d'armoise, autant qu'il en faut pour former vingt-sept pilules.

Aprés

Après l'usage des purgatifs je lui apliquai un cautere en la partie interne de la jambe droite quatre doigts au deſſous du genou, *Table xlij. Fig. iij.* Et quatre ſemaines après ſes mois commencerent à couler en petite quantité, ce qui m'obligea de lui donner une doſe des pilules d'ammoniac, qui avancerent ſon flux menſtrual, car environ le troiſiéme jour de la nouvelle Lune ſes mois parurent, mais encore en petite quantité, elle prit des mêmes pilules qui les firent couler autant qu'il faloit.

Le quatriéme mois ſes purgations menſtruales vinrent au tems & en la quantité requiſe, mais elle ne recouvroit point la vuë & s'en chagrinoit beaucoup. C'eſt pourquoi ſachant par experience qu'un ſeton apliqué à la nuque, m'avoit reuſſi deux fois en une ſemblable obſtruction des nerfs optiques, ſavoir à Jean Chunrad Ehinger, & à la femme de Jean David Commerel. J'en apliquai un à nôtre malade au même endroit, & j'entretins les deux ulceres ouverts juſqu'à ce qu'elle eût recouvré la vuë, étant enſuite bien reglée, elle laiſſa fermer le cautere de la jambe & le ſeton, & s'eſt toujours bien portée depuis.

OBSERVATION XXXV.

Une excroiſſance de chair maligne dans les narines & une autre ſans malignité.

UN paiſan de Jongingen aiant une excroiſſance verolique cauſée par une ozene, qui lui bouchoit tellement le nez que l'air ne pouvoit y paſſer en aucune maniere, je lui ordonnai l'uſage de la decoction des bois ſudorifiques, & je conſumai enſuite l'excroiſſance avec l'onguent qui ſuit.

℞. *Une once du liniment de Jean Prevoſt raporté Table xxxiv. Fig. j. pour emporter les carnoſitez de l'uretre.*
  Mercure precipité, demie dragme.
Mêlez le tout en forme d'onguent pour charger des tentes qu'on met dans les narines.

L'excroiſſance emportée, je mis des tentes de plomb canulées & couvertes du cerat divin dans les narines, juſqu'à ce que les ulceres fuſſent conſolidez. Quelques-uns recommandent contre ces ſortes d'ulceres malins, un mêlange de la decoction de guaiac ou de ſaſſafras avec le miel roſat, & la poudre de mercure precipité & d'aloës ſucotrin, dont ils lavent pluſieurs fois le jour les narines, l'uretre, ou les autres parties ocupées par ces ulceres malins qu'ils gueriſſent heureuſement par exemple.

℞. *Decoction de guaiac faite en eau de plantain, huit onces.*
  Miel roſat coulé, une once.
  Aloës ſucotrin, ſix dragmes.
  Mercure precipité, demie dragme.
Mêlez le tout.

Tome II.   G

Jaque Bocthsperger, Tisseran d'Ulmes, avoit quelque excroissance benigne aux narines, qui les bouchoient tellement qu'il étoit menacé de suffocation. Je le gueris parfaitement avec le liniment seul de Jean Prevost que je viens de citer, en l'espace de huit jours, sans lui causer aucune douleur.

OBSERVATION XXXVI.

Une goute sereine incurable aux deux yeux.

L'An 1642. Jean Hegelen, Huissier d'Ulmes, aiant une goute sereine se fit porter à l'hôpital, où il prit plusieurs fois des pilules cephaliques suivantes.

> ℞. De la masse des pilules lucis, sine quibus, de chacune demie dragme.
> Magistere de jalap, six grains.
> Huile distilée de fenouil, deux goutes.
> Eau d'euphraise, quantité suffisante pour former vingt-sept pilules.

Comme le malade n'en recevoit aucun secours je lui fis apliquer un vesicatoire & ensuite un seton à la nuque, dont ce pauvre aveugle ne reçut pas plus de soulagement que des pilules, je commençai à desesperer de la guerison, fondé sur un exemple que j'avois vû à Padoue, où une femme du lieu qui avoit été affligée pendant vingt ans, d'un aveuglement formé peu à peu, mourut enfin d'un cancer oculte à la mammelle repoussé dans la poitrine par des remedes repercussifs. Son cadavre fut porté dans l'amphitheatre anatomique, & ouvert en presence de plusieurs curieux. Aiant ouvert le crane pour connoitre la cause de son aveuglement, je trouvai les deux ventricules anterieurs du cerveau affaissez & colez, ce qui empêchoit l'esprit animal d'être porté aux yeux par les nerfs optiques comprimez & amaigris, car ils paroissoient deux fois plus petits qu'aux autres sujets, ce qui avoit causé l'aveuglement des deux yeux qui demeurerent sains, à cause qu'ils étoient suffisamment nourris par les arteres & les autres paires de nerfs, bien constituez. Neanmoins l'artere qui entroit dans la racine de l'un des yeux étoit enflée & causoit quelqu'inflammation par le regorgement du sang menstrual. Le docte Spigelius dit, qu'il n'y avoit pas moien de remedier à cet aveuglement, quoi qu'en dise Pausanias, qui assure qu'une semblable goute sereine avoit été guerie par une plaie au front.

Il paroit par cette histoire, que la goute sereine ne vient pas toujours, & peut-être tres-rarement de l'obstruction des nerfs optiques mais le plus souvent d'une semblable indisposition. Ce qui fait, que ces sortes de maladies se moquent de tous les remedes les plus experimentez.

OBSERVATION XXXVII.

Une enfonçure du crane, sans fente à cause de sa mollesse à une fille adulte.

J'Ai remarqué ci-devant en parlant de la curation generale des contusions du crane, qu'il s'enfonçoit rarement aux adultes sans fente de la premiere ou de la seconde table excepté en ceux qui ont naturellement le crane mol. Cela se confirme par l'exemple de la servante de Michel Nichmans âgée de trente-cinq ans, laquelle portant un vaisseau plein d'eau sur sa tête, tomba en descendant un degré sur le sincipital droit. Nicolas Neutten trouvant l'endroit enflé, y apliqua une peau d'agneau nouvellement écorché. Le lendemain je fis lever cette peau & aiant trouvé l'enfonçure avec les doigts je la fis connoitre aux assistans & la necessité d'en venir à l'incision du cuir, que je fis en croix avec le scalpel, après quoi je reconnus avec les yeux & le bouton de la sonde une petite enfonçure à la premiere table sans fente.

Après avoir bandé la plaie, aprehendant que la seconde table ne fût pas entiere, parce que la chute avoit été fort grande & de fort haut, je proposai l'operation du trepan à quoi la malade s'oposa fortement. Je fis mon pronostic declarant que si la deuxiéme table étoit fenduë, le trepan étoit absolument necessaire; mais que si elle ne l'étoit pas, l'enfonçure pourroit se guerir seurement sans danger, & par precaution je tins la plaie ouverte pendant douze jours, mais n'étant survenu aucun accident qui pût faire juger que la deuxiéme table ou le cerveau fussent endommagez, je gueris la plaie par la seconde intention en emploiant les digestifs, les mondificatifs, les incarnatifs & les cicatrisant successivement.

OBSERVATION XXXVIII.

La fente capillaire du crane d'un enfant & d'un adulte guerie.

L'An 1644. une charrette chargée blessa l'enfant de David Hailbrunel sur le sincipital gauche avec fente & denudation de l'os. Ezechiel Bogel Chirurgien, aiant fait voir aux parens la grandeur du mal, dilata la plaie avec de la charpie imbuë d'astringens pour acomplir incessamment & avec plus de commodité la necessité qu'il y avoit de ruginer l'os. Je fus apellé le lendemain pour traiter moi même l'enfant à qui je trouvai l'os du crane découvert bien large de son pericrane & fracturé d'une fente douteuse, je me mis aussi-tôt à ruginer la fente jusqu'au delà du diploë & à la seconde table que je trouvai simplement atteinte d'une seule fente capillaire, alors quitant les rugines, je traitai l'os ruginé & la plaie avec les remedes ordinaires, de sorte que

l'enfant fut gueri tres-heureusement en vingt-quatre jours , qui seroit sans doute
mort sans le secours des rugines, jene me servis point du trepan en cette ocasion
pour les raisons raportées ci-devant *Table xxxiij. paragraphe v. de la plaie de tête*
avec fente de l'os capillaire & penetrante.

J'ai gueri par la même methode Jean George Hormeng adulte , qui reçût le 28.
Decembre 1639. une plaie au muscle temporal avec une fente au crane capillaire &
penetrante.

OBSERVATION XXXIX.

Une contusion de l'occiput emportée par les rugines.

L'An 1637. au mois de Septembre Marie Luben aiant été batuë par des soldats de
Baviere , s'adressa à un Barbier qui trouvant l'occiput de la patiente enflé avec
contusion y apliqua certains remedes qui lui causerent une violente douleur de tête,
puis des supuratifs qui la firent d'abord meurir. Il emploia les resolutifs ensuite durant
quatorze jours, de sorte que le pus ne trouvant point d'issuë au travers des tegumens,
causa une grande douleur , corroda l'os , & en separa les insertions des muscles apellez droits & splenius , extenseurs du col. La patiente aiant été reçuë à l'hôpital en
cet état , je lui ordonnai les remedes generaux & un regime de vivre fort exact , après
quoi je fis l'incision triangulaire , de peur de couper transversalement les fibres des
muscles de l'occiput jusqu'à l'os avec le scalpel afin de faciliter la sortie de la matiere
renfermée. L'os decouvert parut inegal & rongé quand la matiere fut vuidée , les
bords de la plaie furent dilatez & remplis de bourdonnets & de meches couvertes de
l'astringent ordinaire & le lendemain je ruginai l'os , metant sur le crane la poudre
cephalique , sur la plaie le digestif , & par ce moien l'os ruginé fut en deux jours
couvert d'une chair solide , peu de tems après la plaie fut incarnée avec l'onguent de
betonica , & enfin cicatrisée par le cerat divin , au bout de vingt jours quelques
esquilles se separerent du crane avec un renouvellement de la douleur de tête qui
cessa d'abord qu'on les eut tirez avec les pincettes.

Lors que les contusions de tête supurées n'obeïssent pas aux resolutifs , il ne faut
pas en continuer l'usage , mais en venir sans delai à l'incision de peur que la peau qui
est fort épaisse , n'arrête le pus & que celui-ci ne contracte une mauvaise qualité &
ne ronge le pericrane & le crane. Voiez *Table xxxiij. paragraphe quatorze de la con-*
tusion de tête sans lesion du cuir & du crane.

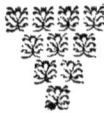

OBSERVATION XL.

Une fistule du thorax avec carie de la clavicule.

L E 10. Novembre 1627. Sabine femme de Jean Mayr, Rotisseur d'Ulmes, me montra une tumeur avec fistule fur la clavicule gauche, dont l'orifice étoit si étroit que la pointe d'une aiguille n'auroit pas pû y entrer. La malade avoit eu depuis plus de six mois une fievre tres-aiguë qui s'étoit terminée par un abcez fur cette partie. Mathieu Meninger par l'avis d'un Medecin fort experimenté, ouvrit cet abcez (après y avoir mis des fupuratifs) par un cauftique qui durant trente-fix heures qu'il refta, caufa de tres-cruelles douleurs & de frequentes finçopes, faifant une efcarre de la grandeur d'une piece de trente fols qui fut levée par force avec la lancette, l'ef-carre feparée, il fortit certaine matiere jaune & puante en petite quantité, enfin l'ul-cere aiant refté ouvert durant quatre femaines fut confolidé mais il y demeura une tumeur & une dureté confiderable que ces Meffieurs laifferent à la nature pour les refoudre. Un mois & demi s'étant écoulé, la tumeur abandonnée devint plus groffe que la premiere fois, & l'aiant encore ramollie par des maturatifs, ils l'ouvrirent avec le rafoir, la matiere qui en fortit parut en petite quantité & bilieufe comme auparavant, & ils confoliderent l'ulcere par la premiere intention, ils firent quatre fois la même manœuvre d'ouvrir & de refermer l'ulcere, fans faire aucune reflexion à la carie que toutes ces recidives indiquoient, de forte que l'abcez degenera en fiftule & faifoit de grandes douleurs à la malade toutes les fois qu'elle remuoit le bras gauche. ou l'un des pieds.

En cet état me priant de la fecourir, je lui ordonnai des purgatifs pour vuider la bile qui abondoit en elle, temoin le temperament chaud & fec de fon corps, la fievre aiguë precedente, le teint jaune, & la matiere de la fiftule. Le corps étant preparé par un cholagogue reiteré plufieurs fois, je dilatai la fiftule non avec le fer qui auroit bleffé le mufcle pectoral. déja offenfé par les incifions anterieures, ou coupé les vaiffeaux jugulaires qui l'auroient mife en danger de la vie, mais avec un morceau de racine de gentiane fechée au four, en forme de tente & attachée à un fil, que je mis dans le trou, l'emplâtre de diapalme par deffus & le bandage *cataphracta* de la derniere table S. pour la retenir un jour naturel.

Le lendemain je tirai avec la pincette, la racine renflée de ferofitez bilieufes & noires à fa pointe, & fondant la cavité du finus pour trouver la caufe de cette couleur, je fentis l'os inegal & branlant, c'eft pourquoi pour mieux dilater l'orifice, j'y mis une racine plus groffe que la premiere avec l'emplâtre diachalciteos & le même ban-dage pour tenir la racine, & je fis une embrocation fur les parties voifines pour em-pêcher l'inflammation que la douleur caufée par la dilatation quoi que petite, auroit pû y atirer.

Le troifiéme jour je mis une racine plus groffe que la deuziéme & j'augmentai chaque jour fucceffivement la groffeur de la tente, jufqu'à ce que le trou parut fuffi-famment dilaté pour en pouvoir tirer l'os déja prefque feparé.

Le fixiéme jour , je remplis la fiftule avec de petites bales d'éponge préparées & attachées à un filet pour les retirer , metant par deffus l'emplâtre de diapalme le bandage , & l'embrocation fur les parties voifines.   Voici la preparation des bales d'éponge.

℞. *Eponge neuve qui n'a jamais été trempée dans l'eau douce.* Metez-la tremper en parties égales de cire & de refine fondues enfemble.   Et preffez enfuite l'éponge fous une preffe , retirez-la , & quand elle fera fechée à l'ombre coupez-la en petites bales rondes que vous attacherez à un fil.

Le feptiéme jour la fiftule étant fuffifamment dilatée par les petites éponges , j'en retirai le petit os avec la pincette , fans aucune douleur.

Le huitiéme jour le fang étant arrêté , je mis fur l'os découvert & fain la poudre qui fuit.

℞. *Racines d'iris de Florence , d'ariftoloche ronde , de peucedanum, de chacune demie dragme.*
Euphorbe , demi fcrupule.
Mirthe , un fcrupule.

Mêlez le tout pour faire une poudre.

J'en apliquai avec la charpie feche , jufqu'à ce que l'os fut recouvert de chair folide , & je mondifiai tous les jours l'ulcere avec le fucre fin tres-blanc en poudre, qui tempere puiffamment l'acrimonie de la bile.

Je cicatrifai enfin l'ulcere avec le diapalme & pour ramollir le refte de la dureté je me fervis de l'emplâtre oxæleum avec un linge en trois doubles exprimé dans une decoction corroborative faite avec le vin , & je mis le bandage convenable tant pour refoudre la tête que pour empêcher une nouvelle fluxion. Par ce moien je delivrai la patiente fort heureufement en quatorze jours d'une tres-dangereufe & tres-facheufe maladie.

OBSERVATION XLI.

Une plaie de poitrine avec fraclure d'une côte.

Jean Banderefen Graveur en taille douce d'Aufbourg. Etant à Ulmes le 30. Janvier 1628. fut bleffé fur les onze heures du foir par un Boulanger , en l'hypochondre gauche , à la quatriéme des fauffes côtes , qui fut coupée tranfverfalement en fa partie cartilagineufe , avec fortie de l'epiploon , grande effufion de fang , fincope, vomiffement , douleur & tumeur vers le diaphragme. Aiant été d'abord apellé je remis l'omentum qui étoit encore entierement fain , & j'apliquai dans la plaie une tente d'étoupe , trempée dans l'œuf entier batu avec la poudre aftringente , & ataché à un fil , metant par deffus l'emplâtre de diapalme & le bandage apellé le lien de Softratus.

Le quatriéme jour de Janvier, je vifitai le malade fur les fix heures du matin pour lever l'apareil; mais parce que fa foibleffe & la crainte de l'hemorragie ne le permetoient pas, je lui donnai un bouillon de poule, avec les herbes & les racines aftringentes, & pour apaifer la douleur de la colique qui le tourmentoit, je mis fur l'abdomen un cataplâme fait d'emolliens, de refolvans, & d'anodins. Pour reparer les forces, & arrêter le fang il prit de l'electuaire fuivant.

> ℞. *Conferves de rofes & de fymphitum, de chacune demi once.*
> *Trochifques de carabé, terre figillée, corail rouge preparé,*
> *de chacun un fcrupule.*
> *Perles preparées, demi fcrupule.*
> *Sirop myrthin, quantité fufifante pour faire un electuaire, il en prenoit*
> *une dragme plufieurs fois le jour.*

A caufe du refferrement de poitrine & de la difficulté de refpirer il ufa du lohock fuivant, dont l'ufage frequent lui faifoit cracher une matiere épaiffe & puante.

> ℞. *Sirops de capillaires, de regliffe, de chacun fix dragmes.*
> *Sirops de tuffilage, de veronique, de chacun demie once.*
> *Tablettes de triagacanthum frigidum, trois dragmes.*
> *Eau de violette, quantité fuffifante pour un lohock.*

Je remis le cataplâme fur l'abdomen pour la douleur & l'inflammation de la plaie.

Le cinq Janvier, la douleur & la tumeur furent un peu diminuées, & le fang arrêté, c'eft pourquoi je levai l'apareil & mis dans la plaie une tente enduite du digeftif commun & attachée à un fil, & par deffus les mêmes cerat, cataplame & bandage. Il prit le même jour foir & matin, des bouillons avec les herbes de pimpinelle, tormentille, fymphitum, equifetum, farafine, veronique, fraizes, & la femence de melon, pour chaffer par les urines la matiere contenuë dans l'abdomen j'y ajoutai les aftringens depeur que les diuretiques, n'excitaffent une nouvelle hemorragie, fans les aftringens. Il fe plaignit fur le foir d'une demangeaifon dans le canal de l'urine, qui prefageoit que la matiere decoulée dans l'abdomen feroit pouffée & chaffée par là.

Le fixiéme jour du mois, la douleur fut calmée & la tumeur entierement diffipée; mais le malade avoit fenti plus de demangeaifon en urinant je regardai le pot de chambre & j'y trouvai beaucoup de pus avec l'urine.

Le fept le malade fe plaignit d'une douleur à l'entour de l'épaule droite, & fur le foir d'une douleur au foie, avec fievre & toux feche.

Le huit comme ces douleurs & la fievre s'augmenterent, je lui tirai quatre onces de fang de la bafilique du bras droit, ce qui fit ceffer les douleurs & la fievre.

Le neuf la matiere de la plaie étoit cuite & le bleffé fe porta mieux du refte; ce qui m'obligea de confolider la plaie en diminuant tous les jours la tente, jufqu'à ce qu'il fût befoin de cicatrifer.

Il foufroit la nuit des douleurs femblables à la colique vers l'os facrum & la region de la veffie, c'eft pourquoi je lui donnai le dix la potion fuivante.

℞. *Huile d'amandes douces nouvelles , trois onces.*
   Manne choisie , deux onces & demie.
   Eau de camomille , quantité suffisante.
Mêlez le tout pour une potion.

Il vomit quantité de bile , & alla vingt fois au bassin d'une matiere bilieuse la seule cause de ses douleurs. Après cette évacuation , il se porta mieux, les douleurs étant passées.

Le vingt-troisiéme jour, il lui survint une diarrhée bilieuse pour avoir mangé à la persuasion de certaines femmes beaucoup de prunes sauvages , qui lui causerent des tranchées & le tenesme.

Le vingt-quatre je lui donnai une dragme de rubarbe en poudre dans l'eau de chicorée & deux heures après , la potion suivante.

℞. *Huile d'amandes douces fraiches , decoction de fleurs de camomile.*
   de chacune trois onces.
Mêlez le tout pour une dose.

La bile suffisamment vuidée les tranchées & le tenesme cesserent dès onze heures du matin.

Le vingt-huitiéme jour la plaie fut cicatrisée par le cerat divin , & le malade ne sentant aucune douleur à sa plaie ni ailleurs ni aucune difficulté de respirer parut en public le vingt-neuf , & but avec ses amis jusqu'à minuit.

Le quatre Fevrier , il s'en retourna bien gueri en son pais avec sa femme qu'il batit à coups de bâton , avant de partir , pour quelque cause legere , j'en fus averti & lui deffendis pour l'avenir la colere & les autres grandes passions de l'ame.

OBSERVATION XLII.

Une plaie de poitrine dangereuse.

LE 9. Fevrier 163 3. Monsieur Dietterio nommé vulgairement Sphreiter , fut blessé en duel par Monsieur Rittenin Capitaine des gardes Suedoises , de deux plaies, l'une au carpe gauche qui coupoit les veines & les tendons qui s'inserent à la main l'autre à la mammelle droite un travers de doigt au dessous du mammelon , qui penetroit dans la capacité de la poitrine , avec lesion des vaisseaux intercostaux & crachement de sang. Le blessé fut porté en son logis en carrosse , tourmenté de divers accidens facheux & principalement de sincopes. A son arrivée tout se trouva preparé pour panser la plaie ; lors que quelques-uns de la foule qui acompagnoit ce Seigneur, dirent qu'avant d'apliquer le premier apareil , ils succeroient tout le sang qui étoit coulé dans la poitrine , on reçut leur offre & ils se mirent à succer l'or plutôt que le sang , car un des succeurs tira du doigt du blessé un diamant qui avoit couté mille
florins,

florins, qu'il rendit aiant été decouvert. Après avoir introduit le bouton de la sonde dans la plaie de la poitrine, je reconnus qu'elle penetroit & que toute la capacité étoit remplie de sang, & je soupçonnai par le crachat sanguinolent que les poumons étoient blessez, ce qui m'obligea de seringuer par la plaie un blanc d'œuf batu avec un peu d'eau de plantain, la poudre astringente de Galien & la pierre chrisolite preparée, me servant de la seringue de la *Table xxxvij. Fig.j.* Je mis dans la plaie une tente d'étoupe trempée dans la même liqueur excepté l'eau de plantain, & attachée à un fil. Je fis une embroeation d'huile rosat sur toutes les parties voisines & par dessus le cerat de diapalme, la compresse en trois doubles exprimée dans le vin rouge & le lien de Softratus pour bandage *Table xxxviij. Fig.vj.* Les mêmes remedes pour arrêter le sang furent apliquez à la plaie du carpe. Pour lui augmenter les forces, & arrêter le flux de sang dans la capacité il prenoit souvent de l'eau suivante.

℞. *Eau de cerises noires, de roses, de plantain, de pimpinelle, de veronique, de chacune une once & demie.*
Eau de canelle, deux dragmes.
Esprit de muguet, une dragme.
Poudre de chrisolite preparée, d'hematite, de corail rouge, de chacun demie dragme.
Besoard, sept grains.
Perles preparées, un scrupule:
Manus Christi perlé, demie once:
Mêlez le tout.

Quand il avoit soif il beuvoit de l'eau d'orge à quoi on mêloit le sirop de coraux & la teinture de roses. Son regime de vivre étoit fort exact: comme il avoit la fievre & crachoit le sang, je lui en fis tirer quatre onces de la basilique du côté malade, pour rafraichir & faire revulsion. Il n'eut pour souper qu'une decoction d'orge preparée avec la teinture de roses & un orge mondé.

Le lendemain matin il se plaignit d'avoir peu dormi la nuit, c'est pourquoi il reçut à huit heures du matin le clistere suivant.

℞. *Racines d'ozeille, de guimauve, de chacune demie once.*
Feuilles de pimpinelle, d'aigremoine, d'ozeille, mauves, violettes, veronique, de chacune demie poignée.
Semence de lin, demie once:
De fenouil, de carvi, de chacune une dragme:
Faites cuire le tout en quantité suffisante d'eau commune & dissolvez dans dix onces de la colature.
Miel rosat solutif, trois onces.
Huile violat, deux onces.
De camomile, une once, pour un clistere.

Après avoir rendu ce clistere dont il eut trois selles, je debandai sa plaie d'où il sortit un peu de sang, & le blessé se plaignit en même tems d'une grande chaleur

avec douleur au côté bleſſé, à cauſe de l'efferveſcence du ſang ramaſſé dans la poitrine, qui ne pouvoit pas ſortir, quoi qu'on mît le bleſſé en la même ſituation que
quand il reçut le coup, parce que la plaie étoit trop étroite, outre cela la fievre aug-
mentoit beaucoup, de ſorte qu'il étoit neceſſaire de donner iſſue au ſang, en dilatant la plaie avec le ſcalpel de la *Table xiij. Fig.j. & de la Table xvij. Fig.vj.* D. ou
par une nouvelle ouverture entre la troiſiéme & quatriéme côte ſelon Hipocrate
Table xxxvij. Fig.ij. O. qui commence à compter par la onziéme qui eſt la même
choſe que s'il diſoit qu'il faut faire l'ouverture entre le ſeptiéme & la huitiéme commençant à compter par les ſuperieures.

La dilatation de la plaie étoit inutile parce que la plus grande partie du ſang étoit
ramaſſée dans la region du diaphragme. La paracentheſe étoit fort peu avantageuſe,
car elle n'auroit de rien ſervi au côté gauche, parce que la matiere étoit contenue au
côté droit, auquel la grande douleur du dos & du foie & la tumefaction empêchoient
de faire l'inciſion. Il reſtoit de vuider la matiere par les urines & par les crachats,
mais il y avoit trop de danger d'attendre ces évacuations, & la quantité de la matiere
menaçoit d'étoufer la chaleur naturelle.

Je me contentai de bander la plaie comme le jour precedent, & penſant en moi-
même aux moiens de venir à bout de cette évacuation, je fis faire la canule & l'obtu-
rateur de la *Table xxxvij. Fig.iv. M.N.* qui ſe peut courber comme on veut en triangle ou en demi cercle, & l'aiant courbé en triangle, je l'introduiſis doucement dans
le capacité de la poitrine, & ſi-tôt que j'en eus retiré le ſtilet, il ſortit par la canule
une grande quantité de ſang ſans qu'il fût beſoin de ſuccer avec la bouche. Après
avoir évacué ce que je voulois de ſang, je mis dans la plaie la canule d'or ailée de la
Table xiij. Fig.xij. enduite de blanc d'œuf batu avec la poudre aſtringente de Galien
& la chriſolite preparée, & par deſſus l'emplâtre de diapalme, l'éponge neuve exprimée dans le gros vin, un linge double & le lien de Soſtratus. Le malade repoſa
beaucoup mieux que la nuit precedente.

Le troiſiéme jour après la bleſſure, je remis la canule courbée dans la poitrine, &
en retirai une livre & demie de ſang ſans aucune diminution des forces. Son diner fut
d'orge mondé & le ſoir il prit l'emulſion qui ſuit.

    ℞. *Semence de melon, demie once.*
       De pavot blanc, une dragme.
       Eau de fraiſier, de pimpinelle, veronique, nenuphar, de chacune
        une once.
    Pour faire une emulſion. Ajoutez-y :
       Pierre chriſolite preparée, perles, corail rouge auſſi preparé,
        de chacun neuf grains.
       Sirop violat, une once.
    Mêlez le tout.

Le patient dormit toute la nuit fort tranquillement.

Le quatriéme jour de ſa bleſſure, il reſſentit une cruelle douleur dans le canal de
l'urine, & celle qu'il fit étoit trouble & puante, ce qui marquoit que la matiere
retenue dans la poitrine prenoit ſon cours par cette voie-là.

Sur le soir il reçut le cliftere fuivant parce que fon ventre étoit conftipé.

    ℞. *De la decoction qui fuit , dix onces.*
        Miel violat folutif , deux onces.
        Poulpe de caffe , fix dragmes.
        Huile violat , trois onces.
  Mêlez le tout pour un cliftere.

Quoi que nous ne fuffions pas bien affeurez fi les parties internes de la poitrine étoient bleffées , dans le doute où nous en étions , nous lui ordonnâmes la même decoction qui fuit pour le lavement & pour injecter dans la capacité.

    ℞. *Feuilles de veronique , pimpinelle , brunelle , plantain , agrimoine,*
        de chacune demie poignée.
        Orge entier , une pincée.
  Cuifez le tout dans une quantité fuffifante d'eau & de petit vin blanc au poids
  d'une livre , ajoutez à la couleure :
        Miel rofat coulé , deux onces.
  Mêlez le tout pour une injection deterfive & confolidante.

Ces injections furent faites avec la feringue de la *Table xxxvij. Fig.iij.* les laiffant dans la plaie & metant dedans la canule d'or trouée & enduite du digeftif , & par deffus le cerat de diapalme , la compreffe en quatre doubles exprimée dans le vin rouge & le refte.

La plaie du carpe fut cependant panfée de deux jours l'un par les remedes convenables & le bandage requis.

Le fixiéme jour , il avoit quelque amertume à la bouche qui m'obligea de lui donner cette potion purgative.

    ℞. *Sirop rofat folutif , une once & demie.*
        Extrait de rubarbe , une dragme.
        Diacarthame , un fcrupule.
        Crême de tartre , demie dragme.
        Eau de chicorée , quantité fuffifante.
  Mêlez le tout pour faire une potion.

Le feptiéme je mêlai avec fa boiffon ordinaire parties égales de la decoction fuivante.

    ℞. *Feuilles de veronique , aigremoine, pervenche , brunelle , fraifier,*
        de chacune une poignée.
        Cendres d'écrevices , une once.
  Faites du tout une decoction en quantité fuffifante de petit vin ou une livre
  & demie ajoutez à la couleure.
        Miel rofat coulé , deux onces.
  Mêlez le tout.

Le huitiéme jour, les plaies du carpe & de la poitrine allerent bien & le bleffé ufa de la potion cordiale fuivante.

> ℞. Poudre de pierre chrifolite preparée , magiftere de perles , de corail rouge, de chacune quatre grains.
> Sirop violat & de coraux , quantité fuffifante.

Mélez le tout.

Le neuviéme jour le bleffé fe porta mieux,& il fortit quelque peu de pus cuit de la plaie de la poitrine,ce qui m'obligea de quiter les injections & de ne metre dans la plaie que la canule feule enduite de digeftif. A l'égard de la plaie du carpe j'y mis pour la cicatrifer le cerat divin au lieu du diapalme.

Le dixiéme jour il ne fortit rien de la plaie de la poitrine , mais le malade fe plaignit d'une petite toux qui fut apaifée par l'ufage des trochifques bechiques fuivans avec l'ambre & le mufc.

> ℞. Efpeces diaireos fimples , deux fcrupules.
> Diambra complet , & d'iris de Florence en poudre, de chacun un fcrupule.
> Trochifques de Gallia mofchata vraie , vingt-deux grains.
> Sucre candi blanc , de penides , de chacun fix dragmes.
> Ambre gris , fix grains.
> Mucilage de gomme adragant tiré avec l'eau rofe , quantité fuffifante, pour former des trochifques.

L'urine étoit toujours trouble & il urinoit avec douleur.

Le onze, comme le malade fe portoit mieux & qu'il ne fortoit plus rien de la cavité du thorax , de peur que la plaie ne degenerât en fiftule , j'y mis une fimple tente couverte de l'onguent de betonica & attachée à un fil,metant par deffus le cerat divin & je ne me fervis plus de canule.

Le 12. 13. & 14. le malade paffa les jours & les nuits fans douleur , & dit qu'il avoit affez de forces pour marcher fans bâton.

Le 15. 16. & 17. la plaie me parut belle & nette , & je diminuai tous les jours la longueur de la tente pour donner moien à la chair de croitre en dedans.

Depuis le 18. jufqu'au 22. le bleffé fe trouva fort bien , & j'ôtai tout à fait la tente, au lieu de laquelle je mis une compreffe de charpie couverte d'onguent de betonica, l'éponge neuve exprimée dans le gros vin , avec le bandage compreffif que l'on apelle cataphracta. Table derniere S.

Le 28. la plaie fut cicatrifée par le cerat divin & le malade gueri.

Le trente-quatriéme jour, il fe plaignit d'une grande douleur au pied gauche mais le corps aiant été purgé des humeurs bilieufes , elle ceffa.

OBSERVATION XLIII.

Une plaie de poitrine qui avoit besoin de la paracenthese.

L'An 1622, en Avril, Antoine Cocher de Padouë fut blessé au dos d'un coup d'épée qui sortoit par la mammelle gauche & faisoit par conséquent deux plaies une devant l'autre derriere. Il tomba du coup par terre, avec sincope, perte de la parole, une sueur froide par tout le corps, le poux intermittent, & le vomissement de sang, de sorte qu'il y avoit soupçon que le cœur ou l'esophage fussent blessez.

Je bandai la plaie des deux côtez, aiant auparavant dilaté le trou de la mammelle avec le scalpel coube de la *Table xxxvij. Fig.viij. B.* metant à chacun une tente d'étoupe enduite d'un blanc d'œuf batu avec la poudre astringente & attaché à un filet, & je n'oubliai rien de tout ce qui est requis en pareil cas, je permis au malade de prendre un peu de vin à cause de sa grande foiblesse, car je ne pûs reconnoître aucun mouvement aux arteres du carpe pendant un jour entier. Le lendemain quoi qu'il fût sorti beaucoup de sang par la plaie, je ne pûs sentir aucun pouls que lors que le blessé étoit changé d'un côté sur l'autre. Le même jour on lui donna d'une panade qu'il rejeta aussi-tôt, ce qui me fit conclure que l'esophage étoit blessé.

Le troisiéme jour le patient respira avec difficulté. Il sentit beaucoup de douleur proche le diafragme du côté blessé, sans qu'il sortît une seule goute de sang de la plaie, ce qui étoit de plus étonnant, on ne lui trouvoit point de pouls en quelque endroit qu'on le cherchât. On lui ouvrit la poitrine entre la troisiéme & quatriéme côte selon Hipocrate *Table xxxvij. Fig.ij. O.* à dessein d'évacuer la matiere ramassée dans la capacité qui auroit étoufé la chaleur naturelle, & corrompu la substance du poûmon. Il ne sortit de la plaie que trois ou quatre goutes de sang, contre ce que quelques uns disent pour decrier cette operation qu'il arrive une tres-grande hemorragie par l'incision des vaisseaux intercostaux, qu'on peut même facilement éviter tant la veine que l'artere avec le scalpel de la *Table ij. Fig.j.* mais qu'importe que l'un & l'autre soient offensez, puis que le sang qui en vient sort plutôt par l'ouverture nouvellement faite qu'il ne tombe dans la poitrine, & quand il y tomberoit ne s'écouleroit-il pas le lendemain qu'on debande la plaie. Enfin il sortit par l'ouverture de la paracenthese environ une livre de matiere semblable à la laveure des chairs & aussi-tôt je sentis le mouvement du pouls au carpe. Je mis dans la plaie artificielle une tente enduite de blanc d'œuf batu avec la poudre astringente de Galien, je la pansai encore sur le soir & j'en tirai une autre livre de sang mêlé avec le tiers de pus, & j'y mis une tente faite d'un linge roulé & chargée du digestif suivant.

℞. *Huile de milepertuis, demie once.*
   Terebenthine, une once.
   Miel rosat coulé, demie once.
Mêlez le tout pour un digestif.

J'apliquai par deſſus le cerat de diapalme, le linge en quatre doubles exprimé dans le gros vin & le bandage convenable.

Le quatriéme jour je debandai les plaies ſuperieures c'eſt à dire celles de l'épée, & je tirai un verre de pus de la paracentheſe, mêlé avec la quatriéme partie de ſang. Les bords me parurent un peu enflammez, ce qui m'obligea de lui interdire l'uſage du vin, & de lui ordonner l'eau d'orge pour ſa boiſſon. Le pouls étoit tres ſenſible & il ſortit peu de pus des plaies ſuperieures. J'ordonnai au bleſſé le ſirop ſuivant dont il prenoit par la bouche quatre ou cinq onces tous les jours de grand matin & autant ſur le ſoir deux heures avant de ſouper.

> ℞. Orge mondé, une poignée.
> Feuilles de fraiſier, pervenche, bugle, pimpinelle, chicorée, tuſſilage, pilozelle, prêle, vervene, de chacune demie poignée.
> Racine de garance, deux onces.
> Regliſſe, ſix dragmes.
> Eau de fontaine, ſix livres.
> Petit vin blanc, trois livres.

Faites bouillir le tout juſqu'à la conſomption de la moitié, & ajoutez ſur la fin deux ou trois onces de miel roſat coulé mêlez le tout pour faire un ſirop vulneraire.

Le cinquiéme jour, il ſortit par la paracentheſe un verre de pus un peu puant & plus jaune que blanc, les bords parurent livides, les compreſſes noircies, & la fievre plus grande qu'à l'ordinaire, à cauſe des impuretez du corps. Il ſortit par les deux trous de la plaie ſuperieure, un peu de matiere mouſſeuſe comme du fromage, comme j'ai ſouvent vu arriver aux peripneumoniques.

Le ſixiéme jour, il ſortit le matin & le ſoir de la plaie de la paracentheſe, demi verre de pus ſi puant que perſonne ne pût reſter dans la chambre. Les plumaceaux & les compreſſes parurent teintes d'une veritable humeur melancolique. Ce qui me fit ordonner la decoction ſuivante.

> ℞. Scordium, une poignée.
> Miel roſat coulé, demie livre.
> Eau commune, ſix livres.

Faites bouillir le tout juſqu'à la conſomption d'un tiers.

Je faiſois injection d'une livre entiere de cette decoction dans la plaie avec la ſeringue de la Table xxxvij. Fig.iij. F. bouchant enſuite la plaie avec une tente chargée du digeſtif ordonné. Si la ſonde d'argent plongée dans le pus & retirée en même tems devient noire, Hipocrate dit que le malade aura bien de la peine à en rechaper, je mis la ſonde dans le pus à l'imitation d'Hipocrate, qui reſtant en ſa couleur ſans devenir noire, me donna bonne eſperance de la gueriſon du bleſſé.

Le ſeptiéme jour le malade eut beaucoup plus de fievre que les jours precedens, & il ſortit auſſi plus de pus mais bien moins puant que le cinquiéme & ſixiéme jours.

Le huitiéme les bords de la plaie de la paracentheſe furent enflammez avec augmentation de la douleur & de la fievre.

DE L'ARCENAL DE CHIRURGIE.

Le neuviéme jour la puanteur du pus fut fenfiblement diminuée, mais fur le foir toute la circonference de la paracenthefe parut attaquée d'un erefipele, le trou plus dilaté, & la troifiéme côte decouverte.

Le dix, la même plaie parut encore plus ouverte que le neuf, ce qui venoit d'une humeur bilieufe qui à mon avis avoit corrodé par fon acrimonie, la fubftance char-nuë. Il foufrit la nuit une grande douleur vers les faulfes côtes, à caufe de l'erefipele communiqué au nerf intercoftal qui s'infere dans le mufcle oblique defcendant.

Le onziéme jour, il fe porta mieux & dormit toute la nuit, il ne voulut point foufrir l'introduction de la feringue, à caufe de la douleur de la membrane qui revêt les côtes.

Le matin du douziéme, il foufrit comme le jour precedent, c'eft pourquoi je ne mis point de tente dans la plaie, mais feulement un petit morceau d'éponge trempé dans la decoction vulneraire. La nuit il fua deux fois par tout le corps.

Le treize, il fe porta mieux & le pus fortit blanc.

Il n'eft rien de meilleur en ces fortes de rencontres que de ne point purger, parce que les purgatifs, font rendre toutes les humeurs aux inteftins, qui en privent le corps, & l'extenuent dont il s'enfuit plufieurs accidens facheux.

Le quatorze il dormit bien toute la nuit & il fortit peu de pus par la plaie, le foir il en fortit davantage & le pouls fut plus fort que de coutume.

Le quinziéme jour, il eut plus de fievre, parce qu'il s'étoit plus couché fur le côté gauche fain que fur le droit qui étoit bleffé. Sur le foir je mis une tente dans la para-centhefe à caufe que la chair y croiffoit trop.

Le feiziéme jour, le bleffé prit une dragme de rubarbe pour une amertume de bou-che qu'il reffentoit depuis trois ou quatre jours. Il fit quatre felles d'excremens bilieux & fe trouva mieux enfuite.

Le dix-feptiéme jour, je lui donnai du firop vulneraire, & le foir le pus parut blanc, comme la toux étoit ceffée, on ne fit plus d'injections. Il dormit bien la nuit, mais la fievre fut plus forte que le jour precedent.

Le dix-huitiéme jour, je ne mis plus de tente dans la plaie, me contentant de la couvrir de plumaceaux chargez de l'onguent de betonica, & le cerat barbarum par deffus. Le pus parut plus verd que blanc, il dormit la nuit mais avec inquietude, ce qui venoit de l'abondance des mauvaifes humeurs.

Le dix-neuf, il fua toute la nuit, le pus parut un peu verd, c'eft pourquoi il prit quatre heures avant diner, une once & demie de poulpe de caffe diffoute dans un bouillon où on avoit fait bouillir de la chicorée, de la bourrache, pimpinelle & veronique. Il eut trois felles d'excremens fort bilieux.

Le vingt il fortit demie once de pus, ce qui m'obligea de dilater de nouveau la plaie artificielle avec une tente de gentiane & d'y mettre enfuite une canule d'étain avec une éponge exprimée dans le gros vin. Il ne pût point dormir toute la nuit, à caufe de la canule, qui preffoit les côtes & la pleure.

Le vingt-un, quoi qu'il ne fortît point de pus, j'y remis neanmoins la canule, & je lui donnai la même quantité de poulpe de caffe dans le même bouillon y ajoutant de la rubarbe, de mechoacan & de la crême de tartre en poudre. Il ne prit plus de de-coction vulneraire, mais du bouillon alteré de chicorée, de bourrache, laiteron fraifier, & pervenche. Le même jour je trouvai le trou de la mammelle fermé.

Le vingt-deux il prit le même bouillon alteratif.

Le vingt-trois je fis une injection de la decoction vulneraire , il sortit peu de pus mais encore un peu verd , & le malade reprit de la poudre purgative avec de la poudre de casse.

Les 26. 27. & 28. je ne fis plus d'injections , la plaie ne fut pansée qu'une fois le jour. Et deux jours après la fievre diminua.

Le vingt-neuf le blessé prit son bouillon alteratif , le pus parut blanc & le patient hors de danger.

Le trente que je visitai la plaie , il en sortit quantité de pus , les bords de la plaie étoient enflées, pour quelque faute commise dans la façon de vivre. Le malade avoua qu'il avoit mangé du laitage, quoi qu'on lui eût deffendu, il n'en mangea plus & fut bien-tôt gueri.

OBSERVATION XLIV.

Un sinus cutanée ouvert en la poitrine avec l'aiguille tranchante.

UN Officier de l'Empereur fut blessé mortellement l'an 1630. trois travers de doigts au dessous de la clavicule droite , dont étant presque gueri dans le logis de la charuë à Ulmes , il s'atira par son mauvais regime de vivre une inflammation qui supura & degenera en un grand sinus cutanée, dont le fond descendoit jusqu'à la huitiéme côte , d'où la matiere ne pouvoit sortir , que quand le malade étoit situé la tête en bas & les pieds en haut , & avec tout cela le sinus ne se consolidoit point. Le patient fatigué avec raison de tourner tous les jours la tête en bas & les pieds en haut sans rien avancer, aiant ouï parler de moi à son hôte me fit apeller. Je proposai au commencement de faire l'incision du sinus avec le scolopomachairion qui reussit pour l'ordinaire, mais le malade y aiant de la repugnance je me proposai une autre maniere d'operer & d'ouvrir le sinus du moins en sa partie inferieure pour donner issue au pus ramassé. Et j'introduisis par l'orifice du sinus après l'avoir dilaté avec la racine de gentiane preparée, l'instrument en forme d'aiguille de la *Table xv. Fig. v.* qui avoit à sa pointe un petit bouton de cire ; à l'insçu du patient qui croioit que c'étoit une sonde , & aiant percé fort promptement le fond du sinus je retirai l'aiguille. Lors que la matiere ramassée dans le sinus fut sortie par l'ouverture que j'avois faite , j'y mis une tente trempée dans l'œuf batu entier , & à l'orifice superieure une autre tente chargée de l'onguent de betonica , & par dessus le tout l'emplâtre de diapalme & le lien de Sostratus. Je conservai la nouvelle plaie ouverte pendant quelques jours par le moien d'une tente creuse de toile cirée, jusqu'à ce que la plaie superieure fût consolidée avec le cerat divin , après quoi je detergeai les parois du sinus avec l'eau miellée qui servit aussi à les aglutiner , metant sur la plaie une éponge neuve & douce exprimée dans le gros vin & le bandage catraphracta de Galien *Table xlvj. S.* serré autant qu'il étoit permis. Ce sinus étant aglutiné , je diminuai de jour en jour ma tente creuse & je cicatrisai enfin l'ulcere. Cette methode ne manque pas de reussir quand le sinus n'a contracté aucune callosité.

OBSER.

OBSERVATION XLV.

L'empyeme de la poitrine gueri par l'ouverture.

L'An 1625. Nicolas Rohler, Nautonnier d'Ulmes, fut blessé au dos d'un coup de couteau à couper du pain, entre la quatriéme & cinquiéme côte superieure à compter de haut en bas, qui entra si avant dans le poumon qu'outre le crachement de sang le blessé avoit une grande difficulté de respirer. Aiant été apellé à l'instant qu'il reçut le coup, je fis une injection dans la cavité du thorax, composée de la poudre astringente de Galien, du blanc d'œuf & de l'eau de plantain batus ensemble, & je tins la plaie ouverte avec une tente. Pour retablir les forces & arrêter le flux de sang, je lui ordonnai l'usage de l'electuaire de l'observation xlj. & un regime de vivre tres-exact, & je declarai aux assistans, que le malade mourroit, si l'on ne faisoit incessamment une ouverture plus bas avec le scalpel, mais ils s'y oposerent.

Le lendemain au matin, je proposai au malade même la paracenthese d'Hipocrate, à quoi aiant consenti aussi-tôt il fut gueri par ce moien & les autres remedes requis, & vêcut du depuis en parfaite santé.

OBSERVATION XLVI.

La matiere de l'empyeme évacuée par les diuretiques.

L'An 1631. Valentin Deltelbacher Boulanger d'Ulmes se blessa lui même avec un couteau, qui entra dans la cavité de la poitrine au dessous de la mammelle gauche, sans offenser les parties internes. Je mis dans la plaie une tente imbue de l'astringent ordinaire, avec la compresse exprimée dans le gros vin, & le bandage de Softratus. Après quoi je lui fis recevoir un clistere & tirer du sang du bras droit. La matiere se vuida en partie par la plaie & en partie par les urines, & je consolidai cependant la plaie par les mêmes remedes internes & externes qui ont été tant de fois proposez.

OBSERVATION XLVII.

Une plaie de poitrine qui penetroit au travers du diaphragme, jusqu'au fond de l'estomac.

LE 12. Aoust 1645. Melchior Frich, Peigneur de chanvre d'Ulmes, fut blessé à la tête & au nez dont la cure est ci-dessus *Table xxxiij. paragraphe ij. & observation*

Tome II. I

xxij. Et encore à la poitrine cinq travers de doigt au deſſous de la mammelle gauche. Elie Balther Chirurgien de cette ville panſa lui ſeul ſur le champ les plaies de la
tête & du nez avec les aſtringens , mais il me fit apeller pour la plaie de la poitrine.
Voulant la ſonder je ne pûs pas faire entrer la ſonde dans la cavité , parce que l'entrée
de la plaie étoit deſcenduë & que les muſcles étoient en une autre ſituation que lors
que le malade fut bleſſé , & comme je le ſondois il vomit une grande quantité de ſang
& tomba dans une ſincope qui fit croire qu'il avoit plus beſoin du ſecours de Dieu
que de celui des hommes. Je jugeai par ce vomiſſement que l'eſtomac étoit bleſſé &
par conſequent le diaphragme en ſa partie charnue , & que la plaie penetroit. Aiant
déclaré aux aſſiſtans le danger de la vie où le malade étoit , je mis dans la plaie une
tente chargée de l'aſtringent ordinaire , le liniment ſimple par deſſus , & je bandai
la poitrine avec le lien de Soſtratus *Table xxxviij. Fig.vj.*

      Le lendemain à cinq heures du matin le bleſſé vomit encore deux meſures de ſang
mêlé avec du vin & tout ce qu'il avoit mangé. Comme la plaie du nez ne penetroit
point dans la cavité des narines en ſorte que le ſang pût couler de là dans la gorge
& de celle-ci dans l'eſtomac , on me demanda d'où venoit ce vomiſſement de ſang
avec les alimens : je repondis que quoi que la ſonde ne pût entrer dans le thorax &
qu'il ne parût aucune plaie en l'abdomen les accidens ſurvenus faiſoient bien connoitre que le glaive avoit penetré dans la poitrine au travers des muſcles intercoſtaux &
dans l'eſtomac au travers de la partie charnue du diaphragme qui produiroit des ſimptomes bien plus facheux s'il étoit bleſſé en ſa ſubſtance nerveuſe. On jugeoit que la
pleure étoit ouverte & que le ſang étoit découlé dans la cavité du thorax , par la
netteté de la chemiſe, car ſi la poitrine n'avoit pas été ouverte , le ſang de la plaie
ſeroit ſorti en dehors & auroit rougi la chemiſe. Il ne ſert de rien de dire que le
patient ne s'eſt jamais plaint d'aucune oppreſſion de poitrine ni de toux ; puis que le
ſang qui auroit cauſé ces ſimptomes eſt tombé par la plaie du diaphragme dans la
cavité de l'abdomen , où il a ſupuré, & eſt ſorti par la voie des inteſtins.

      Le vomiſſement de ſang mêlé avec le boire & le manger , le degout , & la douleur
vers les flancs font juger que l'eſtomac eſt bleſſé. Aiant principalement égard à la
plaie de l'eſtomac , ſans pourtant negliger les autres , je preſcrivis la boiſſon & les
medicamens conſolidans en petite quantité , mais ſouvent reiterée , de peur que l'eſtomac n'en fût diſtendu , & excité par la diſtenſion à vomir. Pour conſerver les forces du bleſſé je lui faiſois recevoir par jour deux cliſteres compoſez d'un bouillon à la
viande & d'un jaune d'œuf. Sa boiſſon étoit du vin de grenades , de la vieille conſerve de roſes avec la poudre de maſtich. Par exemple :

      ℞. *Vieille conſerve de roſes , quatre onces.*
         Maſtich choiſi ſubtilement pulveriſé , demie once.
         Sirop de grande conſoude , quantité ſuffiſante.

Mêlez le tout pour un electuaire dont il prenoit ſoir & matin la groſſeur d'une
   noix. On faiſoit une embrocation avec les huiles aſtringentes ſur la region
   de l'eſtomac. Par exemple :

℞. *Huiles rofat , de maſtich , de coins , de chacune demie once.*
Huile d'abſinthe , trois drames.
Mêlez le tout.

La plaie de deſſous la mammelle fut toujours panſée comme une plaie ſimple.

Le ſeptiéme jour de la bleſſure le malade fit du pus par les ſelles , & le huit la plaie de la poitrine fut conſolidée.

Le quatorztéme jour & les ſuivans le malade retenoit bien les liqueurs conſolidantes qu'il avaloit , de ſorte qu'il recouvra une ſanté parfaite & qu'il vêquit plus de dix ans en bonne ſanté.

OBSERVATION XLVIII.

Une fiſtule à la poitrine guerie par les corroſifs.

L'An 1643. Jean - Jacque Wlphe, jeune homme d'Helbron, âgé de dix-ſept ans, eut une tumeur dure au côté droit du thorax qui aiant ſupuré & été mal traitée degenera en un ſinus calleux , que les Chirurgiens d'Hailbron regardant comme incurable abandonnerent à la nature. Le patient vint à Ulmes me demander ſecours & je commençai par les remedes generaux , après quoi je dilatai l'orifice étroit du ſinus , avec une tente de moelle de ſureau bien torſe , aſſez pour introduire la ſonde ronde de la *Table viij. Fig .vj.* pour reconnoitre l'état de la fiſtule , & je trouvai que le bord de la côte étoit rude & raboteux , à cauſe de la carie. Pour conſumer la calloſité j'y mis une tente de linge roulé & couverte de l'onguent ſuivant.

℞. *Poudre de ſemence de juſquiame , un ſcrupule.*
Alun & vitriol calcinez , de chacun un ſcrupule & demi.
Beurre lavé dans l'eau de plantain , quantité ſuffiſante.
Mêlez pour faire un onguent.

La calloſité conſommée je mis dans la fiſtule une tente dont j'avois trempé la pointe dans la decoction divine & ſaupoudré d'euphorbe , pour corriger la carie de la côte , le reſte de la tente étant couvert de l'onguent ſuivant , pour empêcher la regeneration du calus.

℞. *Onguent de betoine , une once.*
Egiptiac ſimple , demie once.
Mêlez le tout pour un onguent.

Je m'en ſervis durant deux mois que quelques écailles ſe ſeparerent de la côte, après quoi je diminuai tous les jours la tente ne la chargeant plus que de l'onguent de betoine juſqu'à l'incarnation & la cicatriſation de l'ulcere qui ſe firent par le moien ud cerat divin. Ces topiques avec l'uſage du vin guerirent parfaitement le malade.

I 2

OBSERVATION XLIX.

Une plaie de poitrine dilatée avec le scalpel.

LE 22. Novembre 1632. Jean George Roſtniſer, Courrier d'Ulmes, fut bleſſé au thorax entre la ſix & ſeptiéme côte du côté gauche, la plaie penetroit dans la cavité ſans leſion des parties internes, & étoit ſi étroite qu'on ne pouvoit pas y mettre la ſonde. Ce qui m'obligea de la dilater d'abord avec le ſcalpel, de la *Table xiij. Fig.j.* ou de la *Table xxij. Fig.vij. B.* afin de vuider le ſang ramaſſé dans la cavité de la poitrine qui empêchoit la reſpiration. Aiant vuidé autant de ſang par la plaie que les forces le permettoient, j'y mis une tente faite de lin crud couverte de l'aſtringent & attachée à un long fil, & après lui avoir fait recevoir un cliſtere laxatif, le bleſſé fut ſaigné du bras gauche.

Les jours ſuivans je panſai la plaie ſoir & matin, & en aiant vuidé une quantité ſuffiſante de ſang, j'y mis une tente enduite du digeſtif ordinaire juſqu'à ce que toute la matiere étant évacuée, le pus parut louable. Enfin je mis dans la plaie une canule creuſe d'un linge ciré & chargée du ſarcotique dont je diminuai tous les jours la groſſeur & la longueur juſqu'à ce que l'ulcere étant rempli de chair, fut cicatriſé par le cerat divin.

OBSERVATION L.

Une autre plaie de poitrine dilatée avec le scalpel.

LE 5. Decembre 1627. le Barbier Adam me vint apeller pour Monſieur François Schneder Curé de Lingen qui avoit reçu après ſouper le jour precedent deux coups d'épée par un ſoldat de l'Empereur ; l'un à la partie inferieure de la machoîre droite, l'autre au dos entre la trois & quatriéme côte à l'endroit où Hipocrate ordonne la paracentheſe, du côté droit, penetrante dans la cavité juſqu'à la côte ſuperieure du même côté un peu au deſſous de l'endroit où la clavicule ſe joint à l'extremité ſuperieure du ſternum avec leſion du poûmon & des vaiſſeaux intercoſtaux, & acompagnée de ſincope, d'une grande difficulté de reſpirer, de ſueurs froides, & cruelles douleurs à la poitrine. Le Barbier panſa la plaie du dos avec une tente enduite de blanc d'œuf miſe entre la membrane charnue & le muſcle apellé *ſcalptor ani* ou gratecul, & par deſſus l'emplâtre ſtyptique de Crollius.

La plaie de la machoire inferieure étoit ſimple & il n'y apliqua que le cerat de diapalme. Le 6. Decembre à mon arrivée le bleſſé ſe plaignoit d'une grande difficulté de reſpirer & de grandes douleurs en la partie anterieure & en la poſterieure du thorax, je commençai par ſonder la plaie du dos qui quoi que fort étroite laiſſa entrer le bouton de la ſonde dans la cavité du thorax, ce qui me fit juger que la difficulté de respirer venoit de la quantité du sang ramassé dans la poitrine & je fis d'abord l'injection suivante.

℞. *Poudre astringente de Galien , une dragme.*
Chrysolite preparée , un scrupule.
Quatre blancs d'œufs.
Eau de plantain , quantité suffisante.
Mêlez le tout pour faire une injection.

Je mis dans la plaie une tente attachée à un fil & chargée d'un astringent plus épais, pour la conserver ouverte, & de crainte que les vaisseaux intercostaux ouverts n'augmentassent l'amas du sang , j'apliquai par dessus l'emplâtre diapalme , un linge exprimé dans le gros vin , avec le bandage de Softratus , *Table xxxviij. Fig.vj.* pour contenir la tente & empêcher l'inflammation.

Il usa de l'electuaire suivant pour arrêter l'hemorragie & reparer les forces.

℞. *Conserve de grande consoude , six dragmes.*
Vieille conserve de roses , une once.
Trochisques de terre seellée de carabé , un scrupule.
Bol d'Armenie preparé , deux scrupules.
Perles preparées , un scrupule & demi.
Tablettes de sucre rosat , & sirop de grenades , de chacun quantité suffi-
sante pour faire une opiate , dont le malade usa de tems en tems pen-
dant la journée.

Je lui ordonnai le julep suivant rafraichissant & astringent pour le desalterer & rafraichir.

℞. *Sirop de grenades , de mirtilles , de chacun une once & demie.*
Eau de veronique, de plantain , de brunelle , de chicorée,
de chacune trois onces.
Especes de diamargaritum frigidum , un scrupule & demi.
Mêlez le tout pour deux doses.

A cinq heures du soir il prit quelques grains de laudanum avec les magisteres qui le firent dormir fort tranquillement durant quatre heures.

Le troisiéme jour le blessé reçut le lavement anodin & laxatif suivant à cause d'une douleur qu'il ressentoit au bas ventre.

℞. *Racine de guimauve , de tormentille , de chacune demie once.*
Feuilles de mauves , aigremoine , violette , veronique.
Fleurs de camomile , de chacune une poignée.
Semence de lin , fenugrec , de chacune quatre dragmes.
D'anis , fenouil , de chacune trois dragmes.
Raisins passes , demie once.

I 3

Faites bouillir le tout en quantité suffisante d'eau de fontaine jusqu'à dix onces ; ajoutez à la couleure :

> *Miel rosat solutif, trois onces.*
> *Huile violat, deux onces & demie.*

Mêlez le tout pour un clistere.

Il lui fit faire deux selles de matieres bilieuses & sereuses. On lui tira après la reddition du clistere quatre onces de sang de la basilique du côté blessé.

A trois heures après midi je tirai la tente, mais il ne sortit rien parce que la plaie étoit trop étroite. Je la dilatai avec le scalpel afin de donner issue à la matiere retenue dans la poitrine. Il sortit de la plaie dilatée une livre de sang si chaud qu'en coulant il bruloit le patient comme si c'eût été du feu. Je reiterai l'injection ci-dessus dans la poitrine pour arrêter le sang en refermant les vaisseaux ouverts ; je mis dans la plaie une tente attachée à un fil & chargée d'un remede convenable & j'ordonnai l'onguent anodin suivant pour apaiser la douleur de la poitrine.

> ℞. *Onguent pectoral, une once.*
> *Huile d'amandes douces, de camomile, de vers de terre,*
>   *de chacun une dragme & demie.*

Mêlez le tout.

Le quatriéme jour la fievre fut plus grande que les jours precedens à cause du sang ramassé dans la poitrine. Je debandai la plaie & aiant tiré la tente, il en sortit une livre entiere de sang. A sept heures du soir j'en tirai encore une livre & demie & sur les dix heures, le blessé bût l'emulsion qui suit.

> ℞. *Semence de melon mondée, une once.*
> *De laitues, de pavot blanc, de chacune un scrupule.*
> *Eau de fraises, de pimpinelle, de veronique, de chacune quatre onces.*

Faites une emulsion, & y ajoutez :

> *Poudre de diamargaritum frigidum, un scrupule & demi.*
> *Sirop violat, deux onces.*

Mêlez le tout pour deux doses d'emulsion.

Il prenoit de tems en tems quelques cuillerées du mélange suivant, contre la difficulté de respirer & la douleur de la poitrine, causées par le sang qui decouloit dans la poitrine.

> ℞. *Eau de veronique, trois onces.*
> *De pimpinelle, de chicorée, de plantain, de cerises noires,*
>   *de chacune demie once.*
> *Pierre de besoard, huit grains.*
> *Hematite, demi scrupule.*
> *Terre sellée, un scrupule.*
> *Corail rouge, perles preparées de chacun demi scrupule.*
> *Manus Christi perlée, demie once.*

Mêlez le tout dans une phiole.

Le cinquiéme jour aiant debandé la plaie , il en fortit encore une livre & demie de fang. Après quoi la refpiration fut plus libre que les jours precedens. J'ordonnai la decoction vulneraire qui fuit.

   ℞. *Orge entier , une poignée.*
    Feuilles de fraifes , de pervenche , bugle , pimpinelle , veronique , chicorée,
     farfara , pilofelle , verveine , préle , de chacune demie poignée.
    Racines de garence , de tormentille , de chacune demie once.
    Regliffe , trois dragmes.
    Eau de fontaine , fix livres.
    Vin blanc fec , trois livres.
Faites bouillir le tout jufqu'à la confomption de la moitié & fur la fin de l'ebullition , ajoutez y :
    Miel rofat coulé , deux onces & demie.
Mêlez le tout.

On fit de la couleure un firop dont il prenoit tous les jours quatre onces à fept heures du matin & trois onces à quatre heures du foir. Sa boiffon étoit d'une tifanne d'orge avec les herbes vulneraires.

Le fixiéme jour il fe porta un peu mieux & il fortit encore une livre de fang. Sur le foir le malade fe fentant preffé d'une douleur de ventre à la region ombilicale reçut le cliftere ci-deffus. Je chargeai la tente que je remis dans la plaie du digeftif fuivant.

   ℞. *Terebentine lavée en eau de plantain , une dragme & demie.*
    Huile de vers de terre , une dragme.
    Un jaune d'œuf.
Mêlez le tout pour un digeftif.

Le feptiéme jour le pouls fut fort égal , & il fortit tant le matin que le foir neuf onces de pûs mêlé avec du fang.

Le huitiéme jour il fortit une livre de pus fans melange de fang , mais le bleffé étoit tourmenté d'une toux pour laquelle j'ordonnai le lohok qui fuit.

   ℞. *Lohok de poûmon de renard , lohok fain & experimenté,*
    de chacun fix dragmes.
    Sirop de tuffilage , de rofes feches , de veronique , de chacun une once.
    Hyffope en poudre , demie dragme.
    Fleurs de fouphre bien purgées , un fcrupule.
    Trochifques de fpodium , demie dragme.
Mêlez le tout pour un lohok que le malade prenoit avec un baton de regliffe.

Comme le pus étoit fort puant je continuois les injections avec la decoction de fcordium , d'orge & de miel rofat coulé.

Le dixiéme jour il fortit de la poitrine une livre de pus cuit & mêlé avec quelque portion de la fubftance du poumon , dans laquelle on difcernoit évidemment quelques rameaux de la trache artere.

Le douze & treiziéme le pus étoit cuit , mais la toux & l'amertume de la bouche m'obligerent de lui donner les bolus fuivans deux heures avant diner.

> ℞. *Caffe nouvellement extraite ,* une once.
> *Efpeces diamagaritum frigidum ,* demi fcrupule.
> *Agaric trochifque ,* deux fcrupules.
> *Rubarbe , un fcrupule.*
>
> Pulverifez le tout pour faire un bolus avec du fucre. Il fit trois ou quatre felles.

Le quatorziéme il fe porta mieux que les jours precedens.

Le quinze il fortit quatre onces de pus fort puant c'eft pourquoi je fis l'injection acoutumée dans la poitrine.

Le feize le pus fortit en moindre quantité & moins puant que les jours precedens.

Le dix-feptiéme l'urine fut moins bilieufe qu'auparavant. J'ordonnai le lohok fuivant parce que le malade étoit preffé de la toux.

> ℞. *Racine de grande confoude cuite, pilée & tamifée , deux onces.*
> *Efpeces de diatragacanthum frigidum , fuc de regliffe penides,*
>   *de chacun demie once.*
> *Sirop de regliffe & violat , de chacun quantité fuffifante.*
>
> Mêlez le tout pour un lohok.

Le dix-huitiéme jour le bleffé n'eut plus la toux , le pus fut fans puanteur & la chaleur de la poitrine ne corrompit point l'injection pendant vingt-quatre heures qu'elle y refta.

Le dix-neuviéme jour le malade fe porta bien & l'urine parut naturelle.

Le trente il fe plaignit d'une douleur à la plaie , j'y regardai & trouvai que la canule étoit repouffée par la bonne chair & comme il ne fortoit plus de matiere j'otai la canule & mis en fa place , une tente de linge ciré enduite de l'onguent de betoine , & je feringuai deux fois le jour de la decoction fuivante , dans la cavité du thorax pour confolider & fortifier les parties internes.

> ℞. *Orge entier ,* demie poignée.
> *Racine de grande confoude, de tormentille , de chacune demie onc.*
> *Feuilles de veronique , pimpinelle , pilofelle , pied de lion , de Jacobée*
>   *apellée confoude dorée de montagne , bugle , vervene , prêle , pervan-*
>   *che , fraifier , fcordium , de chacune demie poignée.*
> *Semence de chicorée , demie once.*
> *Eau de fontaine , fix livres.*
> *Vin blanc , une livre.*

Faites

Faites cuire le tout jusqu'à la consomption d'un tiers. Ajoutez sur la fin :
Miel rosat coulé , deux onces & demie.
Mêlez le tout pour une injection.

Le trente-sixiéme jour , la plaie étant entierement consolidée & le malade gueri il parut en public.

OBSERVATION LI.

Un empyeme heureusement gueri par les diuretiques.

LE vingt-quatriéme jour de Juin fête de Saint Jean Baptiste à sept heures du soir 1638. Monsieur Jean Muschque aïant bien bu fut blessé en duel par Monsieur Grien Lieutenant , au muscle pectoral droit au dessous de la clavicule. La plaie penetroit par la veine cephalique & thorachique dans la cavité de la poitrine , avec une grande hemorragie , syncope , convulsion , râalement , sueur froide , privation entiere du pouls , & le ris sardonien. Le blessé resta en cet état par terre plus d'une demie heure sans mouvement & sentiment. Je declarai à Madame sa femme , que ces simptomes étoient les avantcoureurs de la mort, lui citant le 9.aphorisme d'Hipocrate sect.7. qui dit que la folie ou convulsion survenant à la perte de sang , sont de mauvais signes.

Cependant je lui ordonnai les remedes suivans.

> ℞. *Eau de cerises noires , quatre onces.*
> *Esprit cephalique anhaltin , une dragme.*
> *Pierre de besoard , un scrupule.*
> *Corail rouge preparé , demie dragme.*
> *Pierre chrysolite preparée , un scrupule.*
> *Sucre perlé , demie once.*

Mêlez le tout pour une eau cordiale. Dont le malade usoit à la cuiller.

Pour faire revulsion on lui mit dans le fondement un supositoire fort acre , aux narines & aux carpes , l'eau odoriferante de Fuschsius mêlée avec le vinaigre de rhuë. Je pansai la plaie avec une tente de lin crud trempée dans le blanc d'œuf batu avec la poudre astringente , un linge exprimé dans le gros vin par dessus , & le bandage pour la clavicule de Galien. Il passa la nuit fort tranquillement pansé de la sorte & cuva son vin.

Le deuxiéme jour on lui tira quatre onces de sang de la mediane droite à cause d'une opression de poitrine & d'une douleur qu'il ressentoit à la region du diaphragme. Il prit sur le soir la moitié de l'emulsion suivante pour une ardeur d'urine.

℞. *Semence de melon , une once.*
    Eau de pimpinelle , de fraisier , de veronique, de cerises noires,
      de chacune deux onces & demie.
    Corail rouge preparé , demie dragme.
    Perles preparées , un scrupule.
    Pierre chrysolite , demi scrupule.
    Sucre candi & sirop violat simple , de chacun une once.
Mêlez le tout pour deux doses.

Je pansai la plaie avec une tente chargée d'un digestif composé d'un jaune d'œuf
& de terebenthine lavée dans l'eau rose , & saupoudrée de chrysolite preparée. Je
mis par dessus , la compresse exprimée dans le gros vin chaud & le même bandage.
Le troisiéme jour , son ventre fut laché par le lavement suivant.

℞. *Feuilles de mauve , violette , parietaire , veronique,*
      de chacune une poignée.
    Fleurs de camomile & de mauve , de chacune demie poignée.
    Semence de lin , demie once.
    De melon , de citron , de chacune trois dragmes.
Faites cuire le tout en quantité suffisante d'eau commune.

℞. *De cette decoction , neuf onces.*
      Dissolvez-y :
    Miel violat solutif , deux onces.
    Lenitif , une once.
    huile violat , de camomille , de chacune une once & demie.
Mêlez le tout pour un clistere qui lui fit faire quatre selles.

La crainte de l'écoulement du sang m'obligea de panser la plaie avec un astringent,
composé d'un blanc d'œuf , de la pierre chrysolite & de la poudre astringente de
Galien & à cause de la sincope , il prit plusieurs fois le jour quelques grains de confection d'Alkermes qui lui fit bien.

Le soir après avoir pris son emulsion il se plaignit d'une ardeur d'urine , & en aiant
reçu dans un verre je trouvai du pus au fond. La douleur avec pesanteur à la region
du foie & du diaphragme passa & il dormit tranquillement toute la nuit.

Le quatriéme jour , il fut sans fievre , & parce que la matiere retenue dans la poitrine tendoit à se vuider par les voies de l'urine je jugeai à propos de seconder la
nature par cette potion vulneraire.

℞. *Cendres d'écrevices de riviere , deux pleines mains.*
    Feuilles de pimpinelle , pervanche , veronique , de chacune deux poignées.
    Eau de fraises , deux livres.
Faites bouillir le tout jusqu'à la consomption d'un tiers & ajoutez-y sur la fin:
    Deux onces de miel rosat coulé.

On mêloit soir & matin de cette decoction dans l'emulsion, & l'une & l'autre charioit puissamment par les voies de l'urine le pus ramassé dans la poitrine.

Il sortit de la plaie quelques grumeaux de sang à cause de quoi je seringuai dans la poitrine la decoction astringente & consolidante decrite en l'observation precedente. Je mis dans la plaie la tente canulée de linge ciré, le cerat de diapalme par dessus, l'éponge exprimée dans le gros vin & le bandage.

Le cinq & sixiéme jour, le blessé se porta encore mieux, mais il ne dormit point le septiéme se plaignant d'une douleur à la plaie & dans tout le côté. J'y regardai & trouvai la tente canulée hors de la plaie, ce qui étoit cause que la matiere ramassée dans la poitrine n'en pouvoit sortir & faisoit cette douleur, en effet la matiere étant vuidée la douleur s'apaisa. Le malade aiant une grande amertume de bouche je lui ordonnai la potion suivante.

℞. Manne, une once & demie.
Extrait de rubarbe, une dragme.
Crême de tartre, deux scrupules.
Eau de veronique, quantité suffisante.

Mêlez le tout pour une potion, elle lui fit faire trois selles de matieres bilieuses.

Le soir le bas ventre étoit tendu, mais aiant reçu le lavement ci-devant ordonné il se ramollit & le malade dormit la nuit tant qu'il voulu.

Le huitiéme jour, l'urine fut trouble.

Le neuf il prit l'emulsion avec la decoction vulneraire & la plaie fut pansée comme les jours precedens, excepté que la tente canulée fut chargée du digestif ci-devant marqué, & semé de poudre d'aloès d'encens & de chrysolite, & qu'on ne la metoit dans la plaie qu'après avoir fait l'injection de la decoction vulneraire dans la poitrine.

Le 10. 11. 12 & 13. le blessé se porta tres-bien.

Le quinze l'urine fut fort claire, il dormit toute la nuit, le pus qui sortoit de la plaie étoit bon & blanc, & je retirai la tente canulée pour en mettre une solide chargée de l'onguent de betoine.

Le seiziéme jour, le malade se leva pour marcher un peu, & il sortit tres-peu de pus de la plaie, mais blanc & bien cuit. Le soir il usa de la decoction vulneraire mêlée avec l'emulsion.

Le dix-sept & dix-huitiéme jours, il se porta de même, & il ne sortit point de matiere de la plaie. C'est pourquoi je ne me servis plus de tente, me contentant d'un plumaceau simple, & par dessus le diapalme & l'éponge neuve exprimée dans le gros vin avec le bandage, la plaie fut cicatrisée par le moien du cerat divin entre le vingt & vingt-deux : & le malade gueri.

OBSERVATION LII.

Un cancer ulceré de la mammelle retranché avec le scalpel.

Madame Anne Sibylle, Abeffe d'Wrfpingen, âgée de quarante-fept ans d'un temperament chaud & fec, après cinq ans de fupreffion de fes mois, fentit à la mammelle gauche une petite tumeur dure, noire & tres-douloureufe, elle s'adreffa à un Barbier qui ignorant la caufe & la qualité du mal, tacha de refoudre ce tubercule par les emolliens & les humectans, mais au lieu de foulager la malade il augmenta fon affliction, pour ne pas favoir ce que Sennert & tous les Auteurs nous aprennent ainfi que l'experience que les emolliens rendent le cancer pire & plus farouche. Par un furcroit de malheur un Baigneur arrive pendant cet ufage maudit des emolliens, propofe l'extirpation du mal, mais pendant l'operation épouvanté du fang qu'il voit couler, il s'enfuit comme un lievre & abandonne l'Abeffe tout en fang & prefque aux abois au milieu de fes Religieufes tellement étourdies de la fuite du Baigneur qu'elles ne favoient que faire. Les plus prudentes arrêterent pourtant le fang comme elles purent, & firent revenir leur Abeffe par des eaux cordiales. Mais depuis l'incifion du Baigneur la mammelle commença à s'ulcerer, & aquerir une groffeur prodigieufe avec une puanteur infuportable & une douleur fi violente acompagnée d'une groffe fievre que l'Abeffe n'en pouvoit plus. Elle fe fit aporter en cet état à Sefflinge, pour demander fecours à Monfieur Villinger mon collegue & à moi.

Nous jugeames à la premiere vue que c'étoit un cancer, & nous declarâmes à la patiente, que nous ne pouvions lui donner aucun fecours qu'en retranchant toute la mammelle, lui difant pour la refoudre à fuporter courageufement cette operation qu'elle feroit faite en un moment, attendu que les racines du cancer n'étoient pas encore trop profondes, & qu'elle en gueriroit feurement à caufe que le tems de fes mois étoit paffé. L'Abeffe y aiant confenti je commençai par baffiner & laver la mammelle ulcerée avec la decoction divine pour en diminuer la puanteur la douleur & la pourriture, & j'y femai de la poudre compofée d'alun brulé, de tuthie preparée, de pierre chryfolite & de fcordium, metant par deffus le liniment fuivant.

℞. *Cerat oxelæum, liniment fimple, de chacun une once.*
Huile myrtin, deux dragmes.
Mêlez le tout dans un mortier de plomb.

Nous lui ordonnâmes un vin purgatif fait d'hydragogues & melanagogues, afin de purger doucement & fucceffivement les humeurs vitiées. On lui ouvrit enfuite la mediane droite moins pour tirer du fang que pour en connoitre la fubftance & les qualitez. Il fe trouva fereux, à demi pourri, & prefque fans aucune liaifon de fibres. Nous lui fimes prendre deux fois le jour de l'opiat fuivant pour pouffer la matiere fereufe du centre à la circonference.

℞. *Conferve de bourache*, *une once & demie.*
   Tro chifques de viperes, *demie once.*
   Sirop de coraux, quantité fuffifante pour former une opiate.

La malade fut fi exacte à prendre nos remedes qu'elle s'en porta beaucoup mieux, & la puanteur avec la pouriture pafferent.

L'Abeffe ainfi purgée & preparée nous pria inftamment, de lui retrancher inceffamment la mammelle. C'eft pourquoi de peur que par un plus long retardement le mal ne jettât de plus profondes racines je preparai les chofes neceffaires pour l'operation & le lendemain 26. Juin 1651. je fis le retranchement de la mammelle de la maniere qui fuit. Après avoir fait avaller à la malade une potion compofée de confection d'Alkermes, d'eau de canelle & des autres eaux cordiales au lieu de me fervir de l'aiguille longue tranchante des deux côtez & fort aigue qui conduife deux fils, & traverfe la plus baffe partie de la mammelle après quoi il faut nouer les deux fils & les ferrer fort étroitement, & fi cela ne fuffit pas, traverfer une autre aiguille & lier de même les feconds fils comme il eft raporté en la *Table xxxviij. Fig.ij* pour éviter la douleur extrême que l'on caufe en traverfant les deux aiguilles ; je lui emportai la mammelle fans paffer aucune aiguille, avec un nouveau lien à plufieurs chefs que j'ai inventé, & que je liai dans toute la circonference de la tumeur ulcerée que j'avois marqué avec de l'encre de forte qu'en un feul coup je lui feparai & enlevai avec un fcalpel bien tranchant, la mammelle d'avec le mufcle pectoral. Je n'arrêtai pas d'abord le fang mais je laiffai defemplir les veines du fang atrabilaire & adufte, puis je touchai legerement avec le cautere actuel les veines & les arteres pour fortifier la partie, & je la panfai avec l'aftringent compofé de la poudre de Galien de la pierre chryfolite preparée, le tout batu avec un blanc d'œuf dont je couvris mes plumaceaux apliquant par deffus le bandage de Galien apellé cataphracta.

Le 27. Juin, le fang étant arrêté, j'apliquai fur la mammelle extirpée le cerat divin au lieu du digeftif, à caufe de l'humidité de la partie.

Le 28. il n'y eut aucune douleur ni aucune marque d'inflammation.

Le 29. elle prit une dofe du vin laxatif, & le 30. un bolus de l'opiate de viperes pour diffiper les reftes des humeurs vitiées.

Le premier Juillet, elle fut portée à Ulmes & fe trouva bien jufqu'au 4. Aouft fans fe plaindre d'aucun accident.

Le fixiéme je remarquai à la mammelle quelques caroncules blanches & je demandai à Madame fi elle n'avoit pas commis quelque faute dans fon regime de vivre, elle m'avoua qu'elle avoit bû un verre de vin à l'inftance de fon œconome, que nous lui avions pourtant deffendu.

Le 8. fa voix devint rude ce qui me fit admirer l'exactitude d'Hipocrate qui dit au livre des glandes que la voix devient rude & apre après le retranchement de la mammelle par maladie ou autrement.

Le neuviéme jour, aiant le ventre conftipé on lui donna une prife de vin laxatif avec de la manne.

Le treiziéme jour, aiant voulu fe defenuier à faire des gans de coton à l'aiguille, elle s'atira un herpés miliaire à la partie inferieure de la mammelle, par le mouvement continuel que le bras fait en tricotant. Nous lui deffendimes ces fortes d'exer-

K 3

cices & nous lui redonnâmes du vin medical pour purger l'humeur acre & bilieuse.

Le quatorziéme jour d'Aoust , je lui apliquai un cautere au dessus du genou gauche , & un autre au bras droit pour faire revulsion des mêmes humeurs qui auroient pu se jetter sur les parties principales du corps.

Le seiziéme la grande chaleur de l'air & la demangeaison de l'herpes donnerent lieu à une excroissance de chair qui nous determina à lui ordonner le sirop suivant.

> ℂ. *Sirop rosat solutif , deux onces.*
> *Extrait de rubarbe , une dragme.*
> *Diacarthame , deux scrupules.*
> *Magistere de tartre , un scrupule.*
> *Eau de chicorée , quantité suffisante* pour un sirop liquide.

Elle fit huit selles de quantité de matiere bilieuse. Je mis sur l'excroissance la poudre qui suit.

> ℂ. *Tuthie , pierre chrysolite preparée , de chacune une dragme.*
> *Alun brulé , quatre scrupules.*
> Mêlez le tout pour faire une poudre que l'on aplique sur des plumaceaux secs.

L'herpes fut pansé avec le cerat citrin , après avoir bassiné la partie avec une decoction de mauves faites en eau de riviere pour diminuer la grande demangeaison, l'excroissance fut entierement consumée & l'herpes avec la demangeaison guerie par ces remedes.

Le 7. de Septembre les deux cauteres firent leur devoir : & depuis le 9. jusqu'au 15. elle usa des pilules d'aloës d'Aquapendente au poids d'un scrupule par jour , tant pour la douleur de tête que pour la constipation du ventre.

Enfin la mammelle étant cicatrisée le 28. Septembre on lui ouvrit la veine pour voir la qualité du sang qui parût bon , rouge & exempt de corruption.

Le 6. Octobre , Madame l'Abesse partit d'Ulmes parfaitement guerie & bien joieuse après nous avoir remercié fort genereusement.

OBSERVATION LIII.

Une plaie d'arquebuse à l'aine & à la verge.

AU mois de Juillet 1633. un Cornette de cavalerie fut blessé d'un coup de mousquet en la cuisse droite joignant l'aine qui prenoit le conduit de l'urine & la cuisse gauche en sorte que la bale penetroit la racine de la verge & suivoit le conduit de l'urine.

Je fus apellé le troisiéme jour de la blessure & craignant la gangrene parce que le malade se plaignoit d'avoir tout le conduit de l'urine dechiré , d'une inflammation de la verge & d'un priapisme , je lui ordonnai un clistere lenitif & un regime de vivre

fort éxact , remedes excellens pour prevenir toutes fortes d'inflammations. Je feringuai dans les plaies de l'aine droite , de la verge & de la cuiſſe gauche , de l'huile
violat lavée ſept fois dans les eaux de chardon benit & de mauves , mêlée avec un
peu de miel roſat coulé , trempant dans la même mixtion les tentes que je metois dans
les mêmes plaies , avec le liniment ſimple par deſſus , le cataplâme compoſé de farine
d'orge , & de feves , de mie de pain , d'oxymel ſimple avec l'huile roſat & l'huile
violat & le bandage convenable.

Le quatriéme jour , le Chirurgien lui tira par mon ordonnance ſix onces de ſang
de la baſilique droite , à cauſe de l'inflammation de la verge & de la fievre. Le même
jour après diner , on lui tira encore cinq onces de ſang de la ſaphene du pied droit,
& le ſoir il prit l'emulſion qui ſuit à cauſe de la cruelle douleur de la verge & de la
dyſurie.

℞. Semence de melon , ſix dragmes.
De laituë , de pavot blanc , de chacune une dragme.
D'agnus caſtus , deux ſcrupules.
Eau de nenuphar , de fraiſes , d'ozeille , de chacune trois onces.
Mêlez le tout pour une emulſion. Ajoutez-y :
Sirop violat , une once & demie.

Le cinquiéme jour il ſe plaignit d'une grande douleur en piſſant parce que l'eſcarre commençoit à ſe ſeparer du canal de l'urine & des autres plaies. C'eſt pourquoi j'y fis l'injection ſuivante.

℞. Eau roſe , de mauve , de chardon benit , de chacun deux dragmes.
Bol d'Armenie preparé , corne de cerf calcinée & preparée,
de chacun une dragme.
Pierre chryſolite preparée , un ſcrupule & demi.
Huile violat , une once.
Mêlez le tout.

Je mis à la plaie du canal de l'urine au lieu de tente dans l'orifice du gland , le
cathete ou algalie d'or de la Table xiij. Fig.vj. couvert d'un linge enduit du liniment
ſimple , de la laine graſſe trempée d'huile roſat chaude , aux aines , & le liniment
de l'onguent ſuivant aux lombes.

℞. Cerat de Galien , deux onces.
Onguent de la Comteſſe , demie once.
Huile roſat , deux dragmes.
Mêlez le tout pour un liniment.

Le 6. le patient ne put uriner par le canal de la verge qui étoit bouché par une
portion de l'eſcharre , que je tirai avec les pincettes.

Le 7. le bleſſé fut ſans douleur & il ſe porta un peu mieux que les jours precedens.

Le 8. il bût du vin, qu'on lui avoit pourtant deffendu & il badina avec les servantes du logis. Le soir il se plaignit d'un priapisme & d'une inflammation douloureuse de la verge, il reçut un lavement à raison du flux de sang avec une emulsion, & les lombes furent enduits d'un onguent astringent & rafraichissant, l'injection faite dans le canal de l'urine & le cathere couvert d'un linge enduit du liniment simple y fut apliqué.

Je fis le 9. l'embrocation d'huile rosat & violat à la plaie de l'aine & de la cuisse où l'inflammation étoit toujours, il fut encore saigné à la saphene gauche & on lui aliqua les mêmes remedes que le jour precedent.

Le 10. il se porta mieux & après la chûte de l'escharre je seringuai la liqueur suivante dans le canal de l'urine.

> ℞. *Eau de plantain, de brunelle, de roses, de chardon benît,*
> *de chacune une once.*
> *Tuthie preparée, deux dragmes.*
> *Pierre hematite, un scrupule.*
> *Bol d'Armenie preparé, demie dragme.*
> Mêlez le tout.

Je pansai les plaies de l'aine & de la cuisse, avec les digestifs, detersifs, sarcotiques & epulotiques.

Le 11. il fut jour & nuit sans douleur.

Le 12. étant constipé, il prit le bolus suivant.

> ℞. *Casse nouvellement extraite, une once.*
> *Manne, deux dragmes.*
> *Poudre de reglisse, un scrupule.*
> *Sucre fin, quantité suffisante* pour faire un bolus, dont il alla quatre fois
> du ventre.

Le 13. à cause de la gonorrhée sans virulence je lui ordonnai cet opiat.

> ℞. *Conserve de mauves, de violettes, de fleurs de chicorée,*
> *de chacune une once.*
> *Semence d'agnus castus, une dragme & demie.*
> *Semence de laituë, de pavot blanc, de chacun deux scrupules.*
> *Sirop de pavot rouge, quantité suffisante.*
> Mêlez le tout pour faire une opiate, il en prenoit la grosseur d'une chataigne
> le matin & autant le soir avant de prendre son emulsion & de se mettre au lit.

Le 14. quelque matiere gluante boucha tellement le conduit de la verge proche du gland, que l'urine sortoit par la plaie de l'aine. Je tirai cette glu avec la pincette, je fis ensuite injection de la liqueur ci-dessus prescrite, & je mis dans le canal de l'urine une tente canulée ointe du liniment simple, que je retins avec un fil de peur qu'elle ne tombât.

Les 15.16.17. 18. & 19. il fe porta tres-bien par l'ufage de ces remedes , il fortit des plaies , un pus blanc , doux , égal & en petite quantité , & la chair vermeille commença à germer.

Les 22. & 23. au lieu du petit canal de la *Table xiij. Fig.xvj.* je mis une bougie de cire enduite du cerat divin dans le conduit de l'urine, qui le confolida, il obfervoit cependant un regime de vivre exact & prenoit regulierement fon emulfion.

Le 27. le canal de l'urine fut entierement confolidé & les plaies externes de la cuiffe & de l'aine entierement cicatrifées.

OBSERVATION LIV.

Un cancer de la mammelle mal retranché.

LE 9. Decembre 1648. je vifitai avec George Nedlin & Jean George Bauler, Chirurgiens d'Ulmes, par l'ordre du Senat, la femme de Mathias Nettemberger, Cabaretier de Willing , qui foufroit une grande douleur au bras gauche , de ce que le nommé Knobloch lithotomifte , lui avoit retranché fans aucune preparation ni évacuation antecedente, trois femaines après avoir été acouchée , un cancer oculte de la mammelle gauche , en prefence d'un Medecin d'Ulmes , & d'Efechiel Bogel Chirurgien affez expert du lieu , qui craignant de bleffer les vaiffeaux , avoit laiffé à refoudre par les topiques deux tumeurs fous l'aiffelle grandes à la verité & de la groffeur du poing chacune , mais qui n'étoient point adherentes aux mufcles. Knobloch y aiant apliqué des refolutifs pendant douze jours fans aucun effet, mit un cauftique fait avec l'arcenic à la tumeur anterieure , qui bien loin d'agir fur fa racine & de la corroder caufa de fi grandes douleurs à la patiente , pour avoir negligé d'y mettre un deffenfif , que les humeurs y acourant de tout le corps , enflerent extraordinairement le bras.

Les chofes étant en cet état quand nous arrivâmes nous declarames au mari & aux affiftans qu'il étoit impoffible de guerir cette infortunée , par le fer ni par le feu ni par aucuns medicamens , & qu'infailliblement elle periroit pour n'avoir pas retranché à tems ces tumeurs , comme il arriva malgré tous les foins que Bogel fon Chirurgien ordinaire y aporta. Car les forces épuifées ne purent permettre l'ufage du fer ni des purgatifs , & les douleurs ne purent être calmées par les anodins. Ceux qui firent cette operation eurent tort de l'avoir entreprife dans le tems de l'acouchement qui ne permetoit pas de purger prealablement la malade de l'humeur atrabilaire, & encore parce qu'ils n'extirperent pas le mal avec fes racines , contre le precepte d'Hipocrate *aphorifme* 12. *fect.*2. où il dit que les reftes des maladies , caufent pour l'ordinaire des recidives. Ajoutez que par l'aplication de l'arcenic remede tres dangereux , ils avoient incité le mal en arrêtant les lochies.

La patiente & fon mari eurent pareillement tort de n'avoir pas fait faire cette operation, par des Anatomiftes fçavans , qui auroient fait preceder les remedes generaux & auroient retranché les tumeurs qu'on avoit laiffées mal à propos fans bleffer les vaiffeaux puis qu'elles n'avoient pas de racines profondes , & par confequent fans danger de recidive. Ou bien ils n'auroient point fait l'operation s'excufant fur ce que dit Hipocrate *fect.6. aphor.*38. que ceux qui ont des cancers ocultes fe trouvent beaucoup mieux quand on ne les touche point que quand on y aporte des remedes, qui ne manquent gueres d'avancer leur mort, au lieu qu'on prolonge leur vie en ne leur faifant rien.

OBSERVATION LV.

Un petit cancer oculte de la mammelle gueri par des medicamens refolutifs.

AU mois de Septembre 1634. Barbe Henieren du village de Berniaring, me montra à la mammelle gauche, une tumeur furvenuë par la fupreffion de fes mois. qui paroiffoit ne pouvoir guerir autrement que par l'extirpation : car elle avoit tous les fignes d'un cancer ; favoir une grande dureté qui ne cedoit point aux doigts qui la preffoient, une douleur aiguë, avec rondeur, inegalité, lividité, chaleur, & elevation des vaiffeaux noirs & livides dans la circonference. La malade ne voulut point fouffrir l'operation que je lui propofai & quoi que Hipocrate, Amatus Lufitanus & tous les anciens Auteurs defendent d'apliquer aucuns remedes externes à ces fortes de cancers, j'entrepris neanmoins d'en faire à celui-ci parce que j'en avois vu quelques-uns guerir par des topiques convenables. Je commençai donc par faire prendre à la malade cette potion melanagogue.

> ℞. *Confection hamech, fix dragmes.*
> *Extrait d'ellebore noir, un fcrupule.*
> *Crême de tartre, demi fcrupule.*
> *Decoction de fleurs & de fruits, quantité fuffifante.*
> Mêlez le tout.

Parce que les douleurs augmentoient au dos, je lui tirai fix onces de fang de la faphene gauche, après quoi pour purger tout le corps teint de l'humeur atrabilaire, je lui donnai la teinture magiftrale decrite en la derniere table fous la lettre *Æ.* puis j'apliquai fur la mammelle malade le cerat de Jean Prevoft qui fuit.

> ℞. *Farine de millet, deux onces.*
> *Huile rofat complete, batuë dans un mortier de plomb, une once.*
> *Plomb crud pulverifé, demie once.*
> *Poudres de verge dorée, de de morelle, de laiteron,*
> *de chacune deux dragmes.*
> *Cire jaune, deux onces & fix dragmes.*
> *Refine de pin, dix dragmes.*
> Mêlez le tout pour faire un cerat.

Il fit refoudre la tumeur infenfiblement dans l'efpace de trois mois. Comme la malade foufroit depuis deux ans une fupreffion de fes mois, malgré plufieurs remedes qu'on y avoit fait inutilement, je lui apliquai un cautere à la partie externe de chaque cuiffe pour faire revulfion de la matiere peccante vers les parties inferieures, elle les tint ouverts un an durant après la refolution de la tumeur, au bout duquel cette malheureufe qui fe croioit guerie les laiffa fermer, & du depuis elle commença à fe plaindre d'une nouvelle tumeur à la mammelle droite, qui aiant été extirpée dans fa racine par le fer, elle reprit l'ufage de la decoction magiftrale & renouvela les cauteres, que je lui confeillai de conferver ouverts le refte de fes jours.

OBSERVATION LVI.

Douleurs du cancer apaifées, & l'entrefeffon gueri.

LA femme de Pierre Helbronner avoit un petit cancer oculte à la mammelle droite, & un grand cancer ulceré & douloureux à la gauche; le premier fut diffipé par l'aplication du cerat oxelæum batu dans le mortier de plomb, après l'ufage de la decoction magiftrale, & les cruelles douleurs du cancer ulceré furent apaifées par le melange du liniment fimple, du cerat oxelæum & de l'huile mirtin raporté en l'obfervation lij. qui eft le veritable anodin du cancer.

La même étoit fujette tous les ans à une écorchure entre les cuiffes qui pour être trop graffes fraiant l'une contre l'autre s'écorchoient & s'enflammoient en marchant fur tout pendant les chaleurs de l'été, dont elle fe gueriffoit promptement en fe lavant les parties écorchées de la decoction de feuilles de mauves faite en eau douce & les faupoudrant de la poudre fuivante.

    ℞. *Fleurs de balauftes, demie once.*
       Rofes rouges, fantal rouge, de chacun trois dragmes.
       Camphre, demi fcrupule.
    Mêlez le tout pour faire une poudre tres-fine.

Elle guerit auffi en peu de tems l'inflammation & les écorchures qui arrivent aux petits enfans, par l'acrimonie du lait & de l'urine.

OBSERVATION LVII.

Une ulceration de poitrine avec douleur, apaifée par un cautere à la cuiffe.

JEan Glafer, Nautonnier d'Ulmes, âgé de huitante ans, avoit une grande oppreffion & douleur de poitrine, qui ceffrent par des puftules furvenuës au côté droit dès qu'elles furent ulcerées. Comme ces ulceres étoient aſſez facheux quoi que petits, il pria un Chirurgien de les lui guerir. Mais ils ne furent pas plutôt cicatriſez que la douleur & l'opreſſion de poitrine revinrent, de ſorte que le malade paſſa pluſieurs ſemaines ſans pouvoir dormir. Le malade m'aiant demandé mon avis, je m'informai de lui s'il n'avoit pas eu autrefois quelques ulceres aux jambes, il me repondit qu'il en avoit gardé un fort grand durant dix ans à la jambe droite qui l'empêchoit de marcher, & que depuis qu'il étoit fermé cette opreſſion de poitrine lui étoit venuë, la douleur enſuite, puis les puſtules & enfin ces petits ulceres.

Pour faire revulſion des humeurs j'apliquai un cautere à la cuiſſe du côté autrefois ulceré, avec l'inſtrument de Jule Caſteri de Plaiſance, & y voiant le lendemain quelque inflammation, j'aſſurai le patient du retour de ſa ſanté, en effet après la ſeparation de l'eſcharre le cautere faiſant bien ſon devoir, la douleur de poitrine & la difficulté de reſpirer ceſſerent peu à peu & le malade en fut delivré entierement en trente jours, de ſorte que le bon vieillard vêquit plus de deux ans enſuite en bonne ſanté, vaquant à ſes affaires. On doit aprendre par cette obſervation que les vieux ulceres ſur tout des vieillards ne ſe doivent jamais conſolider, puis qu'ils ſervent à évacuer les impuretez du corps, & combien il eſt utile d'apliquer des cauteres aux parties internes de la cuiſſe.

OBSERVATION LVIII.

Une plaie d'arquebuſe au dos guerie.

LE 27. Janvier 1644. à trois heures après midi, Balthaſar Steger de Geglingen, s'en allant d'Ulmes à ſa maiſon avec ſa femme, rencontrerent un ſoldat ivre qui d'un coup de mouſquet les bleſſa tous deux, de ſorte que ne pouvant continuer leur chemin ils s'en revinrent à Ulmes où Menſieur Stoklen Chirurgien panſa leurs plaies en premier apareil.

Le lendemain 28. Janvier, je fus apellé en ſecond, à cauſe de la grande douleur de leurs bleſſures. Le paiſan étoit bleſſé de trois bales, dont la premiere s'étoit arrêtée obliquement vers la ſuture lambdoide, la deuxiéme s'étoit attachée au dos vers la huitiéme côte, je tirai ces deux bales avec les dens de la pincette, mais la troiſiéme avoit penetré ſi avant au deſſus de l'os ſacrum qu'il fut impoſſible de la retirer. Nous dilatames avec un peu de charpie la plaie de l'occiput, celle du thorax n'étant pas conſiderable fut traitée comme une plaie ſimple. La plaie proche de l'os ſacrum étoit ſi douloureuſe qu'elle cauſa une inflammation qui s'étendoit juſqu'aux parties honteuſes. A cauſe de l'hemoragie nous y fimes l'injection de blanc d'œuf batu avec la poudre aſtringente de Galien, la pierre chryſolite preparée & l'eau de plantain, & nous apliquâmes ſur l'inflammation le liniment ſimple & par deſſus le cataplâme décrit ci-après.

Pour faire revulſion le malade reçut un cliſtere rafraichiſſant & on lui tira du ſang du bras droit. Il prit ſur le ſoir une doſe du ſirop rafraichiſſant ci-deſſous & quelques cueillerées de l'eau cordiale ſuivante.

℞. *Eau de cerises noires, deux onces.*
De pimpinelle, de roses, de chacun une once.
Eau de canelle, trois dragmes.
Esprit cephalique analtin, deux scrupules & demi.
Corail rouge preparé, un scrupule & demi.
Pierre chrysolite preparée, demi scrupule.
Manus Christi perlé, demie once.

Mêlez le tout dans une fiole.

℞. *Sirop aceteux simple, une once.*
Sirop de limons aigres, demie once.
Eau de chicorée, deux onces.
De nenufar, une once.
Poudre de perles preparées, demi scrupule.

Mêlez le tout pour une dose.

La femme fut blessé de cinq bales, dont la premiere entroit au dessous de l'oreille gauche & aiant rampé sous le cuir sortoit vers l'os de la machoire superieure, la deuxiéme, troisiéme & quatriéme s'atacherent au dos entre les épaules, la cinquiéme entra par la partie interne de l'humerus d'où elle glissa vers le pli du coude par où elle sortir. Nous traitames les plaies de la machoire inferieure & d'entre les épaules comme simples & celle du coude comme plaie composée, & à cause de la grande inflammation de tout le bras nous mîmes dans la plaie des tentes chargées du digestif suivant.

℞. *Terebentine lavée en eau de plantain, une dragme.*
Huile de vers de terre, une dragme & demie.
Un jaune d'œuf.

Mêlez le tout pour un digestif.

Avant de nous en servir nous fimes une injection dans la plaie, d'huile violat & de vers de terre, apliquant par dessus le diapalme étendu sur un linge serré & couvert du liniment simple & dessus tout le bras le cataplâme fait de farine d'orge & de fèves, de mie de pain, d'huile rosat, de camomile & de vers de terre, avec le gros vin & le bandage requis. On continua ces medicamens jusqu'au septiéme jour que l'escarre se separa, faisant cependant observer à la malade un bon regime de vivre avec les remedes preparans & alterans.

Le huitiéme jour, elle se porta mieux & la douleur avec l'inflammation de tout le bras furent palliées. Nous couvrimes pour lors les tentes du liniment suivant.

℞. *Terebentine lavée en eau de plantain, une dragme.*
Poudre de mirrhe, & d aloes, de chacun un scrupule.
Pierre chrysolite preparée, demi scrupule.
Miel rosin coulé, une dragme & demie.
Baume du Perou, demie dragme.
Sirop de roses seches, quantité suffisante, pour faire un liniment.

L 3

Nous apliquions par deſſus le cerat de diapalme & l'éponge exprimée dans le gros vin , avec le bandage à deux chefs tant ſoit peu ſerré.

Les plaies ſimples de la tête & du dos commencerent à ſe cicatriſer & le quator-ziéme jour la plaie du bras fut auſſi cicatriſée & la patiente s'en alla à Geglingen par-faitement guerie.

A l'égard du mari le troiſiéme jour de ſa bleſſure quoi que le ſinus de l'occiput fût plus grand que le jour precedent , nous le dilatames encore avec l'éponge torſe & nous lavames la plaie avec la decoction divine à cauſe de ſa puanteur.

La douleur & l'inflammation de l'os ſacrum s'apaiſerent par le moien du cataplâme ci-deſſus , & le cliſtere reiteré.

Le cinquiéme jour le pus de la plaie de l'os ſacrum parut blanc & cuit , la plaie de l'occiput fut aſſez large , mais le bleſſé ſe plaignoit d'une inſigne douleur de tête vers le front.

Le ſeptiéme jour la tumeur & la douleur d'environ l'os ſacrum furent apaiſées , & celle du front ſe termina par une hemorragie du nez.

Le huitiéme jour nous mîmes dans la plaie de l'os ſacrum , une tente enduite de l'onguent ſuivant.

ꝶ. *Pierre chryſolite preparée , hematite , aloes , bol d'Armenie preparé,*
de chacun un ſcrupule & demi.

Pulveriſez & mêlez le tout avec le blanc d'œuf pour former un onguent.

Nous apliquames par deſſus l'emplâtre de blanc cuit.

Le neuviéme jour , il n'y eut plus de douleur & le bleſſé dormit tranquillement toute la nuit. Nous rendimes la tente de l'os ſacrum plus courte , & nous mîmes aux parties laterales de la plaie une éponge exprimée dans le gros vin tiede avec le ban-dage expreſſif. La plaie de l'occiput étoit toujours ſineuſe & jettoit une matiere ſereu-ſe ſans douleur.

Le dixiéme jour , le bleſſé avoit paſſé fort doucement la nuit , & la plaie de l'os ſacrum ſe porta bien , car il en ſortit du pus blanc & cuit en petite quantité. Le malade ſentit aux yeux une douleur avec peſanteur , qui ceſſa par une hemorragie du nez quelques heures après , le malade nous dit que cette hemorragie lui étoit fami-liere.

Le onziéme jour , la plaie de l'os ſacrum fut cicatriſée.

Le 12. je ſondai la plaie de l'occiput avec le bouton de la ſonde , & je trouvai qu'elle ne penetroit qu'obliquement entre le muſcle trapeze & le releveur propre de l'omoplate. Je dis au Chirurgien & au bleſſé que cette plaie étoit encore dangereuſe à cauſe de la grande contuſion. Il dormit fort tranquillement la nuit , & le 13. il s'en alla à cheval en ſa maiſon à cauſe qu'il y avoit des ſoldats logez chez lui en quartier d'hiver. Le Chirurgien le viſita tous les jours & guerit le ſinus.

Dix jours après le Chirurgien me pria d'ordonner une potion purgative au bleſſé, elle lui fit faire pluſieurs ſelles. Le lendemain le Chirurgien me vint dire qu'il faloit ouvrir le ſinus & qu'il ſavoit tres-bien la maniere de le faire, j'y conſentis , & il l'ou-vrit le 28. Fevrier mais je ne ſais de quel ſcalpel il ſe ſervit. Car le lendemain 29. du même mois la fievre ſaiſit le malade qui prit le premier jour de Mars le ſirop purgatif ſuivant.

℞. *Sirop rosat solutif , une once & demie.*
Manne , six dragmes.
Extrait de rubarbe & de diacarthame, de chacun demie dragme.
Magistere de tartre , un scrupule.
Eau de cerises noires , quantité suffisante.

Le malade la vomit incontinent après l'avoir avalé & il n'alla pas une seule fois du ventre.

Le troisiéme jour de Mars le malade se trouvant plus mal j'allai à Geglingen où je le trouvai fort foible & toute la plaie acompagnée d'une inflammation eresipelateuse. Le Chirurgien avoit à peine ouvert la troisiéme partie du sinus en la surface , sans s'être aperçu d'un grand sinus qui étoit un peu plus bas où le scalpel n'avoit pas touché. Le pericrane étoit si pourri qu'on l'auroit pu separer facilement du crane avec le bouton de la sonde.

La plaie aiant été pansée par les remedes convenables , & les forces un peu reparées , on lui tira du sang de la basilique, qui étoit sereux & à demi pourri. Je persuadai au blessé de se faire aporter en litiere à Ulmes.

Le 4. y étant arrivé je trouvai en debandant la plaie que l'eresipele ocupoit outre la plaie toute la partie posterieure de la tête ; en sorte que le malade se plaignoit d'une douleur de tête encore plus violente & ne pouvoit ouvrir les yeux.

Le 5. il reçut un clistere rafraichissant & revulsif à cause de la chaleur des parties internes.

℞. *Racine d'ozeille & de guimauve , de chacune demie once.*
Feuilles de nenufar , de violettes , mauves , betoine.
Fleurs de camomile , de chacune demie poignée.
Semence de lin , trois dragmes.
De citron , de fenouil , de chacune une dragme.
Raisins passes , demie once.
Cuisez le tout en suffisante quantité d'eau de fontaine, & ajoutez à la coulure.
Miel rosat solutif , quatre onces.
Huile violat & de camomille , de chacune une once & demie.
Mêlez le tout pour un clistere.

Il prit le soir un julep rafraichissant.
Le 6. il passa tranquillement la nuit , mais il se plaignoit d'un mal de cœur , & d'un grand abatement de forces je lui ordonnai l'opiate suivante.

℞. *Conserve de roses vitriolée , de violettes , de chacune une once.*
Confection alchermes , une dragme.
D'écorce de citron confite , deux dragmes.
Sirop de limons aigres , quantité suffisante.
Mêlez le tout our pune opiate. Il en prenoit souvent pendant le jour.

Il fortit de la plaie un pus demi fanguinolent & le pericrane parut à demi pourri. Mais quoi que la plaie requît d'être plus dilatée à caufe du finus, la foibleffe des forces ne le permetoit pourtant pas. On lui donna quelques emulfions à raifon d'une oppreffion de poitrine & parce qu'il ne dormoit point.

> ℞. *Semence de melon , demie once.*
> *De pavot blanc , une dragme.*
> *Amandes douces , deux drahmes.*
> *Eau de nenufar , de cerifes noires , de fraifes , de chacune trois onces.*
> Mêlez le tout & y ajoutez :
> *Magiftere de corail rouge , demie dragme.*
> *Sucre perlé , demie once.*
> Mêlez le tout pour deux dofes.

Le feptiéme jour, le malade fe porta mieux, l'enflure de la tête & de la face diminua, & le pus parut blanc & cuit, mais les bords de la plaie étoient fordides ce qui m'obligea d'y mettre l'onguent Egiptiac d'Hildanus. Nous mimes fur le pericrane à demi pourri, le firop de rofes feches mêlé avec l'efprit de vin. Il reçut le même cliftere que ci-devant à caufe de la foif & de la douleur de tête.

Le huitiéme jour, la fievre s'apaifa un peu, mais le malade fe plaignit d'une douleur & inflammation de la plaie de l'os facrum qui étoit cicatrifée, c'eft pourquoi on lui donna un lavement & les emulfions ordinaires. Nous apliquames à la plaie qui étoit fordide l'onguent Egiptiac compofé & au pericrane à demi pourri le firop de rofes feches mêlé avec l'efprit de vin & nôtre decoction divine.

Le neuviéme jour, il dit qu'il avoit dormi fix heures. Il fortit de la plaie du pus tirant fur le verd mais en petite quantité. Il fe porta mieux le foir & il n'y eut plus de chaleur.

Le 10. il fe plaignit d'une tres-grande chaleur au dos & d'une violente douleur de tête, difant qu'il ne pouvoit dormir à caufe des fonges terribles. Il reçut fon cliftere acoutumé dont il fit trois felles de bile.

Le 11. il fe porta bien & paffa tranquillement la nuit.

Les 12. 13. 14. & 15. il fe porta tres-bien & il ne fortit du finus interne que tres-peu de pus bien cuit.

Le 16. il fe porta bien, mais parce que fon corps étoit plein de bile il ufa du firop qui fuit.

> ℞. *Sirop rofat folutif , deux onces.*
> *Extrait de rubarbe , quatre fcrupules.*
> *Diacarthame , un fcrupule.*
> *Magiftere de tartre , demi fcrupule.*
> *Eau de cerifes noires , quantité fuffifante.*
> Mêlez le tout pour une potion.

Le vingt-troifiéme jour, le finus inferieur ne fe pouvant pas confolider à caufe de l'orifice fuperieur, je perfuadai au malade d'ouvrir le finus pour donner iffue à la

matiere,

matiere, quoi qu'il eût beaucoup d'averfion pour cette operation à caufe que la precedente n'avoit de rien fervi. Je mis le foir une bougie de cire jufqu'au fond du finus
où je la laiffai toute la nuit. Le lendemain matin je l'en retirai & mis à fa place l'aiguille de la *Table xiij. Fig.viij.* qui conduifoit d'un bout une petite corde ou feton,
l'autre bout étant tranchant & aiant un petit bouton de cire à fa pointe que je mis
dans le fond du finus, le perçant promptement à l'infçu du malade y laiffant le cordon comme au feton.

Le trentiéme jour, après que le malade eut été encore purgé, & faigné de la mediane du bras droit, il fe porta bien & l'orifice fuperieur fe trouva confolidé jufqu'au cordon.

Le fixiéme jour d'Avril fe portant bien il partit d'Ulmes.

Le 8. on tira le cordon, & le 10. la plaie fut confolidée, & cicatrifée.

OBSERVATION LIX.

Une plaie de poitrine mortelle pour avoir negligé la paracenthefe.

LE 10. Mars à huit heures du foir 1645. un jeune Boucher reçut par un Boulanger, une plaie fort étroite au dos qui penetroit dans la cavité, deux travers de
doigt au deffous de l'omoplate droite & à quatre de l'épine, un vieux Chirurgien fort
adroit, apellé prefque au même moment, panfa la plaie comme fi elle eût été fimple
& n'eût point penetré, n'aiant pu introduire le bouton de la fonde dans la cavité après
l'avoir entrepris plufieurs fois. Cependant le fang découlant des vaiffeaux intercoftaux dans la cavité, caufa une fi grande opreffion de poitrine au malade, que fes
parens me firent apeller à minuit avec un autre Chirurgien.

Je debandai d'abord la plaie qui étoit fi petite à caufe du couteau en forme de
baionnette qui l'avoit faite, du changement de la fituation de la plaie, & de l'aplication des aftringens, qu'il me fut impoffible de pouffer la fonde dans la cavité, ni d'y
injecter avec la feringue les remedes pour arrêter le fang, ni mêmes y introduire
aucune tente. Je declarai aux affiftans le danger de la vie où étoit le bleffé, & la
neceffité tres preffante de faire fur le champ la paracenthefe à l'endroit d'Hpocrate,
Table xxxvij. Fig.ij O. entre la quatriéme & troifiéme côte pour donner iffue à la
matiere extravafée dans la poitrine qui menaçoit d'une fuffocation éminente & certaine. Les parens s'y opoferent formellement, & la matiere n'aiant pû être évacuée
par la voie des diuretiques à quoi j'eus encore recours, le bleffé mourut le fixiéme
jour fuffoqué comme je l'avois predit.

Il y a d'autant plus d'aparence qu'il auroit échapé par la paracenthefe, que les
parties continues n'étoient point bleffées, car puis que le malade ne crachoit point
de fang le poumon n'étoit point offenfé non plus que l'efophage, puis qu'il avaloit le
boire & le manger. Le pericarde, le cœur, la veine cave, ni l'aorte n'étoient pas pareillement bleffées, car il feroit plutôt mort & n'auroit pas tant furvécu. Le diaphragme
n'étoit point ateint n'y aiant aucun des fimptomes qui acompagnent les plaies de cette
partie car le malade ne fe plaignoit de rien que d'une opreffion de poitrine, qui

étoit fans doute caufée par la quantité du fang extravafé dans fa cavité. Lors qu'on apelle un Chirurgien pour une plaie de poitrine, il doit examiner d'abord avec la fonde fi elle penetre dans la cavité ou non, aiant fait mettre le bleffé en la même pofture & attitude s'il eft poffible, où il étoit quand il a reçu le coup. Et fi la plaie penetre qu'il declare qu'elle eft dangereufe. Si elle eft étroite, il la dilatera après en avoir expliqué la neceffité au bleffé & aux affiftans, avec le fcalpel de la *Table xxxvij. Fig.vij. B.* afin que la matiere épanchée dans la poitrine y puiffe paffer pour en fortir immediatement, ou par le fecours de la canule de la *Table xxxvij. Fig.v.* qu'on adaptera à la plaie. Si la plaie eft affez large, il la confervera ouverte pour la raifon qui vient d'être dite. Si la matiere ne peut être évacuée par la plaie qui eft trop haute en la poitrine, ni paffer par la canule, pour n'être pas affez fluide, ni prendre fon cours par la voie de l'urine, pour être en trop grande quantité. Il declarera pendant que les forces du malade le permettent, qu'il ne refte point d'autre remede pour fauver le bleffé, que l'ouverture ou paracenthefe du thorax ; car foit que le bleffé & les parens y confentent ou non, s'il meurt de fa plaie ils ne pourront pas en acufer le Chirurgien, non plus que ceux qui ont fait le coup.

OBSERVATION LX.

Extirpation de la verge fpacelée.

AU mois de Juillet 1635. je retranchai avec le fcalpel de la *Table xiij. Fig.vj.* la verge d'un Bourgeois d'Ulmes tout proche de la partie faine parce qu'elle étoit fphacelée, & pour arrêter plutôt le fang je touchai les veines & les arteres avec les cauteres actuels confumant en même tems le refte de la pouriture jufqu'à ce que le patient reffentît la force du feu. Je mis fur la partie cauterifée, des plumaceaux chargez de l'onguent Egiptiac de Mefué, pour procurer la chûte de l'efcharre après quoi l'ulcere fut cicatrité par le cerat divin. Je mis après avoir fait l'operation la canule de la *Table xiij. Fig.xvj.* dans le canal de l'urine.

OBSERVATION LXI.

Cancers incurables par l'obftrubtion de la veficule du fiel & du canal cholidoque.

L'An 1622. je fis l'ouverture du cadavre d'un Gentilhomme François, qui mourut acablé par des douleurs tres-cruelles à l'inteftin colon, que je trouvai infecté d'un cancer oculte qui en avoit été la caufe. Le canal cholidoque étoit tellement bouché proche du duodenum, par une pierre de la groffeur d'un pois qu'il n'y pouvoit paffer une goute de bile, qui au lieu de refouler dans toute l'habitude du corps, comme elle a de coutume fe depofa fur le colon.

Le 24. Janvier 1624. je trouvai à Venise dans le cadavre d'une Dame morte d'un cancer ulceré de la matrice , la vesicule du fiel remplie & distenduë par une pierre claire comme le cristal, qui en ocupoit tellement toute la cavité que la moindre portion de bile n'y pouvoit entrer. Celle neanmoins que le foie engendroit tous les jours, n'étoit pas releguée vers la surface du corps de ce sujet, mais seulement à la matrice.

Il y a dans ces deux histoires , deux choses dignes de remarque. La premiere que la jaunisse n'arrive pas toujours par l'obstruction du canal cholidoque ou de la vessie du fiel , d'où la bile retourne quelquefois aux parties intérnes , comme aux intestins, à la matrice ou à quelqu'autre partie noble. La deuxiéme est la reflexion que le docte Spigelius fait sur ce sujet. *Si le cancer, dit-il , du François , ou de la Venitiene fût arrivé aux parties externes comme aux mammelles ou aux extremitez , l'ulcere qui seroit resté après l'extirpation du cancer par sa racine avec le fer , n'auroit pas pu se cicatriser , ou s'il s'étoit cicatrisé , la matiere maligne se seroit portée au parties principales & auroit causé dans la suite du tems la mort à l'un & à l'autre.*

Je trouvai une obstruction de rate incurable à une femme qui avoit soufert long-tems un ulcere fort douloureux au pied qui causoit la fievre quarte , toutes les fois qu'on le guerissoit. On lui apliqua enfin un cautere à la jambe qui évacuant tous les jours l'humeur peccante , empêcha le retour de la fievre quarte & de l'ulcere du pied.

OBSERVATION LXII.

La corruption de l'os de l'épaule gauche.

AU mois de Mars 1637. je guéris le fils de Monsieur le Gouverneur de Burlensin-gen qui avoit une grande carie à l'épaule avec un sinus qui avoit deux trous à ses extremitez , par lesquels j'injectois tous les jours de la decoction suivante , après quoi j'y mettois des tentes enduites de l'onguent de betoine.

> ℞. Racine d'iris de Florence , d'aristoloche ronde , de grande consoude,
>   de chacune une once.
> Feuilles de veronique , de pilosselle , pimpinelle , verveine , pervenche,
>   fraisier , de chacune une poignée.
> Semence de plantain , de chicorée , de chacune demie once.
> Eau de fontaine , six livres.
> Vin blanc sec , deux livres.

Faites cuire le tout jusqu'à la consomption d'un tiers , ajoutez à la couleure ?
>   Miel rosat , quatre onces.

Mêlez le tout pour en faire injection.

Cette maniere de panser fut continuée jusqu'à ce qu'il se separa une grande lame de l'os de l'épaule qui ne pouvant être tirée par les orifices du sinus pour n'être pas assez larges , je coupai l'entredeux de ces orifices avec le scalpel siringotome de la *Table xv. Fig.ij. ou iij.* puis je la tirai avec la pincette. J'aglutinai ensuite les parties du finus ouvert, par l'aplication d'une éponge neuve exprimée dans le gros vin & du bandage *cataphracta* de la derniere table.

OBSERVATION LXIII.

Une pierre de la pefanteur de deux dragmes arrêtée dans l'uretre,
tirée fans l'incifion du canal, & fans l'aplication de la fonde.

L'An 1639. au mois de Fevrier, un jeune homme de Leipheinens fut reçu dans l'hopital d'Ulmes pour une incontinence d'urine par l'excoriation du col de la veffie caufée par une pierre pefant fix onces qu'on lui avoit tirée avec violence. Comme ce mal paroiffoit incurable on le renvoia de l'hopital avec quelques medicamens contre l'acrimonie de l'urine & l'excoriation. Au mois de May fuivant, il fut affligé d'une ifchurie caufée par une pierre qui lui bouchoit le canal de l'urine & m'écrivit pour me demander mon avis, je lui confeillai de prendre foir & matin la ulep fuivant.

> ℞. *Sirop de guimauve de Fernel, quatre onces.*
> *Eau de mauves, huit onces.*
> *Eau de canelle, demie once.*
> *Efprit de vitriol, demi fcrupule.*
> Mêlez le tout.

Je lui confeillai outre cela d'entrer fouvent dans le bain pour relacher en même tems le canal de l'urine par ce moien la pierre qui étoit de figure ronde, dure comme un caillou, & pefoit deux dragmes fut pouffée par l'urine vers l'orifice de la verge d'où on la tira avec les dens de la pincette, fans qu'il fût befoin de faire l'incifion propofée par Sennert en pareil cas ni de fe fervir de la fonde de la *Table xv. Fig. viij.*

OBSERVATION LXIV.

Les nerfs piquez.

QUand un nerf eft piqué ou offenfé on a coutume après les remedes generaux, de faire l'incifion du cuir à angles droits pour donner iffue à la matiere & entrée aux remedes jufqu'à la piqueure, & quelques uns après avoir fait l'incifion à angles droits, coupent le nerf en travers avant d'apliquer les topiques, afin d'empêcher l'affluence des humeurs, la douleur, l'inflammation & la convulfion. Ces deux pratiques font bonnes & feures; mais parce que les malades s'y foumettent rare ment, voici un onguent que j'ai plusieurs fois éprouvé & dont on peut se servir hardiment, lors qu'un nerf a été piqué en faisant la saignée ou autrement.

℞. Bon euphorbe, *un scrupule.*
Terebentine, demie once.
Mêlez le tout avec un peu de cire jaune pour former un onguent qu'on étend sur un linge pour l'apliquer chaudement.

OBSERVATION LXV.

Un nodus verolique de la jambe gauche gueri par l'operation.

Martin Fischer avoit un nodus verolique à la jambe gauche qui n'aiant voulu ceder à la cure sudorifique ni au cerat de la *Table xlvj. lettre R.* Je decouvris la partie du tibia avec un caustique & la ruginai jusqu'au vif. Après avoir fait l'operation je mis sur l'os la poudre dessicative avec la charpie seche jusqu'à ce qu'il fût recouvert de chair ; alors j'emploiai les sarcotiques & les epulotiques qui guerirent parfaitement le malade.

Le virus verolique est quelquefois si fort qu'il corrode les os de la jambe jusqu'à la mouelle de sorte que les rugines ne suffisant pas il faut en venir au trepan & aux cauteres actuels pour absorber les restes de la carie que les rugines ni la poudre d'euphorbe n'ont pû separer. J'ai vû un semblable virus à Padoue à une vieille de huitante ans, à laquelle Fabrice tira du tibia plusieurs morceaux d'os de la grosseur du doigt.

OBSERVATION LXVI.

Un meliceris gueri au bras & au genou.

L'An 1629. André Monchaner, Charretier d'Ulmes, avoit un meliceris fort facheux à l'humerus droit, que je fis resoudre après avoir fait preceder les remedes generaux, par le cerat diasinapios corrigé de la *Table xlvj. lettre G.* qui est si efficace & si experimenté contre le meliceris que j'en ai gueri un grand nombre, temoins Jaques Dettelbach, Jerome Schuid, Martin Buchmister, Valburge Hegelerin & plusieurs autres.

La derniere avoit un meliceris de la grosseur d'un œuf d'oie au genou droit qui fut entierement dissous par le même cerat dans l'espace d'un mois, il est merveilleux pour les genoux enflez des Religieux.

OBSERVATION LXVII.

La sterilité causée par l'opcration de l'hernie & de la taille.

LOrs que ceux qui soufrent l'une ou l'autre de ces operations ne perdent qu'un testicule, ils peuvent engendrer dans la suite, mais il arrive souvent qu'ils deviennent steriles, pour être bourrelez par les coureurs, c'est pourquoi on ne doit pas s'exposer à ces operations que dans l'extrème necessité & par le conseil d'un habile Medecin après avoir essaié les bandages & les autres remedes avant d'en venir à cette extremité, & pour lors on ne se metra pas entre les mains de ces Empiriques qui retranchent indifferemment l'un ou l'autre testicule pour les moindres hernies & taillent temerairement au periné au petit apareil tous ceux qui ont la pierre causant aux uns une incontinence d'urine, aux autres une impuissance d'engendrer & la mort à la plus grande partie, mais on aura recours à quelque Chirurgien habile & experimenté qui par la connoissance de l'anatomie évitera ces accidens. Nous condamnons pareillement ces Operateurs venus de Moravie qu'on apelle Anabaptistes, qui pour guerir l'enterocle bouchent le trou du peritoine avec le testicule du même côté qu'ils poussent dans la cavité de l'abdomen après la reduction de l'intestin, parce que si le trou est plus grand que le testicule il ressort facilement & le malade n'en est pas plus soulagé, & si le testicule est plus gros que le trou, étant pressé au passage il soufrira une cruelle douleur qui sera suivie d'inflammation, de sterilité ou de la mort même.

OBSERVATION LXVIII.

Les eresipeles.

J'Ai gueri une infinité d'eresipeles aux extremitez par le liniment simple nouvellement fait, en le changeant souvent & administrant les remedes generaux avec les rafraichissans internes. Après ce liniment, rien n'est plus efficace que l'huile d'amandes douces nouvelle & lavée plusieurs fois dans l'eau de solan ; on en oint la partie jusqu'à ce que la violence de la chaleur soit diminuée. D'autres recommandent le baume de saturne preparé avec l'huile de lin, dont on enduit les parties avec une plume.

OBSERVATION LXIX.

Une plaie d'arquebuse au bras droit avec cangrene.

L'An 1632. le Sieur Schuid Capitaine des gardes d'Ulmes fut blessé dans un combat près de Nordlinghe d'une bale de mousquet qui lui traversa l'humerus, d'où revenant à Ulmes il tomba entre les mains d'un Chirurgien peu expert qui au lieu de tentes, tint les deux orifices de la plaie ouverts avec un seton passé de part en part, sans avoir égard aux remedes generaux ; ce qui lui causa des douleurs si grandes que la cangrene succeda bien-tôt à l'inflammation. Je m'y trouvai par bonheur, & aiant d'abord ôté le seton j'apliquai le cataplame de farine de mauves fait avec l'eau rose & après lui avoir laché le ventre par un clistere lenitif je lui tirai pour faire revulsion sept onces de sang du bras gauche, qui fut fort bilieux & sereux. Ce qui m'obligea de lui donner le lendemain que la cangrene s'apaisoit la potion hydrocholagogue suivante qui lui fit faire dix selles.

> ℞. *Sirop rosat solutif, deux onces.*
> *Extrait de rubarbe, une dragme.*
> *Diacarthami, deux scrupules.*
> *Magistere de tartre, demi scrupule.*
> *Eau de bourache, quantité suffisante.*
> Mêlez le tout pour une potion.

Le troisième jour la cangrene fut entierement dissipée par l'usage du cataplame, les jours suivans je separai les chairs d'autour de la plaie avec l'onguent egiptiac, & la plaie fut heureusement guerie dans l'espace d'un mois suivant la seconde intention.

Ce Capitaine ne pouvoit assez louer tout le reste de sa vie les vertus admirables de ce cataplame attribuant à lui seul la conservation de son bras.

OBSERVATION LXX.

Un herpes miliaire corrosif.

J'Ai gueri promptement plusieurs personnes, des petits ulceres de l'herpes corrosif miliaire aiant preparé le corps par les remedes cholagogues & rafraichissans, en lavant les parties affligées avec de la decoction de mauves faite en eau douce, & apliquant dessus le cerat pretieux de Nicotiane tiré du Pentateuque Chirurgique de Jerome Fabrice d'Aquapendente, dont j'ai mis la description en la derniere *Table.*

lettre C. Lors que les ulceres font plus profonds il faut reduire le même cerat en forme d'onguent par exemple.

> Ⱬ. *Cerat de Nicotiane , deux onces,*
> *Huile mirtin , fix dragmes.*

Mêlez le tout pour un onguent. Dont on charge des plumaceaux pour couvrir la partie apliquant par deſſus le cerat de ceruſe de peur qu'ils ne tombent

---

OBSERVATION LXXI.

Un ereſipele ulceré aux deux jambes.

LE vingt-quatriéme jour d'Aouſt 1645. le vaillant Monſieur Dictevich , nommé vulgairement Spherheiter eut un ereſipele ulceré en chaque jambe , acompagné d'une grande douleur & d'un écoulement d'une matiere acre au travers des pores du cuir. Comme cette maladie provenoit d'un ſang bouillant & d'une abondance de bile en toute l'habitude du corps , je commençai par lui faire recevoir ce cliſtere laxatif & rafraichiſſant.

> Ⱬ. *Eſpeces carminatives , une once.*
> *Feuilles de violette , une poignée.*
> Faites cuire le tout en quantité ſuffiſante d'eau commmune , puis ajoutez à dix onces de la couleure :
> *Miel roſat ſolutif , deux onces.*
> *Caſſe nouvellement extraite , une once.*
> *Huile violat , deux onces.*
> Mêlez le tout pour un cliſtere.

Je lui fis après la reddition du lavement tirer ſix onces de ſang de la baſilique droite & pour mieux temperer la chaleur je lui ordonnai le ſoir le julep ſuivant.

> Ⱬ. *Decoction de racine de chicorée confite , huit onces.*
> *Eau de chicorée , quantité ſuffiſante.*
> Mêlez le tout pour deux doſes.

Il ſe nourriſſoit d'orge mondé & d'autres alimens rafraichiſſans. Sa boiſſon étoit de l'eau d'orge mêlée avec la teinture de roſes. Son Chirurgien d'armée apliqua ſouvent durant la nuit à ſes jambes un linge chaud en trois doubles exprimé dans la decoction ſuivante pour empêcher la demangeaiſon & l'abord des matieres acres ſur la partie.

> Ⱬ. *Feuilles de mauves , une poignée.*
> *Veronique , demie poignée.*
> *Alun crud pulveriſé , une dragme.*

Faites

Faites cuire le tout en quantité suffisante d'eau de riviere & gardez la couleure pour l'usage.

Le vingt-cinquiéme jour la demangeaison, & l'écoulement de la matiere acre au travers des pores cesserent, & j'apliquai sur les jambes ulcerées l'emplâtre de Saturne de Mynsicthus mêlée avec le liniment simple étendu sur un linge serré. Et le malade prit la porion suivante pour purger les humeurs sereuses & bilieuses.

℞. Sirop rosat solutif, trois onces.
 Extrait de rubarbe, diacarthami, de chacun deux scrupules.
 Eau de chicorée, quantité suffisante.
Mêlez le tout pour une dose. Il fit dix selles.

Le vingt-sixiéme jour, il fut agité de grands mouvemens d'esprit & ses jambes saisies d'une grande inflammation qui menaçoit infailliblement d'une cangrene éminente. Pour l'empêcher j'apliquai chaudement mon cataplame de farine de mauve, de l'observation lxix que l'on renouveloit si tôt qu'il étoit seché.
Le 27. l'inflammation s'apaisa & le 28. elle cessa entierement. J'apliquai sur les ulceres le mélange suivant.

℞. Emplatre de Saturne de Mynsicthus, liniment simple,
 de chacun parties égales, que je continuai jusqu'au neuf Septembre
 que les ulceres furent consolidez & que le malade ne se plaignoit plus
 d'aucune douleur ni d'aucune chaleur.

Le douziéme jour, pour empêcher la recidive je lui ordonnai un vin medicamenté, & quand il en eut usé avec succez je lui apliquai un cautere au bras droit & lui ordonnai l'electuaire suivant pour lui netoier les dents & affermir leurs racines.

℞. Poudre de porcelaine, quatre onces.
 Bois d'aloës, santal de citrin, de chacun une once.
 Musc, un scrupule & demi.
 Alun crud, deux dragmes.
 Racines d'iris, deux onces & demie.
 Bon miel rosat, deux livres.
Mêlez le tout sur le feu pour former un electuaire.

OBSERVATION LXXII.

Les tumeurs œdemateuses.

L'Eau de chaux est excellente pour dissiper les tumeurs œdemateuses même en état de consistence. Pour la faire on prend la grosseur d'une noix de chaux vive que l'on met dans l'eau bouillante jusqu'à ce qu'elle soit dissoute, on agite l'eau avec la chaux, puis on laisse reposer le tout jusqu'à ce que l'eau se clarifie de soi-même, après quoi on verse l'eau claire par inclination dans un autre vaisseau dans laquelle on exprime une éponge neuve qui n'a point perdu sa qualité nitreuse, & on l'aplique chaude sur l'œdeme, après avoir oint la partie d'huile d'amandes douces, ou de vieille graisse de porc, de peur que sans ce deffensif quelque partie de la chaux qui est tres-acre & tres corrosive mêlée parmi l'eau, étant apliquée avec l'éponge ne pique & ne corrode l'œdeme. L'éponge imbibée dans l'oxicrat a la même vertu quand l'œdeme est dans son commencement ou dans son augment.

OBSERVATION LXXIII.

Un vomissement de sang mortel.

UN homme de quarante ans ou environ d'un temperament chaud & sec étoit depuis quatre mois qu'il avoit la fievre tourmenté d'un vomissement de sang, qui cessa par l'administration des frictions des extremitez & l'usage des remedes propres contre la chaleur du foie & qui revint ensuite durant la nuit que le malade commença à vomir du sang & ensuite son souper. Je lui ordonnai la poudre suivante dans l'eau de plantain.

> ℞. Poudre de racine de pimpinelle & de grande consoude,
> de chacune deux scrupules.

Mêlez le tout pour une dose.

Le lendemain il vomit encore six livres de sang, & j'ordonnai qu'on lui apliquât des ventouses aux extremitez & au dos, & qu'on lui donnât le clistere suivant.

> ℞. Decoction de mercuriale, dix onces.
> Miel crud, deux onces.
> Lenitif, une once.

Mêlez le tout pour un clistere.

Le troifiéme jour il fe plaignit d'une amertume de bouche , enfuite de quoi il vomit quantité de bile. Je lui demandai s'il n'avoit jamais eu d'ulceres aux jambes ? il repondit qu'il en avoit eu à toutes les deux qui avoient été gueris par des remedes internes , qu'après leur guerifon les deux jambes avoient été ataquées d'une erefipele chacune pour lefquels il avoit ufe du bois de guaiac. Il étoit fans doute , que la confolidation des ulceres avoit été la caufe du vomiffement , c'eft pourquoi afin de faire revulfion je lui apliquai un cautere à chaque jambe quatre doigts au deffous du genou , eftimant que la vie du patient dependoit de ce fecours. Il ne furvint aucune fievre à ces cauteres ni inflammation , ni erefipele ni aucun fimptome qui fit con- noitre que la caufe materielle fût chaffée du centre à la circonference ni aux extremi- tez , qui me fût un figne certain que la matiere étoit fixe dans le corps & que le ma- lade mouroit , en effet le cinquiéme jour il vomit encore beaucoup de fang & le fix il mourut furpris de convulfions.

OBSERVATION LXXIV.

Une hernie charnuë.

LA hernie charnuë étant une maladie rebelle qui ne cede pas facilement aux reme- des oblige fouvent les malades de s'expofer à la caftration ; elle n'eft pourtant pas incurable , comme l'on verra par les exemples fuivans. En 1634. au mois d'Aout, un gentilhomme d'Ulmes , s'adreffa à moi fe plaignant d'une groffe hernie charnuë ou farcocelle au tefticule gauche que je fis refoudre infenfiblement en quatre mois de tems par le moien de l'emplâtre fuivante & de la poudre de racine d'ononis ou arrête bœuf que Mathiole fur Diofcoride recommande en cette ocafion , n'aiant emploié l'un & l'autre qu'après les remedes generaux. Voici l'emplatre.

℞. *Gomme ammoniac , galbanum & bdellium diffoutes dans le vinaigre,*
de chacune une once.
Graiffe de canard fonduë & coulée , une once & demie.
Cire jaune , deux onces.
Huile de lis blancs , mouelle de cuiffe de vache,
de chacune dix dragmes.
Mêlez le tout en forme d'emplâtre que vous étendrez fur un linge pour apli- quer fur le fcrotum & vous le renouvellerez tous les quatre jours.

Le malade beuvoit cependant tous les matins une dragme d'arrête-bœuf en poudre dans un verre de vin d'abfinthe. Je lui apliquai outre cela un cautere à la partie inter- ne de la cuiffe droite quatre doigts au deffus du genou pour faire derivation des humeurs, il continua l'ufage de ces remedes fi exactement en obfervant un bon regi- me de vivre qu'il recouvra fa premiere fanté au terme que j'ai dit.

L'an 1641. George Glaret de Bechembach, fut reçu dans l'hôpital d'Ulmes, pour une hernie femblable & heureufement gueri par les mêmes remedes. J'en ai gueri un grand nombre d'autres , par l'ufage feul de cette poudre continué dont je tais le nom parce que les maladies des parties honteufes donnent quelque confufion.

Lors que la farcocelle augmente au lieu de diminuer par l'ufage de la poudre & de l'emplâtre , les malades fe peuvent foumettre à l'operation de la caftration , pourvû qu'ils le faffent de bonne heure avant que la tumeur ocupe l'aine & l'abdomen, parce qu'en laiffant croitre la tumeur , le danger de la caftration augmente à caufe du voifinage des vaiffeaux de l'aine qu'il feroit difficile d'éviter en faifant cette operation.

OBSERVATION LXXV.

Une fiftule à la mammelle droite.

UNe villageoife nouvellement acouchée fut furprife d'une inflammation à la mammelle droite enfuite de la coagulation de fon lait , qui aiant été endurcie par trop de refolutifs degenera en un abcez , puis en une fiftule profonde avec callofité , & un orifice étroit. Je confeillai au Chirurgien ordinaire de la patiente de la purger premierement par quelque purgatif panchymagogue, de dilater enfuite fuffifamment l'orifice de la fiftule par des tentes de racine de gentiane , puis de confumer la callofité avec une tente de lin empreinte de l'onguent fuivant.

℞. *Mercure precipité , alun brulé , verd de gris,*
  fel nitre , de chacun parties égales.

Mêlez le tout avec le blanc d'œuf pour faire un onguent.

Il extirpe promptement & feurement la callofité des fiftules , mais non pas agreablement , fur tout quand les parties font nerveufes & douées d'un fentiment exquis, je lui dis quand la callofité feroit confumée de mondifier l'ulcere avec l'egiptiac de Mefué, de l'incarner avec l'onguent de betonica, de le confolider avec le cerat divin, & de refoudre le refte de la tumeur avec l'oxælæum. Le Chirurgien fuivit mon confeil & la malade recouvra fa fanté en peu de tems.

L'emplâtre de fperme ou nature de baleine de Mynfichus guerit merveilleufement les mammelles endurcies par le caillement du lait , j'en parle favamment pour l'avoir experimenté fur quatre nourrices.

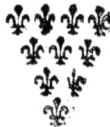

OBSERVATION LXXVI.

La recidive des hemorrhoides par l'usage du sené & de la scammonée.

UN Boucher d'Ulmes aiant des hemorrhoides inveterées que j'ai enfin gueries par le moien de la canule & du cautere actuel de la *Table xvij. Fig.iij. & iv.* étoit sujet à leur recidive toutes les fois qu'il prenoit par la bouche quelque purgatif où le sené ou la scammonée entroient, c'est pourquoi je lui defendis les purgatifs qui recevoient le sené ou le diagrede. Ce que le malade a observé plusieurs années sans souf-frir aucune douleur facheuse des hemorrhoides.

OBSERVATION LXXVII.

L'anus trop peu ouvert.

IL naquit l'an 1640. un fils à Jaque Neubronner Tondeur de drap à Ulmes, qui avoit le fondement si étroit qu'on auroit eu de la peine à y introduire la pointe d'une épingle commune. Je proposai l'operation raportée en la *Table xlv. Fig.viij.* mais les parens ne voulant point y consentir, je me ressouvins d'avoir connu à Pa-doue une sage femme qui avoit acoutumé de percer avec une épingle commune l'anus entierement clos des petits enfans puis dilatoit le trou fait par l'épingle en y metant des tentes de gentiane, & j'essaiai de dilater l'anus de celui ci avec des tentes de la même racine que j'imbibois d'huile avant de les mettre dans l'anus où je les laissois jusqu'a ce qu'elles fussent suffisamment renflées. Voiez la maniere de proceder dans l'u-sage de ces racines en l'observation *xl.* & le bandage pour empêcher qu'elles ne tom-bent *Table xlij. Fig.v.*

OBSERVATION LXXVIII.

L'extraction du fœtus mort.

QUand le fœtus mort ne peut être chassé dehors par les remedes donnez par la bouche raportez en la *Table xliij. Fig.viij.* Zacutus Lusitanus recommande de faire recevoir sept fois le jour durant un quart d'heure par la vulve, le parfum de raisins pourris. Dont j'ai reconnus la vertu à l'égard d'une Dame encore vivante, qui auroit mieux aimé mourir que de permettre qu'un Chirurgien y eût porté la main ou un crochet pour la delivrer ; je ne me suis jamais servi de cet instrument pour tirer

N 3.

le fœtus mort à aucune femme vivante , mais bien sur trois cadavres encore tous chauds , dont je tirai les fœtus morts tout entiers qui avoient été la cause de la mort des meres , avec les crochets de la table citée , sans déchirer ni offenser tant soit peu la matrice ni le vagina. J'ai remarqué sur les mêmes sujets que les os pubis & ilium se separent de l'os sacrum dans un acouchement difficile.

OBSERVATION LXXIX.

Une gonorrhée virulente.

UN gentilhomme Allemand, âgé de vingt ans, aiant connu une femme impudique , s'aperçut trois jours après d'une gonorrhée virulente pour laquelle il s'adressa à moi. Je commençai par le purger avec le bolus suivant, le reiterant plusieurs fois.

> ℞. *Terebentine de Venise lavée en eau de mauves , quatre scrupules.*
> *Poulpe de casse nouvellement extraite , six dragmes.*
> *Mercure doux , quatorze grains.*
> Mêlez le tout avec du sucre pour faire un bolus.

Je lui ordonnai pour sa boisson la decoction suivante.

> ℞. *Orge entier , une pincée.*
> *Semence de melon contuse , une once.*
> *Feuilles d'asperges , demie poignée.*
> *Eau de fontaine, une livre.*
> Faites bouillir le tout jusqu'à la consomption de la moitié & ajoutez sur la fin :
> *Reglisse raclée & contuse , deux dragmes.*

Je lui ordonnai pareillement de se faire une onction sur le soir à la region des lombes avec l'onguent rafraichissant suivant pour corriger la grande chaleur.

> ℞. *Cerat santalin , une once.*
> *Onguent rosat , celui de la Comtesse , de chacun six dragmes*
> *Huile de nenufar , de violettes , de chacune demie once.*
> *Camphre pulverisé , demi scrupule.*
> Mêlez le tout pour un onguent.

Il prenoit tous les matins deux heures avant le diner la mistion recommandée par Jean Pierre Faber.

> ℞. *Suc de limons , une once*
> *Esprit de camphre , un scrupule.*

Le malade fut gueri en fix jours par ces remedes fans aucune injection ; quelques-uns en font pourtant fort heureufement avec *le fuc de plantain*, *le miel rofat*, *le mercure doux & l'aloes fucotrin*.

J'en ai gueri plufieurs infectez de ce mal honteux, en les purgeant avec le mercure doux & leur faifant ufer durant quelques femaines de l'eau feule de Quercetan contre la gonorrhée.

OBSERVATION LXXX.

L'érofion du ventricule guerie.

L'An 1622. j'ouvris le cadavre d'un Moine à Padoue qu'on difoit être mort de douleur de colique, pour chercher la caufe de fa mort, & je trouvai le fond du ventricule faifi d'une inflammation & corrodé jufqu'à fa tunique moienne. Spigelius dit qu'il n'y a rien de plus efficace pour guerir ces fortes d'inflammations & erofions du ventricule, que la terre figillée prife par la bouche parce que par fa vifcofité elle s'atache aux tuniques corrodées de l'eftomach, elle ne deffeche pas moins ces ero-fions que le cerat diachalciteos apliqué fur une jambe enflammée, j'ai reconnu la verité & la bonté de l'avis de ce grand homme par deux fois en une douleur criante du ventricule qu'aucuns remedes internes ou externes ne purent adoucir que la feule terre figillée mêlée avec le firop de grande confoude.

OBSERVATION LXXXI.

Le tibia carié.

LE huitiéme de Juin 1634. Monfieur Auguftin Merk, Marchand d'Ulmes, me fit apeller pour un ulcere acompagné d'une grande douleur au tibia droit, & d'une atrophie, de tout le corps, avec Meffieurs Gregoire Horftius & Jean Regule Villinger fameux Medecins. Nous reconnûmes que l'os tibia étoit carié depuis fa furface jufqu'à la moelle, & la tête du peroné corrompuë, chacun aiant dit fon avis, nous conclûmes qu'il faloit feparer tout le tibia, mais comme le corps étoit trop maigre & decharné, nous ne crûmes pas pouvoir venir à bout de cicatrifer l'ulcere, car quoi qu'à la priere du malade nous effaiaffions de feparer la carie par les rugines, & les cauteres actuels, tout fut inutile par le defaut de l'aliment que le fang & la moelle fourniffent aux os, puis que l'os ruginé & cauterifé ne put fe couvrir de chair, ni la carie fe feparer fi l'aliment lui manque. Nous refolumes tous d'un avis, de retrancher le tibia entier qui auroit été inutilement ruginé & cauterifé. De forte qu'aiant preparé le corps par les remedes generaux, je fis le fix Juillet l'incifion du cuir fur toute la jambe fituée en figure droite & tenue des deux côtez par des fervi-teurs, avec le fcalpel de la *Table ij. Fig.ij.* prefque jufqu'à l'appendice inferieure du

tibia *Table xxix. Fig.vj.* pour faire voir à mes collègues & aux assistans comme quoi
le tibia étoit tout corrompu & la moitié de la tête du peroné pourrie. Il étoit crût sur
ce tibia une maniere de cartilage qui envelopoit l'os de sorte qu'on auroit pu le tirer
de dedans ce cartilage comme une épée de son fourreau. Je pansai la plaie avec des
plumaceaux garnis de la poudre astringente de Galien batue avec le blanc d'œuf.

Le lendemain septiéme jour de Juillet l'hemoragie étant arrêtée on vit l'os tibia
corrompu dans son foureau cartilagineux sur lequel j'appliquai le trepan de la *Table ij.
Fig.iij. & iv.* deux ou trois fois jusqu'à la carie du tibia & je coupai ensuite l'interti-
tice des trous avec le ciseau de la *Table xij. Fig.j.* après quoi je separai l'os tibia corrompu, de la *Table xxix. Fig.vij.* avec la pincette, & j'emportai ensuite avec le trepan la tête cariée du peroné. De cette maniere je separai le tibia presque depuis la
rotule jusqu'à sa tête inferieure.

Cela fait je mis sur les deux têtes du tibia la poudre d'aristoloche longue, d'iris de
Florence & de la pierre chrysolite preparée; après cela j'apliquai la charpie seche, le
cerat de diapalme & une compresse exprimée dans le gros vin & l'huile rosat, & après
avoir apliqué le bandage en croix de la *Table xxix. Fig.vj.* je situai la jambe dans son
canal de la même *Table Fig.iij.* le troisiéme jour d'après la section, la douleur s'a-
paisa un peu,& parce que le patient avoit le ventre constipé il reçut ce clistere humec-
tant & rafraichissant.

> ℞. *Decoction d'ozeille, mercuriale, parietaire, bourache & laiteron,*
>   *huit onces.*
>   *Miel rosat solutif, trois onces & demie.*
>   *Huile violat, deux onces.*
> Mêlez le tout pour un clistere.

Sa façon de vivre étoit exacte & rafraichissante, savoir d'orge mondé, de panade, & de pruneaux laxatifs, & sa boisson étoit d'eau d'orge mêlée avec du vin de
grenades.

Le quatriéme jour je lavai la plaie avec la decoction divine, à cause de la chair
pourie restée auprès de l'os & je garnis les plumaceaux du digestif suivant.

> ℞. *Terebentine lavée en eau de plantain & de scordium, demie once.*
>   *Poudre d'iris de Florence, d'aristoloche longue & de scordium,*
>   *de chacune une dragme.*
>   *Encens & aloes, de chacun un scrupule.*
>   *Sirop de roses seches, quantité suffisante.*
> Mêlez le tout pour former un digestif.

J'apliquai par dessus le cerat de diapalme & le bandage en croix de la *Table xxix.
Fig.iij. iv. & v.*

Le cinquiéme jour j'ordonnai ce sachet purgatif.

> ℞. *Bois de lentisc, racine d'ozeille, de chacun trois dragmes.*
>   *Salsepareille, six dragmes.*

Sené

Sené mondé , une once & demie.

Mechoacan , demie once.

Turbith , hermodates , de chacun deux dragmes.

Semence de carthame contuse , six dragmes.

D'anis de fenouil , de chacune un scrupule.

Creme de tartre , demie once.

Gingembre , galanga , de chacun demie dragme.

Metez le tout decoupé & contus dans un sachet infuser dans une mesure d'eau d'orge.

Le malade prit quatre onces de cette infusion plusieurs jours alternativement trois heures avant le diner.

Le sixiéme jour de l'usage de cette infusion le malade se porta beaucoup mieux, & aiant levé l'apareil de la jambe le pus parut blanc & l'os sans aucune puanteur. Je continuai de panser l'ulcere tous les jours avec les mêmes medicamens que je viens de décrire jusqu'au douziéme jour. Et après avoir purgé le corps des humeurs vitieuses, je lui ordonnai le treiziéme jour la decoction suivante.

℞. *Racine de salsepareille , une once & demie.*

Schine , une once.

Santal rouge , demie once.

Ecorce de guaiac , deux dragmes.

Mettez infuser le tout en quantité suffisante d'eau de fontaine que vous ferez bouillir jusqu'à la consomption d'un tiers, ajoutant sur la fin.

Raisins passes , une once.

Coulez le tout pour metre dans des bouteilles.

Le patient beuvoit quatre onces de cette decoction soir & matin quatre heures avant le repas , beuvant à son diner & à son souper de la deuziéme decoction qui se preparoit en remetant le double d'eau sur le marc de la premiere. La plaie fut en meilleur état & nous mimes dans la cavité du tibia & dans celle de la tête du peroné une chandelle de cire de la grosseur d'un doigt , la chair commença de croitre rouge aux extremitez superieure & inferieure du tibia & le pus parut louable.

Le 15. 16. & dix-septiéme jour le patient fut en meilleur état , & j'arrachai avec la pincette un fragment d'os noir & à demi pouri de l'extremité de la cavité superieure.

Le vingtiéme jour son ventre fut lâché par un clistere , le pus parut cuit & pour mieux dessecher je mis sur les deux extremitez du tibia , la poudre d'aristoloche longue , d'iris de Florence de scordium , d'encens & de sucre fin , de chacun parties égales. La chair vermeille croissoit à la tête du peroné , & pour une plus grande dessication je me servis du cerat divin. Le malade se trouva tres-bien de l'usage de la decoction ci dessus & l'atrophie de tout le corps n'étoit plus si grande , mais il ne laissa pas de continuer l'usage de l'infusion laxative & de la decoction laxative depuis le vingt-quatriéme jour alternativement jusqu'au 30.

Tome II. O

Le trente uniéme jour je tirai quelques fragmens d'os de la tête inferieure du tibia avec la pincette : j'apliquai sur le trou du peroné & tout autour de la plaïe de la charpie seche à cause de l'excroissance de la chair , & le cerat divin sur les bords de la plaïe ; je couvris toute la jambe du cerat diachalciteos , je mis par dessus mon bandage en croix & la jambe dans son canal. L'ulcere fut pansé de cette sorte jusqu'au quarante uniéme jour.

Depuis le 42. jusqu'au 50. le malade se porta tres bien remuant le tharse , le metatharse & les orteils de tous côtez ; car les muscles qui flechissent le pied comme le jambier anterieur & le second peroné , de même que ceux qui l'étendent comme le sural interne & l'externe n'avoient point été offensez dans la premiere incision , au reste le mouvement du pied ne se faisoit pas sans apui , puis que dans cet espace de tems le calus s'étoit engendré & que le peroné lui en servoit.

Le soixantiéme jour il passa la nuit avec beaucoup d'inquietude & se plaignit d'une amertume de bouche & d'une douleur de pied ; c'est pourquoi il prit la poudre suivante dans un bouillon de chicorée.

℞. *Rubarbe en poudre , trois scrupules & demi.*
Canelle , demi scrupule.
Creme de tartre , un scrupule.
Mêlez le tout.

Il lui fit faire cinq selles de matieres bilieuses.

L'ulcere aiant été debandé je trouvai un os qui piquoit le cuir que la nature avoit separé, & l'aiant tiré avec la pincette la douleur s'apaisa & le malade se porta bien.

Le septantiéme jour la nature detacha une autre petite esquille du trou du peroné & remplit ensuite le trou d'une tres-bonne chair , il vint une chair vermeille aux deux têtes du tibia & les parties laterales se cicatriserent.

Le huitantiéme jour tout l'ulcere fut cicatrisé de la longueur du doigt index & tout le pied ainsi que les orteils se remuoient en tous les sens tres facilement.

Le 81. j'ordonnai l'onguent suivant pour enduire le jarret.

℞. *Huile de vers de terre & de camomile , de chacune une once.*
Onguent nervin & d'Eve , de chacun une once.
Mêlez le tout pour former un onguent.

Le huitante quatriéme jour nous fimes faire un instrument d'une lame de fer qui representoit une spatule par sa partie superieure & un étrier par sa partie inferieure garni de coton & de linge pour apliquer à la jambe & au pied du patient avec lequel il marcha apuié pour la premiere fois sur une bequille.

Le nonante quatriéme jour il se porta bien & aiant quité sa bequille il sortit du logis s'apuiant de la main gauche sur un baton , l'ulcere étant encore ouvert de la largeur d'un pouce. Il continua pour prevenir un eresipele auquel il étoit sujet de prendre tous les mois dans un bouillon de chicorée la poudre de rubarbe composée qui suit.

℞. *Rubarbe pulverifée, une dragme.*
Jalap pulverifé, un fcrupule.
Creme de tartre, demi fcrupule.
Mêlez le tout.

Le cent vingtiéme jour il fe porta bien, mais pour avoir trop fatigué fon pied il y furvint un erefipele qui difparut quatre jours après avoir pris la poudre de rubarbe ordonnée & avoir apliqué fur le pied le liniment fimple, le patient marcha du depuis fans bâton fe porta tres-bien jufqu'au deux centiéme jour qu'il fit un faux pas en allant au marché pour acheter du poiffon & rompit le calus que la nature avoit fubfti-tué au tibia. Aiant reconnu la fracture, comme la premiere plaie étoit encore ouverte je la dilatai avec le fcalpel, & je trouvai deux fentes dans le calus, entre lefquelles il y avoit une portion de la grandeur d'un travers de doigt, que je faifois facilement remuer avec la fonde. Il n'y avoit aucune douleur ni aparence d'inflamma-tion, c'eft pourquoi j'apliquai le trepan fur la portion fracturée, puis aiant coupé l'entredeux avec le cifeau de la *Table xij. Fig.j.* je le tirai par morceaux, je ruginai les deux bouts du tibia favoir le fuperieur & l'inferieur, puis j'y apliquai la poudre d'iris & d'ariftoloche longue avec la charpie, le cerat diachalciteos par deffus, le bandage en croix de Bourgogne & la jambe dans fa caiffe; de forte que par le moien d'un bon regime de vivre & de l'ufage reiteré de la poudre de rubarbe, il fe fit une nouvelle generation du calus & le patient fut en état de pouvoir marcher fans bâton.

OBSERVATION LXXXII.

L'excroiffance des chairs.

L'Excroiffance des chairs aux ulceres des mains & des pieds fe confume en peu de tems avec la poudre fuivante & la charpie feche.
℞. *Tête morte de vitriol, éponge brulée, de chacun deux dragmes.*
Mêlez le tout pour faire une poudre.

Quand les chairs font confumées, l'ulcere fe cicatrife promptement par le cerat divin.
Un jeune homme de dix-huit ans avoit une groffe excroiffance de chair fur la gen-cive fuperieure, je fis preceder les remedes generaux puis j'emportai l'excroiffance avec un fil dont je la liai en le ferrant peu à peu le malade fe frota tous les matins durant huit jours depuis que l'excroiffance fut ôtée, les dents avec la poudre magif-trale qui fuit.
℞. *Porcelaine, quatre onces.*
Bois d'aloës, fantal citrin, de chacun une once.
Mufc, un fcrupule.
Iris de Florence, une once.

Mêlez le tout & ajoutez fur chaque once de poudre :

Alun crud , une dragme.

Après s'être froté les dents il fe lavoit la bouche avec la decoction fuivante.

℞. *Alun de roche , deux dragmes.*
Balauftes , rofes rouges , mirtilles , de chacun demie pincée.
Feuilles de bugle , une pincée.

Faites bouillir le tout dans du gros vin vert , pour avoir une livre & demie de decoction que vous coulerez & garderez pour l'ufage.

OBSERVATION LXXXIII.

Les mules ulcerées.

J'En ai vu guerir plufieurs & j'en ai gueri moi même un tres-grand nombre avec le liniment fuivant de Jean Prevoft qu'il recommande avec juftice dans fa medecine des pauvres.

℞. *Feuilles de tabac , ecorce du milieu du fureau , de chacune une poignée.*
Racine d'afphodele blanche coupée menu , une once.
Huile commune , une livre.

Faites bouillir le tout à petit feu jufqu'à la confomption de toute la liqueur puis faites une forte expreffion de la matiere & ajoutez à l'expreffion :
Encens fubtilement pulverifé , demie once.
Cire jaune , fix dragmes.

Mêlez le tout pour un liniment.

Il guerit en peu de tems les mules ou engelures , du nez , des oreilles , des mains & des pieds.

OBSERVATION LXXXIV.

Tubercule en forme de ganglion.

L'An 1628. il furvint à Jean Scultet fils de Martin mon frere , âgé de fix ans, un tubercule comme un ganglion à la partie externe de la main gauche fur le meta-carpe proche le doigt indice , fur lequel je me contentai d'apliquer au commence-ment une plaque de plomb bien ferrée.

L'an 1629. cet enfant fe fit fuer au tems du carnaval dans les bains publics à la porte du Danube , d'où revenant le foir toute fa main fut furprife d'une grande inflammation qui vint à fupuration par l'aplication d'une peau d'agneau nouvellement égorgé qui eft pourtant plus propre à faire refoudre qu'à faire fupurer ; de forte qu'il falut ouvrir la tumeur avec le fcalpel de la *Table xiij. Fig. iv.* il en fortit une matiere puru- lente femblable à du fuif & l'ulcere fut gueri par la regeneration de la chair fuivant la feconde intention. Au tems de l'automne de la même année une autre tumeur parut en la même partie proche du carpe qui croiffant peu à peu fut traitée , par des refolutifs , & degenera pareillement en un abcez qu'il falut ouvrir aver le fer, d'où il fortit une matiere encore femblable à du fuif mêlée de pus après quoi l'ulcere fut panfé par les farcotiques & epulotiques qui l'amenerent bientôt à une parfaite gue- rifon.

L'an 1630. vers l'equinoxe du printems , il furvint aux metacarpes des deux mains , des tumeurs remplies d'une matiere femblable à du fuif, qui fe refolurent infenfiblement par l'ufage d'une decoction fudorifique dont la falfepareille faifoit la bafe , qu'il prit durant un mois.

L'an 1631. il furvint de nouvelles tumeurs en plufieurs endroits du carpe & du metacarpe des deux mains , qui devinrent de la groffeur d'une noix & furent fuivies d'inflammation puis abfcederent ; on les ouvrit avec le fcalpel & il en fortit une matiere femblable à la precedente.

L'an 1632. il revint de ces fteatomes aux deux coudes que je confeillai de guerir par les fudorifiques , mais le malade qui avoit de la peine à fuer & qui les avoit pris en averfion n'y voulut jamais confentir. C'eft pourquoi ils vinrent à fupuration, & je les ouvris avec le fcalpel , & après en avoir vuidé la matiere , je tins les ulceres ouverts durant deux mois par des tentes faifant baigner tous les jours les mains du patient durant une heure dans l'eau chaude de puits , & les envelopant d'éponges trempées dans la même eau tant que les reftes des humeurs furent diffipées , & les parties malades reprirent leur premiere force. L'ufage de cette eau empêcha la reci- dive des tumeurs. J'avois ouvert quatorze abcez avec le fcalpel & tiré plufieurs petits os corrompus aux mains de cet enfant qui fait toutes les fonctions requifes de fes mains prefentement. Il prend par precaution tous les trois mois , une poudre phleg- magogue.

OBSERVATION LXXXV.

Une fracture du femur avec plaie.

LE 22. Octobre 1642. Catherine Bocthin paffant dans la rue il tomba du grenier d'une maifon fort haute un fac de bled qui lui rompit le femur par le milieu en forte que la partie inferieure de l'os perçoit la peau. La patiente tomba en fincope par l'excez de la douleur du femur & du dos & fut portée à l'hôpital où elle revint de fon évanouiffement par le moien des cordiaux internes & externes fuivans.

℞. *Eau de cerifes noires , trois onces.*
De rofes, de bourache , de chacune une once.

O 3

Eau de canelle , deux dragmes.

Esprit cephalique anhaltin , une dragme.

Magiftere de corail rouge , demie dragme.

Perles preparées , demie once.

Mêlez le tout dans une fiole pour faire une eau cordiale & corroborative interne.

℞. *Eau odoriferante de Fufchfius , une once.*

Eau rofe , demie once.

Vinaigre de rhue , deux dragmes.

Mêlez pour faire une eau corroborative externe qui s'aplique aux narines & au carpe.

Je fis l'extenfion du femur par les parties opofites comme en la *Table xxvij. Fig.ij.* & j'égalifai les parties fracturées de l'os fans me fervir du fcalpel , après quoi je mis fur l'os rompu la poudre des racines d'iris de Florence & d'ariftoloche longue & dans la plaie une tente de chanvre chargée de l'onguent aftringent compofé de la poudre aftringente de Galien batuë avec le blanc d'œuf pour arrêter le fang. Je bandai le femur avec trois bandes & une quantité fuffifante de compreffes comme en la *Table xxx.* & je le placai dans la longue caiffe de la *Table xxix. Fig.iij.* Le Chirurgien de l'hopital tira quatre onces de fang du bras gauche de la patiente à caufe de la douleur de tout le pied affligé , de celle du dos , & du danger éminent de l'inflammation.

Le 2. & troifiéme jour , la malade fe plaignit d'une douleur au dos & d'une ardeur d'urine.

Le 4. & cinquiéme jour , elle repondoit à tout ce qu'on lui demandoit fans fe plaindre & parce que fon ventre étoit conftipé le Medecin de l'hopital lui ordonna une once de lenitifen bolus , mais elle ne le put prendre à caufe que fes mois commencerent à couler.

Le 6. 7. 8. & neuviéme jour , la patiente ne reffentit aucune douleur autour de la fracture , elle fe plaignit feulement d'une toux legere & d'une grande demangeaifon aux parties honteufes. Pour lefquelles on lui fit prendre deux fois le jour un melange des firops violat & de reglife avec la teinture de rofes. Après avoir baffiné le dos & les parties honteufes avec l'eau douce chaude , j'y apliquai l'emplâtre de blanc cuit & le liniment fimple.

Le dixiéme jour , je levai le premier apareil & j'apliquai fur le femur le cerat de dia-palme avec trois bandes trouées exprimées dans le gros vin avec une quantité fuffi-fante d'attelles & de compreffes , pour voir tous les jours la plaie fans lever le ban-dage. Le ventre inferieur fe trouva fort enflé & dur jufqu'au nombril , j'apliquai deffus durant trois jours , le cataplame fait avec la farine ou poudre de mauves la mie de pain , le lait & le beurre frais.

Le quatorziéme jour , la patiente fe plaignit d'une ftrangurie & d'une tres-cruelle douleur vers l'os facrum à caufe d'un abcez dans les feffes venu à fupuration.

Le vingtiéme jour , l'abcez étant ouvert & l'ulcere detergé la ftrangurie & la douleur de l'os facrum difparurent ; mais parce qu'il étoit neceffaire de panfer tous les jours l'abcez des feffes , la partie fracturée ne pût point être en repos jufqu'au 30.

que la malade se porta bien sans se plaindre de quoi que ce soit.

Le quarantiéme jour, il lui survint un nouvel abcez sous le jarret qui lui fit une grande douleur & vint à supuration étant ouvert il jetta une matiere fort puante qui m'obligea d'y faire injection avec la decoction de racine d'iris de Florence, d'aristoloche ronde de feuilles de scordium, de chardon benit, de veronique & de miel rosat, après quoi il n'y eut plus de douleur ni de puanteur. Je pansai du depuis la fracture avec les medicamens convenables à l'os & à la plaie, savoir, le cerat diapalme, les bandes fenestrées, les compresses oblongues, & les attelles.

Le cinquantiéme jour, elle se plaignit d'une si grande douleur autour de la plaie qu'elle ne pouvoit parler à force d'en pleurer, disant qu'elle avoit vû le spectre qu'on dit qui revient à l'hopital & qu'il avoit fait trembler son corps & son lit d'où elle disoit que sa douleur venoit. Mais elle procedoit plutôt de l'abcez des fesses qui étant pansé tous les jours empêchoit que le membre fracturé nouvellement racommodé demeurât en repos, & en partie de la portion de l'os qui en semblable cas a coutume de se separer en ce tems-là.

Le 18. Janvier 1643. elle se plaignit de grandes douleurs à la plaie du femur, que je debandai & trouvai avec le bouton de la sonde une esquille d'os pointuë qui piquoit incessamment la chair & causoit ces cruelles douleurs. Ce qui m'obligea de dilater en même tems suffisamment la plaie, de sorte que le dix-neuviéme jour je saisis la portion de l'os avec les dents de la pincette & l'en arrachai comme on peut voir en la *Table xxix. Fig.iij. O.*

Le vingtiéme jour, toute la jambe parut plus petite que les jours precedens & il n'y eut plus de douleur piquante. Depuis la separation de l'esquille je bandai le femur avec le bandage en croix de Bourgogne de la *Table xxix. Fig.iv.* jusqu'à la guerison parfaite de la plaie, l'ulcere du jarret n'étant pas encore consolidé au mois de Fevrier, la patiente ne laissa pas de commencer à marcher par le moien d'un instrument de fer en boitant.

Le 18. Mars il se separa encore une portion d'os de la grandeur du doigt annulaire. Le 30. l'ulcere fut entierement cicatrisé.

OBSERVATION LXXXVI.

La main, & le pouce retranchez pour une épine venteuse.

PEndant que j'exerçois la Chirurgie à Padoüe & que j'y étudiois en même tems en Medecine, un gentilhomme y étudiant pareillement, fut travaillé durant quelques mois d'un œdeme à la main gauche sans diminuer ni par les remedes generaux ni par les topiques les plus specifiques jusqu'à ce qu'il commença à s'ulcerer à la paume de la main. Ce qui nous obligea de demander conseil au scavant Spigelius qui examinant la qualité de l'ulcere reconnut avec la sonde que l'os étoit carié, & qualifia cette tumeur du nom d'*épine venteuse*, mal certainement incurable, qui exige l'amputation de la partie affectée. Cette sorte de maladie procede d'une humeur maligne qui commence par corroder l'os sans offenser le perioste, c'est pourquoi elle ne cause aucune douleur, faisant un œdene indolent qui ulcere au bout de quelques mois la partie.

Le malade consentit que je lui retranchasse l'extreme main, ce que je fis sur les apendices du radius & du cubitus, avec le couteau courbe, & la scie de la *Table xxviij. Fig. v. vj. & vij.* après quoi je bandai le moignon du coude avec les compresses, la vessie & le bandage de la même *Table xxviij. Fig. viij. ix. & x.*

Je trouvai effectivement à la partie amputée les os du metacarpe corrompus & cariez quoi que revetus encore de leur perioste excepté à l'endroit où étoit l'ulcere.

Spigelius retrancha le pouce de la main gauche corrompu par une semblable épine venteuse à un moine de Boulogne, avec la tenaille de la *Table xxj. Fig. j.* & apliqua à la main mutilée les compresses imbuës d'un astringent avec la vessie exprimée dans l'oxicrat tant pour arrêter le sang que pour prevenir l'inflammation, après quoi il banda la plaie jusqu'au pli du coude. Le sang arrêté il detergea l'ulcere avec un onguent convenable & le consolida avec l'onguent divin.

Guernerus Rolfinkius fait mention de cette maladie en ses dissertations anatomiques liv 2. chap. 41. Marc Aurelle Severin en traite bien au long au liv. 5. de la nature cachée des abcez & de la padatherocacie, c'est à dire de l'inflammation qui arrive autour des articles des enfans. Guy de Chauliac en parle dans son chapitre adminiculatif de l'apostême venteux que le lecteur lira tout au long pour en être mieux instruit, Jean de Vigo en fait le chapitre 34. de son livre des additions.

OBSERVATION LXXXVII.

Fracture du tibia avec plaie.

LE 5. Decembre 1643. sur les sept heures du soir Mathieu Nitter le jeune tomba à Ulmes de dessus la corniche d'une porte, & se rompit le tibia gauche quatre travers de doigt au dessus de la tête inferieure avec plaie, denudation & sortie de l'os en la partie anterieure. La fracture fut reduite par la seule extension, & la douleur qui avoit été tres-grande cessa aussi-tôt. Je bandai la plaie avec les trois bandes & le nombre suffisant de compresses de la *Table xxx.* & je le plaçai dans sa caisse comme en la *Table xxix.* Pendant que je pansois le malade je lui faisois prendre souvent quelques cuillerées de l'eau cordiale composée qui suit pour éviter la sincope eminente.

℞. *Eau de cerises noires, de pimpinelle, de roses, de chacune une once.*
Eau de canelle, une dragme.
Esprit cephalique anhaltin, demie dragme.
Magistere de corail rouge, demie dragme.
Perles preparées, un scrupule.
Pierre chrisolite, demi scrupule.
Manus Christi perlé, trois dragmes.
Mêlez le tout.

Le 6 Decembre la douleur fut entierement apaisée autour de la fracture & le blessé se porta bien jusqu'au quatriéme jour de la fracture.

Le neuviéme jour aiant levé l'apareil je n'y trouvai aucune aparence d'inflammation, ni de douleur, c'est pourquoi j'apliquai de la charpie seche sur l'os, le digestif suivant sur les bords de la plaie, par dessus le tout le cerat de diapalme, les bandes & les compresses.

℞. Terebenthine lavée en eau de plantain, demie once.
  Racine d'aristoloche longue, d'iris de Florence en poudre,
    de chacune deux scrupules.
  Sirop de roses seches, deux dragmes.
  Jaune d'œuf un en nombre.
Mêlez le tout pour un digestif.

Le 10 du mois, le patient reçut un lavement & du depuis jusqu'au 7. de sa blessure il se porta mieux.

Le treiziéme jour aiant debandé la plaie, le pus parut bon & louable & le malade ne ressentit ni la douleur ni l'inflammation qui ont coutume de survenir aux fractures. C'est pourquoi je continuai les mêmes remedes & je plaçai dans sa caisse, la jambe couverte du même cerat, des bandes, compresses & attelles Table xxx. Fig. iv. parce que toute crainte d'inflammation étoit passée.

Le seiziéme jour, aiant encore debandé la plaie je vis que tout alloit bien, car il n'y avoit ni douleur ni tumeur en aucun endroit, & il sortit de la plaie un pus louable & en petite quantité. J'apliquai sur l'os decouvert de sa membrane, la poudre des racines d'aristoloche & d'iris de Florence, & sur la plaie un sarcotique, le diapalme par dessus & le bandage avec les compresses & les attelles. Ce jour-là le malade joua aux cartes, remua la caisse ça & là & fit tourner sa jambe toute du côté gauche.

Le dix-septiéme jour, il se plaignit que la caisse le meurtrissoit au dessous du genou en la partie externe, plus bas que la tête du peroné, j'y regardai & aiant debandé la plaie je reconnus quelque elevation que je touchai & trouvai une fracture oblique au peroné que la nature auroit sans doute consolidée, si le malade n'eût pas remué le tibia.

Le vingtiéme jour j'y apliquai une lame de fer qui repoussa quelque peu l'eminence du peroné vers le tibia, & je pronostiquai qu'il tomberoit une portion de l'os. J'apliquai sur la fracture du tibia qui se portoit bien, la poudre d'iris de Florence avec la charpie seche & mis la jambe couverte du cerat de diapalme, des bandes compresses & attelles dans sa caisse.

Le vingt-cinquiéme jour le blessé se plaignit d'une douleur autour de la fracture du peroné en y regardant je trouvai une esquille qui piquoit un peu la peau, ce qui m'obligea de tirer l'emplatre, les bandes & les compresses un peu sur le côté droit pour apaiser la douleur causée par la pointe de l'esquille.

Le 6. Janvier 1644. la fracture du tibia commença à s'affermir, & l'esquille du peroné qui piquoit la chair parut. Je mis dessus cette esquille la poudre d'iris de Florence & d'aristoloche ronde avec la charpie seche & par dessus le cerat de diapalme, bandant la partie avec les bandes, les compresses & la lame de fer pour faire reprendre au pied sa premiere rectitude.

Le 16. Janvier je n'apliquai que la charpie seche sur la plaie du tibia ; & au peroné d'où il sortoit du pus bon & louable je coupai le petit os avec le ciseau de la *Table xij.* & j'y apliquai la poudre catagmatique susdite, après quoi je pansai la plaie & bandai toute la jambe avec le cerat, compresses, attelles, lame de fer & bandes acoutumées.

Le vingt-sixiéme jour la fracture fut affermie.

Le cinquiéme jour de Fevrier la nature separa une autre esquille du peroné & couvrit de chair la substamce saine ; c'est pourquoi je pansai l'ulcere avec la charpie seche & le cerat divin, & aiant apliqué mes bandes un peu laches je posai la partie dans sa caisse.

Le vingt-cinquiéme jour il survint une excroissance de chair sur laquelle je mis l'alun calciné, étant consumée le quatriéme jour de Mars je separai une autre esquille, puis j'apliquai la charpie seche le cerat divin & le reste, & situai la partie comme les jours precedens.

Le vingt-quatriéme jour le pus parut verd & l'ulcere s'étendit à cause du mauvais regime de vivre ; c'est pourquoi j'ordonnai le vin purgatif qui suit.

> ℞. *Racine de chiendant, d'iris de Florence, de chacune une dragme & demie.*
> *Feuilles de betoine, veronique, petite centaurée, bourache, absinthe, de chacune demie pincée.*
> *Sené d'Alexandrie mondé, une once.*
> *Rubarbe, trois dragmes.*
> *Agaric en trochisques, deux dragmes.*
> *Hermodattes, turbith, de chacun une dragme & demie.*
> *Semence de carthame contuse, trois dragmes & demie.*
> *Semence d'anis, de fenouil, de chacune demie dragme.*
> *Creme de tartre, trois dragmes.*
> *Gingembre, galanga, de chacun un scrupule.*

Hachez & concassez le tout & le metez infuser dans un sachet avec une mesure de vin blanc.

Le malade prenoit de deux jours l'un deux heures avant le repas quatre onces de cette infusion. Il se trouva bien de l'usage de ce vin medical, & l'ulcere jetta un pus cuit blanc & sans puanteur.

Le 14 Avril il se porta beaucoup mieux & l'ulcere étant cicatrisé, il commença de marcher avec une potence.

Le 4. May il quitta la potence fort joieux de marcher sans boiter.

OBSERVATION. LXXXVII.

Un atherome en la partie externe du femur gueri.

UNe Demoiselle dont je ne dis point le nom par respect agée de trente ans , d'un temperament chaud & sec , se plaignoit depuis onze ans d'une tumeur dure sans douleur plus grosse qu'un œuf de poule , survenue en la partie externe du femur entre la peau & le muscle fessier. Comme cette tumeur étoit enchistée & rebelle aux remedes internes & externes , je lui declarai qu'il n'y avoit point d'autre moien de la guerir seurement que par l'operation, à quoi aiant consenti, je commençai par prepa-rer & purger le corps des humeurs inutiles, puis le 26. May 1641. j'extirpai la tumeur en la maniere suivante.

Premierement je marquai une croix sur la peau avec de l'encre & lors qu'elle fut dessechée je coupai avec le scalpel de la *Table ij. Fig.j.* sur les quatre lignes faisant quatre angles droits , jusqu'à ce que je vis le chiste. Aiant fait mon incision cruciale du seul cuir & absorbé le sang avec une éponge , je separai peu à peu avec la partie large de la spatule les quatre angles de la peau d'avec la tunique de la tumeur qui étoit dessous jusqu'à sa base où étoit la veine que je retranchai & tirai ensuite avec les pincettes le chiste de la tumeur sans blesser le follicule. Je raprochai ensemble en même tems les bords de la plaie y apliquant la charpie imbue d'un blanc d'œuf batu avec la poudre astringente de Galien & après avoir pansé & bandé la plaie , j'ouvris le chiste que je trouvai rempli d'une matiere semblable à de la boulie. La plaie fut entierement consolidée & cicatrisée le 28 Juillet & la malade bien guerie.

OBSERVATION LXXXIX.

Une plaie au carpe & l'artere blessée.

AU mois de Decembre 1631. Jean Moser, Tailleur d'habits, âgé de vingt-quatre ans , d'un temperament chaud & humide fut blessé avec un couteau par son aprentif, vers le carpe & le radius de la main gauche, de sorte que la veine fut offen-sée & l'artere coupée transversalement d'ou il s'ensuivit une dangereuse hemorragie & plusieurs autres simptomes tres facheux. Nicolas Neutte Chirurgien y mit le pre-mier apareil, mais le lendemain il y eut une si grande hemorragie que le blessé tomba en convulsion à cause de la perte des esprits vitaux. Il reçut sur le soir un clistere emollient qui lui fit faire trois selles , le troisiéme jour on lui tira quatre onces de sang de la basilique droite.

Le quatriéme jour, la plaie ne saigna point pendant qu'on le pansoit.

Le 5. le malade usa du sirop purgatif suivant parce qu'il avoit la bouche amere.

P 2

℞. *Sirop rosat solutif , deux onces & demie.*
Extrait de rubarbe , une dragme.
Diacarthame , demie dragme.
Magistere de tartre , demi scrupule.
Eau de chicorée , quantité suffisante.
Mêlez le tout , il fit deux selles.

Le sixiéme jour il se plaignit d'un mal de cœur avec vertige , c'est pourquoi je lui fis user de la mixtion suivante.

℞. *Sirop de limons aigres , vin de grenades , de chacun demie once.*
Eau de pimpinelle , de cerises noires , de chacune une once & demie.
Mêlez le tout.

Il fut fort soulagé dans la lipothymie par le seul usage du vin de grenades.

Le septiéme jour,il passa la nuit fort inquiet,& il dit qu'il avoit songé toute la nuit qu'il se battoit avec celui qui l'avoit blessé. Il se plaignoit de plus de la grande depense que lui causoit sa blessure,ce qui le rendoit si melancolique qu'il couroit de côté & d'autre dans son poile , & s'agita si fort que le sang bouillonnant sortit si abondamment & si violemment qu'on ne pouvoit l'arrêter. C'est pourquoi aiant comprimé avec les doigts l'artere qu'on aperçoit dans la partie moienne du radius , je tirai beaucoup de sang caillé de la plaie , puis j'apliquai sur l'artere blessée l'éponge brulée saupoudrée de la pierre chrysolite preparée & des poudres astringentes de Galien batuës avec un blanc d'œuf. Je bandai la plaie & le coude d'un bandage convenable , & j'apliquai par dessus l'instrument de la *Table xix. Fig.iv.* pour boucher mieux l'artere en la comprimant par sa vis sans crainte d'aucune incommodité.

Le 8. & neuviéme jour il reçut sur le soir un clistere à cause de sa main qui étoit enflammée jusqu'à la partie moienne du radius & du cubitus.

Le dixiéme jour il se porta mieux , & il sortit au travers des bandes un pus jaune.

Le onziéme jour il dormit toute la nuit.

Le 12. le pus parut blanc & la plaie plus large à cause du sang caillé qu'on en avoit ôté , comme il arrive pour l'ordinaire à l'aneurisme , & à cause de l'éponge qu'on y avoit mise. Les tendons du muscle profond parurent aussi enflammez & tendans à pourriture avec une grande douleur. Je detergeai la plaie sans en tirer l'éponge , j'apliquai à l'ulcere les mêmes medicamens & aiant bandé la plaie je la bouchai avec la clef de l'instrument. On continuoit cependant l'usage des sirops rafraichissans & humectans, des emulsions preparées avec les eaux & les semences propres , le magistere de corail rouge & le sirop violat.

Le 13. & 14 jour le malade fut mieux , & l'inflammation douloureuse de la main un peu apaisée.

Le quinziéme jour le pus sortit blanc de la plaie , la douleur de la main fut beaucoup diminuée ainsi que la tumeur & les tendons recouvrerent leur couleur naturelle.

Le seiziéme jour je tirai avec la pincette la moitié de l'éponge dont j'avois bouché l'orifice de l'artere coupée & laissai le reste au trou de l'artere.

Le dix-feptiéme jour je tirai le refte de l'éponge & apliquai à la plaie les mêmes
medicamens, & le cerat citrin couvert du liniment fimple & fur le carpe bandé
comme de coutume le même inftrument.

Le dix-huitiéme jour je trouvai le trou de l'artere confolidé & les tendons couverts d'une chair folide.

Le vingt-quatriéme jour la plaie étant confolidée par le cerat divin, le malade
fut entierement gueri.

OBSERVATION XC.

Une commotion du cerveau, & une tumeur du bras fupurée.

AU mois de Novembre 1627. Jean Sembin d'Oppingen au territoire d'Ulmes,
valet d'un païfan, fe trouvant avec plufieurs filles & fervantes qui filoient fuivant la coutume dans le poile, fe mit à badiner avec une, bien que les autres lui
euffent ferieufement deffendu de femblables badinages fous peine de lui faire faire
l'arbre, forte de jeu où l'on tient le corps renverfé la tête en bas & les pieds en haut
puis en le tenant élevé à force de bras, on le laiffe tout d'un coup tomber la tête
contre terre; ce qu'elles firent à nôtre bleffé tant de fois que le fang lui fortit du nez
& des oreilles & qu'il demeura comme mort couché par terre. Ces filles fort furprifes
lui jettent de l'eau contre le vifage qui lui rapelle les efprits de forte qu'il fe leve comme s'il fortoit du tombeau, & fe retire avec une grande douleur au bras gauche, &
à route la tête. Le lendemain il ne laiffa pas de vanner du bled, avec fa douleur de
tête & du bras qui continuoit.

Le troifiéme & quatriéme jour il fut bien plus mal, car la fievre & les mouvemens
convulfifs le contraignirent de s'aliter.

Le fixiéme jour de fon mal il fut porté chez fa mere qui apella le 7. des Chirurgiens.

Le 10. 11. 12. 13. & 14. il fut travaillé de mouvemens convulfifs, le quinziéme
jour fa mere envoia de l'urine du malade à Monfieur Klebfatil fameux Medecin de
Geflingen qui lui ordonna la poudre contre la chûte pour diffoudre le fang grumelé
& caillé à prendre avec le firop d'ofeille de limons aigres, & l'eau de pimpinelle. Il
fut fourd & muet jufqu'au vingt-quatriéme jour, & dans un affoupiffement profond.
ce qui confirme le pronoftic d'Hipocrate qui dit fection 7. aphorifme 58. qu'il eft
abfolument neceffaire que ceux qui par quelque ocafion que ce foit ont foufert une
commotion de cerveau, deviennent en même tems fourds & muers. Il furvint à cette
perte d'ouie & de parole une diarrhée de trois jours, après quoi il ouit parler les
autres, puis parla lui-même en fe plaignant d'une grande douleur du bras gauche vers
le mufcle deltoide.

Le vingt-neuviéme jour, j'allai à Oppingen par l'ordre de la tres-illuftre Republique d'Ulmes, où je trouvai le patient qui fe plaignoit d'une cruelle douleur de tête
vers les futures fagitale & coronale avec une foif horrible, une grande fievre acompagnée d'ardeur & de noirceur de langue, de la paralifie de tout le bras gauche avec

P 3.

une tumeur œdemateuse & schirrheuse vers le muscle deltoide , qui tendoit à supuration , & tourmentoit vivement le malade. Le patient aiant été aporté à Ulmes, je lui ordonnai d'abord le clistere suivant.

℞. *Decoction commune de clisteres , neuf onces.*
Miel rosat solutif , deux onces & demie.
Catholicon , une once.
Huile de camomille , deux onces.
Mêlez le tout pour un clistere.

Il lui fit faire cinq selles d'une matiere bilieuse, j'apliquai sur le bregma qui étoit tumefié le cataplame suivant propre à digerer & fortifier.

℞. *Mie de pain , trois onces.*
Son de froment , farine d'orge , de chacun deux onces.
Poudre de fleurs de rose: & de botoine , de chacune demie once.
Huile rosat , trois onces.
Vin rouge , quantité suffisante.
Sel commun , une dragme.
Mêlez le tout sur le feu en forme de cataplame.

On apliqua sur le schirre œdemateux du bras le cataplame composé de mie de pain de farine de lin, de poudre de mauves & de guimauve, avec le lait & l'huile de camomile , sa boisson étoit d'eau d'orge magistrale à laquelle on mêloit les sirops suivans pour la rendre plus agreable.

℞. *Sirop de limons aigres , d'oseille simple , de grenades,*
de chacune deux onces.
Mêlez le tout.

Il beuvoit soir & matin une écuelle de petit lait de chevres depuré. Il vivoit d'orge mondé , de panade preparée avec la mie de pain , le bouillon de chair & le beurre frais. Il beuvoit à ses repas de l'eau d'orge cuit jusqu'à crever ; je reconnus quelques jours après que la tumeur du bras tendoit à supuration entre le biceps & le deltoide & l'aiant ouverte avec le scalpel il en sortit une grande quantité de matiere purulente, je mis dans le trou une tente empregnée de l'œuf entier batu pour apaiser la douleur, apliquant par dessus le diachylon simple pour faciliter la supuration du reste. Le lendemain je levai l'apareil & aiant sondé l'ulcere je reconnus que l'humerus étoit carié. Cela m'obligea de dilater un peu l'orifice en y introduisant un morceau d'éponge torse & quand il fut suffisamment dilaté , j'y mis une tente chargée du digestif suivant.

℞. *Terebentine lavée en l'eau de scordium , deux dragmes & demie.*
Un jaune d'œuf.
Poudre d'aristoloche , d'iris de Florence , de chacune demie dragme.

Miel rofat , quantité fuffifante.
Mêlez le tout pour faire un digeſtif.

Cependant j'avois ordonné de purger le corps avec le fachet fuivant.

℞. *Racine de polypode, de chene, d'iris de Florence, de chicorée,*
de chacune deux dragmes & demie.
Feuilles d'aigrimoine , veronique , brunelle , abſinthe,
de chacune une pincée.
Sené mondé , une once & demie.
Rubarbe , demie once.
Agaric nouvellement trochifqué , trois dragmes.
Semence de carthame mondé, d'anis , de fenouil,
de chacune demie dragme.
Creme de tartre , trois dragmes & demie.
Canelle , gingembre , de chacun demie dragme.
Raifins paſſes , fix dragmes.
Hachez & concaſſez le tout & le metez dans un fachet infufer dans quatre
livres d'hydromel.

Le malade en prenoit quatre onces de deux jours l'un deux heures avant le diner.
Pour mieux deffecher l'os je fis des injeétions dans l'ulcere avec la decoétion divine
y ajoutant l'iris de Florence & l'ariftoloche ronde. J'apliquois de tems à autres fur
le bras une éponge exprimée dans l'eau falée & le vin rouge.
Comme fa douleur de tête continuoit il prit les pilules fuivantes.

℞. *Maſſe des pilules dorées , deux ſcrupules.*
Extrait des cochées , un ſcrupule.
Magiftere de mechoacan , fept grains.
Sirop de betoine , quantité fuffifante.
Mêlez le tout pour former de petites pilules que vous dorerez , elles lui firent
faire dix felles.
Le fixiéme jour je tirai la portion de l'os qui s'étoit feparée & je cicatrifai enfuite
l'ulcere.

OBSERVATION XCI.

Une plaie du coude dangereufe.

LE 24. Juin jour de faint Jean Baptifte 1639. à fept heures du foir, Monfieur Frede-
ric Degenau fut bleſſé en duel par Monfieur de Betandorf, à deux travers de
doigt au deffous du pli du coude. La plaie traverfoit tout le bras entre le cubitus & le

radius avec lefion des veines & des tendons des mufcles, grande douleur & hemorragie. Jean George Bauler Chirurgien tres-expert mit le premier apareil. Le lendemain le bleffé fe plaignit avant & après avoir levé l'apareil d'une grande douleur vers les orifices tant interne qu'externe de la plaie, comme il arrive ordinairement aux plaies des articles, c'eft pourquoi je lui ordonnai le cliftere fuivant pour faire revulfion.

> ℞. *Devoction emolliente , neuf onces.*
> *Lenitif , une once.*
> *Electuaire de fuc de rofes , deux dragmes.*
> *Huiles de camomile & violat , de chacun demie once.*
> Mêlez le tout pour un cliftere , il fit deux felles.

Trois heures après l'avoir rendu , on lui tira du fang de la mediane du bras gauche. Je mis à chaque orifice de la plaie une tente chargée du medicament fuivant.

> ℞. *Aloes fucotrin , encens , bol d'Armenie , pierre chryfolite preparée,*
> *de chacun demie dragme.*
> *Terre figillée , tuthie preparée , de chacune deux fcrupules.*
> *Sang de dragon , une dragme.*
> Pulverifez le tout & le mêlez avec un blanc d'œuf batu en confiftence d'onguent.

Je fis une embrocation fur tout le bras avec les huiles rofat , & de vers de terre, j'apliquai la compreffe exprimée dans le gros vin & je bandai la compreffe exprimée dans le gros vin & je bandai la plaie avec la bande à deux chefs , enfin j'apliquai fur tout le haut de l'humerus l'onguent defenfif de Fernel qui eft le meilleur de tous. Et deux heures après j'arrofai tout le bras d'oxicrat fans lever l'apareil. La boiffon du bleffé étoit d'eau d'orge rendue agreable par le vin de grenades & fa nouriture d'orge mondé & de gelée de pieds de veau.

Le troifiéme jour le bleffé fe trouva mieux & on ne decouvrit point la plaie crainte d'une nouvelle hemorragie, on fe contenta d'arrofer d'oxicrat toute la partie & d'y faire l'embrocation des mêmes huiles.

Le quatriéme jour , je levai le bandage fans retirer les tentes , je mis feulement deffus des plumaceaux couverts d'onguent compofé avec l'œuf entier & la poudre ci deffus , faifant l'embrocation des huiles fur tout le bras & y metant une compreffe exprimée dans le gros vin & la bande par deffus. Le malade fe porta bien le foir & prit à fon fouper un orge mondé & de l'endive confite dans le vin de grenades & l'huile commun.

Le cinquiéme jour, il ne fe plaignit de rien , je debandai la plaie & en tirai la tente & le fang étant arrêté j'en remis de plus courtes chargées du jaune d'œuf batu avec la poudre ci deffus , apliquant le defenfif de Fernel fous l'aiffelle & fur tout le haut du bras que je couvris de la compreffe mouillée dans le gros vin après avoir fait l'embrocation des huiles je le bandai avec la longue bande à deux chefs.

Le fixiéme le malade étant conftipé prit le firop laxatif fuivant.

> ℞. *Sirop*

℞. Sirop de roses solutif , deux onces.
    Moëlle de casse nouvellement extraite , une once.
    Semence de citron pulverisée , demie dragme.
    Eau de chicorée , autant qu'il en faut pour faire le sirop liquide.

Il lui fit faire cinq selles de matiere bilieuse & sereuse. La plaie fut pansée comme le jour precedent.

Le septiéme jour il sortit quelque peu de pus cuit de la plaie , c'est pourquoi j'ajoutai à mon astringent une portion d'encens dont j'oignis la tente que je mis dans la plaie pour l'incarner par exemple.

℞. La poudre ci dessus ordonnée , encens , de chacun demie dragme.
    Jaunes d'œuf , quantité suffisante , pour faire un onguent.

Depuis le huitiéme jour jusqu'au dix le malade se porta fort bien.

Le onziéme il dit qu'il n'avoit point dormi la nuit passée & qu'il avoit jetté son bras ça & là pendant cette insomnie , tellement qu'il étoit sorti quelque peu de sang de l'orifice externe de la plaie , le sang étant arrêté je pansai la plaie comme le jour precedent & j'ordonnai au blessé le sirop purgatif suivant.

℞. Sirop rosat solutif , deux onces.
    Extrait de rubarbe , une dragme & demie.
    Magistere de tartre , un scrupule.
    Eau de cerises noires , quantité suffisante.
Mêlez le tout pour un sirop liquide.

Le 12. 13. & 14. jours le malade dormit fort bien & ne se plaignit plus d'aucune douleur autour du pli du coude , & au lieu du sang qui étoit sorti de l'orifice externe pour avoir trop remué , il en sortit du pus bien cuit.

Le 16. au lieu de tentes je mis aux orifices de la plaie de la charpie seche & par dessus l'éponge neuve exprimée dans le vin rouge chaud bandant le tout avec la bande à deux chefs.

Le dix-neuviéme jour je cicatrisai les deux orifices.

OBSERVATION XCII.

Une grande excroissance à la cuisse.

JEan Ferber d'Ambourg , soldat Suedois , âgé de vingt-quatre ans , eut à la partie interne de la cuisse droite un tubercule qui dans l'espace de deux ans devint aussi gros que trois têtes d'hommes & empêchoit le malade de marcher. Un Empirique avoit corrodé cette excroissance avec un caustique à dessein de donner issue à la matiere , & de consolider ensuite l'ulcere par les epulotiques , mais n'aiant point trouvé de matiere coulante ni fluide , il se retira laissant là le malade sans aucun secours , qui vint à Ulmes , en 1634. & s'adressa à Jean George Bauler ; celui-ci ne pouvant consolider cet ulcere sordide & puant par aucun remede , nous lui conseillames George Riedlin & moi de saisir avec la tenaille l'excroissance , qui étoit une de ces tumeurs qu'on apelle vulgairement *nata* , mais ulcerée & acompagnée d'une grande douleur, & de la retrancher avec le cautere actuel cultellaire , après la chute de l'escarre , il conduisit l'ulcere à une tres-belle cicatrice avec le cerat divin. Nous examinames la substance de la nate , retranchée qui étoit toute de chair parsemée de veines & d'arteres. Comme le patient étoit fort maigre , nous lui demandâmes s'il l'avoit toujours été , il nous dit que non , & qu'avant que la nate lui fût survenuë il avoit beaucoup d'embonpoint qu'il avoit perdu à mesure qu'elle croissoit , ce qui nous fit juger qu'elle deroboit la nourriture du reste du corps. Le malade étant gueri je lui conseillai avant son depart, d'observer chez lui un regime de vie moderé , & de se faire apliquer tous les mois sur le dos six ventouses scarifiées , jusqu'à ce que toute l'habitude du corps fût acoutumée à recevoir & à assimiler le suc nourricier , que la nature envoioit à la tumeur. Il executa mon conseil durant six mois , & véquit ensuite en bonne santé , de sorte qu'en 1644. étant dans l'armée de Baviere il me vint voir à Ulmes pour me remercier de l'avis que je lui avois donné.

OBSERVATION XCIII.

Une plaie de mousquet avec fracture au tibia.

LE 31. May 1644. à six heures du soir, Leonard Henseler, bouvier d'Ulmes, fut blessé d'un coup de mousquet de sorte que la bale rompit le tibia gauche un peu au dessous du genou , fit sortir l'os hors de la plaie & traversa encore la jambe droite mais sans offenser l'os. On apliqua pour premier apareil les medicamens suivans faute d'autres. Je fis une injection dans la plaie de la jambe droite , d'huile violat mêlée avec le blanc d'œuf & je mis à chaque trou une petite tente imbuë du même remede, le cerat de diapalme par dessus , avec le cataplame fait de mie de pain de farine d'orge, de poudre de mauves & de lait , puis je bandai la partie avec la bande à deux chefs. Après cela je reduisis la fracture du tibia gauche le mieux que je pûs & je versai dans la plaie un blanc d'œuf batu avec l'huile violat mettant à chaque orifice une tente de charpie seche apliquant par dessus le cerat de diapalme & le cataplame ci dessus, bandant la plaie avec le bandage en croix de Bourgogne de la *Table xxix. Fig.iij. iv. & v.* & la plaçant dans le canal.

Le lendemain premier Juin je retranchai avec la tenaille de la *Table xxj. Fig.j.* la portion d'os qui piquoit la chair & la peau , & qui avoit rendu le malade fort inquiet toute la nuit. Je coupai encore la peau & la chair d'entre les deux orifices avec le seringotome de la *Table xv. Fig.ij.* & garnis la plaie ainsi dilatée avec le digestif suivant :

℞. *Terebentine lavée en eau de plantain, trois dragmes.*
Huile de vers de terre, une dragme & demie.
Un jaune d'œuf.
Miel rosat coulé, quantité suffisante.
Mêlez le tout pour faire un digestif.

J'apliquai sur les os la poudre suivante avec la charpie seche.

℞. *Racine d'aristoloche longue, & d'iris de Florence,*
de chacune une dragme.
Metez le tout en poudre.

Et sur les chairs les plumaceaux chargez du digestif, couvrant ensuite les bords de la plaie, du cerat de diapalme; & la jambe du cataplame, puis l'aiant bandée avec le bandage en croix je la remis dans son canal. Le blessé prenoit cependant à cause de son mal de cœur, une ou deux cueillerées de l'eau cordia le suivante :

℞. *Eau de cerises noires, deux onces.*
De bourache, de roses, de chacune une once.
De canelle, deux dragmes.
Esprit cephalique anhaltin, demie dragme.
Magistere de corail rouge, deux scrupules.
Diamargaritum simple, demie once.
Mêlez le tout.

Il usa pour éteindre sa soif du sirop rafraichissant qui suit :

℞. *Sirop d'oseille simple, deux onces.*
De grenades aigres, de limons aigres, de chacune une once & demie.

On en mêloit avec l'eau d'orge ordonnée pour sa boisson ordinaire. La douleur & l'inflammation presente m'obligerent de lui ordonner un clistere emollient & rafraichissant & après l'avoir rendu on lui tira six onces de sang de la mediane du bras droit.

Le deuxiéme Juin le malade se porta un peu mieux.

Le troisiéme jour je retranchai avec le trepan une autre portion d'os, qui avoit piqué toute la nuit les parties charnuës & empêché le blessé de dormir, j'apliquai sur le reste de l'os, la poudre ordonnée & sur les bords de la plaie le même digestif. Le malade prit ce jour là la potion purgative suivante, à cause de la constipation de son ventre, & du grand abord des humeurs sur les parties malades.

℞. *Sirop de roses solutif, deux onces.*
Lenitif, six dragmes & demie.
Decoction des fleurs & des fruits, quantité suffisante.
Mêlez le tout pour une potion qui lui fit faire cinq selles de matiere bilieuse & sereuse.

Le quatriéme jour il se porta mieux que le precedent.

Le cinquiéme jour il se plaignit de douleurs de colique , qui m'obligerent de lui ordonner deux onces & demie d'huile d'amandes douces dans du bouillon chaud alteré de fleurs de camomille , ce qui lui apaisa sa douleur.

Le sixiéme jour le malade étant encore constipé , reprit la potion purgative ci dessus , dont l'effet lui causa un doux sommeil.

Le septiéme jour l'escarre étant tombée, je pansai la plaie avec le digestif suivant :

> ℞. Terebentine lavée , trois dragmes.
> Un jaune d'œuf.
> Miel rosat coulé , quantité suffisante.

Au lieu du cataplame je couvris toute la jambe du cerat de diapalme étendu sur un linge troué sur la plaie la bandant avec le bandage en croix.

Le huitiéme jour j'apliquai aux plaies le digestif suivant :

> ℞. Terebentine lavée en eau de scordium , trois dragmes.
> Racine d'iris de Florence en poudre & d'aristoloche longue,
>   de chacune une once.
> Aloes, mirrhe , encens , bol d'Armenie preparé,
>   de chacun un scrupule & demi.
> Baume du Perou , une dragme.
> Sirop de roses seches & miel rosat coulé , de chacun quantité suffisante.
> Mêlez le tout en forme de liniment.

Le neuviéme jour le blessé se porta bien à l'égard des plaies , mais il eut des douleurs de colique qui cesserent après une évacuation naturelle de matieres bilieuses par les selles. La puanteur de la plaie m'obligea neanmoins d'y faire une injection de la decoction divine.

Le dixiéme jour le blessé se porta bien & la plaie du tibia gauche jetta un pus bien cuit. Je remarquai sous le tibia fracturé une portion d'os pourrie , que je lavai avec la decoction divine & couvris de la poudre apropriée , apliquant sur la plaie le liniment simple ordonné & le cerat de diapalme.

Depuis le quinziéme jour le blessé se porta bien jusqu'au trentiéme que l'os du tibia gauche s'exfolia en sa surface & en sa partie externe , & la plaie du tibia droit tendit à cicatrice.

Le 7. Juillet je tirai avec la pincette la portion de l'os exfolié & la plaie de la jambe droite fut cicatrisée.

Le 15. il se plaignit d'une grande douleur de la cuisse gauche deux travers de doigt sur le genou. Aiant decouvert la plaie j'aperçus un abcez qui étant pressé jetta une grande quantité de pus.

Le vingt-sixiéme jour le patient prit la poudre suivante à cause d'une amertume de bouche.

℞. *Rubarbe , une dragme.*
Mechoacan , un scrupule.
Créme de tartre , demi scrupule.
Il fit plusieurs selles d'une matiere bilieuse & du depuis il se porta mieux.

Le 25 Aoust j'en tirai une portion d'os de la longueur du petit doigt.

Le 14. Septembre il parut un autre abcez sous le genou & vers la partie anterieure de la rotule & comme il ne pouvoit se vuider par l'orifice superieur , je l'ouvris avec l'instrument de la *Table xv. Fig.v.* aiant mis un bouton de cire à sa pointe. La matiere en étant sortie j'apliquai l'éponge exprimée dans le gros vin & aglutinai le sinus avec la bande à deux chefs. Le sinus étant aglutiné je cicatrisai l'ulcere avec le cerat divin , tellement que le quatriéme Octobre le patient commença à marcher sans bequilles , & à vaquer à ses affaires sans aucun empêchement au mois de Decembre suivant.

OBSERVATION XCIV.

Une fracture du femur.

LE vingt-quatriéme jour de Decembre 1644. Jean Kriesinger Cabaretier de Grimmelsingen , eut la cuisse gauche rompuë avec plaie par un char de bois qu'il conduisoit. Il se fit porter à Ulmes où sa cuisse fut pansée par Jean Mecterik & George Riedlin Chirurgiens qui m'apellerent le vingt-septiéme jour pour les seconder & à cause de la grande douleur & de l'inflammation de la plaie. Je demandai en arrivant si la plaie provenoit ou de l'os fracturé , ou de la branche de bois. Le blessé & les Chirurgien dirent que c'étoit de la branche, comme cette difference faisoit beaucoup pour la guerison de la cure & que cela se pouvoit connoitre facilement par le haut de chausse du blessé je demandai à le voir s'il eût été troué la plaie venoit du dehors, sinon du dedans il ne se trouva point de trou au haut de chausse , marque évidente que le femur fracturé avoit fait la plaie. C'est pourquoi je rhabillai la fracture tout de nouveau bandant tout le femur avec trois bandes trouées (afin que la plaie pût se vuider tous les jours) imbuës d'un medicament composé d'huile rosat & d'eau rose batuës avec le blanc d'œuf pour lever l'inflammation & apaiser la grande douleur, puis je le situai dans la caisse propre.

Le vingt-huitiéme jour le malade prit le sirop liquide suivant à cause d'une amertume de bouche , & de ce qu'il avoit passé la nuit sans se reposer.

℞. *Sirop rosat solutif , deux onces.*
Extrait de rubarbe , quatre scrupules.
Diacarthame , deux scrupules.
Magistere de tartre , un scrupule.
Eau de chicorée , quantité suffisante pour faire une petite potion , dont il fit quelques selles de matieres bilieuses.

Q 3

Le vingt-neuviéme jour on lui tira sept onces de sang de la mediane gauche & sur le soir on lui donna une emulsion avec le sirop violat. Il passa la nuit fort tranquillement & il n'y eut plus ni douleur ni inflammation c'est pourquoi je procurai la generation du calus par le moien du bandage [?], des medicamens & du genre de vie. Nonobstant tous nos soins le malade est resté boiteux, parce qu'étant impatient naturellement, il ne tint jamais sa jambe en repos dans sa caisse & la remua toujours. Il ne faut pourtant pas s'en étonner, puis que comme nous avons dit dans les fractures les adultes qui ont la cuisse rompuë en guerissent rarement sans boiter quoi qu'ils soient tres obeissans à moins qu'ils ne tiennent la cuisse étenduë par le moien de l'instrument glossocome de la *Table xxij. Fig. iv.* pendant tout le tems de la curation, ou tout au moins quand ils vont au bassin ou qu'on fait leur lit.

OBSERVATION XCV.

La tegne de la tête, le coude roide par convulsion.

UNe fille d'Ulmes, âgée de vingt-deux ans, fut surprise d'un flux excessif de ses mois par la supression d'une hemorragie du nez à quoi elle étoit sujette, mais l'un & l'autre flux étant suprimé il lui survint une tegne horrible à la tête & une convulsion avec roideur à l'avant-bras si forte qu'elle ne pouvoit l'étendre en aucune maniere.

Je lui purgeai le cerveau par les pilules de nitre de Trallian qu'elle prit par plusieurs fois & qui lui firent revenir ses mois, après quoi je lui frotai tous les jours la tête avec le liniment d'amianthum, que j'ai tiré d'Anselme Boice en son histoire des pierres pretieuses liv. 2. observation 204.

℞. *Amianthum, quatre onces.*
Plomb brulé, douze onces.
Tuthie preparée, deux onces.

Calcinez & pulverisez le tout & le mettez en digestion avec du vinaigre distilé pendant un mois dans un vaisseau de verre que vous remuerez tous les jours une fois. Au bout du mois, vous ferez bouillir la matiere un quart d'heure après quoi vous la laisserez reposer jusqu'à ce que le vinaigre soit clarifié.

℞. *De ce vinaigre bien clair & huile rosat de chacun égales parties.*

Mêlez le tout & l'agitez jusqu'à ce qu'il se reduise en la consistence de liniment.

Le coude ou tout l'avant-bras fut enduit deux fois le jour de l'onguent d'Eve ou polychreste decrit par Spigelius & dans la derniere de nos tables. La malade fut bientot & fort heureusement guerie par l'usage de ces deux onguens.

Christophle Pferffer Tisseran d'Ulmes, s'étant fait saigner au printems du bras droit il lui vint le lendemain une tumeur qui l'empêchoit d'étendre le bras, après avoir ramolli & diſſipé la tumeur avec l'emplâtre de galbanum & de ſaphran de Min-ſictus , j'étendis tous les jours peu à peu ſon bras enduit de l'onguent d'Eve avec l'inſtrument de la *Table xix. Fig. v*.

Le fils d'un ſoldat d'Ulmes ne pouvoit fléchir le bras à cauſe de ſa roideur enſuite d'une diſlocation. J'oignis tout le bras avec l'onguent ci-deſſus ordonné table derniere ou xlvj puis j'y apliquai le ſparadrap ſuivant.

> ℞. *Cire jaune nouvelle , deux onces.*
> *Reſine de pin , terebenthine , de chacune une dragme.*
> Mêlez le tout ſur le feu & imbibez-en une toile.

J'y apliquai enſuite l'inſtrument ci deſſus cité & j'en flechis peu à peu le coude, de ſorte que dans l'eſpace de deux mois l'enfant fut guéri & faiſoit tous les mouve-mens neceſſaires du bras ſans douleur & ſans aucun empêchement.

OBSERVATION XCVI.

La lepre des Grecs guerie.

LE 17. Decembre 1641. nous fûmes apellez Monſieur Jean Regule Villinger & moi pour voir une Demoiſelle d'Ulmes reduite en un état ſi deplorable qu'elle ne pouvoit ſe tenir debout ſans être ſoutenuë par deux ſervantes , aiant le viſage pâle, ridé & couvert d'écailles , les yeux enfoncez , les ſourcils pelez , les narines bou-chez par des croutes en dedans & écailleuſes en dehors. Elle avoit la bouche bour-ſoufflée, les levres livides , la tête baiſſée , la poitrine cambrée , & maigre , & remplie de groſſes croutes, le poil de deſſous les aiſſelles lui étoit tombé, ſon bas ventre étoit abatu , ſes extremitez decharnez & recouvertes d'écailles , les bouts des doigts , des mains & des pieds étoient rongez & inſenſibles à cauſe de l'épaiſſeur des gales. Et tout ſon corps jettoit une odeur inſuportable. Tous ces ſimptomes nous aiant fait connoitre que c'étoit la lepre des Grecs, non pas l'elephantiaſie dont cette Dame étoit ataquée, nous eſperames de la guerir d'autant mieux qu'elle étoit reſoluë de ne point épargner la depenſe , & de ſe ſoumettre à tout par le grand deſir qu'elle avoit d'être guerie. C'eſt pourquoi pour y parvenir nous commençames par lui purifier la maſſe du ſang par le nouet purgatif ſuivant.

> ℞. *Racine de polipode de chêne , d'enula campana , de chicorée,*
> *de chacune demie once.*
> *Feuilles de fumeterre , veronique , bourache , ſcolopendre , dent de lion,*
> *betoine , de chacune une pincée.*
> *Sené , une once.*
> *Rubarbe , demie once.*
> *Agaric en trochiſques , trois dragmes.*
> *Mechoacan , une dragme & demie.*
> *Semence de carthame , quatre ſcrupules.*

Gingembre , canelle , de chacun un fcrupule.

Hachez & concaffez le tout pour mettre dans un nouët qui infufera pendant vingt-quatre heures dans une grande mefure d'hydromel.

La malade en prenoit fept onces trois heures avant diner , deux jours de fuite. Le troifiéme jour elle n'en prenoit point , mais trois heures avant diner , & deux heures avant fouper elle prenoit de l'opiat fuivant.

> ℞. *Conferve de bourache , d'aunée , de chacune fix dragmes.*
> *Perles preparées , corail rouge preparé , de chacun demie dragme.*
> *Trochifques de vipere , demi once.*
> *Sirop de coraux , quantité fuffifante.*

Mêlez le tout pour faire un opiat , la dofe étoit de demie dragme & elle beuvoit par deffus un verre de petit lait de chevre depuré.

Aprés avoir reiteré l'ufage du nouët purgatif elle entra dans le bain d'eau douce, dans laquelle on avoit fait bouillir de la fumeterre , mauve , veronique & d'aunée , & après avoir refté une heure dans le bain & s'être deffechée on lui frotoit tout le corps de l'onguent fuivant.

> ℞. *Pomade , deux onces & demie.*
> *Baume du Perou , deux dragmes.*
> *Fleurs de fouphre , deux dragmes & demie.*
> *Huile de tartre , deux onces.*

Mêlez le tout & en faites un onguent.

Après l'ufage de ces remedes continué durant quelques jours , la puanteur de tout le corps & la demangeaifon diminuerent , & les écailles des bouts des doigts commencerent à tomber ; je mis fur les bouts des doigts un onguent fait du cerat citrin & d'huile mirtin & fes fervantes lui oignirent le dos avec la graiffe de vipere, fa boiffon ordinaire étoit une decoction de fquine.

Le 6. Janvier 1642. on lui tira quatre onces de fang du bras gauche qui étoit blanc à demi verd & pouri en fa furface noir au fond & fans fibres ; & le Chirurgien dit qu'en lui tirant ce fang , il avoit fenti une grande puanteur. Je lui fis reprendre l'ufage du nouët & de l'opiat augmentant la dofe des trochifques de viperes de la maniere fuivante.

> ℞. *Trochifques de viperes , cinq fcrupules.*
> *Conferve de bourache , dix dragmes.*
> *Corail rouge , perles preparées , de chacun un fcrupule.*
> *Sirop de coraux , quantité fuffifante.*

Mêlez le tout pour un opiat.

Il pouffa avec une efficace merveilleufe la matiere maligne du centre du corps à la circonference. La foif s'apaifa , & la malade commença de dormir , & à ne plus

prendre

prendre de petit lait depuré. Quand l'opiat fut fini, elle prit deux fois en quatorze jours des pilules suivantes.

℞. De la masse des pilules dorées, deux scrupules.
    Des cochées, demi scrupule.
    Magistere de mechoacan, sept grains.
    Extrait d'ellebore noir, demi scrupule.

Formez du tout vingt-une pilules que vous dorerez. Elles lui firent faire dix selles.

Après avoir reiteré l'usage de ces pilules, les poils des paupieres, des aisselles & du pubis commencerent à renaitre. Nous lui deffendimes les remedes, parce que le tems de ses mois aprochoit, & nous lui conseillâmes, s'ils fluoient en petite quantité ou s'ils retardoient, de les provoquer en prenant une dragme des pilules suivantes.

℞. Extrait d'aloes fait avec l'eau d'endives, gomme ammoniac dissoute dans
    le vinaigre scillitique, mirrhe preparée, de chacun une dragme.
    Mastich, especes des trois santaux, de chacun un scrupule.
    Sel d'absinthe, une dragme.
    Sirop de suc de roses, quantité suffisante pour former une masse de pilules.

La malade fut parfaitement guerie.

OBSERVATION XCVII.

Inflammations eresipelateuses & œdemateuses.

JE n'ai rien trouvé de plus efficace contre les inflammations eresipelateuses & œdemateuses tout ensemble qui arrivent tres-souvent aux extremitez, & qui donnent bien de la peine aux Medecins que le remede suivant, qui fut communiqué à Monsieur Spigelius par un Chirurgien Allemand comme un beau secret, tel qu'il est en effet.

℞. Lessive mediocrement forte de cendres de sarment de vigne, une livre.
    Nitre preparé, une dragme & demie.
    Sel commun, une dragme.
    Bon vinaigre, une once.
Mêlez le tout.

Après avoir fait preceder les remedes generaux, ce melange apliqué tiede avec un linge en double sur la partie malade & bandé bien ferme, resout & absorbe merveilleusement en moins de trois ou quatre jours au plus, les tumeurs les plus grosses, mêmes celles qui menacent de cangrene.

OBSERVATION XCVIII.

L'os tibia corrompu & ruginé.

UN soldat françois aiant suprimé trop tot par des injections une gonorhée virulente, tomba un jour de cheval sur des cailloux, qui ne lui firent qu'une legere
écorchure à la superficie de la jambe, qui étant pansée par les remedes ordinaires,
degenera en un ulcere malin qui lui caria l'os tibia. Je lui ordonnai une diete sudorifique, à la fin de laquelle je lui ouvris la jambe en toute sa longueur avec le scalpel,
je dilatai la plaie avec des bourdonnets chargez d'astringens, & quand le sang fut
arrêté je ruginai l'os & le couvris ensuite de la poudre cephalique, puis j'incarnai
l'ulcere avec l'onguent citrin excellent aux ulceres phlagedeniques, & le cicatrisai
ensuite avec le cerat divin. Voiez *Table derniere. R.* Le tibia de Martin Schuid carié
& gueri par la rugine.

OBSERVATION XCIX.

Une gale inveterée guerie par peu de remedes.

CAtherine Schaiden, fille agée de dix-huit ans, commença par avoir une demangeaison par tout le corps, qui fut suivie d'une gale seche, pour laquelle elle fit
tous les remedes qu'on a coutume d'ordonner aux pauvres. Comme elle n'en recevoit aucun soulagement elle s'adressa au magistrat qui la fit recevoir dans la maison
neuve de l'hopital destiné pour les demi lepreux. Le Medecin ordinaire lui fit faire
divers remedes tant internes qu'externes sans aucun effet, & aiant demeuré plus de
huit ans dans cette maison, il lui survint outre la demangeaison & la gale, de
vilains ulceres aux pieds de sorte que craignant d'être releguée, parmi les lepreux elle
implora mon secours, & je lui ordonnai d'abord l'infusion suivante.

> R. Feuilles de sené, une once & demie.
> Racine de polypode, six dragmes.
> Epithyme, demie once.
> Fumeterre, demie poignée.
> Creme de tartre, deux dragmes.

Metez infuser le tout pendant vingt-quatre heures sur les cendres chaudes coulez le tout, elle en prenoit tous les matins cinq onces.

Quand l'usage de l'infusion fut fini, comme elle étoit bien purgée, je lui dis de
prendre durant long-tems quatre heures avant diner & trois heures avant souper la
pointe d'un couteau chargée du sucre suivant, & de boire par dessus un verre de
petit lait de chevre medicamenté comme ci après.

℞. *Sucre bien blanc , trois onces.*

Suc d'oranges aigres confumé jufqu'à la moitié , quantité fuffifante pour former des tablettes que l'on reduira en poudre puis on y ajoutera :

Fleurs de foupçre , deux dragmes.

℞. *Petit lait de chevre , trois livres.*

Fumeterre , racine de chicoré , de chacune demie once.

Faites bouillir le tout legerement , laiffez le refroidir & le coulez pour l'ufage ci deffus.

Catherine ufa de ces remedes pendant trois mois & revint en fa premiere fanté. Etant retablie elle prit durant quelque tems de la poudre de fené de Montagnau , elle a demeuré du depuis en parfaite fanté au fervice des principaux de la ville.

J'ai gueri par les mêmes remedes Waldurge Baignerin qui avoit les mêmes fimptomes que la Demoifelle dont il eft parlé en l'obfervation xcvj. Elle étoit fi laide & fi affreufe qu'elle n'ofoit paroitre en public , & ne reffentoit aucune douleur quoi qu'on la piquât avec des aiguilles , de forte qu'elle craignoit d'être envoiée avec les lepreux. Elle n'ufa pourtant que fix femaines des remedes ci deffus dont elle fe trouva fi bien qu'elle en confeilla l'ufage à Hagenmaner Tailleur d'Ulmes affligé d'une gale deplorable dont il fut gueri par la même methode fans aucune recidive ainfi que les autres.

OBSERVATION C.

Une lepre gagnée pour avoir mangé de la chair de lepreux.

EN automne 1637. un Boucher d'Ulmes logea à moitié chemin de Vienne chez une hôteffe qui lui fervit à table de la chair d'un lepreux mort , qui lui infecta en peu de tems toute la maffe du fang & couvrit fon corps de quantité de puftules malignes femblables à celles des malades qui ont le mal apellé de faint Main , qui infectoient principalement la tête. Aiant aprés du depuis que cette femme étoit une empoifonneufe & qu'elle avoit été brulée publiquement pour fes crimes. Il commença à defefperer de fa fanté & apella un Chirurgien , qui n'examinant pas bien la chofe effaia de le retablir par des onctions externes qui ne reuffiffant pas , il eut recours à Monfieur Jean George Gokel mon collegue qui m'a communiqué cette cure. Ce favant Medecin fit connoitre par de vives raifons au Chirurgien & au patient , qu'un femblable mal ne pouvoit fe guerir que par l'ufage exact des remedes internes qui purifiaffent la maffe du fang favoir en feignant , preparant , purgeant, & chaffant la malignité qui avoit été communiquée aux humeurs , en fortifiant les vifceres , & faifant enfin des onctions fpecifiques en dehors , & declara au Boucher que pourvû qu'il lui voulût obeir il lui donneroit tous fes foins de forte qu'il entreprit la cure & la conduifit de la maniere qui fuit.

Premierement il ordonna au malade un bon regime de vivre & des alimens de bon fuc fans aucune acrimonie comme on a coutume de faire aux verolez , & pour fa boiffon les deux decoctions de gaiac & de faffafras avec les femences d'anis & de

R 2

fenouil ; la premiere decoction comme un fudorifique , & la feconde qui eſt plus foible pour apaiſer ſa ſoif.

Deuziémement il prepara ſon corps pendant deux jours à la purgation par le remede ſuivant.

> ℞. Sirop des deux racines , une once & demie.
> Miel roſat coulé , une once.
> Creme de tartre , demie dragme.
> Eaux d'aſperge & de fumeterre , deux onces de chacune.

Mêlez le tout pour une doſe.

Troiſiémement il vuida les impuretez de l'eſtomac par le remede ſuivant pris dans du vin.

> ℞. Mercure doux , un ſcrupule.
> Safran des metaux , ſix grains.
> Gomme gutte , ſept grains.

Mêlez le tout pour faire une poudre.

Quatriémement il lui fit tirer cinq onces de ſang de la mediane du bras droit.

Cinquiémement lui aiant donné quelques jours de repos , il revint à la preparation du corps & lui donna quatre diverſes fois dans du bouillon la poudre qui ſuit.

> ℞. Tartre vitriolé , demie dragme.

Pulveriſez le & en faites quatre doſes.

Sixiémement il purifia le ſang par ces pilules ſpecifiques.

> ℞. Extrait panchymagogue de Crollius , deux ſcrupules.
> Mercure doux , un ſcrupule.
> Gomme gutte , ſept grains.

Mêlez le tout avec l'eau de ceriſes noires pour former des pilules pour une doſe.

Septiémement il vint aux ſudorifiques , faiſant prendre toutes les jours au malade une priſe de l'hydrotique ſuivant dans une doſe de la premiere decoction de ſaſſafras.

> ℞. Souphre doré diaphoretique depuis douze grains juſqu'à quinze.
> Faites en une poudre.

Ce qui lui canſoit de grandes ſueurs. Il en prit un mois durant le matin ſeulement , reſtant au lit deux heures aprés pour ſuer. Excepté tous les ſeptiémes jours auxquels il prenoit une doſe des pilules purgatives ci-deſſus.

Huitiémement il lui fit tirer du fang du bras gauche qui parut beaucoup plus pur que le premier.

Neuviémement il netoia les impuretez du cuir par le bain, & mondifia fa tête par une leſſive alterée avec les medicamens propres.

℞. Racine de coleuvrée, une once.
De parelle, demie once.
Feuilles de marrube, menthe friſée, origan, betoine,
de chacune demie poignée.
Fleurs de camomile, cabaret avec toute la plante,
de chacune deux pincées.
Agaric crud, demie once.

Hachez groſſierement & faites cuire le tout dans la leſſive commune.

Diziémement il reſtoit quelques puſtules en diverſes parties du corps, & à la tête, qui furent emportées avec toutes les taches exterieures par l'onguent ſuivant :

℞. Onguent blanc camphré, une once.
Mercure doux, deux ſcrupules.

Mêlez le tout diligemment dans un vaiſſeau convenable.

Par ce moien & l'aide de Dieu ce malade fut heureuſement gueri dans l'eſpace de ſix ſemaines, il uſa durant quelque tems de la decoction de ſaſſafras pour ſa boiſſon ordinaire & ſon mal n'eſt jamais revenu.

OBSERVATION CI.

Vne douleur ſciatique rebelle, guerie par un veſſicatoire.

VAlentin Laterex, Bourgeois d'Ulmes, homme gras & replet, ſe ſentant attaqué de douleurs à l'iſchion gauche, ſe fit d'abord ouvrir la veine poplitée vers l'extremité du pied ſans avoir fait preceder les remedes generaux, & ſes douleurs augmentant, il conçut un ſoupçon que le Chirurgien qui étoit jeune s'étoit trompé, & n'avoit pas pris la bonne veine, c'eſt pourquoi il apella un vieux Baigneur qui lui tira du ſang d'un rameau de la veine qui avoit déja été ouverte, mais ſes douleurs redoublant il implora le ſecours du Medecin le plus emploié de la ville, qui lui aiant fait prendre pluſieurs purgatifs & apliquer divers topiques inutilement, ſe retira, diſant que le malade étoit enſorcelé. Ce miſerable encore plus tourmenté qu'auparavant me fait prier de lui donner du ſecours, je lui ordonnai le bain alumineux recommandé comme un ſecret en cette ocaſion par Felix Vurtzius, & pluſieurs autres, au raport d'Hartm.nt, dans ſa Pratique de Chymie, mais il ne fut pas plutôt aſſis dans le bain que reſſentant des douleurs inſuportables, il pria à haute voix les aſſiſtans de l'en retirer. Après l'avoir ſeché avec des linges chauds on le tranſporte au lit où il ne s'apuioit que du genou du coté affligé. Il ſe ſoutenoit hors

R 3

du lit sur le pied sain & s'apuioit les coudes sur une table , & il se tenoit depuis plus de quatre mois en cette posture , comme la moins douloureuse , ne pouvant se tenir debout sur le pied affligé ni demeurer couché à cause des douleurs criantes. Tous les remedes externes étoient inutiles ne pouvant penetrer à cause de la grosseur & de l'épaisseur des chairs , il apella Jean Jaques Riedlin pour quelques ulceres & un eresipele œdemateux qu'il avoit au pied droit , auquel j'ordonnai d'apliquer sur l'ischion malade quatre onces de l'emplâtre vesicatoire d'Horstius , étenduë sur une peau large. Douze heures après il leva l'emplâtre & ouvrit avec les ciseaux une grande vessie d'où il sortit plus d'une livre d'une eau jaûne , & mit sur l'ulcere une feuille de chou engraissée de beurre frais. Le malade sentit du depuis ses douleurs apaisées , & commença à se coucher & à dormir sur le dos après avoir été quatre mois sans goûter seulement le sommeil. L'ulcere étant consolidé , je lui ordonnai une dragme de l'extrait d'Esula de Ruland , dans le vin d'absinthe qui lui fit faire beaucoup de serositez.

Pour attirer le reste des humeurs de la partie devenuë moins douloureuse , on y apliqua l'emplâtre ischiatique de Nuremberg , & l'aiant levé au bout de trois jours on y remit un vesicatoire à l'insçu du patient qui apaisa si bien les douleurs en atirant quantité de matieres visqueuses que quand l'ulcere fut gueri le malade pouvoit marcher doucement dans la chambre apuié sur l'épaule de sa femme & sur un bâton. Il se frota ensuite durant trois mois de l'huile de petrole , après quoi cette douleur criante & opiniatre disparut entierement.

On peut juger par cette observation de l'utilité des vesicatoires auxquels j'ai d'abord recours dans les ocasions pressantes avant d'apliquer le cautere à la jambe , mais je fais toujours preceder les remedes generaux convenables.

Les douleurs sciatiques s'apaisent contre toute esperance par l'onguent anodin & resolutif suivant.

> ℞. Graisse de blereau & de renard , de chacune trois onces.
> Huile de mastich , deux onces.
> Huile de spica , une once.
> De genévre distilé , une dragme.

Mêlez le tout.

Il soulage merveilleusement ces sortes de douleurs , temoins entre plusieurs autres , un des plus celebres Medecins d'Ulmes, qui au commencement de sa goute , assoupit en deux jours ses cruelles douleurs de cuisse & de l'aine par l'aplication de cet onguent.

OBSERVATION CII.

L'effet merveilleux de l'aplication des ventoufes feches aux cuiffes.

LA femme de Jaques Schuids, Tifferan d'Ulmes, qui fe croioit enceinte à caufe de la fupreffion de fes menftruës depuis trois mois, fe plaignoit par intervalles avec de grands cris d'une douleur infuportable aux hypochondres & d'une grande difficulté de refpirer. Ses voifines lui donnerent durant quinze jours divers remedes familiers aux femmes contre les affeçtions de matrice, & lui en apliquerent au nombril & aux narines. Enfin fon mari me vint prier de donner du fecours à fa femme à laquelle j'ordonnai la potion fuivante.

> ℞. *Manne diffoute en quantité fuffifante d'eau de meliffe, trois onces.*
> *Elixir hyfterique de Crollius, demie dragme.*

Mélez le tout. Et après l'operation de ce purgatif je lui ordonnai de prendre une dofe des eaux hyfteriques.

Mais la malade ne recevant aucun foulagement de ces remedes, me pria de lui donner quelque meilleur fecours. Elle fe plaignoit avec des cris extrêmes, des douleurs ci-deffus qui lui donnoient quelquefois un peu de relache, puis redoubloient avec la convulfion des yeux & l'enfleure des levres. Jean Meninger lui ouvrit par mon ordonnance la faphene au pied pour faire revulfion du fang qui opreffoit les hypochondres, mais à peine en pût-il tirer une once, aiant piqué deux fois la veine, ce qui me determina à lui faire apliquer fix ventoufes feches à chaque cuiffe en dedans, depuis le haut de la cuiffe jufqu'au genou, & de reiterer fur le foir l'aplication du même nombre de ventoufes aux mêmes endroits jufqu'à ce que cette partie de la cuiffe parût toute rouge par le fang qu'on y avoit attiré. Elle fentit en même tems un foulagement confiderable. Ses douleurs diminuerent beaucoup la nuit fuivante, & le lendemain matin elles cefferent entierement, fes mois aiant commencé de couler.

OBSERVATION CIII.

Une fiftule du metatharfe avec mauvaife conformation de la partie dès la naiffance, guerie à force d'incifions.

NIcolas Lop, Tailleur de Pfulens, avoit une demangeaifon au metatharfe qu'il écorcha en fe gratant avec les ongles. Il fe purgea, puis effaia de guerir cette écorchure avec l'emplatre de blanc cuit, mais l'inflammation y étant furvenuë, il fut contraint d'apeller le Chirurgien, ce fut Jean Menninger qui traita le pied enflammé avec les remedes convenables, & l'inflammation paffée guerit & confolida le petit ulcere. Huit jours après l'ulcere s'ouvrit de nouveau & malgré la diligence que le Chirurgien y put aporter durant six mois au lieu de se cicatriser, il degenera en une fistule fort étroite avec plusieurs sinus. Etant apellé je debandai le pied & reconnus l'orifice de la fistule qui étoit si petit qu'on auroit eu de la peine à y introduire la plus petite aiguille ; je declarai en même tems au patient l'impossibilité de guerir ce petit ulcere fistuleux sans incision. Le malade y consentit, mais le Chirurgien trouva le moien d'y introduire un petit brin de gentiane qui y resta vingt-quatre heures & fut retiré le lendemain fort renflé, de sorte qu'il en mit un plus gros morceau dans le trou, sans avoir pû exprimer la matiere renfermée dans le sinus.

Le troisiéme jour il substitua à la tente de gentiane une éponge torse qui boucha tellement le trou qu'il vouloit dilater, qu'il n'en pût sortir la moindre goute de pus sans presser bien fort.

Le quatriéme jour le malade sentant des douleurs insuportables que la quantité du pus ramassé lui causoit en distendant & dilatant le fond de la fistule & les sinus voisins ainsi que la grande inflammation, nous pria instamment de lui debander son pied & de ne plus differer l'incision necessaire, c'est pourquoi aiant retiré l'éponge & fait sortir le pus par le trou je perçai le fond de la fistule avec le syringotome garni à sa pointe d'un bouton de cire, & l'aiant percé je fis l'incision de l'entre deux ; le Chirurgien remplit la plaie de charpie trempée dans l'œuf entier batu, mit par dessus le liniment simple & banda toute la jambe avec une longue bande pour empêcher l'augmentation de l'inflammation.

Le cinquiéme jour la fistule étant ouverte on y découvrit deux orifices par où les sinus se purgeoint en les pressant. Le Chirurgien mit doucement une éponge preparée dans l'un des orifices, & mouilla superficiellement le calus de la fistule avec du coton trempé dans un caustique liquide, il remplit la cavité de charpie seche, la couvrit encore du liniment simple, apliqua sur toute la jambe l'emplâtre defensif de Vurtzius & commença son bandage depuis le pied & le finit proche du genou.

Le sixiéme jour je perçai & fis l'incision de l'orifice dilaté du fond du sinus, avec la pointe & le tranchant du même scalpel. Le Chirurgien pansa le sinus ouvert avec des mêches chargées de blanc d'œuf batu, retoucha les parties laterales calleuses de la fistule avec l'huile distilée d'antimoine, & apliqua dans la fistule, au fond, & sur toute la jambe les mêmes remedes & le même bandage.

Le septiéme jour je demandai au malade s'il vouloit soufrir l'incision de l'autre sinus que je ferois en un moment, il me pria d'essaier auparavant de l'agluciner & que si je ne pouvois en venir à bout je ferois alors l'operation. Le Chirurgien lava le sinus avec l'hydromel alteré par des consolidans, y apliqua tous les jours des plumaceaux trempez en comprimant un peu, de sorte que nous crûmes que le sinus étoit bien aglutiné, mais au bout d'un mois, les côtez de ce sinus se separerent en se remplissant d'une nouvelle matiere qui cherchoit la premiere ouverture, & comme le Chirurgien se trouva ocupé ailleurs, je dilatai moi même l'orifice du sinus en y metant une petite tente d'éponge & en aiant sorti le pus, j'en fis l'incision avec le scalpel. Je pansai la plaie avec des mêches imbuës d'un astringent & anodin, & couvris le tout du cerat diachalciteos. Le sinus ne se trouva point caleux, mais il découvrit un autre orifice auquel le Chirurgien mit une tente pour le dilater, & l'aiant ôtée le lendemain je fis l'incision du sinus avec le syringotome sans presque

que

que le malade s'en aperçut, & je promis au patient une consolidation assurée & parfaite de tous ces ulceres. En effet quand la callosité de la premiere fistule fut consumée par l'huile d'antimoine dont elle fut touchée plusieurs fois fort legerement, le Chirurgien guerit l'ulcere par les detersifs, incarnatifs, & epulotiques ainsi que les trois sinus, qui n'étant point caleux furent aussi-tôt mondifiez, incarnez & cicatrisez. Le malade fut retabli en sa premiere santé dans l'espace de deux mois.

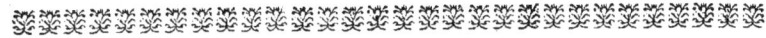

FORMULES DE QUELQUES MEDICAMENS
dont il est fait mention en divers endroits de cet Ouvrage.

Esprit de Mastich.

℞. Mastich choisi, trois onces.
 Galanga, une once.
 Canelle, deux dragmes.
Faites infuser le tout en quantité suffisante d'esprit de vin & le distilez.

Onguent de betoine.

℞. Suc de betoine, trois onces.
 De pimpinelle, chevrefeuille, la grande consoude, de chacun demie once.
 Malvoisie, cinq onces.
Faites bouillir le tout jusqu'à la consomption du vin de malvoisie, & ajoutez :
 Terebentine, deux onces.
 Suif de mouton, huile rosat, de chacun une once.
 Poudre de mastich, de myrrhe, de mumie, de chacune une dragme & demie.
 Verd de gris, deux dragmes.
 Cire, quantité suffisante pour faire un onguent.

Liniment simple.

℞. Suc de solanum nouvellement tiré, huile rosat, de chacun vingt onces.
Faites-les cuire suivant l'art jusqu'à la consomption des sucs, & ajoutez à la couleure :
 Litharge d'or, ceruse, de chacune une livre.
Mêlez le tout en forme de liniment.

Cerat oxelæum.

℞. Vieille huile commune, une livre.
 Vinaigre tres fort, litharge d'or, de chacun demie livre.
Mêlez le tout sur un feu lent jusqu'à ce qu'il aquere la consistence de cerat.

Tome II.   S

Cerat divin.

℞. Gommes galbanum, ammoniac, oppopanax, bdellium,
    diffoutes dans le vinaigre, de chacune une once.
    Poudres de myrrhe, d'encens, de maftich, de racine d'ariftoloche
    longue, de verd de gris, de pierre calaminaire, d'hermatite,
    de chacune une once.
    Litharge d'or, huile commune, de chacune une livre.
    Cire jaune, terebentine, de chacune fix onces.

Mêlez le tout pour former un cerat. Il cicatrife en peu de tems les ulceres &
empêche qu'il ne s'y faffe des excroiffances.

Decoction divine.

℞. *Vin de malvoifie, une livre & demie.*
    Rofes rouges, une pincée & demie.
    Feuilles de betoine, de chevrefeuille, de pimpinelle,
    de chacune demie poignée.
    Fleurs de ftœchas ou lavande, deux pincées.
    Racine d'ariftoloche longue, d'iris de Florence, d'écorce d'encens,
    de chacune deux dragmes.

Faites bouillir le tout jufqu'à la confomption des deux parties, puis vous mettrez
les rofes qui ne feront qu'un bouillon, coulez le tout & ajoutez à la couleure
deux onces de bon *miel rofat bien écumé*, puis mêlez le tout & le gardez dans
une phiole pour le befoin.

Fin des Obfervations & Cures de l'Arcenal de Chirurgie.

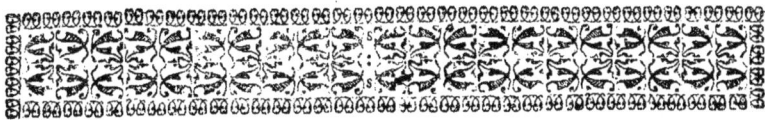

TABLE PREMIERE
DES INSTRUMENS
CONTENUS
DANS L'ARCENAL DE CHIRURGIE.

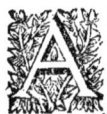

S 2

DES INSTRUMENS.

DES INSTRUMENS.

P

PIncette Acantavolon , Table I V. figure I.

Pelican, tenaille pour arracher les dents, Table X. figure I I I.

Pincette à bec d'oie aiant une viz , Table X V I. figure I V. la même fans viz , figure V I.

Peſſaire de cire , & d'aſſa fœtida en forme de chandelete , Table X V I I. figure V.

Peſſaire de liege , Table X V I I. figure V I. & V I I.

Plinthium de Nileus , Table X X I I. figure V.

R

RAſoir , Table I I. figure I I. grand Raſoir , Table X X I. figure V I I.

Repouſſoirs à trois pointes, Table X. figure V I I I. & I X.

Rugines de diverſes ſortes , Table V I. figure I I I. I V. V. V I. VII. VIII. I X. & X.

S

SCalpel trompeur , Table X V I I I. figure I X.

Scalpel ou biſtori courbe , Table X I I I. figure I V.

Scalpel tranchant des deux côtez pour le ſeton , Table V I I. figure V I.

petit Scalpel courbe pour ſeparer la coherence des paupieres, Table VIII. figure V I I I.

Scalpel aigu , & à double tranchant avec ſon manche d'os pour le retranchement de l'ægylops, Table V I I I. figure X.

Scalpel delié , Table X I I. figure V I.

Scalpel ſeparatoire , Table X I I. figure V I I.

Scalpels ſemblables au ſcolopomachairion , Table X I I I. figure I I. & I I I.

divers Scalpels pour le retranchement des tumeurs, & ouvertures des ſinus. Table X I I I. figures I. I I. I I I. I V. V. V I. & V I I.

Scolopomachairion , Table X I I I. figure I.

Scolopomachairion hors de ſa canule, Table X I I I. figure V.

Sonde pour la veſcie, avec ſon ſtyle, Table X V. figure V I. & V I I.

Sonde d'argent large par l'un de ſes bouts , & ronde de l'autre , Table V I I I. figure V I.

Scie tournante de l'Auteur , Table V. figure I. la même diviſée en ſes parties , même Table I I. I I I. I V. V. & V I.

Scie droite , Table V I. figure I. & I I.

Sonde d'argent large par l'un de ſes bouts , & aiant une viz en l'autre, Table V I I I. figure V I I.

Spatha de Celſe & de Paul , eſpece de ſcalpel , Table I I. figure I.

Spatha partie de l'ambi, Table X X I I. figure I I. B, D.

Speculum oris commun , Table I I. figure V I.

Speculum oris plus fort , Table I I. figure I X. maniere de s'en ſervir, Table X X X V. figure I X.

Speculum de l'anus & de la matrice, Table X V I I I. figure I I. & I I I.

grand Speculum de la matrice , Table X V I I I. figure I V. la maniere de l'apliquer , Table X L I I I. figure V I I.

Style de fer propre pour diverſes canules , Table I X. figure V I.

TABLE

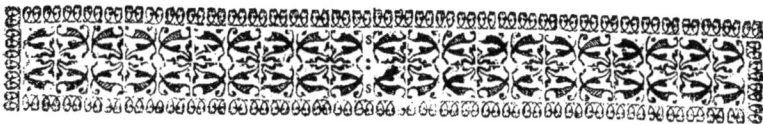

TABLE
DES
OBSERVATIONS.

A

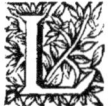

C

D

E

T 2

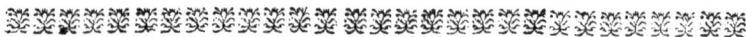

TABLE
DES MATIERES REMARQUABLES.

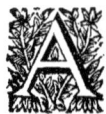

D

Fomen

V

TABLE

FIN.

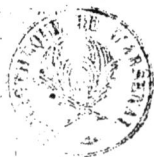

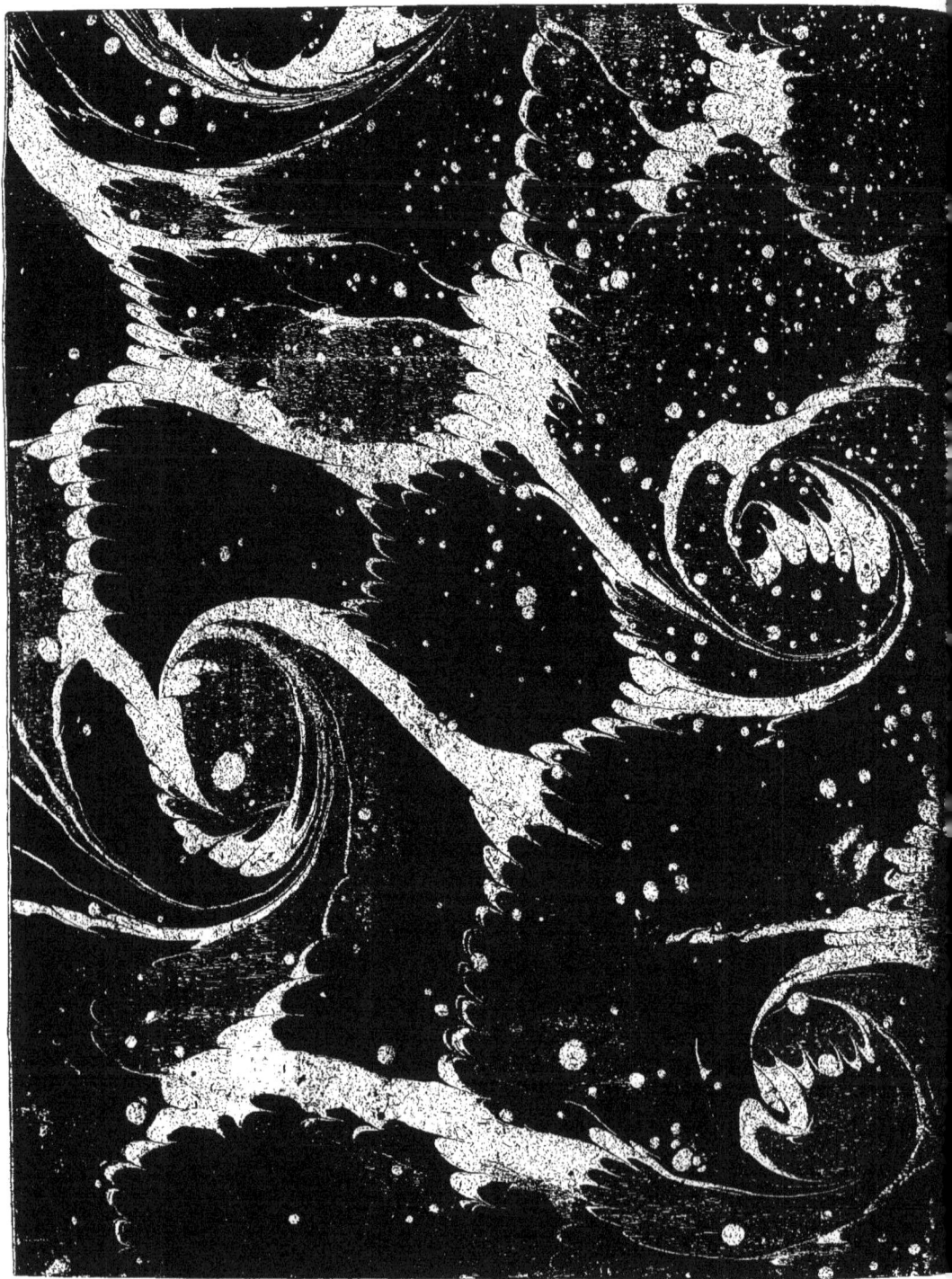

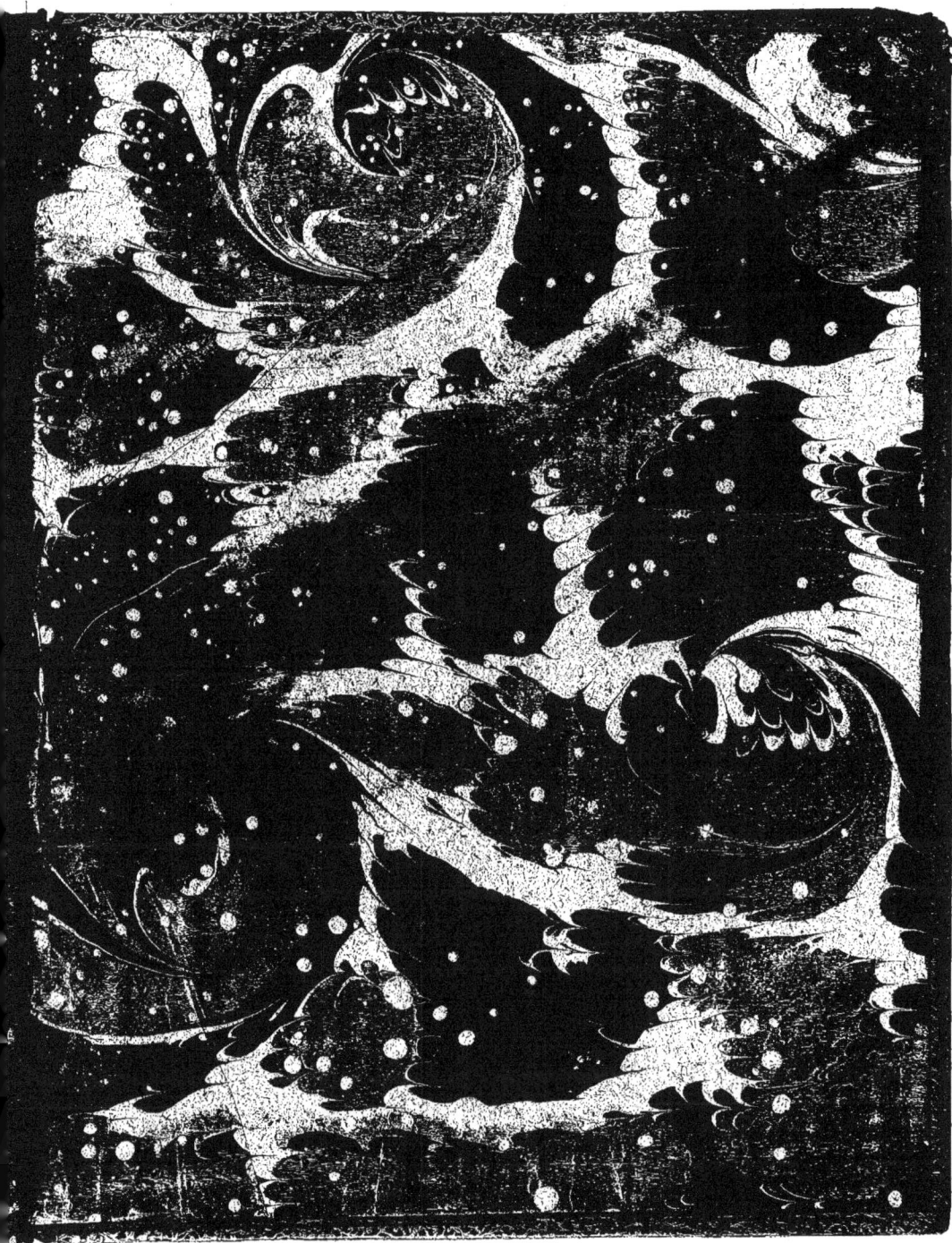

www.ingramcontent.com/pod-product-compliance
Lightning Source LLC
Chambersburg PA
CBHW060833220326
41599CB00017B/2309